NEUROANATOMY

マーティン

カラー 神経解剖学

テキストとアトラス

第4版

●著●
ジョン・H・マーティン
●監訳●
野村　嶬／金子武嗣

西村書店

訳者一覧

■ 監訳者

野村　嶬（のむら・さかし）　京都大学医療技術短期大学部・名誉教授　第1章，アトラスⅡ

金子武嗣（かねこ・たけし）　京都大学大学院医学研究科
　　　　　　　　　　　　　　　高次脳科学講座　高次脳形態学・教授　第2章，アトラスⅠ

■ 訳　者（担当章順）

大谷　修（おおたに・おさむ）　富山大学・名誉教授　第3章

玉巻伸章（たまき・のぶあき）　熊本大学大学院医学薬学研究部
　　　　　　　　　　　　　　　先端生命医療科学部門　脳神経科学講座　脳回路構造学・教授　第4章

杉浦康夫（すぎうら・やすお）　名古屋学芸大学・副学長　第5章

吉田　篤（よしだ・あつし）　大阪大学大学院歯学研究科　高次脳口腔機能学講座・教授　第6章

伊藤和夫（いとう・かずお）　岐阜大学・名誉教授　第7章

工藤　基（くどう・もとい）　滋賀医科大学・名誉教授　第8章

安井幸彦（やすい・ゆきひこ）　島根大学医学部　解剖学講座　神経形態学・教授　第9章

山田仁三（やまだ・じんぞう）　東京医科大学・名誉教授　第10章

植村正憲（うえむら・まさのり）　鹿児島大学・名誉教授　第11章

高橋　理（たかはし・おさむ）　神奈川歯科大学　口腔組織学教室・教授　第12章

渡辺雅彦（わたなべ・まさひこ）　北海道大学大学院医学研究科　解剖学講座　解剖発生学分野・教授　第13章

杉本哲夫（すぎもと・てつお）　関西医科大学大学院医学研究科　脳構築学・教授　第14章

後藤　薫（ごとう・かおる）　山形大学医学部　解剖学第二講座・教授　第15章

竹内義喜（たけうち・よしき）　香川大学・名誉教授　第16章

Neuroanatomy : Text and Atlas
Fourth Edition
by
John H. Martin, PhD
Department of Physiology, Pharmacology, and Neuroscience
Sophie Davis School of Biomedical Education
City College of the City University of New York

Medical Photography by
Howard J. Radzyner, RBP, AIMBI, FBCA

Illustrated by
Michael E. Leonard, MA, CMI, FAMI

Copyright © 2012 by The McGraw-Hill Companies, Inc.
Photographs copyright © Howard J. Radzyner(unless otherwise credited).
Japanese edition copyright © 2015 by Nishimura Co., Ltd.
Japanese translation rights arranged with The McGraw-Hill Companies, Inc. through Japan UNI Agency, Inc., Tokyo.
All rights reserved.
Printed and bound in Japan

本書に記載された内容は，出版時の最新情報に基づき正確を期するように努力を払っていますが，医学は日進月歩で進んでおり，情報は常に変化しています．
著者（監訳者，訳者）ならびに出版社は，本書中の誤り，省略，および内容について保証するものではありません．また，本書の情報を用いた結果生じた，いかなる不都合に対しても責任を負うことは一切ありません．

監訳者まえがき

　本書『マーティン カラー神経解剖学 テキストとアトラス〈第4版〉』("Neuroanatomy：Text and Atlas"〈4th ed.〉)を刊行できることは無上の喜びである。

　多くの方々にご愛読いただいた旧版の二つの目的—①神経解剖学を学ぶとき，単なる暗記ではなく機能解剖学と局所解剖学の二つの観点から思考しながら学べること，②脳実習の際に髄鞘染色標本とその線画の両方からなるアトラスを利用して脳領域の同定ができると共に，脳画像を読み解く基礎が身につくこと—が実際にどの程度達成されたかを判断することは容易ではない。しかし，われわれが担当した脳実習では多くの医学生が旧版を使用した結果，脳実習中の学生の議論や脳実習の最後に行う口頭試問において，学生がこれまでより深い神経解剖の理解を身につけたことをしばしば見聞きした。もちろん，これには指導方法の改善が大きく貢献している点も考えられるが，学生が本書の旧版から得たものも非常に大きかったと推察する。

　新版の主な改訂点は以下の通りである。

　①全体の章構成を変えずに旧版刊行以降の神経解剖学の発展を取り入れて，内容を最新なものにしたこと。

　②各章の冒頭に症例を提示して臨床との関連性を強調したこと。

　③図をカラー化して視覚的に明解にしたこと。

　④症例問題と各章の達成度を確認する問題を設けて自己評価を可能にしたこと。

これらの改訂は，旧版よりいっそう，本書で神経解剖学を学ぶ読者の学習の助けとなるであろう。

　よりわかりやすくなった本書を，医学生，歯学生(三叉神経系や味覚・嗅覚についても本書は詳しく考察している)，看護師・PT・OT・鍼灸師・柔道整復師・薬剤師などのコ・メディカルを目指す学生と院生，および健康科学の臨床に従事されている方々にご利用いただければ幸いである。

　最後に，翻訳にご尽力いただいた先生方，編集をご担当いただいた西村書店の方々，およびその他の関係者各位に深謝いたします。

野村　嶬

金子武嗣

まえがき

　神経解剖学は，健康科学カリキュラムの中で学生が神経学や精神医学の解剖学的基礎を理解するために重要な役割を果たす。臨床現場や研究分野においてヒト脳の画像は脳の基本構造やその連絡を同定するのに役立つ。また，脳が疾患や外傷により損傷された際の脳画像では損傷の範囲を特定できる。脳の機能的画像により思考中や動作中に活性化した脳部位を同定でき，薬物が神経学的および精神医学的効果を引き起こす脳部位をも明らかにできる。動物を使用する相補的な実験研究—ニューロン連絡のマッピング，異なる脳部位内の特定神経活性物質の同定，および損傷効果の決定等—は神経科学者や臨床家が異常な思考や行動の生物学的な基礎を研究する上でのツールとなる。これらの豊富な情報を正しく解釈するためには高いレベルの神経解剖学的能力が必要である。

　"Neuroanatomy：Text and Atlas(『マーティン 神経解剖学 テキストとアトラス〈第３版〉』)"の刊行以来，臨床神経科学は疾患治療のために機能局在により強く依存するようになってきた。たとえば，パーキンソン病患者への深部脳刺激(DBS)のような電気生理学的手法は，大脳基底核内の小さな部位を標的にする。DBSは今や多くの主要な病院で一般的に行われている。神経放射線学の介入は，動脈瘤の修復のように，多くの血管異常の治療における一つの選択肢である。多くのてんかん患者では側頭葉の小部分を外科的に切除する外科的手法が選択治療となる。脳外科医は通常，高分解能の画像装置を使って腫瘍周囲の機能や線維連絡さえも明らかにし，腫瘍を安全に切除して言語や運動機能の消失の危険性を最小にする。これらの革新的な手法はいずれも，実践するためには機能的神経解剖学の卓越した知識が明らかに必要である。そして脳の構造，機能，およびニューロン連絡の知識の必要性は，損傷脳の回復のためにより高分解能でより効果的な手法が開発されるであろう将来では，ますます高まると考えられる。

　神経解剖学は，分子神経科学と臨床神経科学との間を橋渡しすることによって，疾患に重要な知見を提供する。われわれは筋萎縮性側索硬化症(ALS)や統合失調症のような，多くの神経学的および精神医学的疾患の遺伝的および分子的基礎を学んでいる。特定の脳部位や神経回路に遺伝子欠損が明らかにされると，脳構造の病理的変化がどのように脳機能を変えるかをいっそう深く理解できる。そしてさらにこの知識は，治療面に飛躍的な前進をもたらす可能性がある。

　本書の重要な目的は，脳機能の解剖学的局在について読者の理解を深め，ヒト脳の画像—構造的，機能的，およびニューロン連絡—を読み解く一助となることである。発展する事項を提供するために，本書の大半は中枢神経系に限定した。神経解剖学的能力を養うために伝統的な手法をとった。すなわち，基本的な脳画像は脳を通る二次元断面なので，脳構造の位置はヒト中枢神経系全体の髄鞘染色した二次元切片で考察した。

　改訂した本書の新しいポイントは，旧版刊行以降の神経科学の進歩を反映するように全面改訂し，加えて，図はオールカラーにして見やすく改良した点である。全体の構成では以下のような多くの特徴がある。

- 各章は，重要な部位のニューロン連絡と機能を明示するため，一症例を取り上げるところから始める。症例の中には特異的で日常ではあまり見られないものもあるが，限局した脳部位；時には非常に微小な部位が損傷後に，人の行動にどのように目立った変化を引き起こすかを示すためにそれらの例を取り上げた。
- 各章の理解度を測ることができる一連の多肢選択方式の問題を掲載した（巻末）。
- 中枢神経系の発生の項目は，一つの発生の章にまとめず関連する個々の章に記述した。
- 触覚と痛覚を別々の章に分けて記載した。

　ヒトの中枢神経系の構造と機能を学ぶための自己学習ガイドとして企画・編集された本書は，神経解剖学を学ぶ入門レベルの学生にとって有用なテキストとアトラスとなるであろう。

　Columbia University's College of Physician and Surgeons と City University of New York's Medical School で教鞭をとった時期を合わせて23年間，筆者は神経科学の指導期間中，本書を神経解剖学実習に使用し，伝統的な講義形式で材料を提示するよりも，小グループでの学習環境においてより効果的に神経解剖学を教えることができた。本書をもとに，脳模型や標本を合わせて提示することで神経科学を学ぶ医学生，コ・メディカル学生や院生に向けてより効果的に教授できるであろう。

　本書の構成は，Eric R. Kandel, James H. Schwartz, Thomas Jessell, Steven A. Siegelbaum, and A. James Hudspeth（McGraw-Hill）によって編集された"*Principles of Neural Science*"に準じている。*Principles of Neural Science* と同様に，医学生や神経科学，生物学，および心理学を専攻する大学院生が対象となる。本書はまた，三叉神経系に焦点を合わせた章を設け，歯学生にも適した内容を豊富に盛り込んでおり，運動系を詳細に考察している章は理学療法学や作業療法学を専攻する学生にも適するように意図して編集している。本書が神経科学に携わる多くの読者の一助となることを願っている。

ジョン・H・マーティン

謝　　辞

　本書"Neuroanatomy：Text and Atlas"の第4版を刊行するにあたって私が受けた援助の数々をここに記します。旧版に続いて本書のために私の原稿を読んだり，放射線医学的，組織学的材料を提供していただいた下記の方々に感謝します。Dimitris Agamanolis, David Amaral, Richard Axel, Bertil Blok, Eric Bushong, Bud Craig, Mike Crutcher, Maurice Curtis, Adrian Danek, Aniruddha Das, Sam David, Mony deLeon, John Dowling, Mark Ellisman, Susan Folstein, Blair Ford, Peter Fox, Stephen Frey, Eitan Friedman, Guido Gainotti, Lice Ghilardi, Mickey Goldberg, James Goldman, Pat Goldman-Rakic, Suzanne Haber, Shaheen Hamdy, Andrei Holodny, Jonathan Horton, David Hubel, Matilde Inglese, Sharon Juliano, Joe LeDoux, Kevin Leung, Marge Livingstone, Camillo Marra, Randy Marshall, Etienne Olivier, Elizabeth Pimentel, Jesús Pujol, Josef Rauschecker, David Ruggiero, Neal Rutledge, Thomas Schultz, Brian Somerville, Bob Vassar, Bob Waters, Torsten Wiesel, Rachel Wong, and Semir Zeki. また，本書に掲載した様々な図の基礎となる神経系の三次元的再構築を手伝ってくれたAlice Ko氏，神経学的損傷を示す多くのMRIを収録したRadiopaedia.comのウェブサイトを立ち上げてくれたDr. Frank Galliardに感謝をお伝えします。質の高い多くのMRIを提供していただいたDr. Joy Hirschと，彼女の同僚であるCollege of Physicians and Surgeons of Columbia UniversityのSteve Dashnaw氏とGlenn Castilo氏には特に謝意を述べたいと思います。

　多くの有益な意見を頂戴したCollege of Physicians and Surgeonsと，City University of New YorkのSophie Davis School of Biomedical Educationの神経解剖学教育スタッフの皆様に厚く御礼申し上げます。本書に掲載した図についてはDragonfly Media Groupの方々に感謝します。複雑な図で多くの構造を見事に表出していただき，とりわけイラストのカラー化と新しい図のすべてを手がけていただいたRob Fedirko氏に特別の感謝を申し上げます。前版から引き続き掲載している図については，原作者のMichael Leonard氏とDragonfly Media Groupの方々に御礼申し上げます。初版より本書の顕著な特徴となっている髄鞘染色の脳切片のすばらしい写真を撮影していただいたHoward Radzyner氏，出版社のMcGraw-Hill社において，図を注意深く処理してくれたArmen Ovespyan氏，忍耐強く熱心に仕事をしてくれた編集者Christie Naglieri氏と上席制作監督であるCatherine Saggese氏，掲載許可をいただいたCenveo Publisher ServicesのSandhya Gola氏とSheryl Krato氏に感謝します。また，本書の執筆過程での支援，忍耐強さ，および適切な時期での激励などご指導をいただいた本書の編集者であるMichael Weitz氏に深謝いたします。最後に最も重要なことですが，本書と以前のすべての版の執筆中たゆまぬサポートをしてくれた妻のCarol S. Martinに感謝します。

目　次

監訳者まえがき　iii／まえがき　iv／謝　辞　vi／本書の利用ガイド　xv

I　中枢神経系

1　中枢神経系の構成　……………………………………………………………… 1

　症例　アルツハイマー病 …………………………………………………………… 1
　ニューロンとグリアは神経系を構成する二大細胞要素である ………………… 3
　　　すべてのニューロンは共通の形態的特徴を持つ
　　　ニューロンはシナプスで互いに情報連絡する
　　　グリアはニューロンを構造的に支持し，その代謝も支援する
　神経系は末梢神経系と中枢神経系からなる ……………………………………… 7
　脊髄は中枢神経系の7大区分のうちで最も単純な構造である ………………… 10
　脳幹と小脳は身体機能と運動を制御する ………………………………………… 12
　間脳は視床と視床下部からなる …………………………………………………… 12
　大脳半球は中枢神経系の7大区分のうちで最も複雑な構造である …………… 13
　　　大脳半球の皮質下構造は多彩な運動機能，認知機能，および情動機能に関わる
　　　大脳皮質には異なる機能を持つ四つの大脳葉がある
　中枢神経系内部の腔所（脳室系）には脳脊髄液が環流する ……………………… 18
　中枢神経系は3種類の髄膜で被われている ……………………………………… 18
　神経解剖学用語 ……………………………………………………………………… 19
　まとめ ………………………………………………………………………………… 22

2　中枢神経系の構造的・機能的構成　…………………………………………… 24

　症例　進行性側弯症をともなう水平注視麻痺 …………………………………… 24
　後索-内側毛帯系と皮質脊髄路の各構成要素は，脳脊髄軸のすべてのレベル
　　に分散している …………………………………………………………………… 27
　脳の調節ニューロン系は中枢神経系内に広汎な投射をし，
　　特定の神経伝達物質を用いている ……………………………………………… 28
　　　前脳基底部と間脳のニューロンはアセチルコリンを含有する
　　　黒質と腹側被蓋野にはドーパミン作動性ニューロンが存在する
　　　青斑核にはノルアドレナリン作動性投射の起始ニューロンが存在する
　　　縫線核のニューロンは神経伝達物質としてセロトニンを使う
　中枢神経系の各部位の局所的構成と相互連絡を研究するための指針 ………… 29
　脊髄は，中央の細胞要素からなる部分と，周囲の有髄軸索からなる部分とで
　　構成される ………………………………………………………………………… 32
　　　情報の流れの方向を示す専門用語
　脳幹の表面形状はその内部の重要な構造を反映する …………………………… 35
　　　延髄は吻尾方向で構成が異なる

　　　　　橋底部に位置する橋核は皮質脊髄路の軸索を囲んでいる
　　　　　中脳の背側面には四丘体がある
　　視床は皮質下の情報を大脳皮質に伝える ... 39
　　内包は上行性軸索と下行性軸索の両方を含む ... 42
　　大脳皮質のニューロン群は層構造をなす ... 44
　　　　　大脳皮質の入出力には一般的な構成パターンがある
　　　　　大脳皮質の細胞構築学的地図は，皮質の機能地図の基礎である
　　まとめ ... 48

3　中枢神経系の血管系と脳脊髄液　... 49

　　症例　中大脳動脈閉塞，右側麻痺および全失語 ... 49
　　神経組織は動脈による持続的な血液供給に依存している ... 50
　　椎骨動脈と内頸動脈が中枢神経系に血液を供給する ... 51
　　　　　脊髄動脈と根動脈は脊髄に血液を供給する
　　椎骨動脈と脳底動脈は脳幹に血液を供給する ... 53
　　内頸動脈は四つの主要部分からなる ... 54
　　前循環と後循環が間脳と大脳半球を養う ... 56
　　　　　側副循環は血流の途絶えた脳部分を救うことができる
　　　　　前循環と後循環の深枝が皮質下の構造に血液を供給する
　　　　　大脳皮質の異なる機能領野は異なる大脳動脈で養われる
　　大脳静脈の静脈血は硬膜静脈洞に注ぐ ... 58
　　血液脳関門は中枢神経系の化学環境を体の他の部分の化学環境から隔離する ... 61
　　脳脊髄液は多様な機能を果たす ... 62
　　　　　脳脊髄液の大部分は脈絡叢で産生される
　　　　　脳脊髄液は脳室とクモ膜下腔を環流する
　　　　　脳脊髄液は腰槽から採取することができる
　　　　　硬膜静脈洞は脳脊髄液の回収路である
　　まとめ ... 69

II　感覚系

4　体性感覚：脊髄の機械受容感覚系　... 70

　　症例　神経梅毒と振動感覚・四肢の位置覚の喪失 ... 70
　　体性感覚 ... 72
　　脊髄の機械受容感覚系の機能解剖 ... 73
　　　　　機械受容感覚は脊髄後索-内側毛帯系によって伝えられる
　　脊髄機械受容感覚系の局所解剖 ... 73
　　　　　後根神経節ニューロンの末梢軸索終末は，体性感覚の受容器を有する
　　　　　デルマトームは分節構造をとる
　　　　　脊髄の灰白質は背側方向に感覚系-運動系構成をなす
　　　　　機械受容器の軸索は脊髄灰白質の深部と延髄に終止する
　　　　　機械受容感覚神経線維の上行枝は後索を上行する
　　　　　後索核は体部位局在性を有する
　　　　　後索-内側毛帯系の交叉は延髄下部にある

機械受容感覚の情報は視床の後腹側核で処理される
一次体性感覚野には体部位局在性がある
一次体性感覚野には円柱状構造がある
高次体性感覚野は頭頂葉，頭頂弁蓋部，および島皮質にある
まとめ 87

5 体性感覚：脊髄の痛覚，温度覚，およびかゆみ系 88

症例 脊髄空洞症 88

脊髄防御系の機能解剖 90
痛覚，温度覚，およびかゆみは前側索系で伝えられる
内臓痛は後索を上行する後角ニューロンにより伝えられる

脊髄防御系の局所解剖 92
細径感覚線維は痛覚，温度覚，およびかゆみを伝える
細径感覚線維は主に後角の浅層に終止する
前側索系投射ニューロンは後角に局在し前交連で交叉する
延髄の血管損傷は体性感覚機能に異なる影響を及ぼす
下行性痛覚抑制路は脳幹から起こる
視床の三つの神経核が痛覚，温度覚，およびかゆみを処理する
辺縁系と島皮質領野は痛覚，温度覚，およびかゆみの皮質再現部位である

まとめ 102

6 体性感覚：三叉神経系，内臓感覚系 103

症例 延髄外側症候群と解離性体性感覚障害 103

脳神経と脳神経核 105
頭顔部の感覚および運動支配と体幹・四肢の運動支配との間には重要な違いがある
脳神経は機能的に七つの神経線維群よりなる
脳神経核は異なる柱状配列をなす

三叉神経系と内臓感覚系の機能解剖 111
三叉神経の異なる経路が触覚，痛覚，および温度覚を伝える
内臓感覚系は孤束核尾側部に起始する

三叉神経系と内臓感覚系の局所解剖 117
異なる感覚枝が頭顔部の皮膚と粘膜の別々の部位を支配する
三叉神経系の重要な構造は脳幹の全レベルに存在する
孤束核尾側部と結合腕傍核は内臓感覚の統合に働く脳幹の主要部位である
体性感覚と内臓感覚は視床の異なる神経核で処理される

まとめ 124

7 視覚系 126

症例 同名性半盲 126

視覚系の機能解剖 127
視覚認知と視覚反射に関与する独立した二つの経路
一次視覚野への経路は視覚刺激の形，色，動きの認知に重要である
中脳への経路は眼球の随意運動と反射運動に重要である

視覚系の局所解剖 129
それぞれの眼の視野は部分的に重なっている

視覚刺激を変換する眼球の光学的特性
　　　網膜には三つの主要な細胞層がある
　　　それぞれの視神経は同側の神経節細胞のすべての軸索を含む
　　　上丘は眼球運動の制御と定位反応に重要である
　　　外側膝状体は網膜局在情報を一次視覚野に伝える
　　　一次視覚野の円柱状構成
　　　大細胞系と小細胞系は一次視覚野の異なる層に投射する
　　　形態視は"腹側方の流れ"で，空間視は"背側方の流れ"で処理される
　　　視覚系の損傷後の視野変化
　　まとめ 144

8　聴覚系 146

　　症例　聴神経腫瘍 146
　　聴覚系の機能解剖 148
　　　複数の上行性並列聴覚路は各々異なる情報処理機能に関与している
　　聴覚系の局所解剖 150
　　　聴覚器は膜迷路に存在する
　　　蝸牛神経核は一次聴覚中枢である
　　　上オリーブ複合体は両耳からの音情報を処理して水平方向の音源定位に関わる
　　　オリーブ蝸牛束系は末梢で有毛細胞の感受性を調節している
　　　脳幹の聴覚線維は外側毛帯を上行する
　　　下丘は中脳蓋の一部である
　　　内側膝状体は視床における聴覚中継核である
　　　一次聴覚野はヘシュル回内にある複数の周波数再現野からなる
　　　二次および高次聴覚野の後部は音源を見分けるための神経回路を形成している
　　　二次および高次聴覚野の前部は言語音の特徴抽出に関わる神経回路を形成している
　　　左大脳半球の前頭側頭葉損傷は失語症を引き起こす
　　まとめ 159

9　化学感覚：味覚と嗅覚 161

　　症例　中心被蓋路の損傷と一側性の味覚消失 161
　　味覚系：味 163
　　　上行性味覚路は同側の島皮質へ投射する
　　味覚系の局所解剖 165
　　　顔面神経，舌咽神経および迷走神経は口腔内の異なる部分を支配する
　　　孤束核は中枢神経系における味覚の最初の中継部位である
　　　後内側腹側核小細胞部は味覚情報を島皮質と弁蓋に中継する
　　嗅覚系：におい 168
　　　大脳皮質への嗅覚投射は視床で中継されない
　　嗅覚系の局所解剖 172
　　　一次嗅覚ニューロンは鼻粘膜に存在する
　　　嗅球は中枢神経系における嗅覚入力の最初の中継部位である
　　　嗅球は嗅索を経由して腹側の脳表面に位置する領域へ投射する
　　　一次嗅皮質は嗅球から直接入力を受ける
　　　一次嗅皮質は不等皮質である
　　　前嗅核のニューロンは嗅球における情報伝達を両側性に調節する

嗅球から扁桃体と嗅結節への投射はにおいによる行動の調節に関与する
側頭葉と前頭葉の嗅覚領野は嗅覚の認知と識別において重要である
嗅覚と味覚の情報は風味を感じるために島皮質と前頭眼窩面皮質において相互に作用する

まとめ 180

III 運動系

10 下行性運動路と脊髄運動機能 181

症例 脊髄半側切断 181

四肢の制御と姿勢に関わる運動系の機能解剖 183
多様な中枢神経構造が運動系を構成する
多くの皮質領域は視覚で誘導される運動中に活動する

下行性運動路の機能解剖 184
多数の並列的な運動制御神経路が大脳皮質と脳幹から起始する
三つの法則が下行性運動路の組織化を支配する
二つの外側下行性神経路は四肢筋を制御する
四つの内側下行性神経路は体軸筋と肢帯筋を制御して姿勢を調整する

運動系と下行性運動路の局所解剖 191
皮質運動領野は前頭葉に位置する
皮質運動野からの投射線維は内包を通り脳幹と脊髄に至る
皮質脊髄路は中脳基底部を下行する
橋と延髄の網様体は網様体脊髄路を起始する
外側皮質脊髄路は延髄尾側部で交叉する
脊髄の中間帯と前角は下行性神経路から情報を受ける

まとめ 201

11 脳神経運動核と脳幹の運動機能 203

症例 半側不全麻痺と顔面下部の下垂 203

脳神経運動核の構成 205
脳神経運動核は三つのニューロン柱を形成する
体性骨格筋運動ニューロン柱のニューロンは舌筋と外眼筋を支配する
鰓弓性運動ニューロン柱のニューロンは鰓弓に由来する骨格筋（鰓弓筋）を支配する
自律神経性運動ニューロン柱は副交感神経節前ニューロンからなる

皮質核路の機能的構成 209
脳神経運動核は大脳皮質と間脳により制御される
皮質核路の両側性投射が舌下神経核，三叉神経運動核，および疑核を支配する
顔面神経核への皮質投射は複雑な様式をとる

脳神経運動核と皮質核路の局所解剖 212
内包膝の損傷は皮質核路を遮断する
三叉神経運動核は三叉神経主感覚核の内側に位置する
顔面神経の線維束は橋内で複雑な走行をとる
舌咽神経は延髄吻側部から出入りする
延髄中位レベルには六つの脳神経核が存在する
副神経脊髄核は脊髄と延髄の境界部に存在する

まとめ 220

12 前庭系と動眼系 221

症例　ワンアンドハーフ症候群 221

前庭系の機能解剖 223

前庭神経核群から視床への上行性投射は平衡覚の知覚，見当識，および姿勢に重要である

前庭系は体の姿勢と重力の変化に対応して血圧を調節する

前庭神経核群は機能的に明確な下行性脊髄投射により体軸筋を制御する

眼球運動制御の機能解剖 224

外眼筋支配の運動ニューロンは三つの脳神経運動核に存在する

前庭動眼反射は頭部の運動中の注視方向を維持する

随意性眼球運動は前頭葉ニューロンと頭頂-側頭-後頭連合皮質ニューロンによって制御される

前庭系と眼球運動制御の局所解剖 230

前庭感覚器は膜迷路内に存在する

前庭神経核群は機能的に異なる投射をする

外眼筋支配の運動核群は橋と中脳の内側縦束に隣接する

中脳に存在する副交換神経節前ニューロンは瞳孔の大きさを調節する

眼球運動の制御には脳幹に存在する多くの構造体の統合機能が関わる

視床の後腹側核は前庭情報を大脳皮質の頭頂葉皮質と島皮質に伝達する

大脳皮質の多数の領野が眼球運動を制御する

まとめ 237

13 小　脳 239

症例　フリードライヒ運動失調症 239

小脳の肉眼解剖 240

小脳の機能解剖 241

小脳は基本的な神経回路を持つ

小脳の三つの機能的区分は同様の入出力構成を有する

小脳の損傷は損傷側の四肢の運動性徴候を発症する

小脳の局所解剖 251

脊髄と延髄の切片における体性感覚情報を小脳へ伝達する神経核と神経路

下オリーブ核は登上線維が起始する唯一の神経核である

前庭小脳は一次および二次前庭ニューロンから情報を受け取る

橋核は大脳小脳へ主要な入力を送る

機能的区分が異なっても小脳皮質の内部回路は同一である

小脳核は白質内部に存在する

視床の外側腹側核は小脳から運動前野と一次運動野への出力を中継する

小脳は多くの非運動性機能に重要である

皮質橋路投射は広大な皮質領域から小脳へ運動制御と高次脳機能に関わる情報を運ぶ

まとめ 260

14 大脳基底核 262

症例　片側バリズム 262

大脳基底核の構成と発生 263
大脳基底核の異なる構成要素が入力情報を処理し，出力情報を発する
大脳基底核の発生から構成要素の複雑な形状や分割の様式を理解する

大脳基底核の機能解剖 268
直接路と間接路が大脳基底核の全機能区分に共通の経路である
大脳基底核ニューロンの線維連絡と神経伝達物質を知れば，正常機能と疾患による機能異常を洞察できる
並列回路が大脳基底核を通る
大脳基底核ループ間の情報の統合

大脳基底核の局所解剖 278
尾状核頭と被殻は内包前脚によって分離される
側脳室前角のレベルで線条体の三つの構成要素が見える
淡蒼球外節と腹側淡蒼球は前交連によって分離される
レンズ核ワナとレンズ核束が淡蒼球内節の出力線維路である
視床下核の損傷により片側バリズムが出現する
黒質は二つの部分から構成される
脚橋被蓋核は脳幹への並列経路として大脳基底核の情報を脳幹移動運動中枢に伝える
運動異常症と非運動性疾患に対する脳刺激療法は大脳基底核の局所解剖と回路の知識に基づいた治療法である
大脳基底核の支配血管は中大脳動脈から分枝する

まとめ 283

IV 統合系   284

15 視床下部と生体機能の調節 284

症例 延髄外側症候群（ワレンベルク症候群）とホルネル症候群 284

視床下部の肉眼解剖 286

視床下部の機能解剖 288
小細胞性および大細胞性神経分泌系はそれぞれ下垂体前葉と後葉からのホルモン分泌を制御する
自律神経系を構成する副交感神経と交感神経は中枢神経系の異なる部位から始まる
視床下部の神経核群は体および環境刺激への統合された内臓の応答を調和させる
視床下部は概日リズム応答，睡眠，および覚醒を調節する

視床下部の局所解剖 300
視索前野は下垂体前葉からの生殖ホルモン分泌に影響を与える
正中隆起を通る断面には小細胞性および大細胞性神経核が含まれる
視床下部後部は乳頭体を含む
下行性の自律神経線維は中脳中心灰白質と被蓋外側部を通る
橋の神経核群は膀胱の制御に重要である
脳幹背外側部の損傷は下行性の交感神経線維を遮断する
自律神経系の節前ニューロンは脊髄の中間帯外側部に位置する

まとめ 307

16 報酬・情動・記憶に関わる辺縁系と大脳神経回路 ... 309

症例 側頭葉前部変性 ... 309

報酬，情動，および記憶に関わる神経系の解剖学的および機能的概説 ... 311

辺縁連合野は前頭葉，頭頂葉，および側頭葉の内側面に位置する
海馬体は顕現記憶の固定に関与する
扁桃体には情動とそれらの行動表出に関する三つの主要な機能的区分がある
中間辺縁系ドーパミン作動系と腹側線条体は報酬に重要である
辺縁系と三つの効果器系の構成部分の間には線維連絡が存在する
主要な神経伝達物質による調節系はすべて辺縁系への投射がある

情動，学習，記憶，および報酬に関わる神経系の局所解剖 ... 323

側坐核と嗅結節は前脳基底部の一部を構成する
前脳基底部のコリン作動系は辺縁系および新皮質への広汎な投射を有する
帯状束は帯状回や海馬傍回の深部を走行する
扁桃体の三つの神経核区分は冠状断面で現れる
海馬体は側脳室下角の底に位置する
乳頭体を通る矢状断面では脳弓と乳頭視床路が現れる
脳幹の神経核群は終脳および間脳の辺縁系領域を自律神経系および脊髄に結びつける

まとめ ... 333

V アトラス 335

アトラスⅠ 中枢神経系の表面構造 ... 337
アトラスⅡ 中枢神経系の髄鞘染色切片 ... 353

症例の解答 416／問題 418／問題の解答と解説 433／用語解説 437／
文献 460／索引 481

BOX 1.1	脳と脊髄の基本構造の発生	8
BOX 1.2	大脳半球のC字状構造の発生	19
BOX 2.1	ヒトの中枢神経系で使われる局所および顕微解剖学的技術	31
BOX 2.2	磁気共鳴画像は生きているヒトの脳の構造と機能を可視化する	33
BOX 3.1	脳の血管系の放射線医学画像	59
BOX 5.1	脊髄損傷後の体性感覚障害パターン	95
BOX 6.1	脳神経と脳神経核の歴史的命名法	108
BOX 7.1	高次視覚野のそれぞれの機能は脳機能の画像化と損傷後の機能脱落の解析によって明らかとなる	142
BOX 9.1	嗅球における成体ニューロン新生	178
BOX 10.1	脳や脊髄での下行性皮質神経路の損傷は弛緩性麻痺を起こし，後に脊髄反射機能の変化を伴う	191
BOX 11.1	嚥下の皮質制御	217
BOX 13.1	小脳の抑制性神経回路	254
BOX 14.1	大脳基底核内部の回路の仕組みから運動低下徴候と運動亢進徴候を説明できる	269
BOX 15.1	ホルネル症候群は様々な部位の損傷により生じる	306
BOX 16.1	海馬体および内嗅領皮質の神経回路は記憶に重要である	315

本書の利用ガイド

本書は，局所解剖学と機能解剖学を結合させて神経解剖学を解説する．すなわち，脳の様々な構成要素の機能と関係づけて，脳各部の立体的な相互関係とニューロン連絡の知識を深める．本書は最初に中枢神経系の主要概念を紹介し，続く章では個々の感覚，運動，および統合機能に関わる神経系を考察する．本書の最後に脳の表面解剖と髄鞘染色切片のアトラス，および重要な用語と構造の解説を載せる．

各章の内容

第1章では成熟した中枢神経系の一般構造を概観する．また，脳の構造と機能を学ぶための神経解剖学用語や基本的な組織学的手法，および画像手法も紹介する．重要な深部構造の立体構築もこの章で考察する．

第2章では中枢神経系の機能構成を紹介する．中枢神経系の全体に及ぶ様々な神経回路がどのようにして固有の機能を持つのかを考察する．その例として，触覚認知の神経路と随意運動制御の神経路をあげる．また，主要な神経伝達物質系についても言及する．

第3章では脈管系と脳脊髄液を取り上げる．本書のはじめのところで脈管系を考察することにより，脳のある部位が栄養障害に陥ると特定の機能がなぜひどく損傷されるのかを読者はより理解できる．第1〜第3章は，中枢神経系の構造の基本概念とその機能構築の基本概念を統合するように企画されている．基本的な神経解剖学的用語についても学習する．

第4章以降では，主要な機能神経系である感覚系，運動系，および統合系を考察する．入門的な第1〜第3章で示された中枢神経系の表面構造や内部構造を，ここでは異なる機能神経系の視点から再検討する．機能的な脳の仕組みが次第に明らかにされるので，読者は脊髄や脳の局所構成と機能構成の神経解剖学的知識を徐々に修得できる．

これらの章は，入門的な第1〜第3章の構成とは異なり，各章は機能神経解剖学と局所神経解剖学の2部構成になっている．前半の機能神経解剖学では特定の神経系を構成する脳部位が共に働いて意図した機能を発揮する仕組みを考察する．機能神経解剖学では，神経系の詳細な解剖学的組織化を考察する前に，構造に関連した機能の全体像を提示する．様々な構成要素をその機能の記載と共に表すと，特有な系がその課題を成し遂げる仕組みを示すシステムの解剖学的組織化を図示できる．脳内の様々な部位を走行する神経回路網を標準化した方式で，すなわち脊髄や脳幹の髄鞘染色横断切片と神経回路を合わせて表示する．

局所解剖学は各章の後半部で詳述する．ここでは構造は，脳を通る髄鞘染色切片とMRIで示す．これらの切片は主要な神経路と統合部位の位置を描出している．ここでは特定のシステムにおける情報処理の流れに沿って配列している一連の髄鞘染色切片を考察できる．例えば，聴覚系の局所解剖学は，音が受容されかつ最初に処理される耳から始まり，音が識別される大脳皮質で終わる．本書の全体のテーマに合わせて，個々の脳部位の構造と機能の関係を強調する．

神経解剖学と特にMRIを使っての神経放射線学との密接な結びつきに力点を置く．MRIは，組織切片によって示された実際の脳構造を学ぶことから放射線学的画像で描写された脳構造を学ぶことへの変遷を促進することを意図する．このことは，重要な臨床技能の一つである画像を"読み取る"上で重要である．しかし，立体的な脳構造の理解を深めるには実際の染色された脳切片に勝るものはない．

中枢神経系のアトラス

本書のアトラスは2部構成の，完全な解剖学的資料である．第1部（アトラスI）は中枢神経系の重要な表面構造を提供する．この一連の描画像は，実際の脳標本に基づくものであるが，一般的な特徴を強調している．したがって，アトラスで図示した形態通りの脳は存在しない．このアトラスの第2部（アトラスII）は，中枢神経系を三つの解剖学的断面で切断した後に髄鞘染色を施した切片の完全な写真集である．

2, 3の例外はあるが，各章で使用した表面構造と組織切片の同じものをアトラスにも載せている．読者はここから解剖学的な変異を学ぶことはできないが，脳を理解することができるだろう．さらに，各章で使用

されている脳表面構造と組織切片は，重要な構造とそこで考察されるトピックスに関連する構造に名称が付されている。アトラスは，神経解剖学実習の有用なガイドとしても利用できる。

解説的な BOX

各章の内容を補うためのトピックスを BOX に掲載する。多くの BOX では，最近の研究から得られた神経解剖学の新展開を紹介する。これらの新展開の多くは，脳外傷後に起こる脳機能の変化を説明するのに役立つであろうし，さらに損傷した神経系の修復に用いられる可能性もあるので，現在，神経科学の分野は活況を呈している。

症例

各章は，その章で考察する神経系の魅力的な臨床的特徴を目立たせるために選んだ一症例から始まる。症例の中にはまれであり通常の臨床場面では見られないものもあるが，それらは脳卒中または腫瘍が脳を損傷後に認知，運動，または個性と情動がどのように変化するか，または選択的突然変異によって脳の構造と機能がどのように変化するかを明らかにする。症例は，どの構造体が損傷すると神経学的徴候が生じるかの説明に続く。症例説明とその章の本文を読んで解答できる問題を設けた。この設問に対する詳しい解答は本書の最後に記載する。

問題と解答

各章の学習後に理解度をチェックするための問題を巻末に用意した。問題に対する解答も巻末に掲載し，より難しい問題については短い解説も加えた。

用語解説

用語解説では重要な用語と構造を解説する。これらの用語の多くは本文中では太字で記す。重要な用語はその章で使われた文脈に限定して解説する。重要な構造はその位置と機能を解説する。

学習の助け

本書には，神経解剖学を初めて学ぶ場合にも，専門適正試験を含む試験のための復習で利用する際にも有用となる以下の三つの特徴がある。
- 各章末にまとめを設けて，機能と関連づけて重要な構造を簡潔に記載した。
- 重要な用語の用語解説を付した。
- 重要な脳表面構造と髄鞘染色した組織切片のアトラスでは，名称を付けたものと付けないものを並べた。名称を付さないものは，構造を同定する自己評価テストとしても利用できる。

これらの特徴は，読者がヒトの神経解剖学の完全な知識を得るために要求される多量の情報を，効果的にかつ速やかに吸収するために役立つであろう。

I 中枢神経系
Central Nervous System

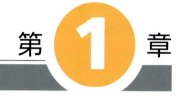

第1章

中枢神経系の構成

症例　アルツハイマー病

　忘れっぽくなった79歳の男性がいる。家の中でしばしば物を置き忘れたり，食料品や雑貨品の代金を支払うときにまごつくこともままある。家族は，彼の物忘れはだんだんひどくなっているように見えると言う。神経学的検査では，年月日を正しく答え，自分がいる場所（病院）やその理由も知っている，つまり正常に会話できることがわかった。しかし，互いに無関係な三つの単語をくり返し記憶した5分後にその単語の名前を想起できない。単純な足し算や引き算を指示すると，解答に時間をかけるが正解を言うことができない。さらに精神状態が評価され，認知障害があることが明らかになった。男性は，神経精神医学的検査と脳画像所見から，アルツハイマー病と診断された。

　図1.1では，最上部にアルツハイマー病患者の脳（A1）と健常脳（B1）の写真を並べて示し，磁気共鳴画像（MRI）を下方に示した（A2～A5，B2～B5）。脳のスライス像は，第2章の冒頭で脳の内部構造を学ぶ際にさらに調べることにする。ここでは生存脳のスライス画像で明らかになった大脳皮質と脳室系の変化を考える。それぞれ2～4の画像は水平面に近いMRIを示す（挿入図と図1.16，図1.17）。これらの画像では，白質と灰白質は濃淡が異なる灰色を呈し，脳脊髄液は黒色を呈する。頭部の脂質（例えば皮膚や眼窩内の）は白色を呈する。脳室は，健常脳（右列）ではかなり狭いが，患者脳（左列）では拡大していることに注目しなさい。

　アルツハイマー病患者の海馬体（図1.10Aと第16章参照）は萎縮する。この所見は図1.1の冠状面MRIで認められる。水平面MRIでは，大脳皮質の全体的な萎縮と脳室拡大も見られる。

　本章を読み，また脳画像から得られた情報に基づいて以下の二つの質問に答えなさい。これらの質問に続く重要な神経学的徴候の記述からも答えが得られるであろう。

1. 脳室系はニューロンが存在しない構造であるにもかかわらず，なぜ拡大するのか。
2. 脳の特定領域は他の領域よりもなぜ強く侵されるのか。

重要な神経学的徴候とそれに対応する脳構造の異常

アルツハイマー病患者の脳と健常脳

　アルツハイマー病患者の脳では大脳皮質の萎縮の強さとその広さが明瞭である（A1）。大脳皮質の萎縮は，同様に皮質下構造の萎縮を伴う。頭蓋骨の容積は変わらないので，脳の容積が減少すると脳室の容積はそれだけ増加する。したがって，脳室拡大は神経組織の消失の結果である。

磁気共鳴画像（MRI）

　全体的な大脳皮質萎縮や脳室拡大は，脳の磁気共鳴画像（MRI）で観察される。上方から下方へ連続した3枚の水平面画像（挿入図参照）を示す。側脳室前角と側

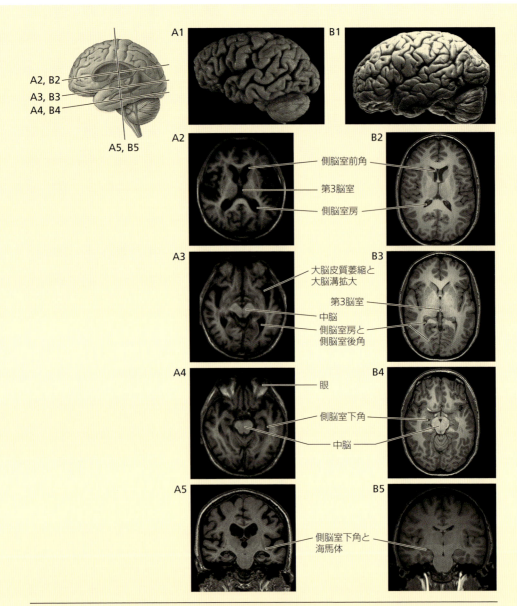

図1.1 アルツハイマー病患者（**A**）と健常人（**B**）の脳（最上部）とMRI（**2～4**：水平面，**5**：冠状面）。アルツハイマー病患者の脳の外観は全体的萎縮を示す。MRI（**2～5**）では大脳皮質の萎縮と脳室拡大を示す。これらのMRIはT1画像である。脳組織は濃淡のある灰色を呈し，脳脊髄液は黒色を呈する。（**A1**, Dr. Mony J de Leon [NYU School of Medicine], Dr. Jerzy Wegiel [Institute for Basic Research], and Dr. Thomas Wisniewski [NYU School of Medicine]：NIH Alzheimer's Disease Center P30 AG08051のご厚意による。**A2**, **A3**, **A4**, Dr. Frank Galliard, Radiopaedia.com.の許可を得て複製。**A5**, The Dementia Research Center, UCL Institute of Neurologyのご厚意による）。

脳室房を通る2部（**A2**）のMRIでは脳室拡大が異常に大きい。大脳皮質の強い萎縮により大脳溝はより広がり，より多くの脳脊髄液で満たされる。多量の脳脊髄液と薄くなった大脳皮質により広くて暗い領域を呈する外側溝の周囲と島皮質（図1.1**A2**）に注目しなさい。図1.11**A**の挿入図は島皮質を示す。海馬体は短期記憶を固定して長期記憶にするのに重要である（第16章参照）。アルツハイマー病では海馬体が萎縮し，側頭葉皮質の変性も加わった結果，側頭葉に穴があく。海馬体が変性していることは，患者の語想起がなぜ乏しいかの原因を説明できる。これらの画像は，脳幹はひどくは侵されてはいないことを示している。画像では観察

されていないが，脳の下面に存在する小さな神経核であるマイネルト基底核はアルツハイマー病の初期にひどく侵される。この神経核に含まれるアセチルコリン作動性ニューロンは大脳皮質の至る所に広く投射しているので，これらのニューロンが消失すると多くの大脳皮質ニューロンは強い興奮性入力を奪われることになる。このことは，全体の変性と共に患者の認知障害の原因とされている。中脳（A3 と A4）と橋（A5）の大きさは正常のように見える。

文献
Brust, JCM. *The Practice of Neural Science*. New York：McGraw-Hill：2000.

　ヒトの神経系は，多数の部分から構成されているため膨大な機能をこなすことが可能である。脳があまりにも複雑なために，これまでの神経解剖学の学習は実際のところ学ばなければならないことが多すぎた。しかし，局所解剖学と機能解剖学という二重の視点から神経系を学ぶことで，神経解剖学の学習を非常に単純化することができる。**局所神経解剖学** regional neuroanatomy は，神経系のある局所における構造の立体的関係を明らかにすることである。局所神経解剖学により，中枢神経系の区分内の局所関係や隣接関係を明らかにできると同様に，脳の主要な区分をも明らかにできる。それに対して，**機能神経解剖学** functional neuroanatomy は，ともに働いて特定の機能，例えば視覚認知を成し遂げる神経系の一連の部位を明らかにすることである。機能系は，神経系の局所内や局所間において複雑な神経回路をなす特異的な神経線維連絡を持つ。機能神経解剖学の目的は，行動の基礎となる神経回路網の理解を深めることである。脳内の特定の構造の局所解剖と機能を同時に知れば，臨床医は特定の神経学的疾患あるいは精神医学的疾患を持つ患者の神経系の損傷部位を同定することができる。神経系において特定の構造がどこに存在し，それがどのように機能しているのかを知ることは，神経系を完全に理解するうえで必須のことである。神経解剖学という用語は，この分野をマスターするには形態学の知識だけで十分であることを意味してしまうので，誤解を与える。実際には，神経解剖学の分野では形態と機能は密接に絡み合っていて不可分な関係にある。このような形態と機能の密接な相互関係は，神経系の主要な原理の一つである**機能局在** functional localization の根本をなすものである。

　本章では，神経系の機能解剖学と局所解剖学を記述する用語を使って，神経系の構成とその研究方法を学ぶ。最初に神経系の細胞構成を簡潔に述べ，次に神経系の主要部位の構造と機能に焦点を合わせる。このことから読者は機能局在の視点を身につけることができる。Box 1.1 ではヒトの脳構造の研究方法を述べているので，これにより読者は後の章での神経系の詳細な機能解剖学的および局所解剖学的探求に臨む準備ができる。

ニューロンとグリアは神経系を構成する二大細胞要素である

　神経細胞，すなわち**ニューロン** neuron は神経系の機能的細胞単位である。神経科学者は神経系の多数の機能をある程度はニューロン間の相互連絡の仕組みで理解しようと努めている。神経系のもう一つの主要な構成細胞要素は神経膠細胞，すなわち**グリア** glia である。発生過程や成熟脳において，グリアはニューロンを構造的に支持し，かつその代謝も支援する。

◆すべてのニューロンは共通の形態的特徴を持つ

　成人の脳にはおよそ 1,000 億個のニューロンがあると推定されている。ニューロンは大きさや形は異なるが，総じて特有の機能を有する形態的に特殊化した四つの部位，すなわち樹状突起，細胞体，軸索，および軸索終末を備えている（図1.2A）。**樹状突起** dendrite は他のニューロンから神経情報を受け取り，**細胞体** cell body はニューロンの生存と機能に重要な核と細胞内小器官を含み，他のニューロンからの神経情報を受け取り統合するという重要な機能を果たす。**軸索** axon は，活動電位の形に符号化された神経情報を**軸索終末** axon terminal まで伝導する。一つの神経回路内の二つのニューロン間の連絡は，一方のニューロンの軸索と，他方のニューロンの樹状突起または細胞体から構成されるシナプスにおいて行われる（後で考察する）。

　様々な形をしているニューロンは，樹状突起と軸索の形状により単極ニューロン，双極ニューロン，多極ニューロンの三つのタイプに分類される（図1.2B）。これらのニューロンは，スペイン人の著名な神経解剖学者であるカハール Santiago Ramón y Cajal によって 20 世紀初頭に描かれたものである。**単極ニューロン** unipolar neuron は形が最も単純なものであり（図1.2B1），樹状突起がなく，細胞体が入力情報を受け取

り統合する.細胞体から発する1本の軸索は軸索終末部で多数の突起に分かれる.ヒトの神経系では,単極ニューロンは最も少数であり,外分泌腺の分泌と平滑筋の収縮を制御する[訳注:一般には,網膜内の杆体,錐体およびアマクリン細胞などが単極ニューロンとされている].

双極ニューロン bipolar neuron は細胞体の両極から出る2本の突起を有する(図1.2B2).双極ニューロンでは,樹状突起様に働く一方の突起に生じた神経情報は,細胞体を通って,軸索様に働く他方の突起に達する.双極ニューロンの形態的な亜型に偽単極ニューロンがある(図6.3参照).偽単極ニューロンは,発生の過程で胚性双極ニューロンの2本の突起が融合して1本の突起になるが,その突起は細胞体のそばで2本に分かれる.嗅覚情報を脳に伝えるのが双極ニューロンであり,触覚情報を脳や脊髄に伝えるのが偽単極ニューロンである[訳注:一般には,網膜内の双極ニューロン,前庭神経節ニューロンおよびラセン神経節ニューロンなどが双極ニューロンであり,後根神経節ニューロン,三叉神経節ニューロン,膝神経節ニューロン,舌咽・迷走神経の上・下神経節ニューロン,および三叉神経中脳路核ニューロンなどが偽単極

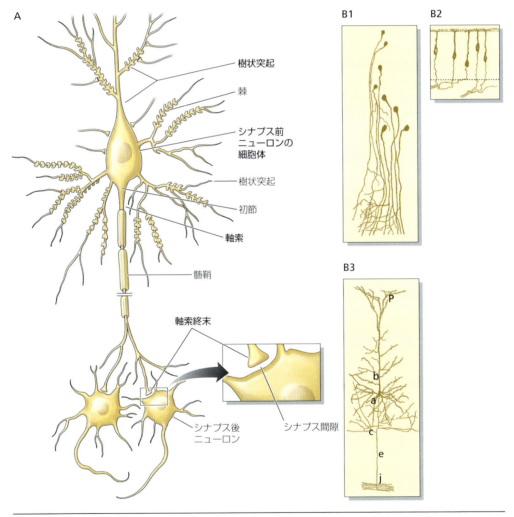

図1.2　ニューロンは神経系の機能的な細胞単位である.A.ニューロンの模式図で樹状突起,細胞体および軸索を示す.樹状突起棘は樹状突起上にあり,そこには興奮性シナプスが存在する.抑制性シナプスは樹状突起柄,細胞体,および軸索初節に存在する.軸索が細胞体から出るところを示す.ニューロンのシナプス前軸索終末はシナプス後ニューロンの細胞体とシナプスを形成する.挿入図では,シナプスの三つの構成要素であるシナプス前軸索終末,シナプス間隙およびシナプス後ニューロンの位置関係を示す.B.ニューロンの三つのタイプ,すなわち(B1)単極ニューロン,(B2)双極ニューロン,(B3)多極ニューロンを示す.(A. Kandel ER, Schwartz JH, and Jessell TM, eds. *Principles of Neural Science*, 4th ed. New York, NY:McGraw-Hill, 2000. を改変.B. Cajal SR. *Histologie du système nerveux de l'homme et des vertébres*. 2 vols. Maloine, 1909-1911 を許可を得て複製).

ニューロンである]。

多極ニューロン multipolar neuron の細胞体は樹状突起という複雑な衣装をまとい，1本の軸索を周囲へ伸ばしているのが特徴である（図 1.2B3）。脳と脊髄を構成するニューロンのほとんどは多極ニューロンである。長い軸索を有し，その軸索終末が細胞体から遠くまで達するような多極ニューロンを**投射ニューロン** projection neuron という。投射ニューロンは，中枢神経系内の異なる部位間や，神経系と横紋筋線維のような末梢標的との間の情報連絡を担っている。図 1.2B3 に示すニューロンは，とりわけ複雑な投射ニューロンである。このニューロンの軸索終末は，細胞体から遠くに位置しているので図には示されていない。ヒトのこのタイプのニューロンの軸索は，最長のもので細胞体の直径のおよそ5万倍の長さに相当し，1 m にも及ぶ！　細胞体が位置する部位内にとどまるような短い軸索を持つ多極ニューロンは，**介在ニューロン** interneuron と呼ばれる。介在ニューロンは脳の局所内での神経情報の処理に関わる。

◆ **ニューロンはシナプスで互いに情報連絡する**

一つのニューロン内の神経情報の流れには方向性がある。樹状突起と細胞体によって受容し統合された入力情報は軸索に沿って軸索終末へ伝導される。あるニューロンから他のニューロンへの情報連絡もまた方向性があり，**シナプス** synapse と呼ばれる特殊な接触部位で行われる。

神経情報を送る側のニューロンは**シナプス前ニューロン** presynaptic neuron と呼ばれ，神経情報を受け取る側のニューロンは**シナプス後ニューロン** postsynaptic neuron と呼ばれる。シナプス前ニューロン内を伝導した神経情報は，シナプスで化学的信号に変換され，それはやがてシナプス後ニューロンの樹状突起や細胞体の細胞膜上にある特異的受容体で受容される。

シナプスは次の三つの構成要素からなる。すなわち，(1) シナプス前ニューロンの軸索終末である**シナプス前終末** presynaptic terminal，(2) ニューロン間の狭い細胞間隙である**シナプス間隙** synaptic cleft，および (3) シナプス後ニューロンの細胞膜である**受容膜** receptive membrane からなる。シナプスは樹状突起，細胞体，細胞体に最も近い軸索の部位である**初節** initial segment，およびシナプス前終末などに存在する。異なる部位に存在するシナプスは異なる統合機能を発揮する。

シナプス前ニューロンは小胞に包まれた**神経伝達物質** neurotransmitter をシナプス間隙に放出して，シナプス後ニューロンへ神経情報を伝達する。神経伝達物質は分子量の小さい化合物である。グルタミン酸，グリシン，γ-アミノ酪酸 (GABA) などのアミノ酸，アセチルコリン (ACh)，およびノルエピネフリン (ノルアドレナリン) やセロトニン (5-HT) などのモノアミンがその例である。分子量のより大きい化合物であるエンケファリンや P 物質などのペプチドも神経伝達物質として作用する。シナプス間隙に放出された神経伝達物質は間隙を拡散して，シナプス後膜に存在する受容体と結合する。神経伝達物質は特定イオンの膜透過性を変化させることによって，シナプス後ニューロンを興奮させたり抑制させたりする。例えば，ニューロンへの Na^+ の流入を増加させる（すなわち脱分極させる）神経伝達物質によって興奮が起こり，ニューロンへの Cl^- の流入を増加させる（すなわち過分極させる）神経伝達物質によって抑制が起こる。グルタミン酸と ACh はニューロンを興奮させる代表的な神経伝達物質であり，他方，GABA とグリシンはニューロンを抑制させる代表的な神経伝達物質である。ドーパミンや 5-HT などの多くの神経伝達物質は，より多彩な作用をもっており，あるニューロンを興奮させたり別のニューロンを抑制させたりする。このような神経伝達物質のシナプス後部での作用は，神経伝達物質が結合する特定の受容体サブタイプや，神経伝達物質の結合がイオン透過性を直接変化させるか，あるいは二次メッセンジャーやその他の細胞内シグナル経路（例：G タンパク質共役型受容体）の作用を介して変化を引き起こすか等の多彩な要因に依存する。例えば，ドーパミン受容体サブタイプ 1 (D1 受容体) は脱分極作用があるのに対して，サブタイプ 2 (D2 受容体) は過分極作用がある；両者は G タンパク質共役型機構により作用する。神経伝達物質は同一のニューロンに対しても細胞膜上の受容体サブタイプの違いにより逆の作用さえ及ぼす。二次メッセンジャーやその他の細胞内シグナル経路を介しての作用は，膜のイオン透過性を変化させるような短期効果や，遺伝子発現のような長期効果をもたらす。ニューロンに対して強い影響を与える多数の低分子はシナプス小胞に包まれておらず，拡散により作用を及ぼすと考えられている。これらの化合物，例えばシナプス後ニューロンで生産される一酸化窒素は，シナプスの機能的な結合力を維持したり変化させることによって重要な調節機能を担う逆行性メッセンジャーとしての作用を持つと見なされている。これらの作用は学習や記憶に重要である。

ニューロン間の情報伝達の最も一般的なものは化学的なシナプス伝達であるが，純粋に電気的な情報伝達もある。そのような**電気シナプス** electrical synapse では，シナプス前ニューロンとシナプス後ニューロンの間で細胞質が直接連続する[訳注：電気シナプスの実体はギャップ結合である]。

◆グリアはニューロンを構造的に支持し，その代謝も支援する

グリアは神経系のもう一つの構成細胞である。グリアはニューロンのおよそ10倍の数存在するが，この膨大な数を考えるとニューロンに対するグリアの構造的支持と代謝支援は驚異的な機能に違いない！ グリアは小膠細胞と大膠細胞の二つに大別される。**小膠細胞** microglia は，神経系の感染や損傷に反応して食作用と清掃作用を担う。小膠細胞はわずかな病的変化に反応してすばやく移動し，活性化した小膠細胞は侵入してきた微生物を破壊し，残骸を取り除き，組織の修復を促進する。興味深いことに，小膠細胞は神経系の損傷後に起こるニューロン特有の変化（時には損傷後の回復を妨げるかもしれない適応性のない変化）にも関わる。例えば，神経系の損傷後にニューロンはしばしば過興奮状態になるが，小膠細胞はこの過程に関わっているらしい。**大膠細胞** macroglia は四つの異なるタイプの細胞，すなわち希突起膠細胞，シュワン細胞，星状膠細胞および上衣細胞からなり，多彩な支持機能と栄養供給機能を果たす。**シュワン細胞** Schwann cell は末梢神経系で，**希突起膠細胞** oligodendrocyte は中枢神経系で，共に軸索の周囲に**髄鞘** myelin sheath を形成し（図1.2A，図1.3），軸索における活動電位の伝導速度を上げる。髄鞘は，多種類のミエリンタンパク

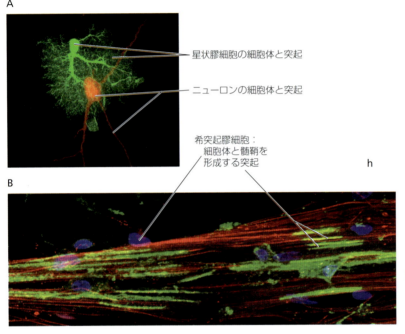

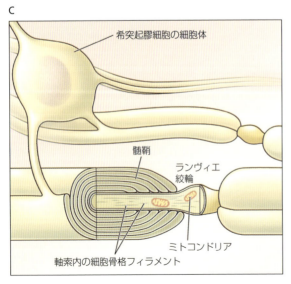

図1.3 星状膠細胞と希突起膠細胞は中枢神経系で最も普通に見られるグリアである。AとBはこれらの二つのタイプの細胞を示す組織標本。A．星状膠細胞（緑）がニューロンの細胞体（赤）を包んでいる。B．希突起膠細胞は軸索を取りまく髄鞘を形成する。青色（DAPI）の部分は細胞体内の核を示す。緑色の突起は髄鞘の重要な構成要素であるミエリン塩基性タンパク質（MBP）を示す。C．単一の希突起膠細胞が複数の軸索を取りまき，髄鞘形成を示す模式図（A，写真は Ellisman M and Bushong E, Univ. California, San Diego. Allen NJ, Barres BA. Neuroscience Glia：More than just brain glue. *Nature*. 2009；457 [7230]：675-677のご厚意による。B．Lee PR, Field RD. Regulation of myelin genes implicated in psychiatric disorders by functional activity in axons. *Front Neuroanat*. 2009；3：4を許可を得て複製。C，Kandel ER, Schwartz JH, and Jessell TM, eds. *Principles of Neural Science*, 4th ed. New York, NY：McGraw-Hill, 2000を改変）。

質から構成された**ミエリン** myelin を含む脂質に富んだ物質なので外観は白っぽい。また，シュワン細胞は，発生過程で末梢神経を取り巻く結合組織の鞘形成や，成熟した神経における神経損傷後の軸索再生にも重要な役割を果たす。**星状膠細胞** astrocyte は重要な構造的支持と代謝支援をする。例えば，発生途上の神経系では星状膠細胞は伸長中の軸索の足場となり，移動中の未熟なニューロンのガイドをする。多くのシナプスは星状膠細胞の細胞質突起と接しており，それらはシナプス活動を監視し，化学的なフィードバックを行っているのかもしれない。星状膠細胞はまた，**血液脳関門** blood-brain barrier（BBB）の形成に関わる。血液脳関門は，ニューロン活動に影響を与える末梢からの化学物質の侵入から侵されやすい脳環境を守る構造である。大膠細胞の最後のタイプである**上衣細胞** ependymal cell は中枢神経系の脳室面に配列している（後述）。上衣細胞は，脳室から脳への化学物質の流入の調節に重要な役割を果たす。

神経系は末梢神経系と中枢神経系からなる

神経系のニューロンとグリアは，解剖学的には別々の部分であるが機能的には相互依存的な部分，すなわち**末梢神経系** peripheral nervous system と**中枢神経系** central nervous system を形成する（図 1.4A）。末梢神経系は，**体性神経** somatic nerve と**自律神経** autonomic nerve からなる。体性神経は，皮膚，筋および関節を

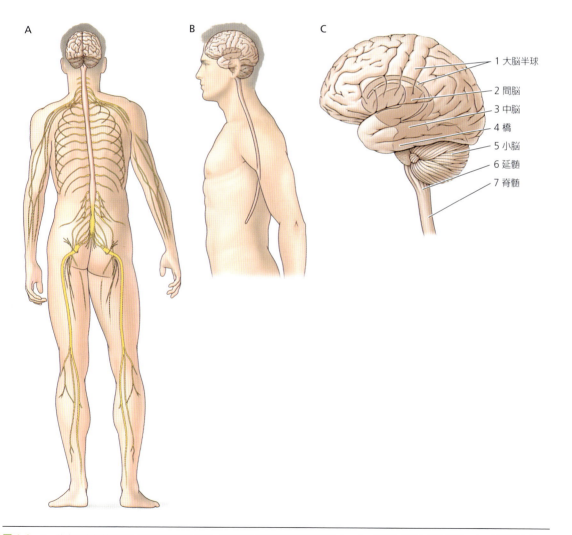

図 1.4　A．体内の中枢神経系と末梢神経系の位置。主要な末梢神経を黄色で示した。B．側面から見た脳と脊髄。C．中枢神経系は7大区分からなる。吻側より（1）大脳半球，（2）間脳，（3）中脳，（4）橋，（5）小脳，（6）延髄，（7）脊髄である。中脳，橋，および延髄は脳幹を構成する。

支配する感覚ニューロンを含む。これらの感覚ニューロンは様々な刺激を感知し，中枢神経系に伝える。運動ニューロンの細胞体は中枢神経系に位置しているが，体性神経は骨格筋を支配する運動ニューロンの軸索を含む。それらの軸索は制御信号を筋へ伝えて，収縮力を調節する。自律神経は，腺や，内臓と血管の平滑筋を支配するニューロンを含む（第15章参照）。自律神経は，**交感神経系** sympathetic nervous system，**副交感神経系** parasympathetic nervous system および**腸壁内神経系** enteric nervous system に分かれ，体の内部状態に関する情報に基づいて身体機能を調節する。

中枢神経系は**脊髄** spinal cord と**脳** brain で構成され（図1.4B），脳はさらに延髄，橋，小脳，中脳，間脳，および大脳半球に区分される（図1.4C）。これら七つの中枢神経系区分の内部には，多様な支持機能を担う液体が満ちている腔所である**脳室系** ventricular system の各部が存在する（図1.13参照）。Box 1.1 で，中枢神経系の全区分と脳室系の各部が発生のごく初期であるおよそ妊娠1カ月後からどのように形成されるかを示す。

神経系ではニューロンの細胞体や軸索は決して均一には分布していない。末梢神経系では，細胞体は**神経節** ganglion に集まっており，軸索は**末梢神経** peripheral nerve に含まれている。中枢神経系では，ニューロンの細胞体と樹状突起は，主に大脳半球の表層に位置する扁平な細胞層からなる**皮質** cortex や，中枢神経系のすべての区分において深部に位置するニューロン集団である**神経核** nucleus に存在する。神経核は大きさも全体の形も様々であるが，一般には球形ないし卵形であり，時には複雑な立体的構造をとる（図1.10参照）。中枢神経系において，軸索を含む部位は手に負えないほど多くの名称がついているが，中でも最も一般的なものは**神経路** tract である。未固定の新鮮標本では，神経核と皮質は灰色を呈し神経路は白色に見えることにちなんで，それぞれよく知られた名称である**灰白質** gray matter と**白質** white matter と名づけられた。神経路が白色の外観を呈するのは，軸索を取り巻く髄鞘に起因する（図1.3）［訳注：神経路が白色に見えるのは，それを構成する有髄線維が縦断されたときであり，横断面の脊髄や正中矢状断面の脳梁で見られるように有髄線維が横断されたときには神経路は灰色に見えることに注意］。灰白質と白質は，解剖学的方法で固定した脳でも，放射線医学的方法による生きているヒトの脳画像でも区別できる（第2章，Box 2.1, Box 2.2 参照）。

Box 1.1　脳と脊髄の基本構造の発生

中枢神経系は，胚性外胚葉の特定部位である神経板から発生する。もともとは細胞からなる扁平なシートであった神経板は，ニューロンやグリアの前駆細胞が増殖することにより，管状構造の神経管を形成する。神経管の壁が中枢神経系の実質となり，神経管の内腔が脳室系となる。

発生のごく初期（妊娠4週）の神経管の吻側部には，発生途上のニューロンの莫大な増殖が生じた結果として，以下の三つの膨大部である一次脳胞ができる（図1.5）。(1) **前脳胞** prosencephalon (forebrain)，(2) **中脳胞** mesencephalon (midbrain)，および (3) **菱脳胞** rhombencephalon (hindbrain) である。神経管の尾側部は相対的に分化程度が小さくて，**脊髄** spinal cord を形成する。その後の発生段階（妊娠5週）で，前脳胞からは二次脳胞として**終脳** telencephalon (cerebral hemisphere) と**間脳** diencephalon (thalamus and hypothalamus) が分化する。中脳胞はその後の発生でも分かれないが，菱脳胞からは**後脳** metencephalon (pons and cerebellum) と**髄脳** myelencephalon (medulla) が分化する。この5脳胞と原始的脊髄の時期は妊娠5週ですでに観察されるが，これらからやがて中枢神経系の7大区分が形成される（図1.4参照）。

成熟脳の複雑な形態は，部分的には発生途上の脳がどのように**屈曲** flex するかに依存する。屈曲は，脳幹と大脳半球の細胞増殖が莫大であること，および頭蓋腔内で発生途上の脳が圧迫されることにより起こる。3脳胞期では二つの著明な屈曲が生じる。すなわち，脊髄と尾側菱脳（将来の延髄）との境界部での**頚屈** cervical flexure と，中脳のレベルの**頭屈** cephalic flexure である（図1.5下）。5脳胞期では，第3の屈曲である**橋屈** pontine flexure が出現する。誕生までに頚屈と橋屈はまっすぐになるが，頭屈は著明な屈曲のままであり，そのことが前脳の長軸を中脳，菱脳，および脊髄の長軸からそらすことになる（図1.16B）。

脳胞の広い内腔は脳室系になり，神経管の尾側部の狭い内腔は脊髄の中心管になる（図1.5）。脳室系は，

主に**脈絡叢** choroid plexus で産生される**脳脊髄液** cerebrospinal fluid を含む（第 3 章参照）。脳胞が発達すると，大脳半球内部の内腔は二つの**側脳室** lateral ventricle（以前は第 1，2 脳室と呼ばれていた）と**第三脳室** third ventricle に分かれる（図 1.5B）。第三脳室の吻側部からの外方へ突出する側脳室は，**室間孔** interventricular foramen（of Monro）で第三脳室と交通する（図 1.5，挿入図）。最も尾側の脳室である**第四脳室** fourth ventricle は菱脳の内腔から形成される。第四脳室は**中脳水道** cerebral aqueduct（of Sylvius）で第三脳室と交通し，尾側では延髄尾側部内と脊髄内の**中心管** central canal と交通する。

脳脊髄液は通常，第四脳室の孔を通って脳室系から中枢神経系を覆う腔所に流出する（第 3 章で検討する）。中心管には脳脊髄液が流出する孔はない。脳室からの脳脊髄液の流れを止める病的な状態がある。例えば，発生の後期に中脳の細胞増殖の亢進により中脳水道が狭まることがある。このような中脳水道は，先天異常，腫瘍または外傷による浮腫等の狭窄効果に対して侵されやすい。閉塞が起きても脳脊髄液は産生され続けるので，もし閉塞が頭蓋骨の連結前（すなわち，胎生期または幼児期）に起こると，脳室の容積は増加し，閉塞部より吻側で脳は拡大し頭部の大きさも拡大する。この状態は**水頭症** hydrocephalus と呼ばれる。もし閉塞が頭蓋骨の連結後に起きると，脳圧亢進を伴う脳室拡大となる。これは生命を脅かす状態である。

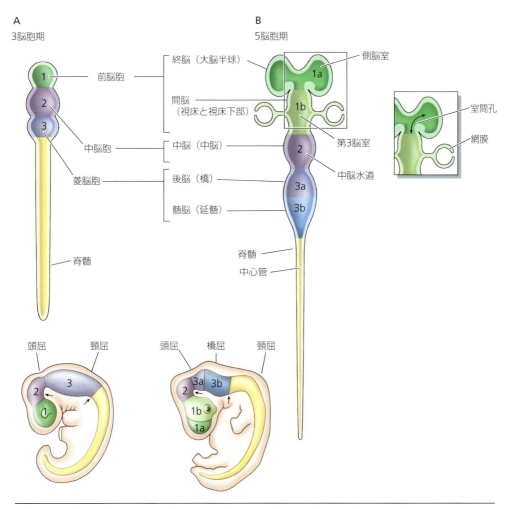

図 1.5　神経管の 3 脳胞期と 5 脳胞期を模式的に示す。図の上段に屈曲を伸ばして描いた神経管の背側面を示す。図の下段にそれらの側面を示す。A．3 脳胞期。B．5 脳胞期。5 脳胞期のそれぞれの脳胞の由来を色分けしていることに注目しなさい。前脳胞由来の二つの二次脳胞は濃淡の異なる緑色で示し，菱脳胞由来の二つの二次脳胞は濃淡の異なる青色で示す。挿入図では，5 脳胞期の一側の室間孔の位置を示す。（Kandel ER, Schwartz JH, and Jessell TM, eds. *Principles of Neural Science*, 3th ed. McGraw-Hill, 1991 を改変）。

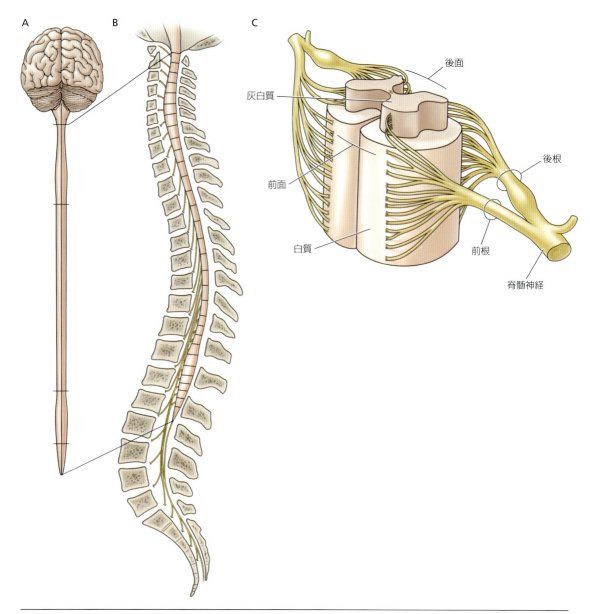

図 1.6　脊髄の構成。A. 中枢神経系の背側面。脊髄上の水平線は異なる脊髄区分の境界を示す。これらは後の章で詳細に考察する。B. 脊髄と脊柱の側面。C. 脊髄の表面構造と内部構造。

脊髄は中枢神経系の7大区分のうちで最も単純な構造である

　脊髄は，四肢，体幹および多くの内部器官からの感覚情報を処理し，身体運動を直接的に制御し，多くの内臓機能を調節する（図1.6）。脊髄には感覚情報を脳に伝える上行性神経路や，脳からの運動情報を伝える下行性神経路も存在する。脊髄は**髄節構造** segmental organization を持つ中枢神経系の唯一の部位である（図1.6B，C）。

　脊髄は，各髄節が同様な基本構造をなすモジュール構成である（図1.6C）。各髄節は，**後根** dorsal root と**前根** ventral root と呼ばれる一対の神経根（およびそれにつながる根糸）を持つ。（"前"や"後"という用語は構造体の位置を表しているが，これらの解剖学用語は本章末の「神経解剖学用語」で説明する）。後根は感覚情報を脊髄へ伝える感覚性軸索 sensory axon のみを含んでいる。これに対して，前根は運動指令を筋や他の身体器官へ伝える運動性軸索 motor axon を含んでいる。後根と前根は，後の章でくわしく考察する神経系の原

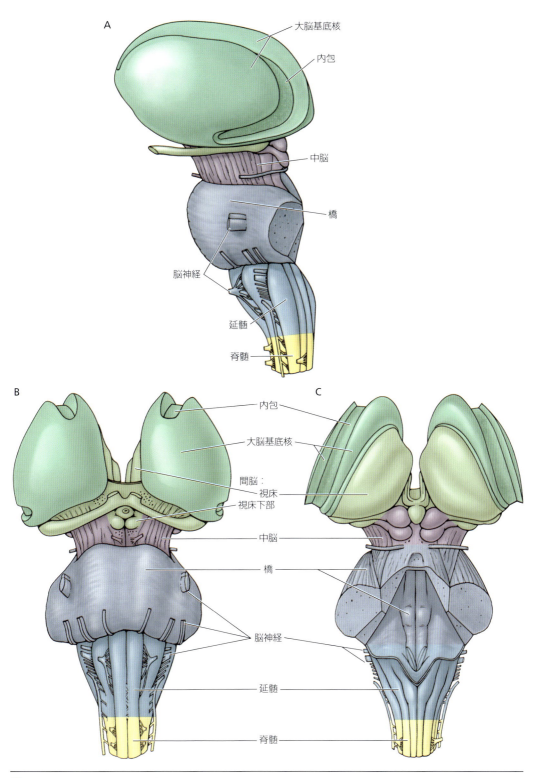

図 1.7 脳幹の側面（**A**），腹側面（**B**），および背側面（**C**）。視床と大脳基底核も観察される。脳の異なる大区分は色分けされている。

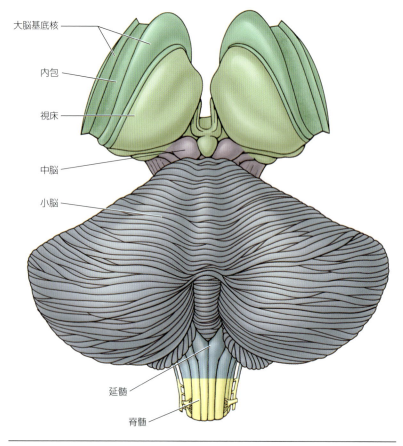

図 1.8 脳幹，視床，大脳基底核，および小脳の背側面。

理である機能分離の一例である。末梢神経系の一部をなすこれらの感覚性および運動性軸索は，**脊髄神経** spinal nerve で混ざり合って末梢の標的に向かう（図1.6C）。

脳幹と小脳は身体機能と運動を制御する

脊髄に続く三つの大区分，すなわち延髄，橋，および中脳は**脳幹** brain stem を形成する（図1.7）。脳幹は全体として次の三つの機能を有する。第一に，頭顔部からの感覚情報を受け取り，頭顔部の筋をコントロールする。これらの機能は脊髄の機能と同様である。脳幹へ出入りする運動神経根と感覚神経根を含む**脳神経** cranial nerve は，末梢神経系の一部であり，脊髄神経と相同である（図1.7）。第二に，脊髄と同様に脳幹は上行性感覚路と下行性運動路の通路となる。最後に，脳幹の神経核は様々な神経情報を統合して覚醒やその他の高次脳機能に関与する。

これら脳幹全体としての三つの機能に加えて，脳幹の様々な部位は特有の感覚機能や運動機能に関係している。例えば，**延髄** medulla は血圧や呼吸の調節機構に必須の機能を持つ。実際，延髄が損傷されると，ほとんどの場合生命が脅かされる。**橋** pons と**中脳** midbrain は眼球運動の制御に重要な機能を果たす。

小脳 cerebellum の主要な機能は，眼球運動と四肢運動の制御，および姿勢と平衡の維持である（図1.8）。小脳が損傷されると，四肢の運動は協調性の低いものとなる。小脳はさらに，言語や認知および情動などを含む高次脳機能にも関与する（第13章）。

間脳は視床と視床下部からなる

間脳 diencephalon の二つの主要な構成部分は，多様な感覚機能，運動機能，および統合機能を担う。その一つである**視床** thalamus は，大脳半球への神経情報伝達の関門である（図1.9）。視床のそれぞれの神経核内のニューロンは，大脳皮質の異なるそれぞれの領域に情報を伝える。視床は多数の神経核からなる。ほとんどの脳で，両側の視床の小さな部分が正中部でつなが

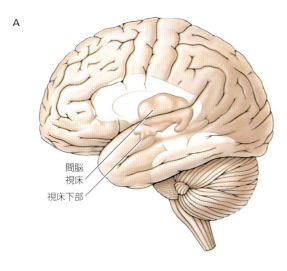

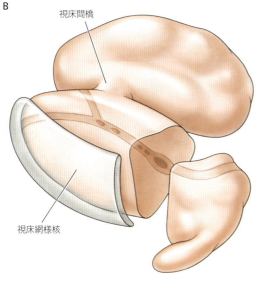

図 1.9 A．大脳皮質と脳幹の外側面で視床と視床下部の位置を図示。B．視床の立体構造。視床の主要部から外方に分離した構造が，視床の外側部を取りまく薄板を形成する視床網様核である。

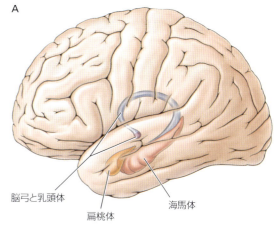

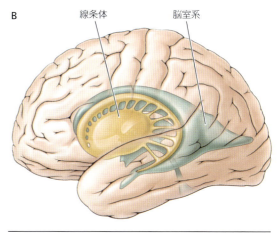

図 1.10 大脳半球の深部構造の立体像。A．海馬体(赤色)と扁桃体(オレンジ色)。脳弓(青色)と乳頭体(紫色)は形態的および機能的に海馬体に関係のある構造である。B．線条体は，複雑な立体構造をなす大脳基底核の構成要素である。脳室系も図示されている。線条体と側脳室の全体像が似ていることに注目せよ。

り視床間橋 thalamic adhesion となる。間脳のもう一つの主要な構成部分である**視床下部** hypothalamus（図 1.9A，図 1.12A）は下垂体からのホルモン分泌を調節したり，自律神経系の機能を統合する。

大脳半球は中枢神経系の 7 大区分のうちで最も複雑な構造である

　大脳半球 cerebral hemisphere はヒトの中枢神経系で最も高度に発達した部分である。左右の大脳半球は，互いにまったく別個の半分であり，それぞれ四つの主要な構成要素，すなわち大脳皮質，海馬体，扁桃体およ び大脳基底核からなる。これらの構造は，複雑な神経線維連絡を介して共同して働き，それにより最も複雑なヒトの行動が生まれる。

◆**大脳半球の皮質下構造は多彩な運動機能，認知機能，および情動機能に関わる**

　海馬体 hippocampal formation は学習と記憶に重要であり，**扁桃体** amygdala は情動に関与するだけでなく，戦いの準備をするときのように，ストレスの強い状況や危険が迫る状況へ身体反応を適応させることにも関与する（図 1.10A）。これら二つの構造は，大脳半球，間脳，および中脳などに属する他の部位をも含む**辺縁系** limbic system（第 16 章参照）の一部である。辺縁系は気分形成に重要な役割を果たしているので，精神疾患がしばしば辺縁系の機能障害と関係していることはよく理解できる。

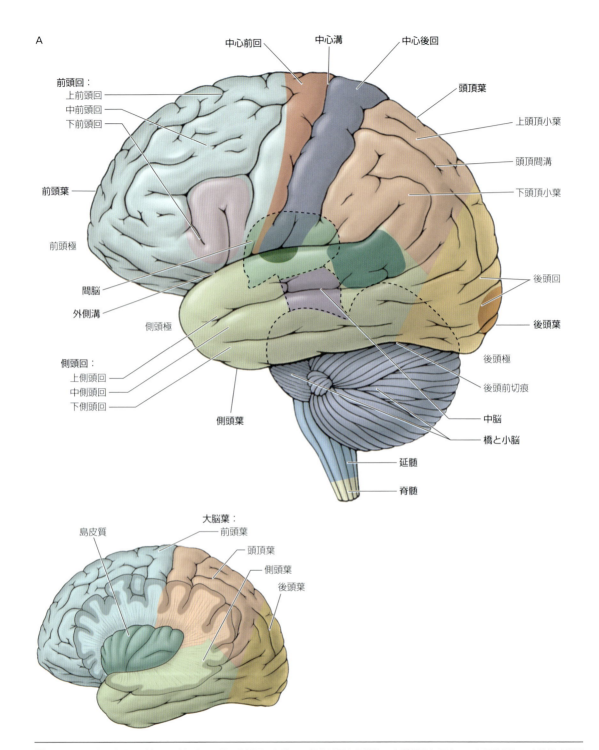

図 1.11　A．大脳半球，脳幹および脊髄の一部の外側面．色違いの部位は異なる機能の皮質領野を示す．一次運動野と一次体性感覚野は，中心前回と中心後回にそれぞれ位置する．一次聴覚野は，感覚野と運動野に隣接した上側頭回に位置する．ブローカ野（淡いピンク色）は下前頭回のほとんどを占める．ウェルニッケ野（濃い緑色）は上側頭回の後部に位置する．重要な構造を太字で示す．挿入図では大脳皮質の四つの大脳葉と，その大脳葉に関連した島皮質を示す．

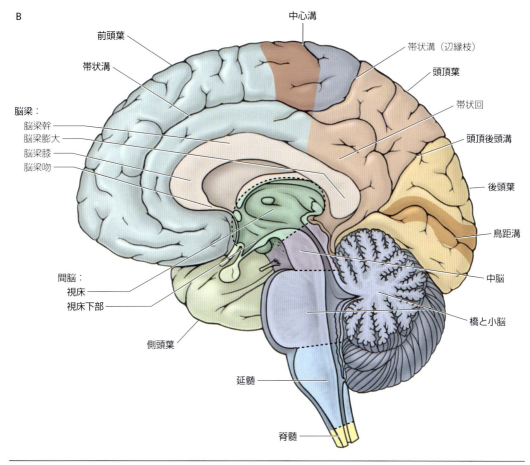

図 1.11　B．内側面．一次視覚野は鳥距溝の土手に位置する．一次視覚野は外側面にも狭い部分が広がる．脳幹と小脳は A と B の両方で見られる．

　大脳基底核 basal ganglia は大脳半球の深部に位置するもう一つの細胞集団である．大脳基底核の中で最も複雑な形態をしているのは**線条体** striatum（図 1.10B）である．運動制御における大脳基底核の重要性は，パーキンソン病の場合のように，大脳基底核が損傷されたときに明らかになる．パーキンソン病では，振戦と運動緩慢が明瞭な症候である．大脳基底核はまた，大脳皮質と協調して認知機能や情動にも関わっており，耽溺に関係する重要な部位でもある．

◆ **大脳皮質には異なる機能を持つ四つの大脳葉がある**

　脳の表面に位置する**大脳皮質** cerebral cortex は複雑に入り組んでいる（図 1.11，図 1.12）．ヒトの大脳皮質の表面積はおよそ $2,500\ cm^2$ である．この入り組んだ構造は，限られた頭蓋腔内により広い表面積の物を入れるという進化上の適応である．実際，大脳皮質の 1/4〜1/3 のみが表面に露出しているにすぎない．大脳皮質の隆起した部分は**大脳回** gyrus であり，それらは**大脳溝** sulcus（特に深い大脳溝を**大脳裂** fissure という）と呼ばれる溝で分けられる．左右の大脳半球は**大脳縦裂** sagittal fissure（interhemispheric fissure）で分けられる（図 1.12B）．

　大脳皮質の四つの**大脳葉** lobe は，それらを被う頭蓋骨にちなんで，前頭葉，頭頂葉，後頭葉および側頭葉と名づけられている（図 1.11 挿入図）．それぞれの大脳葉の機能は，大脳葉内に含まれるそれぞれの大脳回の機能と同様に，非常に異なる．

　前頭葉 frontal lobe は，思考から行動，認知および情動への多様な機能に関与する．**中心前回** precentral gyrus には，腕を伸ばすときの方向と速度のような，運動の物理的要素を制御する**一次運動野** primary motor cortex が位置する．一次運動野の多くの投射ニューロンは脊髄に終止する．上前頭回，中前頭回，および下前頭回は，中心前回以外の前頭葉のほとんどを占める．運動の意思決定とそれに続く運動の企画に重要である**運動前野** premotor cortex は，一次運動野に隣接している．ほとんどのヒトの左大脳半球の下前頭

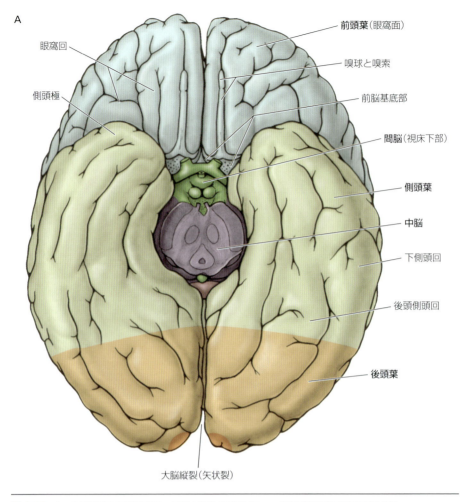

図1.12 A. 大脳半球と間脳の下面。中脳は横断されている。一次視覚野は後頭極で見られる。

回には，明瞭な発話に必須である**ブローカ野 Broca area** がある。前頭葉の多くは**連合皮質 association cortex** である。連合皮質は，感覚情報やその他の情報を複合的に統合処理して情動，行動計画，思考，および記憶などの高次脳機能に関与する。前頭極に近い部位は**前頭連合野 frontal association cortex** である。前頭連合皮質は思考や認知および情動に重要である。**帯状回 cingulate gyrus**（図1.11B），前頭葉内側面，および**眼窩回 orbital gyrus**（図1.12A）の大部分は情動に重要である。統合失調症における思考の精神科疾患や，うつにおける気分障害は前頭連合皮質の機能異常に関係がある。前頭葉の腹側表面にある**前脳基底部 basal forebrain**（図1.12A）は，アセチルコリンを使って大脳皮質の興奮性を調節する特異的なニューロン集団を含む。これらのニューロンについては第2章でさらに考察する。嗅覚の中継部である**嗅球 olfactory bulb** は前頭葉の下面にあるが，嗅球に起始した神経線維は主として側頭葉に投射する（図1.12A）。

頭頂葉 parietal lobe は**中心溝 central sulcus** で前頭葉から分けられていて，触覚，痛覚や四肢の位置覚の弁別に関わる。これらの機能は，**中心後回 postcentral gyrus** にある**一次体性感覚野 primary somatic sensory cortex** で行われる。一次体性感覚野は感覚情報を大脳皮質で最初に処理する領野である。外側面における一次体性感覚野以外の頭頂葉の領野は，頭頂間溝で分けられた上・下頭頂小葉である。**上頭頂小葉 superior parietal lobule** は，体性感覚情報のさらなる処理をする高次体性感覚野と，他の感覚領野を含む。これらの部位はいずれも，体の完全な自己イメージの形成に必須であり，行動を起こす際に周囲の世界との相互作用を仲介する。空間認知機能に特化した半球である右大脳半球の上頭頂小葉が損傷されると，損傷部位とは反対側の身体半側を無視する奇妙な神経学的症候を示す。例えば，患者は体の半側の服を着たり髪をとかす

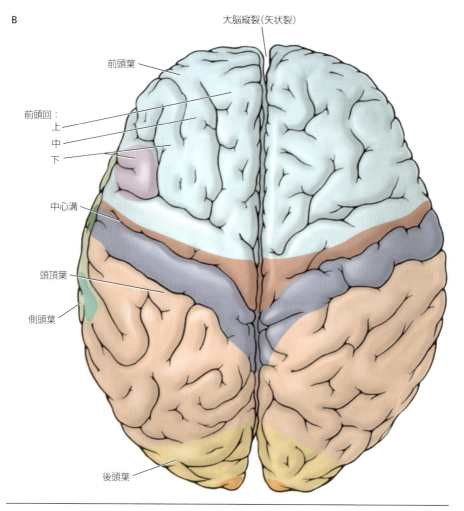

図 1.12 B．大脳半球の上面。一次運動野と一次体性感覚野は中心溝の前方と後方にそれぞれ位置する。ブローカ野は下前頭回に位置し，ウェルニッケ野は側頭葉後部に位置する。一次視覚野は後頭極で見られる。

ことができない。**下頭頂小葉** inferior parietal lobule は，知覚，言語機能，数学的推論や視空間認知などに必要な異なる感覚情報を統合する機能に関わる。

後頭葉 occipital lobe は，脳の内側面にある**頭頂後頭溝** parietooccipital sulcus で頭頂葉から分けられている（図 1.11B）。脳の外側面や下面では頭頂葉と後頭葉の間には明瞭な境界はなく，**後頭前切痕** preoccipital notch（図 1.11A）と頭頂後頭溝を結ぶ仮想の線を境とする。後頭葉はただ一つの機能，すなわち視覚に関与する。**一次視覚野** primary visual cortex は脳の内側面にある**鳥距溝** calcarine fissure の壁や底に位置する（図 1.11B）。一次視覚野は視覚情報処理の初期段階で重要な働きをするのに対して，その周囲に位置する高次視覚皮質は，対象物の形や色をわれわれが見ることができるように，感覚情報を精巧に加工する。例えば，後頭葉の後頭側頭回（紡錘状回とも呼ばれる）の一部である脳の腹側面は，顔貌認知に重要である（図 1.12A）。この部位が損傷した患者は，顔貌を非生物の対象物と混同してしまう**相貌失認** prosopagnosia を示す。

外側溝 lateral sulcus（シルビウス溝 Sylvian fissure，図 1.11A）で前頭葉と頭頂葉から分けられている**側頭葉** temporal lobe は多彩な感覚機能を担い，記憶や情動に関わる。**上側頭回** superior temporal gyrus に位置する**一次聴覚野** primary auditory cortex は，上側頭回や外側溝内および上側頭溝内に位置する周囲の領域と一緒に働いて音の弁別と音源定位に関わる（図 1.11A）。左大脳半球の上側頭回は言語機能を担っていて，**ウェルニッケ野** Wernicke area と呼ばれる上側頭回の後部が損傷すると，発話を理解することが障害される。中

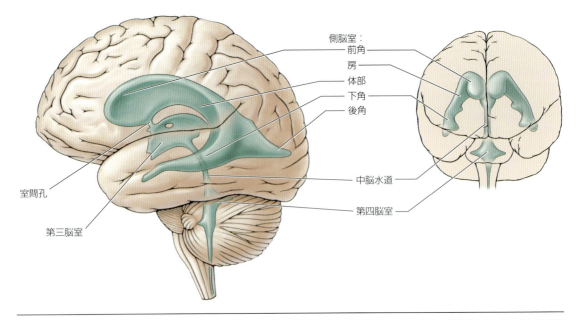

図1.13 脳室系。側脳室、第3脳室、中脳水道および第4脳室を外側面（左）と前面（右）から見たもの。側脳室は四つの主要な構成部分、すなわち前角（前頭角）、体部、下角（側頭角）、および後角（後頭角）からなる。側脳室房は、体部、下角および後角の合流部である。（モンローの）室間孔は各側脳室と第3脳室をつなぎ、中脳水道は第3脳室と第4脳室をつなぐ。

側頭回 middle temporal gyrus、とりわけ後頭葉に近い領域は動態視に必須である。下側頭回 inferior temporal gyrus は形態視と色覚の弁別を行う（図1.11A，図1.12A）。側頭極 temporal pole（図1.12A）に位置する大脳皮質は、側頭葉の内側部や前頭葉の内側部や下部に位置する隣接領野と共同して情動機能に重要な役割を果たす。

外側溝の奥には、前頭葉、頭頂葉、側頭葉の一部からなる島皮質 insular cortex（図1.11挿入図）がある。この領域は、胎生期の終わりに外側溝の奥に埋もれる（図1.14）。島皮質は味覚、内臓覚、痛覚および平衡覚などに深く関わる。

脳梁 corpus callosum は左右の大脳皮質を連絡する軸索を含んでいる（図1.11B）。脳の左右を連絡する軸索を含む神経路は交連 commissure と呼ばれるが、脳梁は最大の交連である。脳梁内の軸索は、四つの主要な部分である脳梁吻、脳梁膝、脳梁幹および脳梁膨大のそれぞれの部位を通って、左右の大脳皮質の機能を統合する（図1.11B）。後頭葉間の神経情報は脳梁膨大を通るが、他の大脳葉間の神経情報は脳梁吻、脳梁膝および脳梁幹を通る。

中枢神経系内部の腔所（脳室系）には脳脊髄液が環流する

中枢神経系は管状構造であり、その内部には脳脊髄液 cerebrospinal fluid を入れている脳室系 ventricular system と総称される腔所がある（図1.13）。脳脊髄液は化学的情報を含む水様性の液体であり、物理的衝撃から中枢神経系を保護している。脳室内の構造物である脈絡叢 choroid plexus が脳脊髄液のほとんどを分泌する。脳脊髄液の産生は第3章で考察する。

脳室系は、脳脊髄液が貯留する脳室と、それらを交通する狭い導管で構成されている。脳室には、左右の大脳半球内部の側脳室 lateral ventricle、左右の間脳に挟まれた第三脳室 third ventricle、および脳幹と小脳の間に位置する第四脳室 fourth ventricle がある。側脳室の発生は、大脳溝と大脳回の発生と共に Box 1.2 で考察する。脳室間は、狭い導管でつながっている。すなわち（モンローの）室間孔 interventricular foramen は側脳室と第三脳室をつなぎ、中脳に位置する。（シルビウスの）中脳水道 cerebral aqueduct は第三脳室と第四脳室をつなぐ。脳室系は、中心管 central canal となって脊髄まで伸びる。脳脊髄液は第四脳室の三箇所の孔を通って脳の外に出て、中枢神経系の全表面を環流する。

中枢神経系は3種類の髄膜で被われている

髄膜 meninges には、硬膜、クモ膜および軟膜がある（図1.15）。硬膜 dura mater は3種類の髄膜の中で最も厚く、最外側に位置して保護作用を持つ（ラテン語の *dura mater* は"強い母親"を意味する）。たとえひどい頭蓋骨骨折であっても、骨片が硬膜を貫いていな

Box 1.2　大脳半球の C 字状構造の発生

　大脳半球の構造は，脊髄，脳幹および間脳が発生過程でその長軸をほぼ維持するのとは異なり，発生過程で大きく変化する。この変化は主に大脳半球の主要な構成要素である**大脳皮質** cerebral cortex の莫大な細胞増殖と，その後のあらかじめ決められている軸に沿っての細胞移動の結果である。これにより，大脳皮質と多くの皮質下構造の特徴的な構造ができる。

　発生過程で大脳皮質の表面積は大きく増加する。大脳皮質は発生過程で間脳を取りまき，**C 字状構造** C shape をなす。最初に頭頂葉の表面積が増加し，ついで前頭葉が増える。次に大脳皮質は，前後方向に拡大し後頭葉と側頭葉を形成する（図1.14，50〜100 日）。頭蓋腔の拡大は，大脳皮質表面領域の拡大に比べて小さいため，大脳皮質の拡大は非常に多くの陥入を生む。大脳皮質は，大脳回と大脳溝が形成される妊娠 6 カ月または 7 カ月までは外側溝を除いて，滑面のままあるいは無皺脳である。大脳皮質のおよそ 1/3 は露出しているが，残りは大脳溝内に位置している。興味深いことには，発生のごく初期には海馬体は脳の内表面に位置していることである（図 1.10A）。海馬体の発生が進むと，海馬体は側頭葉の皮質下に折り込まれる。

　ほとんどの大脳回と大脳溝が大脳皮質表面に出現する以前に，外側表面の一部は発生途上の前頭葉，頭頂葉および側頭葉で覆われる。その結果，この部位すなわち**島皮質** insular cortex（図 1.14，7〜8 カ月，図 1.11 参照）は，外表面で最も早くできる大脳溝の一つである外側溝内の奥深くに位置することになる。成熟脳では，島皮質は外側溝の土手が部分的に取り除かれるかあるいは脳が切断されたときだけに観察できる（図 8.7 参照）。島皮質を覆う前頭葉，頭頂葉，側頭葉皮質は**弁蓋** opercula と呼ばれる。優位脳（一般には右利きの人で左半球）の前頭葉弁蓋部は発声の際の構音に重要なブローカ野を含む（第 8 章）。頭頂弁蓋部，側頭弁蓋部および島皮質は重要な感覚機能を有する。

　大脳皮質が拡大する際に，側脳室（図 1.10B），線条体（図 1.10B），海馬体と脳弓（図 1.10A）等の多くの皮質下構造が C 字状を呈する。側脳室は妊娠 2 カ月でほぼ球形となり，そして大脳皮質が拡大すると C 字状に変形する（図 1.14，100 日）。妊娠約 5，6 カ月までに，側脳室は前方に広がって**前角** anterior（frontal）horn を，後方に広がって**後角** posterior（occipital）horn を，さらに下方に広がって**下角** inferior（temporal）horn を形成する（図 1.14，9 カ月で明瞭）。

　海馬体 hippocampal formation は，その出力路である**脳弓** fornix と共に，**線条体** striatum と同様に C 字状をなす（図 1.10）。海馬体（図 1.10A）は短期記憶の長期記憶への固定に決定的な部位であり，線条体（図 1.10B）は，認知，四肢と眼球の運動制御，および情動等の多彩な高次脳機能に重要な役割を果たす。

ければ患者は生存できることを古代の外科医は知っていた。硬膜から重要な二つの仕切りが頭蓋腔内の左右の大脳半球の間と，大脳半球と脳幹の間に突出する（図 1.15B）。すなわち，（1）**大脳鎌** falx cerebri は左右の大脳半球を分け，（2）**小脳テント** tentorium cerebelli は大脳半球と小脳を分ける。

　クモ膜 arachnoid mater は硬膜に隣接しているが，しっかりと結合しているわけではないので，両者の間には潜在的な腔所である**硬膜下腔** subdural space が存在する。この腔所は臨床的に重要である。硬膜は血管を含むので，頭部外傷によりその血管が破綻して硬膜下出血や血塊（**硬膜下血腫** subdural hematoma）ができるからである。この場合，血塊は硬膜下腔を満たし，クモ膜を硬膜から分離するように働き，その深部に存在する神経組織を圧迫する。

　髄膜の最内側に存在する**軟膜** pia mater は非常に繊細で，脳表面や脊髄表面に癒合している（ラテン語の pia mater は"きゃしゃな母親"を意味する）。クモ膜と軟膜との間の腔所が**クモ膜下腔** subarachnoid space である。クモ膜を構成している細糸がクモ膜下腔を貫き軟膜に結合しているので，クモ膜下腔がクモの巣に似た構造になっている（arachnoid という名称は"蜘蛛"を意味するギリシャ語の arachne に由来する）。

神経解剖学用語

　脳の複雑な立体構造を記述するために神経解剖学の用語が使用される。中枢神経系には**吻尾軸** rostrocaudal axis と**背腹軸** dorsoventral axis がある（図 1.16）。これら二つの軸は，ヒトの脳よりもより単純な中枢神経系を持つ四足動物で最も容易に理解できる。例えば，ラットでは吻尾軸は鼻から尾への直線方向におお

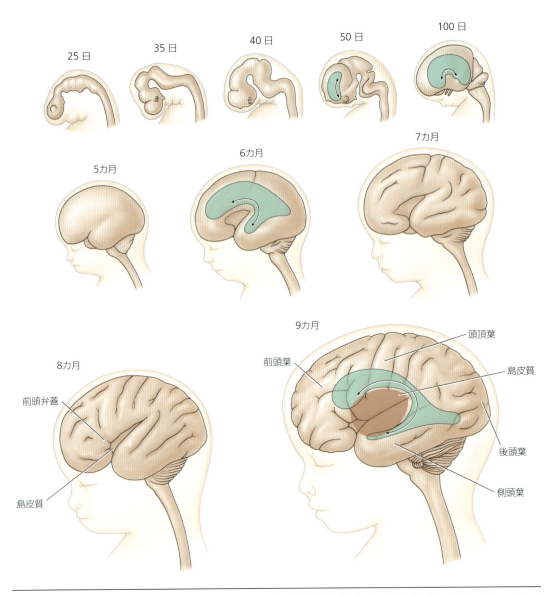

図 1.14 ヒト脳の発生を顔面や頭蓋と共に外側から見たもの。側脳室に緑色を付した。側脳室内の矢印は側脳室の C 字状形成を示す。各図の日数は妊娠期間を示す。（イラストレーターの Tom Prentiss 氏のご厚意による）。

むね一致する（図 1.16A）。この軸は，中枢神経系の**縦軸** longitudinal axis であり，中枢神経系は明瞭な縦軸を持っているのでしばしば**脳脊髄軸** neuraxis と呼ばれる。背腹軸は，吻尾軸と直交し，背部から腹部に走行する。**後側** posterior，**前側** anterior は，それぞれ背側，腹側と同義である。

ヒトの中枢神経系は，ラットの脳とは異なり，直線的ではない（図 1.16B）。発生過程で脳は—それゆえ脳の長軸は—中脳のレベルで著しい**屈曲** flexure を生じる。この屈曲部より吻側では，背側または腹側と表記する代わりに，一般にはそれぞれ**上方** superior または**下方** inferior の用語を使う。Box 1.1 に記載したよう

に，この軸の屈曲は頭屈が持続したためである（図 1.5）。

脳の切断面を作製する際に使われる脳の縦軸と一定の関係をなす次の三つの基本面を定義する（図 1.17）。すなわち，**水平断面** horizontal section は縦軸に平行で，かつ中枢神経系の両側面を通る断面である。**横断面** transverse section は，縦軸に直交し，かつ中枢神経系の両側面を通る断面である。大脳半球を通る横断面は冠状縫合にほぼ平行しているので，**冠状断面** coronal section とも呼ばれる。**矢状断面** sagittal section は中枢神経系の縦軸と正中線に平行で，かつ中枢神経系の背側面と腹側面を通る断面である。**正中矢状断面**

第 1 章 中枢神経系の構成 21

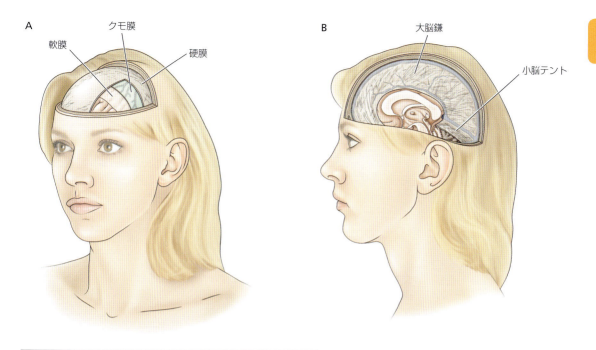

図 1.15 A．髄膜は硬膜，クモ膜，および軟膜からなる．B．二つの主要な硬膜性の薄板は二つの大脳半球を不完全に分ける大脳鎌と，小脳と大脳半球を分ける小脳テントである．(Snell RS. *Clinical Neuroanatomy*. 7th ed. Lippincott Williams & Wllkins, 2010 を許可を得て改変)．

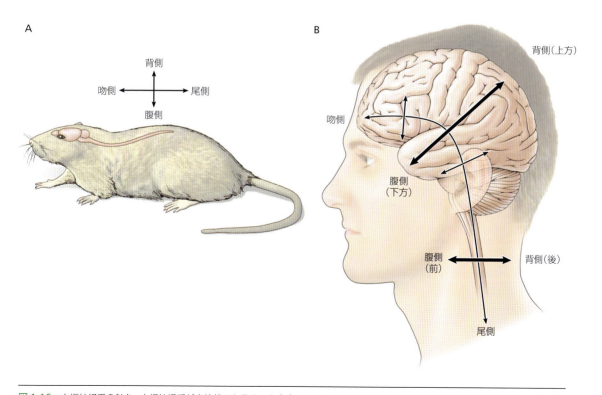

図 1.16 中枢神経系の軸を，中枢神経系が直線状であるラット(**A**)と，中枢神経系が中脳で著しい屈曲をなすヒト(**B**)で示す．(Martin JH. *Neuroanatomy : Text & Atlas*, 2nd ed. Stamford, CT : Appleton & Lange, 1996 を許可を得て複製)．

A 水平断面　　　　　　　　　　B 冠状断面　　　　　　　　　　C 矢状断面

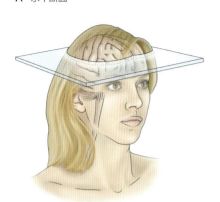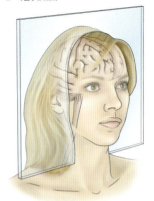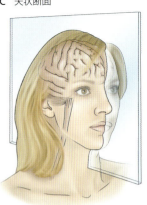

図1.17　三つの主要な解剖学的断面：(A)水平断面，(B)冠状断面，および(C)矢状断面をそれぞれ示す。水平断面は大脳半球と間脳を通ることに注目。脳幹や脊髄を通る水平断面は，その断面が脳脊髄軸と直交するために横断面と呼ばれる（図1.16B参照）。冠状断面もまた脳脊髄軸と直交するがゆえに，冠状断面は時に横断面と呼ばれる（図1.16B参照）。遺憾なことにこの用語は一層の混乱を招いている。大脳半球と間脳を通る冠状断面は，脳幹と脊髄をその長軸と平行に切断することになる。厳密にはこれは水平断面になるであろう。しかし，ヒトの脳ではそのような"水平断面は垂直方向に位置することになるので，ヒトの脳幹と脊髄では冠状断面は使われない。

midsagittal section は中枢神経系を対称的な部分に二等分する矢状断面であり，**傍正中矢状断面 parasagittal** section は正中線からややずれた矢状断面である。

まとめ

神経系の細胞構成

神経系を構成している細胞は**ニューロン**（図1.2）と**グリア**（図1.3）である。ニューロンには四つの特殊化した部位がある。すなわち，(1)神経情報を受け取る**樹状突起**，(2)神経情報を受け取り統合する**細胞体**，(3)細胞体からの神経情報を軸索終末へ伝える**軸索**，および(4)**軸索終末**である。ニューロンは形態的には3種類，すなわち**単極ニューロン**，**双極ニューロン**および**多極ニューロン**に分類される（図1.2B）。細胞間の連絡は，**神経伝達物質が放出されるシナプス**において行われる。グリアの**大膠細胞**には四つのタイプがある。すなわち，**希突起膠細胞**と**シュワン細胞**は中枢神経系と末梢神経系でそれぞれ髄鞘を形成する。**星状膠細胞**はニューロンの構造的支持と代謝的支援をする。**上衣細胞**は脳室系を裏打ちする。もう一つのグリアである**小膠細胞**には食作用がある。

神経系の局所解剖

神経系は二つの部分，すなわち**末梢神経系**と**中枢神経系**（図1.4）からなる。この二つの神経系はさらに細分化される。末梢神経系の**自律神経**は腺や，内臓と血管の壁を構成している平滑筋を支配するのに対して，**体性神経**は体組織の感覚支配と骨格筋の運動支配を担う。中枢神経系は以下の七つに大区分される（図1.4，図1.6〜図1.12）：すなわち，(1)**脊髄**，(2)**延髄**，(3)**橋**，(4)**小脳**，(5)**中脳**，(6)視床と視床下部を含む**間脳**，および(7)**大脳基底核**，**扁桃体**，**海馬体**や**大脳皮質**を含む**大脳半球**である。大脳皮質の外表面には**大脳回**，**大脳溝**，および**大脳裂**（特に深い大脳溝）がある。大脳皮質は以下の四つの大脳葉，すなわち**前頭葉**，**頭頂葉**，**側頭葉**，および**後頭葉**からなる。**島皮質**は前頭葉，頭頂葉および側頭葉の深部に埋もれている。最大の**交連**である**脳梁**は左右の大脳葉の間を相互連絡する。大脳皮質下には三つの構造体，すなわち**海馬体**（皮質要素も含む），**扁桃体**（皮質要素も含む），および**大脳基底核**がある。**辺縁系**は大脳皮質部分と皮質下の部分からなる。**嗅球**は前頭葉の眼窩回表面に位置する。

脳室系

脳室系を構成する腔所は中枢神経系の内部に位置しており，**脳脊髄液**で満たされている（図1.13）。二つの**側脳室**のそれぞれは大脳半球の内部に位置しており，**第三脳室**は間脳の間に，**第四脳室**は脳幹（橋と延髄）

と，小脳の間にそれぞれ位置する。**中心管**は，脳室系の脊髄内部分である。**室間孔**は二つの側脳室と第三脳室の間の通路であり，中脳内の**中脳水道**は第三脳室と第四脳室の間の通路である。

髄膜

中枢神経系は，以下の3種類の髄膜で被われている。すなわち，外側より内側へ**硬膜**，**クモ膜**，および**軟膜**である（図1.15）。クモ膜と軟膜は，脳脊髄液が入っている**クモ膜下腔**で分離されている。頭蓋腔内へ突出した硬膜の二つの部分，すなわち**大脳鎌**と**小脳テント**は脳構造の間に入り込む（図1.15）。硬膜内には，血圧の低い血管である**硬膜静脈洞**が存在する（図1.15）。

軸と切断面

中枢神経系は二つの主軸，すなわち**縦軸**とも呼ばれる**吻尾軸**と，縦軸に直交する**背腹軸**が存在する（図1.16）。中枢神経系を切断する場合は，以下のように吻尾軸と一定の関係がある面で行われる（図1.17）。すなわち，**水平断面**は吻尾軸に平行し，かつ中枢神経系の両側面を通る切断面である。**横断面**あるいは**冠状断面**は吻尾軸に直交し，かつ中枢神経系の両側面を通る切断面である。**矢状断面**は吻尾軸や正中線に平行し，かつ中枢神経系の背側面と腹側面を通る切断面である。

第2章

中枢神経系の構造的・機能的構成

症例 進行性側弯症をともなう水平注視麻痺

進行性側弯症をともなう水平注視麻痺 horizontal gaze palsy with progressive scoliosis(HGPPS)はきわめてまれな遺伝性疾患である。HGPPSの原因は*ROBO3*遺伝子の突然変異であって，この遺伝子は皮質脊髄路や内側毛帯など投射ニューロンの軸索ガイダンスに必須のものであることが知られている。この遺伝子が機能欠損すると，中枢神経系内の一部の軸索が反対側に交叉できなくなる。臨床医が日々の臨床の中でこの疾患に出会う可能性は相当小さいが，この珍しい疾患の患者を診察する機会に恵まれた場合，脳画像を調べてみることは大変有益であろう。その画像で，神経線維が交叉する能力を失った脳ではどのような形態的変化が生じるかを観察できる。さらに，神経学的徴候を調べたり，電気生理学的検査をすることによって，この遺伝子変異により神経系の感覚情報や運動情報の処理にどのような変化が生じるのかを探ることもできる。

ここで12歳男子のHGPPSの症例を紹介する。この症例では体性感覚には特に異常が見られなかったが，軽度の歩行障害と到達運動時の軽度の振戦（企図振戦 intention tremor）が認められた。この疾患に特徴的な所見は，患児は上下に動く視覚対象を目で追うことはできたが，左右に動く対象を追うことはできず，両眼とも正面を固視したままであることである。

図2.1A1はHGPPS患者の正中矢状断の**磁気共鳴画像 magnetic resonance imaging(MRI)**である。このMRIでは脳実質の白質は白っぽい灰色で，灰白質はそれより暗い灰色で，脳脊髄液は黒く描画される。黄色の⌒括弧は橋と延髄の背側を指し示しているが，この正中に浅い溝があって脳脊髄液が入り込んでいる

のがわかる。対照の正常MRIではこのような像は認められないことに注目されたい（図2.1B1）。さらに，HGPPS患者の上部延髄での横断MRI(A2)を見ると，延髄吻側部が対照の画像(B2)と比べて平坦になっているのがわかる。延髄尾側部の断面を見ると，患者の延髄では正中に異常な溝が認められる（A3の矢印，B3と比較しなさい）。

神経生理学的な検査で触覚と皮質脊髄運動系（図2.2）を調べたところ，通常は触覚刺激に対して反対側の頭頂葉体性感覚野に認められる皮質脳波の反応が，患者の脳では同側の体性感覚野に認められた。皮質脊髄運動系を経頭蓋磁気刺激法(TMS)を用いて検査すると，正常者では皮質運動野の刺激が反対側の筋肉の活動を惹起するのに対して，患者では同側の筋の活動を引き起こした。

最後に，**拡散テンソル画像 diffusion tensor imaging**(DTI；この方法はBOX2.2で検討する)を用いて，皮質脊髄路を描出してみると，図2.1A4に見られるように，HGPPS患者では並行して走る二つの皮質脊髄路が認められる。図中の矢印で示した延髄尾側部は正常脳(B4)で錐体交叉の認められる部位である。B4の大きい矢印は錐体交叉（赤色）を，小さい矢印はその他の部位での交叉を指し示している。これらの神経路については後の章でくわしく述べる。

下記の説明を読んだ後で，次の質問に答えなさい。

1. 体性感覚系と運動系の軸索は背腹軸のどのレベルで正中線をこえて交叉するのか。
2. この遺伝的疾患では中枢神経系のすべての軸索が交叉できないのか。

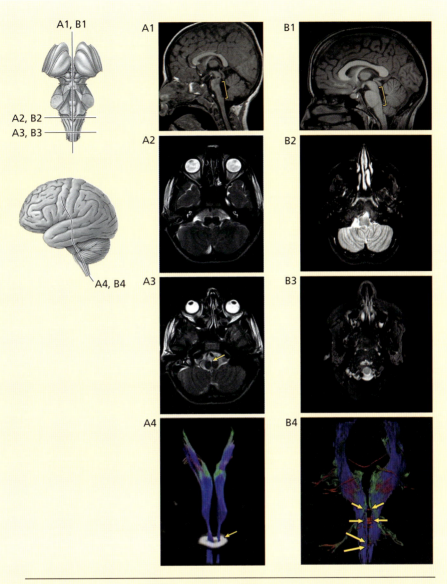

図 2.1 左列は進行性側弯症を伴う水平注視麻痺（HGPPS）患者の脳画像（A1〜A4），右列は健常者の対応する部位の画像（B1〜B4）。A1，B1：正中矢状断面。一括弧は HGPPS 患者の正中部に認められる溝を示す。A2〜A3，B2〜B3：延髄を通る水平断面像。延髄吻側部の異常な平坦化（A2）と延髄尾側部の腹側の異常な溝（A3）が認められる。A4，B4：皮質脊髄路の拡散テンソル画像（DTI）。皮質脊髄路が内包（図の上部）から延髄尾側部（下部）に示されている。患者の皮質脊髄路は交叉線維を持たないが，健常者の皮質脊髄路は様々な部位で交叉していることがわかる。B4 図で，錐体交叉は 2 本の大きな矢印で示され（赤色），他の部位での交叉線維は小さな矢印で示されている。左上の挿入図はそれぞれの断面部位を示している。（A1，Bosley TM, Salih MA, Jen JC, et al. Neurologic features of horizontal gaze palsy and progressive scoliosis with mutations in ROBO3. *Neurology*. 2005；64（7）：1196-1203 より許可を得て複製。A2〜A4，Haller S, Wetzel SG, and Lutschg J. Functional MRI, DTI, and neurophysiology in horizontal gaze palsy with progressive scoliosis. *Neuroradiology*. 2008；50(5)：453-459 より許可を得て複製。B1〜B3，コロンビア大学の Dr. Joy Hirsch のご厚意による。B4，Poretti A, Boltshauser E, Loenneker T, et al. Diffusion tensor imaging in Joubert syndrome. *AJNR. Am J Neuroradiol*. 2007；28(10)：1999-1333 より許可を得て複製）。

重要な神経学的徴候とそれに対応する脳構造の異常

背側および腹側の正中溝

神経路は正中線で交叉する。組織中の構造タンパク質の存在に加えて、交叉する軸索は左右両側の脳幹が一塊となるための物理的な基盤を提供する。したがって、交叉の欠失あるいは交叉軸索線維の減少はこの左右の結合を弱めてしまい、脳脊髄液の侵入する空隙ができてしまう。HGPPSは大変珍しい疾患なので、いまのところ細かな組織学的、病理学的所見は得られていないが、図2.1A1を見ると脳梁が欠損していないことは重要な所見であり、HGPPSはすべての交叉が起こらない遺伝的疾患ではないことになる。したがって、脳梁を形成するニューロンは皮質脊髄路や内側毛帯の軸索とは別の分子メカニズムを使って交叉していることが示唆される。また、この疾患で脊椎の側弯症が生じるメカニズムもよくわかってはいないことも付け加えておく。

水平眼球運動の欠如

第12章で学ぶように、水平眼球運動は橋背側部で交叉する神経軸索によって制御されている。患者のMRI（図2.1A1）で溝の認められた部分に正常では交叉軸索が存在しており、この交叉軸索の欠損が協同水平眼球運動を不能にさせていると考えられる。

皮質脊髄路と後索-内側毛帯の同側性連絡

皮質脊髄路系も後索-内側毛帯系も延髄尾側部で交叉するが、運動系交叉は感覚系交叉よりやや尾側で起こる。患者の延髄尾側部で認められた延髄腹側部の異常な溝は、やはり両方の系の交叉軸索の欠損あるいは大きな減少を意味し、この疾患での電気生理学的検査と拡散テンソル画像の結果と一致する。また、振戦はおそらく小脳と大脳皮質との神経回路の異常によって生じたのであろう。大脳皮質から小脳への情報伝達は大脳の情報を受けた脳幹のニューロンが交叉線維を小脳に送ることにより伝えられることを考えれば、HGPPSではこうした交叉も妨げられるであろう。

文献

Bosley TM, Salih MA, Jen JC, et al. Neurologic features of horizontal gaze palsy and progressive scoliosis with mutations in ROBO3. *Neurology*. 2005；64(7)：1196-1203.

Haller S, Wetzel SG, Lutschg J. Functional MRI, DTI and neurophysiology in horizontal gaze palsy with progressive scoliosis. *Neuroradiology*. 2008；50(5)：453-459.

Jen JC, Chan WM, Bosley TM, et al. Mutations in a human ROBO gene disrupt hindbrain axon pathway crossing and morphogenesis. *Science*. 2004；304(5676)：1509-1513.

Martin J, Friel K, Salimi I, Chakrabarty S. Corticospinal development. In：Squire L, ed. *Encyclopedia of Neuroscience*. Vol 3. Oxford：Academic Press；2009：302-214.

局所解剖学と機能解剖学を考え合わせると、中枢神経系の**機能局在** functional localization の原則が見えてくる。中枢神経系の大区分の一つ、大脳葉の一つ、あるいは大脳葉の中の大脳回の一つ一つでさえ、限定的ではあるがそれぞれ特定の機能を担っている。心臓や胃、四肢の筋肉などでは、その構造から機能を予測できるのに対して、脳ではそのマクロな構造から機能をほとんど予測できないし、ましてや知覚や運動、思考、情動などにおける脳の役割の差異はわからない。例えば、下前頭葉と上頭頂葉は複雑な大脳溝・脳回を有するが、マクロで見るとほとんど同じように見えるし、顕微鏡による観察でさえ、6層構造をなす皮質は互いにとてもよく似ている。しかし、下前頭葉は発語を産み出す部位であり、上頭頂葉は注意にとって重要な部位であるように、両者は全く機能的に異なっている。この違いは、これらの皮質がそれぞれ別の脳部位と連絡していることによって産み出されると考えられる。下前頭葉は音声言語の情報を受けとり、主として顔や口の筋を制御する脳部位と連絡している。一方で、上頭頂葉は様々な感覚情報を、特に視覚情報を受けとり、興味を感じる対象に注意を向けるなど、行動選択に関わる脳部位と連絡している。機能局在の論理は、神経回路がどのように特異的な線維連絡を獲得したかということを土台にしてはじめて理解が可能であるのだが、われわれはある機能がどうしてそこに局在するのかほとんど何も知らない。

上記で説明したような神経構造間の特異的連絡に加えて、個々の機能を果たしている神経回路を全体的に調節する汎性投射神経系も存在する。このような汎性投射神経系の活動の例として、例えば赤ん坊が夜泣きを始めたときに、休息していた母親の脳がどのように活性化されるかを想像してみよう。泣き声を聞くと一瞬で、母親の脳は周囲を鋭敏に知覚し、協調した運動を実行し、適切な判断ができるようになる。こうした覚醒とその他の一般的機能を司る神経系は脳幹に存在して統合的な制御機能を担っているとされる。ここで

重要なことは，これらの制御系がセロトニンやドーパミンなどの特別な神経伝達物質を使っていることである．これらの神経伝達物質特異的な制御系は，ヒトの行動異常の理解においても重要であり，これらの調節制御系の異常が精神疾患に関わることがわかっている．

本章では，神経構造間の特定の連絡を考察することにより，脊髄と脳のいろいろな部位がどのようにして，感覚・運動・統合の機能を可能にするのかを見ていこう．まず最初に，特定の機能を実行する神経系の例として触覚・位置覚に関わる機能系と随意運動に関わる機能系を概観する．四肢の位置覚とは四肢がどのような位置・方向にあるのかを視覚の助けなしに感じとる能力である．ここで触覚・位置覚の機能系と随意運動の機能系を紹介するのは，これらの機能系がその機能を実現するために脳・脊髄の主要区分のすべてをまたいで連絡しているので，構造と機能の関連を示す好例になると考えるからである．次に，本章ではこれらの機能系とは異なる調節神経系を紹介する．最後に，脊髄から脳にいたるまでの重要な解剖学的・放射線学的断面を紹介する．異なる機能系が中枢神経系内でそれぞれどこに存在するかを知ることは，それらの機能系をより深く理解することになるであろう．これらの脳の主要断面で様々な神経核と神経路の位置を理解することは神経解剖学の学習を進めるばかりでなく，放射線学的画像でいろいろな脳構造を同定するトレーニングにもなる．

後索–内側毛帯系と皮質脊髄路の各構成要素は，脳脊髄軸のすべてのレベルに分散している

後索–内側毛帯系 dorsal column–medial lemniscal system は触覚・位置覚の主要神経路であり，**皮質脊髄路** corticospinal tract は随意運動の重要な神経路であるが，両機能系の神経路ともその構成要素は脳脊髄軸 neuraxis の全長にわたって分布している．これら二つの神経路は，ある機能系の特異的神経連絡が脳脊髄軸の様々なレベルでどのようになされ，特定の限られた機能を実現する神経回路をどのように構成するのかを概観する際の好例である．ただし，後の章で明らかになるように，この二つの神経路以外にも体性感覚や運動制御に関わる神経路が存在しているし，最も単純な知覚や運動でさえ，他の多くの神経系が共同して働くことが知られている．こういった留意点を踏まえて，上記の二つの基礎的神経回路を典型例としてここで紹介することは，機能的神経解剖学の出発点としてふさわしい．

後索–内側毛帯系は，末梢の感覚受容器からの情報をまず脳幹などの下位レベルのニューロンへ伝え，次に視床や大脳皮質などの上位レベルのニューロンへ伝えることから，**上行性神経路** ascending pathway と呼ばれる．一方，皮質脊髄路は上位の大脳皮質から下位の脊髄へ情報を運ぶので，**下行性神経路** descending pathway と呼ばれる．

後索–内側毛帯系(図 2.2A)は末梢と大脳皮質を結ぶために，少なくとも三つのニューロンが連鎖する直列回路でできている．最少で3個のニューロンの連鎖と述べたが，実際には通常の触覚経験で，ニューロンの各連絡段階で数千にも及ぶニューロンがその情報処理に参加している．したがって，図 2.2A のニューロンは実際には数百数千のニューロンを代表していると考えてほしい．この神経回路の一次のニューロンは後根神経節ニューロンであり，皮膚あるいは関節に加えられた刺激エネルギーを神経信号に変換し，その情報を直接脊髄や脳幹に伝達する．後根神経節ニューロンの中枢枝が情報を伝えている部位は，脊髄の背側部に位置する**後索** dorsal column (図 2.5B)であり，後索は高速の神経路である．

延髄に位置する中継核である**後索核** dorsal column nucleus で最初のシナプスが形成されるが，このような中継核は入力してくる神経信号を処理し，その結果である神経情報を次のニューロンに伝達する．この二次ニューロンの細胞体は後索核に存在し，その軸索は正中線を超えて，すなわち**交叉** decussate して上行する．この交叉のために，体の感覚情報はこれより上位の脳では末梢刺激入力の反対側で処理されることになる．多くの感覚（そして運動）神経路はその途上のどこかで交叉することが知られており，現在のわれわれはこの軸索が交叉したり，しなかったりする分子機構については理解しているが，特定の神経路がどのような機能的必然性があって左右交叉するのかはわかっていないと聞くと，読者は驚くかもしれない．そこで，この必然性に示唆を与えてくれそうな，遺伝的欠陥によって後索–内側毛帯系の交叉が欠損した症例を本章の冒頭で紹介した．

後索核ニューロンの軸索は，正中線を交叉後，**内側毛帯** medial lemniscus と名づけられた脳幹の神経路を上行し，**視床** thalamus の中継核でシナプスを形成する．この中継核から3次ニューロンが**内包** internal capsule と呼ばれる皮質下白質に軸索を送り，頭頂葉吻側端の中心後回にある**一次体性感覚野** primary somatic sensory cortex で皮質ニューロンにシナプス結合する(図 2.2A)．体性感覚系だけでなく他の感覚系もそれぞれ対応する一次感覚野を持っており，さらに複数の高次感覚野を持っている．一般に一次感覚野は感覚情報の基礎的処理をするのに対し，高次感覚野は感覚情報を知覚のレベルに達するまで入念に処理していると考えられている．臨床的には脊髄損傷例でよく

A 後索-内側毛帯系

B 皮膚脊髄路

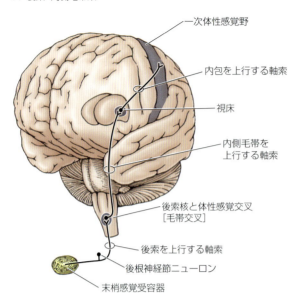
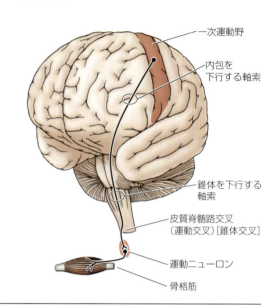

図2.2 後索-内側毛帯系(A)と皮質脊髄路(B)は中枢神経系の長軸に沿って構成されている。

見られるが，どのレベルであれ後索-内側毛帯系が損傷されると，触覚によって対象物を識別する能力と四肢の位置覚に不具合が生じる。

他方で，皮質脊髄路の軸索は大脳皮質から下行して脊髄の運動ニューロンに終わる(図2.2B)。後索-内側毛帯系が脳幹や視床の中継核によってニューロンを乗り換える神経路であるのと違って，皮質脊髄路は単一のニューロンが皮質から脊髄まで直接連絡している神経路である。皮質脊髄路ニューロンの細胞体は前頭葉尾側端にある**中心前回** precentral gyrus の一次運動野に主に存在している。これらのニューロンの軸索は運動野を離れて内包に入り，体性感覚野へ向かう視床ニューロンの軸索が上行性に走行する隣を，下行性に走行する。

その後，皮質脊髄路は大脳半球内の内包を離れて腹側に向かい，脳幹に入る。皮質脊髄路の軸索は延髄に入ると**錐体** pyramid を形成するが，この錐体は延髄を腹側表面から見ると容易に識別できる構造である。延髄の尾側部で皮質脊髄路のほとんどの軸索は交叉(錐体交叉あるいは運動交叉と呼ばれる)する。冒頭の症例では，遺伝的欠陥により錐体交叉が失われていたことを思い出してほしい(図2.1A4)。皮質脊髄路の軸索は脊髄白質を下行し，最終的には脊髄灰白質の運動ニューロンに終わる[訳注：ここでは議論を単純化していて，実際には運動ニューロンに終わるものよりは脊髄灰白質の中間帯の介在ニューロンに終わるものが多い]。運動ニューロンは直接骨格筋を支配するので，

下位運動ニューロンと呼ばれ，皮質脊髄路に軸索を出す運動皮質ニューロンは上位運動ニューロンとも呼ばれる。皮質脊髄路は内包の虚血や脊髄の外傷によって損傷されることが多いが，こうした皮質脊髄路に損傷を持つ患者は，その損傷の程度に応じて巧緻運動の障害と筋力低下から完全麻痺までの様々な程度の運動機能障害を発症する。

脳の調節ニューロン系は中枢神経系内に広汎な投射をし，特定の神経伝達物質を用いている

特定の機能に結びついた緻密な線維連絡は，体性感覚神経路や運動神経路の特徴である。後索-内側毛帯系は皮膚の触覚受容器と大脳皮質の特定の領域を連絡していて触覚を伝達でき，皮質脊髄路は皮質と脊髄の運動神経回路を連絡することによって運動制御に重要な役割を果たしている。しかし，中枢神経系にはこれらと異なるタイプのニューロン系が存在している。これらのニューロン系は広汎な軸索投射をし，例えば動機・覚醒・学習記憶の促進など，もっと一般的な機能を担っていると考えられる。これらの**汎性投射ニューロン** diffuse-projecting neuron の細胞体は脳幹・間脳・前脳基底部などに分布し，まとまって神経核を形成するものもあれば，散在性に分布するものもある。この汎性投射ニューロン系の重要な特徴は中枢神経系全体に軸索を投射するという点である。

汎性投射ニューロン系のあるものは，感覚系，運動系および統合系など次章以降で考察する特定の機能系に重要な影響を与えることが知られており，ここでは4種類の汎性投射ニューロン系を紹介しよう。これらの4種類のニューロン系は，アセチルコリン，ドーパミン，ノルアドレナリン（ノルエピネフリン）またはセロトニンなどの，それぞれに特定の神経伝達物質を使用するという特徴を持つ。加えて，これらのニューロン系はペプチドなど，その他の神経活性物質も産生し，神経伝達物質放出と同時にそれらの活性物質も放出することが多い。これらの汎性投射ニューロン系の機能異常が，多くの精神科あるいは神経内科疾患において認められる。

◆前脳基底部と間脳のニューロンはアセチルコリンを含有する

前脳基底部（大脳半球の基底部）と視床下部外側部を含むその他の部位に存在する**アセチルコリン** acetylcholine 含有ニューロンは，大脳皮質と海馬体の全域に軸索を投射する（図 2.3A）。アセチルコリンは皮質ニューロン，特に連合野ニューロンの興奮性を増強することが知られている。臨床病理所見としては，記憶と認知機能が障害されるアルツハイマー病 Alzheimer disease においてコリン作動性ニューロンが変性・脱落するとの報告がある。また，脳幹の橋に位置する脚橋被蓋核にもコリン作動性ニューロンが存在し，パーキンソン病の運動障害に関与することが知られている。

◆黒質と腹側被蓋野にはドーパミン作動性ニューロンが存在する

ドーパミン作動系の起始ニューロンの多くは中脳の**黒質** substantia nigra と**腹側被蓋野** ventral tegmental area に存在している（図 2.3B1）。これらのドーパミン作動性ニューロンの主な投射先は線条体と前頭葉である。ドーパミンは，行動を計画し，運動を制御する機能系に大きな影響を与えることが知られている。少なくとも5種類のドーパミン受容体が知られており，それぞれの受容体は中枢神経系内で異なった分布をし，異なる活性を示すことがわかっている。神経伝達物質系の異常による臨床症状の中で，ドーパミン系の異常によって生じる臨床症状が最もくわしく知られている。例えば，パーキンソン病 Parkinson disease 患者では黒質のドーパミン含有細胞が脱落し，動作緩慢・振戦などの症状を呈することが知られているが（第14章参照），これらの症状はドーパミンの補充療法で改善することがわかっている。また，腹側被蓋野のドーパミン作動性ニューロンの活動異常が統合失調症に関係があるとされている。さらに，視床下部にも神経内分泌を制御したり，下行路を通じて自律神経系や骨格筋の制御に重要なドーパミン作動性ニューロンが存在している。

◆青斑核にはノルアドレナリン作動性投射の起始ニューロンが存在する

ノルアドレナリン作動性ニューロンを含む脳幹神経核はたくさんあるが（図 2.3B2），**青斑核** locus ceruleus はそのうちで最も広汎な軸索投射をする。青斑核ニューロンの線維連絡と生理学的特性から，このノルアドレナリン作動性投射はストレス性の刺激，特に恐怖を引き起こすような刺激に対する生体反応に重要な役割を果たしていると考えられる。また青斑核は，その大脳皮質への広汎な投射によって，うつ・パニック発作・不安などの疾患に関係していると考えられてもいる。その他のノルアドレナリン作動性ニューロン群は橋尾側部と延髄に存在し，交感神経系の機能維持に，特に血圧制御に決定的に関わる。

◆縫線核のニューロンは神経伝達物質としてセロトニンを使う

縫線核 raphe nucleus（図 2.3B3）は脳幹の正中部に分布するニューロン群からなり，セロトニンを神経伝達物質として使っていることが知られている。ドーパミン受容体で見られたように多種類のセロトニン受容体が存在しているので，このセロトニン作動性ニューロン系の作用は受容体によって様々である。橋吻側部と中脳の縫線核からは上行性の投射があり，間脳と終脳へのセロトニン作動性投射の異常は思考と気分の障害に関係していると考えられる。延髄縫線核のセロトニン作動性ニューロンは脳幹領域と脊髄に投射している。脊髄での機能の一例として，セロトニンが末梢から中枢への痛覚情報の伝達を制御することが知られている。

中枢神経系の各部位の局所的構成と相互連絡を研究するための指針

本章の以下の節では，中枢神経系の構成をその内部から見ることに焦点を当てる。また，本章および以降の章では，髄鞘染色した脳切片像と磁気共鳴画像（MRI）を中枢神経系の機能的構成を図示するために使用する。髄鞘染色像では，神経系の構造の多くが互いに明瞭に区別されて見えることも多いが，中には隣り合う構造が同じように染色されて区別できなくなることもある。髄鞘染色像において類似する構造を区別できる唯一の方法は生前に神経系の特定の部位に損傷を負ったヒトの組織を髄鞘染色してみることである。同様に，MRIにおいて画像をつくる重要な因子である陽子が異なる濃度（Box2.2 参照）であるかないかに応

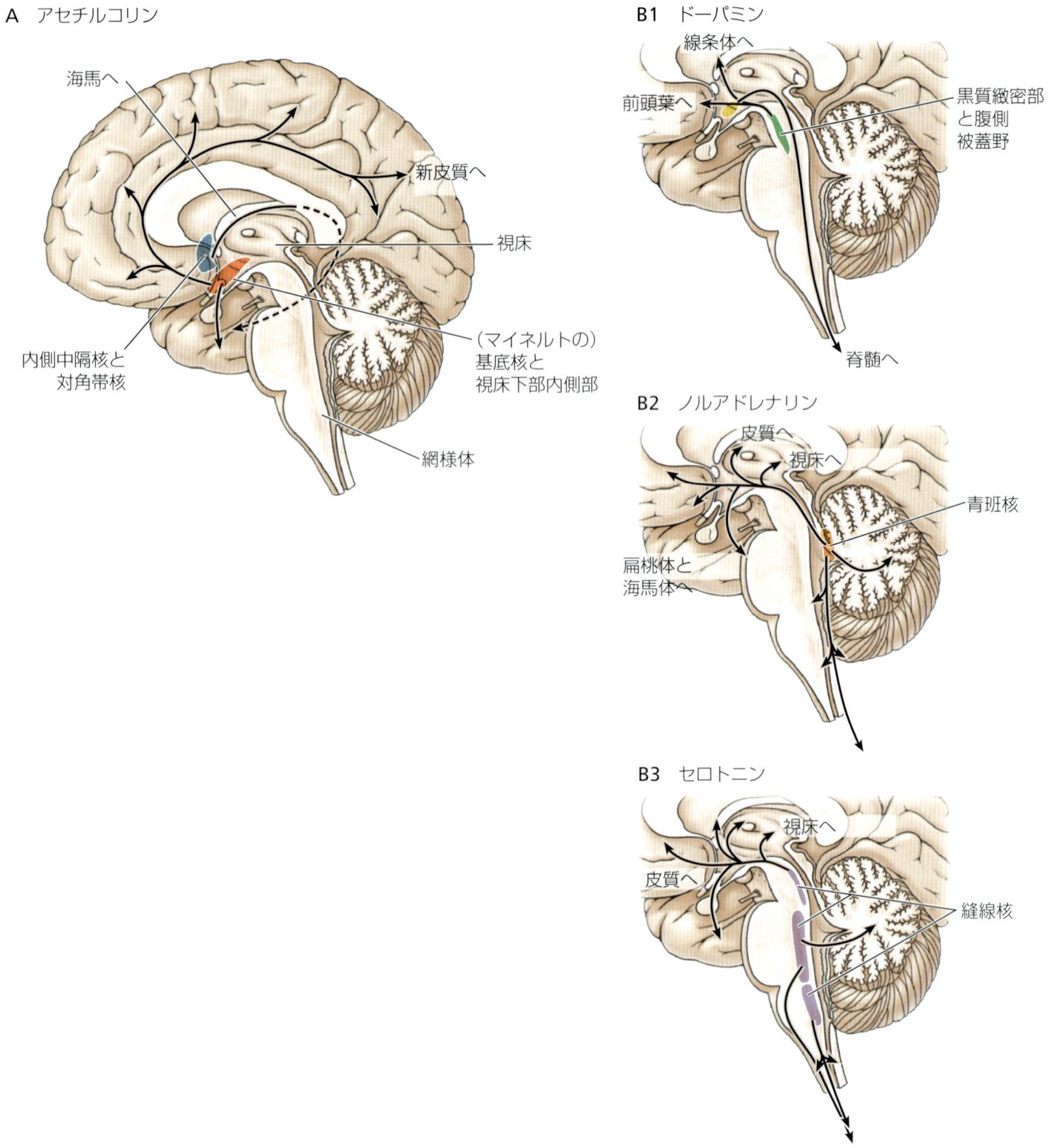

A アセチルコリン

海馬へ
新皮質へ
視床
（マイネルトの）基底核と視床下部内側部
網様体
内側中隔核と対角帯核

B1 ドーパミン

線条体へ
前頭葉へ
黒質緻密部と腹側被蓋野
脊髄へ

B2 ノルアドレナリン

皮質へ
視床へ
青斑核
扁桃体と海馬体へ

B3 セロトニン

視床へ
皮質へ
縫線核

図 2.3　脳幹と前脳には中枢神経系全体に広汎な軸索投射をするニューロン群が存在する。A．（マイネルトの）基底核と視床下部外側部，中隔核，および（ブローカの）対角帯核のアセチルコリン含有ニューロンの汎性投射を模式的に示している。海馬体へ投射する多くの軸索は脳弓を通る（破線）。B1．黒質と腹側被蓋野のドーパミン含有ニューロン。B2．青斑核のノルアドレナリン含有ニューロン。B3．縫線核のセロトニン含有ニューロン。

じて，健常者の隣接する脳構造が区別されて見えることも，見えないこともある。ここでも同様に，健常者と損傷を負った患者の脳を比較することが，神経系の構成を明らかにするのに役立つ。さらに，MRIのみでは神経解剖学を学ぶのに十分な詳細が得られないことが多いので，本書では機能画像も含めた放射線学的画像と組織学像とをできるだけ組み合わせて使ってい

く。特に，本章では脊髄，脳幹（5断面），間脳，終脳（2断面）の放射線学的画像と組織学像を使って，神経核と神経路の機能と位置を説明する。

Box 2.1　ヒトの中枢神経系で使われる局所および顕微解剖学的技術

神経系に異常がなかったヒトの死後脳を用いて神経解剖学を研究するためには，二つの解剖学的方法がある。**髄鞘染色** myelin stain は軸索を囲む髄鞘に結合する色素を用いるが，この染色では中枢神経系の白質が黒く染まり，灰白質はほとんど染まらない（白質，灰白質という用語は新鮮組織での色合いによって用いられるので，髄鞘染色の結果とは矛盾する名称に聞こえるかもしれない）。**細胞染色** cell stain はニューロンの細胞体内の構成要素を染め出す色素を使用するので，細胞染色像は髄鞘染色像とは全く異なることになる（図 2.4A, B）。神経系の特徴を明らかにするために様々な染色手法が用いられる。例えば，細胞染色は神経核や皮質領域の細胞構築を明らかにするために用いられ，髄鞘染色は脳組織の全般的な構成を明らかにするために用いられる。加えて，軸索損傷後に髄鞘の変性が起こることがわかっているので，損傷を受けた脳を髄鞘染色すると軸索の走行部位を明らかにすることができる。すなわち，損傷されて変性消失した軸索部位は髄鞘染色で染まらない部位として検出される（図 2.5D 参照）。

その他に，ニューロンの詳細な形態——樹状突起，細胞体，軸索——を明らかにする染色法もあり（図 2.4C），神経伝達物質・受容体・酵素などの特異的なニューロン関連分子を検出する染色法もある（図 14.12A 参照）。また，ニューロンの細胞膜に好んで分布する脂質親和性の色素でヒトの死後脳に直接適用されるものもある。このトレーサーを注入するとその部位のニューロンが色素を取り込み，その投射軸索が標識されるので，ヒトの死後脳を用いて神経連絡を直接検出することができる。

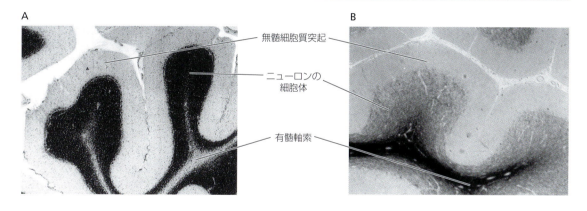

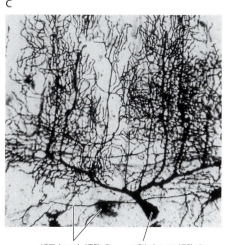

図 2.4　中枢神経系の解剖学的染色法。A. 小脳皮質のニッスル染色像。B. 小脳皮質の髄鞘染色像。C. 小脳プルキンエ細胞のゴルジ染色像。

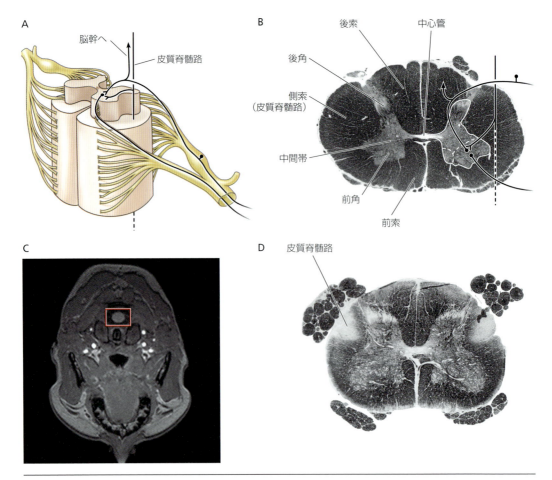

図2.5 脊髄。A．脊髄の三次元的模式図。膝蓋腱反射の神経回路と皮質脊髄路から運動ニューロンへの連絡が示されている。B．正常な頸髄横断面の髄鞘染色像。脊髄灰白質は三つの部分—後角，中間帯と前角—に区分される。C．頸髄を通るMRI。赤い四角の中に頸髄が示されている。D．両側の側索後外側部に脱髄部分のある脊髄髄鞘染色像。この部位に皮質脊髄路が走行していたことがわかる。

脊髄は，中央の細胞要素からなる部分と，周囲の有髄軸索からなる部分とで構成される

脊髄の一部の髄節が図2.5Aに模式的に示されている。脊髄灰白質は三つの異なる領域にわかれ，それぞれ**後角** dorsal horn と**前角** ventral horn と呼ばれる（図2.5B）。後角は感覚受容に関わる部位であり，前角は運動に関係する部位である。脊髄白質は灰白質の周囲に存在し，尾側から吻側に上行したり，逆に下行したりする軸索を含む前索，側索および後索と呼ばれる3種類の神経索からなる。脊髄灰白質の正中部には，脳室系に属する**中心管** central canal が存在しているが，成人の脊髄ではその内腔が閉じている。

体性感覚受容ニューロン，すなわち**後根神経節ニューロン** dorsal root ganglion neuron は，皮膚などの末梢組織を神経支配し，感覚情報を中枢のニューロンに伝達する（図2.5A，B）。この神経節ニューロンの軸索は**後根** dorsal root から脊髄に入って分枝することが多く，ある分枝は直接脊髄灰白質に投射し，他の分枝は白質を上行する。触覚と四肢の位置覚を伝える後根神経節ニューロンは，後索に入って脳幹へと上行する枝を出して大脳皮質での知覚の情報処理に寄与する（図2.5A，B）。これらの感覚受容ニューロンは脊髄内にも軸索を送り，脊髄反射等に関与する。

前角のニューロンは四肢・体幹の運動にたずさわっており，ここに含まれる運動ニューロンの軸索は**前根** ventral root から脊髄を出ていく。特に，筋の伸張受容器から入力する後根神経節ニューロンと運動ニューロンの間には，単シナプス性結合が存在することが知られている（図2.5A，B）。ある脊髄髄節［第2～4腰髄］では，この回路によって**膝蓋腱反射** knee-jerk reflex が

Box 2.2　磁気共鳴画像は生きているヒトの脳の構造と機能を可視化する

日常の臨床においてヒトの脳を非侵襲的に画像化する手法がいくつかある。**コンピュータ断層撮影**（CT）は組織の単一面、あるいは「スライス」のスキャン画像である。組織にX線を全方位的に通過させ、X線がどの程度組織に吸収されるかを測定したデータから再構築された画像が、CT画像である。CTスキャンは頭蓋内腫瘍やその他の病的変化を明らかにするためによく用いられる手法であるが、解剖学的解像力には難がある。一方、**磁気共鳴画像**（MRI）は脳の局所解剖や機能解剖において、X線CTスキャンよりはるかに高い解像力を持つ。臨床の日常で用いられる神経系MRIは神経組織あるいは組織液中の水分子に含まれている陽子のいろいろな特性を可視化する技術である。陽子は高磁場に置かれると励起されるが、励起された後の陽子の振る舞いはその周囲の環境に応じて決まり、異なる組織あるいは異なる組織液中では異なった振る舞いをする。MRIはこの違いをスキャンして、脳の構造あるいは脳の機能までも画像化する手法である。

MRIスキャナの中で被験者の組織中の陽子はその周囲に置かれたコイルの発する電磁波によって励起される。陽子は励起されると、組織の性質によって3種類の要素あるいはパラメータを持つ信号を発する。第一のパラメータは組織中の陽子密度 proton density（すなわち主に水の含量）に関連している。第二と第三のパラメータは陽子緩和時間と呼ばれて、励起された後、励起前の基底エネルギー状態に戻るために必要な時間のことを意味する。2種類の緩和時間はT1とT2と名付けられ、T1緩和時間（またはspin-lattice緩和時間）は組織環境のすべてに依存しており、T2緩和時間 T2 relaxation time（またはspin-spin緩和時間）は陽子どうしの相互作用に関係している。実際のMRIの画像がつくられるとき、これらのパラメータのうちのどれか一つに重点を置いてつくられることが多い。というのは、組織を励起する電磁波を微調整して、これらのパラメータのうちどれか一つを強調して抽出するからである。陽子密度、T1緩和時間およびT2緩和時間のうち、どのパラメータに重点を置いた画像を選択するかは、画像をとる目的によっても異なる。例えば、T2緩和時間に重点を置くT2画像では、脳の構成成分のうち、水分含量の高い部分は脂肪含量の高い部分（例えば白質など）より強い信号が得られる。したがって、脳脊髄液は明るく、白質が暗い画像が得られる。この画像は、例えば脳卒中の症例で、白質の浮腫を生じた領域を正常の領域から区別するために用いることができる。

MRIによって中枢神経系に認められる4種の構成成分、すなわち(1)脳脊髄液、(2)血液、(3)白質および(4)灰白質を区別することができる。これらがどのように見えるかは、陽子密度、T1緩和時間（図2.6A）およびT2緩和時間（図2.6B）のうち、どのパラメータに重点を置いて画像を撮影したかによる。T1画像では脳脊髄液中の陽子の信号は弱いので脳脊髄液は暗く描かれ、脳室と脳の表面を被うクモ膜下腔は脳脊髄液に満たされているので暗く描出される。一方、T2画像では、脳脊髄液は白く見える。動静脈内の血液はT1画像では信号が強いので白く描出されるが、T2画像では信号が弱くなる。T2画像で血液の信号が弱くなる理由は二つあり、組織が動いている（血液は流れているので、動いている組織からの信号は拡散して弱くなる）ことと、血中のヘモグロビンタンパク質に含まれる鉄分子が常磁性を持っており、その性質によりT2信号が弱められてしまうことである。陽子の発する信号強度が少し異なるために灰白質と白質も区別でき、例えばT1画像（図2.6A）では白質は白く、灰白質はやや暗く描かれる。

図2.6A、Bに示すように、視床、線条体、レンズ核と呼ばれるその他の基底核部位あるいは内包などの脳内の深部構造もMRIで観察される。図2.6Dは正中矢状断面のT1強調画像である。大脳回と脳脊髄液の入りこんだ大脳溝の様子は脳の内側面の模式図（図2.6C）によく対応している。この図2.6Dの脳幹と小脳の画像はいわば「仮想スライス断面」と言える。

上記の通常のMRIに加えて最近、MRI法には2種類の技術的進展があった。その一つは**拡散強調画像** diffusion-weighted MRI（**拡散テンソル画像** diffusion tensor imaging, DTI）と呼ばれる方法で、組織中の水分子に含まれる陽子が拡散する方向に依存するMRI信号を利用するものである。白質内を束になって走行する神経路では水分子の拡散方向が線維の走行方向に限られるために、この拡散方向を検出することによって神経路を特異的に描出することができ、**トラクトグラフィー**（神経路描画法）tractographyと呼ばれる。図2.7のDTIは大脳皮質の異なる領域間の神経連絡網を可視化したものである。もう一つの進展は、機能的MRI（functional MRI, fMRI；図2.7B）と呼ばれるもので、脳領域での血流に関連した神経活動の変化を描出する。図2.7BのfMRIは被験者が社会的排除という精神的苦痛を経験しているときの画像であり、被験者の帯状回前部が活性化されており、帯状回前部がこの種の情動に関係していることを示唆している。

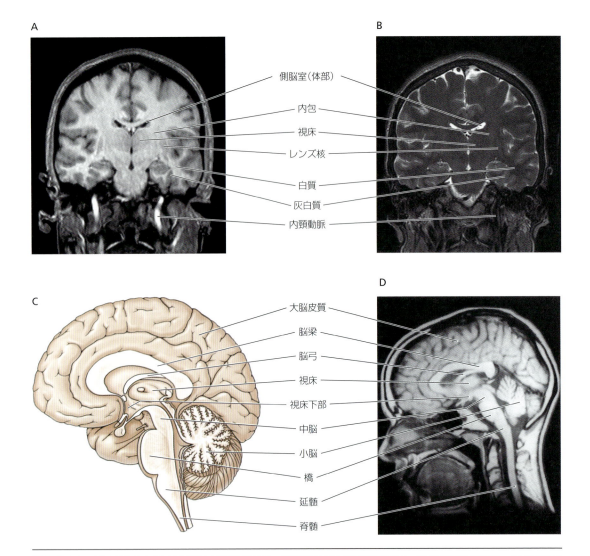

図2.6 MRI。T1 MRI(**A**)とT2 MRI(**B**)は白黒が反転する。脳脊髄液はT1強調画像で黒く，T2画像で白く見える。T1画像では灰白質が白質より暗く見えるので実際の脳の断面像のように見える。画像面は**A**，**B**ともに同一であり，図2.17の断面に近い。**C**. 正中矢状面の模式図と対応するT1 MRI(**D**)。(Dr. Neal Rutledge, University of Texas at Austin. のご厚意による)。

生み出される。すなわち膝蓋腱を叩くと，大腿四頭筋が伸張して筋内の伸張受容器が引き伸ばされ，この受容器を支配している後根神経節ニューロンが興奮し，その中枢枝が大腿四頭筋を支配する運動ニューロンにグルタミン酸作動性の単シナプス性興奮性伝達を行い，その結果，運動ニューロンが活動電位を発生して大腿四頭筋が収縮することになる。このような伸張反射は多くの下肢や上肢の筋に認められる。一方で，伸張受容器から入力する後根神経節ニューロンの軸索側枝は後索に入り，上位の脳へ四肢の位置に関する情報を送る。以上が脊髄局所と上行性の連絡を持つ後根神経節ニューロンの例であり，ニューロンは反射と知覚の両方の機能に関わることになる。

運動ニューロンは白質内の**側索** lateral column を下行する皮質脊髄路からも直接の入力を受ける(図2.5**A**)。正常組織横断切片の髄鞘染色では，皮質脊髄路の正確な範囲はほぼこのあたりであろうと推定されるにすぎないが(図2.5**B**)，この神経路が損傷された患者の脊髄では，図2.5**D**に示すように皮質脊髄路の部位が髄鞘染色されない部分としてはっきりわかる。これは，外傷や脳卒中などで軸索が損傷を受けると，損傷部位から末梢の軸索が細胞体から切り離されて栄養不良に陥り変性・脱落するからである。この過程は**ワーラー変性** Wallerian degeneration(順行性変性 anterograde degeneration)と呼ばれるが，中枢神経系では，有髄軸索が変性・消失するとそれを取り巻いて

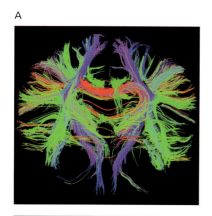
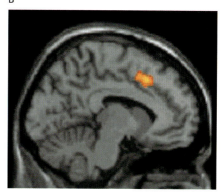

図2.7　A．皮質の異なる領域を結ぶ線維連絡を示す拡散テンソル画像(DTI)。(Dr. Thomas Schultz, Max Planck Institute for Intelligent Systems, Tübingen のご厚意による)　B．機能的磁気共鳴画像(fMRI)。社会的に排除されるという痛みを経験している被験者では帯状回前部が活性化している。(Eisenberger NI, Lieberman MD, Williams KD. Does rejection hurt? An FMRI study of social exclusion. *Science*. 2003 ; 302 [5643] : 290–292 より転載)。

いる髄鞘も変性・消失する。そのために組織切片を髄鞘染色すると軸索が変性・脱落した部位は染色されにくくなり，周囲から区別された髄鞘染色陰性部位として神経路が存在していた部位が同定される(図2.5D)。脊髄前索は上行する感覚性と下行する運動性の多種類の神経路を含むが，これらについては後続の章で考察する。頸部のMRIでは，残念ながら脊髄が小さすぎてその解剖学的あるいは機能的な構造はよく見えない(図2.5C)が，頸部の大きさに比較して脊髄がかなり小さな組織だということには気付いていただけるであろう。

◆情報の流れの方向を示す専門用語

入力線維(求心性線維)と出力線維(遠心性線維)という用語は，脊髄の神経回路ではそれぞれ感覚と運動の代わりに，情報の流れの方向を記述するためにしばしば用いられる。**入力線維** afferent という用語は特定の神経構造へ情報を入力する軸索を意味し，後根神経節ニューロンでは末梢から中枢神経系への情報の流れを意味する。したがって，後根神経節ニューロンは一次求心性線維とも呼ばれる。一方，**出力線維** efferent という用語は特定の神経構造から情報を運び出す軸索を意味し，運動ニューロンでは中枢神経系から筋線維への情報を送る軸索を意味する。入力線維と出力線維という用語は，一般には中枢神経系の中で特定の神経構造から見た情報の流れを記述するために用いられ，例えば，運動ニューロンから見れば，後根神経節からの軸索と皮質脊髄路からの軸索は自らへの入力情報を運ぶという意味で両方とも入力線維となる。しかし，この2種類の入力線維は前者のみが感覚情報を伝えているという点において，明確に区別されるべきである。

脳幹の表面形状はその内部の重要な構造を反映する

脊髄の吻側部ははっきりした境目がないまま脳幹に移行する(図2.8)。脳幹の背側面では指標にできる4部位，すなわち後索，後索結節，第四脳室と四丘体が見える。本章で記述するが，後索とその**結節** tubercle は後索-内側毛帯系に属する。小脳を取り除くと，菱形をなす**第四脳室** fourth ventricle の床が見えるが，そこにいろいろな構造が同定できる。**四丘体** colliculi は中脳の背側面に認められる四つの隆起である。吻側の一対の高まりは上丘と呼ばれ，眼球運動の制御に重要であることが知られており，下丘と呼ばれる尾側の一対は音情報の処理に関与する。

脳幹の腹側面にも指標となる四つの部位，すなわち錐体，オリーブ，橋底部，[狭義の]大脳脚がある(図2.8A)。特徴的なのは，これらの4部位がすべて運動系の重要な一部であることである。延髄では皮質脊髄路の軸索が**錐体** pyramid を下行し，そのすぐ外側には**オリーブ** olive が認められる。オリーブのニューロンは，橋の大きな底面をなしている**橋底部** base of pons のニューロンと共に，小脳への主要な入力情報源である。この情報を使って小脳は運動を正確に制御している。最後に，中脳の[狭義の]**大脳脚** basis pedunculi の腹側表面直下を走る多くの軸索は皮質脊髄路である[訳注：実際には大脳脚の軸索は皮質脊髄路に属するものよりも皮質橋路を形成するもののほうがはるかに多い]。皮質脊髄路の軸索は橋底部を下行し，延髄の腹

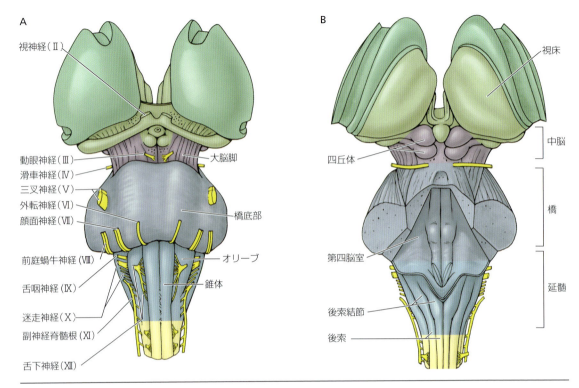

図 2.8　脳幹，間脳および終脳の腹側面(A)と背側面(B)。

側表面に錐体としてあらわれる。もう一つの脳幹の構造的特徴は**脳神経 cranial nerve**(図 2.8)が存在していることであり，脳神経の位置を知っていると脳幹の解剖学がわかりやすい。脳神経は 12 対あり，体幹・四肢を支配する脊髄神経と同様に，頭部の感覚と運動の機能を伝達している。

　　網様体 reticular formation は脳幹のほとんどの部位でその中央部を占める。脳幹網様体のニューロンは，多くの中枢神経系ニューロンの興奮性に影響を与えることによって覚醒状態を制御している。また，すでに解説した調節系ニューロンの一部は網様体に存在しており，脳幹網様体のニューロンは，すべての感覚種からの情報を受け取って，この汎性投射系を通じて中枢神経系全体の興奮性に影響を与える。

　脳幹の多くの神経核はその線維連絡と機能の面から見ると，脊髄灰白質に相当する部位である。例えば，ある脳幹の神経核は頭部の構造を支配している受容器ニューロンからの感覚入力を直接受けていて，脊髄後角のニューロンに似た機能を果たしており，これらを脳神経感覚核ということになる。同様に，脳幹に位置する脳神経運動核は頭部の筋を支配し，脊髄前角に位置する運動核と相同である。

　以下の節では五つの主要な横断面を提示して脳幹の局所解剖と機能解剖に焦点を当てる。横断面は，(1)脊髄延髄境界部，(2)延髄尾側部，(3)延髄中部，(4)橋尾側部，および(5)中脳吻側部である。なお，脳幹表面の特徴を知っていると切片がどのレベルの断面か判断しやすいことを付け加えておく。

◆**延髄は吻尾方向で構成が異なる**

　これから延髄の特徴的な 3 断面を示すが，第 1 のレベルは最も尾側の断面で，脊髄との境界部である。このレベルでの特徴的構造は**錐体交叉** pyramidal decussation(**運動交叉** motor decussation)(図 2.9B)であり，ここで皮質脊髄路が左右に交叉する。この交叉があるために，一側の脳は主に反対側の筋を制御することになる(図 2.2B 参照)。

　第 2 のレベルは延髄中部で後索核を通る断面である。後索核は触覚情報を視床へ中継しており(図 2.9A)，このレベルで後索核を背側表面から観察すると後索結節という膨らみとして認められる(図 2.9A)。後索-内側毛帯系の二次ニューロンはこの神経核に起始し，その軸索は交叉した後に内側毛帯を上行して視床へ向かう(図 2.9A)。ここで交叉しているために一側の体の体性感覚情報は反対側の脳で処理されることになるが(図 2.2A 参照)，この状況は運動交叉の状況に類似している。

　第 3 の延髄横断面は，オリーブを通る断面である。

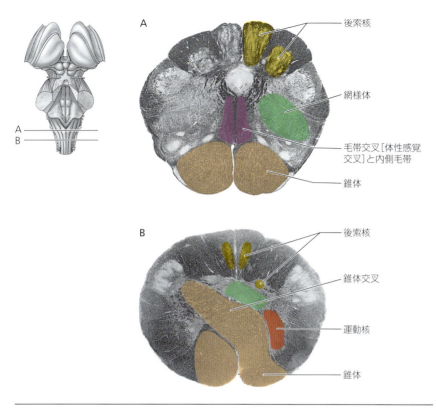

図 2.9　延髄の後索核を通る断面（A）と錐体交叉を通る断面（B）の髄鞘染色像。左上部の挿入図に各断面の位置が示されている。また，重要な延髄の構造を色付けして示している。

オリーブは延髄錐体より外側の腹側表面に位置する高まりとして認められ，内部に**下オリーブ核** inferior olivary nucleus が存在する部位である（図 2.10A）。下オリーブ核は小脳へ投射するニューロンを含んでいて，このニューロンは小脳皮質において中枢神経系の中で最も強い興奮性シナプスを形成する（第 13 章参照）。延髄全長で皮質脊髄路は内側毛帯より腹側に位置する延髄錐体を下行する（図 2.9A，図 2.10）。図 2.10B の延髄断面は脳卒中により大脳半球の内部（内包の説明の際に詳しく述べる）で皮質脊髄路が損傷された患者からの脳組織切片である。損傷側と同側の錐体内軸索が変性しており，錐体が髄鞘染色されないために内側毛帯との境目が明瞭になっている。

吻側延髄と小脳を含む MRI を図 2.10C に示す。このレベルでは脳室系がはっきりと見えてくる。脊髄では顕微鏡的サイズの構造物であった中心管が，延髄では大きく広がって第 4 脳室を形成する。第 4 脳室の床は延髄であり，天井は小脳である。

INFO Box　臨床放射線学での画像提示方向の慣習

解剖学的断面では脳の背側面を図の上部に置くという慣習になっている。一方，MRI では，臨床での他の放射線学的画像と同様に，背側面を下部に表示する。脳幹の断面では，このくい違いが神経解剖学の初学者に混乱を与えることがある。ただし，大脳半球から間脳までは，解剖学と放射線学の慣行が一致して背側面を図の上部に置くことになる。放射線学におけるもう一つの慣習は，画像の右側が被験者の左側を示すことである。これは医師が患者をベッドサイドで診る際に，足のほうから患者を診るという伝統的な位置関係に由来するのであろう。すなわち，医師がベッドに横たわる患者の足もとに立って患者を診ているという状況に応じた画像提示だと考えると理解しやすい。

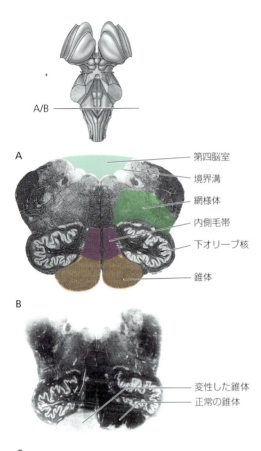

室の天井になる(図2.11A, B)。橋の内側毛帯は周囲に他の有髄線維が存在するために境界がわかりにくくなり, 橋核 pontine nucleus によって背側へ押し上げられて左右に開くようになる[訳注：その左右に開いた形状のために毛帯(リボン)と呼ばれる]。橋核のニューロンは大脳皮質からの情報を小脳に伝えて, 巧緻運動の制御に関わる。皮質脊髄路とそれを囲む橋核は橋底部に位置している(図2.11A)。図2.11Cの橋レベルのMRIはここより吻側の皮質脊髄路に損傷部位を有する患者から得られたものである。図中で, 変性線維を含む領域が明るいMRI信号として認められる。

◆ **中脳の背側面には四丘体がある**

中脳は背側から腹側にかけて三つの部分に分けられる(図2.12A)。(1) **中脳蓋** tectum(「屋根」のラテン語), (2) **被蓋** tegmentum(「被い」のラテン語)と(3)[狭義の] **大脳脚** basis pedunculi[crus cerebri とも言う]([「基軸」あるいは「細長い支え」のラテン語)である。被蓋と[狭義の]大脳脚を合わせて[広義の] **大脳脚** cerebral peduncle と呼ぶが, 本章のこれ以降の部分では, 狭義の大脳脚を単に「大脳脚」と呼ぶことにする。四丘体は中脳蓋に存在し, 上丘(図2.12)は視軸を一つの視覚対象から他のものへ急速に移動する衝動性眼球運動の制御に重要な役割を果たし, 下丘(上丘より尾側にある。アトラスII.13参照)は聴覚系の重要な中継核である。これらの中脳の構造物はMRIにおいても容易に認められる。

(シルビウスの) **中脳水道** cerebral aqueduct(of Sylvius)は第三脳室と第四脳室を結び, 中脳蓋と被蓋の境界に位置する。この脳室の導管を囲む中脳水道周囲灰白質 periaqueductal gray matter[中脳中心灰白質]は, 脳内の痛覚抑制回路に属するニューロンを含んでいることが知られている。例えば, 出産や戦争などのようなとても強い情動を体験している場合には痛みが抑制されることが知られていて, こうした痛覚抑制に中脳水道周囲灰白質を含む神経回路が関与すると考えられている。中脳では内側毛帯は被蓋を上行する。MRIでは中脳水道は認められるが, 中脳水道周囲灰白質は通常判別されない(図2.12B)。

皮質脊髄路は大脳脚を下行するために, 中脳の腹側面で観察でき, 橋を経て延髄で錐体として再び腹側面に姿をあらわす[訳注：実際には皮質橋路, 皮質核路などの神経路も大脳脚を下行する]。図2.12CのMRIでは右側大脳脚に変性した皮質脊髄路が見えており, 大脳脚の背側境界がおおよそわかる。黒質は運動制御に重要な役割を持つドーパミン作動性ニューロンを含んでいて(図2.3B1参照), 皮質脊髄路と内側毛帯の間に位置する。被蓋の内側に存在する **赤核** red nucleus は運動制御に関わる中脳のもう一つの神経核である。

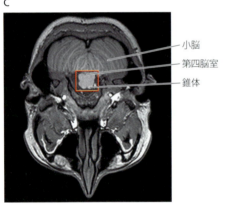

図2.10 延髄の画像。A. 延髄の髄鞘染色断面像。B. 一側の内包に皮質脊髄路を破壊した大きな損傷部位を持つヒトの延髄の髄鞘染色断面像。この断面像とAの断面像を比較すると, Aでは推測するだけだった内側毛帯と錐体の境界が, Bでは明瞭である。C. Aと同一レベルのMRI。Aでは重要な構造を色付けしている。上部の挿入図に断面の位置が示されている。

◆ **橋底部に位置する橋核は皮質脊髄路の軸索を囲んでいる**

髄鞘染色像とMRIの両方で認められるように, 橋の背側面は第四脳室の床の一部になり, 小脳が第四脳

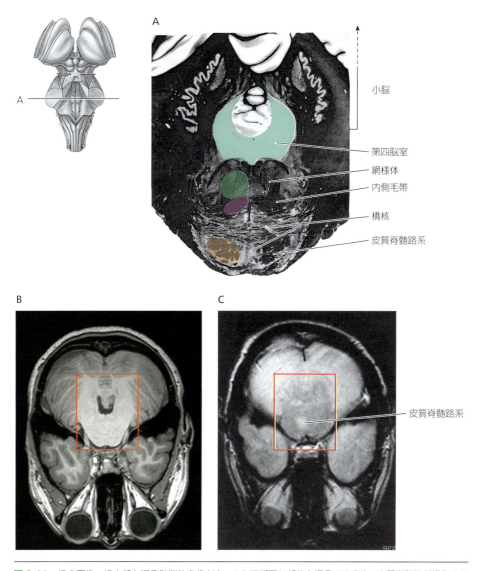

図 2.11 橋の画像。橋中部を通る髄鞘染色像（**A**），A とほぼ同じ部位を通る MRI（**B**）。皮質脊髄路が損傷されている患者の MRI（**C**）。左上の挿入図は断面の位置を示す。ここでの画像は髄鞘染色像でも MRI でもすべて，脳の背側面が図の上部に置かれていることに留意。（**C**．Dr. Jesús Pujol の厚意による。Pujol J, Marti-Vllalta JL, Junque C, Vendrell P, Fernández J, Capdevila A. Wallerian degeneration of the pyramidal tract in capsular infarction studied by magnetic resonance imaging. *Stroke* 1990；21：404-409 より転載）。

視床は皮質下の情報を大脳皮質に伝える

ほとんどの感覚情報は視床の中継ニューロンを介して間接的に大脳皮質に伝えられる（図2.13）。この事情は運動，認知，学習・記憶そして情動などを制御する神経信号についても同様であり，一側の視床ニューロンは同側の対応する大脳皮質に投射する。視床ニューロンはグループにまとまって，神経核群を形成するが，神経核群の構成は形態学的および機能的な観点から見ると理解しやすい。まず，視床の神経核群はそれぞれが位置する部位によって，六つのグループに分けられる（図2.13）。そのうち四つの主要なグループは**内髄板 internal medullary lamina** と呼ばれる有髄線維帯に対する相対的位置によって次のように名付けられている。(1)前核群，(2)内側核群，(3)外側核群，および(4)髄板内核群である。残りの二つのグループは，(5)正中核群と(6)網様核である（表2.1）。

さらに視床の神経核群は，皮質への投射の広さとそれらが担う機能とによって，大きく二つの種類に分類

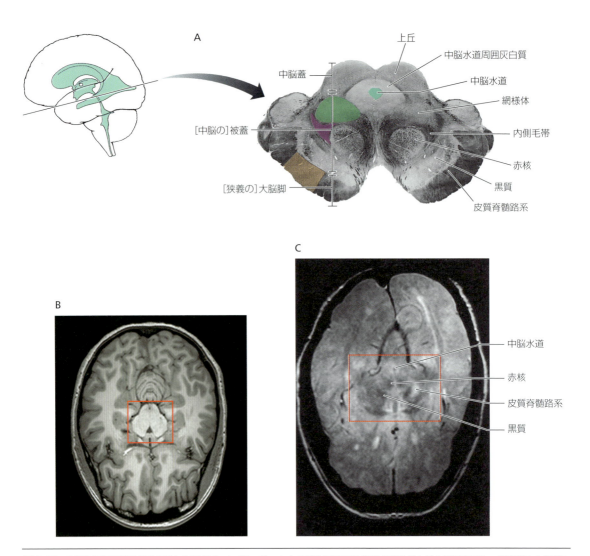

図 2.12 中脳を通る髄鞘染色像（A）と MRI スキャン（B，C）。左上の挿入図はこれらの画像のおよその位置を示し，脳室系との関係も図示している。A では中脳水道，網様体，内側毛帯，および皮質脊髄路が色付けされている。C では皮質脊髄路が変性して白く見えていることに留意。（C，Dr. Jesús Pujol の厚意による。Pujol J, Marti-Vilalta JL, Junqué C, Vendrell P, Fernández J, Capdevila A. Wallerian degeneration of the pyramidal tract in capsular infarction studied by magnetic resonance imaging. Stroke 1990；21：404-409 より転載）。

される。(1)中継核群［特殊核群］と(2)汎性投射核群［非特殊核群］である（表 2.1）。**中継核群** relay nuclei ［**特殊核群** specific nuclei］は，ある特定の皮質下からの入力を大脳皮質の限局した部位に伝達する。このために，中継核の各々は知覚，意思，情動あるいは認知などの特異的機能において固有の役割を持っている。それに対し，**汎性投射核群** diffuse-projecting nuclei ［**非特殊核群** unspecific nuclei］は覚醒などの機能を有し，大脳皮質の広汎な領域の興奮性を制御していると考えられている。汎性投射核群ニューロンの皮質内終止は皮質の機能局在の境界を超えるので，広域的である。対照的に，個々の中継核の投射は単一の機能的皮質野に限局されている。

主要な視床中継核の大脳皮質投射が図 2.14 に示されている。感覚や運動の情報を伝える中継核は視床の外側部に位置し，それぞれ対応する大脳皮質の感覚領野や運動領野に投射する。それぞれの感覚種に応じて異なる中継核があるが，嗅覚だけは例外で，嗅覚情報は視床で中継されることなく直接，側頭葉内側部に伝えられる（第 9 章参照）。嗅覚以外の感覚種については，感覚種ごとに対応する一次皮質領野があり，対応する視床中継核から一次皮質領野に直接入力する。例えば，後外側腹側核は後索-内側毛帯系の中継核であり，触覚とその他の機械的感覚に関する体性感覚情報

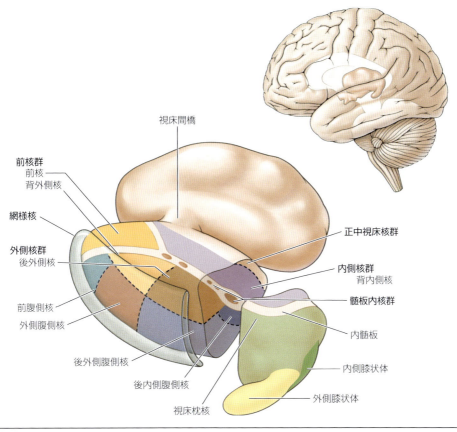

図 2.13 視床の三次元像と大脳半球内でのおよその位置。視床の主要な神経核群に名称が付けられている。挿入図は，視床下部が視床の前下方に位置する間脳を示す。

表 2.1 視床の神経核：主要な神経連絡と機能				
神経核	機能的分類	主要な入力	主要な出力先	機能
前核群				
前核	中継核	視床下部（乳頭体），海馬体	帯状回（辺縁連合皮質）	学習，記憶，情動
背外側核	中継核	海馬体，視蓋前域	帯状回	
内側核群				
背内側核	中継核	大脳基底核，扁桃体，嗅覚系，視床下部	前頭前連合皮質	情動，認知，学習，記憶
外側核群				
前腹側核	中継核	大脳基底核	補足運動野	運動の計画
外側腹側核	中継核	小脳	運動前野，一次運動野	運動の計画と制御
後腹側核	中継核	脊髄，脳幹，内側毛帯　三叉神経毛帯	一次体性感覚野	触覚，四肢の位置覚，痛覚，温度覚
外側膝状体	中継核	網膜	一次視覚野	視覚
内側膝状体	中継核	下丘	一次聴覚野	聴覚
視床枕核	中継核	上丘，頭頂・側頭・後頭葉	頭頂-側頭-後頭連合皮質	感覚統合，知覚，言語
後外側核	中継核	上丘，視蓋前域，後頭葉	頭頂連合皮質後部	感覚統合
髄板内核群				
正中中心核	汎性投射核	脳幹，大脳基底核，脊髄	大脳皮質，大脳基底核	皮質活動の制御
外側中心核	汎性投射核	脊髄，脳幹	大脳皮質，大脳基底核	皮質活動の制御
束傍核	汎性投射核	脊髄，脳幹	大脳皮質，大脳基底核	皮質活動の制御
正中視床核群	汎性投射核	脳幹網様体，視床下部	大脳皮質，前脳基底部，不等皮質	前脳の活動の制御
網様核		視床，大脳皮質	視床	視床ニューロンの活動制御

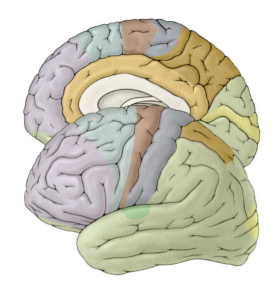

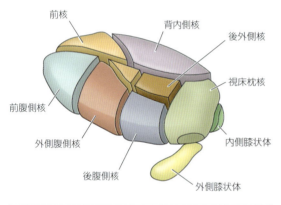

図2.14 視床の主要な神経核とその皮質投射先との関係。

を内側毛帯から一次体性感覚野に中継する（図2.14，青紫色部分）。前頭葉の異なる運動領野は，それぞれ対応する運動中継核から直接の入力を受け取る。随意運動を制御するために重要な視床の神経核は外側腹側核であり，小脳からの信号を皮質脊髄路ニューロンの存在する運動皮質に伝達する（図2.14）。

視床の前部と内側部に位置する中継核群，あるいは外側部に位置する上記以外の中継核群は**連合皮質** association cortex に，すなわち感覚・運動領野以外の皮質領域に投射している。異なる機能を有する三つの連合野領域が存在して，それぞれ(1)頭頂-側頭-後頭連合皮質，(2)前頭前連合皮質，(3)辺縁連合皮質と呼ばれる。**頭頂-側頭-後頭連合皮質** parietal-temporal-occipital association cortex は頭頂葉，側頭葉および後頭葉の境界部にあって，いろいろな感覚皮質領野からの入力と共に主として視床枕核からの入力を受けている（図2.14，ウグイス色部分）。この連合皮質は知覚に必須であり，さらには水の入ったコップに腕を伸ばしたり，興味のある対象を見つめるなどの感覚による運動の誘導にも重要だとされる。**前頭前連合皮質** prefrontal association cortex は様々な認知機能に重要であり，さらに記憶や運動企図など，行動を組み立てて自分の周囲に働きかける際に重要な連合野である（図2.14，赤紫色部分）。例えば，前頭前連合皮質に損傷のある患者は，ある行動を盲目的に，その結果を考慮することなく繰り返すというような症状を呈する［この症状は保続と呼ばれる］。この前頭前連合皮質は視床の背内側核から大量の入力を，視床枕核からより少量の入力を受けている。**辺縁連合皮質** limbic association cortex は情動と学習・記憶にとって重要な皮質である。この皮質領域は主に大脳の内側面に位置し，帯状回，前頭葉内側部，前頭葉眼窩面に分布している（図2.14）。例えば側頭葉てんかんなど，辺縁連合皮質に構造的あるいは機能的な異常を持つ患者は，しばしばうつなどの気分障害の症状や人格変化を呈する（第16章の症例参照）。辺縁連合皮質は視床の前核，背内側核，および視床枕からの入力を受けている。

内包は上行性軸索と下行性軸索の両方を含む

内包は神経路であるが，内側毛帯や皮質脊髄路と違って，視床から大脳皮質へ向かう上行性軸索と，大脳皮質から皮質下の部位に向かう下行性軸索との両方向性の成分を含んでいる（図2.15）。例えば，内側毛帯から情報を受け取った視床ニューロンの軸索は，内包を上行して一次体性感覚野へ向かい，運動皮質からの皮質脊髄路の軸索は内包を下行する。内包の下行線維は脳幹やさらには脊髄へ投射するが，中脳ではまとまって大脳脚を形成する。内包の軸索が脳幹に向かうときにマクロ的には次第に集まり密度を高めるように見えてしまうが，実際には軸索の数が減少して神経束が細くなる。視床由来の上行性軸索の集団が大脳脚には含まれないために内包から大脳脚に移行するときに軸索数は大きく減少し，さらに下行線維は下行する途上で視床や脳幹，脊髄に終止するので軸索数は次々に減っていく［訳注：下行路の皮質視床線維は大脳脚を下行しないので，これも内包から大脳脚に至る際に軸索数が減少する大きな要因である］。

大脳半球を水平方向にスライスしたときに（図2.16Aのスライス線参照），内包は内側方向を向く矢頭［訳注：矢印の軸をとった部分，くの字］に似ている。この形によって，内包は(1)前脚，(2)膝および(3)後脚の三つの部分に分けられる。視床は内包後脚の内側に位置し，大脳基底核は内包によって分割される。内包の各部分には異なる機能を担う軸索が含まれてい

第 2 章　中枢神経系の構造的・機能的構成　43

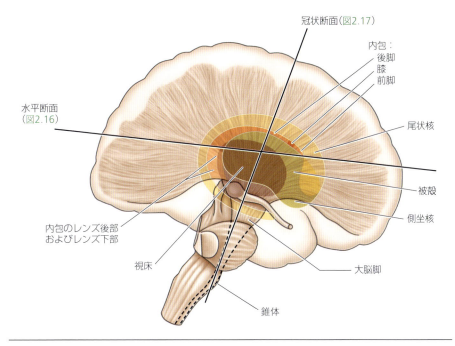

図 2.15　内包とそこを通過する上行性・下行性軸索の三次元的模式図。内包の主要な 3 部位が，レンズ後部およびレンズ下部とともに区別される。皮質由来の下行性軸索は脳幹で明瞭な神経束となる。図中の直線は水平断面（図 2.16 など）や冠状断面（図 2.17 など）の位置を示す。図には大脳基底核の一部も描かれている。(Parent A. *Carpenter's Human Neuroanatomy*, 9th ed. Williams & Wilkins, 1996 より許可を得て改変)。

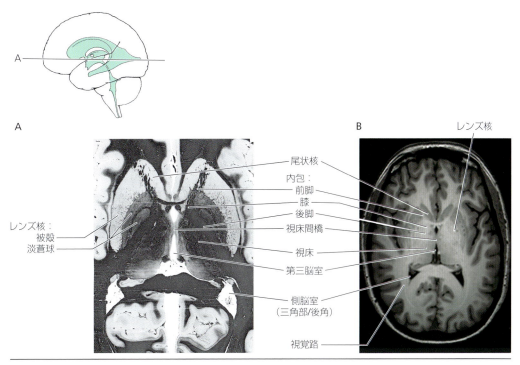

図 2.16　大脳半球の髄鞘染色水平断面図（A）と対応する MRI 画像（B）。両断面とも視床を通っており，挿入図はそれぞれの断面の位置を示す。

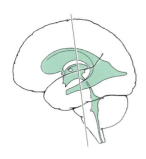

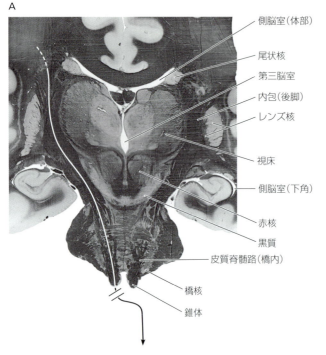

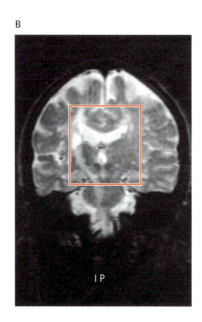

図 2.17　髄鞘染色した大脳半球の冠状断面図(A)と対応する MRI 画像(B)。両断面とも視床を通っている。A. 図には皮質由来の下行性軸索の経路が描かれている。挿入図は断面の位置を示す。B. 図の白っぽい部分は，内包後脚，大脳脚および錐体内の変性した皮質由来の下行性軸索を含んでいる。(B，Dr. Jesús Pujol のご厚意による。Pujol J, Martí-Vilalta JL, Junqué C, Vendrell P, Fernández J, Capdevila A：Wallerian degeneration of the pyramidal tract in capsular infarction studied by magnetic resonance imaging. Stroke 1990：21：404-409)。

る。例えば，内包後脚［前部］の損傷は，この部位を皮質脊髄路が通っているので，四肢に激しい筋力低下あるいは麻痺が生じる。図 2.16B は健常者 MRI の水平断面像であるが，対応する髄鞘染色断面に認められる多くの神経構造を MRI スキャンによって描き出せている。また，髄鞘染色の冠状断面では大脳皮質から橋へ走る内包の下行線維が曲線で示されているが(図 2.17A)，皮質脊髄路に損傷のある患者の MRI スキャンでは図 2.17A の髄鞘染色像に対応する冠状断面において，変性した下行性神経路を白い信号として認めることができる(図 2.17B)。

大脳皮質のニューロン群は層構造をなす

後索-内側毛帯系では視床の中継ニューロンが大脳皮質へ入力するのであり，大脳皮質は皮質脊髄路という出力の出発点でもある。一般に大脳皮質のニューロン群は層構造をなし，この層構造が大脳皮質全域にわたって重要な特徴となる。ヒトの大脳皮質の約95%を占める領域は少なくとも 6 層構造を持っており，哺乳類などの系統発生的に新しい脊椎動物で発達しているので**新皮質** neocortex と呼ばれる。体性感覚野と運動野もこの新皮質に属する。残りの 5%の皮質は**不等皮質** allocortex と名付けられていて，組織学的に顕著な

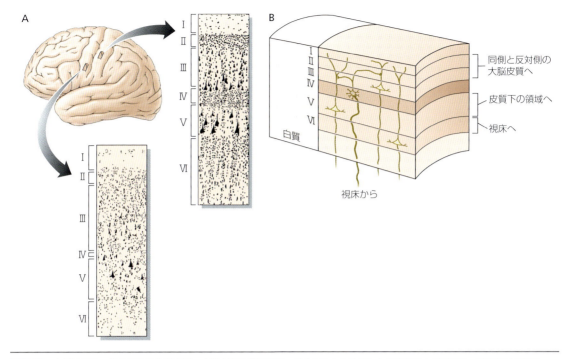

図 2.18　大脳皮質の一部の三次元的模式図。大脳皮質外側面の二つの小片は中心後回と中心前回のものである。皮質には皮質ニューロンの細胞体と突起がおさまる6層構造が存在する。A．右に体性感覚皮質(中心後回)のニューロンの層構造が示され、下に運動皮質(中心前回)の層構造が示されている。B．皮質Ⅱ層およびⅢ層に細胞体を有するニューロンは他の皮質領野に投射し、Ⅴ層のニューロンは皮質下領域に投射する。Ⅵ層のニューロンは入力元の視床核に投射する。

特徴がある(図 16.16 参照)。不等皮質はほとんど脳の腹側面に位置して、嗅覚あるいは学習・記憶と関わりが深い。

◆大脳皮質の入出力には一般的な構成パターンがある

　大脳新皮質の6層のそれぞれの厚さは領野ごとに様々であり、各層のニューロンの密度もまた様々である。機能の異なるそれぞれの新皮質領野は顕微鏡的レベルで異なっていて、それらがそれぞれの機能の重要な決定要素である。大脳皮質に投射する視床ニューロンは主にⅣ層に軸索を送るので(図 2.18B)、Ⅳ層は皮質の入力層と言うことができ、感覚野では厚い層になる。視床からの入力は、このⅣ層に細胞体を持つニューロンの樹状突起とシナプスを形成するばかりでなく、他の層に細胞体が存在する皮質ニューロンとも、そのニューロンがⅣ層に樹状突起を伸ばしていればシナプスを形成する。次に、Ⅳ層のニューロンは入力した情報を他の層に送って皮質での情報処理を進める。一方で、Ⅱ層、Ⅲ層、Ⅴ層およびⅥ層は皮質の出力層で、これらの層に含まれる錐体細胞は他の皮質や皮質下の構造に投射している。成熟脳のⅠ層にはニューロンの細胞体は乏しく、より深層に位置するニューロンの樹状突起が主に分布する。

　錐体細胞による投射は、(1)皮質間の連合性投射、(2)脳梁性[交連]投射、(3)皮質下への下行性投射の3種類に分類される。これらの行き先の異なる投射ニューロンは以下に述べるように皮質内で異なる層に分布している。

■皮質間連合ニューロン cortico-cortical association neuron は主にⅡ層とⅢ層に存在し、同側の皮質領野に投射する。

■脳梁性[交連]ニューロン callosal neuron もⅡ層とⅢ層に分布し、脳梁 corpus callosum(図 1.11B 参照)を通って反対側の大脳皮質に軸索を送る。

■下行性投射ニューロン descending projection neuron は下行性に投射をするニューロンで、投射先によってさらにいくつかのグループに分けられる。すなわち、(1)基底核の一部(線条体)に投射するもの、(2)視床に投射するもの、(3)脳幹に投射するもの、(4)脊髄に投射するもの、などである。線条体、脳幹および脊髄に投射する下行性ニューロンはⅤ層に認められ、視床に投射するニューロンはⅥ層に見出される。

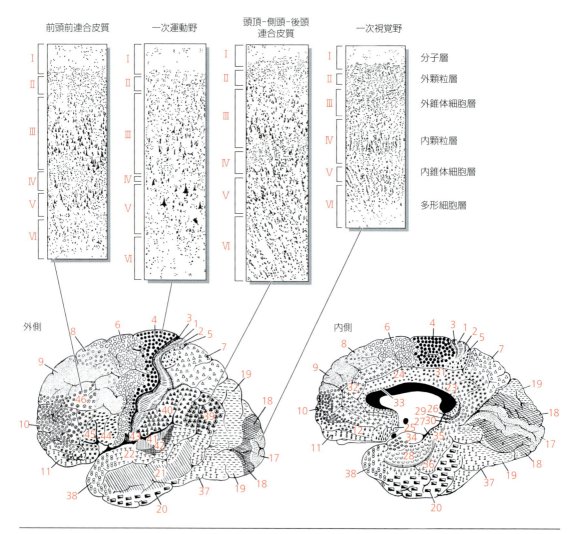

図2.19 大脳皮質の異なる領域にはそれぞれ異なる細胞構築がある。上：大脳皮質の4部位のニッスル染色像。下：ブロードマンによる大脳皮質領野の細胞構築学的分類。（上，Campbell AW：Histological Studies on the Localisation of Cerebral Function. Cambridge University Press, 1905を改変。下，Campbell 1905とBrodmann K：Vergleichende Lokalisationslehre der Grosshirnrinde in ihren Prinzipien dargestellt auf Grund des Zellenbaues. Barth, 1909を改変）。

◆**大脳皮質の細胞構築学的地図は，皮質の機能地図の基礎である**

ドイツ人の解剖学者ブロードマン Korbinian Brodmannは大脳皮質を50以上の領野に分類した（現在，**ブロードマンの皮質領野** Brodmann areaと名付けられている，図2.19下図）。これらの分類は，層ごとのニューロンの大きさと形状，そしてニューロンの密度などの皮質ニューロンの構築，すなわち**細胞構築** cytoarchitectureだけに基づいてなされたものである（図2.19上図）。後に大脳皮質の機能についての研究が，異なる機能領野が異なる細胞構築を持っていることを明らかにしたのは驚くべきことである。ヒトにおいて，特定の皮質部位の損傷された症例が特異な行動変化を示すことの発見によって，また最近では機能的MRI（Box2.2：図2.7B）などの機能画像の研究手法によって，ブロードマンによって同定・分類された細胞構築学的皮質領野（表2.2）のそれぞれの機能の理解が深まりつつある。

表 2.2 ブロードマンの皮質領野

ブロードマンの皮質領野	機能領野	位置	機能
1, 2, 3	一次体性感覚野	中心後回	触覚, 固有覚
4	一次運動野	中心前回	随意運動の制御
5	高次体性感覚皮質 頭頂連合野	上頭頂小葉	立体感覚
6	補足運動野 補足眼野 運動前野 前頭眼野	中心前回とその吻側近傍	四肢・眼球の運動企図
7	頭頂連合野後部	上頭頂小葉	視運動, 空間把握, 知覚
8	前頭眼野	上および中前頭回 前頭葉内側部	衝動性眼球運動
9, 10, 11, 12	前頭前連合皮質 前頭眼野	上および中前頭回 前頭葉内側部	思考, 認知, 運動企図
17[1]	一次視覚野	鳥距溝を形成する皮質部分	視覚
18	二次視覚野	内側および外側後頭回	視覚, 奥行き
19	高次視覚皮質 中側頭視覚野	内側および外側後頭回	視覚, 色覚, 動き, 奥行き
20	視覚性下側頭野	下側頭回	形態視
21	視覚性下側頭野	中側頭回	形態視
22	高次聴覚皮質	上側頭回	聴覚, 言語
23, 24, 25, 26, 27	辺縁連合皮質	帯状回 梁下野 脳梁膨大後野 海馬傍回	情動, 学習・記憶
28	一次嗅覚野 辺縁連合皮質	海馬傍回	嗅覚, 情動, 学習・記憶
29, 30, 31, 32, 33	辺縁連合皮質	帯状回 脳梁膨大後野	情動
34, 35, 36	一次嗅覚野 辺縁連合皮質	海馬傍回	嗅覚, 情動
37	頭頂-側頭-後頭連合皮質 側頭葉視覚野	後頭葉と側頭葉境界部の 中および下側頭回	知覚, 視覚, 読字, 言語
38	一次嗅覚野 辺縁連合皮質	側頭極	嗅覚, 情動
39	頭頂-側頭-後頭連合皮質	下頭頂小葉(角回)	知覚, 視覚, 読字, 言語
40	頭頂-側頭-後頭連合皮質	下頭頂小葉(縁上回)	知覚, 視覚, 読字, 言語
41	一次聴覚野	ヘシュル回と上側頭回	聴覚
42	二次聴覚野	ヘシュル回と上側頭回	聴覚
43[2]	味覚野	島皮質 前頭頭頂弁蓋	味覚
44	ブローカ野 外側運動前皮質	下前頭回(前頭弁蓋)	言語, 運動の計画
45	前頭前連合皮質	下前頭回(前頭弁蓋)	思考, 認知, 計画的行動
46	前頭前連合皮質 (背外側前頭前皮質)	中前頭回	思考, 認知, 計画的行動, 眼球運動制御
47	前頭前連合皮質	下前頭回(前頭弁蓋)	思考, 認知, 行動企図

[1] 13, 14, 15, 16 野は島皮質である。島皮質では細胞構築と機能との関係は確立していない。
[2] 43 野は味覚機能を司っている。また味覚野は島皮質にも存在している(第9章参照)。

まとめ

調節ニューロン系

特定の神経伝達物質を用いる以下の4種類の汎性投射ニューロン系の起始ニューロンは脳幹，間脳，前脳基底部に分布し，軸索を中枢神経系全体に投射する（図2.3）。**アセチルコリン**含有ニューロンは橋，前脳基底部，外側視床下部に存在して，大脳皮質・海馬に広汎に投射する。これらのニューロンの脱落がアルツハイマー病で認められる。黒質と腹側被蓋野の**ドーパミン**含有ニューロンは線条体と前頭葉に投射する。これらのニューロンはパーキンソン病で変性・脱落する。青斑核の**ノルアドレナリン**作動性ニューロンは皮質へ広汎な投射をし，橋と延髄のノルアドレナリン作動性ニューロンは脊髄へ投射する。脳幹の縫線核に存在する**セロトニン**作動性ニューロンは広汎な投射をして，痛みの抑制や気分・覚醒に関与している。

脊髄の構成

脊髄は中枢神経系で最も尾側に存在する大区分であり，主としてニューロンの細胞体を含む中央の領域（灰白質）とその周辺の主として有髄軸索を含む領域（白質）からなる（図2.5）。この二つの領域はさらに分けられて，灰白質については，**後角**は体性感覚に関わり，**前角**は骨格筋の運動制御に関わる。白質については，**後索**は体性感覚情報を脳へと伝え，**側索**と**前索**には体性感覚情報と運動情報を上行性あるいは下行性に伝える神経線維が混在する。

脳幹の構成

延髄尾側部（図2.8，図2.9B）の構成は脊髄の構成に似ている。より吻側レベルでは（図2.8，図2.9A），延髄背側面に触覚情報を伝える**後索核**という神経核が認められ，腹側表面の**錐体**には随意運動の司令を伝える皮質脊髄路が認められる。**内側毛帯**は錐体の背側に位置しており，運動交叉より吻側で後索核由来の体性感覚線維は交叉して内側毛帯となる。さらに**下オリーブ核**のレベルの延髄では（図2.10），第四脳室が延髄の背側面をなし，橋（図2.11）のレベルではその腹側部に大脳皮質からの情報を小脳に伝える**橋核**が存在している。中脳（図2.12）の背側面には**四丘体**が認められ（図2.8B），腹側面には大脳脚がある（図2.8A）。

間脳と大脳半球の構成

間脳と**大脳半球**は脳幹や脊髄よりももっと複雑な構成となっている。視床は皮質下からの情報を大脳皮質に中継するが，そこには機能的に異なる2種類の神経核群，すなわち（1）**中継核群**と（2）**汎性投射核群**が存在している（表2.1）。視床の四つの大きな区分のうち3区分には中継核群が存在しており（図2.13），（1）**前核群**，（2）**内側核群**および（3）**外側核群**がその3区分である。4番目の主要な区分は**髄板内核群**と呼ばれ，汎性投射ニューロンを含んでいる。これらの解剖学的区分は，視床の中を走る有髄線維帯である内髄板に対する位置関係に基づいてなされている。視床の神経核からの大脳皮質への投射には，それぞれの神経核と各皮質領野の間の対応関係が認められる（図2.14）。視床皮質投射は（皮質からの下行性投射と同じく）内包を通る（図2.15，図2.16，図2.17）。

主要なタイプの皮質は**新皮質**（等皮質）であり，6層構造を持ち，各層の厚さはそれぞれの皮質が果たしている機能によって異なっている（図2.18）。皮質Ⅳ層は主要な入力層（図2.18B）であり，Ⅱ層とⅢ層は皮質-皮質間連合ニューロンや脳梁性[交連性]ニューロンを含み，他の皮質領野に投射する。Ⅴ層は線条体，脳幹，脊髄などに終止する下行性投射ニューロンを含み，Ⅵ層には視床に終止する投射ニューロンが存在する。ヒトの大脳皮質では，ニューロンの大きさと形状を含む層構造の違い，すなわち細胞構築に基づいて，約50の皮質領野が同定されていて（図2.19，表2.2），ブロードマンの皮質領野と名付けられている。

第3章

中枢神経系の血管系と脳脊髄液

症例　中大脳動脈閉塞，右側麻痺および全失語

57歳男性。右腕と右脚が動かせないことに妻が気づき救急救命室に運ばれた。調べたところ右上肢の筋力は0/5，右下肢が1/5であった。左の上下肢は正常な筋力で，自発運動もあった。さらに，顔面の右下部がたるんでいた。回避動作を引き起こさせる少々不快な刺激だが，爪床をつねると，左腕では回避が見られたが，右腕では反応がなかった。患者は左側を見ることができたが，右側は見ることができなかった。眼球の右側へのサッケード（衝動性眼球運動）はなかった。患者は話すことができず，簡単な命令が理解できるのみであった。

図3.1Aは水平断のMRIを示す。大きな白い領域が左大脳半球の梗塞部位に対応する。図3.1Bは磁気共鳴血管造影（MRA）で，血流のある動脈を示している。MRAが非対称性で，左側に中大脳動脈の血流がないことに注意すること。

症例と本章を読んで以下の問いに答えなさい。
1. 患者の障害は大きい。どの動脈の閉塞が障害を生じさせたか，またその動脈の深枝と浅枝の役割は何か。
2. 単一の鍵となるどの構造の損傷が四肢と顔の運動の主要な徴候を生じさせたか。

鍵となる神経学的症候とそれに対応する損傷した脳構造

右腕と右脚の麻痺

反対側の腕と脚をコントロールする鍵である皮質脊髄路は皮質下を下行し，内包後脚を通る（図2.17参照）。この皮質下の白質と内包後脚のより背側部は中大脳動脈の深枝で養われる。梗塞はまた腕への皮質脊髄路が起始する中心前回外側部も損傷するであろう。この部位は中大脳動脈の浅枝で養われている。反対に，運動野の脚の領域は梗塞を免れている（図10.8参照）。下行する軸索は内包で損傷されるが，後の章で見るように，大脳皮質が損傷を免れていることは神経リハビリテーションの際に役立つことがある。

顔面右下部のたるみ

皮質核路は顔の筋をコントロールする。これは脳幹の脳神経運動核をコントロールする下行性皮質運動路の要素である。この神経路は中心前回外側部（大脳皮質の顔の領域）から皮質下を通って内包の皮質脊髄路より前方の膝と後脚に至る。皮質下の白質と内包の背側は大部分が中大脳動脈の深枝によって血液供給されている。運動野の顔をコントロールする領域は中大脳動脈の浅枝によって血液供給されている。興味深いことに，顔面下部のコントロールは腕と脚と同じように厳密に反対側になっているが，顔面上部の筋は両側性である。したがって片側の皮質核路の障害は反対側の顔の下部コントロールを失い，麻痺あるいは筋力低下をきたす。顔面上部の筋は脳の両側によってコントロールされているので片側の皮質核路の損傷後も機能している。

侵害刺激に対する上肢の回避動作の欠如

内包の損傷により，体性感覚情報を中心後回へ伝える上行性視床皮質投射が破壊されることがある。その結果，体性感覚を失う。しかし，この患者の場合，右腕の自発運動がなく，上肢の筋力もなくなっている。それゆえ，患者が侵害刺激を自覚していたとしても上肢を動かすことはありえない。

眼の右方運動の欠如

梗塞は衝動性眼球運動を司る皮質領域，およびその下行性制御回路を損傷した。これらは興味ある一つのものから別のものに凝視先を移動させるときの突然の

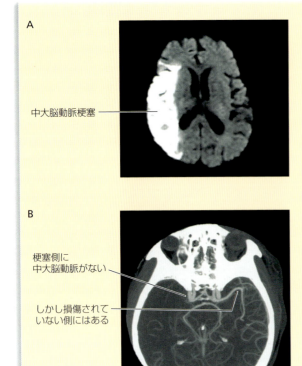

A 中大脳動脈梗塞

B 梗塞側に中大脳動脈がない
しかし損傷されていない側にはある

すばやい眼の動きである。

発話と言語理解の障害

　発話をコントロールする皮質中枢は右利きの人ではたいてい左大脳半球にある。これらの中枢は発話の感覚処理をする上側頭回にあるウェルニッケ野と，発話を作る下前頭回にあるブローカ野である。両者は中大脳動脈の浅枝で養われている。両領域間の相互線維連絡も大部分は中大脳動脈によって血液供給される。これらの構造がなければ，発話とそれを理解することの両方が欠如する失語となる。

図3.1　脳卒中後の脳の神経放射線学的画像。A．左側中大脳動脈の広い範囲の梗塞を示す拡散強調画像（DWI）。白い部位が中大脳動脈の梗塞部位に対応する。B．左側中大脳動脈の血流の完全な欠如を示す磁気共鳴血管造影（MRA）。この図は近位部の閉塞を示す。(Ropper AH et al. *Adams & Victor's Principles of Neurology*, 9th ed. AccessMedicine；2009, Fig. 34-3 を許可を得て複製）。

　脳血管障害は神経系疾患の主要な部分を占める。中枢神経系の主要な栄養源はブドウ糖である。ブドウ糖も酸素もたくさんは蓄えられないため，中枢神経系への血液供給が中断すると，たとえ短期間であったとしても，脳の機能は破壊される。

　中枢神経系への血液供給に関する情報のほとんどは，次の三つのアプローチから得られる。第1は正常な遺体の血管に染料を注入し，その血管が血液を供給する範囲を同定する古典的な研究である。第2は，ある動脈が閉塞したり，断裂したときに，損傷の起こった範囲を観察することによって，その動脈が供給する中枢神経系の範囲を推測することである。第3は脳血管造影 cerebral angiography や，磁気共鳴血管画像（MRA）のような放射線技術を使って，生体の動脈と静脈の循環を観察することである（Box 3.1 参照）。これらの重要な臨床の技術が，血管の閉塞部や病変部の特定をも可能にしている。

　前章で検討したように，脳血管は脳室系とその中に含まれる脳脊髄液に密接に関係している。なぜなら，大部分の脳脊髄液は脈絡叢によって，血漿からイオンの能動分泌によりつくられるからである。そのうえ，安定した脳の容量を維持するために，脳脊髄液は，クモ膜下腔と硬膜静脈洞 dural sinus との間の弁を通って血液に戻される。

　本章では最初に，血液供給に焦点をあてる。なぜなら酸素を多く含んだ血液を脳と脊髄に分配することが脳の正常な機能に重要だからである。次に静脈環流に触れる。ついで，中枢神経の血管内を血管外から隔離する血液脳関門について考察する。最後に，脳室系の異なる領域における脳脊髄液の産生と循環について述べる。

神経組織は動脈による持続的な血液供給に依存している

　中枢神経系の各部分は，主要動脈からの血液を受ける一連の穿通動脈から血液を受け取っている（表3.1）。ある部分への血液供給の停止または減少は，その組織への酸素に富んだ血液の供給を減少させることとなる。これは虚血 ischemia と言われる状態である。血液供給の減少は典型的には血管が閉塞したり，心臓発作のように血圧が低下したときに起こる。閉塞は一

表 3.1 中枢神経系への血液供給

構造	レベル	循環	主要動脈[1]	構造	レベル	循環	主要動脈[1]
脊髄		P P S	前脊髄動脈 後脊髄動脈 根動脈	腹側視床		A A P P	前脈絡叢動脈 後交通動脈 後脈絡叢動脈 後大脳動脈
延髄	尾側部 吻側部	P P P P	前脊髄動脈 後脊髄動脈 椎骨動脈 椎骨動脈：PICA	大脳基底核			
				淡蒼球	上部	A	中大脳動脈：レンズ核線条体動脈
					中部，下部	A	前脈絡叢動脈
橋	尾側部と中部 吻側部	P P P	脳底動脈 脳底動脈：AICA 脳底動脈：SCA	線条体	上部	A	中大脳動脈：レンズ核線条体動脈
					下部	A	前大脳動脈：レンズ核線条体動脈
小脳	尾側部 中部 吻側部	P P P	椎骨動脈：PICA 脳底動脈：AICA 脳底動脈：SCA	中隔核群		A A A	前大脳動脈 前交通動脈 前脈絡叢動脈
中脳	尾側部 （下丘） 吻側部 （上丘）	P P P	脳底動脈 脳底動脈：SCA 後大脳動脈	扁桃体 海馬体 内包		A P	前脈絡叢動脈 後大脳動脈
				前脚	上部 中部 下部	A A A	中大脳動脈 前大脳動脈 内包動脈
間脳				膝	下部 上部 中部	A A A	前脈絡叢動脈 中大脳動脈 前大脳動脈
視床		A P	後交通動脈 後大脳動脈：後脈絡叢動脈	後脚	下部 上部 下部	A A A	前脈絡叢動脈；前大脳動脈 中大脳動脈 前脈絡叢動脈
		P	後大脳動脈：視床膝状体動脈	レンズ後部		A	前脈絡叢動脈
		P	後大脳動脈：視床穿通動脈	大脳皮質			
視床下部		A A A P	前大脳動脈 前交通動脈 後交通動脈 後大脳動脈	前頭葉 頭頂葉 後頭葉 側頭葉		A A A A P P	前大脳動脈 中大脳動脈 前大脳動脈 中大脳動脈 後大脳動脈 後大脳動脈

[1]主要動脈の分布は放射線医学と染色のデータに基づくものであり，組織のおよそ 80％以上に血液を供給している動脈を主要動脈とした．
表中の略語：A：前循環，AICA：前下小脳動脈，P：後循環，PICA：後下小脳動脈，S：体循環，SCA：上小脳動脈

一般的に塞栓症のように急性に閉塞するか，アテローム性動脈硬化症のように徐々に狭窄することによって起こる．

短期間の血流減少は一過性の神経症候を示す．これは血液供給が断たれた部分の機能喪失によるものであり，**一過性脳虚血発作** transient ischemic attack（TIA）と呼ばれる．もし，虚血が持続性で数分間回復しなければ，**梗塞** infarction と呼ばれる組織壊死をまねく．これはたいていの場合，より永続的な障害あるいは永久的な障害さえももたらす．これらは**虚血性脳卒中** ischemic stroke と言われる．他の動脈から豊富な血流を受けているという特別な状況下では，動脈流の局所的な減少は虚血発作や梗塞を引き起こさない．これを**側副循環** collateral circulation と呼ぶが，前・後循環の節で詳述する．

血管が破裂すると**出血性脳卒中** hemorrhagic stroke が起こり，その結果，血液が周りの組織に流出する．出血性脳卒中は下流の血流を減らすのみならず，血管破断部位で，血液が血管外を占拠するため，脳組織を損傷する．一般的に，出血性脳卒中は**動脈瘤** aneurysm，すなわち血管壁の筋層が弱くなったためにできた動脈のふくらみが破裂したときに起こる．

椎骨動脈と内頸動脈が中枢神経系に血液を供給する

脳への主要な血液供給は二つの動脈系からなる．一つは**前循環** anterior circulation であり，**内頸動脈** internal carotid artery により養われる．もう一つは**後循環** posterior circulation で，**椎骨動脈** vertebral artery から血液供給を受ける（図 3.2，表 3.1）．左右の椎骨動脈は延髄と橋の境界部で合流して，正中に位置する脳底動

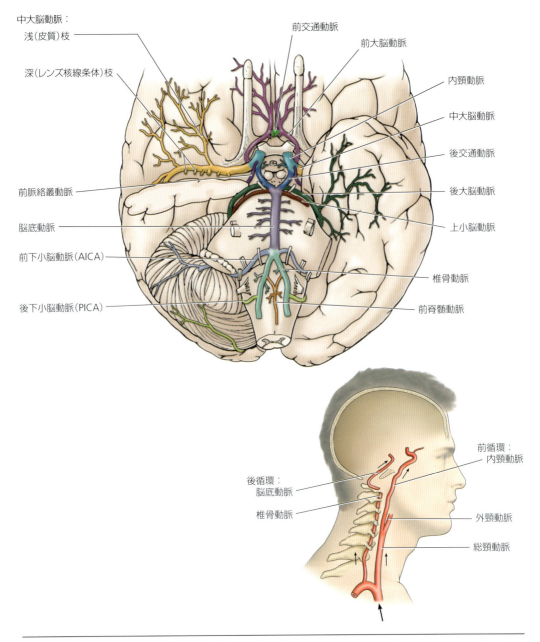

図 3.2　脳幹と大脳半球の腹側面の模式図。前（内頸動脈）循環と後（椎骨脳底動脈）循環の主要な構成要素を示す。右大脳半球側頭葉の前部を取り除いて，外側（シルビウス）溝を通る中大脳動脈のコースと穿通枝（レンズ核線条体動脈）を示している。ウィリスの動脈輪は，1本の前交通動脈，2本の後交通動脈および3対の大脳動脈によって構成される。挿入図（下図）は，椎骨動脈，脳底動脈，および頸動脈の頭蓋外と頭蓋内のコースを示す。矢印は血流の正常な流れを示す。

脈 basilar artery となる（図 3.2）。前循環は**頸動脈循環** carotid circulation とも呼ばれ，後循環は**椎骨-脳底動脈循環** vertebral-basilar circulation とも呼ばれる。前循環と後循環は独立しているわけではなく，間脳と中脳の腹側面と，皮質表面の動脈ネットワークでつながっている（下記参照）。

　大脳半球は血液を前循環と後循環の両方から受けているが，脳幹は血液を後循環のみから受けている。脊髄は体循環から動脈血を供給されており，この体循環は筋，皮膚および骨にも血液を供給している。脊髄は，量は体循環からよりも少ないが椎骨動脈からも血液供給されている。脳と脊髄を環流した血液は静脈に排出される。脊髄静脈は一般的な体循環の一部で，血液を直接心臓に戻すが，ほとんどの大脳静脈は血液を最初

に硬膜静脈洞 dural sinus に排出する。硬膜静脈洞は硬膜中にある静脈血の大きな一連の通路である。

◆脊髄動脈と根動脈は脊髄に血液を供給する

脊髄は二つの源から血液供給を受ける。一つは，椎骨動脈の枝，すなわち**前脊髄動脈** anterior spinal artery および**後脊髄動脈** posterior spinal artery（図 3.3）であり，もう一つは**根動脈** radicular artery である。根動脈は，頸部の動脈，肋間動脈および腰動脈などの分節動脈の枝である。典型的には前および後脊髄動脈は，いずれも脊髄の全長にわたって一続きではなく，むしろ脊髄の吻尾軸に沿って配置する交通枝のネットワークである。根動脈は脊髄の全長にわたってこのネットワークに血液を供給する。

脊髄動脈と根動脈がすべてのレベルの脊髄に血液を供給するが，異なる脊髄節はどちらかの動脈によって優先的に血液供給を受ける。頸髄は椎骨動脈と，根動脈（特に上行頸動脈からの）の両方で養われる。一方，胸髄，腰髄および仙髄は，主として根動脈（肋間動脈と腰動脈からの）で養われる。脊髄節が単一の動脈のみで養われる場合，動脈閉塞によって特に損傷されやすい。反対に，豊富な血液供給を受けているか，または側副循環がある場合，その脊髄節は，閉塞が起こったとしても単一の動脈のみの供給部よりもはるかに影響が少ない。例えば，胸髄の吻側部は，尾側部よりも少ない根動脈によって血液供給を受けている。それゆえ，胸髄の吻側部を養う根動脈が閉塞すると，酸素に富んだ血液を環流する代わりの動脈がないため，深刻な損傷が起こりやすい。脊髄の重要な部分への血液供給が中断すると，感覚障害や運動障害を引き起こす。これはオートバイ事故等による機械的外傷によってもたらされる障害に似た症状を示す。

椎骨動脈と脳底動脈は脳幹に血液を供給する

脳幹の3部分と小脳は，後循環により血液供給を受ける（図 3.3A）。脊髄の腹側面と背側面に位置する脊髄動脈とは対照的に，脳幹に血液供給する動脈はほとんど腹側面だけに位置する。これらの腹側の動脈から枝が出て，脳幹を直接穿通するか，もしくは脳幹の周りを環状に走行して脳幹の背側部と小脳に血液を供給する。3グループの枝，すなわち傍正中枝，短周回枝および長周回枝が椎骨動脈と脳底動脈から起こる。**傍正中枝** paramedian branch は正中線に近い領域に，**短周回枝** short circumferential branch は外側部のしばしば楔型の領域に，**長周回枝** long circumferential branch は脳幹の背外側部の領域と小脳にそれぞれ血液を供給する。

脊髄動脈は主に脊髄に血液を供給するが，延髄尾側部の小領域にも血液を供給する。脊髄動脈は腹側と背側の正中近くを走行し，その最内側部を栄養する（図 3.3B4）。より外側の領域は椎骨動脈の直接の枝により栄養されるが，これはより吻側部に分布する短周回枝に相当する。

延髄の残りの部分は，腹側面の椎骨動脈により血液供給を受ける。主要な動脈から分岐する無名の小動脈（すなわち，傍正中枝と短周回枝）は延髄の内側部に血液を供給する。これらの動脈は皮質脊髄路と内側毛帯の軸索に血液を供給しているため（図 2.2 参照），これらの動脈が閉塞すると，患者は四肢の随意運動と機械的刺激に対する感覚に障害をきたす。椎骨動脈から外側に起こる太い枝（長周回枝），すなわち**後下小脳動脈** posterior inferior cerebellar artery（PICA）は，延髄の最背外側部を栄養する（図 3.3B3）。延髄のこの部分は他の動脈から血液供給を受けていない。側副血行が欠如するので，後下小脳動脈は特に重要である。なぜなら，この動脈の閉塞は，ほとんど常に延髄の組織に重要な損傷を与えるからである。後下小脳動脈の閉塞が起こると，患者は普通，延髄背外側部の神経核と神経路が破壊されるために特徴的な感覚障害と運動障害を起こす。一般的な神経学的症候は閉塞側における顔面痛覚の脱失，四肢の不調和な動き，反対側における四肢と体幹の痛覚の喪失である。この複雑な感覚と運動の喪失パターンは，後の章で痛覚と感覚の回路が記載されたときに理解できるだろう。

左右の椎骨動脈は橋延髄境界部で合流して脳底動脈を形成する（図 3.3A）。そこから分岐する傍正中枝と短周回枝が，皮質脊髄路が通る橋底部に血液を供給する。橋尾部の背外側部は脳底動脈の枝である長周回枝すなわち**前下小脳動脈** anterior inferior cerebellar artery（AICA）により血液供給を受ける。前下小脳動脈から血液供給を受ける部位より吻側の橋は，脳底動脈のもう一つの長周回枝である**上小脳動脈** superior cerebellar artery によって養われる（図 3.3A）。

椎骨動脈と脳底動脈の枝である長周回枝は小脳に血液を供給する。後下小脳動脈は小脳の尾側部に血液を供給する。それより吻側の小脳は前下小脳動脈と上小脳動脈によって血液供給を受ける（図 3.2，図 3.3A）。

脳底動脈は橋-中脳境界で2本の後大脳動脈に分かれる。**後大脳動脈** posterior cerebral artery は椎骨-脳底動脈系の一部であるが，これは前循環系から発生し，内頸動脈から血液を受ける。しかし，発生の後の時期にははるかに多くの血液が脳底動脈に由来し，成熟すると後大脳動脈は機能的に後循環の一部になる。後大脳動脈は中脳の大部分を養う（図 3.3B1）。傍正中枝と短周回枝は大脳脚と被蓋を養う。中脳蓋の主要な構造である四丘体は上小脳動脈からも少量の血液供給を受

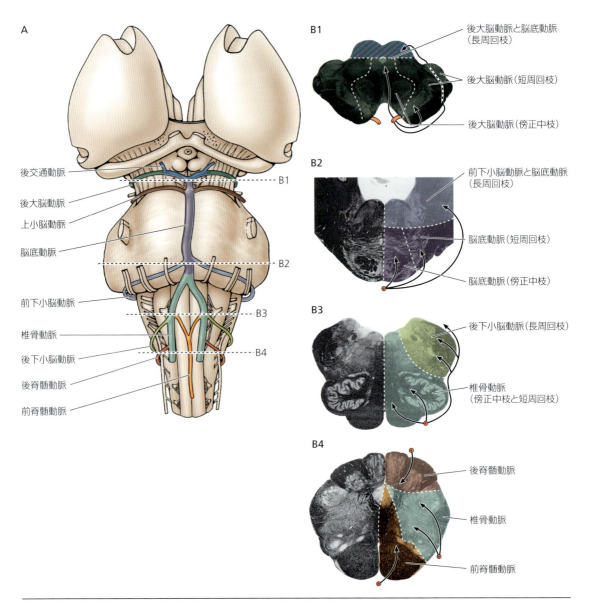

図 3.3　A. 脳幹の動脈循環を脳幹の腹側面の図中に模式的に示す。B. 脳幹の四つの横断面。動脈流域の分布を示す。延髄吻側部(B3)、橋(B2)、および中脳(B1)においては、内側から後外側にかけての組織部分は、傍正中枝、短周回枝、および長周回枝によってそれぞれ養われる。延髄尾側部は血液供給を椎骨動脈と前・後脊髄動脈から受ける(B4)。Aの破線はBの断面の位置を示す。

ける。

内頸動脈は四つの主要部分からなる

　内頸動脈 internal carotid artery は次の四つの部分からなる(図 3.4A)。(1)**頸部** cervical segment：総頸動脈が内頸動脈と外頸動脈に分かれる分岐部(図 3.2 参照)から頸動脈管に入る所までの部分、(2)**錐体内部** intrapetrosal segment：側頭骨錐体部を通る部分、(3)**海綿静脈洞内部** intracavernous segment：蝶形骨の上に位置する静脈である海綿静脈洞を通る部分(図 3.15

参照)、(4)**大脳部** cerebral segment：前大脳動脈と中大脳動脈が分岐するまでの部分である。海綿静脈洞内部と大脳部は**頸動脈サイホン** carotid siphon を形成しており、これは放射線医学で重要な目印である。
　内頸動脈大脳部より直接分岐する枝は、大脳深部やその他の頭蓋内組織を栄養する。内頸動脈は、尾側から吻側の順に次のような枝を出す。(1)**眼動脈** ophthalmic artery：視神経と網膜内部の構造を栄養する、(2)**後交通動脈** posterior communicating artery：主に間脳を栄養する、(3)**前脈絡叢動脈** anterior choroidal artery：間脳と皮質下の終脳構造を栄養する。

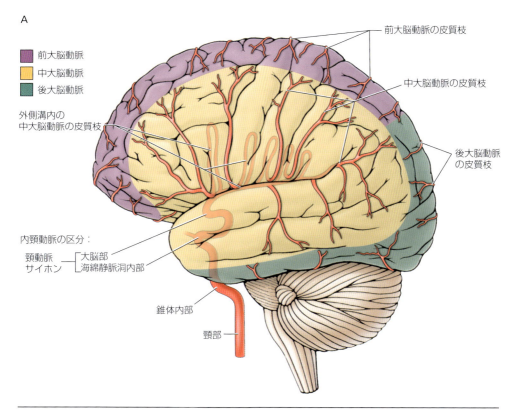

図 3.4 三つの大脳動脈のコースを大脳半球の外側面（A）と正中矢状面（B）で示す。異なる大脳動脈の分布域は異なる色で示す。前大脳動脈（B）は脳梁膝の周りを通ることに注意。

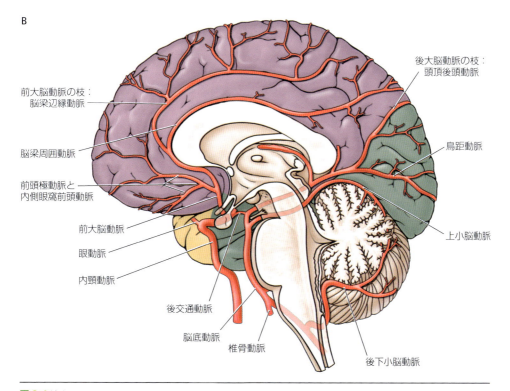

図 3.4 続き

前循環と後循環が間脳と大脳半球を養う

内頸動脈は大脳半球の底面近くで**前大脳動脈** anterior cerebral artery と**中大脳動脈** middle cerebral artery に分岐する(図3.2)。したがって、前および中大脳動脈は前循環から血液を受け、すでに述べたように後大脳動脈は後循環から血液を受ける。三つの大脳動脈はそれぞれ深枝と皮質枝からなる。深枝は近位に枝を出す。三つの大脳動脈の深枝は内頸動脈の大脳部から分岐する枝と共に深部の灰白質と白質を養う。皮質枝は大脳動脈の遠位の枝、あるいは終枝であり、大脳皮質の様々な神経層を養う。

◆側副循環は血流の途絶えた脳部分を救うことができる

前循環と後循環が脳の腹側と背側で交通する部位が2ヵ所ある。二つの循環系間の交通は、一方の血流減少を他方が補うので、臨床的に重要である。脳の腹側面で、大脳動脈の近位部と交通動脈が、**ウィリス動脈輪** circle of Willis を形成している。これは血管の相互連結、すなわち**血管吻合** anastomosis の典型的な例である。**後交通動脈** posterior communicating artery によって中大脳動脈と後大脳動脈の間に血流ができ、**前交通動脈** anterior communicating artery によって両大脳半球の前大脳動脈間に血流ができる(図3.2)。前循環または後循環が閉塞した場合には、ウィリス動脈輪を介した側副循環が、血液が供給されなくなった部位に血液を供給する。しかし、多くの人がウィリス動脈輪の一部を欠いている。このような人では、機能的な"輪"が形成されず、残っている系による不完全な大脳環流となる。

第2の交通部位は大脳半球の背側の凸面で、大脳動脈の終枝が交通する(図3.5)。これらの交通は、皮質表面にある枝の間でのみ生じ、動脈が脳に入り込むと生じない。単一の主要な動脈が傷つくと、これらの交通が損傷の範囲を制限する。例えば、後大脳動脈の枝が閉塞した場合、皮質の血液供給が中断された組織は、閉塞した動脈と吻合している中大脳動脈からの側副循環によって救われる可能性がある。この側副循環が大脳皮質の灰白質を救いうる。対照的に白質にはほとんど側副循環がない。

側副循環は動脈閉塞の際に、大脳皮質に安全域を提供するが、そのような保障を提供する背側の交通網はまた脆弱性をも生じさせる。体循環の血圧が下がると、この交通網で養われている領域は特に虚血に陥りやすい。なぜならば、かかる交通は動脈の末端、すなわち血液循環のもっとも低い部位で生じているからである。主要な動脈によって養われている領域の辺縁を**境界領域** border zone と言い、この部位に生じた梗塞を**境界領域梗塞** border zone infarct と言う。

◆前循環と後循環の深枝が皮質下の構造に血液を供給する

間脳、大脳基底核、内包への血液供給は前循環と後循環の両方で行われる(図3.6、図3.7、表3.1)。この血液供給は複雑で、多くの変異が存在する。すでに考察したように、これらの構造に血液を送る枝は大脳動脈の近位部より分岐するか、内頸動脈から直接分岐する。**内包** internal capsule の上半分は主として中大脳動脈の枝で養われる(図3.7)。内包前脚と膝の下半分は主として前大脳動脈によって、後脚は前脈絡叢動脈によって養われる(図3.5、図3.6参照)。**大脳基底核** basal ganglia は前大脳動脈と中大脳動脈(**レンズ核線条体動脈** lenticulostriate artery)および前脈絡叢動脈から動脈血を受ける(図3.6)。前・中大脳動脈の近位の枝の多くはレンズ核線条体動脈とも呼ばれる。**視床** thalamus は後大脳動脈と後交通動脈の枝によって養われる。**視床下部** hypothalamus は前大脳動脈と後大脳動脈の枝、および二つの交通動脈の枝によって養われる。

◆大脳皮質の異なる機能領野は異なる大脳動脈で養われる

大脳皮質は前、中、および後大脳動脈の遠位部の枝、すなわち皮質枝によって血液供給される(図3.4、図3.8)。**前大脳動脈** anterior cerebral artery は、大脳半球の多くの部分と同様にC字状をしている(Box 1.2参照)。前大脳動脈は内頸動脈の分岐部から始まり、大脳縦裂中を脳梁の吻側端(脳梁膝と言う。図1.11B参照)付近まで広がっている(図3.4B)。それぞれの大脳動脈が養う大脳皮質のおおよその境界領域の知識は、大脳の血管閉塞またはその他の病変による機能障害を説明する助けになる。肉眼的な血管分布が示しているように、前大脳動脈は前頭葉と頭頂葉の背側部と内側部に血液供給をしていることがわかる(図3.4B)。

中大脳動脈 middle cerebral artery は皮質の外側凸面部に血液を供給する(図3.4A)。中大脳動脈は内頸動脈の分岐部から始まり、まず外側溝を**島皮質** insular cortex 表面に沿って蛇行しながら通り、次に前頭葉、頭頂葉、側頭葉の弁蓋内表面を蛇行しながら通る(図3.8)。そしてついに外側凸面部に出る。この中大脳動脈の複雑な走行は脳の放射線医学的画像で見ることができる(Box 3.1)。

後大脳動脈 posterior cerebral artery は脳底動脈分岐部より起こり、中脳の外側縁に沿って走行する(図3.2、図3.3A、図3.4B)。後大脳動脈は後頭葉、および側頭葉の内側部と下部に血液を供給する(図3.4B)。

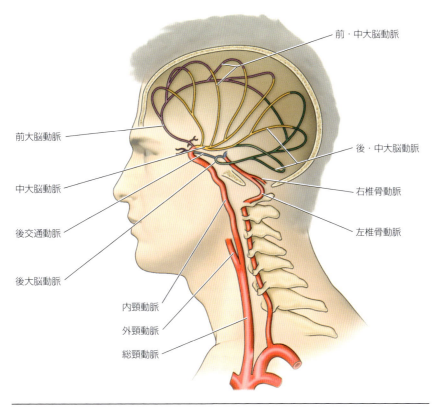

図 3.5 外側および内側皮質表面の側副循環路と主要な大脳動脈のコース．中大脳動脈と前大脳動脈の間の吻合，および中大脳動脈と後大脳動脈の間の吻合—側副循環の部位が描かれている．ウィリス動脈輪の左側部が示されている：前交通動脈（紫色，名称は付していない），後交通動脈，および後大脳動脈（図 3.1 も参照）．

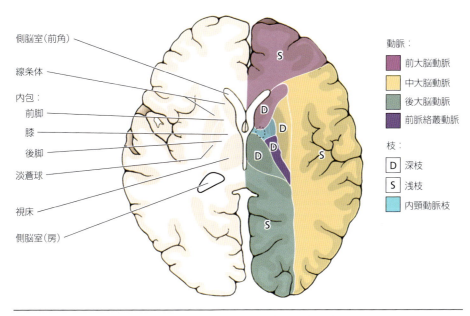

図 3.6 大脳深部の動脈分布を模式的な水平断面で示す．大脳動脈の深枝と浅枝を示す．

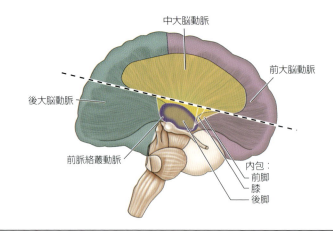

図 3.7　皮質下の白質と内包の動脈分布。内包と脚の異なる上下レベルは，それぞれ異なる大脳動脈から血液供給を受ける。破線は図 3.6 の水平断の位置を示す。それぞれの大脳動脈が分布する領域を示す。

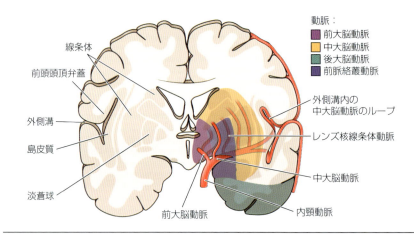

図 3.8　外側溝と大脳皮質の島および弁蓋の表面を通る中大脳動脈のコースを模式的な冠状断面で示す。(DeArmond SJ, Fusco MM, Dewey MM. *Structure of the Human Brain*, 3rd ed. Oxford University Press；1989 を改変)。

大脳静脈の静脈血は硬膜静脈洞に注ぐ

大脳半球の静脈血の還流は浅大脳静脈と深大脳静脈によってなされる（図 3.13）。**浅大脳静脈** superficial cerebral vein は大脳皮質および皮質下の白質から起こるが，その分布は変化に富んでいる。よく発達して常に存在するものとして，頭頂葉を横切る上吻合静脈（トロラード Trolard 静脈）と側頭葉表面にある下吻合静脈（ラベー Labbé 静脈）がある。内大脳静脈のような**深大脳静脈** deep cerebral vein は，大脳基底核や間脳の一部などを含む，より内部の白質から血液を排出する（図 3.13 挿入図）。多くの深大脳静脈は，**大大脳静脈** great cerebral vein（ガレン Galen の大大脳静脈）に血液を排出する（図 3.13 挿入図，図 3.15）。

中枢神経系から心臓につながる主要な静脈，すなわち体循環に血液を排出することは直接あるいは間接のいずれかの経路によって達成される。脊髄と延髄尾側部の静脈は，静脈のネットワークと静脈叢を経由して体循環に直接血液を排出する。一方，中枢神経系のそれ以外の静脈は間接的な経路で体循環に血流を排出する。その静脈内の血液は，体循環に戻る前に，まず，最初に**硬膜静脈洞** dural sinus に流れ込む。硬膜静脈洞は硬膜の骨膜層と髄膜層の間に位置し，静脈血が体循環に戻るための低圧チャネルとして機能する。大脳半球と脳幹を覆う硬膜は 2 枚の層すなわち（1）骨に付着している外層の骨膜層と（2）クモ膜に接している内層の髄膜層からなる（図 3.14A，B）。硬膜静脈洞は硬膜の骨膜層と髄膜層の間にある（図 3.14A，B）

浅大脳静脈は静脈血を上矢状静脈洞と下矢状静脈洞に注ぐ（図 3.15A）。**上矢状静脈洞** superior sagittal

Box 3.1　脳の血管系の放射線医学画像

　生体の脳の血管系は**脳血管造影** cerebral angiography で観察することができる。最初に放射線非透過性の物質を前循環もしくは後循環に注入する。次に，放射線非透過性物質が脳の血管に流れている間に，迅速に連続的な頭蓋X線写真を撮る。放射線非透過性物質が脳の動脈中にある間に得られたフィルムを**動脈造影像** arteriogram（または angiogram）と言う。放射線非透過性物質が脳の静脈もしくは硬膜静脈洞に達してから得られたものを**静脈造影像** venogram と言う。脳血管造影法で得られた内頸動脈の全走行を図 3.9 に示す。頭蓋骨に対して異なった角度からの画像を得ることができる。2 方向から，すなわち正面（図 3.9A）と外側面（図 3.9B）から造影するのが一般的である。外側面からの造影でC字状をなす前大脳動脈（とその枝）が観察される。内側部から外側部に流れる中大脳動脈は正面からの造影で観察される（図 3.9A）。

　中大脳動脈が外側溝に入ってから大脳皮質の外側面に現れ全体に分布するまでの吻側から尾側に至る全走行は，外側からの造影で観察される（図 3.9B）。中大脳動脈は島皮質と前頭葉と頭頂葉の弁蓋表面との境界部の背側でループを形成している（図 3.8）。このループは放射線医学で目印となり，頭蓋内での脳の位置を推定することができる。外側からの後循環の造影を図 3.10 に示す。二つの椎骨動脈が合流して脳底動脈を形成し，その脳底動脈が二つの後大脳動脈に分岐するところを図 3.11 に示す。

　脳血管造影法には放射線非透過性物質の血管内注入が含まれる。注入の過程および注入された物質自体が，神経系の合併症を引き起こすことがあり，そのため脳血管造影法にはリスクがないわけではない。近年，磁気共鳴撮像（MRI）が脳血管の研究に用いられるようになった。それは，MRI が水分子の動態を探れるからである。この方法は**磁気共鳴血管造影** magnetic resonance angiography（MRA）と呼ばれ，動いている血液を選択的に画像化することができる。背腹方向（すなわち，下から見上げるような方向）に再構成した MRA での画像を図 3.12 に示す。この症例の場合，後交通動脈は左側にしか存在していないので，ウィリス動脈輪は完全ではない。脳の全体的な循環は，種々のレベルにおける動脈あるいは静脈の画像から再構成することができる。

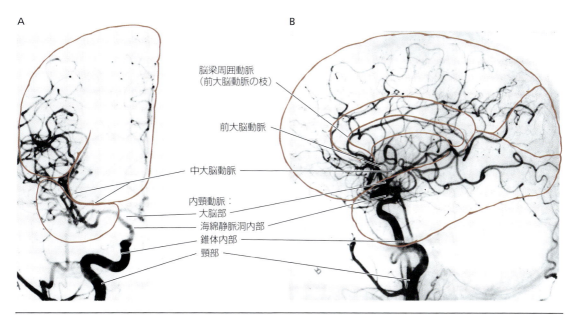

図 3.9　前循環の脳血管像を前頭面（**A**）および外側面（**B**）に投影して示す。大脳半球を各血管像に重ねて模式的に描き，動脈に関係した表面の目印のおよその位置を示す。（血管像は Dr. Neal Rutledge, University of Texas at Austin のご厚意による）。

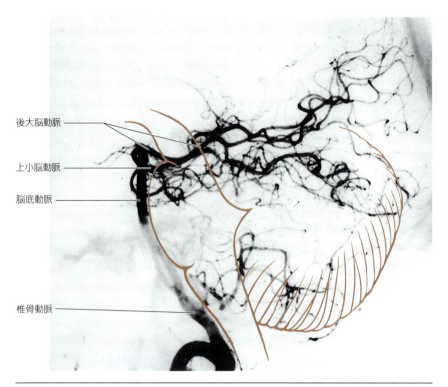

図3.10 後循環の脳血管像（外側に投影）。後循環の分布に関係する脳幹と小脳を重ねて模式的に描いてある。（血管造影は Dr. Neal Rutledge, University of Texas at Austin のご厚意による）。

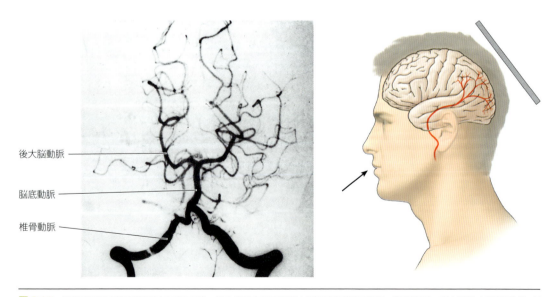

図3.11 後循環の脳血管像（前下方から見る）。挿入図は左側の頭部と脳の血管（椎骨動脈，脳底動脈，および後大脳動脈）の，X線の透過方向とイメージ面との位置関係を示す。（血管像は Dr. Neal Rutledge, University of Texas at Austin の厚意による）。

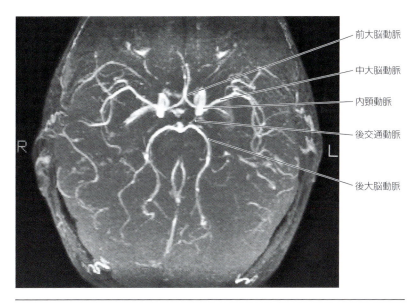

図 3.12　磁気共鳴血管造影像。この画像は前および後循環の動脈を，下から見たように再構築したものである。通常の血管像と同様，磁気共鳴血管造影像は三次元の動脈系を二次元に表現する。

sinus は正中に位置している大脳鎌の上縁に沿って走行する。**下矢状静脈洞** inferior sagittal sinus は大脳鎌の下縁を脳梁の直上に沿って走行する。下矢状静脈洞は（ガレンの）大大脳静脈と共に**直静脈洞** straight（時に rectus とも言う）sinus に静脈血を注ぐ（図 3.15）。後頭極で上矢状静脈洞と直静脈洞は合流して二つの**横静脈洞** transverse sinus を形成する。そしてついには，これらの横静脈洞は **S 状静脈洞** sigmoid sinus に静脈血を注ぐ（図 3.15B）。S 状静脈洞からの血液は内頸静脈に流入する。眼静脈と顔面静脈からの血液が流れ込む**海綿静脈洞** cavernous sinus は図 3.15B に示した。

中脳の静脈血は大大脳静脈を経て直静脈洞に注ぐ（図 3.13，図 3.15A）。一方，橋と延髄上部の静脈血は**上錐体静脈洞** superior petrosal sinus に注ぐ（図 3.15B）。小脳静脈内の血液は大大脳静脈と上錐体静脈洞に注ぐ。

血液脳関門は中枢神経系の化学環境を体の他の部分の化学環境から隔離する

中枢神経系の血管内は細胞外の部分とは隔離されている（図 3.16A）。この特徴，すなわち**血液脳関門** blood-brain barrier（BBB）は，静脈内に染料を注入したところ，体のほとんどの組織や器官は染まったのに対し，脳は染まらなかったことから発見された。この透過性に対するバリア（障壁）は血液中のニューロン活性のある化合物から脳を守り，また同様にニューロンの興奮性に影響を及ぼすイオン成分の急激な変化から脳を守っている。

血液脳関門は，脳と脊髄の毛細血管内皮細胞に存在する二つの特徴的構造によって構成されていると考えられている（図 3.16A）。第 1 に，一般的な末梢血管では，内皮細胞が有窓性（穴があいている）になっていて，大きな分子が細胞間隙に出ることができるようになっている。さらに，隣接する内皮細胞間の細胞間隙は漏れやすくなっている。それに対して，中枢神経系の毛細血管では隣接する内皮細胞間がタイト結合により密接に結合しており，化合物の細胞外への移動を妨げている（図 3.16A）。第 2 に，中枢神経系では血管内から血管外への化合物の移動がほとんどない。それは，血管内皮細胞が物質移動のメカニズムを欠いているからである。そのうえ，末梢の毛細血管では，飲作用（ピノサイトーシス）による比較的非選択的な輸送が起こるが，中枢神経系の毛細血管では起こらない［訳注：毛細血管の周囲を取り囲む星状膠細胞の終足も血液脳関門のバリア機能に関与している］。

中枢神経系のほとんどの部位は血液脳関門によって保護されているが，脳内の八つの構造は血液脳関門を欠いている。これらの構造は正中線近くにあり，脳室系と密接な関係があるので，これらをひとまとめにして**脳室周囲器官** circumventricular organ と言う（図 3.16B）。それらの構造は血中に神経分泌物を分泌したり，局所のニューロンが，体の内部環境を調節するための機構の一環として血中の化合物を受容したりす

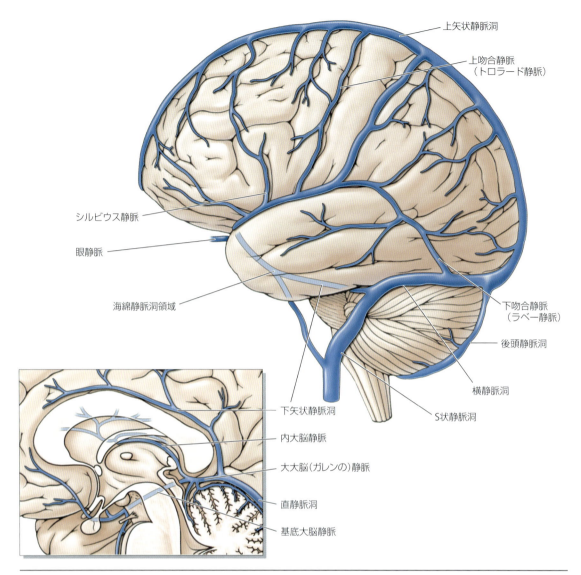

図 3.13 主な浅静脈と硬膜静脈洞を示す脳の外側面。挿入図は正中部の静脈を示す。

る。脳室周囲器官の一つである最後野（図 3.16B）は血液で運ばれる化学物質に反応して嘔吐を引き起こすので重要である。タイト結合を持った特別のグリア細胞の帯が最後野と延髄の他の部位との間の血液脳関門となっている。

脳脊髄液は多様な機能を果たす

脳脊髄液は脳室を満たしている。脳脊髄液はまた，クモ膜下腔を満たし，脳の外表面を被っている。脳室とクモ膜下腔には，合わせて約 140 ml の脳脊髄液が含まれ，そのうち 25 ml は脳室に，残りはクモ膜下腔にある。脳室内圧は，正常では 10〜15 mmHg である。

脳脊髄液は少なくとも三つの必須機能を持つ。第 1 は脳を物理的に支持することである。脳は脳脊髄液中に浮かんでいる。第 2 に，中枢神経系の排出機能として働き，化学環境を調節することである。なぜなら脳にはリンパ系がないので，水溶性の代謝産物（限られたものしか血液脳関門を通過しない）は脳から脳脊髄液に拡散される。第 3 に中枢神経系内で化学的反応の溶媒として働く。ニューロンにより分泌された神経化学物質は脳脊髄液中に入り，脳室外壁に配列している特殊な受容細胞によって取り込まれる。これらの神経分泌物もまた，いったん脳脊髄液中に入れば，比較的自由に脳室に近接する神経組織に届くことができる。なぜなら，血液脳関門とは対照的に，脳室外壁の大部

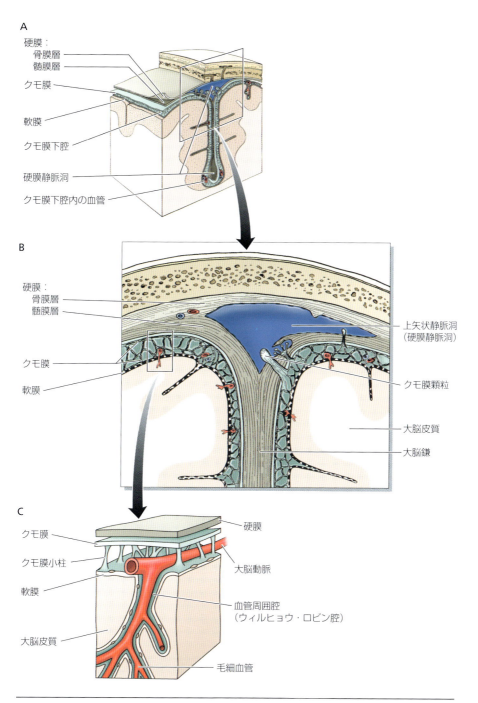

図 3.14 髄膜層。A. 三つの髄膜層である軟膜、クモ膜、および硬膜の低拡大像。B. A の矩形部分の高拡大像で、上矢状静脈洞を通る冠状断面の模式図。クモ膜顆粒とクモ膜絨毛を示す。脳脊髄液は、そこにある一方向性のバルブを通って上矢状静脈洞に入る。C. 脳内への動脈の陥入と髄膜および関連した腔との関係。(B, Parent A. *Carpenter's Human Neuroanatomy*, 9th ed. Williams & Wilkins；1996 より許可を得て改変。C, Parent A. *Carpenter's Human Neuroanatomy*, 9th ed. Williams & Wilkins；1996 より許可を得て改変)。

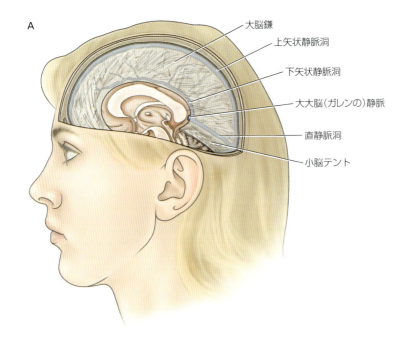

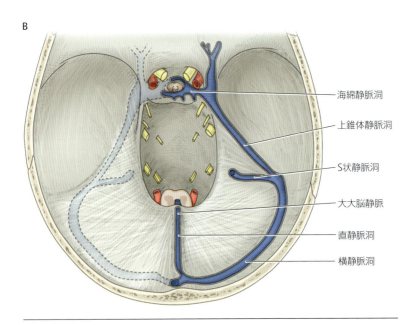

図 3.15 外側から見た大脳鎌と上矢状静脈洞(**A**)。**B**. 脳を取り除いた頭蓋腔で，硬膜静脈洞から体循環への静脈血の回収路を示す。

分では，脳脊髄液に満たされた内腔と脳の細胞間隙との間にバリアとなるものがないからである。

◆脳脊髄液の大部分は脈絡叢で産生される

　脳脊髄液は主に脳室にある**脈絡叢** choroid plexus で分泌される。脈絡叢の細胞構成は，脈絡叢の中央部をなす毛細血管と軟膜，および周辺部に位置し脳脊髄液を分泌するように特化した**脈絡叢上皮** choroid epithe-lium である。脈絡叢は脳室内にしか存在しない。第三・四脳室ではその天井に位置し，側脳室では天井と床に位置する。脈絡叢上皮によるバリアは血液から脳脊髄液への物質の移動を妨げている。これが**血液脳脊髄液関門** blood-cerebrospinal fluid barrier であり，血液脳関門に類似している。脈絡叢上皮は自律神経によって支配されており，それによって機能が調節されている。例えば，動物では交感神経を切断すると水頭

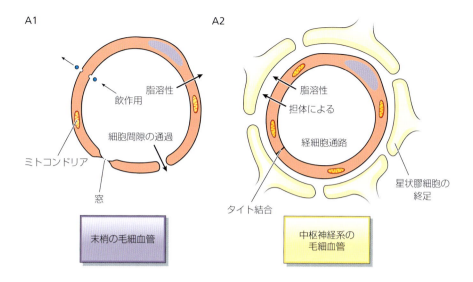
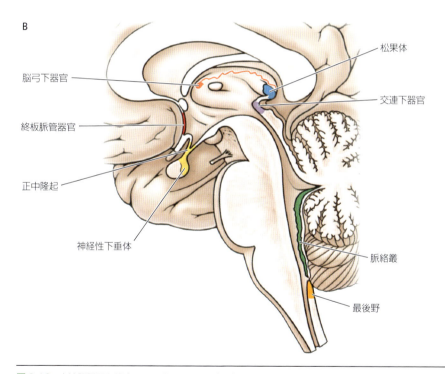

図 3.16 血液脳関門と脳室周囲器官。A．末梢（A1）および中枢神経系（A2）の毛細血管の断面を示す。末梢では中枢神経系ほど内皮を通る輸送が制限されない。脳室周囲器官は血液脳関門を持たない脳の部分である。八つの脳室周囲器官すなわち神経性下垂体，正中隆起，終板脈管器官（終板器官），脳弓下器官，松果体，交連下器官，脈絡叢，および最後野の位置を脳の正中矢状断面で示している。脳室周囲器官はすべて正中部に位置し，脳室系の構成要素と密接に関係していることに注意。

症になる。第2の血液脳脊髄液関門がクモ膜と硬膜静脈洞との間に存在する。

その他，残りの脳脊髄液は脳内の毛細血管から分泌される。この脈絡叢以外から供給される脳脊髄液は，脳室表面を被う線毛立方上皮である上衣細胞を通って脳室系に入る。これら両方の産生場所で分泌される脳脊髄液の総量は，1日当たりおよそ500 mlである。脈絡叢の主要な機能は脳脊髄液を分泌することであるが，吸収作用も持っている。脈絡叢は脳室内に侵入した様々な化合物を脳脊髄液から取り除くことができる。

◆脳脊髄液は脳室とクモ膜下腔を環流する

側脳室の脈絡叢で分泌された脳脊髄液は（図3.17），室間孔（モンロー孔）を通って流出し，第三脳室脈絡叢で分泌された脳脊髄液と混ざる。側脳室は，大脳半球の深部の神経領域の多くがそうであるように，C字状の構造である（Box 1.2参照）。脳脊髄液は第三脳室から中脳水道を通って，第四脳室に流入する。脈絡叢は第四脳室にも存在し，脳脊髄液のもう一つの主要な分泌場所となっている。第四脳室の天井には三つの孔があって，そこから脳脊髄液は脳室系からクモ膜下腔に排出される。三つの孔は正中部の**マジャンディ孔** foramen of Magendie（第四脳室正中口）と，第四脳室の外側縁にある二つの**ルシュカ孔** foramen of Luschka（第四脳室外側口）である（図3.17挿入図）。

クモ膜下腔には，**クモ膜下槽** subarachnoid cistern と呼ばれる特に広くなっている場所があり，ここに脳脊髄液が溜まる。正中部に次の五つの主要なクモ膜下槽がある。(1)**脚間槽** interpeduncular cistern：中脳腹側表面の左右の大脳脚の間に位置する。(2)**四丘体槽** quadrigeminal cistern：四丘体の上丘と下丘の背側に位置する。(3)**橋槽** pontine cistern：橋と延髄の境界部の腹側面に位置する。(4)**大槽** cisterna magna：延髄の背側に位置する。(5)**腰槽** lumbar cistern：脊柱管の尾側部に位置する。クモ膜下腔は，中枢神経系の血管も含んでいる（図3.14B，C）。血管は脳を軟膜と共に貫いて，血管と軟膜との間に短い血管周囲腔を形成している。この腔は脳脊髄液がクモ膜下腔から脳と脊髄内の間質腔に流れる通路となる。この腔は**ウィルヒョウ・ロビン腔** Virchow-Robin space と呼ばれ，脳脊髄液を含んでいる（図3.17B）。

◆脳脊髄液は腰槽から採取することができる

脳脊髄液は脊髄を傷害することなく，腰槽から安全に採取することができる。このことは，脊柱の尾側部と脊髄がどのように発生するかを考えると理解できる。発生の初めの3ヵ月間は脊髄は脊柱とほぼ同じ速さで成長する（図3.18A）。この期間，脊髄は脊柱の中の腔所である**脊柱管** vertebral canal 全体を占めている。各髄節につながる前根と後根は直接椎間孔を通って標的器官に至る。後に，脊柱の成長は脊髄の成長を上回る。成人では最も尾側の脊髄分節は**第1腰椎** first lumbar vertebra のレベルに位置する。この度合いの違う成長によって**腰槽** lumbar cistern，すなわち脊髄の尾部に拡大したクモ膜下腔が形成される（図3.18B）。下肢の感覚と運動を司る腰髄節と仙髄節からの後根と前根は，腰槽を下行した後に脊柱管を出る（図3.18B）。これらの根は肉眼解剖では馬の尻尾に似ているために，**馬尾** cauda equina と呼ばれる。第3と第4（あるいは第4と第5）腰椎間に針を挿入することによって，脊髄を傷害するリスクなしに，腰槽から脳脊髄液を抜きとることができる（図3.18B）。脊髄根は，針を避けるので突き刺されることはない。この処置は**脊椎穿刺** spinal tap あるいは**腰椎穿刺** lumbar tap として知られている。

◆硬膜静脈洞は脳脊髄液の回収路である

脳脊髄液は，**クモ膜絨毛** arachnoid villi と呼ばれる一方向性の小さな弁を通ってクモ膜下腔から静脈へ戻る。クモ膜絨毛は顕微鏡的なクモ膜の膨出で，**硬膜静脈洞** dural sinus および特定の静脈に直接突出している。脳脊髄液は，クモ膜絨毛を構成するクモ膜細胞中の大きな液胞系を介する細胞内通路と，絨毛を構成する細胞の間を通る細胞外通路の両方を通る。それらは実際にはバルブではない。クモ膜絨毛の無数のふさが，大脳半球の背側に位置する凸面上の上矢状静脈洞中に存在し，**クモ膜顆粒** arachnoid granulation と呼ばれる肉眼的な構造をつくっている（図3.14B）。クモ膜顆粒はMRIで画像化できる（図3.17C）。クモ膜絨毛は脊髄神経が脊髄硬膜嚢から出るところにも存在し，脳脊髄液を根静脈に流出させる。

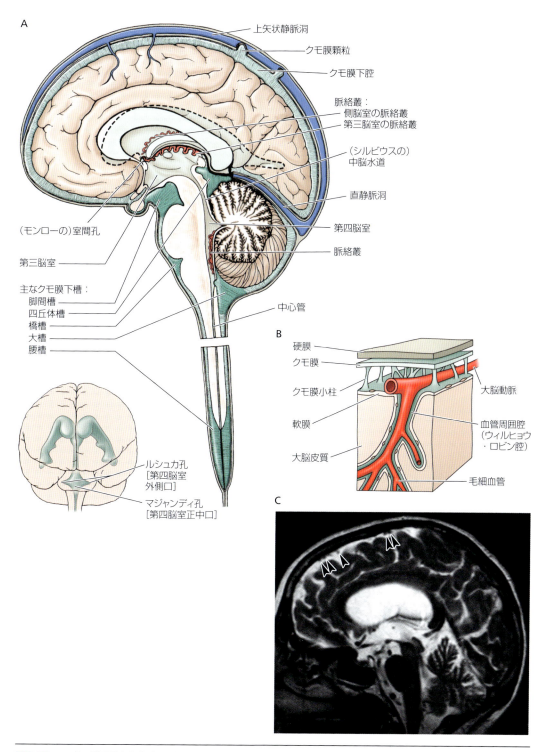

図3.17　A．クモ膜下腔と脳室系を中枢神経系の正中面で示す。（Nicholls JG et al. *From Neuron and Brain*. Sinauer Associates Inc., 3rd ed. Publishers；1992 を改変）。下左の挿入図は脳脊髄液が脳室系を出る孔の位置を示す。B．髄膜の層と，軟膜とクモ膜の間にある脳脊髄液が流れる区画との関係。C．クモ膜顆粒（矢尻）の位置を示す T2 強調 MRI。（B, Parent A. *Carpenter's Human Neuroanatomy*, 9th ed. Wilkins & Wilkins, 1996 を許可を得て改変。C, Brodbelt A, Stoodley M. CSF pathways：A review. *Br J. Neurosurg*. 2007；21[5]：510-520 を改変）。

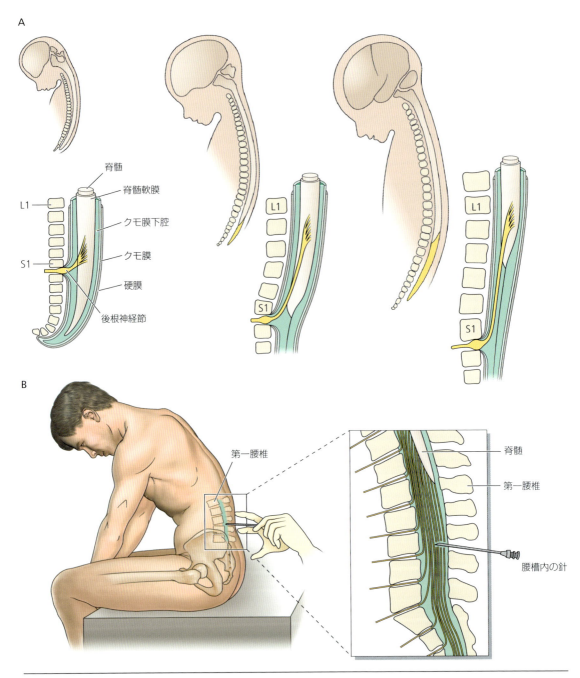

図 3.18 脊柱は脊髄よりも長くなるので腰槽が形成される。A．胎生3ヵ月，胎生5ヵ月，新生児における腰仙髄と脊柱の側面図。挿入図はそれぞれの時期の胎児を示す。B．脳脊髄液を腰槽から採取する（腰椎穿刺）原理を示す模式図。針は腰槽のクモ膜下腔に刺入される。右の図は針と槽内の根の関係を示す。腰椎穿刺は側臥位で行うことに注意しなさい。この図では簡単に処置が見え，椎骨の解剖と比較できるようにするために座位で示してある。（A, B, House EL, Pansky B, Siegel A. *A Systematic Approach to Neuroscience* 3rd ed, New York, NY：McGraw-Hil, 1979 を改変）。

まとめ

◆脊髄と脳幹の血液供給
　脊髄の血液供給は椎骨動脈（図3.3A）と根動脈による。脳の血液供給は**内頸動脈（前循環）**と椎骨動脈による。椎骨動脈は橋延髄境界部で合流して**脳底動脈**を形成する（まとめて**後循環**と呼ぶ）（図3.2）。脳幹と小脳は後循環のみから血液供給を受ける（図3.3，図3.4B，表3.1）。延髄は椎骨動脈の小枝と**脊髄動脈**と**後下小脳動脈**（PICA）から直接血液供給を受ける（図3.3B3，B4）。橋は脳底動脈の**傍正中枝**と**短周回枝**によって血液供給を受ける。二つの主要な長周回枝は**前下小脳動脈**（AICA）と**上小脳動脈**である（図3.3B2）。中脳は主に**後大脳動脈**と脳底動脈から血液供給を受ける（図3.3B1）。後下小脳動脈は小脳尾側部に，前下小脳動脈と上小脳動脈は小脳の吻側部に血液を供給する（図3.4B）。

◆脳卒中と側副循環
　神経組織は動脈血の絶えざる供給に依存している。ある部位の動脈血供給が中断または減弱すると**虚血**と**梗塞**を生じる。血流の短時間の中断は**一過性脳虚血発作**（TIA）を生じ，一時的にその部位の機能が失われる。動脈閉塞により持続的な血流の阻止が起こると，虚血性発作が起こる。動脈が破裂すると，出血発作が起こる。動脈が膨れてできる動脈瘤は破裂して**出血発作**を起こすことがある。前および後循環系は重複して血液供給できるように二つの動脈網，すなわち側副循環で互いに連絡している。その一つは**ウィリス動脈輪**で，前・中・後大脳動脈，後交通動脈，前交通動脈で形成されている（図3.2）。もう一つは，大脳動脈の終枝で，大脳皮質の上部の凸面上で吻合している（図3.5）。

◆間脳と大脳半球への血液供給
　間脳と大脳半球は**前循環**と**後循環**によって血液供給を受ける（図3.2，図3.4〜図3.8）。大脳皮質は三つの大脳動脈から血液供給を受ける。すなわち，前循環の一部である**前大脳動脈**と**中大脳動脈**，ならびに後循環の一部である**後大脳動脈**である（図3.2）。間脳，大脳基底核および内包は，内頸動脈の枝，三つの**大脳動脈**の枝および**後交通動脈**の枝から血液供給を受ける（図3.2，表4.1）。

◆静脈環流
　脊髄と延髄尾側部の静脈血は直接体循環に戻る。一方，大脳半球，間脳，中脳，橋，小脳，および延髄吻側部の静脈血は硬膜静脈洞に注ぐ（図3.13，図3.14，図3.15）。主要な硬膜静脈洞としては，**上矢状静脈洞**，**下矢状静脈洞**，**直静脈洞**，**横静脈洞**，**S状静脈洞**，**上錐体静脈洞**，**下錐体静脈洞**がある。

◆血液脳関門
　中枢神経系の大部分の内部環境は，血液脳関門によって血液中の神経活性物質から保護されている（図3.16A）。血液脳関門は中枢神経系の**毛細血管内皮細胞**のいくつかの特殊な構造により形成されている。脳内で血液脳関門がない部位は**脳室周囲器官**と呼ばれる（図3.16B）。脳室周囲器官には，（1）延髄の**最後野**，（2）**交連下器官**，（3）**脳弓下器官**，（4）**終板脈管器官**，（5）**正中隆起**，（6）**神経性下垂体**，（7）**脈絡叢**，および（8）**松果体**が含まれる。

◆脳脊髄液の産生と循環
　大部分の脳脊髄液は脳室の**脈絡叢**で産生される（図3.17）。脳脊髄液は第四脳室の孔（外側にある二つの**ルシュカ孔**と正中にある一つの**マジャンディ孔**）を通って脳室系から**クモ膜下腔**に排出される。脳脊髄液は脳と脊髄尾部の槽にたまっている（図3.18）。脳脊髄液は，**クモ膜顆粒**中に密集する**クモ膜絨毛**という一方向性の弁を通って，硬膜静脈洞に流出する（図3.17）。

II 感覚系 Sensory System

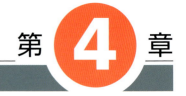

第4章

体性感覚：脊髄の機械受容感覚系

症例　神経梅毒と振動感覚・四肢の位置覚の喪失

36歳の男性が，不安定歩行，痛みおよび四肢の脱力感を含むいくつかの感覚異常と運動異常で入院した。触覚，痛覚，温度覚は正常であった。振動覚と四肢の位置覚は喪失していた。目をつぶってまっすぐに立つように言われても，体が揺れてバランスが取れなかった。これは，ロンベルク徴候である。歩行は歩幅が広く，ぎこちなく，ふらついた。脳のMRIは正常であったが，脊髄のMRIは両側の後索に強い信号を示した（図4.1A）。その信号は脳脊髄液と同等のレベルであった。男性は未治療の10年以上の梅毒感染歴があった。その後，複数の医療機関での上述したMRIや感覚喪失を含む検査室での検査や神経学的検査に基づいて，神経梅毒（脊髄癆）と診断された。神経症状が出る場合は，梅毒の進行した状態である。

本章を読み，図を参考にし，神経症候を考慮して，下記の問題に答えなさい。

1. 脊髄後索に神経変性があるとき，どのような機能系が障害を受けるか。
2. どうして患者はロンベルク徴候を示すか。

重要な神経学的症候とそれに対応する脳構造の損傷

神経梅毒

梅毒は通常ペニシリンで治療する。放置すると，感染性因子であるスピロヘータ（*Treponema pallidum*）が神経系に感染する。時間経過と共にその神経標的に機能障害または変性が起こる。通常の標的ニューロンは，後根神経節の機械受容感覚に重要なニューロンである。特に脆弱なのは，筋紡錘と腱紡錘から信号が送られる四肢の位置覚，パチニ小体から信号が送られる振動覚である。脊髄癆の患者の後索を剖検により取り出して髄鞘染色することにより，神経変性が起きていることを明らかにすることができる。軸索が変性しているところでは髄鞘をつくる希突起膠細胞自体も変性していて，その結果，脱髄を示すことになる（図4.1B）。MRIでは強いシグナルの領域が，変性した後索線維束を示している。

四肢の位置覚と振動覚の喪失

これらの感覚は，いずれも太い軸索を持つ後根神経節ニューロンによって脊髄に運ばれ，後索内を上行する。四肢からの位置覚の入力がなくなると，患者は四肢の位置情報を補うために，四肢の認知に視覚が必要になる。このような現象は，患者が目を閉じた状態では，体の平衡を保てなくなることを説明する。同患者の触覚は保たれている。感度は減少しているであろうが，検査されていなかった。後根神経節の細い軸索を持つ機械受容ニューロンは，太い軸索を持つ後根神経節ニューロンが変性した際に，触覚のより大きな役割も担っているかもしれない。このような残存する触覚は，粗大触覚と言われる。

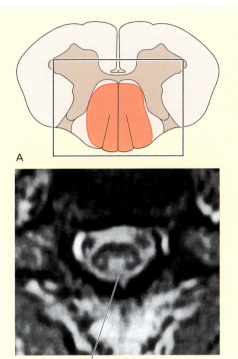

図 4.1 神経梅毒による後索の変性変化。**A**．第2胸髄レベルのT2強調MRI。**B**．生前神経梅毒に侵されていた患者の脊髄横断像で，髄鞘染色を施してある。後索の白色の領域は軸索が変性したために脱髄した領域。上の図は略図で，変性した後索の領域〔赤〕と**B**の領域〔箱〕の組織図。脊髄の背表面は下面。（A, Stepper F, Schroth G, Sturzenegger M. Neurosyphilis mimicking Miller-Fishersyndrome：a case report and MRI findings. Neurology. 1998；51[1]：269-271. から許可を得て転載）。

文献

Stepper F, Schroth G, Sturzenegger M. Neurosyphilis mimicking Miller-Fisher syndrome：A case report and MRI findings. *Neurology*. Jul 1998；51(1)：269-271.

　体性感覚系は，機械受容感覚や防御的感覚を含む体の感覚を，広い範囲の内臓感覚経験と同様に伝える。われわれの基本的な感覚受容機能—例えば，手触りの違いを検出したり，把握した物の形を識別したり，熱いものに触って火傷をしてしまうようなことがないかを確かめる—以外に体性感覚は様々な統合機能にも重要である。新生児を泣き止ませるための触れ方や，熟睡中の大人を目覚めさせるためのそれぞれの触れ方ができることを考えてみよう。体性感覚により得られる情報は，伸長反射や屈曲反射のような最も単純な反射から，精細な随意運動まで，運動を制御する上で決定的に重要である。歯科医による局所麻酔の注射で顎と口唇の感覚が麻痺したとき，話し方や顔の筋肉の動きがいかにぎこちなくなるかを思い起こしなさい。体性感覚は臨床上重要である。痛みを感じれば，患者は医者にかかるだろうし，末梢神経や中枢神経の損傷が疑われる患者の感覚能を探るために，触刺激，振動刺激，機械的刺激，および針刺激を与える検査が行われている。

　脊髄の体性感覚系は四肢，頸部，および体幹からの情報を受け取るのに対して，三叉神経系は頭部の情報を受け取る。脊髄と三叉神経系は，それぞれの情報処理レベルで大脳皮質に至るまで分離されている。脊髄上行路と三叉神経路上行路は神経解剖的には，構成は非常に似ている。

　本章と続く2章は，体性感覚について考察する。初めの2章では，解剖学的な構成が異なる脊髄系の機械受容感覚と防御的感覚について考察する。3番目の章では，三叉神経系と内臓感覚系について考察する。これらの二つの体性感覚機能は，両者とも特定の脳神経によって広い部分の情報を伝え，中枢神経系の情報処理中枢も隣接して位置しているので，両者を一緒に考

察する[訳注：著者は内臓感覚を体性感覚に含めているが，一般には内臓感覚は体性感覚には含めない]。

本章では，最初に脊髄感覚系の体性感覚と全般的な機能構成を考察する。次に，体性感覚受容器ニューロンの形態から始まり，大脳皮質まで続く機械受容感覚系の局所解剖を神経系の異なるレベルで考察する。

体性感覚

体性感覚は，多くの異なる要素から構成されており，それぞれの要素はさらに細かな要素に分けることができ，それぞれ感覚種と感覚亜種と呼ぶ。これらの多様性が体性感覚の豊富な情報を担っている（表4.1）。体性感覚亜種のそれぞれは，単一タイプの感覚受容器により検出されていると考えられている。

- **触覚** touch は，皮膚表層の表在感覚と皮膚深部の深部感覚の感覚亜種からなり，すべすべ感やがさついた素材感，物の形，筋を覆う皮膚に加わる圧力（深部圧）を感じ取るものである。振動感覚は，通常，感覚機能検査に使われるが，この感覚が損なわれていると，動作がぎこちなくなり協調運動不能となる。肉体的触れ合いは，心和らげる接触の方法であるが，その感覚を限局した領域に求めることは難しい。これは刺激の弁別よりも情動に影響を与える上でより重要である。これらの様々な感覚亜種は，異なる機械受容器によりもたらされる。

- **固有感覚** proprioception は，四肢の位置と動き（運動覚）の感覚である。視覚からの情報は固有感覚を補うが，健康な人であれば，自分の四肢が体軸や重力との関係で，あるいは相互にどのような位置にあるかを鋭敏に感じ取る。触覚と固有感覚は，運動を制御するために必須である。
- **温度覚** thermal sense は冷覚と温覚に分かれるが，外界の安全性と快適性に関する重要な情報を提供する。また温度覚はわれわれの体温を狭い範囲に維持するためにも決定的な情報を提供する。
- **痛覚** pain は，組織に損傷があるか，あるいは差し迫っているかを知らせる。痛みは特異的な侵害受容器により受容される。痛覚は鋭い突き刺す痛みと，鈍く焼けつくような痛みからなる。
- **かゆみ** itch は，皮膚の化学物質による刺激，特に特定の炎症物質へ反応して選択的に引き起こされる。かゆみは，原因となっている物質を取り除こうとして，引掻き動作に駆り立てる。
- **内臓感覚** visceral sensation は，自身の体内の状態を知らせるだけでなく，体の多くの内臓機能の制御情報，例えば血圧や呼吸の状態も知らせてくれる。血圧のように内臓感覚の多くは意識にのぼらないし，他の内臓感覚は吐き気や満腹感のように特別な状況下でのみ感じることができる。

これらの様々な感覚種と感覚亜種は，日々の動作に

表4.1 体性感覚の感覚種，感覚亜種および求心性線維

感覚種と感覚亜種	受容器のタイプ	線維径（μm）	グループ	髄鞘
触覚				
肌ざわり/表在覚	マイスネル・メルケル受容器	6-12	A-β(2)	有髄
深部圧覚	機械受容器			
振動覚	パチニ小体			
官能覚	機械受容器	0.2-1.5	C	無髄
四肢の固有感覚				
静的/動的（運動）	筋伸長，腱張力 （一次と二次：ゴルジ腱器官）	13-20；6-12	A-α(1), A-β(2)	有髄
温度覚				
冷覚	冷受容器	1-5	A-δ(3), C(4)	有髄
温覚	温受容器	0.2-1.5		無髄
痛覚				
鋭い（さすような痛み；速い）	侵害受容器	1-5	A-δ(3), C(4)	有髄 無髄
にぶい（燃えるような痛み；遅い）		0.2-1.5		有髄 無髄
かゆみ	かゆみ受容器	0.2-1.5	C(4)	無髄
内臓感覚				
血圧	機械，温度，化学受容器	多様；詳細は不明	多様；詳細は不明	有髄
化学受容：イオン感知など				無髄

関わっている．例えば，コーヒーカップを持ち上げるとき，カップの柄をつかむために固有感覚で手の位置を確認し，カップに手が届いたことは触覚で知ることができる．もしカップが温かければ温覚が働き，熱ければ痛みを感じることになる．コーヒーのカフェインを摂取した後には，心臓の鼓動が高まるが，それは内臓感覚の受容器と胸の機械受容器で受容される．

脊髄の機械受容感覚系の機能解剖

◆機械受容感覚は脊髄後索-内側毛帯系によって伝えられる

触覚と四肢の位置覚は，二つの主要な構成部位の名称にちなんだ**後索-内側毛帯系** dorsal column-medial lemniscal system により，脳に伝わる．後索-内側毛帯系が損傷されると，触覚の閾値は高まり，識別能力は著しく下がる．そのような損傷を受けた人は，表面の目の粗さの漸次的変化（例えば，サンドペーパーの粗さの違い）を感じ取ることができないであろう．さらに，このような人は下肢の位置覚が欠如しているので，目を閉じると体のバランスをとることは難しい．この一組の障害は，太い軸索を持つ後根神経節のニューロンが変性してしまうので，進行した神経梅毒である**脊髄癆** tabes dorsalis で起こる．今日では，抗生物質が普及したので，喜ばしいことに神経梅毒はまれな病気となった．後索の損傷後も，粗大触覚は残ることから，他の脊髄経路が機械受容ニューロンからの情報を上位に伝えていることを示している．しかし，このような情報は精細な識別は不可能である．このことは，第5章で痛みと温度覚と共に考察する．

最少で三つのニューロンで構成される回路が，感覚情報を末梢から大脳皮質に伝える．図4.2Aは，感覚情報の神経路を，脊髄，脳幹背側，および視床の図に重ねている．図4.2Bは，神経路を脊髄と脳の一連の断面と関係づけて示している．後根神経節ニューロンの特定の一種である**機械受容器** mechanoreceptor は主要な情報を脊髄後索-内側毛帯系に送る．機械受容器の中枢枝は，脊髄と延髄でシナプスをつくっていて，脊髄では反射機能のために機械受容器の情報を脊髄運動回路に伝えるという第1に重要な機能を持っている．延髄の**後索核** dorsal column nucleus にあるシナプスは，後索-内側毛帯系の情報の流れの中で最初の中継部である．ここで，一次機械受容ニューロンの情報は，中枢神経系の二次ニューロンに受け継がれる（図4.2）．二次ニューロンの軸索は延髄で交叉する．これらの軸索は**内側毛帯** medial lemniscus を通り，主として視床の**後外側腹側核** ventral posterior lateral nucleus に情報を伝える．そして同神経核のニューロンは中心後回にある**一次体性感覚野** primary somatic sensory cortex に投射する（図4.2）．この大脳皮質領野は，機械的刺激の局在とその質を同定する上で重要である．

一次体性感覚野からの情報は，腹側や背側に位置して触覚と位置覚のさらに複雑な面をつかさどる高次大脳皮質領野に送られる．腹側に位置する二次体性感覚野を含む領野（図4.2A1の挿入図）は，物に触れるかつかむだけで物が何であるかを認知するのに重要である．5野（図4.12）を含む背側の皮質領野は，空間認知や物の場所を認知するのに重要な領野である．この背側領野は，機械受容器からの情報で手や腕の動きを導くためにも重要である．われわれは，視覚および聴覚の皮質領野でも，背側の「どこに」と，腹側の「なにが」があることを後に学ぶ．

脊髄機械受容感覚系の局所解剖

以降では，脊髄を介して伝えられる機械受容感覚系の局所を扱う．末梢から大脳皮質に向かって進め，後索-内側毛帯系のキーとなる構成要素を考察する．局所解剖学の知識は，中枢神経系のある特定の部位の損傷がなぜ異なる機能系に影響を及ぼすかを知るために重要である．

◆後根神経節ニューロンの末梢軸索終末は，体性感覚の受容器を有する

後根神経節ニューロン dorsal root ganglion neuron は，**後根神経節** dorsal root ganglion の中に細胞体が位置する（図4.2A2）．一本の軸索がこの細胞体より生じて二つに分岐し，一方の軸索枝は末梢に伸びて皮膚や他の組織に分布する．もう一方の軸索枝は中枢に向かい，中枢神経系ニューロンとシナプスを形成する．後根神経節ニューロンの末梢性および中枢性軸索枝は，一般に**一次感覚線維** primary sensory (or afferent) fiber と呼ばれる．

末梢神経の軸索終末はニューロンの受容部である．ここで機械的刺激または温度刺激は，それと反応する膜受容体-チャネル複合体によって，神経信号に変換される．機械受容器は，刺激が加えられた体表からの機械的エネルギーが伸張により活性化されるチャネルが存在する受容器膜に伝えられたときに活性化される．四肢の位置覚を検出する機械受容器は，筋や関節周囲の組織内の機械的変化に対するのと同様に筋や腱の伸張に敏感である．

機械受容器には，**被包軸索終末** encapsulated axon terminal がある．被包神経終末を持つ感覚受容ニューロンは5種類あり，皮膚や深部組織に存在する．ルフィニ（Ruffini）小体，メルケル（Merkel）受容器，マイスネル（Meissner）小体，パチニ（Pacinian）小体と毛包受容器である（図4.3A）．メルケル受容体とマイスネ

74   II 感覚系

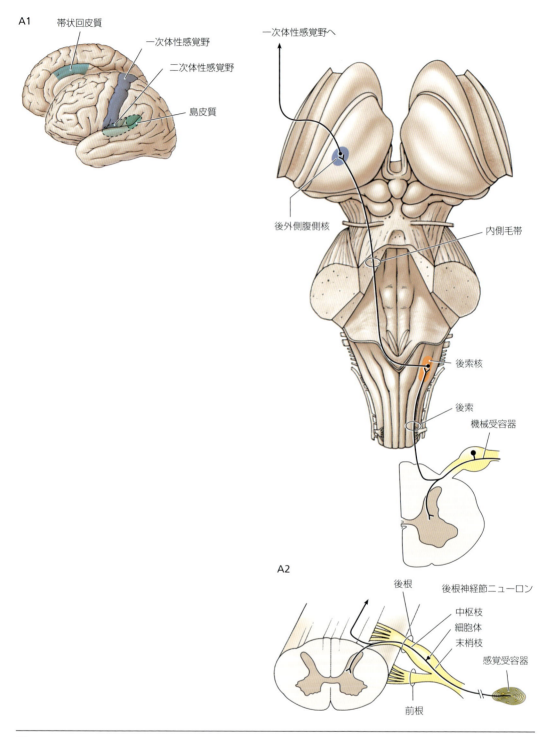

図 4.2 　後索-内側毛体系の構成。A．小脳を取り除いた後の脳幹背側面で後索-内側毛体系の走行を示す。A2 は、後根神経節ニューロンとその一次求心性線維の構成を示す。A2 に描かれた感覚受容器は機械受容器であるパチニ小体である。挿入図 A1 は、大脳皮質の外側面と内側面を示している。

第4章　体性感覚：脊髄の機械受容感覚系　75

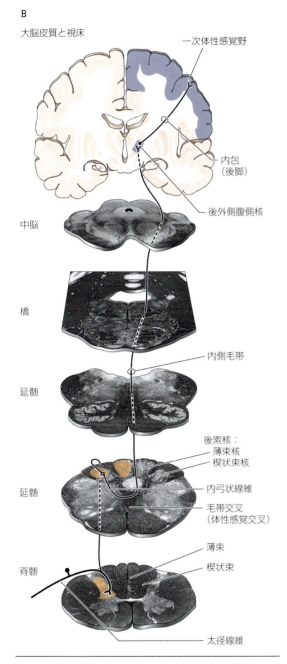

図 4.2　B．脳幹の一連の横断面と，視床と大脳皮質の前額断面から見た後索-内側毛帯系．

ル小体は，表皮と真皮の境目にある．これらの受容器は，皮膚表面の非常に小さな領域への刺激に対して敏感である．それゆえにこれらの受容器は非常に小さな感覚受容野を持つ．これらの受容器は，例えば点字を読むときに微細な感触の違いを識別するために，非常に重要なものである．ルフィニ小体，パチニ小体は，真皮内にある．ルフィニ小体は，皮膚の伸びに敏感で，

つかんだものの形を識別するのに重要である．パチニ小体は，最も感度の高い機械受容器であり，皮膚がほんの 500 nm ずれただけでも感知できる．マイスネル小体とパチニ小体は**速順応性** rapidly adapting であり，入力がオン，オフするときのような，刺激の変化時に反応する．ルフィニ小体，メルケル受容器は，**遅順応性** slowly adapting であり，刺激が持続中，活動電位の発生が続く．毛包受容器は，速順応性のものも遅順応性のものもある．それぞれの一次感覚線維は，いくつもの複数の終末分枝を持っているので，多受容器終末を持つことになる．

　固有受容器の主要なものは，筋腹に存在する**筋紡錘（受容器）** muscle spindle receptor である．筋紡錘は筋伸張を測る（図 4.3B）．筋紡錘は，異なる特性を持つ複数の感覚神経線維によって支配されている．筋紡錘は，他の被包機械受容器よりもさらに複雑であり，筋紡錘の中には小さい筋線維（錘内筋線維）が存在する．錘内筋線維は中枢神経系によってその伸張をコントロールされていて，それがこの機械受容器ニューロンの感度を調節する．もう一つの深部機械受容器である**ゴルジ腱受容器** Golgi tendon receptor は，腱のコラーゲン線維にからみついていて，筋収縮により生じた張力を感知する．この感知器の役割は，ある特定の動作を生じるためにはどの程度の努力が必要かといった個々人の感覚形成に関わるかもしれない．筋紡錘とゴルジ腱受容器は，筋の反射制御にも重要な役割を果たす．関節は機械受容器に支配されているが，それらは関節圧を感知したり関節運動の限界を感知するという固有感覚以上の働きを担っている．

　パチニ小体，ルフィニ小体，およびマイスネル小体を包む被膜や，筋紡錘やゴルジ腱受容器に関連した非神経組織は，直接には刺激の変換には関わらない．これらの非神経組織は，機械受容器の刺激に対する反応を調節している．例えば，パチニ小体は，正常では刺激に急速に順応してしまうが，被膜を取り除くと順応は遅くなる．メルケル受容器の構造は異なっていて，後根神経節ニューロンの末梢枝は皮膚内に分布するメルケル細胞と接触する．メルケル細胞は神経終末に対しシナプス様の構造を形成するので，機械受容感覚の変換はメルケル細胞によってなされ，それが感覚線維終末をシナプス性に活性化することが示唆される．

　防御に関わる感覚には，それぞれに特異的な感覚受容器がある．**侵害受容器** nociceptor は，侵害刺激に反応して痛みを伝える．また，**かゆみ受容器** pruritic receptor またはかゆみ itch を伝えるニューロンは，ヒスタミンに反応する．冷たさや温かさに反応するニューロンは**温度受容器** thermoreceptor と呼ばれる．これら三つのタイプの感覚受容器は単純で，それらの神経終末は裸の**自由神経終末** bare nerve ending と呼ば

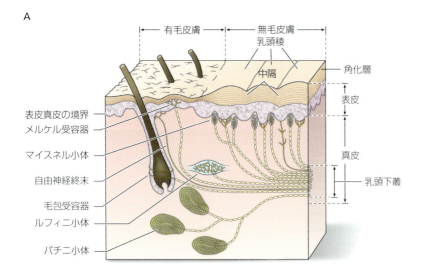

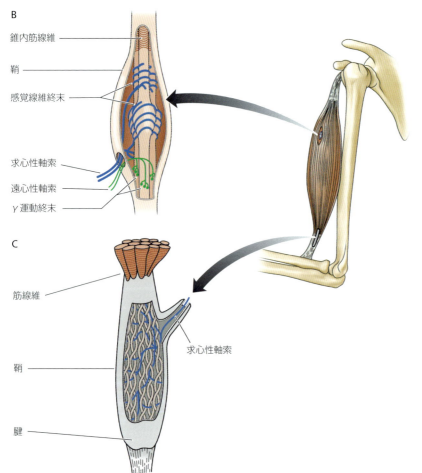

図 4.3 A．皮膚の有毛部（左）と無毛部（右）の末梢性体性感覚受容器の形態。B．筋紡錘器官は，伸展受容器であり筋肉の中に分布する。筋紡錘は脊髄より遠心性神経支配を受けており，その結果，筋の収縮時にも常に一定の受容感度を維持している。γ運動ニューロンと呼ばれる特定の運動ニューロンが，筋紡錘の錘内筋を支配している。γ運動ニューロンと錘内筋線維とのシナプスをγ運動神経終板と呼ぶ。C．ゴルジ腱器官は腱の中にあり，筋の収縮によって生じる能動的な張力を最も敏感に検出する器官である。
（A, Light AR. Perl ER. *Peripheral sensory systems*. In：Dyck P, Thomas, PK, Lambert EH, Bruge R, eds. より転載。B, Schmidt RF. Fundamentals of Neurophysiology, 3rd ed. Berlin, Heidelberg, New York：Springer；1985 より転載）。

れる（図4.3A）．内臓も同じように神経支配を受ける．内臓受容器については第6章において考察する．

　感覚受容ニューロンの感覚種に対する感度は，その軸索の太さも決定し，中枢神経系において形成する神経回路のパターンをも決める．多くの機械受容器は，厚い髄鞘で覆われた**太径軸索 large-diameter axon** を有する．軸索の直径が太ければ活動電位の伝導も速くなる．機械受容器の感覚神経軸索は，体性感覚系の中で最も速く情報を伝導する．後索-内側毛帯系は，主に太い軸索を持つこれらの速い伝導速度の機械受容器の感覚入力を受け入れる．それに対して，侵害刺激，温度刺激，かゆみなどに反応するニューロンは**細径軸索 small-diameter axon** を有するが，細径軸索は髄鞘が覆っていても薄いか，または無髄である．表4.1に，軸索の太さに基づく二つの命名法による分類：A-α（1群），A-β（2群），A-δ（3群），C（4群）を含めて一次感覚神経線維の機能的分類を列挙する．

◆**デルマトームは分節構造をとる**

　後根神経節ニューロンの中枢枝は，集合して後根に入る（図4.2A2）．脊髄には，発生初期に形成された吻尾方向におよぶ分節構造がある．中胚葉組織も38〜40対の**体節 somite**（図4.4A）に分かれる．これらの体節は吻尾方向に配列され，頸，四肢，体幹の筋，骨，および他の構造を形成する．頸部には8個，胸部には12個，腰部には5個，仙骨部には5個，尾骨部には8〜10個の体節がある．重要なことは，これらの各々の体節に対応して椎骨と，後根と前根を伴う脊髄節が存在することである．それぞれの脊髄節は（図4.4B），感覚神経と運動神経を伸ばし，それぞれの対応する体節から生じた筋と皮膚を支配している．それゆえに吻尾方向に隣り合う髄節で，体性感覚を司る神経回路と運動を司る神経回路がくり返されている．成熟した脊髄においては，分節性は，表面から出ている一連の後根，前根から明瞭である．頸髄は，後頭部，頸部，そして上肢の皮膚と筋を支配する（図4.4C）．胸髄は体幹を，腰髄と仙髄は下肢と会陰を支配する（尾髄の大半は，発生が進むにつれて退化する）．上肢および下肢の感覚および運動を支配している髄節では，体性感覚の感度をより高くするためにより多くの後角ニューロンを配置し，運動のより細かな制御をするためにより多くの運動ニューロンを前角に配置しなければならないため，太くなっている：頸膨大（C5-T1）と腰膨大（L1-S2）である（図4.4C，図4.5）．

　単一の後根に含まれる神経線維束によって支配されている皮膚の領域は，**デルマトーム**（**皮節**または**皮膚分節**）dermatome と呼ばれる．後根は分節構造をとるので，デルマトームも分節構造となる．隣り合う後根の神経線維束により形成されるデルマトームは，大き

く重なり合う（図4.5 挿入図）．これは一次感覚神経線維が脊髄の中で吻尾方向に多数の枝を広げていることによる．これは，医者が受傷した単一の後根の感覚能を調べたとき，患者がときにちくちくした感覚（異常感覚の一つ）や，あるいは感覚能の低下を感じても，典型的な無感覚の領域は見られないという一般的な臨床観察結果を説明する．単一の後根の損傷は，通常，損傷したデルマトームに限局する**神経根痛 radicular pain** を引き起こす．図4.5に示すように神経根痛や他の感覚障害をデルマトーム地図で比較することによって臨床医は損傷部位と障害範囲を特定できる．

◆**脊髄の灰白質は背腹方向に感覚系-運動系構成をなす**

　初期発生の段階に，脊髄灰白質の背側半と腹側半は，それぞれ体性感覚と運動の機能に関わるように運命づけられる．背側半の灰白質は感覚情報を処理する**後角 dorsal horn** となり，多くの後角ニューロンは脳幹または間脳に投射し，他のニューロンは介在ニューロンである．腹側半は**前角 ventral horn** となり，運動機能を司る．運動ニューロンは前角に存在し，軸索を前根を通して末梢に投射する（図4.6）．脊髄は吻尾方向に長く伸びた構造をとっているので後角と前角のニューロン集団は，吻尾方向に伸びたニューロン柱をなす．後角と前角の間は二つの領域が重複するところ（中間帯；図4.6B）であり，第5章と第10章で考察する．脊髄の灰白質には層構造がある（I-X；図4.6A）．これらの層は，痛みや運動などの機能に重要であり，これも第5章と第10章で考察する．

　後根神経節のニューロンは機械刺激に反応するものと，痛み，温度，およびかゆみ刺激に反応するものがあるが，それぞれは後角の決まった層でシナプスを形成する．また後の章で，横紋筋を支配する体性運動ニューロンは，内臓構造を制御するニューロンとは異なり前角に分布することなどを確認する．

◆**機械受容器の軸索は脊髄灰白質の深部と延髄に終止する**

　後根神経節ニューロンの中枢枝は，脊髄の背外側表面から脊髄に入る（図4.6A）．脊髄内部では後根神経節ニューロンの軸索は盛んに分枝する．太い機械受容感覚線維は，温度覚や痛覚に関わる無髄神経線維と薄い髄鞘に覆われている軸索が通るリッサウエル路（第5章参照）の内側を通って，脊髄に入る．その軸索は，灰白質の後端を避けて後索に入る（図4.6A）．そして，そこで後索を上行する上行枝と，灰白質に入る多数の髄節枝を出す．髄節枝は後角の深い層と前角に終止し（図4.6A），四肢や体幹の反射における複雑な役割を担っている．機械受容器に分類されるすべてのニュー

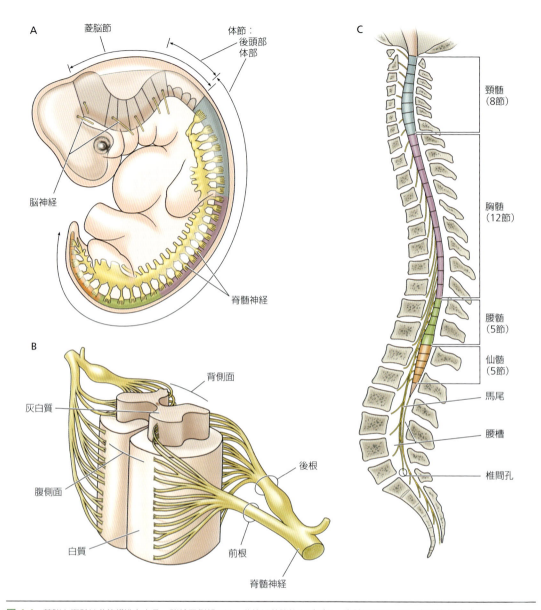

図 4.4 菱脳と脊髄は分節構造をとる。脳幹尾側部では，分節は菱脳節と呼ばれ，脊髄においては，脊髄節と呼ばれる。四つの後頭体節は，頭部を形成する。これらは延髄下位で示される（A）。
A．胚における発生途中の神経系の位置を，菱脳節と脊髄節と一緒に示す。脳幹の運動ニューロンの軸索を含む脳神経も示されている。吻側から尾側にかけて脳神経（Ⅳ，Ⅴ，Ⅵ，Ⅶ，Ⅸ，Ⅹ，Ⅻ）が描かれている。中脳の二つの分節と，中脳と後脳との間の分節は描かれていない。B．成熟脊髄の単一の脊髄節を示す。C．脊柱管の中に収まった成人の脊髄を側方から見た図。脊髄神経は脊柱管から椎間孔を通って外に出る。（A．Lumsden A. The cellular basis of segmentation in the developing hindbrain. *Trends Neurosci*. 1990；13［8］：329-335.）。

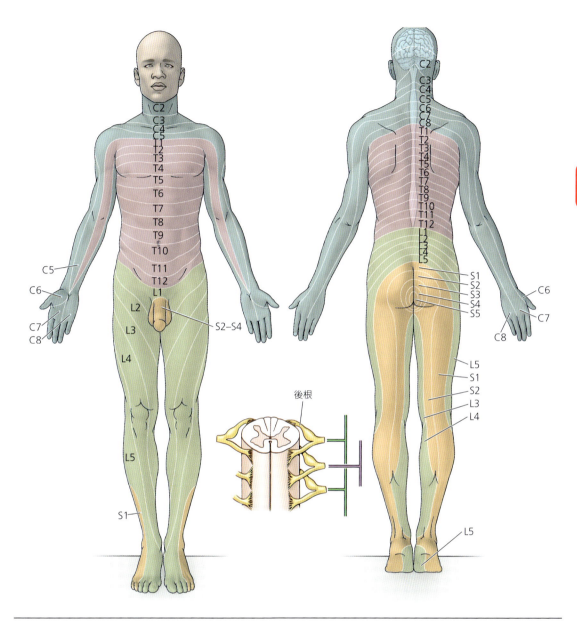

図 4.5 体のデルマトームは分節構造をなす。挿入図はデルマトームの重複性を示す。脳と脊髄はその背側面が描かれている。脊髄はL1のデルマトームのレベルで終わっていることに注目せよ。ここより下位で脳脊髄液を腰椎穿刺により採取することができる（図 3.18B）。

ロンの髄節枝は後角に終止するが，筋紡錘受容器の髄節枝のみが運動神経核に終止する（図 4.6A）。筋紡錘受容器は単シナプス性の伸張反射（例えば膝蓋腱反射）に関わる（図 2.5A 参照）。

後根神経節ニューロンの上行枝は知覚認識に最も必要なものであり，後索核に情報を受け渡す。後索の軸索の大半は機械受容ニューロンの中枢枝であるが，後角の少数のニューロンも後索を上行する軸索を出しており，後索内の軸索数のおよそ10～15%を占める。このような後角からの軸索が内臓痛に重要であることは

驚きである（第5章）。温度覚，痛覚，およびかゆみに関わる細径軸索の分枝パターンは，機械受容器からの軸索のものと異なり，後角のより背側部に終止する（図 5.3）。

◆機械受容感覚神経線維の上行枝は後索を上行する

左右の後索それぞれは，同側の体からの体性感覚情報を，同側の延髄に伝える。それぞれのデルマトームからの軸索は，後索内で正中線に平行な薄板状に配置

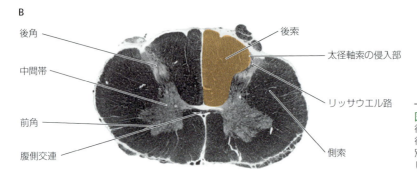

図 4.6 脊髄節の構成。A．単一の太径線維の終止と脊髄投射を示す。細径線維は太径線維の投射する層とは別の層に投射する。B．髄鞘染色を施した頸髄の横断切片像。

する。最も尾側のデルマトームを支配する軸索は正中線のごく近くに位置する。より吻側のデルマトームからの軸索はより外側に加えられていく。下肢からの情報を伝える軸索は，**薄束 gracile fascicle** と呼ばれる後索の最内側部を上行する（図 4.7A）。体幹下部からの軸索は，下肢からの軸索よりも外側を上行するが，まだ薄束内である。体幹上部，上肢，頸，および後頭からの軸索は**楔状束 cuneate fascicle** を上行する。楔状束は，ほぼ第 6 胸髄のレベルから始まる。薄束と楔状束は，**後中間中隔 dorsal intermediate septum** により分離され，脊髄の二つの後索は**後正中中隔 dorsal median septum** により分離される（図 4.7A）。脊髄損傷は後索の軸索を分断してしまうかもしれない。その結果，損傷部より下位の機械受容器からの感覚が失われる。このことは第 5 章で，部分的脊髄損傷により典型的には同側の機械受容感覚消失と，反対側の痛覚消失という複雑なパターンが起こることを学ぶ（Box 5.1）。後索内でのデルマトーム構成は，脊髄外傷を受けた後しばし生存していた人の遺体の脊髄の組織を観察することによって，知ることができる。図 4.7B1 に示されている切片は，腰髄に外傷性脊髄損傷を受けた人から採ったものである。切片には髄鞘染色を施してある。変性

した軸索は髄鞘を失うので，染色されない。胸髄尾側部においては（図 4.7B1 最下段図），損傷部分に近く，両側の薄束のほとんどすべての軸索が変性している。さらに吻側の断面を見ると，変性された領域は正中部に限られるようになり，正常な軸索の集団が，腰髄からの変性軸索の両側に加わる。後索において軸索が順次加わり上行していくパターンが，図 4.7B2 に模式的に示されている。このような脊髄損傷は，温度覚や痛覚の経路（図 4.7：前側索系）にも影響するが，それは第 5 章で考察する。

◆後索核は体部位局在性を有する

後索の軸索は**後索核 dorsal column nucleus** のニューロンとシナプス結合する（図 4.8D）。ここは，触覚と四肢の位置覚を伝える上行路で最初の中継神経核である。後索核に加えて他の体性感覚の中継神経核内においても局所神経回路が形成されていて，近傍の皮膚が触れられると人はその違いを感じることができるように感度を高める。薄束の軸索は正中線近傍に位置する**薄束核 gracile nucleus** でシナプス結合し，楔状索からの軸索は**楔状束核 cuneate nucleus** でシナプス結合する。

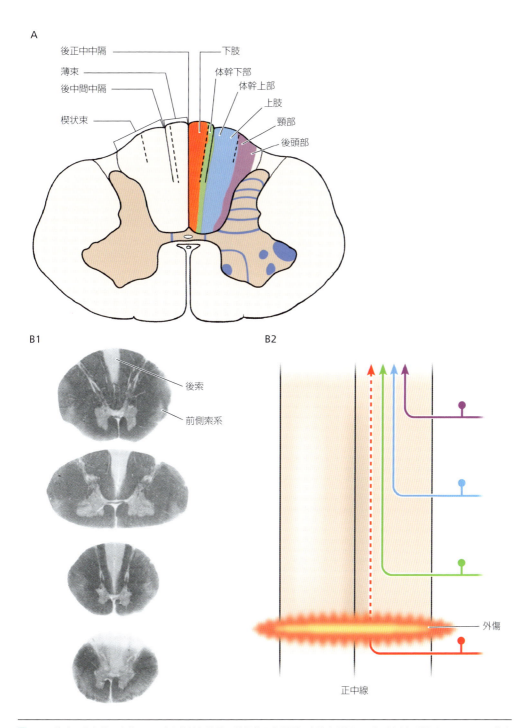

図 4.7　後索の体部位局在性。**A**. 求心性神経線維の体部位局在配列。脊髄背側部の目印が左側に描かれている。**B**. 後索の体部位局在性は，腰髄に損傷を受けた患者の脊髄の横断切片を調べることで示すことができる。**B1**. 同患者の脊髄の吻尾方向の四つの断面図を上方から下方に示す：1番上が頸膨大の吻側レベル，頸膨大レベル，そして 2 カ所の胸髄レベルである。**B2**. 後根線維の中枢枝が脊髄に入った後に後索を上行する。破線は，破砕によって切断された変性軸索のコースを示す。痛覚と温度覚を伝える前側索系は第 5 章で考察する。

体性感覚系の全体を通して，神経路の中での軸索の位置と神経核内や皮質内でのニューロンの位置の間には系統的な位置関係が維持されている。このような構成を**体部位局在性** somatotopy と言う。後根の連続的な配列(図 4.5)と後索内でのデルマトームの配置に始まるこの構成プランは，体の隣接部位は中枢神経系で隣接領域に再現されるという単純なルールを固守する。これが，末梢における隣接領域の関係が，中枢神経系においても保存されるということを確実にする配置である体部位局在性である。後索核には体表面の明瞭な地図がある。同様の原理は視覚系(網膜局在)と聴覚系(音階局在)における末梢受容野の局在配置にも存在する。

◆後索-内側毛帯系の交叉は延髄下部にある

後索核の二次ニューロンの軸索は，**内弓状線維** internal arcuate fiber と呼ばれ，延髄内を腹側に走行して反対側に向かい，そして交叉する(図 4.8D)。正中を越えるやいなや，線維束は**内側毛帯** medial lemniscus を上行して視床に向かう。薄束核からの軸索は，楔状束核からの軸索よりも腹側で交叉し，そして内側毛帯では楔状束核からの軸索よりも腹側を上行する。このパターンのため，延髄の内側毛帯内の体部位局在性は，背腹方向に立っているヒトの姿に似ている。橋では，内側毛帯は延髄の場合よりももっと背側に位置し，内側から外側に向く(図 4.8B)。内側毛帯の軸索は脳幹をとぎれずに上行して，視床でシナプスを形成する。

脳幹の下部は，血液供給を**椎骨-脳底動脈** vertebral-basilar artery または**後循環** posterior circulation からの穿通動脈から受ける(図 3.3B)。椎骨動脈の細い枝(無名)の閉塞は，内側毛帯の軸索を損傷する(図 4.8C)。その結果，触覚や四肢の位置感覚が中断する。内弓状線維は椎骨動脈流域より尾側で交叉しているので(図 4.8D)，椎骨動脈の梗塞では，体の反対側の機械受容感覚が消失する。このような梗塞は錐体の皮質脊髄路の軸索も傷害する。

◆機械受容感覚の情報は視床の後腹側核で処理される

視床 thalamus(図 4.9)は，感覚情報を大脳皮質に送る系の一つの節目となる。実際，嗅覚を除くすべての感覚情報は視床を介して大脳皮質に送られる。後索-内側毛帯系についても例外ではない。機械受容感覚の様々な側面は後腹側核で処理される(図 4.9A)。**後腹側核(VP)** ventral posterior nucleus には，その外側領域である**後外側腹側核(VPL)** ventral posterior lateral nucleus があり(図 4.9, 図 4.10A)，そこは内側毛帯から入力を受け，**一次体性感覚野** primary somatic sensory cortex に投射する(図 4.9B)。また後腹側核には，その内側領域である**後内側腹側核(VPM)** ventral posterior medial nucleus(図 4.9, 図 4.10A)もあり，口腔周囲と顔面の体性感覚を受け取って処理する(第 6 章)。後腹側核は，刺激が体のどの部分に加えられているかを正確に認識することができるような，機械受容感覚の識別面に重要である。図 4.10B の MRI は，内包後脚の内側に位置する視床を示しているが，視床の構成神経核群を明らかにするには不十分な分解能である。

◆一次体性感覚野には体部位局在性がある

機械受容感覚の情報は，主に三つの皮質領野で処理される。すなわち，(1)一次体性感覚野，(2)二次体性感覚野，(3)頭頂後部である。(運動野も機械受容感覚情報を受け取るが，この情報は体の動きをコントロールするために重要な役割を果たしている)。頭頂葉の中心後回にある**一次体性感覚野** primary somatic sensory cortex は(図 4.10)，後腹側核からの軸索が投射する主要な領野である。後腹側核(後外側腹側核と後内側腹側核)からの軸索は，**内包後脚** posterior limb of internal capsule を通って大脳皮質に至り(図 4.9A, 図 4.10, 図 2.14 参照)，体部位局在性のある入力を一次体性感覚野にもたらす(図 4.9B)。このような視床からの入力は，頭頂葉中心後回に**体性感覚野の小人(ホムンクルス)** sensory homunculus と呼ばれている体地図の土台を形づくる。ヒトにおけるこの体地図は，カナダの脳外科医ワイルダー・ペンフィールド Wilder Penfield によって初めて描かれた。皮質の興奮性および抑制性の局所神経回路は，視床からの入力に基づいて，感覚の地図上に体の各部を再現させる。注目すべきは，各体部の再現領野が，体の各部の大きさの割合と大きく異なることである(図 4.9B)。体の中で指のように普段から識別力のある触覚課題に使用する部位は，触覚にはそれほど重要でない肘の領域より不釣合いなほど大きな領域が，割り当てられている。このような体性感覚の小人は，各体部の識別能力を決めるために，遺伝的に決められていて，変化しないものとかつては思われていた。しかし今では，この脳の体地図は固定されたものではなく，異なる体部位を触覚探索にどのように使用するかにより動的に変化することが知られている。

◆一次体性感覚野には円柱状構造がある

大脳皮質は層構造をなし，大半の領野は 6 層構造を持つ(図 4.11)。視床のニューロンは，主に大脳皮質のIV層(III層の隣接部にも)に投射する。そしてもたらされた情報は，より浅層とより深層のニューロンに伝えられる。皮質の局所におけるほとんどの興奮性神経回

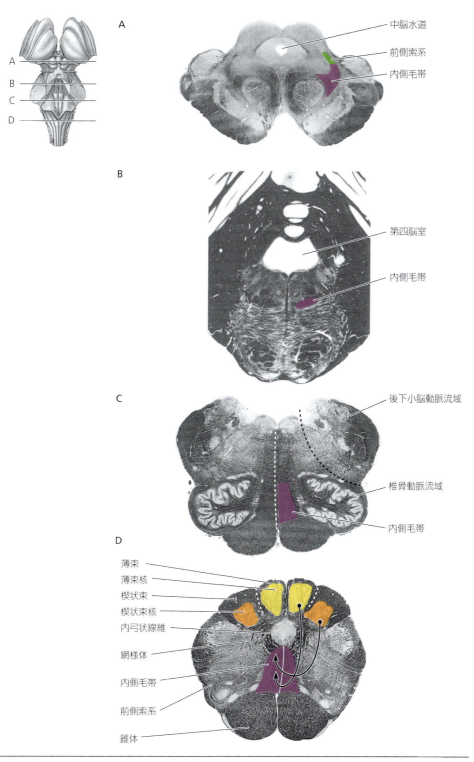

図 4.8 内側毛帯の脳幹の走行。A. 髄鞘染色を施した中脳横断切片, B. 橋, C. 延髄中央部。延髄吻側部の動脈流域パターンをこのレベルで示している。D. 延髄尾側横断切片。後索核を通る髄鞘染色を施した横断切片。薄束核, 楔状束核からの内弓状線維の経路を示す。挿入図は断面のおよその位置を示す。

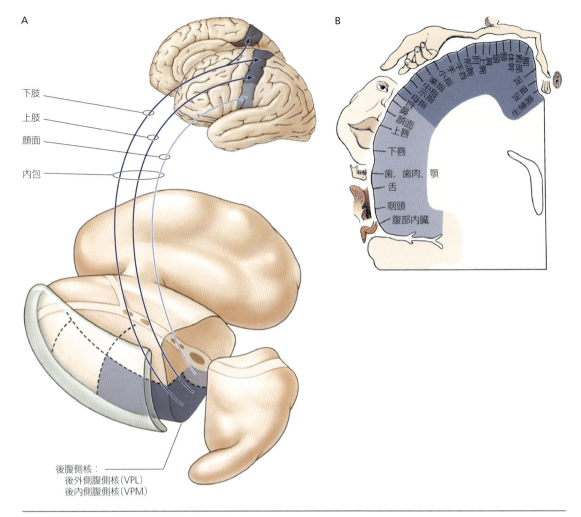

図 4.9 体性感覚の視床皮質投射の構成。A. 後腹側核には体性感覚の体部位局在性が見られる。上肢，下肢からの入力を受けるニューロンは，後腹側核中の外側部（後外側腹側核；濃い色の領域）に位置し，顔からの入力を受けるニューロンは，後腹側核中の内側部（後内側腹側核；淡い色の領域）に位置する。後腹側核からの軸索は，内包を上行して一次体性感覚野に投射する。B. 中心後回を通る前額断で，一次体性感覚皮質での体部位局在性を示す図。後外側腹側核からの入力を受けるところは濃い色で，後内側腹側核からの入力を受けるところは淡い色でそれぞれ示している。

路は皮質表面に垂直な**皮質円柱** cortical column と呼ばれる小区画にほぼ限定される（図 4.11）。皮質円柱は機能単位を構成する。一次体性感覚野の単一円柱内のニューロン群は，すべての層に分布して，体の同じ部位からの同じ種類または同じ機械受容器からの入力を受ける。大脳皮質の他の領野でも円柱構成がある。例えば一次聴覚野では，単一円柱内のニューロンは同じ周波数の音に反応するし，運動皮質では，単一円柱内のニューロン群は同じ関節または関節群の動きの制御に関わる。

遠心性投射が一次体性感覚野から生じる（図 4.11）。第 2 章で検討したように，異なる層の錐体細胞は，異なる標的に投射する。**皮質間連合ニューロン** cortico-cortical association neuron は II，III 層に分布し，体性感覚情報のさらなる処理に関わる高次体性感覚皮質（次節参照）や運動のコントロールに関わる運動皮質を含む同側皮質の他の領野に投射する。**交連ニューロン** callosal neuron も II，III 層に分布し，脳梁を通って反対側の体性感覚皮質に投射する。交連投射の一つの機能は，それぞれの半球の一次体性感覚野に再現された情報を統合することであろう。**下行性投射ニューロン** descending projection neuron は V，VI 層に位置し，体性感覚情報を処理する視床，脳幹，および脊髄に主に投射して，中枢神経系を上行する機械受容感覚の情報量を調整する門番として働く。

一次体性感覚野は層構造の違いにより四つの皮質領域に分けられる。その四つの領域は，ブロードマン野 Brodmann area（図 2.19 参照）の 1，2，3a，3b に相当

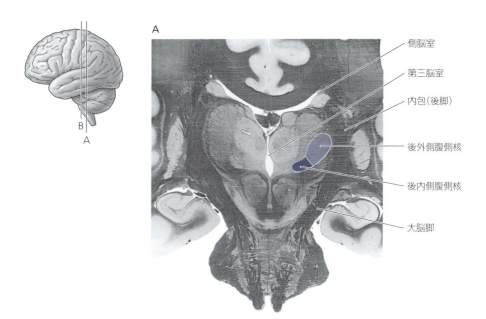

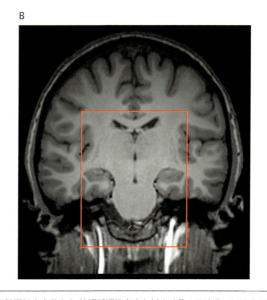

図4.10 後腹側核を通る面の髄鞘染色を施した前額断切片（**A**）と対応するMRI（**B**）。MRIの四角の枠は，**A**の髄鞘染色した切片像と一致する。構成する神経核は見えないが，視床と脳幹部の脳の形が明瞭に見える。挿入図は切片のおよその位置を示している。

する（図4.12）。他の皮質領域と同様に，異なる細胞構築像を示すそれぞれの一次体性感覚野は異なる機能を有する。3a野は，筋や関節などの深部構造に存在する深部機械受容器からの情報を処理し，四肢の位置覚に重要な役割を果たしている。3b野と1野は，皮膚に存在する機械受容器からの情報を処理し，表面識別に重要である。2野は，深部構造と皮膚の両方から情報を受け，把握物の形の識別に重要な働きをしている。

◆高次体性感覚野は頭頂葉，頭頂弁蓋部，および島皮質にある

一次体性感覚野からの投射は複数の皮質領野に情報を伝えるが，情報を受ける領野は視床からも直接の入力を受けている。このような高次の領野は，入力された感覚情報の特定の側面を処理することに専念しているようである。一つの領野から次の領野への連続した情報伝達経路は同定できるが，一次体性感覚野も高次体性感覚野も，それぞれ様々な領域と相互連絡してお

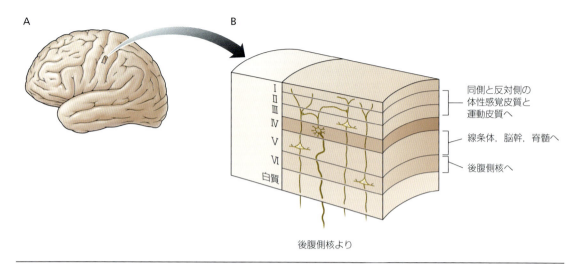

図4.11 大脳皮質の中心後回の一部分の立体的模式図（A）。皮質は6層構造であり（B），ニューロンとその突起が局在している。Ⅱ，Ⅲ層に細胞体があるニューロンは他の皮質領野に投射し，Ⅴ層に細胞体があるニューロンは皮質下領域に投射する。そしてⅥ層のニューロンは視床に投射する。Ⅳ層のニューロンは視床からの入力を受け，皮質の他の層に存在するニューロンに情報を伝える。

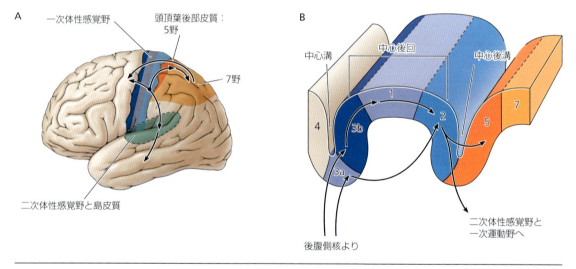

図4.12 A．一次体性感覚野と高次体性感覚野の位置が，大脳皮質の外側面で示されている。淡い青色の部分は，島皮質と頭頂・側頭弁蓋の領野を示している。B．中心後回の矢状断切片の模式図。(Marshall WH. Woolsey CN, Bard P. Observations on cortical somatic sensory mechanisms of cat and monkey. *J. Neurophysiol.* 1941 ; 4 : 1-24 を改編)。

り，いずれの連絡路の作動も他の連絡路の作動に依存している。高次感覚野は，複数の感覚種の入力を受ける連合野と呼ばれる皮質領野に主に投射する。そのような多感覚種が収斂する領野の一つは，頭頂葉，側頭葉，および後頭葉の境界付近の広い領野である。

一次体性感覚野から三つの主要な投射がある。すなわち腹側，背側，吻側へ向かうものである。腹側と背側へ向かう投射は，それぞれ，「なにが」，「どこに」の経路を構成する。「なにが」の経路の標的は，頭頂弁蓋部と島皮質にある**二次体性感覚野** secondary somatic sensory cortex である（図4.12A）。一次体性感覚野と同様に，二次体性感覚野にも体部位局在性がある。これらの皮質は，島皮質や側頭葉への体性感覚情報の一連の投射が生じるところである。この側頭葉の領域は，物を指の感触で識別する際に大切な領域であり，例えば見なくてもポケットのコインを他のものから識別する能力に関わる。

「どこに」の情報を伝える経路の標的は，時には三次体性感覚野と呼ばれるブロードマンの5野と，7野を含む**頭頂葉後部皮質** posterior parietal cortex（図4.12A）である。頭頂葉後部皮質への投射は物の位置を認知することに加えて，二つの他の重要な働きを

持っている。一つには，これらの領野は体のイメージを認知するのに重要な働きをしていることである。優位半球でない側（一般に右半球）のこの領野を切除すると，反対側の体部位を無視するという複雑な症状が起きる。例えば，患者は半身に服を着られなかったり，頭半分の髪の毛をとかさなかったりする。二つには，頭頂葉後部皮質は，視覚，聴覚，および体性感覚の三つの情報を受けることである。これらの領域は，認知と注意のために，体性感覚，視覚，聴覚の情報の統合に関わっている。

吻側への投射とともに，「どこに」の経路の標的は，前頭葉の運動領野，特に運動皮質である。この投射は，機械受容感覚を使って物に手を伸ばす動作（リーチング）を誘導するのに非常に重要である。運動皮質は，自発的行動の発現と制御のために必須の皮質である。「どこに」の経路は，行動の「いかに」の経路でもある。

まとめ

感覚受容器ニューロン

後索-内側毛帯系は触覚と四肢の位置覚を伝える（図4.2，表4.1）。後根神経節ニューロンは偽単極ニューロンである（図4.2A）。これらのニューロンは体性感覚情報を受容し，末梢から脊髄に伝える。後根神経節ニューロンの末梢枝末端は感覚受容器である。機械的刺激に対して反応するニューロンは，被包軸索終末を持ち，**太径線維**（$A\text{-}\alpha$；$A\text{-}\beta$）を有する。四つに分類される主要な機械受容器（**マイスネル小体，パチニ小体，メルケル受容器，ルフィニ小体**）は，無毛の皮膚と皮下組織に分布している（図4.3）。**筋紡錘**は筋の長さを感知する重要な受容器であり，**ゴルジ腱器官**は腱に加わっている張力に反応する受容器である（図4.3B，図4.3C）。

脊髄と脳幹

脊髄には吻尾方向に脊髄節があり，**頸部**は8，**胸部**は12，**腰部**には5，**仙骨部**には5，**尾骨部**には8～10の体節がある（図4.4）。機械受容性後根神経節ニューロンの軸索は**後根**から脊髄に入る。デルマトームは，1本の後根により支配されている皮膚領域である（図4.5）。後根によってもたらされる感覚情報は，体表面においては，上下に隣り合う後根のものとほぼ完全に重なり合う。太径線維の主枝は後索に入り脳幹まで上行する（図4.6，図4.7）。

後索には二つの神経束があり（図4.6，図4.7），その一つは下肢と体幹下部からの軸索が上行する**薄束**であり，もう一つは体幹上部，上肢，頸部，後頭部からの軸索が上行する**楔状束**である。後索のほとんどの軸索は，後根神経節ニューロンの中枢枝である。後索の軸索は，延髄下部にある**後索核**に終止する（図4.8D）。後索核のニューロンから出た軸索は交叉して反対側の**内側毛帯**を上行し，視床に終止する（図4.8A～C）。

視床と大脳皮質

内側毛帯の軸索は**後外側腹側核**でシナプス結合し（図4.9，図4.10），後外側腹側核からの軸索は，**内包後脚**（図4.9，図4.10）を通って**一次体性感覚野**（図4.9，図4.11，図4.12）に終止する。**二次体性感覚皮質**と**頭頂葉後部皮質**は一次体性感覚皮質から入力を受ける（図4.12）。この2領野それぞれには，体部位局在性がある。視床からの軸索は，皮質のIV層に入力する（図4.11）。体性感覚野からの遠心性投射は，それぞれ特定の層から発する。同側皮質の他の領野との**皮質間連合連絡**は，II，III層のニューロンによってなされる。反対側皮質と結合する**脳梁連絡**は，同じくII，III層のニューロンによってなされる。線条体，脳幹，および脊髄への**下行性投射**は，V層に位置するニューロンから起始するのに対して，視床への投射はVI層に位置するニューロンから起始する。

第5章

体性感覚：脊髄の痛覚，温度覚，およびかゆみ系

症例　脊髄空洞症

約1年前，41歳の男性が右手に痛みのない火傷をした。持っていたタバコが焼け落ち，右手の示指と中指を火傷したことに気づいたが，痛みは感じなかったと患者は述べた。そのとき，他の感覚，特に触覚の異常は気づかず，運動も問題はなかったと報告している。一年以上経過して，男性は右手の感覚消失に加え，握力の低下を感じ始めたので医学的治療を求めた。

神経学的検査では，両側の上肢全体と頸に至る広範な領域で，最低の痛覚と温度覚であった（図5.1A参照）。この無痛性の領域はC5～T1のデルマトームに広がっていた。検査時点で手の触覚と上肢の固有感覚も障害されていた。運動テストでは，右手の数種類の手内筋の除神経がみとめられた。

図5.1Aは頸髄の脊髄空洞症における痛覚と温度覚の消失の古典的分布を示す。図5.1Bは脊髄の中心で長軸方向に走る病的な空洞を示す脊髄空洞 syrinx のMRIである。この空洞は脳脊髄液（CSF）と同じMRI信号を出している。

本章を読み，画像を見て，神経学的症候を考察して次の質問に答えなさい。

1. 空洞症は最初に四肢の痛みの伝達を阻害するが，触覚と固有感覚の伝達を阻害しない事実に関わる，前側索系と後索-内側毛帯系の軸索局在の重要な違いは何か。

2. なぜ空洞症は最初に痛覚を障害し，その後に筋力低下をきたすのか。

重要な神経学的症候と対応する損傷脳構造

痛覚と温度覚の両側性消失

初めのうちは，空洞症は痛覚と温度覚の両側性消失を起こす交叉性の前側索線維を壊し，後索にある触覚と固有感覚求心性線維は壊さない。図5.1Cは前側索系の交叉する二次軸索に関係する典型的な空洞症の位置を示している。中央部の濃い色の部分は患者が最初に痛覚の消失に気づき，他の神経学的症候がないときの空洞症の大きさに相当している。

触覚と固有感覚の消失と手の筋力低下を伴う痛覚と温度覚の両側性の消失

一年後，空洞が拡大して後索まで及んだため触覚と固有感覚の消失をきたした。重要なことは，空洞が運動ニューロンを損傷するまで大きくなっているので手の筋力低下が起きていることである。図5.1Dは病理解剖で得られた空洞症のある人の脊髄の組織標本である。この組織像では，空洞によりつくられた損傷をより明瞭に示しており，この空洞は生存時に溶液で満たされていたであろう。

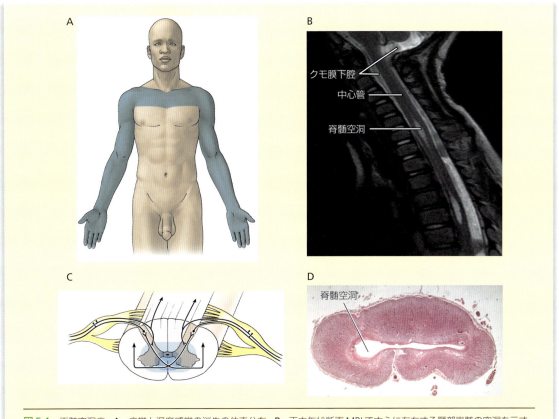

図 5.1　脊髄空洞症．A．痛覚と温度感覚の消失の体表分布．B．正中矢状断面 MRI で中心に存在する頸部脊髄の空洞を示す．C．脊髄横断面で細径と太径の軸索の終末パターンと前側索系の構成要素がどのように交叉し上行するかを示している．後索-内側毛帯系は，対照的に同側脊髄の後索を上行する．濃く染めた領域は，患者が最初に感覚障害に気づいたとき，空洞の形成によって損傷されていた部位である．淡く染めた拡大領域は筋力の低下を自覚した時の空洞に相当する．D．脊髄の空洞を通る組織標本．標本の中心の腔は空洞症の空洞である．(B, Struck AF, Haughton VM. Idiopathic syringomyelia : phase-contrast MR of cerebrospinal fluid flow dynamics at level of foramen magnum. *Radiology*. 2009 ; 253[1]：184-190 から許可を得て再録．D，写真は Dr. D. P. Agamanolis http//neuropathology-web.org. のご厚意による)．

　痛覚，温度感覚とかゆみは私たちの体を防御する感覚である．これらの感覚を引き起こす刺激は組織傷害のよい予知となる．熱いストーブに触ると火傷しないように手をすばやく引っ込める．蚊に刺されてかゆみを感じると，さらに刺されないために蚊をすばやく叩く．温度覚は寒さから遠ざけ，外が暑いとき，日陰を探させる．
　より持続的で，くり返す特徴を持つ痛覚は，一般に，患者を医者に行かせるし，医者はこの情報を診断に使う．持続するかゆみは肝臓疾患の合図となりうる．
　痛覚，温度およびかゆみを引き起こす刺激は，体の表面にある皮膚から内部にある筋，骨，内臓器官にいたるすべての組織を神経支配している感覚受容ニューロンの特定のセットによって感知され，最適な防御を確かなものにする．これらの感覚受容ニューロンは中枢神経系構造と特定のつながりを持っており，これらが活性化すると，複雑な一連の生理学的，行動学的な出来事を統合する．ひき起こされた知覚は刺激の種類と体のどこに起こったのかを正確に認識させる．この防御的感覚により作られた情動は刺激を受け取った状況，例えば腐敗した食物を食べた後の腹痛による否定的な事象なのか，あるいは涼しい熱帯のそよ風による肯定的な事象であるのかを理解させる．防御感覚は刺激の除去を確実にしたり，体の損傷を防ぐように，行動させる．驚くことではないが，痛覚，温度覚およびかゆみの系は，触覚系よりも脳の多様な領域と直接つながっている．防御的感覚の特有なところは，感覚よりも情動に関わることがよく知られている大脳皮質の領野が関わっていることである．不幸にも，防御感覚はたやすくごまかされうる．それらは活性化されて誤

警報をくり返す状態になりうる。

本章では，痛覚，温度覚およびかゆみに対する神経系を考察する。最初にその系を概観し，その後，末梢から大脳皮質までの感覚処理の異なる階層を考察する。解剖学的回路基盤がよく知られている痛覚に焦点を当てる。しかしながら，温度覚やかゆみについてさらに学ぶならば，三つの防御的感覚はすべて類似した脊髄と脳の回路を作動させていることが明らかになる。

脊髄防御系の機能解剖

◆痛覚，温度覚，およびかゆみは前側索系で伝えられる

前側索系 anterolateral system（図5.2A，B）は脊髄の側索の前部を通り，異なる脳部位でシナプス結合する上行路の集合体である。前側索系の外科切除は触覚と四肢の位置覚は残すが，痛覚に対する無感覚や鈍麻を起こす。前側索切除術と呼ばれるこの手技は，有効な鎮痛剤が使われるようになる以前は頑固な痛みの治療のためおこなわれていた。前側索系は，後索-内側毛帯系の損傷後に残る粗大触覚をも伝える。正常な状態ではこの触覚のタイプは精神的健康感の役割を果たすと考えられる。時に**官能的触覚** sensual touchと名付けられる。

侵害刺激 noxious stimulus（すなわち有痛性刺激），**掻痒刺激** pruritic stimulus（かゆみを起こす刺激）および温度刺激を感知する感覚受容ニューロンは前側索系への重要な感覚入力を供給する。前側索系の最初の中継点は脊髄の**後角** dorsal hornである（図5.2A，B）。ここで，感覚線維は前側索系の上行性投射ニューロンとシナプス結合する。前側索系の上行性投射ニューロンの軸索は脊髄の正中を横切る。不思議にも，前側索系と後索-内側毛帯系の両方とも，二次ニューロンの軸索はその回路の途中で交叉する。

前側索系はいくつかの区別できる機能を持つ多数の神経路からなる。前述したように温度覚とかゆみとは多くの類似性を持っている。痛覚の以下の三つの側面からこれらの神経路の役割に焦点を当てる。（1）痛覚の識別的側面，（2）痛覚の情動的側面，（3）覚醒と痛覚伝達のフィードバック制御。痛覚の識別的側面—刺激の局在と強度—の中枢は，**後外側腹側核** ventral posterior lateral nucleusに至る脊髄視床投射であり，次に後外側腹側核からは一次体性感覚野に伝達される（図5.2A）。この投射には体部位局在性がある。機能画像研究では，この投射は刺激の強さの主観的印象ではなく，刺激の物理的強さをコードしていることを示している。

一方，痛みを伴わない刺激は多彩な情動的性質を持つのに対して，痛みはいつでも否定的情動を引き起こ

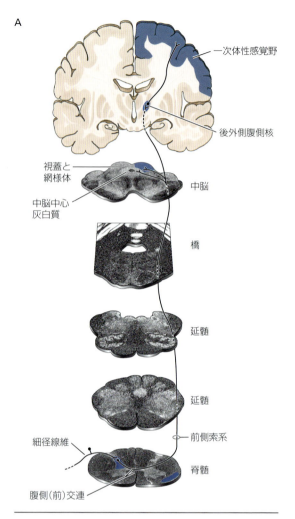

図5.2 痛覚路。A．脊髄視床路は刺激の局在とその強度を識別して一次体性感覚野に伝える経路である。中脳への投射，すなわち脊髄中脳路も示されている。

すように思われる。この理由は，痛覚神経路の多くが，皮質下あるいは皮質の情動中枢をも標的にしているからである（図5.2B；第16章参照）。島皮質後部に投射する**腹内側後核** ventromedial posterior nucleusと，**帯状回前部** anterior cingulate gyrusに情報を伝える視床の**背内側核** medial dorsal nucleusとに投射する脊髄視床路は刺激の情動的側面で重要である（図5.2B）。島皮質投射は刺激の質の識別にも重要であると考えられている。帯状回前部への痛覚投射は痛覚の否定的な誘意性（valence）に密接に結びついている。興味深いことに，帯状回前部は現実の痛覚（すなわち，侵害刺激）のときと情動的痛覚，すなわち感情を害するときの両方の場合に活性化される（図2.7B参照）。

脊髄網様体路 spinoreticular tractは皮質下の情動回路に関わっている（図5.2B）。この神経路は，**扁桃核**

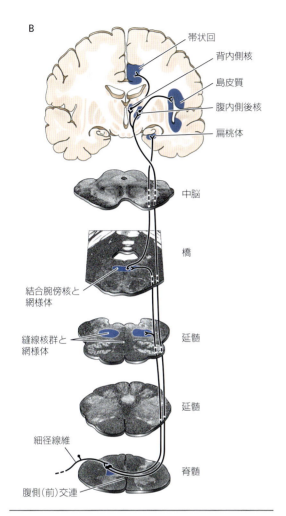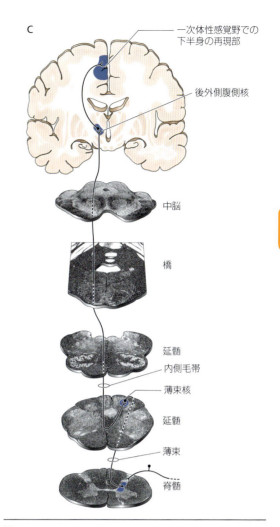

図 5.2　B．痛覚の情動面の経路。脊髄視床路は痛みの情動面を視床の後外側腹側核以外の神経核に伝達する。脊髄網様体路もまた痛覚，温度感覚およびかゆみの情動面に重要である。

図 5.2　C．内臓痛の経路。

amygdala を投射標的とする**結合腕傍核 parabrachial nucleus** で中継される（**図 1.10A** 参照）。扁桃核は多様な投射を大脳半球に持っていて，それにより思考，情動，および行動に影響を与えることができる。扁桃核は島皮質と共に，血圧を上げたり負傷した部位をなでるなどの痛みに伴う私たちの行動反応に関わる。

覚醒と痛覚伝達のフィードバック制御は脳幹に集中する。橋と延髄の脳幹網様体にある神経核は痛覚や痛みを伴わない体性感覚刺激はもちろん，聴覚や視覚などのいろいろな種類の感覚情報を受け取り，そしてこの情報を覚醒の制御に使う。脊髄網様体路は痛覚情報をこれらの神経核に運ぶ。これらの網様体ニューロンは，覚醒のために基底核と大脳皮質への広い投射のある視床髄板内核群に投射する。**脊髄中脳路 spinomes-encephalic tract** は主に視蓋と中脳中心灰白質に終止する。視蓋への投射は体性感覚情報を視覚や聴覚情報と統合して，頭部や体を最も著しい侵害刺激に向ける動作に関わる（第 7 章参照）。**中脳水道周囲灰白質 periaqueductal gray matter** への投射は脊髄レベルの痛覚伝達のフィードバック制御の役割を果たす（下記の痛覚伝達の下行性制御を参照）。

◆内臓痛は後索を上行する後角ニューロンにより伝えられる

骨盤内や下部腸管のような尾側内臓器官からの痛覚には体の他の部位から起こる痛覚経路とは異なる特有の経路がある（**図 5.2C**）。後角の内臓痛ニューロンは軸索を前側索の白質に送る後角ニューロンとシナプス結合するよりも，むしろ軸索を後索の内側部である薄束に送る。後索のほとんどの軸索，すなわちおよそ 85％は機械的受容器の中枢枝であるが（第 4 章），残りの 15％は侵害情報を受けていることを思い出しなさい。

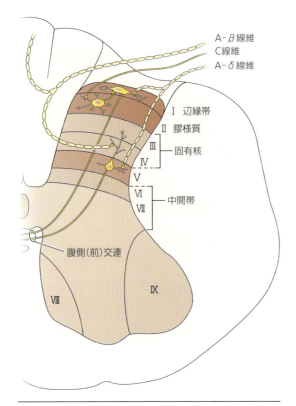

図 5.3 後角における一次感覚線維終末の層状終末パターン。A-δ線維とC線維は後角の浅層に終止し、A-δ線維の枝は深層にも終止する。A-β線維は後角の深層に終止する。しかしながら大多数のA-β線維の枝は後索を上行する。前側索系の投射ニューロンがI層とV層に局在していることが示されている。それらの軸索は腹側交連で交叉する。I層～VI層は平板に似ているが、VII～IX層はより柱状の形をしていることに注意しなさい。(Rexed B. A cytoarchitectonic atlas of the spinal cord in the cat. *J. Comp Neurol*, 1954；100 [2]：297-379を改変)。

驚くべきことには、内臓痛の経路は機械的感覚の経路に類似している。すなわち後索核でシナプス結合し、延髄で交叉し、内側毛帯を通って脳幹を上行し、視床でシナプス結合する。しかし両者には有意な相違がある、すなわち内臓痛の経路は、機械的感覚の経路とは後索核でも視床でも異なる部位でシナプス結合する。非常に重要なこの経路は前側索路よりもはるかに知られていない。

脊髄防御系の局所解剖

●細径感覚線維は痛覚、温度覚、およびかゆみを伝える

侵害受容器 nociceptor は、侵害性または組織破壊性の刺激に感受性がある感覚受容ニューロンであり、痛覚を伝える。これらの受容器ニューロンは傷つけられた組織から遊離された化学物質に反応する。

侵害受容器には、温度、機械的およびポリモーダル受容器の三つの種類がある。温度侵害受容器は5℃より低くても45℃より高くても活性化される。機械侵害受容器は針で刺すような組織を破壊する刺激で活性化される。ポリモーダル侵害受容器は侵害性の温度刺激と機械的刺激で活性化される。**かゆみ感受性受容器** itch-sensitive receptor あるいは**かゆみ受容器** pruriceptor はヒスタミンに反応する。ヒスタミンが皮内に注入されると、かゆみは引き起こされる。冷たさや温かさに感受性のある受容器ニューロンは**温度受容器** thermoreceptor と呼ばれる。

これらの受容器ニューロンの形態は単純である。それらは**自由神経終末** bare nerve ending (図4.3参照)である。太径で厚い髄鞘を持つ機械受容器(A-αとA-β)に比べて侵害受容器、温度受容器およびかゆみ受容器はA-δ線維とC線維の区分に入る細径線維である(表4.1参照)。侵害受容器は薄い髄鞘を持つもの(A-δ)と無髄のもの(C線維)の両方である。短時間の侵害刺激は最初にAδ受容器により伝えられる鋭い、刺すような痛みを引き起こし、これは時に"速い"痛みと呼ばれる。次にC線維受容器によって伝えられる鈍い焼けるような痛みが続く。これは時に"遅い"痛みと呼ばれる。温度受容器もA-δ線維とC線維があるが、かゆみ受容器はC線維のみである。

脱分極性電位を引き起こす侵害刺激の変換機構に関する多くの研究がある。侵害受容器にある種々の膜受容体の中で重要なのは、多彩なメンバーからなる一過性受容電位(transient receptor potential：TRP)受容体である。例えば、TRPV1、TRPV2、TRPV3、そしてTRPV4受容体は温かさ(すなわち侵害性でない)から熱さ(侵害性)の範囲まで温度感受性がある。TRPV1受容体はカプサイシンの熱さ(hot)を伝え、TRPV2受容体は非常に高い温度により活性化される。これに対して、TRPM8受容体は非常に低い温度で、またメントールのような化学物質で活性化される。機械侵害受容器における機械的変換のためのいくつかの膜受容体の候補がある。かゆみ受容体はヒスタミンに感受性がある。

痛覚感受性は自然に変化し、そしてこの可塑性の多くは末梢で起こる。侵害受容器は感作する—すなわち、以前の傷害の記憶を発展させて痛覚系はより一層反応するようになる。これは組織傷害の結果として傷害部から遊離され炎症を引き続き起こす因子によって作られる。**痛覚過敏** hyperalgesia は侵害刺激に対する誇張された反応である。**アロディニア（異痛症）**allodynia は正常では痛みにならない軽いタッチのような刺激に対し、痛く感じることである。痛覚は制御できなくなり、持続する"誤警報 false alarm"を発信することもある。これらの慢性痛状態は体を衰弱させる。慢

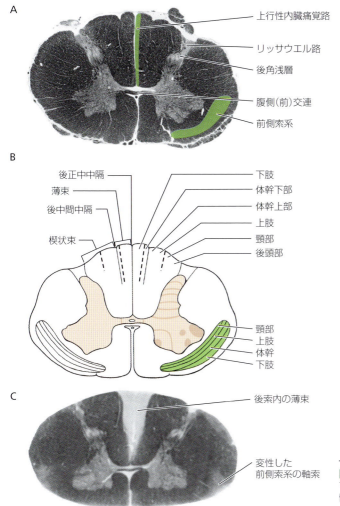

図 5.4 脊髄の解剖。A. 痛覚路の鍵となる構造を示す髄鞘染色切片。B. 前側索系の体部位局在性を示す脊髄の図。C. 腰髄損傷後の変性した体性感覚路の位置。

性痛は，後角での非適応性の可塑性（次項を参照）と脳からの異常な調節性信号を含む，末梢神経系と中枢神経系の両方の要素を持っている。

◆細径感覚線維は主に後角の浅層に終止する

痛覚，かゆみおよび温度感覚に関与する細径軸索は，後角を帽子のように覆う白質であるリッサウエル路（Lissauer tract）から脊髄に入る（図5.4）。リッサウエル路は白質の部分であるが，その軸索が薄い髄鞘かあるいは無髄であるので薄く染まっていることに注目しなさい。リッサウエル路の中で軸索は分枝して灰白質に入る前に二分して上・下行する。

細径線維は非常に特異的な終末パターンを示す。このパターンの意味を理解するために，最初に脊髄の灰白質の層構造を理解する必要がある（図5.3）。中枢神経系の他の領域と同じように，脊髄のニューロンは集

表 5.1　レクセの層と神経核の対応

レクセの層	脊髄の神経核
Ⅰ層	辺縁帯
Ⅱ層	膠様質
Ⅲ・Ⅳ層	固有核
Ⅴ層	後角基底部
Ⅵ・Ⅶ層	中間帯
Ⅸ層	運動核群

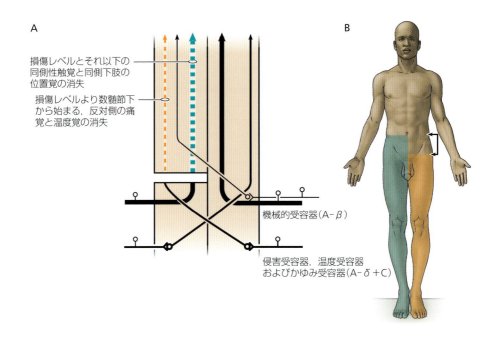

図 5.5　A．後索−内側毛帯と前側索系の交叉パターンを脊髄半切（ブラウン−セカール症候群）と関連させて図示している．B．前側索系の投射ニューロンは交叉時に上行するので脊髄半切による痛覚，温度覚およびかゆみの消失は損傷の 1 ないし 2 髄節尾側で起こる．対照的に機械的感覚の消失は損傷のレベルから始まる．

団をなしている．さらに，スウェーデンの神経解剖学者レクセ Bror Rexed は脊髄でのニューロンの集合が，脊髄の長軸に平行な平らなシートをしばしば形成していると認め，**レクセの層 Rexed laminae**（表 5.1，図 5.3）と名付けた．彼は 10 層を区別した．今や後角はⅠ層からⅤ層よりなり，前角はⅥ層からⅨ層よりなると見なされている．Ⅹ層は中心管の周りの灰白質からなる．しかしながら，われわれは機能的理由でⅥ層，Ⅶ層の背側部，そしてⅧ層とⅨ層からⅩ層をも区別する．運動制御に重要な多数の介在ニューロンはⅥ層，Ⅶ層とⅩ層に局在していて，これは**中間帯 intermediate zone** と名付けられている．体幹筋，近位筋および遠位筋を支配する運動ニューロンは中間帯の腹側に局在するⅧ層とⅨ層に位置する．

大脳皮質のブロードマンの皮質領野（図 2.19）のように，レクセの層に従って集合したニューロンは機能的な構成をしている．Ⅰ層とⅡ層は細径有髄（A-δ）線維と無髄（C）線維からのみ情報を受け取り，痛覚，温度およびかゆみの処理を行う選択的役割を示している．それに対して，Ⅲ層とⅣ層は太径（A-α，A-β）線維の終末だけを受け取る．これらの層は機械的感覚と反射機能に関与している．Ⅴ層は細径線維と太径線維の両方から情報を受け（図 5.3），そこのニューロンは軽い接触から痛みに至る広い範囲の体性感覚刺激の強度情報を処理できる．より深層のⅥ層からⅨ層は求心性線維の情報を直接にはあまり受けていないようである．一つの重要な例外があり，筋紡錘受容器とゴルジ腱器官の一次線維が運動領域（Ⅶ層とⅨ層）に終止する．そして筋紡錘受容器の一次線維は直接運動ニューロンにシナプス結合する．

◆前側索系投射ニューロンは後角に局在し前交連で交叉する

後角の層構造は脳幹や視床への投射にも重要である．痛覚，かゆみおよび温度感覚にとって重要な視床の神経核への経路は，細径感覚線維からの直接入力を受けるⅠ層のニューロンから主に起こる（図 5.3），そして細径，太径両方の線維入力を受け，広い範囲の刺激に反応するⅤ層のニューロンからも起こる．髄板内核群と橋・延髄の網様体に軸索を送る脊髄ニューロンは，主として覚醒に関わり，灰白質のより腹側のⅥ層からⅧ層に局在している．目立った刺激に頭や体を向けたり，痛覚抑制にとって重要な中脳への投射もⅠ層とⅤ層のニューロンから起こり，後外側腹側核への投射に似ている．

前側索系のほとんどの軸索は脳幹や視床を上行する以前に脊髄で交叉する（図 5.2，図 5.3）．交叉は**交連 commissure** で起こるが，この場合は中心管の腹側にある腹側（前）交連で起こる（図 5.4A）．この部位は，初期発生の時期，底板に相当し正中を横切る脊髄軸索を

Box 5.1　脊髄損傷後の体性感覚障害パターン

　脊髄損傷は，損傷レベルとその尾側で体性感覚の消失と骨格筋の制御不能を起こす。そのような損傷後の運動障害は第10章で考察する。ここでは体性感覚の消失のみを考察する。脊髄への外傷性損傷は一つ一つの感覚系を区別しない(同時に障害する)ので，機械的感覚経路の知識を痛覚の経路の知識と統合する。一般的に，脊髄損傷後の体性感覚消失は以下の主な三つの特徴を持つ。(1)障害される**感覚種** sensory modality，例えば体の特定の部位の痛覚あるいは触覚が障害されているのか，(2)感覚消失が観察される体の**側性** laterality(すなわち同側性あるいは反対側性か)，そして(3)障害される体部位 body region である。脊髄の半側の損傷，あるいは脊髄半切ではこれら三つの特徴的消失のすべてを示す(図5.5)。脊髄半切は，例えば銃創により脊髄が外傷で損傷されたときに，あるいは腫瘍が一側から脊髄を侵害したときに起こる。脊髄半切による感覚と運動の障害をまとめて**ブラウン-セカール症候群** Brown-Séquard syndrome と呼ばれる。

　後索の軸索は脊髄では起始に対して**同側性** ipsilateral であり，それゆえ，触覚と四肢の位置覚の消失は，脊髄損傷と同側に出現する(図5.5)。対照的に，前側索系の軸索は脊髄で交叉する。それゆえ，**痛覚** pain と**温度覚** temperature sense は損傷の**反対側** contralateral の体側で障害される。(かゆみは通常調べられないが，かゆみもおそらく反対側性に障害される)。

　損傷が起きた脊髄レベルは，感覚消失の分布域を後根の感覚神経支配域(すなわちデルマトーム地図；図4.5参照)と比較することによって決めることができる。体性感覚を伝える二つの系の解剖学的配置の違いにより，単一レベルの脊髄損傷が異なるレベルの触覚と痛覚の感覚障害を起こす。触覚についていえば，感覚が障害されている最も吻側のデルマトームが脊髄の損傷のレベルに対応している。痛覚に関しては，痛覚が障害されている最も吻側のデルマトームは，損傷された脊髄のレベルのおよそ2髄節下位である。これは前側索系の軸索が，脳幹や間脳まで上行する前に1, 2髄節の距離を越えて交叉するためである。これは損傷を受けた人に，より尾側で防御的感覚を自覚させるので臨床的に重要である。このことは，そうでなければ気づかないであろう圧迫損傷のような衰弱性事象を感知するのに役立つ。

ガイドする重要な場所である。発生途上の軸索は底板で正中に引きつけられる。しかし，軸索が一度正中を越えると，分子のスイッチが働いてそれらが正中底板に対して持っていた引力を軸索を再交叉させないような斥力に転換する。どのように軸索が正中を横切るのかはよく知られているが，なぜ横切るのかは不明である。一度反対側に入ると，発生途上の軸索はただちに白質の特定の場所に伸長して引きつけられ，そこで軸索は脳に向かって上行する。交叉よりも脳に向かう長距離の軸索のガイダンスについてはほとんど知られていない。前側索系の上行する軸索の位置は図5.4Cにある側索内の変性した領域を調べることにより明らかになる。前側索系は体部位局在的に構成されているが(図5.4B)，後索の体部位局在性のようには明確ではなく，ただ傾向が見られるだけである。すなわち，より尾側の髄節から感覚情報を伝えている軸索はより吻側の髄節から来る軸索より外側に位置している。

　仙髄，腰髄，胸髄の後角にあるニューロンは内臓器官からの侵害入力を受ける。それらの軸索は反対側の白質に入るのではなく，同側の薄束に入り，そして機械的感覚の経路と非常に類似したコースを取る(図5.2C)。仙髄，腰髄および胸髄の多くのV層ニューロンは内臓の侵害受容器と皮膚の受容器からの収斂した情報を受ける。これは"関連痛 referred pain"の解剖学的基盤であり，それによって内臓の損傷の結果起こる痛みが体表の一部から起こるように知覚される。例えば，心筋梗塞に伴う痛みは左上腕と胸に感じられるが，それはおそらく心臓組織の酸素欠乏を感知する感覚線維が頸髄上部にあるニューロンに収斂しているためである。

◆延髄の血管損傷は体性感覚機能に異なる影響を及ぼす

　前側索系の軸索は脊髄の前側索縁に沿って上行する(図5.4A)。その神経線維が延髄に到達すると大きな下オリーブ核によって位置を変えられ，背側に移動する(図5.6A)。第3章で学んだように延髄の内側部と背外側部は，それぞれ椎骨動脈の細い直接枝と後下小脳動脈 posterior inferior cerebellar artery (PICA) から血液供給を受ける(図5.6A)。PICAの閉塞は上行性の

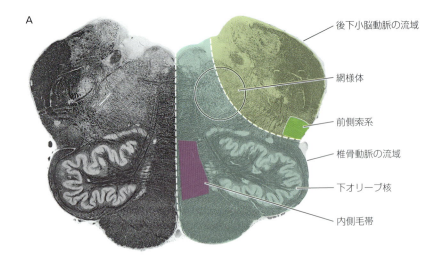

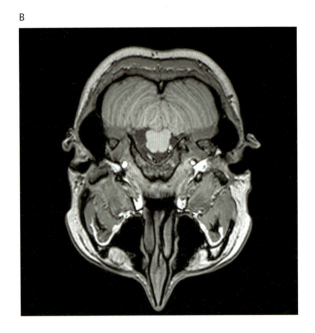

図 5.6　延髄中部の髄鞘染色切片(A)と対応する MRI(B)。延髄吻側部の動脈流域も A で示す。

痛覚，温度覚およびかゆみを伝える線維を損傷するが，内側毛帯は損傷しない。PICA の閉塞を経験した患者には下肢と体幹の痛覚の低下が起こるが，触覚は影響されない。前側索系の軸索は脊髄で交叉するので損傷側と反対側に感覚消失が起こる(図5.5)。(そのような感覚消失は**延髄外側症候群** lateral medullary syndrome あるいは**ワレンベルク症候群** Wallenberg syndrome を構成する多様な神経症状の一つである。これは第 6 章と第 15 章で考察する。)

さらに吻側の橋と中脳で前側索系は内側毛帯に接する(図5.7)。**脊髄視床路** spinothalamic tract は内側毛帯と同様に橋と中脳を上行して視床に達する。**脊髄網様体路** spinoreticular tract は延髄と橋の網様体と名付けられた場所の中央に終止する。以前は覚醒に関わる別の機能として働くと思われていた網様体は，多くの体性，内臓性および調節性の機能に関わる異成分からなる神経核の集合体である。脊髄網様体路の重要な投射は結合腕傍核へのものである(図5.7B)。結合腕傍核は侵害性と非侵害性の両方の内臓求心性情報を視床下部と扁桃体へ投射する神経路の鍵となる中継核である。体性感覚刺激への指向性に重要な**脊髄中脳路** spinomesencephalic tract の投射の一つは上丘である(図5.7A；第 7 章参照)。

◆下行性痛覚抑制路は脳幹から起こる

すべての感覚は変わりやすく，状況や経験に決定的

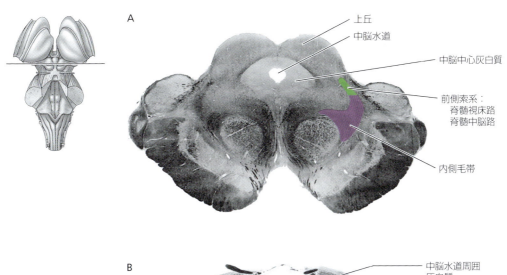

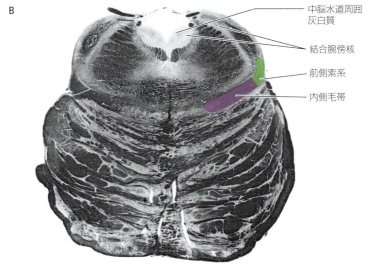

図 5.7 中脳(A)と橋−中脳境界部(B)を通る髄鞘染色切片。

に依存しているが，痛覚の調節は特に際立っており，臨床的に価値がある。痛覚が肉体的な格闘中や分娩の際にどのように軽減されるかを考えてみよう。痛覚抑制は，突然の痛みにも，遂行中の動作をよりよく機能させるような生存機構であろう。痛覚抑制回路は，後角で痛覚伝達を抑えるセロトニン作動性機構とノルアドレナリン作動性機構を使っている(図 5.8)。前脳に始まり，痛みの処理過程はもちろんのこと，情動にも関わる扁桃体，視床下部，島皮質，帯状回前部を含む構造は，**中脳水道周囲灰白質** periaqueductal gray matter(PAG)にある興奮性グルタミン酸作動性ニューロンに投射する(図 5.7，図 5.8)。次に中脳中心灰白質ニューロンは，**セロトニン** serotonin を神経伝達物質として使う**縫線核** raphe nucleus の延髄ニューロンの活動を制御する(5-HT：図 5.8 挿入図)。縫線核は下行性のセロトニン作動性の神経路を脊髄に出す。同様に，脳幹にある青斑核(図 2.3 参照)と外側延髄網様体などの脳幹の他領域は下行性のノルアドレナリン作動性の投射を脊髄に出す(NA：図 5.8)。後角における痛覚伝達は，以下の三つの様式で制御される：①**エンケファリン** enkephalin を伝達物質とするものを含む抑制性後角介在ニューロンを活性化すること，②シナプス後部ニューロンを活性化する痛覚受容体ニューロンの能力を低下させること，および③痛覚の上行性投射ニューロンの活動を直接抑制することである(図 5.8 挿入図)。

◆視床の三つの神経核が痛覚，温度覚，およびかゆみを処理する

後腹側核は前側索系と内臓痛のための後索系の両方

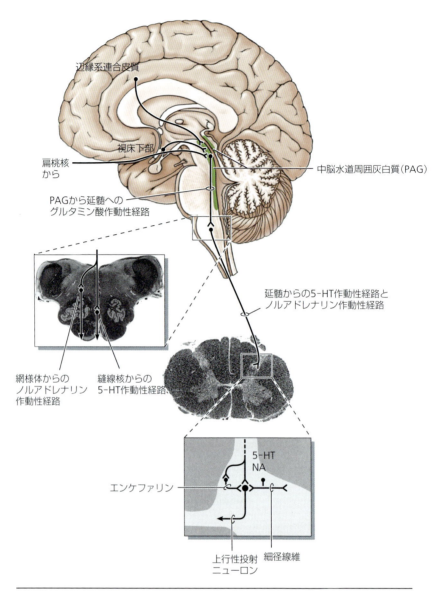

図 5.8 痛覚抑制系。前脳の多様な領域からの情報が中脳水道周囲灰白質(PAG)に収斂する。PAG は次に延髄のセロトニン作動性(5-HT)神経核である縫線核および網様体にある延髄ノルアドレナリン作動性(NA)神経核に投射する。下行性の 5-HT 経路や NA 経路は脊髄での抑制を促進することにより痛覚伝達を抑制する。

の重要な受け手である(図5.2C)。機械的感覚の投射と,痛覚,温度覚およびかゆみの投射の両方は後外側腹側核に終止するけれども,それらの終止部は,ほとんど重ならず,中枢神経系の機能局在の一例である。

機械的感覚の投射は痛覚,温度覚およびかゆみの投射より吻側に位置する傾向がある。

腹内側後核 ventromedial posterior nucleus(図5.9A)は後腹側核の尾側にある。それは考察したように,痛覚,温度覚およびかゆみの質と強さを知覚し,行動と自律神経反応へ取り次ぐことに重要である**島皮質** insular cortex(図 5.10)に投射する。**背内側核** medial dorsal nucleus(図5.9B)もまた脊髄視床路からの入力を受け,体性感覚刺激の情動面に関わる**帯状回前部** anterior cingulate cortex(図 5.10)に投射する。髄板内核群 intralaminar nuclei(図 2.13 参照)もまた脊髄視床路からの入力,網様体からの情報はもちろん,後索核からの内臓痛の入力を受ける。しかしながら髄板内核の痛覚機能はわかっていない。髄板内核は汎性投射を

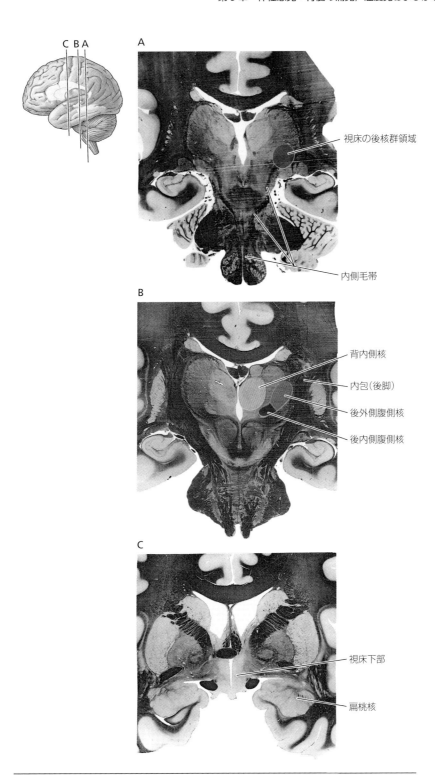

図 5.9　視床の痛覚関連神経核を通る髄鞘染色切片。A．腹内側後核が局在する視床後部。B．背内側核と後腹側核。後腹側核は二つの部分からなることに注目しなさい。後外側腹側核は脊髄体性感覚を処理する部位であり，後内側腹側核は三叉神経系の体性感覚を処理する部位である。C．扁桃体と視床下部。

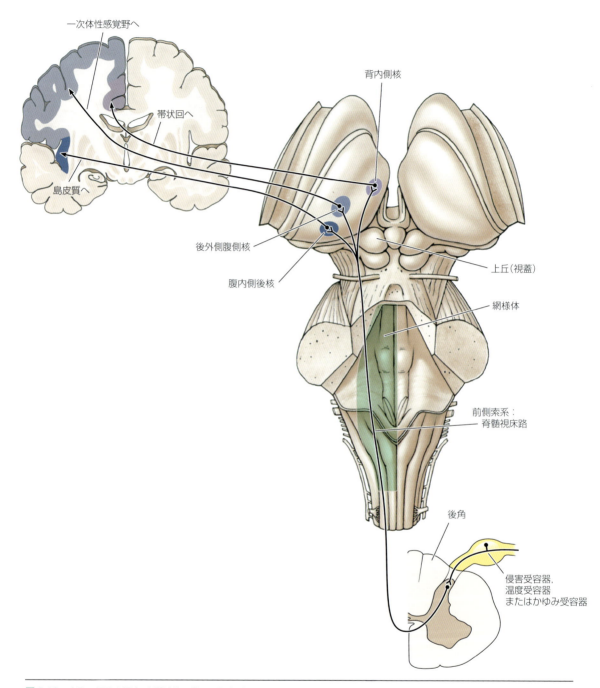

図 5.10 痛みの経路と視床-皮質連絡。単一の侵害受容器は三つの視床神経核に投射し、それは次に、三つの別々の皮質領野に投射することを示す。後外側腹側核は一次体性感覚野に投射する。腹内側後核は痛みに関与する島皮質に投射する。背内側核は前頭葉への多様な投射があり、帯状回前部へ痛み情報を伝える。

していて、覚醒と注意に関わっている（**表 2.1** 参照）。

◆ 辺縁系と島皮質領野は痛覚、温度覚、およびかゆみの皮質再現部位である

　痛覚、温度覚およびかゆみの上行路は大脳皮質の広い領野に影響する。最もよく研究された急性痛では、一連の複雑な領野、すなわち一次、二次体性感覚野、島皮質、帯状回前部、そして前頭前野 prefrontal cortex を活性化する。これらに、人によっては視床と扁桃体の種々の領域を加えることもある。この脳構造の複雑

第 5 章 体性感覚：脊髄の痛覚，温度覚およびかゆみ系 101

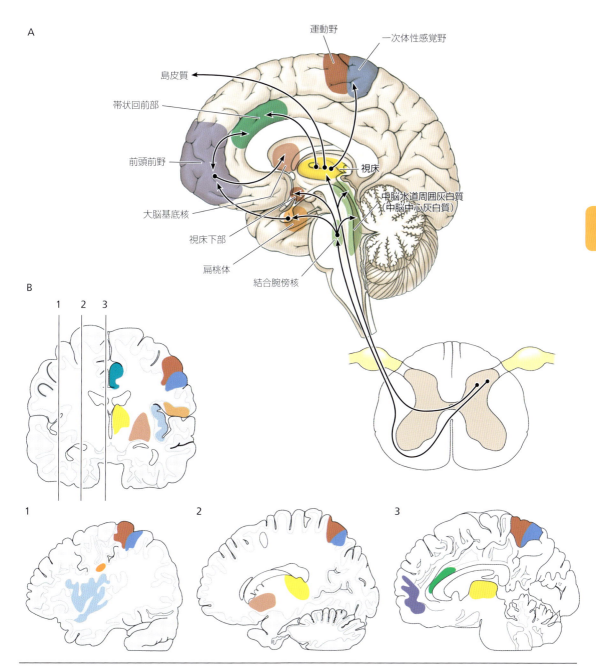

図 5.11 侵害刺激は多くの皮質下領域を活性化する。その皮質下領域は次に，痛覚基盤と呼ばれる多くの皮質領野を活性化する。A．脳幹や皮質への痛覚情報の発散の顕著な特徴が脳の正中矢状面で見られる。これらの構造は脳画像研究に基づき同定された。鍵となる皮質領野は，体性感覚野，島皮質，帯状回および前頭前野である。運動野も痛み刺激によって引き起こされる随意運動反応に重要であるので示されている。B．痛覚基盤の構造を通る半模式図：上図は冠状断面像であり，その左側に下の 1〜3 の矢状断面像の断面レベルを示す。各断面像上の各色領域は A の正中矢状面の各色領域に対応している。（Apkarian AV, Bushnell MC, Treede RD, Zubieta JK. Human brain mechanisms of pain perception and regulation in health and disease. *Eur J Pain*. 2005；9[4]：463-484. のメタアナリシスに基づく）。

な組み合わせは "痛覚基盤 pain matrix" と名付けられた。これらの領域の多くは温度刺激やかゆみでも活性化される。麻酔下の動物における研究と同様に，侵害刺激で示された人での非侵襲的な画像研究は，痛覚基盤における個々の要素の特有の貢献を明らかにしはじめている。**一次体性感覚野** primary somatic sensory cortex は刺激の局在と強度の識別に重要であると考えられている。**島皮質** insular cortex（図 5.10，図 5.11）

は刺激の質と強度および痛覚により起こりうる情動面に重要である．重要なことは，島皮質は痛み刺激の間，すべての皮質領野の中で最も継続して活性化されていることである．島皮質における痛覚再現領域は，隣接する味覚と内部器官の再現領域と一緒になり（第6章，第9章参照），体の恒常性に関わる皮質領野のネットワークの部分をなしている．これらの領野も痛みに対する行動と自律性反応の調節できる．**帯状回前部** anterior cingulate gyrus（ブロードマン 24 野；図2.19 参照）は情動に関わる辺縁系の一部である．帯状回前部は，痛覚や温度刺激がより心を乱し，不快になるときにより活性化する．興味深いのは，痛みの情動面の信号を送るのに重要である帯状回の領域は体性感覚刺激の情動面，そして社会的排除による"精神的苦痛"（図2.7B）においても重要である．

まとめ

感覚受容器ニューロン

前側索系は**痛覚**，温度覚およびかゆみ感覚と粗大触覚を伝える（図5.2A，B）．内臓痛は**後索**の軸索の一部分によって伝えられる（図5.2C）．**侵害刺激**，暖かさ，冷たさおよびかゆみ（ヒスタミン）に感受性のある**後根神経節ニューロンは自由神経終末と細径軸索を持つ**（A-δ，C，表4.1 参照）．

脊髄

後根神経節ニューロンの軸索は**後根**を経由して脊髄に入る．**デルマトーム**は単一の後根によって支配されている皮膚領域である（図4.5 参照）．細径線維は脊髄に入り，**リッサウエル路**を上・下行する（図5.2，図5.4）．それらは結局は脊髄の灰白質に終止する（図5.3）．前側索の軸索は後角のニューロンから起こり，腹側（前）交連で交叉する（図5.2，図5.3と図5.5）．前側索系は側索を上行する（図5.4）．上行する内臓線維は後索の内側部である**薄束**を上行する（図5.4）．脊髄半切は損傷の尾側で体性感覚種に異なる影響を及ぼす，すなわち触覚と位置覚は損傷と同側で消失し，痛覚と温度覚は反対側で消失する（図5.5）．

脳幹

前側索系の線維は**網様体**（図5.6；脊髄網様体路），**結合腕傍核**（図5.7），**中脳水道周囲灰白質を含む中脳**（図5.7，脊髄中脳路）および**視床**（脊髄視床路）（図5.7，図5.9）に終止する．内臓痛線維は**薄束核**の機械的感覚線維とは別の部位でシナプス結合する．そして**内側毛帯**を上行し視床に達する（図5.6，図5.7）．前側索系線維は延髄では PICA から血液供給を受ける（図5.6）．

下行性痛覚抑制系

扁桃体，視床下部，島皮質および帯状回前部を含む情動と痛み処理のための前脳の構造は**中脳水道周囲灰白質の興奮性グルタミン酸作働性ニューロンに投射する**（図5.8）．これらのニューロンは後角に投射する**縫線核のセロトニン作動性ニューロンと網様体のノルアドレナリン作動性ニューロンを制御する**（図5.8）．後角での痛み伝達は後角ニューロンの抑制作用を促進することで抑えられる．

視床と大脳皮質

脊髄視床路の軸索は，そしておそらく内臓感覚線維もそれぞれ異なる皮質領野に投射する三つの視床神経核でシナプス結合する．**後外側腹側核**（図5.10）は，一次体性感覚野に投射し（図5.10，図5.11），刺激の強度と局在の知覚に重要である．**腹内側後核**（図5.9A）は，島皮質に投射し（図5.10，図5.11），痛みと温度刺激の情動面ばかりでなく刺激の知覚にも重要である．第3の神経核である**背内側核**（図5.9，図5.10）は帯状回皮質に投射して痛みの情動反応に関わる（図5.11）．島と前皮質領野は痛覚，温度覚およびかゆみ感覚に対する行動と自律性反応，およびこれらの刺激が引き起こす感情と記憶にも重要である．

第 6 章

体性感覚：
三叉神経系，内臓感覚系

症例　延髄外側症候群と解離性体性感覚障害

69歳の男性が，めまいと歩行困難を突然発症した。救急治療室で受診し，検査によってその他のいくつかの感覚障害と運動障害が見つかった。本章では，障害の中の体性感覚消失のみを考える。この患者の他の神経障害は，第15章で再度考察する。

患者の神経学的検査によって，機械的感覚と痛覚/温度覚の消失において著しい解離性が明らかになった。患者の左側顔面の痛覚と温度覚はほぼ消失したが，意外なことに，上肢，体幹および下肢の痛覚と温度覚は，右側で消失した。図6.1A（灰色の部位）に，痛覚と温度覚が消失したおよその部位が示されている。機械的感覚は両側の顔面，四肢および体幹で障害を免れた。下顎と四肢の固有感覚も障害を免れた。

この患者の頭部のMRIは延髄を除いて正常であったが，延髄の左側の背外側部に楔状の病変が認められた（図6.1B）。同じ部位の髄鞘染色切片も示した。

本章を読み画像を見て，その神経学的症候を考慮し，次の質問に答えよ。

1. どの動脈が，延髄のこの梗塞部位に血液を供給しているか。
2. なぜ病変と同側の顔面と反対側の四肢の痛覚が失われるのかを説明せよ。

重要な神経学的徴候とそれに関わる損傷した脳構造

同側顔面の痛覚と温度覚の消失

後下小脳動脈（PICA）は，延髄の背外側部に血液を供給する。図6.1Bに示されているMRIで認められた梗塞部位はPICAの閉塞で起こったので，延髄の中部レベルの三叉神経脊髄路と三叉神経脊髄路核が損傷された。これらの構造の位置は図6.1Bの挿入図に示されている。三叉神経脊髄路の損傷は閉塞が起こっているレベルよりも尾側の大多数の軸索の消失をもたらす。損傷が上行路の交叉の手前で起こっているので，同側顔面の痛覚と温度覚を伝える線維連絡が途絶えた。

反対側の痛覚と温度覚の消失

反対側の四肢と体幹の痛覚と温度覚の消失も起きた。これは，PICAの閉塞が，脊髄で交叉した後に上行する前側索系を損傷したからである（図6.1Bの挿入図，図6.12B）。

機械的感覚と四肢と下顎の固有感覚は障害されない

PICAの閉塞は，機械的感覚や四肢の固有感覚などの上行性の情報を伝導する内側毛帯を損傷しない（図6.1Bの挿入図）。さらに，三叉神経領域の機械的感覚（触覚，振動感覚，下顎の固有感覚）を中継する太径神経線維は三叉神経脊髄路を下行しないので，これらの感覚もまた障害されない。太径神経線維はむしろ，橋に存在する三叉神経主感覚核のニューロンにシナプス結合する。

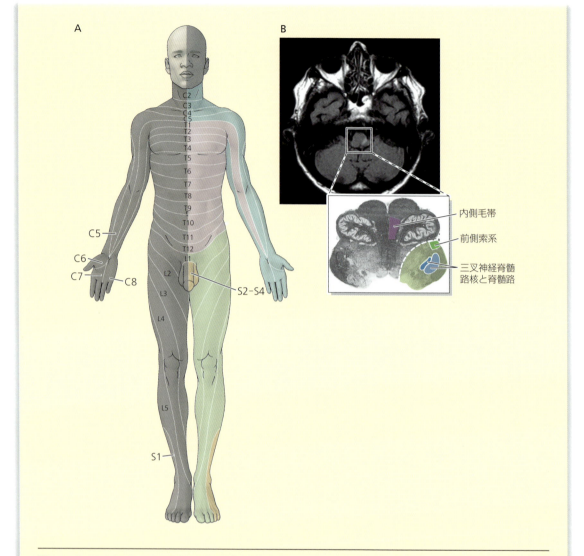

図 6.1　後下小脳動脈(PICA)の閉塞で起きた解離性感覚障害。A．感覚消失部位(灰色部位)。B．閉塞部位を示す MRI(明るい部位)。MRI のレベルの髄鞘染色切片は，この病巣(黄緑色の領域)によって影響を受ける重要な構造を示している。B の画像は Dr. Frank Gaillard の許可を得て Radiopaedia.org. から複写)。

　神経解剖学では，頭部の感覚と運動制御は，伝統的に体幹や四肢とは別個に扱われてきた。これは脳神経が頭部を支配するのに対して，脊髄神経が体幹と四肢を支配するからである。しかし，脳神経と脊髄神経の機能および両神経が直接連絡している中枢神経系内の部位が持つ機能には共通点が見られる。例えば，脳神経内の感覚神経線維は脳幹に存在する感覚核のニューロンとシナプス結合するが，脊髄神経内の感覚神経線維は同様に，脊髄の後角と後索核のニューロンとシナプス結合する。また，脳神経運動核は前角の運動核と同様に，末梢に軸索を出す運動ニューロンを含んでいる。

　本章では，顔面と頭部に生ずる機械的感覚，固有感覚，痛覚，温度覚，かゆみなどの体性感覚を中継する三叉神経系について述べる。三叉神経系は，脊髄の後索–内側毛帯系と前側索系に相当する(第 4 章，第 5 章参照)。さらに，内臓からの感覚情報を処理する脳幹の神経系についても考察する。内臓感覚系の末梢神経が分布している領域と中枢神経系での伝達に関わる主要部位は，三叉神経系のそれぞれと密接に関連してい

る。脳神経は顔面と頭部を支配しているので，本章では脳神経の一般的な構築の概説，脳神経核の特徴および脳神経核の柱状配列から考察する。柱状配列の位置がその機能に関する重要な情報となっているので，柱状配列を理解することは脳神経と脳神経核の機能構築を説明するのに役立つ。脳神経を理解することは神経学的検査を行うにあたっての基本となる。

脳神経と脳神経核

12対の脳神経（図6.2，表6.1）の中で，吻側の2対である嗅神経（Ⅰ）と視神経（Ⅱ）は純感覚性である。嗅覚を伝える嗅神経は**大脳半球** cerebral hemisphereに直接入る。視覚を伝える視神経は**視床** thalamusに直接入る。他の10対の脳神経は**脳幹** brain stemに直接出入りする。このうち動眼神経（Ⅲ）と滑車神経（Ⅳ）は運動神経であり，中脳より出て眼球を動かす筋に分布する。滑車神経は，脳幹の背側面に認められる唯一の脳神経である。

橋は4種類の脳神経を含む。三叉神経（Ⅴ）は，橋の中部に存在し，感覚と運動の両機能を持つ**混合神経** mixed nerveである。三叉神経が感覚根と運動根の2根に分かれていることは，脊髄神経が後根と前根とに機能的に分かれていることに類似している。感覚根は顔面皮膚，口腔や鼻腔の粘膜および歯に分布する体性神経線維よりなる。運動根は顎筋を支配する神経線維を含む。

橋に出入りする他の脳神経は，橋と延髄の境界部に認められる。このうち外転神経（Ⅵ）は動眼神経や滑車神経と同様に，外眼筋を支配する運動神経である。顔面神経（Ⅶ）は混合神経であり，運動根と感覚根を有する。この運動根に含まれる神経線維は我々の表情をつ

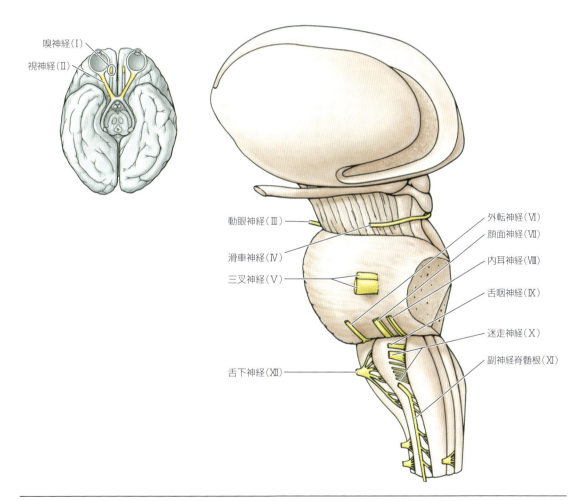

図6.2 脳幹の外側面。脳幹と間脳に出入りする脳神経を示す。挿入図は，嗅神経（Ⅰ）が終脳の一部である嗅球に入り，視神経（Ⅱ）が視索を通って間脳に入ることを示している。

表 6.1　脳神経と脳神経核

脳神経と神経根	機能	神経が通る頭蓋底の孔	末梢の感覚神経節	中枢神経系の神経核	末梢の自律神経節	神経が分布する末梢組織
I　嗅神経	嗅覚	篩板		嗅球		嗅上皮の嗅覚受容器
II　視神経	視覚	視神経管		外側膝状体		網膜（神経節細胞）
III　動眼神経	体性骨格筋運動	上眼窩裂		動眼神経核		内側直筋，上直筋，下直筋，下斜筋，上眼瞼挙筋
	自律（副交感）			エディンガー・ウェストファル核	毛様体神経節	瞳孔括約筋，毛様体筋
IV　滑車神経	体性骨格筋運動	上眼窩裂		滑車神経核		上斜筋
V　三叉神経	体性感覚	上眼窩裂（眼神経）正円孔（上顎神経）卵円孔（下顎神経）	半月神経節	三叉神経脊髄路核，三叉神経主感覚核，三叉神経中脳路核		頭部の皮膚と粘膜，硬膜，顎筋の受容器
	鰓弓性運動	卵円孔（下顎神経）		三叉神経運動核		顎筋，鼓膜張筋，口蓋帆張筋，顎二腹筋前腹
VI　外転神経	体性骨格筋運動	上眼窩裂		外転神経核		外側直筋
VII　中間神経 顔面神経	味覚 体性感覚	内耳孔	膝神経節 膝神経節	孤束核 三叉神経脊髄路核		味蕾（舌の前2/3），口蓋 外耳の皮膚
	自律（副交感）			上唾液核	翼口蓋神経節，顎下神経節	涙腺，鼻粘膜の腺，唾液腺（顎下腺，舌下腺）
	鰓弓性運動	内耳孔		顔面神経核		表情筋，顎二腹筋後腹，アブミ骨筋
VIII　内耳神経	聴覚 平衡覚	内耳孔	ラセン神経節 前庭神経節	蝸牛神経核 前庭神経核		コルチ器の有毛細胞 前庭迷路の有毛細胞
IX　舌咽神経	体性感覚 内臓感覚	頸静脈孔	上神経節 岩様部神経節（下神経節）	三叉神経脊髄路核 孤束核（尾側部）		外耳の皮膚 咽頭と中耳の粘膜，頸動脈小体，頸動脈洞
	味覚		岩様部神経節	孤束核（吻側部）		味蕾（舌の後1/3）
	自律（副交感）鰓弓性運動			下唾液核 疑核（吻側部）	耳神経節	耳下腺 咽頭の横紋筋
X　迷走神経	体性感覚	頸静脈孔	頸静脈神経節（上神経節）	三叉神経脊髄路核		外耳の皮膚，硬膜
	内臓感覚		節状神経節（下神経節）	孤束核（尾側部）		喉頭，気管，胃・腸，大動脈弓の受容器
	味覚		節状神経節（下神経節）	孤束核（吻側部）		味蕾（口腔の後部，喉頭）
	自律（副交感）			迷走神経背側運動核	末梢の自律神経節（終末神経節）	胃・腸（左結腸曲まで），呼吸器，心臓
	鰓弓性運動			疑核（中間部）		口蓋，咽頭および喉頭の横紋筋
XI　副神経	鰓弓性運動[延髄根]	頸静脈孔		疑核（尾側部）		喉頭の横紋筋（迷走神経の迷入枝）
	未分類[1][脊髄根]	頸静脈孔		錐体交叉からC3〜C5のレベルにある副神経核		胸鎖乳突筋，僧帽筋の上部
XII　舌下神経	体性骨格筋運動	舌下神経管		舌下神経核		内舌筋，舌骨舌筋，オトガイ舌筋，茎突舌筋

[1] 副神経核のニューロンが支配するいくつかの筋（または筋の一部）が後頭の体節より発生するので，この副神経核は分類されていない。

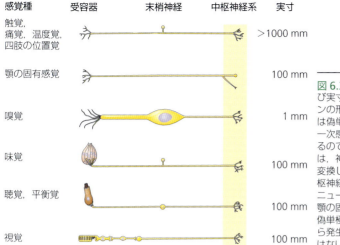

図 6.3　一次感覚ニューロンの形態，細胞体の位置および実寸のおよその違いを表す模式図．一次感覚ニューロンの形態は，脊髄神経では偽単極性であるが，脳神経では偽単極性または双極性である．顎の固有感覚を伝える一次感覚ニューロンは，細胞体が中枢神経系内に位置するので区別している．聴覚，平衡覚および味覚に関しては，神経線維とは別に存在する受容器細胞が刺激情報を変換し，その結果一次求心性線維に生ずる活動電位が中枢神経系に伝達される．聴覚，平衡覚および嗅覚の感覚ニューロンは双極性である．一方，触覚，痛覚，温度覚，顎の固有感覚および味覚を伝える一次感覚ニューロンは偽単極性である．視覚に関しては，網膜は中枢神経系から発生したものであるので，末梢神経に属する神経要素はない．

くる顔面筋に分布し，感覚根に含まれる神経線維は主に味蕾に分布して味覚を司る．顔面神経の感覚根は，中間神経と呼ばれることがある（中間神経は，頭部に位置する自律神経節を支配する軸索も含む〈第 11 章参照〉）．内耳神経（Ⅷ）は感覚神経であり，二つの異なる神経成分よりなり，このうち前庭神経は半規管，球形囊および卵形囊に分布して平衡覚を司り，蝸牛神経はコルチ器に分布して聴覚を司る．

延髄には 4 対の脳神経が出入りする．それぞれの神経は吻尾方向に異なる位置で延髄に出入りする多くの根を持つ．このうち舌咽神経（Ⅸ）は混合神経であり，その主な機能は咽頭の感覚と舌の後 1/3 に存在する味蕾の感覚を司ることである．また舌咽神経の運動機能は，咽頭筋と末梢に位置する自律神経節を神経支配することである（表 6.1）．迷走神経（Ⅹ）は混合神経であり，体性感覚と内臓感覚を支配し，咽頭筋や喉頭筋の支配，および内臓の自律神経支配などの多くの感覚機能と運動機能を持つ．副神経脊髄部（Ⅺ）と舌下神経（Ⅻ）は，それぞれ頸部の筋や舌筋を支配する運動機能を持つ（表 6.1）．

◆頭顔部の感覚および運動支配と体幹・四肢の運動支配との間には重要な違いがある

脳神経の感覚線維（求心性線維）の末梢の構造は脊髄神経のものと似ている．頭部の皮膚や粘膜に分布し体性感覚を伝える一次感覚ニューロンの構造は，体幹・四肢に分布するものと本質的に同じである（図 6.3）．両者ともに，ニューロンの細胞体は**末梢の神経節** peripheral ganglion に存在する**偽単極性** pseudounipolar ニューロンであり，その軸索の遠位端が刺激エネルギーに反応する．軸索の近位部は中枢神経系内に投射して，延髄や橋のニューロンとシナプス結合する．

末梢の感覚神経節は，特定の脳神経に属する一次感覚ニューロンの細胞体を含んでおり，表 6.1 にそれらをあげた．

脊髄神経と脳神経の一次感覚ニューロンは，以上のような解剖学的類似点もあるが，以下の三つの重要な相違点も認められる．

1. 味覚，視覚，聴覚および平衡覚では，ニューロンとは別の**受容器細胞** receptor cell が存在し，刺激エネルギーを変換している（図 6.3）．受容器はシナプスを介して一次感覚ニューロンを興奮させ，その一次感覚ニューロンが活動電位の形に符号化した情報を中枢神経系に伝達する．しかし脊髄神経系と三叉神経系の体性感覚では，一次感覚ニューロンの遠位端そのものが，1 種類の感覚受容器（メルケル受容器）を除くすべてで感覚受容器となっている（第 4 章参照）．よって，一次感覚ニューロンが刺激の変換と情報の伝達の両方を行っている．

2. 脳神経の一次感覚ニューロンは，**偽単極性** pseudounipolar かあるいは**双極性** bipolar である（図 6.3）（第 7 章で考察するように，網膜の投射ニューロンは感覚情報を視床に送っているので一次感覚ニューロンと相似である）．

3. 顎筋中の伸張受容器は，顎筋の長さを感知して**顎の固有感覚** jaw proprioception（顎関節の位置覚）を伝達する偽単極性の一次感覚ニューロンであるが，その細胞体は脳内に位置し末梢の神経節内には存在しない．大半の一次感覚ニューロンは，神経管の背側領域から出現する細胞集団である神経堤細胞から発生する．大半の神経堤細胞は末梢に移動し，細胞体が中枢神経系の外に位置するニューロン群を生みだす．これらのニューロンは，体組織や自律神経系に属する末梢の効果器を支配

Box 6.1　脳神経と脳神経核の歴史的命名法

　脳神経は古くから，その機能に基づいてではなく，不可解なまでに簡略化された考え方に従って分類されてきた。すなわちその考えは，(1)それぞれの脳神経に含まれる軸索が頭部に**感覚神経** sensory nerve（求心性神経）と**運動神経** motor nerve（遠心性神経）のいずれを出すのか，(2)神経支配を受ける組織が体節から発生したか（したがって，その組織は**体性** somatic であるか）あるいは鰓弓から発生したか（組織は**内臓性** visceral であるか），(3)神経支配を受ける組織が単純 simple（**一般** general）な形態かあるいは複雑 complex（**特殊** special）な形態か，などに基づいた脳神経（および，それに対応した脳内の神経核）の以下のような分類である。

- 一般体性感覚神経 general somatic sensory（GSS）は，第11章で記述するように，体性感覚神経に相当する。
- 一般内臓性感覚神経 general visceral sensory（GVS）は，内臓性感覚神経に相当する。
- 一般体性運動神経 general somatic motor（GSM）は，四肢筋を支配する神経などの体性運動神経に相当する。
- 一般内臓性運動神経 general visceral motor（GVM）は，平滑筋や腺を支配する神経などの内臓性運動神経または内臓性自律神経に相当する。
- 特殊体性感覚神経 special somatic sensory（SSS）は視覚と聴覚を伝える神経に相当する。
- 特殊内臓性感覚神経 special visceral sensory（SVS）は味覚と嗅覚を伝える神経に相当する。
- 特殊内臓性運動神経 special visceral motor（SVM）は喉頭の筋などの鰓弓筋を支配する神経に相当する。

　これらの簡略化された命名法は問題をはらんでおり，また名称を見ただけでは理解しにくい。例えば，特殊内臓性運動神経（SVM）線維は，一般体性運動神経（GSM）が支配する筋とよく似た機能を持つ横紋筋を支配する。視覚は特殊体性感覚性（SSS），また嗅覚は特殊内臓性感覚性（SVS）として記述されているが，これらは他の体性機能または内臓性機能にはほとんど関係がない。これらの矛盾と名称が示す意味がわかりにくいことから，本章では，機能に基づいて脳神経と脳神経核を分類する（表6.1参照）。

する一次感覚ニューロンの大半を含んでいる（第4章と第15章参照）。顎の固有感覚を伝達する一次感覚ニューロンは，中枢神経系から末梢への移動をしない特殊な神経堤細胞から発生する。

　脳神経の運動神経（遠心性神経）線維が支配する構造は，脊髄神経の運動神経（遠心性神経）線維と同様に，横紋筋と自律神経（副交感神経）の節後ニューロンである。体節から発生する四肢や体幹の横紋筋とは異なり，頭部の横紋筋は頭部**体節** somite または**鰓弓** branchial arch から発生する。鰓弓はヒトの初期発生に見られる鰓に相当し，水中脊椎動物の進化によって派生したものである。外眼筋や舌筋は頭部体節から発生するが，顎や顔面，喉頭および口蓋の筋と一部の頸筋は鰓弓由来である。

◆脳神経は機能的に七つの神経線維群よりなる

　脳神経を構成する機能的に異なる7群の神経線維には，脳幹に入るものと脳幹から出るものがある（Box 6.1参照）。そのうち次の4群は脊髄神経を構成する神経線維群と類似している。

1. 脳神経中の**体性感覚神経線維** somatic sensory fiber：顎と四肢の固有感覚および触覚，痛覚，かゆみ，温度覚を担う。
2. **内臓性感覚神経線維** viscerosensory fiber：体器官の内臓感覚と化学感覚を伝え，血圧や体の他の機能を調節する。
3. **体性骨格筋運動神経線維** somatic skeletal motor fiber：体節から発生した横紋筋に分布する運動ニューロンの軸索である。
4. **内臓性（自律）運動神経線維** visceral（autonomic）motor fiber：自律神経の節前ニューロンの軸索である。

　脳神経は，高度に分化した眼，耳，舌などの感覚器や鰓弓由来の筋など，脊髄神経が分布する構造体よりもより複雑な構造体に分布するために，脳神経にはさらに次の3群の神経線維が存在する。

5. 眼に分布し**視覚** vision を伝える神経線維と，内耳に分布し**聴覚** hearing と**平衡覚** balance を伝える神

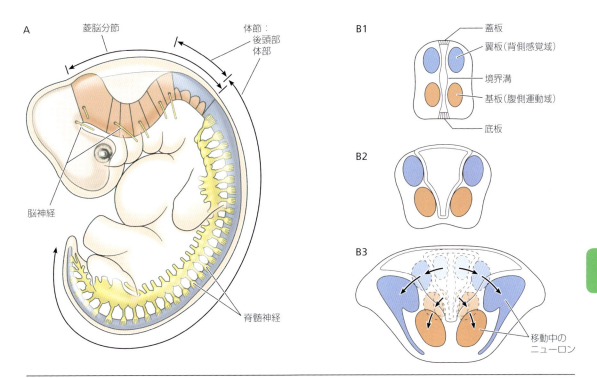

図 6.4 分節構造と柱状配列の発生。A．胚内で発生途上の神経系の位置を，胚の側方から見たもの。菱脳と脊髄は分節構造をなす。脳幹の尾側部の分節は菱脳分節と呼ばれる。延髄の尾側部内に存在する後頭部の四つの体節は頭部をつくる。四肢や体幹の筋，骨や他の多くの構造は体部体節からできる。脳幹の運動神経線維を含む脳神経も描かれている。二つの中脳の分節と，菱脳と中脳の間の分節は描かれていない。B．三つの胎生期に見られる脳幹の尾側部レベルの横断面模式図。ニューロンとグリアが増殖するに伴い，中心管がその背側縁に沿って拡張する。これによって，脊髄で背腹方向に配列されていた神経核が，下位脳幹(後の延髄と橋)では外内方向に配列するようになる。

経線維。
6. 味蕾と嗅上皮を支配する神経線維：それぞれ**味覚** taste と **嗅覚** smell を伝える。
7. **鰓弓性骨格筋運動神経線維** branchiomeric skeletal motor fiber：鰓弓由来の横紋筋に分布する運動ニューロンの軸索。

◆ **脳神経核は異なる柱状配列をなす**

第 11 章で考察するように，脊髄は初期発生段階に出現する分節構造を持っている。脊髄のそれぞれの分節(髄節)は，対応した体部の分節構造である体節に感覚神経と運動神経を伸ばし支配している(図 4.5 参照)。発生過程の下位脳幹(橋，延髄)もまた分節構造をしている。分節形成は，建築で使うブロックのように，脊髄や脳幹の多くの部位において基本的な構成を確立するための重要な仕組みと考えられる。脊髄では，脊髄分節は成熟後も維持されている。しかしながら脳幹では，後に神経線維の相互連絡が進行し，分節構造は不明瞭になる。発達過程の橋と延髄は，末梢部位に達する脳神経を介して，頭部のほとんどの場所の感覚と運動を支配する**菱脳分節** rhombomere (図 6.4A) と呼ばれる 8 個の分節を持っている。中脳および中脳と橋の境界部もまた初期段階の菱脳分節の構造をしていると考えられる。一対の後根と前根を持った各分節よりなる脊髄とは異なり，各菱脳分節は，感覚性と運動性からなる一対の脳神経根を持っていない。

脳神経感覚核と脳神経運動核は，それぞれ後角と前角に相似している。脳神経感覚核は脳神経を介して頭部組織から直接感覚情報を受ける。脳神経運動核に存在する運動ニューロンは，脳神経を介して軸索を伸ばし末梢の筋を支配する。脳神経核と脊髄の感覚部と運動部の構造におけるこのような類似性にもかかわらず，脊髄と脳幹の発生様式には，次の三つの重要な違いがある。

まず第 1 に，延髄と橋における感覚核と運動核の柱状配列は，脊髄で見られるような背腹軸に沿った配列ではなく，外側から正中に向けて配列している。これは，発生段階で第四脳室が形成される際に，神経管の菱脳部の内腔が背側にひろがった(開いた)ために起きる(図 6.4B)。神経管がひろがる前の神経核が脊髄と同様に背腹方向の配列をしている図 6.4B1 と，神経核が外側から内側方向に斜めに配列している図 6.4B3

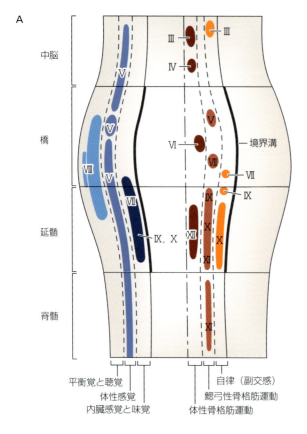

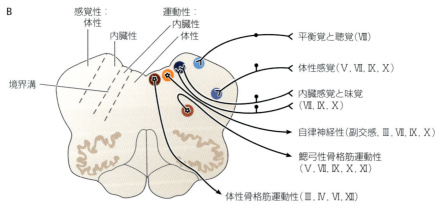

図 6.5 A．脳幹を背側から見た模式図．脳神経核が不連続な柱状に配列することを示す．境界溝が感覚核群と運動核群を分ける．B．延髄の横断切片の模式図．脳神経核の柱状配列を示す．

を比較しなさい．

第 2 に，脳幹の発生においては，未分化なニューロンが，脊髄の場合よりも脳室底から遠くに移動することである．脳神経核の中には求心性感覚情報を処理したり運動情報を送り出したりするだけの比較的単純な役割を担っているものがある．しかしながら脳幹の他の大半の神経核は，さらに複雑な情報統合の役割を担っている．脳幹の情報統合の役割を担う神経核も，第四脳室底に位置する翼板と基板の発生途上のニューロンから形成されるが，これらの神経核を形成するために，未熟なニューロンはさらに背側部や腹側部の最終到達点まで長い距離を移動する（図 6.4B3）．ほとんどのニューロンは，特殊な星状膠細胞（神経膠細胞の一種）が形成する経路に沿って放射状に（すなわち，脳脊髄軸に直角方向に）移動する．

第 3 に，頭部における感覚器と運動器が非常に多様

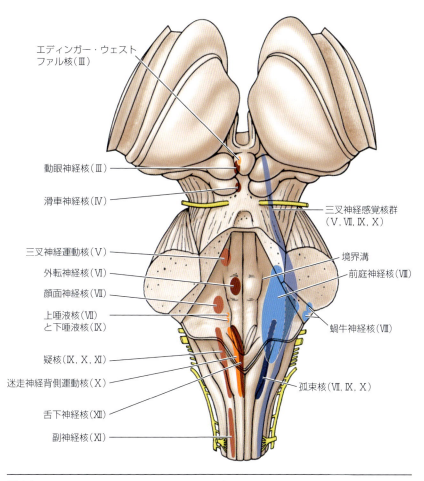

図 6.6 脳神経核群は長軸方向の構築をなす。図は成熟脳の脳幹を背側から見たものである。多くの脳神経核の位置が記されている。色彩は図 6.5 と同様。

になった結果，脳神経核は多種類に分化した。脳神経は機能的に 7 群に分類されるので，脳神経核も 7 群に分類される。これらの分類のそれぞれに属する神経核は，脳幹内で吻尾方向に伸びた不連続な柱状配列をなす（図 6.5A）。しかし，そのうちの二つの感覚群が，吻尾方向に異なる部位ではあるが同一の柱状配列内のニューロンにシナプス結合するため，これら 7 群は，六つに分かれて柱状配列する。感覚系の柱状配列は運動系の柱状配列よりも外側に位置する（図 6.5A，B）。なかでも体性感覚や聴覚，平衡覚の柱状配列は，内臓感覚や味覚を司る柱状配列よりも外側に位置する。体性運動性柱状配列は，自律神経系の運動性柱状配列よりも内側に位置する。鰓弓に関係するニューロンの柱状配列は，網様体のニューロンを含む。**境界溝** sulcus limitans は，発生段階での感覚性柱状配列と運動性柱状配列を分けている浅い溝であり，成熟した脳では第四脳室底においてよい目印になる。**体性** somatic の筋と**鰓弓性** branchiomeric の筋を支配する運動ニューロ

ンの位置が異なることを，第 11 章でさらに考察する。

同じような機能を持った脳神経核は，吻尾方向に伸びた同じ柱状配列の上に並ぶので，このような柱状配列の場所を知っておくことは，それらの機能を理解するうえで助けとなる。図 6.6 は，成熟した脳幹において脳神経核を構成するニューロンの長軸方向の柱状配列を示している。

三叉神経系と内臓感覚系の機能解剖

口腔を含む頭部の体性感覚は，4 対の脳神経によって伝えられる。**三叉神経** trigeminal nerve は頭部と口腔のほとんどの感覚を支配しているので，4 対の神経の中で最も重要である。**顔面神経** facial nerve，**舌咽神経** glossopharyngeal nerve および**迷走神経** vagus nerve は外耳の周囲の皮膚の狭い場所，粘膜および器官の感覚を支配し，さらに味覚を伝える感覚線維も含む（第 9 章参照）。

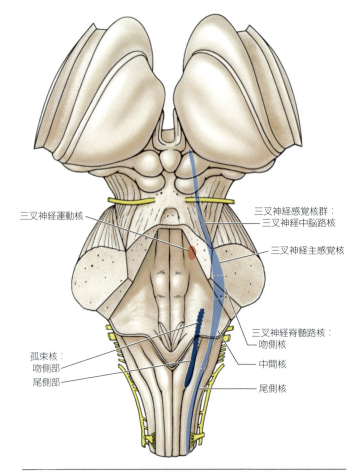

図 6.7　小脳を除いた脳幹の背側面図で三叉神経核群と孤束核の位置を示す。

　頭部の皮膚と口腔粘膜に分布する感覚線維は中枢神経内の**三叉神経感覚核** trigeminal sensory nucleus に投射し，咽頭，喉頭およびその他の内部構造（内臓）の粘膜に分布する感覚線維は**孤束核** solitary nucleus の尾側部に投射する（図 6.7）。しかし，重要な例外も存在する。すなわち，咽頭や喉頭に分布する感覚線維の少数は，三叉神経感覚核に情報を送る。脳神経を介して伝えられる感覚の中で，三叉神経感覚核に伝達される感覚情報は，感覚情報の認知に関与している。これに対し，孤束核の尾側部に伝達される情報は，必ずしも感覚情報の認知には関与しないであろう。われわれは内臓痛には気づくが，他の内臓感覚は，物を食べて吐き気がしたり，食べ過ぎた後の満腹感などの特別な条件下でのみ自覚できる。また，いくつかの内臓刺激は決して自覚できない。例えば，血圧の上昇を起こすような出来事が起きたときでも，動脈内圧は自覚できない。

◆三叉神経の異なる経路が触覚，痛覚，および温度覚を伝える

　三つの三叉神経感覚核が，前述の神経を介して頭部の（例えば皮膚や顎筋からの）体性感覚を受ける（図 6.7）。これらの感覚線維は**三叉神経主感覚核** main (principal) trigeminal sensory nucleus と**三叉神経脊髄路核** spinal trigeminal nucleus の二つの三叉神経感覚核に終止する。三つ目の感覚核は**三叉神経中脳路核** mesencephalic trigeminal nucleus であり，ここには一次感覚線維は終止しない。この神経核は特定の三叉神経一次求心性線維を出す細胞体を含んでいるので，末梢の感覚神経節に相当する（下記参照）。

　三叉神経の感覚線維は橋の腹側部に進入し（図 6.2），顔面神経，舌咽神経および迷走神経の感覚線維はより尾側の脳幹に入る。脊髄神経と同様に，これらの神経には機能的に異なる感覚線維が含まれている。機械的感覚を伝える太径線維の多くは，橋背側部にある三叉神経主感覚核に終止する。一方，痛覚や温度覚を伝える細径線維の多くは，**三叉神経脊髄路** spinal

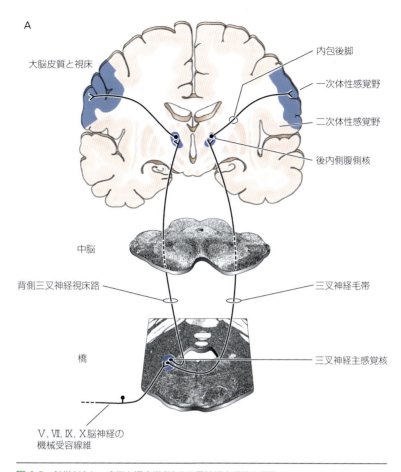

図6.8 触覚(A)と，痛覚と温度覚(B)の三叉神経上行路の概略。

trigeminal tractを通り三叉神経脊髄路核に終止する（三叉神経脊髄路を通り脊髄路核に入る太径機械受容線維のいくつかは，頭部の反射に働いている。下記参照）。この違いが解剖学的ならびに機能的に異なる二つの三叉神経上行感覚系を形成する（図6.8A，B）。その第1の系は，主に頭部の触覚と歯の機械的感覚を伝えるもので，後索-内側毛帯系に相当する。もう一つの系は，頭部の痛覚，温度覚およびかゆみを伝えるもので，前側索系に相当する。

● 三叉神経主感覚核は顔面の機械的感覚を中継する

三叉神経主感覚核 main trigeminal sensory nucleusのほとんどのニューロンは機械的感覚情報を受ける。この神経核内の投射ニューロンの軸索は橋で交叉した後，後索核から出て内側毛帯を上行する線維の背内側を上行する。この三叉神経二次ニューロンの上行性の軸索は，まとめて**三叉神経毛帯** trigeminal lemniscus と呼ばれ，視床の**後内側腹側核** ventral posterior medial nucleus でシナプス結合する（図6.8A）（視床の後外側腹側核が脊髄神経を介した体性感覚の中継核であることと対比される）。さらに，後内側腹側核ニューロンの軸索は内包後脚を通って，**中心後回** postcentral gyrusの**一次体性感覚野** primary somatic sensory cortex の外側部に投射する。**二次体性感覚野** secondary somatic sensory cortex と**頭頂葉後部皮質** posterior parietal cortex も脳神経を介した機械的感覚情報を処理する（第11章参照）。また，これらの高次体性感覚野は主に一次体性感覚野から入力を受けている。以上のように神経線維連絡が似ていることから，三叉神経主感覚核は，形態的および機能的に後索核（薄束核と楔状束核よりなる）に類似している。

三叉神経主感覚核の背側部からは，背側三叉神経視床路と呼ばれるもう一つのより小さな神経路が起始する（図6.8A）。この神経路は，同側を上行して視床の後内側腹側核に至り，歯や口腔の軟組織からの機械的感覚情報を伝える。

顎の**固有感覚** jaw proprioception（われわれがどの程度開口しているかを自覚する感覚）の経路は顎の開口度を感知する伸張受容器に始まる（図6.14参照）。これらの機械受容器に分布する神経線維の細胞体は**三叉神経中脳路核** trigeminal mesencephalic nucleus に存在

114　II　感覚系

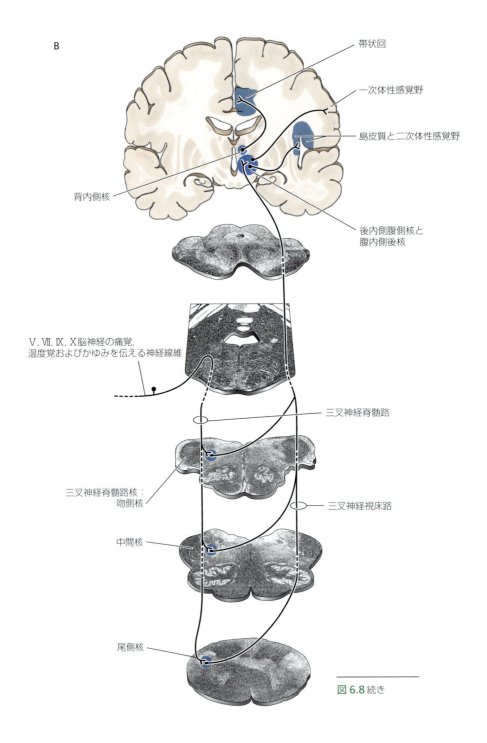

図6.8続き

し，三叉神経主感覚核と脊髄路核の吻側核に投射する。この脊髄路核への投射は，四肢筋の受容器から脊髄後角深層への投射に相当する。脳幹の三叉神経ニューロンは視床の**後内側腹側核** ventral posterior medial nucleus に投射し，そこから大脳皮質の一次体性感覚野の3a野に投射する。この神経路は顎関節の角度を自覚させるものである。顎の固有感覚情報はま

た，小脳に伝達され顎筋を制御する（第13章参照）。

● **三叉神経脊髄路核は頭部の痛覚を中継する**

　三叉神経脊髄路核は，形態的および機能的に，吻尾方向に**吻側核** oral nucleus，**中間核** interpolar nucleus および**尾側核** caudal nucleus の三つに分けられる（図6.7，図6.8B）。三叉神経脊髄路核の機能は，それと連続する脊髄後角に似ている。すなわち三叉神経脊髄路

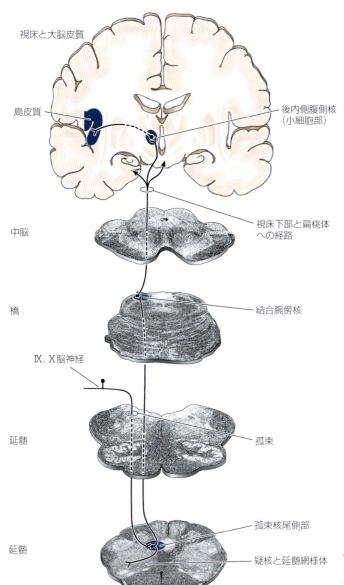

図 6.9 内臓感覚路の概略図。孤束核尾側部のニューロンがこの経路に関わる。孤束核吻側部のニューロンは味覚に重要である（第9章参照）。

核は，四肢と体幹に関わる後角の機能と同様に顔面痛，歯痛，温度覚およびかゆみの伝達にきわめて重要であり，また重要性はそれよりもはるかに低いが顔面の機械的感覚にも関わっている。さらに，中間核と吻側核は三叉神経反射 trigeminal reflex に関与したり，小脳などの運動制御に関わる部位にも感覚情報を送る。

三叉神経脊髄路核から起始する主な三叉神経上行路は反対側の視床に終止する（図 6.8B）。この経路は**三叉神経視床路** trigeminothalamic tract と呼ばれ，**脊髄視床路** spinothalamic tract に類似しており，**前側索系** anterolateral system の神経線維束に沿って上行する。三叉神経視床路線維は主に視床の三つの部位，すなわち後内側腹側核，腹内側後核および背内側核に終止する。第5章で考察したように，視床のこれらの部位は皮質の異なる部位に投射しており，痛覚と温度覚が有する異なる側面に関わっている。すなわち**後内側腹側核** ventral posterior medial nucleus は，大脳皮質中心後回の外側部にある一次体性感覚野に投射し，**腹内側後核** ventromedial posterior nucleus は島皮質に投射する。これらの投射は，痛覚，温度覚およびかゆみの認知に重要である。**背内側核** medial dorsal nucleus は帯状回前部に投射する。島皮質と帯状回前部は，顔面の痛覚，かゆみおよび温度覚の情動面と動機面を担うと考えられている。脊髄の疼痛系と同様に，上行性の三

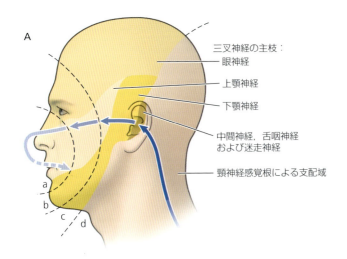

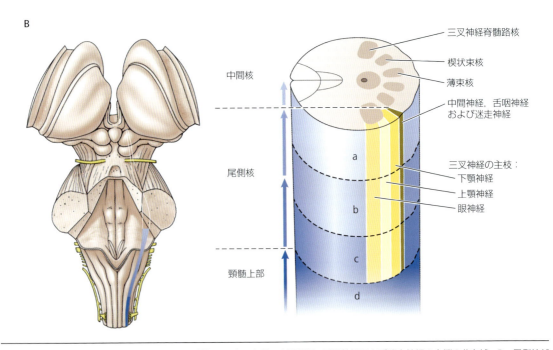

図6.10 三叉神経系の体部位局在性。A. 三叉神経の三本の主枝，中間神経，舌咽神経および迷走神経の末梢の分布域。B. 尾側核が存在する延髄部における三叉神経脊髄路の構築。尾側核に見られる三叉神経求心性線維の"タマネギの皮"様再現が，部位 a，b および c で表されている。部位 d は，脊髄吻側部の再現部位である。部位 a (より吻側に位置する)，部位 b および部位 c (より尾側に位置する) は，図 A で顔面に描かれた同心円状の領域にそれぞれ相当する。口腔内の再現部位は延髄に存在する部位 a (B の右図) よりも吻側部に位置する。*頸部の再現部位は，尾側 (すなわち部位 d) に位置する。(Brodal A：Neurological Anatomy. 第 3 版．New York, Oxford University Press, 1981 を改変)。
(*訳注：歯を含む口腔内痛覚の最も主要な再現部位は尾側核の最吻側部である。この部位は閂より吻側に位置しており，中間核の腹側に位置する)。

叉神経を介した疼痛系もまた，扁桃核や視床下部への投射を介して痛みの情動面に関わっている結合腕傍核を賦活する。

◆内臓感覚系は孤束核尾側部に起始する

舌咽神経と迷走神経の末梢枝は咽頭，喉頭，食道，胸腹部の他の内臓および末梢の血圧受容器に分布する。中枢枝は脳幹に入った後，集束して延髄背側部で孤束 solitary tract を形成し，その周囲に位置する孤束核尾側部 caudal solitary nucleus に終止する。孤束核は機能的に異なる二つの部位，すなわち味覚に関与する吻側部 (第 9 章で考察) と内臓感覚機能 viscerosensory function に関与する尾側部に分けられる (図 6.7)。孤束核尾側部は，脳の多くの部位に情報を送り，多機能

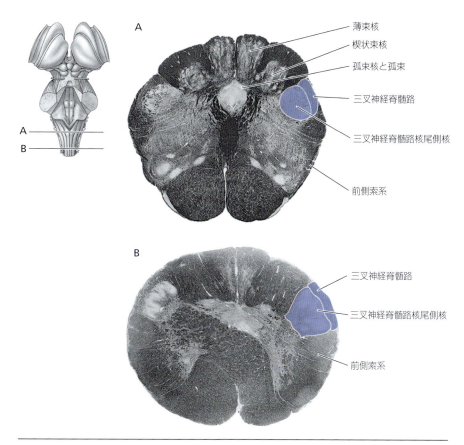

図6.11 脊髄と延髄の境界部と延髄尾側部の構造。脊髄と延髄の境界部(B)と、錐体交叉の吻側の尾側核レベル(A)で横断した髄鞘染色切片。両レベルでは、三叉神経脊髄路は三叉神経脊髄路核の背外側に位置している。挿入図は、切片のおよその切断レベルを示す。

な発現に関与する。橋の結合腕傍核を介した視床の後内側腹側核小細胞部への上行路は、満腹感や悪心などの内臓感覚を自覚させる(図6.9)。この内臓感覚を伝える視床ニューロンは機械的感覚情報や味覚(第9章参照)を中継するニューロンとは異なり、**島皮質** insular cortex に投射する。孤束核尾側部と結合腕傍核から他の部位への投射は、血圧や胃腸管の運動の制御など多くの内臓反射や自律機能(第15章参照)に関与する。

三叉神経系と内臓感覚系の局所解剖

◆異なる感覚枝が頭顔部の皮膚と粘膜の別々の部位を支配する

三叉神経は、**眼神経** ophthalmic nerve、**上顎神経** maxillary nerve および**下顎神経** mandibular nerve という三つの主感覚枝よりなり、頭顔部の皮膚と粘膜の別々の部位を支配する(図6.10A)。上顎神経と下顎神経は口腔内にも分布する。脊髄の体性感覚系と同様に、頭顔部の触覚や痛覚、温度覚およびかゆみを伝える三叉神経感覚線維の細胞体は、末梢の神経節である**三叉神経節** trigeminal ganglion(**半月神経節** semilunar ganglion)に認められる(表6.1)。これに対し、顎筋に存在する伸張受容器に分布する神経線維の細胞体は脳内に位置する**三叉神経中脳路核** mesencephalic trigeminal nucleus に認められる(図6.7)。三叉神経は外眼筋の伸張受容器も支配するが、その細胞体は半月神経節に位置し、軸索は眼神経内を走行する。

脊髄後根がつくるデルマトームは隣り合う髄節間でかなり重なり合うが、三叉神経がつくるデルマトームすなわち三叉神経の単一枝が分布する皮膚領域はほとんど重ならない。よって、単一の脊髄後根の損傷よりも、三叉神経の単一枝の損傷によって末梢の感覚麻痺が起こりやすい。三叉神経痛は尋常ではない痛みを伴う神経症状であり、しばしば眼神経と上顎神経の分布域の境界または上顎神経と下顎神経の分布域の境界付近に広く灼熱痛が生じる。

三叉神経に加え、**中間神経** intermediate nerve(**顔面神経** facial nerve の枝)、**舌咽神経** glossopharyngeal nerve および**迷走神経** vagus nerve も頭顔部の皮膚の一部に分布する。耳介には中間神経と舌咽神経が、外耳

道には中間神経と迷走神経がそれぞれ分布する（図6.10A）。また，三叉神経と迷走神経は共に脳硬膜にも分布する。顔面神経に含まれる感覚線維の細胞体は**膝神経節** geniculate ganglion に，舌咽神経と迷走神経に含まれる感覚線維の細胞体はそれぞれの**上神経節** superior ganglion に存在する（名称は表6.1参照）。

　舌咽神経と迷走神経は皮膚では小領域に分布するにすぎないが，体内の器官や粘膜ではより広い範囲に分布する。舌咽神経は，舌の後1/3と咽頭，鼻腔と副鼻腔の一部および耳管［と鼓室］に分布する。迷走神経は，咽頭下部，喉頭，食道，胸部内臓および腹部内臓に分布する。舌咽神経と迷走神経による咽頭と喉頭の神経支配は，正常な嚥下や嚥下時に唾液や他の液体が気道に入らないようにするために重要である（第11章参照）。舌咽神経と迷走神経の枝は，それぞれ**頸動脈洞** carotid sinus と**大動脈弓** aortic arch 内の動脈血圧の受容器にも分布する。これらの神経は圧受容器反射弓の一部を構成し，血圧の制御，例えば起立時の血圧反応に関わる。迷走神経は，呼吸器と左結腸曲より吻側の腸管にも分布する。骨盤内臓には仙髄に投射する一次求心性線維が分布する。骨盤内臓感覚の脊髄における経路は完全にはわかっていないが，脊髄の体性感覚の経路と並列していると考えられている。骨盤内臓の痛みの経路は第5章に記述した。

　三叉神経の各枝は橋に進入後，三叉神経脊髄路または孤束の別々の部位を通って脊髄路核または孤束核に至り，そこに終止する。三叉神経脊髄路には逆さになった顔面様の体部位局在性が見られる（図6.10B）。すなわち，三叉神経の下顎神経と同様に中間神経，舌咽神経および迷走神経の入力線維は背側部を，眼神経は腹側部を，さらに上顎神経はその間をそれぞれ下行する。そして，三叉神経脊髄路を通った軸索は，三叉神経脊髄路核内のニューロンとシナプス結合する（図6.11A, B，図6.12）。孤束核と孤束の尾側部が延髄の尾側部に存在しているが，その位置はニューロンの細胞体を染色する方法によって示される（図6.11A）。

◆三叉神経系の重要な構造は脳幹の全レベルに存在する

　三つの三叉神経感覚核は異なる感覚機能を持っている。**三叉神経脊髄路核** spinal trigeminal nucleus は主に顔面の痛覚，温度覚およびかゆみの伝達に重要である。その名称にもかかわらず，主に延髄と橋の尾側部に位置する。**三叉神経主感覚核** main trigeminal sensory nucleus は橋に位置し，顔面の触覚と口腔の機械的感覚の伝達に関わる。**三叉神経中脳路核** mesencephalic trigeminal nucleus は，顎の固有感覚として重要な感覚情報である顎筋の長さの情報を発信する伸張受容器に分布する神経線維の細胞体を含む。三叉神経中脳路核はその名称にもかかわらず，橋の吻側部と中脳に位置する。

●三叉神経脊髄路核は脊髄後角の吻側への延長である

　後角は吻側にのび，延髄で三叉神経脊髄路核となる。三つの亜核が三叉神経脊髄路核を構成し，それらは尾側から吻側の順に，尾側核，中間核および吻側核である。**尾側核** caudal nucleus と脊髄後角は構造的にも機能的にも似ている。三叉神経脊髄路核には一次求心性線維が層状に終止すること，三叉神経視床路，三叉神経網様体路および三叉神経中脳路の起始ニューロンが存在することは，脊髄後角と似ている（図5.3参照）。両者があまりに似ているので，実際に尾側核は時に**延髄後角** medullary dorsal horn とも呼ばれる。後角の神経核の構成要素に相当する構造が三叉神経系に認められると同様に，脊髄の感覚路に相当する構造も三叉神経系に認められる。リッサウエル路は**三叉神経脊髄路** spinal trigeminal tract として延髄内にのびている。リッサウエル路と三叉神経脊髄路は，薄い髄鞘を持つ軸索や無髄の軸索を含むので，髄鞘染色によって淡く染色される（図6.11，図5.4参照）。

●三叉神経脊髄路核と脊髄路は吻尾方向に特徴ある構造をなす

　三叉神経脊髄路核および脊髄路の機能に関する重要な識見は，難治性の顔面痛を取り除くために行われた外科手術の結果から得られた。この手術は三叉神経脊髄路を切断することで，触覚にはほとんど影響を与えず，痛覚と温度覚を選択的に遮断するものである（鎮痛薬の使用により，より効果的で安定した治療ができるようになったので，今日では三叉神経脊髄路切断術はまれにしか行われない）。尾側核と中間核の境界付近のレベルに相当する三叉神経脊髄路の吻側部を切断すると，顔面全体の痛覚と温度覚は消失する。それに対し，三叉神経脊髄路を，その吻側部と尾側部の境界で切断すると，顔面の他の部位の痛覚は消失するが，口腔周囲と鼻部のみは痛覚と温度覚の消失を免れる。

　この臨床所見は，三叉神経脊髄路が内外方向に加え，吻尾方向にも体部位局在性を有することを示す（図6.10B）。すなわち，頸髄の支配域に隣接する頭部位に分布する三叉神経線維は，口腔，顔面の口腔周囲部および鼻部に分布する三叉神経線維よりも，三叉神経脊髄路のより尾側まで下行し，尾側核のより尾側部に終止する（図6.10A）。

　三叉神経脊髄路核もまた吻尾方向に特徴のある構造をなす。頸髄の吻側方向に従って，後角ニューロンは順に上肢，頸部および後頭部（すなわち，図6.10Bの部位d）の体性感覚情報（主に痛覚，かゆみおよび温度覚）を中継する。脊髄と延髄との境界近くの尾側核ニューロンは，顔面後部や耳（すなわち，図6.10Bの部位bとc）の体性感覚情報を中継する。これらの

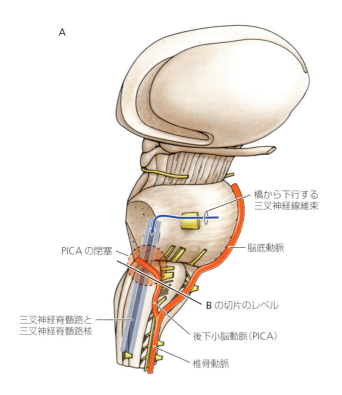
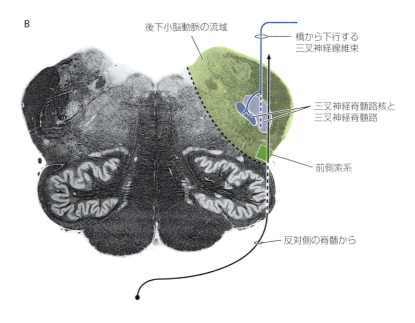

図 6.12　延髄を養う動脈。A．脳幹の腹外側部に認められる椎骨動脈–脳底動脈系。後下小脳動脈（PICA）の閉塞は円で囲まれた領域の梗塞を起こしやすい。三叉神経脊髄路（薄い青色）と三叉神経脊髄路核（濃い青色）の梗塞部位との位置関係が示されている。PICA の閉塞は，この部位に存在する三叉神経脊髄路核とこの部位を通って下行する三叉神経感覚線維の両方を損傷する可能性がある。B．図 A に示された延髄中央部を通る面で横断された髄鞘染色切片。PICA の閉塞（黄緑色）は，（1）下行する三叉神経感覚線維と三叉神経脊髄路核を損傷する（これらにより同側の顔面の痛覚と温度覚の消失が起こる）。さらに，（2）上行性の前側索系の神経線維束を損傷する（これにより反対側の四肢と体幹の痛覚と温度覚の消失が起こる）。PICA の閉塞によって起きる他の損傷は後の章で述べる。

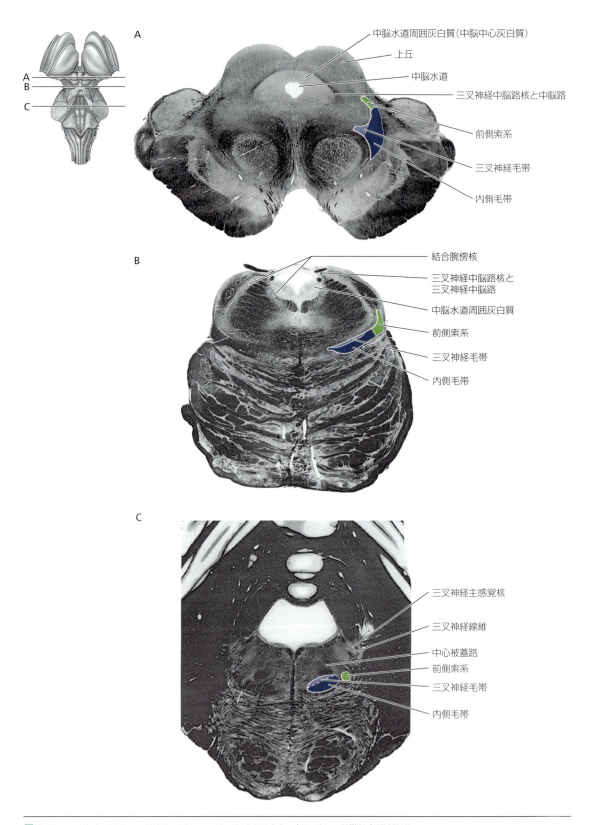

図 6.13 中脳（A），結合腕傍核（B），橋の三叉神経主感覚核（C）の各レベルの髄鞘染色横断切片。

ニューロンは，下顎神経ばかりでなく中間神経，舌咽神経および迷走神経からの入力も受ける．尾側核のより吻側部のニューロンは口腔周囲と鼻部（すなわち，図6.10Bの部位a）からの情報を中継する．さらに，三叉神経尾側核の最吻側部のニューロンは，より吻側にある三叉神経脊髄路核のニューロン（図6.10Bには示されていない）と同様に，口腔内，特に歯toothに生じる痛覚や温度覚を伝達する．この局在配列は，同心円状の末梢受容野がそれぞれ延髄後角の特定のレベルで中継されるので，"タマネギの皮"様配列と呼ばれる．

尾側核 caudal nucleusは脊髄のおよそ第1または第2頸髄に始まり，中心管が開いて第四脳室をつくり始めるレベルの延髄までのびている（図6.7，図6.11）．**中間核** interpolar nucleusは尾側核の吻側境界部から延髄吻側部までのびている（図6.7，図6.12）．さらに，**吻側核** oral nucleusは中間核の吻側境界部から三叉神経が橋に進入するレベルまでのびている（図6.7，アトラスの図AⅡ.9参照）．

後下小脳動脈 posterior inferior cerebellar artery（PICA）は，延髄の背外側部に血液を供給する（図6.12，第3章参照）．PICAは終動脈であり，PICAの流域へは他の血管の側副路による血液供給はほとんどない．よってこの動脈が閉塞すると，延髄の背外側部が壊死する（図6.12）．延髄の内側部は，反対側の椎骨動脈と前脊髄動脈の側副路による血液供給があるので，PICAの閉塞では壊死しない．PICAの閉塞は，**延髄外側症候群** lateral medullary syndromeまたは**ワレンベルク症候群** Wallenberg syndromeと呼ばれる感覚障害と運動障害が合併する複雑な障害をもたらす．この症候群は，本章の冒頭の症例で考察したように，明瞭な体性感覚徴候を示す．

- **三叉神経主感覚核は後索核に相当する三叉神経系の神経核である**

三叉神経脊髄路核の吻側に**三叉神経主感覚核** main trigeminal sensory nucleusがある（図6.13C）．三叉神経核群の中でこの部位は，顔面や頭部の触覚と歯の機械的感覚を中継する．この神経核の多くのニューロンの軸索は交叉後，視床の**後内側腹側核** ventral posterior medial nucleusまで上行する．これらの軸索は，内側毛帯の軸索の背内側に位置する**三叉神経毛帯** trigeminal lemniscusを上行する．これも機能分離の一例である．三叉神経主感覚核は，後索核に相当する三叉神経系の神経核である．なぜなら，両神経核は共に反対側の後腹側核に投射し（別々にその内側核と外側核に終止するが），触覚（体の異なる部位に生ずる触覚であるが）を処理するからである．三叉神経毛帯はまた，三叉神経脊髄路核ニューロンの軸索を少数含む．

三叉神経主感覚核の一部は，口腔の軟組織や歯からの機械的感覚情報を受け，同側を上行する**背側三叉神経視床路** dorsal trigeminothalamic tractを形成し，視床の後内側腹側核に終止する．反対側の三叉神経毛帯を通る経路の機能と比べて，この同側を通る背側三叉神経視床路が，口腔内の機械的感覚情報の伝達以外の特異的機能を持つかどうかはわかっていない．

- **三叉神経中脳路核と中脳路は，それぞれ顎筋の伸張受容器を支配するニューロンの細胞体と軸索を含む**

三叉神経中脳路核は脳室周囲灰白質と中脳水道周囲灰白質の外側部に位置し，顎筋内の伸張受容器である筋紡錘に分布する神経線維の細胞体を含む（図6.13A，B）．よって，三叉神経中脳路核は末梢の感覚神経節と同じである．この一次感覚ニューロンの末梢枝（図6.3）は，感覚情報を中枢神経系に運び，**三叉神経中脳路** mesencephalic trigeminal tractを通り三叉神経中脳路核まで上行する（この神経核の外側にある有髄線維に注意，図6.13A）．三叉神経中脳路核ニューロンの中枢枝もまた三叉神経中脳路を通り，顎筋の制御や顎の固有感覚に重要な脳幹のいろいろな部位に終止する．例えば，三叉神経運動核への単シナプス性の投射は膝蓋腱反射に相当する**下顎張反射** jaw-jerk reflex（または**閉口反射** jaw closure reflex）に働く（図6.14）．顎筋からの求心性線維は，三叉神経主感覚核と三叉神経脊髄路核の吻側部にも終止するので（図6.13A，図6.14），感覚核のこれらの部位は顎の固有感覚に関わる．中脳では，内側毛帯と三叉神経毛帯は外側に移動する（図6.13A）．三叉神経毛帯は視床の後腹側核の内側部である後内側腹側核に終止する．

◆ **孤束核尾側部と結合腕傍核は内臓感覚の統合に働く脳幹の主要部位である**

孤束核尾側部 caudal solitary nucleus（図6.7，図6.11A）は，化学受容器（血中の二酸化炭素を感知する頸動脈小体の受容器など），機械受容器（喉頭の粘膜下にある機械受容器や動脈の圧受容器など），血管の圧受容器（頸動脈洞の圧受容器など），および侵害受容器などの内臓の感覚受容器からの入力を受ける．孤束核尾側部ニューロンは多彩な上行性の投射をする．孤束核尾側部ニューロンはまた，延髄や橋で局所回路を形成し，血圧と呼吸数の制御や，胃腸管の運動と分泌の制御に重要な働きをする．孤束核尾側部に伝達される感覚情報，なかでも特に喉頭や咽頭の機械的刺激や侵害刺激で生ずる感覚情報は，食塊や液体が肺に吸引されるのを防ぐ**喉頭閉鎖反射** laryngeal closure reflexなどの防御反射を誘発するために重要である．孤束核尾側部は脊髄への**下行性投射** descending projectionも有し，自律神経系を直接制御している．

孤束核尾側部からの上行性投射は，前脳へ多様な投射をなす**結合腕傍核** parabrachial nucleusに集中している（図6.13B，アトラスの図AⅡ.12参照）．結合腕

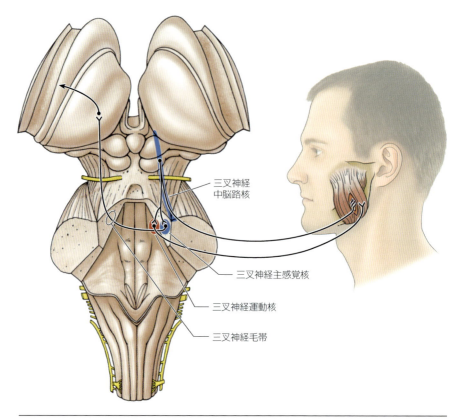

図6.14 顎の固有感覚と下顎張反射。顎筋内の伸張受容器(筋紡錘)を支配する一次感覚ニューロンの細胞体を含む三叉神経中脳路核と，顎筋運動ニューロンが存在する三叉神経運動核は，それぞれ下顎張反射弓の一部をなす。三叉神経主感覚核から出る上行枝が顎の固有感覚には重要である。

傍核からの上行性投射の一つは，視床の内臓感覚の中継部位である**後内側腹側核** ventral posterior medial nucleus の小細胞部である(次節参照)。結合腕傍核ニューロンはまた，内臓感覚情報をさらに上方に送り，食物摂取や生殖行動などの多様な自律機能や内分泌に関与すると考えられている脳の二つの部位である**視床下部** hypothalamus と**扁桃体** amygdala に伝達する(図6.9，第15章参照)。

第5章で考察したように，結合腕傍核は情動に重要な働きをしている大脳皮質部位への体性痛覚情報の伝達にも関与している。体機能の内臓感覚による制御については，視床下部と自律神経系について記述した第15章で考察する。

◆体性感覚と内臓感覚は視床の異なる神経核で処理される

視床の後腹側核の後内側腹側部は，簡潔に**後内側腹側核** ventral posterior medial nucleus としばしば呼ばれ(図6.15A)，頭部の機械的感覚を中継する。この情報は，続いて中心後回の外側部に投射され，頭顔部の体性感覚が皮質で再現される(図6.16)。後内側腹側核は，脊髄の機械的感覚を中継する後外側腹側核に対応する，三叉神経系の構成部位である。一次体性感覚野における手の再現領域が広いのと同様に(第4章参照)，舌と口腔周囲は他の体部よりも広い領域に再現される。それは，舌と口腔周囲が例えば会話や咀嚼でよく使われるからである。齧歯類や肉食獣の多くの種では，長い洞毛が触覚の主要な弁別器官であり探索器官であるので，顔面の再現部位は指，舌および口腔周囲部よりも広い。一次体性感覚野はさらに，感覚情報をより精密にするため，頭頂葉と島皮質に存在する高次体性感覚野に投射する(図4.12参照)。MRI(図6.15B)は，図6.15Aに示したものと同レベルの視床部位を通る面の像であり，後腹側核のおよその位置を示している。

脊髄の体性感覚情報の処理機構と同様に，脳神経による頭顔部の痛覚，かゆみおよび温度覚に関する体性感覚情報は，視床の**後内側腹側核** ventral posterior medial nucleus と**腹内側後核** ventromedial posterior nucleus に伝達される。視床のこれらの神経核のニューロンは，それぞれ中心後回と島皮質に投射する。第5章で考察したように，これらの皮質の両部位

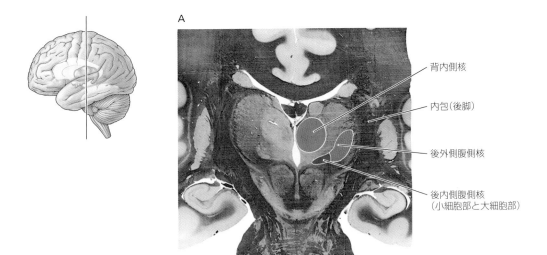

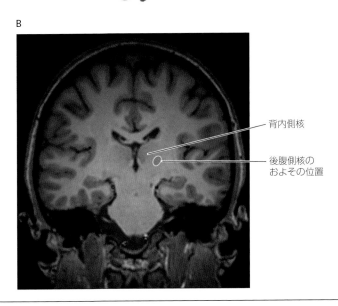

図 6.15 視床。A. 後腹側核のレベルの髄鞘染色冠状断切片。その内側部(後内側腹側核)の小細胞部と大細胞部は,それぞれ味覚と三叉神経の中継核である。一方,その外側部(後外側腹側核)は内側毛帯(すなわち脊髄からの感覚入力)の中継核である。B. 図 A のレベルの MRI。

は痛覚,かゆみおよび温度覚などの知覚に関わる。島への投射はさらに,痛みを伴った経験や,痛みによって生じた体性神経系および自律神経系の反応の記憶に重要である。視床の**背内側核** medial dorsal nucleus(図6.15)は,痛覚,温度覚およびかゆみの情報を受容する第三の視床部位である。三叉神経視床路および脊髄視床路を介した入力を受容し,痛覚,かゆみおよび温度覚の情動面に重要な帯状回前部に投射する。

咽頭,喉頭,食道および他の内臓からの内臓感覚情報は,後内側腹側核の後方に位置する視床領域で中継され,この領域は内臓が再現されている外側溝内に投射する(図 6.16B)。この核は,境界が不明瞭な視床後部に位置するが,後内側腹側核の小細胞部(味覚も中継する;第 9 章)や後核を含む様々な名前で呼ばれている。

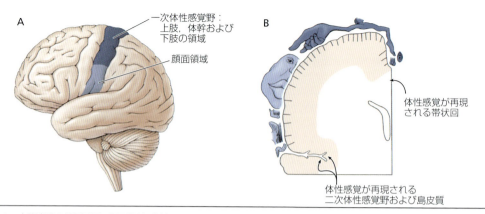

図6.16 A．大脳半球の外側面図。顔面領域が外側に，四肢と体幹が内側にそれぞれ位置している。B．小人（ホムンクルス）が再現される体部位局在性を示す中心後回の冠状断面。(B. Penfield W, Rasmussen T. The Cerebral Cortex of Man : a Clinical Study of Localization of Function. New York, NY : Macmillan, 1950 を改変)。

まとめ

脳神経

12対の脳神経（表6.1, 図6.2）のうち，最初の2対である**嗅神経**（Ⅰ）と**視神経**（Ⅱ）は感覚神経であり，それぞれ終脳と間脳に直接入る。Ⅲ〜Ⅻ脳神経は脳幹に直接出入りする。**動眼神経**（Ⅲ）と**滑車神経**（Ⅳ）は運動神経であり中脳から出る。橋は，混合神経である**三叉神経**（Ⅴ），運動神経である**外転神経**（Ⅵ），混合神経である**顔面神経**（Ⅶ），および感覚神経である**内耳神経**（Ⅷ）が出入りする。延髄は，混合神経である**舌咽神経**（Ⅸ）と**迷走神経**（Ⅹ），運動神経である**副神経**（Ⅺ），および**舌下神経**（Ⅻ）の4対の脳神経が出入りする。

脳神経核の柱状配列

脳神経核は脳幹の吻尾軸に沿って別々に柱状配列する（図6.4〜図6.7）。それぞれの柱状配列は，脳神経の名称で呼ばれており，以下に示すそれぞれ別々の感覚（求心性）機能または運動機能の一つを持っている。すなわち，（1）**体性骨格筋運動**，（2）**鰓弓性骨格筋運動**，（3）**内臓性（自律）運動**，（4）**内臓感覚と味覚**，（5）**体性感覚**，および（6）**聴覚と平衡覚**である（表6.1）。各々の柱状配列の内外方向の位置関係は決まっている（図6.4, 図6.6）。**境界溝**が，感覚核の柱状配列と運動核の柱状配列を分けている（図6.4, 図6.5）。

三叉神経系

頭顔部の体性感覚は，主に三つの主感覚枝である**眼神経，上顎神経**および**下顎神経**よりなる三叉神経によって伝えられる（図6.10A）。頭顔部の皮膚や粘膜に分布する一次感覚ニューロンの細胞体は**半月神経節（三叉神経節）**に存在する。他の3種類の脳神経も頭顔部に分布する。（1）**中間神経**（Ⅶ，**顔面神経の枝**）は耳の皮膚に分布し，（2）**舌咽神経**（Ⅸ）は舌の後部，口腔内，鼻腔，咽頭および中耳に分布する（図6.10A）。（3）**迷走神経**（Ⅹ）は耳の皮膚と喉頭の粘膜に分布する。顔面神経の一次求心性線維の細胞体は**膝神経節**に，舌咽神経と迷走神経の細胞体はそれぞれの**上神経節**に存在する。これら4種類の脳神経に含まれる一次求心性線維は脳幹に入った後，**三叉神経脊髄路**を上行および下行する（図6.8, 図6.11）。細胞体が半月神経節にある三叉神経線維は，三つの主要な三叉神経感覚核群のうちの**三叉神経主感覚核**（図6.8A, 図6.13C）と**三叉神経脊髄路核**の二つに終止する（図6.7, 図6.8B, 図6.10, 図6.11）。三叉神経脊髄路核は**吻側核，中間核**および**尾側核**の3亜核よりなり（図6.7），顔面神経，舌咽神経および迷走神経の求心性線維は三叉神経脊髄路核に終止する。

三叉神経の**機械受容性求心性線維**は主に**主感覚核**に終止する。この神経核の上行性投射ニューロンの大部分は反対側視床の**後内側腹側核**に軸索を送る（図6.15）。さらに，視床の投射ニューロンは内包の後脚を通り，**中心後回の外側部**に位置する**一次体性感覚野**の顔面再現領域に投射する（図6.16）。一次体性感覚野からは二次体性感覚野と頭頂葉後部皮質に投射する。同側の視床と大脳皮質への上行路も少数存在しているが，これは口腔内から，特に歯からの機械的感覚情報を伝達している（図6.8A）。

頭顔部の**痛覚，温度覚**および**かゆみ**を伝える求心性線維は，三叉神経脊髄路に入った後にそこを下行する。痛覚と温度覚を伝える上行路は**三叉神経脊髄路**

核，特に**尾側核**と**中間核**から出る（図6.7，図6.10）。この神経核内の上行性の多くの投射ニューロンの軸索は交叉する。上行線維は延髄外側部と橋を通る前側索系と同じ経路をとり，脳幹の吻側部および視床に至る。これらの線維が終止する視床の核は，**後内側腹側核，腹内側後核**および**背内側核**である（図6.8B）。

顎筋の固有感覚情報を伝える求心性線維は**三叉神経中脳路**を形成する（図6.14）。これらの神経線維を出す細胞体は三叉神経中脳路核に存在しており，細胞体が中枢神経内に存在している唯一の一次求心性感覚ニューロンである点が特異的である（図6.3）。これらの求心性線維は**三叉神経主感覚核**と**三叉神経脊髄路核**の吻側部に投射し，そこから視床の**後内側腹側核**へ直接投射し，そこからさらに**一次体性感覚野**へ投射する。

内臓感覚系

内臓感覚受容器は，孤束核尾側部に投射する**舌咽神経**（Ⅸ）と**迷走神経**（Ⅹ）によって神経支配を受けている（図6.7，図6.9）。孤束核からの軸索は同側を上行し，橋吻側部の**結合腕傍核**に至る（図6.13B）。三次ニューロンは，行動や自律反応の制御に関与する**視床下部**と**辺縁系**に投射する。他の三次ニューロンは視床の**後内側腹側核**に投射し，そこからさらに**島皮質**にある内臓再現領域に投射する（図6.9，図6.16）。骨盤内臓は仙髄に投射する一次感覚性線維によって神経支配を受ける。後索核（第5章）以外の骨盤内臓感覚の脳内経路はまだ完全にはわかっていない。

第7章

視覚系

症例　同名性半盲

70歳の婦人が，突然，左側が見えにくくなった。患者は救急室に運ばれ，夫の顔が右側しか見えないと訴えた。検査の結果，同名性半盲になっていることがわかった。左側の半側無視はなく，対象物を描くことができ，その立体的位置関係も把握できた。図7.1AのMRIは，右の後頭葉内側部皮質と皮質下の白質が損傷されていることを示している。この損傷は，視床から離れた後大脳動脈の閉塞によって生じた。

本章を読んで，画像を解析し，神経学的症候を考察して，次の質問に答えよ。
1. 視野障害の範囲を図示しなさい。
2. なぜ，この患者には黄斑回避が見られないのか。
3. なぜ，この患者には空間視障害と半側無視が見られないのか。

重要な神経学的症候と関連する脳の損傷部位

同名性半盲

両眼の同じ側が見えなくなることを言う（図7.3）。視交叉以降で一側の視覚経路（視索−外側膝状体−視放線−後頭葉）が損傷された場合に生ずる。このMRIは，後頭葉の内側部に病変があることを示しており，そこには一次視覚野と高次視覚野が存在している（図7.15）。この症例に見られる視野欠損は，基本的には一次視覚野の損傷によるものである。

黄斑回避の欠如

後大脳動脈後頭枝の閉塞では，後頭極より前の視覚

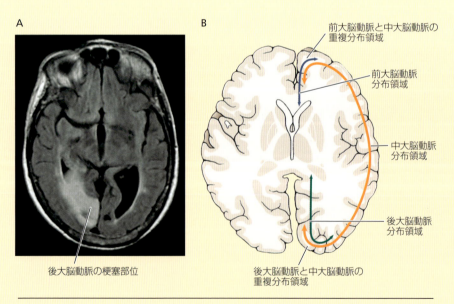

図7.1　同名性半盲。A．後頭葉の損傷を示すMRI。B．中大脳動脈と後大脳動脈の重複分布を示す脳の水平断模式図。

野で梗塞が起きることが多い．後頭極は，図7.1Bで示すように，中大脳動脈の側枝からも栄養されているからである．この患者では，視覚野の灰白質のみではなく，視放線の一部にも梗塞が及んでいる．

半側無視と空間視能力の保持
　右の頭頂葉後部と後頭葉の損傷で，半側無視と空間視能力の障害が生ずる．これは，頭頂葉後部を栄養している中大脳動脈の浅枝，あるいは直下の白質を栄養しているこれら動脈の深枝の閉塞か出血に起因する．この患者では，半側無視と空間視障害は明らかに欠如している．これは，頭頂葉後部と後頭葉外側部が損傷を免れているためである．

　ヒトは，他の感覚のどれよりも視覚に依存している．もし，数量が重要性を示す指標ならば，視覚に関わる神経線維の多さと視覚に関わる脳部位の広さは，このことを如実に物語っている．眼球と視覚中枢を連絡する視神経には，それぞれおよそ100万本の神経線維があり，眼球からの視覚情報を処理する大脳皮質には少なくとも24以上の領域が同定されている．

　視覚系の神経機構は，多くの点で第4章，第5章で述べた触覚，痛覚などの体性感覚系と似ている．視覚系におけるニューロン連絡の局在性は受容器の局在配列と密接に関係する．実際，医師は視野欠損の部位から視覚中枢の損傷部位を非常に正確に同定できる．もう一つの類似点は，視覚，触覚，および痛覚の神経機構は，すべて**階層的** hierarchical かつ**並列的** parallel に組み立てられていることである．階層的に組み立てられている系では，それぞれの機能レベルは互いに関連があり，明瞭な解剖学的基盤に裏づけられている．体性感覚系と同様に，視覚系においても，それぞれ異なる機能を持つ複数の階層的経路で受容器から中枢まで情報が送られる．例えば，対象物の形，動き，および色はそれぞれ別の系が担当している．

　他の感覚と同じように，視覚認知は受動的ではない．われわれの眼は，周りをスキャンし，視覚刺激を的確に捉えられるように制御されている．網膜から大脳皮質に至る経路に加えて，眼球運動を制御するために，脳幹に至る別の経路が存在する．本章では，まず視覚認知と眼球運動制御の経路を概観し，ついで，それぞれの構造と連絡様式を考察する．最後に，視覚系の知識に基づいて，臨床症状からいかに正確に脳の損傷部位を特定するかを試みる．視覚に関わる眼球運動については，第12章で再度触れることにする．

視覚系の機能解剖

◆視覚認知と視覚反射に関与する独立した二つの経路

　視覚認知と眼球運動の制御に関わる経路は眼球の後内面に付着し，ニューロンとグリアからなる薄いシート状の網膜に起源を持つ（図7.2A）．網膜には，双極細胞にシナプス結合する視細胞（図7.2A，挿入図）があり，双極細胞は神経節細胞にシナプス結合している．**神経節細胞** ganglion cell は網膜の投射ニューロンで，視床と脳幹の神経核にシナプス結合する．それぞれの網膜の神経節細胞の軸索は，同側の**視神経（Ⅱ）** optic nerve を構成する．視神経線維の一部は**視交叉** optic chiasm（図7.2A，B）で交叉し，反対側の視床と脳幹に向かうが，残りの線維は同側に向かう．交叉性と非交叉性の視神経線維は厳密に再編成され，**視索** optic tract となり脳に向かう（図7.2B）．このように，それぞれの視索は両側の眼球からの線維を含んでいる．

◆一次視覚野への経路は視覚刺激の形，色，動きの認知に重要である

　神経節細胞の主要な標的は**外側膝状体** lateral geniculate nucleus である．この神経核は，体性感覚系における後腹側核（VPL，VPM）に相当する．外側膝状体からの線維は**視放線** optic radiation を形成し，**一次視覚野** primary visual cortex に達する．この投射は視覚認知にとって重要である．視放線は，視覚刺激の形，色，位置と速度の認知に関わる複数の経路を含んでいる．

　一次視覚野は後頭葉の**鳥距溝** calcarine fissure 周辺に位置している（図7.2A）．一次視覚野は有髄線維からなる線条（ジェンナリ線条）を有することから**線条野（有線野）** striate cortex とも呼ばれる．一次視覚野からの出力には三つの経路がある．第一の経路は，後頭葉にある**二次視覚野** secondary cortical visual cortex と**高次視覚野** higher-order cortical visual cortex に向かうものである（図7.16）．一次視覚野は，視覚のすべての要素の認知に必要な情報処理に関わっているが，多くの高次視覚野は，それぞれ固有の視覚要素認知に関与している．例えば，一次視覚野は，形，色，動きの情報を処理するが，ある高次視覚野（V4）は色覚に重要であり，動きの方向と速度の認識は，別の高次視覚野が担っている（V5；図7.15）．第二の経路の線維は脳梁

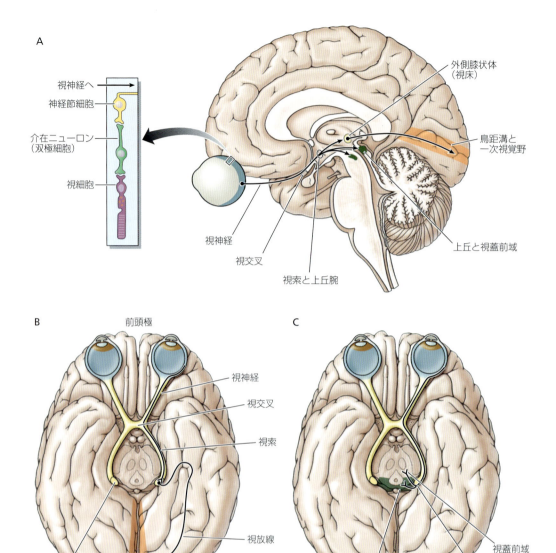

図 7.2 二つの視覚経路の構成。網膜-外側膝状体-鳥距溝皮質路（A, B）と中脳への経路（A, C）。左の挿入図は網膜の一般的構成を示す。視細胞は視覚刺激を変換し，符号化した視覚情報をそのまま双極細胞に伝える。双極細胞は視覚情報を神経節細胞に伝える。神経節細胞の軸索は眼球から出て，視神経を形成する。A. 脳の正中断面で，視床と大脳皮質および中脳への視覚経路を示す。B. 脳の底面で，網膜-外側膝状体-鳥距溝皮質路を示す。C. 脳の底面で，中脳への経路を示す。

で交叉し，反対側の一次視覚野に終止する。この連絡は，両方の眼球からの像をつなぎ合わせ，視界を一つにすることに役立っている。一次視覚野からの第三の経路は，眼球運動の制御と焦点調節のために，中脳の視運動中枢に向かうものである。

◆中脳への経路は眼球の随意運動と反射運動に重要である

神経節細胞のあるものは，**上丘** superior colliculus と**視蓋前域** pretectal nucleus に直接投射する（図 7.2A, C）。中脳に投射する線維は，外側膝状体を囲むようにして**上丘腕** brachium of superior colliculus に入る（図 7.2B，図 7.9）。**中脳蓋** tectum（図 2.9 参照）の上丘は

中脳水道の背側に位置する（図7.2C）。両生類や鳥類のような下等な脊椎動物では，上丘は**視蓋** optic tectum と呼ばれ，視覚野の代わりをする主要な構造である。哺乳類，とりわけヒトの上丘は，視覚認知への関与は低く，**衝動性眼球運動（サッケード）** saccade の制御に重要な役割をしている。衝動性眼球運動は，ある物から他の物へと視線を移動するときに見られる急速な眼の動きである。視蓋前域は，上丘の吻側で，中脳-間脳移行部に位置する（図7.9）。視蓋前域は，網膜に入る光量を調節する**対光反射** pupillary reflex や第12章で述べる他の視覚反射に関与している。

他の脳幹や間脳の部位への視索の連絡は，別の働きを持っている。例えば，頭が動いているときに，網膜に写っている像を安定にするように，眼球の位置を反射的に調節するのが副視索系 accessory optic system である。もう一つの例として，網膜から視床下部への投射はホルモン分泌の概日リズムに関係している（第15章参照）。

視覚系の局所解剖

◆それぞれの眼の視野は部分的に重なっている

真っ直ぐ前を見つめたときに見える範囲が**視野** visual field と呼ばれる（図7.3A）。視野は右半視野と左半視野に分けることができるが，それぞれの眼が見える範囲は，単純に半視野ではない。両眼で見たとき，それぞれの眼が見える範囲はかなり重なっている。視野は，結局，立体視ができる中心の両眼視野（図7.3A，濃影部）と両端の単眼視野（図7.3A，淡影部）からなっている。したがって，半視野を網膜のすべての部分で見ているわけではない。

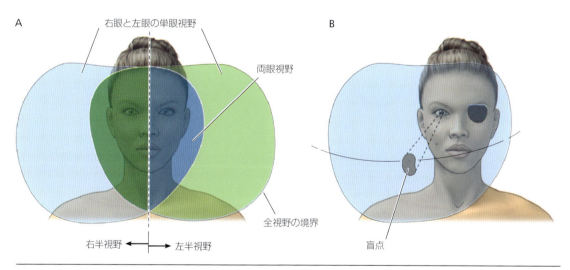

図7.3　視野の模式図。A．両眼の視野の重なり。B．左眼を覆ったときの右眼の視野と盲点の視野上の位置。

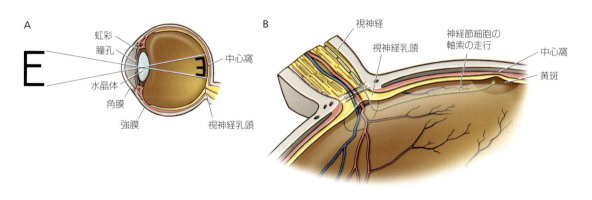

図7.4　A．眼球の主要な構造の矢状断面図。B．神経節細胞の軸索は網膜の表面に沿って視神経乳頭に向かい視神経に入る。(B, Patten H. *Neurological Differential Diagnosis*. 2nd ed. New York, NY：Springer-Verlag；1998 を改変)。

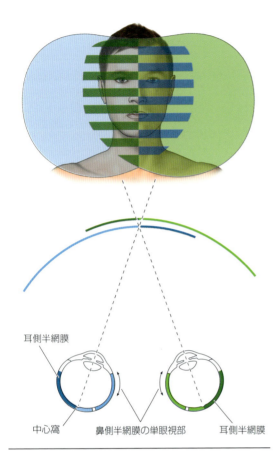

図7.5 人を注視するときの両眼の水平断面の模式図において、それぞれの眼の視野と視野の情報がどのように網膜に投影されるかを示す。左と右の視野はそれぞれ青色と緑色で示してある。それぞれの眼の視野が重なる領域は、縞模様で示してある。左眼では、濃青色の領域からの情報は、耳側半網膜に映り、淡青色の領域からの情報は、鼻側半網膜に映る。右眼では、濃緑色の領域からの情報は、耳側半網膜に映り、淡緑色の領域からの情報は、鼻側半網膜に映る。

◆ 視覚刺激を変換する眼球の光学的特性

眼に入った光は、**強膜** sclera の一部で血管のない透明な**角膜** cornea を通過し、水晶体によって網膜上に結ばれる（図7.4A）。像は**水晶体** lens によって、上下左右逆転して網膜に投影される。対象物を見るときは、**中心窩** fovea と呼ばれる網膜上でもっとも解像力が高い部位に像が写るように眼を動かす。中心窩は**黄斑** macula lutea と呼ばれる網膜の特別な部位にある（図7.4B）。脳は、像が中心窩に投影されるように正確に眼球の位置を調節している。中心窩を通る垂直線で網膜を**鼻側半** nasal hemiretina と**耳側半** temporal hemiretina に分ける。それぞれの半網膜は中心窩の半分、中心窩周囲および周辺部網膜を含む。鼻側半網膜の前部は、**単眼視半月** temporal crescent と呼ばれる単眼視野の部分に対応する（図7.5）。

対象物とそれが投影されている網膜上の部位との関係について考えてみよう（図7.5）。ヒトの鼻を注視したとき、顔の左の部分は左半視野内にある。左側の像は、左の鼻側半網膜と右耳側半網膜に投影される。それぞれの眼は顔全体を見ているが、それぞれの半視野からの視覚情報は反対側の視覚野で処理される。

図7.4Bは、神経節細胞からの線維と網膜の一部を栄養している血管が出入りする**視神経乳頭** optic disk を示している。視神経乳頭には視細胞が存在しないことから、この部位は**盲点** blind spot に対応する（図7.3B）。通常は、この盲点の存在には気づかない。中心窩と視神経乳頭は検眼鏡を用いて臨床的に調べることができる。

◆ 網膜には三つの主要な細胞層がある

表面に直交する断面で明らかなように、網膜は層構造をしている（図7.6）。他の視覚系の構成要素にも層構造を持つものがある。神経系において、層形成は類似の機能と結合様式を持つニューロンをたばねる一つの方法である。個々の層の位置を記述する際の空間的基準点は、眼球の**3次元中心** three-dimensional center である。**内方** inner あるいは近位とは、眼球の中心に近いことを示し、**外方** outer あるいは遠位は、中心から遠いことを示す（図7.6）。

網膜には多くの層があるが（図7.6）、網膜の細胞体のほとんどは三つの層に分布している（図7.7）。この分布は、マウスの顕微鏡写真で最もよく観察することができ、遺伝子工学的あるいは免疫組織化学的に同定された種々のタイプの細胞が見られる。

1. **外顆粒層** outer nuclear layer には2種類の視細胞、すなわち、暗所で働く杆体と明所で働き、解像力の高い錐体の細胞体が存在する。
2. 網膜の介在ニューロン（双極細胞、水平細胞、アマクリン細胞）の細胞体と樹状突起の多くは**内顆粒層** inner nuclear layer に分布する。
3. 網膜の投射ニューロンである神経節細胞は網膜の最内側の層である**神経節細胞層** ganglion cell layer に分布する。

錐体 cone は色覚のための視物質を含んでいて、吸光スペクトラムの点から、赤、緑、青の3種類に分類される。錐体は中心窩に最も多く分布し、周辺部になるに従って分布密度は低下する。そのため、中心窩から周辺部に向かうにつれ、解像力が低下するのである。一方、**杆体** rod は**ロドプシン** rhodopsin と呼ばれる視物質を含んでいて、日暮れどきや夜の弱い光を検出するのに適している。実際、一つの光量子でも杆体を活動させることができる。杆体は中心窩にはなく、最も密に分布するのは中心窩周囲の楕円状の領域で、光に対する感度が最も高い部分と一致する。このこと

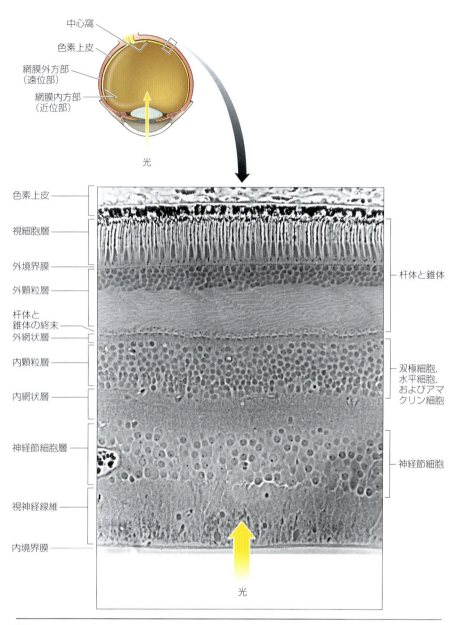

図 7.6 網膜の横断図。挿入図は眼球の模式図で，網膜の内外方向を示している。(Harvard 大学 Dr. John E. Dowling のご厚意による)。

は，夜，弱い光を見るときに，少し眼をそらすと感知できる現象をよく説明する。

双極細胞 bipolar cell は視細胞と神経節細胞を連絡する（図 7.7）。双極細胞には**錐体双極細胞** cone bipolar cell と**杆体双極細胞** rod bipolar cell の 2 種類がある。錐体双極細胞は高い解像力と色覚のために，少数の錐体からのシナプス入力を受ける。それに対して，杆体双極細胞は光に対する感度を上げるために多くの杆体からの入力を受けるが，解像力は低い。**水平細胞** horizontal cell と**アマクリン細胞** amacrine cell は，像のコントラストを高めるために，側方の視細胞や双極細胞との相互作用に関与している。水平細胞は内顆粒層の外方に，アマクリン細胞は内方にそれぞれ分布する。多くのアマクリン細胞は暗闇に対応するようシナプス活動を調節するために**ドーパミン** dopamine を含んでいる。

網膜神経節細胞 retinal ganglion cell は **M 型細胞**と **P 型細胞**に大別される。**M 型細胞（大細胞）**magnocellular cell は，広い樹状突起を持ち，網膜の広い部分からの情報を統合し，刺激の動きと空間特性の分析に重

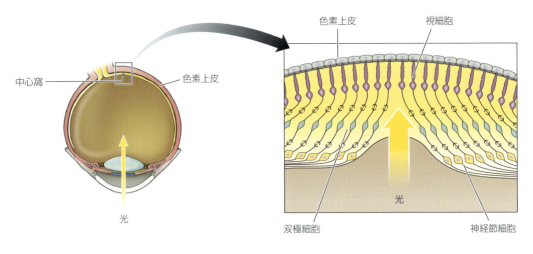

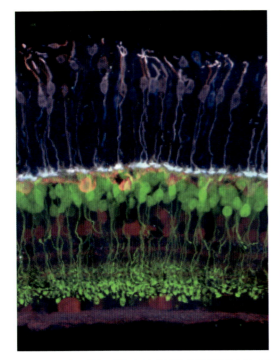

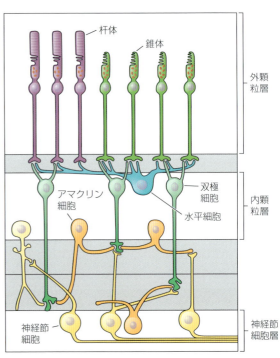

図 7.7 中心窩では，入ってきた光が直接視細胞に当たるように，網膜内の介在ニューロンと神経節細胞は側方に寄っている。（上図）。左下図は，マウス網膜の細胞体とシナプスの層分布を示す顕微鏡写真で，視細胞は抗錐体アレスチン抗体を用いて青紫色に染まっているアマクリン細胞と神経節細胞はカルシウム結合タンパクであるカルビンディンで赤く染まっている。双極細胞は緑色に染まっている。（顕微鏡写真は，Washington 大学 Dr. Rachel Won のご厚意による。模式図は，Dowling JE, Boycott BB. Organization of the primate retina：electron microscopy. Proc R Soc Lond B. 1966；166：80-111 より改変）。

要な役割を果たしていると考えられる。**P型細胞**（**小細胞**）parvocellular cell は，樹状突起の広がりが狭く，網膜の狭い部分からの情報を処理し，色，形の分析に関与している。神経節細胞の軸索は網膜の内表面に沿って視神経乳頭に集まり，**視神経** optic nerve として出ていく（図 7.4B，図 7.6，図 7.7）。

多くの網膜ニューロンの連絡は特定の層で行われる（図 7.7）。視細胞と介在ニューロンとの連絡は**外網状層** outer plexiform layer で，双極細胞と神経節細胞との連絡は**内網状層** inner plexiform layer で，それぞれ行われる。

光は，神経節細胞とその軸索，ついで介在ニューロンを通過して視細胞に達する。網膜のこの細胞配列は意外に思えるかもしれない。このことが解像力に与える影響は，中心窩の特別な構造によって最小限に抑えられている。中心窩では，介在ニューロンと神経節細

胞は脇に押しやられ，光が直接視細胞に当たり，像の質を保つようになっている（図7.7，挿入図）．さらに，網膜内の神経節細胞の軸索は無髄であり，網膜外層にある視細胞への光の透過性を高めている．視神経内の神経節細胞の軸索は有髄である．網膜は中枢神経系から分化した構造で，神経節細胞の髄鞘は希突起膠細胞が形成する．

網膜には非ニューロン性の重要な細胞がある．**ミュラー細胞** Müller cell は，星状膠細胞の一種で，網膜の構造および代謝のうえで重要な働きを持つ．ミュラー細胞の核は内顆粒層にあり，突起を外境界膜から内境界膜にかけて垂直に伸ばしている（図7.6）．網膜の他の非ニューロン性要素も臨床的には重要である．**色素上皮** pigment epithelium は視細胞層の外方にあり（図7.5A），通常の再生の過程で不用となった杆体の外節を取り除く食作用に関与する．色素性網膜炎では，この食作用の過程が障害される．網膜は色素上皮に固着していないので，頭部あるいは眼に衝撃を受けると剥離することがある．この場合，部分的な**網膜剥離** detached retina となり，剥離した部位の視力が失われる．

網膜の循環には2通りの仕組みがある．網膜内側部を栄養する動脈は，内頸動脈から分かれた眼動脈の枝である．網膜外側部には血管がなく，網膜と強膜の間にある脈絡膜の動脈によって栄養される．このことが，視細胞が網膜外層にある理由であるかもしれない．

◆それぞれの視神経は同側の神経節細胞のすべての軸索を含む

視神経は**第Ⅱ脳神経** cranial nerve Ⅱであるが，末梢神経というよりは中枢神経系の神経路と見なされる．網膜は，体性感覚系の受容器が分化してくる神経堤からではなく，間脳から移行した部分から発達してくるからである．

両眼からの視神経は**視交叉** optic chiasm に収束する（図7.8）．それぞれの**鼻側半網膜** nasal hemiretina の神経節細胞の軸索は視交叉で交叉し，反対側の視索に入り，**耳側半網膜** temporal hemiretina のそれらはそのま

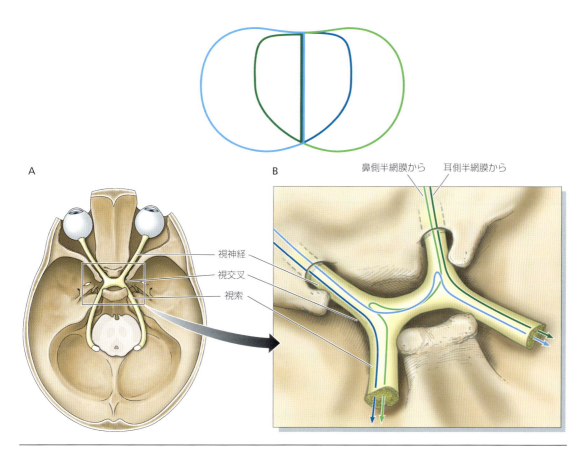

図7.8 視覚系の水平図で，左の視野からの情報を受ける網膜の部位を示す．鼻側半網膜の神経節細胞の軸索は交叉する．耳側半網膜の軸索は交叉せずに，同側の脳に投射する．**A**．頭蓋底における視交叉の構造．**B**．耳側半網膜と鼻側半網膜からの神経節細胞の軸索の走行を示している．（B．Patten H, *Neurological Differential Diagnosis*. 2nd ed. New York, NY：Springer-Verlag；1998より改変）．

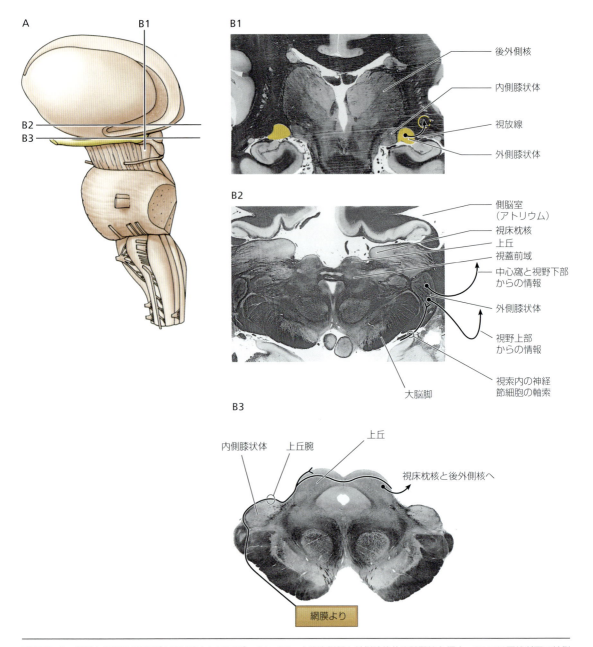

図 7.9 A．脳幹と間脳の外側面（小脳は除去してある）。B1～B3．中脳吻側部と外側膝状体の髄鞘染色標本。B1 では冠状断面で外側膝状体ニューロンの軸索が視放線に入る経路を示している。網膜の神経節細胞からの軸索が外側膝状体に入る経路は B2 に，上丘に入る経路は B3 にそれぞれ横断面で示している。網膜から上丘に至る神経節細胞の軸索の経路も示されている。A に B の切断レベルを示す。

ま，同側の視索に入る（図 7.8）。視交叉では視神経の交叉は不完全であるが，視覚情報は完全に交叉する。**視野** visual field の一側半の視覚刺激は，**反対側の視床** contralateral thalamus，**大脳皮質** cerebral cortex および**中脳** midbrain で処理される。

◆上丘は眼球運動の制御と定位反応に重要である

視索は間脳の腹側面で二つの線維束に分かれる。大きい線維束は，外側膝状体に終止し，視覚認知の経路となる。小さい線維束は，外側膝状体のへりを通り，視床の聴覚性神経核である内側膝状体（第 8 章参照）の表面を通過していく。これらの線維束は主に上丘に終

止するので，**上丘腕** brachium of superior colliculus と呼ばれる（図 7.9C）。

上丘は 7 層構造をしていて，視覚情報は浅層（図 7.9C）で，体性感覚，聴覚および他の情報は深層で処理される。上丘の深層は眼球と頸部の筋運動制御にも関与している（第 10 章参照）。上丘は，周囲に生じた目立った刺激に眼と頭を向けることに関与している。

視運動機能と視覚認知のシステムは大脳皮質で収斂している。上丘のある種のニューロンは視床の**後外側核** lateral posterior nucleus と**視床枕核** pulvinar nucleus に投射する（表 2.1，図 2.13 参照）。これらの視床の神経核は主に**高次視覚野** higher-order cortical visual area や**頭頂-側頭-後頭連合野** parietal-temporal-occipital association cortex に投射する。この上丘からの上行性投射は，視覚認知に重要な皮質領域に，眼球運動の速度と方向の情報を与えている。この情報は，視覚刺激の動きと眼の動きを区別するのに重要である。

◆外側膝状体は網膜局在情報を一次視覚野に伝える

網膜の主要な投射先は視床の**外側膝状体** lateral geniculate nucleus である。外側膝状体は間脳の腹側面の指標でもあり（図 7.9，図 7.10），聴覚系の内側膝状体（第 8 章参照）の外側に位置している。外側膝状体の構成には網膜局在性が見られる。網膜の中心窩は外側膝状体の後部で再現され，周辺部は前部で再現される。外側膝状体の背内側部では視野下部，腹外側部では視野上部が，それぞれ再現される。

外側膝状体は，一次視覚野に**視放線** optic radiation を経由して線維を送っている（図 7.9A, B，図 7.10）。視放線は側脳室の周囲を通り，皮質に達する。視放線のうち，視野の上半分の視覚情報を伝える線維は**マイヤーの係蹄** Meyer loop と呼ばれ，側頭葉の中を吻側に走った後，尾側に向かい一次視覚野に到達する。

主に後頭葉の内側面にある一次視覚野は，ブロードマンの 17 野に対応する（表 2.2，図 2.19 参照）。一次視覚野では，外側膝状体からの秩序のある投射によって，網膜局在性が正確に再現される（図 7.10）。中心視野に対応する網膜の中心窩は，中心窩周辺および周辺視野より尾側の皮質で再現される。上側視野からの情報を受ける下側網膜は鳥距溝の下堤部皮質で再現される。下側視野からの情報を受ける上側網膜は鳥距溝の上堤部皮質で再現される。網膜上では，中心窩は小領域に過ぎないが，一次視覚野では，中心窩が再現される領域は極めて広くなっている。このことは，一次体性感覚野において，指先が再現される領域が広いのと似ている（図 4.9B 参照）。

◆一次視覚野の円柱状構成

大脳皮質は，領野は違っても類似の構成を持ってい

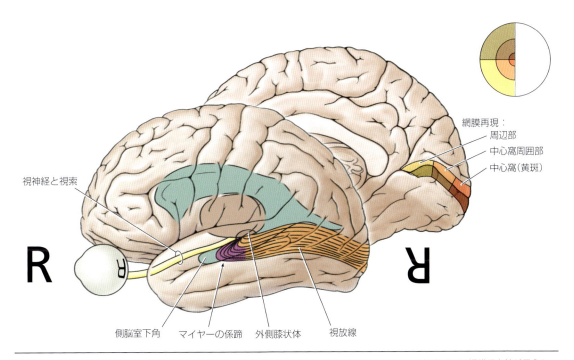

図 7.10　外側膝状体から出て，側脳室の上方を通り一次視覚野に向かう視放線線維のコース。一次視覚野には網膜局在性が見られ，黄斑部は尾側部で，黄斑周囲部と周辺部は吻側部で再現される。挿入図は，左視野の各部位が右の視覚野で再現されるパターンを示している。

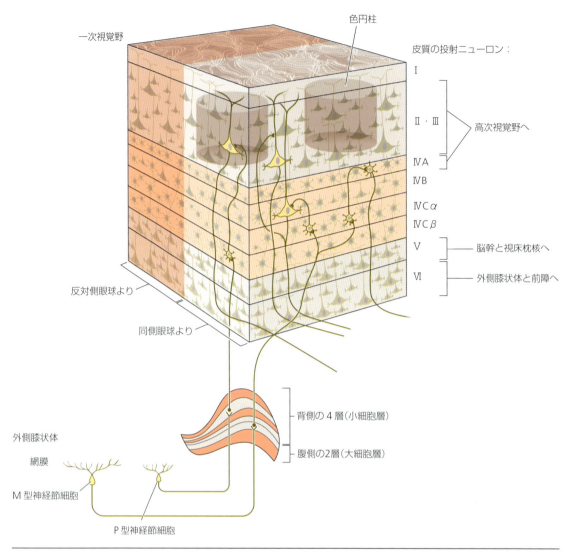

図 7.11 小細胞系と大細胞系。小細胞性視覚系と大細胞性視覚系の一次視覚野への投射は、皮質表面を上面、白質を下面に持つ立方体で表せる。外側膝状体の大細胞は一次視覚野の主にⅣCα層に、小細胞は主にⅣCβ層にそれぞれ投射する。両者とも視床に下行性投射をするニューロンがあるⅥ層にも終止する（図中には示されていない）。（視床からの投射を受ける主要な層のみ影をつけて示している）。

る。複数の亜層を持つ領域もしばしばあるが、新皮質のどの領野も基本的には6層構造をしており、視床の投射ニューロンはⅣ層の中で多くのシナプスを形成する。また、同じ大脳皮質中の異なる領野は類似の機能構成を持っている。すなわち、縦方向に積み重なったニューロン群は、分布する層が異なっていても似たような特性を示す。これが大脳皮質の**円柱状構成** columnar organization である。一次体性感覚野では、同一の円柱内のニューロン群は、すべて同じ**末梢部位** peripheral location と体性感覚の同じ**サブモダリティ** submodality の情報を処理する（第4章、図4.11参照）。

一次視覚野もまた円柱状構成を持っている（図7.11）。視床からの入力線維は、主にⅣ層を中心に表層から深層にかけて垂直方向に分布するため、同一の皮質円柱内のニューロン群は類似の特性・機能を示す。横方向の連絡も存在する。コントラストを高めるとか、形の認知のために場面の異なる部位からの視覚情報を結合させるなど、他の機能に関与している。これらの水平方向の連絡に関わる線維が、**ジェンナリ線条** stria of Gennari を形成している。

一次視覚野には少なくとも3種類の円柱がある（図7.11）。(1)**眼球優位円柱** ocular dominance column は、同側または反対側の眼からの視覚入力を受けるニューロン群を含んでいる。(2)**方位円柱** orientation column

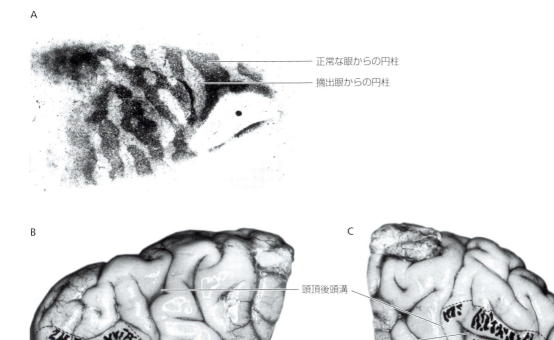

図7.12 死亡する23年前に一眼摘出を受けた人の眼球優位円柱。**A.** 皮質の表面にほぼ平行に切られた切片のミトコンドリア性チトクローム酸化酵素の染色像。交互にくり返す濃淡のバンドが，正常側と摘出側の眼球優位円柱をそれぞれ示している。眼球を摘出すると，チトクローム酸化酵素の活性は低下する。**B**と**C.** 左側（**B**）と右側（**C**）の後頭葉表面に直接描かれた正常な眼からの眼球優位円柱。空白の部分は，摘出側からの眼球優位円柱に一致する。（Dr. Jonathan C. Horton の厚意による。Horton JC, Hedley-White ET. Mapping of cytochrome oxidase patches and ocular dominance columns in human visual cortex. *Phil Trans R Soc Lond B* 1984；304：255-272 より改変）。

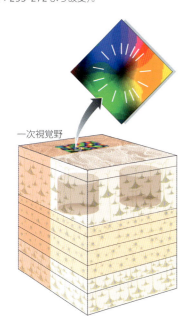

図7.13 一次視覚野の方位円柱。この図はサルの一次視覚野の一部で，ニューロン活動の指標である組織の反射率の変化を記録する光学的画像技術によって得られた。特定の方位刺激に反応するニューロンの分布は，それぞれ異なる色で示している（上の挿入図）。方位感受性ニューロンの分布は渦巻き状のパターンで，時には風車に似る。全方位に応するニューロンが限られた部位に認められる。（Columbia大学 Dr. Aniruddha Das のご厚意による）。

は，類似の空間的方位を持つ視覚刺激に最も敏感に反応するニューロン群を含んでいる（図7.13参照）．(3) **ブロブ blob** と呼ばれる**色円柱 color column** は，Ⅱ層とⅢ層に見られる垂直方向のニューロン集団で，色刺激に反応する．

● **眼球優位円柱は両眼からの入力を区分している**

外側膝状体は，細胞からなる六つの層が積み重なった構造を示す．それぞれの層は，同側 ipsilateral かあるいは反対側 contralateral か，いずれかの網膜からの投射を受ける．背側の四つの層のニューロンは，腹側の二つの層のそれらとは異なる機能を持っている．一次視覚野のⅣ層では，同側の網膜から入力を受ける外側膝状体ニューロンの軸索終末は反対側の網膜から入力を受けるそれらとは分離して分布している（図7.11，図7.12）．

眼の腫瘍で一側の眼球を摘出された後亡くなった人の一次視覚野で，眼球優位円柱を見ることができる．ミトコンドリアにあるチトクローム酸化酵素を染めてみると，濃淡の縞模様が交互に観察される（図7.12A）．淡い縞は，摘出された眼の眼球優位柱に，濃い縞は正常な眼のそれにそれぞれ対応している．眼球優位円柱を組織標本で解析して，円柱の立体像を一次視覚野の表面に描くことができる（図7.12B，C）．

両眼性入力の基となるそれぞれの眼からの情報統合は，Ⅳ層の上下の層のニューロンで行われる．これらの両眼性相互作用は皮質の介在ニューロンが関与している．両眼性ニューロンは，Ⅳ層の単眼性ニューロンに情報を送る同側の眼からの強いシナプス入力を受け，反対側の眼からは弱いシナプス入力を受ける．この外側膝状体線維のⅣ層における終止様式と上層と下層への連絡は，**眼球優位円柱 ocular dominance column** の形態学的基盤となっている（図7.11）．それぞれの網膜のある部位は，皮質では隣り合う一対の眼球優位円柱で再現される．隣同士の眼球優位円柱のニューロン連絡は，奥行きの認知に重要と考えられている．

● **方位円柱は皮質の機能構成を地図にすることで明らかになる**

ほとんどの一次視覚野ニューロンは，特有の方位を持つ単純な棒状刺激に反応する．しかし，一眼からの解剖学的連絡の結果である眼球優位円柱とは異なり，一次視覚野ニューロンの方位選択性は，局所の皮質ニューロン間の連絡によって生じた特性である．方位円柱は，ニューロン活動やニューロン活動を反映する局所の血流の変化を利用してニューロン機能を画像化する方法を用いて，実験的に明らかにできる．図7.13は，サルの一次視覚野の一部の表面における種々の方位に対する反応性を示している．この図は，異なる方位刺激に対してそれぞれ反応する皮質ニューロンの分布パターンを示している．特定の方位に反応するニューロン群は，同じ色の領野内に分布している．すべての方位に反応するニューロンは特定の領野に存在するが，それらは風車のように放射状に分布している．方位選択性を示すニューロン群（それゆえにそれら自身が方位円柱であるが）は，Ⅱ層からⅥ層にかけて分布するが，方位に反応しないニューロンを含むⅣ層の部分には見られない．

● **Ⅱ層とⅢ層の色感受性ニューロン群とチトクローム酸化酵素活性**

視覚刺激の色に反応するニューロン群は，眼球優位円柱のⅡ層とⅢ層にクラスター状に分布する．これらの色感受性ニューロンの分布領域は，一次視覚野の**チトクローム酸化酵素 cytochrome oxidase** の活性が高い部位と一致する（図7.14）．この酵素活性の高い部位は，**ブロブ blob** と呼ばれる（図7.14，小ドット）．隣接する二次視覚野（18野；V2）ではブロブは見られず，チトクローム酸化酵素活性が高い厚いストライプと薄いストライプおよび酵素活性が低いストライプ（インターストライプ）が交互に分布している（図7.14）．高次視覚野についての節では，厚いストライプと薄いストライプおよび酵素活性が低いストライプのニューロンが，どのようにそれぞれ独自の視覚情報処理経路を担っているかを考察する．

◆ **大細胞系と小細胞系は一次視覚野の異なる層に投射する**

網膜の外側膝状体の各層への投射には，同側性–反対側性の要素に加えて，神経節細胞の種類による要素がある（図7.11）．**M型（大細胞）神経節細胞 magnocellular ganglion cell** と **P型（小細胞）神経節細胞 parvocellular ganglion cell** は，それぞれ視覚刺激の異なる特徴を抽出する経路の起点となる．外側膝状体の腹側の二つの層がM型細胞からの入力を受けている．これらの層の皮質投射ニューロンは他の層のものより大きいので，大細胞層とも呼ばれる．P型細胞は，外側膝状体の背側の四つの層に終止する．これらの層の皮質投射ニューロンは小型であることから，小細胞層と呼ばれる．M型細胞は，刺激のおおよその空間的特徴とその動きを分析する回路の入力源であり，P型細胞は形と色の分析に関わる回路の入力源である．

大細胞層と小細胞層のニューロンは，一次視覚野のそれぞれ異なるⅣ亜層に投射する．大細胞は主にⅣCαに，小細胞は主にⅣAとⅣCβに投射する．

Ⅳ亜層の介在ニューロンは，浅層と深層のニューロンに連絡し，視覚情報を他の皮質や皮質下領域に伝えている（図7.11）．大細胞系と小細胞系の層投射の違いが，視覚刺激の異なる特徴の情報を二次視覚野や高次視覚野に分配する特徴抽出処理の場となる．

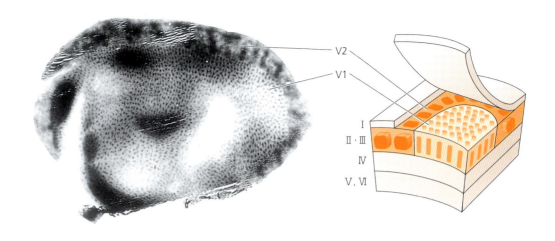

図 7.14　色覚に関係するニューロン集団は，チトクローム酸化酵素の組織化学染色で明らかにすることができる。挿入図はアカゲザルの後頭葉で，皮質の表面に平行に切られた主にⅡ～Ⅲ層を含む切片である。濃い部位はチトクローム酸化酵素の活性が高い。V1（一次視覚野）では，高活性の部位は，横断面では球状を，3次元的には円柱状を呈する。V2（二次視覚野）では水玉模様ではなく，厚いストライプと薄いストライプ状に分布する。（Harvard 大学 Drs. Margaret Livingstone and David Hubel のご厚意による）。

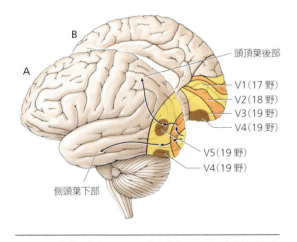

図 7.15　複数の視覚野と V1 から起始し，V5 までを経由する主要な投射様式。頭頂葉に向け背側に投射する経路と，腹側に向かい側頭葉に入る経路の二つがあり，それぞれ空間視（動き，位置の分析）と形態視（形，色の分析）に関与すると考えられている。

● 高次視覚野は視覚刺激の異なる特徴を分析する

　高次視覚野は，ブロードマンの18野と19野に位置し，一次視覚野を部分的に取り囲んでいる（図 7.15）。高次視覚野は，直接あるいは間接的に一次視覚野や視床枕核，後外側核から視覚情報を受けている。どの高次視覚野も網膜再現性を示す。高次視覚野は，ジェンナリ線条を有する一次視覚野の外にあるので，有線外野 extrastriate cortex と総称される。各視覚野の皮質間結合は非常に複雑で，階層的かつ並列的要素を持っている。例えば，一次視覚野（V1）は二次視覚野（V2）に投射し，ついで V2 は V5 に投射する。これは V1 から V5 への階層的投射である。V2 を経由しない V5 への直接投射もあり，これは並列的投射である。並列的投射では情報処理の過程が少なくなるが，並列的経路と階層的経路が機能上どのように違うかは，いまだ明らかではない。

　サルの視覚系の研究で，刺激の動き，色，形の認知には，一次視覚野と高次視覚野間の多くの皮質-皮質間連絡による異なる経路がそれぞれ関わっていることが示唆されている（図 7.16）。二次視覚野（V2）は，これらの経路で重要な働きをしていると考えられる。

1. **動きを認知する経路** motion pathway は網膜の M 型細胞に由来する。情報は外側膝状体の大細胞層を経由して一次視覚野のⅣCα層に達し，そこから，ⅣB 層のニューロンに伝えられる（図 7.11）。ⅣB 層からは V5 への直接投射と間接投射があり，間接投射は V2 のチトクローム酸化酵素陽性の厚いストライプのニューロンを介する（図 7.16）。ⅣB 層は V1 より表層にも弱い投射を持つ。この投射の意義は明らかではない。アカゲザルでは，V5 は中側頭回を意味する MT（middle temporal visual area）と呼ばれる領野に対応する。MT は動きの検知だけでなく，緩徐な眼球運動の調節にも重要な領域である（第12章参照）。V1（および V2）から V3 への経路は，**動いている物の形** visual form in motion の分析に重要であろう。ヒトにおいて，V5 に相当すると考えられている領野は，動いているものを見ているときに活性化する（Box 7.1）。

2. **色を認知する経路** color pathway は，外側膝状体の小細胞層に投射する網膜の P 型細胞に由来す

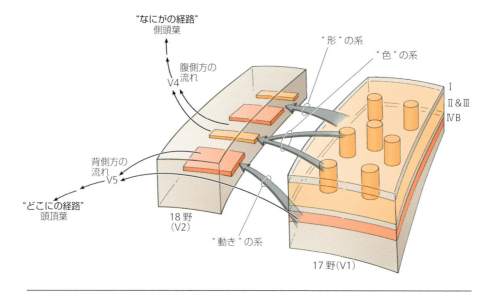

図 7.16 一次視覚野(V1)の投射様式。V1 からは"動き","色","形"の分析にそれぞれ関わる三つの経路が出る。右図は一次視覚野(17 野)を,左図は二次視覚野(18 野)を表す。"動き"の系は,四肢と眼球の動きの発現と制御にも関与する。

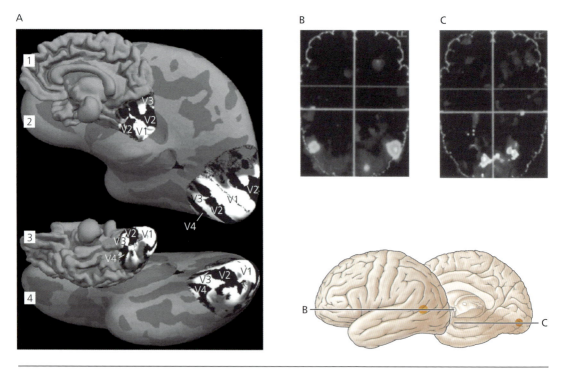

図 7.17 画像化されたヒトの脳。**A**. 後頭葉に複数の視覚野があることを示す fMRI スキャン画像。**A1** と **A3** は,MR 画像から再構築した脳の内側面と腹側面をそれぞれ示す。**A2** と **A4** は,脳溝に埋もれた領域のデータを,皺を伸ばした脳表面に描出した図である。これらは,被検者がゆっくり回転するチェッカーボードを見たときに得られた像である。**B**. 被検者が動いているモノクロ像を見ているときに,V5 と考えられる皮質領域の血流が増加するのを示す PET スキャン画像。**C**. 被検者が静止しているカラー像を見ているときに,V4 と考えられる皮質領域の血流が増加するのを示す PET スキャン画像。(A, Sereno MI, Dale AM, Reppas JB, et al. Borders of multiple visual areas in humans revealed by functional magnetic resonance imaging. *Science*. 1995 ; 268 : 889-893. B, Oxford University Professor S. Zeki のご厚意による)。

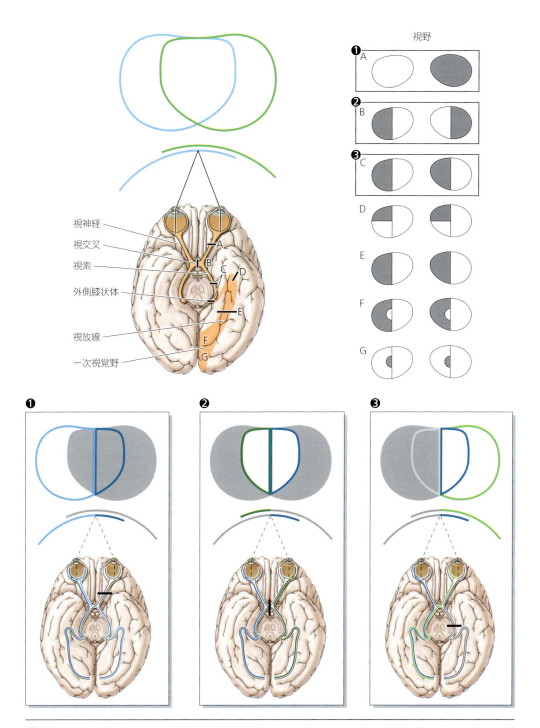

図 7.18 視野欠損のパターン。左図は視覚系の水平面図で，上から見たときに右眼の視野は右側に，左眼の視野は左側に位置する。視野欠損のパターンは右図に示し，表 7.1 はそれらの一覧表である。それぞれの視野欠損のパターンを示す図では，右眼の視野と左眼の視野を分けて示してある。すべての欠損は模式的に示したものであり，実際には，両眼対称的に欠損が起こることはまずない。A．視神経，B．視交叉，C．視索（外側膝状体に似ている），D．視放線の中のマイヤーの係蹄，E．視放線の主部，F と G．一次視覚野（F．黄斑回避を伴う梗塞，G．後頭極の直接外傷）。挿入図 1～3 は，A，B，C の損傷で影響される視覚路における重要な回路をそれぞれ示す。1．視神経の損傷では，右眼の鼻側半網膜と耳側半網膜の両方が影響を受ける。2．視交叉の損傷では，両眼の鼻側半網膜が影響を受ける。3．視索の損傷では，左眼の鼻側半網膜と，右眼の耳側半網膜が影響を受ける。

Box 7.1 高次視覚野のそれぞれの機能は脳機能の画像化と損傷後の機能脱落の解析によって明らかとなる

高次視覚野の一領域が損傷されると，非常に特徴的な視機能障害が起こるほど各領域の機能には特異性がある。この特異性は，外側膝状体層間ニューロンの一次視覚野のⅡ層とⅢ層の色ブロブへの投射系および小細胞系と大細胞系の二重の経路に一部は由来する。しかし，皮質ではそれぞれの系が完全に分離しているわけではないので（図7.11），高い機能的特異性は，二つの系からの情報を複雑な方法で統合することによって生み出される。

視覚系における機能局在は，PET（陽電子放射断層撮影）やfMRI（機能的磁気共鳴断層撮影）などの画像化技術や，視覚野の各領域の損傷によって生ずる視覚認識の障害を解析することによって明らかにできる。図7.17Aは，ヒトのV1からV4のfMRIスキャン画像である。この画像は，それぞれの領野の網膜局在構成を利用して作成された。

一次視覚野と二次視覚野は，被験者が動いているモノクロ画像を見ているときや，静止しているカラー画像を見ているときに活動するのに対して，高次視覚野は特異的なパターンの刺激で活動する。視覚系の障害には，二通りの状態がある。下位の視覚中枢（と皮質下視覚中枢）の損傷では，様々な型の**暗点** scotomaが生ずる（視野の変化に関する節を参照）。一方，高次視覚中枢の損傷は，より複雑な障害をきたす。

脳の機能画像と"どこに"経路の損傷

後頭葉の外側面の領野で，下側頭溝と外後頭回の一つが接している部分は，動いているものを見たときに活性化する（図7.17A）。この領野はV5に一致する。この領野が損傷されると，反対側視野の失運動視 hemiakinetopsia をきたす。患者は，対象物の動きがわからなくなる。もっと正確に言えば，動きが間欠的に見え，遠くから近づいて来るものが，突然眼前に現れたかのように見える。

頭頂連合野の後部で"どこに"経路が損傷されると（図7.17B），空間視と定位反応が損なわれる。この領野には体性感覚野や聴覚野からの入力が収斂しているので，この領野の損傷は視覚以外の認識過程にも変化をもたらす。患者は，対象物を指さしたり，対象物に近づいたり，障害物を避けることができなくなる。第4章で考察したように，患者は体や外界の一部を無視する。空間認識の優位半球である右半球が損傷されると，障害が最もひどくなる。このように，次第により複雑に，より特異的になる感覚と行動の障害パターンは，高次視覚系路の階層的構成を如実に示している。

後大脳動脈の梗塞は"なにが"経路の損傷を生じうる

被検者が色彩に富んだ光景を見ると，脳の内側面で，紡錘回の尾側部が活性化する（図7.17C）。この領野がヒトにおけるV4であろう。紡錘回のこの部分が損傷されると，反対側視野の皮質性色盲（hemiachromatopsia）に陥る。この領野に損傷を持つ患者は，おそらく，下位の視覚野が残存しているので重篤な形態視の障害はきたさないであろう。色盲は一般に視物質の欠損で起こるが，皮質色盲は，皮質の限局した場所の損傷でしか起こらないためまれである。後大脳動脈の分布領域の梗塞でよく見られる広範な損傷では，一次視覚野が損傷を受けるため反対側の視野障害がよく起こる。

紡錘回後部で色領域の内側の部分は，顔を見たときに活性化する。紡錘回の後内側部に損傷を持つ患者は，よく知っている人の顔を認識できない**相貌失認** prosopagnosia という奇異な症状を呈する。顔の認識は，空間認識と同様に右半球が優位脳である。しかし，一側の損傷では，目立った障害は起こらない。残念なことに，この領域を栄養している後大脳動脈は，不対の脳底動脈から分岐するので血管病変が両側に起きる可能性がある。側副循環の程度にもよるが，脳底動脈の閉塞は，後大脳動脈の両側性の閉塞をきたす（第3章参照）。相貌失認を生ずる損傷は，一般的な対象の認知障害（失認）と軽い皮質色盲を伴うことがよくある。これは，血管病変がいくつかの特異的機能領野を含むほど広範であることによる。

表7.1 視野欠損[1]

損傷部位	図7.18内の位置	欠損
視神経	A	一眼盲
視交叉	B	両耳側半盲
反対側視野の欠損		
視索	C	同名性半盲
外側膝状体	C	同名性半盲
視放線		
マイヤーの係蹄	D	同名上1/4半盲
主部	E	同名性半盲
視覚野		
吻側部	F	黄斑回避を伴う同名性半盲
尾側部	G	黄斑部の同名性半盲

[1] 視野欠損は，両眼で類似の部分が欠損した場合は，同名性と呼ばれ，異なる部分が欠損した場合は，異名性と呼ばれる．半盲は，それぞれの眼の視野が半分欠損した状態をいう．

る．情報は，外側膝状体からV1のIVCβ層のニューロンを介して（図7.11）II〜III層の色ブロブのニューロンへ，ついでV2の薄いストライプへ（図7.16），そしてV4へ伝えられる．ヒトにおいて，V4に相当する領域は機能画像を用いて同定されている（Box 7.1）．色ブロブは，外側膝状体の大細胞層と小細胞層の間に分布する層間ニューロンの直接投射も受けている．

3．形を認知する経路 form pathway も，網膜のP型細胞と外側膝状体の小細胞層に由来する．V1において，IVCβ層のニューロン（図7.11）はII〜III層のブロブ間領域に投射し，ブロブ間領域はV2のインターストライプに連絡する（図7.16）．次に，V2ニューロンはV4に投射する．動きと形を認知する系は，奥行きの認知に関与すると考えられるが，色を認知する系は関係なさそうである．

◆形態視は"腹側方の流れ"で，空間視は"背側方の流れ"で処理される

視覚の各要素を認知する独立した経路が存在することは，側頭葉と頭頂葉に損傷を受けた人が，なぜ著しい視覚障害を呈するのかを説明するのに役立つ．側頭葉下部の損傷は，**対象の認知** object recognition に選択的障害を引き起こす．頭頂葉後部に損傷を受けた患者は，**対象の空間的位置** object location がわからなくなるが，対象の認知はできる．これらは，大脳皮質における視覚情報処理に二つの"流れ"があることを示唆している（図7.15, 図7.16）．"腹側方の流れ"は，対象や光景の特徴に関する情報を下側頭回に伝え，"背側方の流れ"は，空間情報を頭頂葉に伝える．このように，"腹側方の流れ"は，見ているものは何か，"背側方の流れ"は見ているものがどこにあるか，に関与している．この二つの流れには数多くの連絡があるが，対象の認知に関係している"腹側方の流れ"は，小細胞系（形，色）からの情報を主に受けている．一方，空間定位に関わる"背側方の流れ"は，大細胞系からの情報を主に受けていて，視覚による運動制御にも重要である．"背側方の流れ"は前頭葉への連絡を介して，反応行動にも関与している．このような背側−腹側の経路は，体性感覚系（第4章）と聴覚系（第8章）にも存在する．

◆視覚系の損傷後の視野変化

神経節細胞の外側膝状体への投射と外側膝状体から一次視覚野への投射は網膜局在性に従って非常に正確に構築されている．視覚経路が特定の部位で損傷されると，特徴的な視覚認知の変化を生ずる．この節では，網膜投射の局在性に関する知識を使って，いかに中枢神経系の損傷を特定するかについて考察する．

視覚系における機能的連絡は，視野を描いてみると理解しやすい．**視野** visual field とは，視線を固定した時の両眼で見える範囲である（図7.3）．それぞれの眼で見える範囲にはかなり重なりがある．視野の形状の変化（**視野欠損** visual field defect）から，中枢神経系の病的変化の部位を特定できることが多い（表7.1）．このような欠損は，六つの主要な視覚系の構成要素のいずれかの損傷を反映している（図7.18）．

- **視神経** optic nerve：視神経が完全に損傷されると，障害側の眼が見えなくなる（図7.18A，表7.1）．部分的な損傷では暗点が生ずる．**暗点** scotoma が視野の中心部，例えば中心窩に生ずると，患者は解像力の低下に気づく．周辺部の暗点には気づかないことが多い．このことは，日常生活で中心窩視力がいかに重要であるかを示している．視神経の損傷は神経

節細胞の軸索の変性を伴うので，視神経乳頭に特徴的な変化をきたす(図7.4B)。一般に，腫瘍や血管病変が視神経障害の原因となる。

- **視交叉 optic chiasm**：鼻側半網膜の神経節細胞の軸索は視交叉で交叉する(図7.8)。これらの線維は耳側の視野からの情報を伝える。視交叉損傷の一般的な原因は**下垂体腫瘍 pituitary tumor** である。下垂体は視交叉の腹側に位置している。下垂体が収まっているトルコ鞍の底部は骨性なので，下垂体腫瘍は成長するにつれ，背側方に膨隆してくる。腫瘍塊は視交叉の腹側面を圧迫し，交叉している線維を選択的に損傷する。その結果，**両耳側半盲 bilateral temporal visual field defect** をきたす(図7.18B，表7.1)。視野の欠損が周辺部なので，患者は欠損に気づかないかもしれない。患者は視野の周辺部が見えないので，自動車に脇から当てられるなどの交通事故の後に，内科医を訪れることが多い。
- **視索 optic tract** と**外側膝状体 lateral geniculate nucleus**：腫瘍や血管障害による視索あるいは外側膝状体の損傷は，**反対側視野の欠損 contralateral visual field**(同名性半盲)を引き起こす(図7.18C，表7.1)。もし損傷が腫瘍等による圧迫なら，大脳脚の底部(図7.9B3)も侵され，反対側の手足の運動麻痺が起こる可能性がある。
- **視放線 optic radiation**：外側膝状体ニューロンの軸索は側脳室の吻側面と外側面に沿って，後頭極の一次視覚野に達する(図7.9B2)。**視野上半分 superior visual field** の視覚情報を伝える外側膝状体内側部のニューロンの軸索は，尾側の一次視覚野に向かう前に，吻側方に走り，側頭葉に入る(**マイヤーの係蹄 Meyer loop**)。側頭葉の損傷では，**反対側視野の上半分 contralateral upper quadrant** が欠損する可能性がある(四分盲)(図7.18D，表7.1)。四分盲は，視野欠損が楔形であるので，"pie in the sky"欠損と呼ばれる。外側膝状体の中間部と外側部のニューロンは，それぞれ黄斑部と下半分の視野からの情報を中継する。これらのニューロンの軸索は，側脳室に沿ってより直接的なコースで頭頂葉の白質の中を後頭葉に向かう。ごくまれに，頭頂葉の白質損傷が視放線に及ぶと，同名性半盲が生ずる(図7.18E，表7.1)。
- **一次視覚野 primary visual cortex**：**後大脳動脈 posterior cerebral artery** の梗塞でよく起こる一次視覚野の損傷は，**黄斑 macular region 回避を伴う反対側視野の欠損 contralateral visual field defect** を引き起こす(図7.18F，表7.1)。黄斑回避 macular sparing には二つの要因がある。第一に，梗塞の場合，この領域を主に栄養しているのは後大脳動脈であるが，同時に，**中大脳動脈 middle cerebral artery** の側枝からの供給も受けており(図3.4B)，後大脳動脈が閉塞しても，中大脳動脈が黄斑再現部位に血流を供給できる。第二に，黄斑部視野に関与している皮質領域が広いので，一つの梗塞あるいは他の病変がこの領域すべてを侵すことはまれである。後頭極への外傷で，黄斑部視野の欠損が起こることがまれにある(図7.18G，表7.1)。

まとめ

網膜

網膜は視覚系の入口である(図7.6，図7.7)。網膜のニューロンとそれらのシナプス結合部位は，三つの層に分布している。視細胞の細胞体は**外顆粒層**(1)に分布する，**錐体**は色覚と高解像度の視覚に関わる，**杆体**は暗所の視覚に関わる。網膜の介在ニューロン(双極細胞，アマクリン細胞，水平細胞)の細胞体は**内顆粒層**(2)にある。神経節細胞は，**神経節細胞層**(3)に分布する(図7.6，図7.7)。多くの網膜ニューロンの連絡は特定の層で行われる(図7.7)。視細胞と介在ニューロンとの連絡は**外網状層**で，双極細胞と神経節細胞との連絡は**内網状層**で，それぞれ行われる。眼に入った光は，視細胞に達する前に神経節細胞と介在ニューロンを通過しなければならない。ミュラー細胞は網膜の主要なグリア細胞である。

視野と視神経

網膜は眼の光学的素子によって変換された像を認知する(図7.5)。像は上下左右逆転して網膜に投影される。**視野半分からの像**(図7.3)は，同側の鼻側半網膜と反対側の耳側半網膜に投影される(図7.5)。神経節細胞の軸索は，視神経乳頭で眼球から出て行く(図7.8B)。耳側半網膜の神経節細胞の軸索は，同側の視神経と視索に向かう(図7.8B)。鼻側半網膜の神経節細胞の軸索は，同側の視神経に入り，視交叉で交叉した後，反対側の視索に入る(図7.8)。

眼球運動制御に関わる中脳

中脳に向かう神経節細胞の軸索は，視索から分かれ**上丘腕**に入る(図7.2C，図7.9)。神経節細胞の軸索の中脳の主要な終止部位は，層構造を持つ**上丘**である

（図 7.9）。上丘の**浅層**は，**視運動**と**視覚反射**に関与し，**深層**は視野の対象への**眼**と**頸**の運動に関わる。対光反射の介在ニューロンがある**視蓋前域**も網膜からの入力を受ける（図 7.8C；第 12 章参照）。

認知に関わる視床と皮質反射

外側膝状体は網膜から主要な投射を受ける視床の神経核である（図 7.9，図 7.10）。外側膝状体は，他の視覚系の構造のように層構造を示し，**6 層**のそれぞれは**同側**か**反対側**か，いずれかの網膜からの入力を受ける。反対側視野半分からの視覚情報が入る。

視覚野

外側膝状体は**視放線**経由で**一次視覚野**に投射する（図 7.9，図 7.10）。視放線は，側頭葉，頭頂葉，後頭葉の白質の中を通る。視床からの入力線維は一次視覚野のIV層，特にIV A 亜層とIV C 亜層に密に終止する（図 7.12）。この層では，同側と反対側の眼からの入力は分離している。これが**眼球優位円柱**の形態学的基盤である（図 7.11，図 7.12）。2 番目の円柱状構成が**方位円柱**である（図 7.11，図 7.13）。3 番目の柱状構成として，**色感受性円柱**（色ブロップ）がある（図 7.11，図 7.14）。これは，眼球優位柱の中心に位置し，II 層とIII 層にかけて垂直方向に分布するニューロン集団である。

一次視覚野には網膜局在性が見られる（図 7.10）。一次視覚野は，後頭葉，頭頂葉，側頭葉の高次視覚野に投射する（図 7.15，図 7.17）。一次視覚野から高次視覚野への投射には，少なくとも次の三つの機能的経路がある：（1）**形**の認知，（2）**色**の認知（対象物の認識には，形と色の情報は重要であり，これらは**腹側方**に向かい，側頭葉に入る），および（3）**動き**の認知（**背側方**に向かい，頭頂葉に入る）。

視野欠損

視覚の経路が障害されると，特徴的な視覚認知の変化が生ずる（図 7.18，表 7.1）。(1) 視神経が完全に切断されると，**同側の眼が見えなくなる**，(2) 視交叉，**両耳側性半盲**，(3) 視索と外側膝状体，**同名性半盲**，(4) 側頭葉の視放線（マイヤーの係蹄），**四分盲**，(5) 頭頂葉と後頭葉の視放線，**反対側同名性半盲**，(6) 一次視覚野，**黄斑回避を伴う反対側同名性半盲**。

第8章

聴覚系

症例　聴神経腫瘍

　40歳の女性患者で，自分の左側にいる人の話す内容がよく理解できない。電話をするときに右耳のほうが左耳よりずっとよく聞こえることに気づいた。音叉の振動音を左右の耳から少し離して聞かせると右耳のほうがよく聞こえた。つぎに音叉を側頭骨乳様突起に直接あてて骨伝導を調べてみると，やはり右耳のほうがよく聞こえた。ただし左右とも音叉を乳様突起に直接あてる骨伝導のほうが音叉を離す空気伝導より音は柔らかく聞こえた。また歩行時に軽度のふらつきがあり，左の鼻唇溝がやや平坦化していた。

　図8.1A1にガドリニウムを造影剤として使ったMRIを示す。左内耳孔に聴神経腫瘍と思われる病変が認められる。図8.1A2はほぼ同じレベルの健常者のMRIである。

　本章の記述を読んで，次の質問に答えなさい。

1. 次の三つの症候はなぜ起こったのか説明しなさい。左側の聴力低下，歩行時のふらつき，左の鼻唇溝の軽度の平坦化。
2. 音叉を耳から離して聞かせても側頭骨乳様突起に直接あてて調べても左耳の聞こえにくさに変わりがなかったことは何を意味するか。

神経学的に重要な症候とそれに関連する脳の損傷部位

片側の聴力障害

　聴神経腫瘍—最もよく見られるシュワン細胞腫で聴神経鞘腫とも言われる—では内耳神経の聴神経障害がまず現れる。腫瘍が大きくなると内耳孔内に入り込んで末梢に向かう内耳神経を圧迫する（図8.1B1～3）。片側の聴力障害を起こすのは内耳神経より末梢にある聴器あるいは蝸牛神経核が損傷されたときだけである。聴覚中枢の損傷では聴覚情報が交叉する経路がいくつもあるので聴力障害が片側だけに限局することはない。

鼻唇溝の平坦化

　顔面神経は内耳神経と共に内耳孔内に入る（図8.1B1）。その結果，顔面神経機能も聴神経腫瘍で障害されうる。顔面神経は第11章に述べるように顔の表情筋を片側性に支配する。ほうれい線とも言う鼻から口角に伸びる皮膚のヒダが平坦化することで顔面筋の筋力低下が明確にわかる。内耳神経周囲の損傷はこのような顔面下部だけでなく他の部位の表情筋の筋力低下も起こしうる。その詳細は第11章に述べる。

歩行障害

　内耳神経の前庭機能異常や，橋や小脳が腫瘍で圧迫されると歩行障害が起こる。本例では前庭機能異常の兆候であるめまいの訴えはないが，小脳失調でよく見られるのはむしろ歩行障害である（第13章）。小脳失調とは小脳疾患や小脳損傷に伴う協調運動の乱れをさす。そういう小脳失調が下肢で起こると歩行障害となる。MRIで腫瘍が橋と小脳を圧迫している点に注意しよう。橋と小脳に機能異常があれば歩行障害は容易に説明できる。

空気伝導と骨伝導

　本章で述べるとおり（図8.3A），音は鼓膜と耳小骨を介して内耳に伝わる。これが最適な音の通路である。空気の代わりに音は頭蓋骨を介して直接内耳の基底膜を振動させることができる。正常時は空気伝導のほうが骨伝導よりはるかに効率的なので，結果的に音を聞くのは空気振動であって骨振動ではない。本例もこの正常パターンであることから，問題は耳小骨にあるのではなく，音信号を脳に伝える神経にあることがわかる。

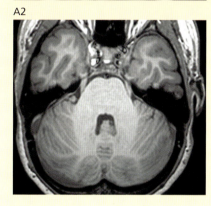
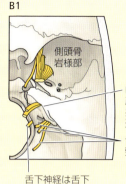
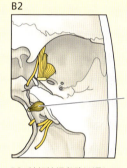
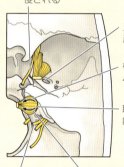

図 8.1　聴神経腫瘍。**A**．MRI。**A1**．ガドリニウムを造影剤として使った臨床例の一つ。造影剤を使うことで腫瘍と周りの正常組織との境界が鮮明になる。**A2**．正常。**B**．小脳橋角部付近の内頭蓋底。脳幹と小脳を取り除き脳神経とそれらが通る孔を示している。**B1**．正常。**B2**．初期の聴神経腫瘍。腫瘍はまだ小さいので脳幹変位はない。**B3**．聴神経腫瘍が腫大したステージ。脳幹と小脳に変位が見られる。腫瘍が近傍の脳神経に影響を及ぼしている。(1)三叉神経が侵されるため顔面の感覚異常と角膜反射消失。(2)顔面神経が侵されるため味覚異常。(3)外転神経が侵されるため外眼筋運動異常。(4)顔面神経が侵されるため顔面筋運動異常。(5)舌咽神経が侵されるため口腔咽頭感覚異常。さらに腫瘍が腫大して橋を圧迫すると橋の腹側部を通る皮質脊髄路を侵し，小脳を大きく損傷して運動障害をきたしうる。(**A1**，Dr. Frank Gaillard, Radiopaedia. com. の厚意による，**A2**，Dr. Joy Hirsch, Colombia University のご厚意による)。

聴覚系は音感覚をつくり出す。その音感覚とは可聴周波数スペクトルに他ならない。われわれは車の警笛で危険を察知したり，コンサート会場で音楽鑑賞を楽しんだりする。そのような日常行動に欠かせないものはわれわれを取り巻く音である。さらに聴覚系は話し言葉の理解を可能にする主要なコミュニケーションの入口である。聴覚系には体性感覚や視覚のように，末梢感覚上皮の並びによって決められる局在機構がある。また他の感覚と同様，聴覚系は多重並列経路を形成し複数の皮質領野を働かせている。これは皮質下からの直接投射による場合もあれば皮質間の複雑なネットワークを介する場合もある。個々の聴覚路はそれぞれ異なる情報を伝える独自の神経連絡や特性を持つ階層構造になっている。

聴覚路が複雑であるのは広帯域に及ぶ周波数や音源の多重性や大きな音圧差といった自然音の特性のためである。さらにヒトは話し言葉を理解するためにいくらか余分に複雑な機能を聴覚脳に負わせている。話し言葉よりも非言語音のほうがその生理学的特性はずっと複雑であるにもかかわらず，言語による音刺激が言語理解に特化した複数の皮質領野を働かせている。本章では最初に聴覚系の一般構造を考察し，次に聴覚に関与する脳幹と視床の主要な構造を調べ，最後に視床と大脳皮質の神経線維連絡を考察する。

聴覚系の機能解剖

◆複数の上行性並列聴覚路は各々異なる情報処理機能に関与している

聴覚の処理はまず体表面から始まる。耳介と外耳道から入った音は鼓膜に伝達される。音波による鼓膜の機械的振動は耳小骨によって内耳に伝達される（図8.3）。内耳の音振動変換器は側頭骨に埋まっている**蝸牛**cochlea と呼ばれるらせん状の構造物である。この聴覚受容器は**有毛細胞** hair cell で，その細胞頂上面には多数の不動毛がある。個々の聴覚受容器の感受性は一定の周波数帯域に限られている。ヒトの蝸牛の有毛細胞は再生することなく加齢に伴って減少する。このような有毛細胞の減少は，耳の感染症や騒音や耳毒性薬物によっても引き起こされる。

蝸牛内の有毛細胞の位置と感受性が最大となる周波数との間に局在関係がある。後述するように，蝸牛の基底部から尖端部にゆくに従い，有毛細胞の最高感度が高周波から低周波に変化する。有毛細胞におけるこのような周波数感受性の蝸牛の長さに沿った配列は**周波数局在性** tonotopic organization と呼ばれる。聴覚中枢の多くの構成要素も同様に構成されている。このような感覚上皮と中枢神経系との局在関係は体性感覚や視覚系にもあり，それぞれ体部位局在性および網膜局在性と呼ばれる。一般に感覚上皮の感覚中枢への再現は空間地図的な情報に一致している。例えば手と足の領野や網膜の黄斑部と周辺部の領野が中枢神経系内にきれいに再現されている。しかし聴覚系ではそうではないことに注意すべきである。蝸牛はあくまで周波数を再現しているのである。音源定位は脳内の聴覚ニューロンが，時間や音圧や周波数スペクトルを手がかりにして，計算的に行っている（下記参照）。

有毛細胞は**ラセン神経節** spiral ganglion にある一次感覚ニューロンの末梢突起による神経支配を受ける。この双極ニューロンの中枢突起が**内耳神経**(Ⅷ) vestibulocochlear nerve の**蝸牛神経** cochlear nerve を形成する。蝸牛神経は同側の**蝸牛神経核** cochlear nucleus（図8.2）に投射する。蝸牛神経核は延髄吻側部にあり，前腹側核，後腹側核および背側核からなる（図8.2）。これら三つの蝸牛神経核はニューロンごとに独特の神経線維結合をし，機能別に複数の並列上行路を形成する。前腹側核の主要な機能は**水平方向の音源定位** horizontal localization of sound である。後腹側核は有毛細胞の感受性の制御に寄与している。前および後腹側核は**上オリーブ複合体** superior olivary complex という橋尾側部にある一連の聴覚ニューロン核群に投射している。上オリーブ複合体のほとんどのニューロンは**外側毛帯** lateral lemniscus と呼ばれる上行路を通って中脳の**下丘** inferior colliculus に投射している。蝸牛神経腹側核から下丘への投射は両側性である。これは水平方向（左右方向）の音源定位の重要性を示すものであろう。一方，蝸牛神経背側核は垂直方向の音源定位に関与することが示唆されている。蝸牛神経背側核は複雑な音スペクトルの認知機能を持ち，外側毛帯を介して反対側下丘に直接投射する。下丘には下位脳幹に存在するすべての聴覚神経核からの神経線維が収斂投射する。下丘には音周波数再現野があり，音空間地図の存在も示唆されている。

つづいて，上行聴覚路には**内側膝状体** medial geniculate nucleus がある。これは聴覚を司る視床の中継核であって一次聴覚野に投射する。**一次聴覚野** primary auditory cortex は外側溝（シルビウス溝）の奥深くで側頭葉の上面にあり，**ヘシュル回** Heschl gyrus とも呼ばれる（図8.2B 挿入図，図8.8）。一次聴覚野は中心に位置し，その周囲を複数の**二次聴覚野** secondary auditory cortex が取り囲む。一・二次聴覚野とも音周波数を再現する。一次聴覚野は単純音によって活性化されるのに対し，二次聴覚野はむしろ複雑音によって活性化される。これら聴覚皮質のさらに外周には，**高次聴覚野** higher-order auditory cortex が数カ所存在する。それらは側頭葉の上面と側面にある**上側頭回** superior temporal gyrus および**上側頭溝** superior temporal sulcus にあり（図8.2B），言葉を理解する場所である（下記参照）。

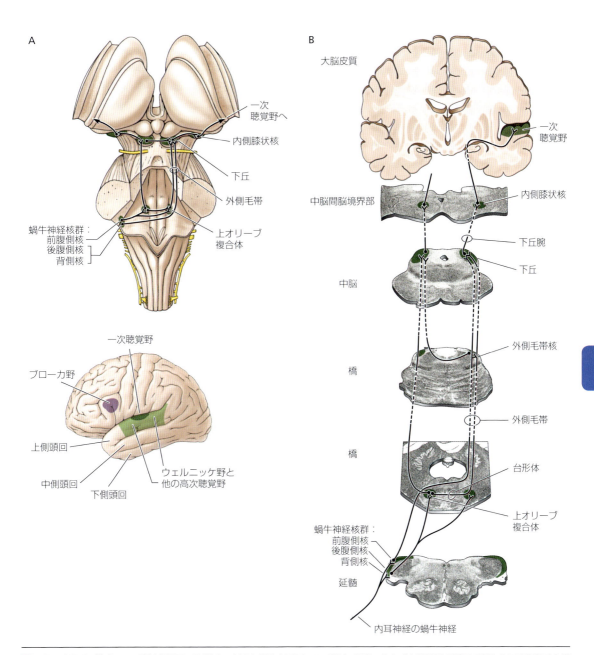

図 8.2 聴覚系の構成。**A**. 脳幹背側面。聴覚系の主要な構造を図示。**B**. 脳幹，間脳，および大脳半球の断面で認められる聴覚系の構造。左下の挿入図に大脳皮質の聴覚野および言語野を示す。言葉の意味理解をするウェルニッケ野は上側頭回にあり，発語に関わるブローカ野は下前頭回にある。ヘシュル回は外側溝内にあるので表面からは見えない。

　一次聴覚野から複数の連合皮質への投射機構は，ちょうど視覚系での"なにが"と"どこに"の経路があるのと同様な二つの経路がある（図7.15参照）。腹側路は聴覚野の前部から起こってブローカ野のある前頭葉の腹側部に終わる。これは"なにが"の経路に相当し，音源がイヌの吠える声であるのかネコの鳴き声であるのかを聞き分けるのに重要な役割をはたすと考えられる。腹側路はまた，発語の意味を分析することに関わる経路でもある。背側路は聴覚野の後部から起こって頭頂葉に至り，前頭前野背外側部と前運動野に投射する。これは"どこに"の経路に相当し，音による空間認知と行動発現により重要な役割を持つと考えられる。

　聴覚路は交叉や交連，すなわち軸索が正中線をまたぐことが脳の多くのレベルで存在する。これは一方の耳からの音を左右両方の脳で処理するためである。音が両側性に脳で処理されることは音源定位のためにま

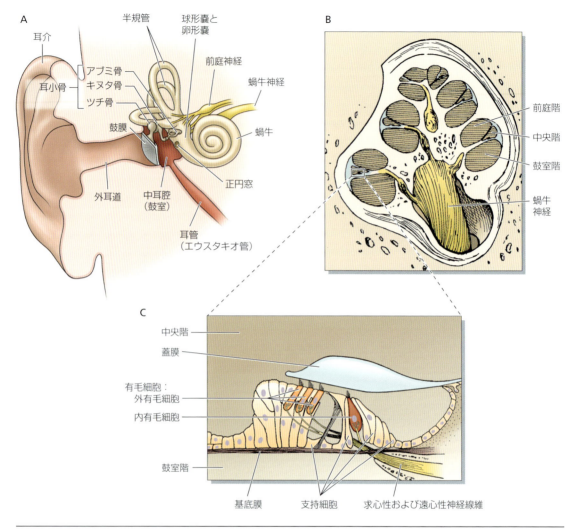

図 8.3 ヒト耳の構造。A．外耳（耳介）は音を外耳道に集める。空気圧が交互に上昇下降して音振動を生み鼓膜に伝わる。この音振動は，ツチ骨，キヌタ骨，アブミ骨の三つの耳小骨連鎖によって蝸牛に伝わる。B．蝸牛の断面図。前庭階，中央階，鼓室階の三つのらせん状の通路を示す。C．コルチ器を示す蝸牛管の断面拡大図。(A, Noback CR. *The Human Nervous System*: *Basic Elements of Structure and Function*. NewYork, NY: McGraw-Hill；1967 を改変。C, Dallas P. Peripheral mechanisms of hearing. In: Darian-Smith 1, ed. *Handbook of Physiology*. Vol. 3. Sensory Processes. Bethesda, MA: American Physiological Society；1984：595-637 を改変)。

ず重要である（下記参照）。聴覚路が両側性に構成されていることによって音源定位や目的音の抽出を可能にしている。音源定位機能だけでなく臨床的に重要なことはなにであろうか。一側の脳損傷によっても反対側耳の聴覚障害を起こさないことが知られている。ただし蝸牛神経や蝸牛神経核の損傷があれば同側の聴力低下が起こる。逆にいえば，一側の聴力低下は末梢の聴器か聴神経が損傷している徴候である。後述するように，聴覚中枢の一側が損傷されると音源定位や音認知や言語に障害があらわれるが聴力は維持される。

聴覚系の局所解剖

◆聴覚器は膜迷路に存在する

膜迷路は側頭骨岩様部の腔所である骨迷路内にある複雑な構造の嚢である（図 8.3）。膜迷路は聴覚器の**蝸牛** cochlea と五つの前庭器からなる。後者は前庭迷路とも呼ばれ，3 本の**半規管** semicircular canal と**卵形嚢** utricle と**球形嚢** saccule からなる（図 8.3A）。（三半規管と卵形嚢と球形嚢を合わせて前庭迷路とも言う）この聴器の解剖学的複雑性は視覚器である眼球と言い勝負である。前庭器は頭部にかかる加速度を感知する。これは飛行機の離陸時などに感じる意識的なものの

他，体の平衡保持や眼球運動に重要な役割を持つ。前庭系については第 12 章で考察する。膜迷路は**内リンパ** endolymph で満たされている。内リンパは細胞外液であるが，イオン組成は細胞内液とほぼ同じ高カリウム，低ナトリウム濃度になっている。一方，**外リンパ** perilymph は細胞外液や脳脊髄液と同じイオン組成を持ち，側頭骨と膜迷路との隙間を満たしている。

蝸牛は伸展すればおよそ 30 mm 長のらせん状の構造物である（図 8.3A）。**コルチ器** organ of Corti は，蝸牛管の**基底膜** basilar membrane 上に並んでいる有毛細胞を主体とする，ひとまとまりの器官である（図 8.3C）。コルチ器の有毛細胞は**蓋膜** tectorial membrane に被われている（図 8.3C）。基底膜，有毛細胞および蓋膜は一体となって働く音振動変換器である。コルチ器には，蝸牛軸に近位の**内有毛細胞** inner hair cell と遠位の**外有毛細胞** outer hair cell の 2 種類の有毛細胞がある。内有毛細胞は 1 列に並び，外有毛細胞は 3〜4 列に並んでいる。内有毛細胞のほうが外有毛細胞よりも細胞数は少ない（ほぼ 3,500 個：12,000 個）が，周波数感知や精緻な音受容に直接関与するのは内有毛細胞である。それを証拠づけるように蝸牛神経のほとんどすべてが内有毛細胞を支配している。内有毛細胞 1 個を 10 本の蝸牛神経線維が支配し，蝸牛神経線維 1 本は 1 個か多くとも 2，3 個の内有毛細胞を支配している。これは，指先や網膜黄斑部での神経分布などと同様に，きわめて高い分解能を持つことを示している。その反面，外有毛細胞にはごく少数の蝸牛神経線維が分布する。蝸牛神経線維 1 本は分枝して多数の外有毛細胞に分布している。外有毛細胞は**遠心性** efferent に働き，コルチ器の感受性を調節している（後述のオリーブ蝸牛束系参照）。

コルチ器は音を神経信号に変換する。コルチ器は**鼓膜** tympanic membrane や**耳小骨** middle ear ossicle（**ツチ骨** malleus，**キヌタ骨** incus，**アブミ骨** stapes，図 8.3A）を介して外界と機械的につながっている。外耳道から入った音波は鼓膜を振動させ，その振動は耳小骨によって内耳の**前庭階** scala vestibuli に伝わる（図 8.3B）。リンパの液性振動が前庭階から**中央階** scala media［蝸牛管］を経て**鼓室階** scala tympani へと伝わり（図 8.3B），有毛細胞と支持細胞が載っている**基底膜** basilar membrane（図 8.3C）に沿って進行波が起こる。有毛細胞の小毛束は柔軟性のより低い**蓋膜** tectorial membrane 内に埋まっているので，進行波の持つ力が小毛束を結果的に押し曲げ，音波が有毛細胞膜の電気抵抗の変化に置き換わる。

このように聴覚は音によって起こる基底膜の運動に依存する。外有毛細胞は音の入力に反応して基底膜運動を増幅することができる。それはコルチ器の長さを部分的に変化させることで実現できる（後述のオリーブ蝸牛束系参照）。つまり受動的な基底膜運動に少しでも能動的圧力を加えれば，それが鼓膜で受けた音信号を増幅することになる。

基底膜上に生じる進行波は非常に複雑なメカニズムのもとに神経信号に変換される。高周波音は蝸牛の基底部の基底膜で最大の振幅を示す進行波を発生させ，その結果，高周波音は蝸牛**基底部の有毛細胞** basal hair cell を優先的に活性化する。音源の周波数が減少すると，進行波の最大振幅を示す基底膜上の位置が**蝸牛頂** cochlear apex へ連続的に移動する。基底膜の機械的特性が有毛細胞の周波数同調機構やコルチ器の周波数局在性を決める第一の要因であるが，他の重要な要因として小毛束の長さが蝸牛内の位置によって異なることが知られている。短小毛束は蝸牛の基底部の有毛細胞にあり，高周波に同調するのに対し，長小毛束は蝸牛頂の有毛細胞に存在し低周波に同調する。有毛細胞膜の電気的特性は周波数抽出機構にも貢献している。次節で述べるように，周波数局在性は聴覚中枢での神経線維連絡の基礎をなしている。

◆蝸牛神経核は一次聴覚中枢である

蝸牛神経核 cochlear nucleus は延髄吻側部にあり，**腹側核** ventral cochlear nucleus（さらに前腹側核と後腹側核に分かれる）と**背側核** dorsal cochlear nucleus からなる（図 8.4C）。蝸牛神経核はそれぞれが周波数局在性を持ち様々な機能を有する。腹側蝸牛神経核は水平面の音源定位に重要な役割を果たす。後腹側核内のいくつかのニューロンは有毛細胞の感受性を制御するシステムの一翼を担っている。腹側核から**上オリーブ複合体** superior olivary complex に両側性に投射する。背側核ニューロンの生理学的特性はよくわかってきた―様々な音に対してスペクトラム特性を有するということ―それが具体的にどのような音認知機能があるのかはよくわかっていない。背側核は垂直方向の音源定位に重要な役割を果たす。垂直方向の音源定位には音スペクトラム情報によるところが大きく（後述参照），複雑音の解析に背側核は重要な役割を持つと考えられている。背側核は上オリーブ複合体を通過して反対側の**下丘** inferior colliculus へ直接投射する。

各々の蝸牛神経核から出る神経線維の大部分は交叉して三つの異なる経路を通って上オリーブ複合体や下丘へ投射する。その第 1 は**台形体** trapezoid body で，最大の聴覚交叉線維束である（図 8.4B）。腹側核からの交叉線維は台形体を通って上オリーブ核に至る。第 2 に背側聴条は背側核から下丘への交叉性投射路である。第 3 に，後腹側核後部からの交叉線維が通るのが中間聴条である。これら三つのうち橋尾側部被蓋で一番腹側にある台形体だけが図 8.4B に示すように特別な標識法を用いることなしに容易に識別できる。同じ

152　Ⅱ　感覚系

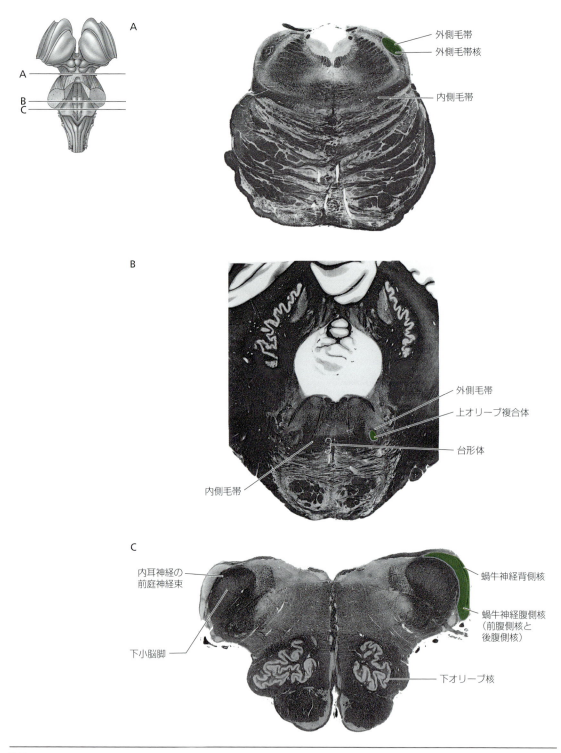

図 8.4　髄鞘染色横断面標本。(A)橋吻側部，(B)橋尾側部，(C)蝸牛神経核が見える延髄吻側部。左上の挿入図は各レベルを示す。

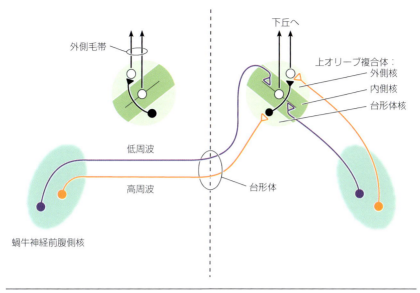

図8.5 延髄の蝸牛神経前腹側核と橋の上オリーブ複合体との重要な神経回路。上オリーブ複合体内の細胞体と終末は白が興奮性を示し，黒が抑制性であることを示す。

橋尾側部被蓋では縦走する内側毛帯が横走する台形体のために不明瞭になっている。

蝸牛神経核は中枢神経内で唯一その損傷が片耳の聴覚障害を引き起こす場所である。これは蝸牛神経核が**同側耳** ipsilateral ear からのみ投射線維を受けるためである。他の聴覚神経核は両耳から入力を受けるため，一側のみの損傷によって聴覚障害を引き起こすことはない。**前下小脳動脈** anterior inferior cerebellar artery は蝸牛神経核に動脈血を供給しているため，一側が閉塞されると同側の聴覚障害を引き起こす（図3.2参照）。

◆上オリーブ複合体は両耳からの音情報を処理して水平方向の音源定位に関わる

上オリーブ複合体 superior olivary complex（図8.4B）は内側核，外側核および台形体核の3部からなる。上オリーブ複合体を下オリーブ核と混同しないように注意しなければならない（図8.4C）。下オリーブ核は小脳運動系に属し，聴覚とは無関係である（第13章参照）。上オリーブ複合体への入力源は主に蝸牛神経前腹側核である。この両者が共同して**水平方向の音源定位** horizontal localization of sound をするが（図8.5），その機能解剖学的理解のためにどのようにして水平面の音源定位をすることができるかを考えてみよう。音の来る方向はその周波数によって二つのやり方で認知できる。**低周波音** low-frequency sound の場合，両耳への音の到達にわずかな時間差（**両耳間時間差**）interaural time difference が生じることを利用する。音源が正中部から離れれば離れるほど，その時間差は大きくなる。**高周波音** high-frequency sound の場合，そういう両耳間時間差は曖昧な手掛かりになってしまうので**両耳間強度差** interaural intensity difference を手掛かりにする。すなわち頭部自体が遮蔽物となって音を減弱させることを利用する。音源に遠い耳には近い耳よりも柔らかく聞こえるのは音エネルギーが頭部自体に吸収されるためである。これが高周波音と低周波音で異なる音源定位の二重説である。

周波数の局在に関してははっきりした神経解剖学的基盤がある。**上オリーブ内側核** medial superior olivary nucleus ニューロンは両耳間時間差に敏感であり，前述の二重説どおり低周波音によく応答する。その各々のニューロンは，両側の蝸牛神経前腹側核から単シナプス性に入力を受けるが，左右からの入力は離れた距離にある内側樹状突起と外側樹状突起に終わる（図8.5）。この連絡様式こそが両耳間時間差を検出するための構造である。一方，**上オリーブ外側核** lateral superior olivary nucleus ニューロンは，両耳間強度差に敏感で高周波音によく応答する。両耳間強度差の感知は，同側の蝸牛神経前腹側核からの興奮性直接投射と，反対側の蝸牛神経前腹側核からの**台形体核** nucleus of trapezoid body の抑制性ニューロンを介する2シナプス結合の収束によって起こる（図8.5）。

垂直方向の音源定位には外耳が重要な役割を果たす。耳介の隆起が音源の位置によって音スペクトルを微妙に変化させる。蝸牛神経背側核の特殊ニューロンがこのような垂直位置に関する情報処理を行うと思わ

れる。ゆえに，蝸牛神経背側核ニューロンが上オリーブ複合体を通過して下丘に直接投射しても驚くには及ばない。

◆オリーブ蝸牛束系は末梢で有毛細胞の感受性を調節している

　上オリーブ複合体ニューロンには水平方向の音源定位処理に直接関与していないものも一部ある。それらは蝸牛神経後腹側核から聴覚情報を受け蝸牛に向かって遠心性神経線維を出す。これらの遠心性線維は内耳神経中を逆走行し，**オリーブ蝸牛束** olivocochlear bundle と呼ばれる。この**オリーブ蝸牛投射** olivocochlear projection は末梢で有毛細胞の感受性を調節していると考えられる。騒音の中で特定の音刺激に注意を向けることと過大な音入力から内耳を守ることで聴覚感知の向上に寄与していると考えられている。

　この遠心路には内側系と外側系の二つがあり，共にアセチルコリンを神経伝達物質とするが，感受性調節機能は互いに独立している。内側系は上オリーブ内側核近傍のニューロンから出て外有毛細胞に直接シナプスし基底膜の機械的特性に影響を与えている。すなわち外有毛細胞はオリーブ蝸牛束とのシナプス結合により直接神経支配を受けている。生体外実験では，オリーブ蝸牛束の神経伝達物質であるアセチルコリンを投与すると外有毛細胞自体が収縮することが観察されている。この機械的運動は，基底膜の進行波による振動を増幅させて蝸牛の感受性や周波数の同調性を調節する。もう一つのオリーブ蝸牛束系（外側系）は上オリーブ核のより外側にあるニューロンから出て，内有毛細胞の直下にある求心性神経線維の軸索終末と抑制性シナプス結合をする。つまり基底膜の機械的運動には関わらないが聴覚求心性線維の活動性を直接制御する。

◆脳幹の聴覚線維は外側毛帯を上行する

　外側毛帯 lateral lemniscus は脳幹の上行聴覚線維束である（図8.4A，B）。（視床に体性感覚をもたらす内側毛帯と混同しないように注意すること［図8.4B］）。外側毛帯は主として反対側の蝸牛神経背側核，蝸牛神経後腹側核および両側の上オリーブ複合体（内側核と外側核）から下丘へ向かう神経線維からなる（図8.6）。下丘へ向かう多くの外側毛帯線維が側枝を外側毛帯核に出す。特に蝸牛神経腹側核からの線維は多くの側枝を**外側毛帯核** nucleus of lateral lemniscus に出す（図8.4A）。外側毛帯核ニューロンの多くは同側下丘に抑制線維を出す。また外側毛帯核の一部から正中部を交叉する聴覚神経線維が出る。

◆下丘は中脳蓋の一部である

　下丘は中脳背側面で上丘の尾側にある（図8.6A）。下丘は，外側毛帯を上行してくるほとんどすべての神経線維が終止する聴覚中継核である。上丘は視覚系の構造であり，中継核というよりは視運動反射中枢である（第7章，第12章参照）。上丘も下丘も髄鞘染色標本では一見似ているが，それぞれの横断面をよく見れば構造的違いは明白である（図8.6B1,2）。図8.6B3に上丘と下丘の傍矢状断 MRI を示した。

　下丘は中心核，外側核および背側皮質の3部からなる。下丘の**中心核** central nucleus は外側毛帯の主要な終止部位であり，そこには(1)上オリーブ複合体 superior olivary nucleus からの両側投射，(2)反対側の**蝸牛神経背側核** dorsal cochlear nucleus からの直接投射，および(3)**外側毛帯核** nucleus of lateral lemniscus からの投射などが外側毛帯を介して入力する。下丘の中心核は垂直音源定位に関わる蝸牛神経背側核と水平音源定位に関わる蝸牛神経腹側核からの収束入力を受ける。これは音の空間地図の存在を示唆する。下丘の中心核には周波数局在が**層板構造**として存在する（髄鞘染色標本では不明瞭であるが）。一枚の層板上のニューロンは同一の周波数に最大の感受性を持ち，上行性の神経線維も周波数別にこの層板に終わる。体性感覚系や視覚系にも同様に見られるように，聴覚系のこのような層板構造は，似たものどうしのニューロン群をひとまとめにするものである。下丘の中心核からは周波数局在性を有する聴覚上行路が出て，それは視床を経て大脳皮質聴覚野に投射する。

　下丘の**外側核** external nucleus と**背側皮質** dorsal cortex の機能はよくわかっていないが，動物実験によると頭部や体軸を音源に向けるような**聴覚運動機能** acousticomotor function への関与が示唆されている。この機能のために下丘外側核に入る脊髄や延髄からの体性感覚情報が使われるのかもしれない。体性感覚情報は脊髄視蓋路と三叉神経視蓋路を経由する。

　下丘からの上行線維束は**下丘腕** brachium of inferior colliculus となり中脳蓋の腹外側面を通る（図8.6A）。上丘腕が網膜からの視覚情報を上丘に入力するのに対して，下丘腕は下丘からの聴覚情報を内側膝状体に出力する（次節参照）。

◆内側膝状体は視床における聴覚中継核である

　内側膝状体 medial geniculate nucleus は視床の聴覚中継核であり視床の後下部に突出している。視覚中継核である外側膝状体の内側に位置する（図8.6A，図8.7）。内側膝状体はいくつかの亜核に分かれるが，腹側部が主要な中継核であり（図AII.15参照），周波数局在を持つ唯一の部分であるので，内側膝状体と言えばこの腹側部を指す。内側膝状体腹側部は，下丘の中心

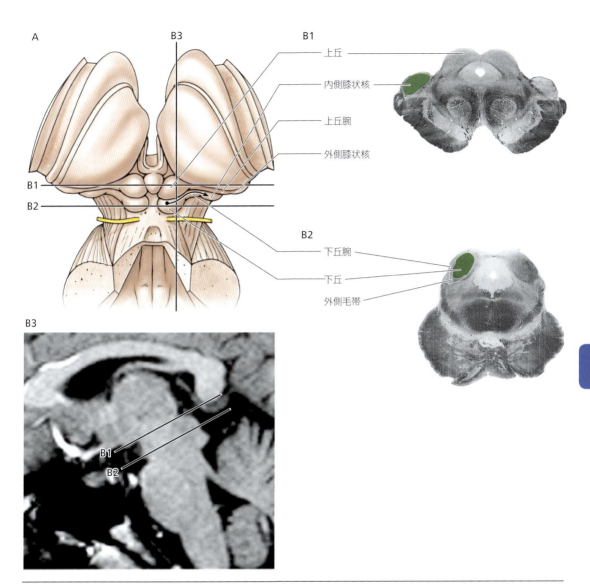

図 8.6　中脳聴覚中枢。A．下丘と内側膝状体は脳幹の背側表面から見える。B1．髄鞘染色標本の中脳吻側部横断面，B2．中脳尾側部横断面，B3．正中矢状断面の MRI では上丘と下丘がよくわかる。A と B3 では各断面レベルを示す。

核からの主要な聴覚上行路をすべて受け，そこには下丘の中心核で見られるような周波数局在が周波数別の層板構造として存在する（髄鞘染色標本では不明瞭であるが）。そして一枚の層板上のニューロンは同一の周波数に最大の感受性を持つ。内側膝状体は一次聴覚野の主にⅣ層に投射する。それは外側膝状体が一次視覚野のⅣ層に投射するのと同様である（図 7.11）。

内側膝状体の他の部位（背側部と外側部）は，下丘の三つの亜核からの入力を受けるとともに体性感覚や視覚の情報も受ける。聴覚情報を大脳皮質に中継するというよりもむしろ脳を覚醒させるような統合機能への関与が示唆されている（背側部はアトラスの図 AII.15 参照）。

◆**一次聴覚野はヘシュル回内にある複数の周波数再現野からなる**

聴覚皮質領野は同心円状の階層構造を形成している。一次聴覚野を中心として二次聴覚野が取り囲み，それをさらに高次聴覚野が取り囲んでいる（図 8.8）。一次聴覚野（ブロードマンの 41 野）は外側溝の奥深くで側頭葉の上面にある**ヘシュル回** Heschl gyrus に位置する（図 8.8，図 8.9）。ヘシュル回の周波数再現野の数は 1 個から数個と不定で，人により，また左右脳により異なる。ヘシュル回は皮質外側面から内側の島皮質まで斜めに伸びている（図 8.9）。ヘシュル回は側頭葉の外側面にある脳回とは直交しているのでしばしばヘシュル横回と呼ばれる。一次聴覚野は内側膝状体から

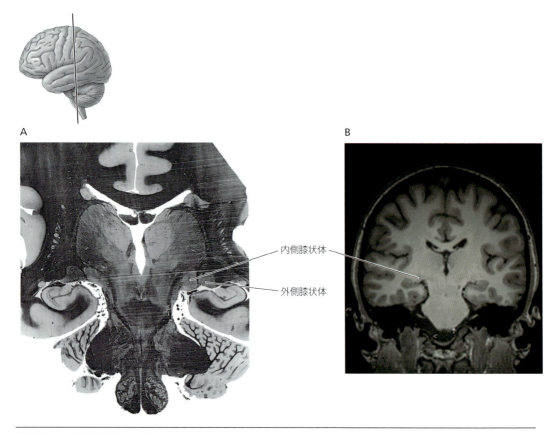

図 8.7　A．内側膝状体を通る断面の髄鞘染色標本。B．Aの近似断面のMRI。左上の挿入図はその断面レベルを示す。

直接投射を受け，音の基本的情報処理をする。一次聴覚野には周波数局在性がある。ヘシュル回は外側溝にほぼ平行に横たわっている。一次聴覚野の周波数再現は，低周波が外側で高周波が内側である（図 8.8）。ヒトではあまり正確には解明されてはいないが，複数の周波数再現部位が一次聴覚野内にある。このような感覚器分布の皮質での再現は一次体性感覚野にも見られ，やはり複数個ある（図 4.12 参照）。一次聴覚野は，他の感覚皮質と同様に円柱状（コラム）構造を持ち，同一周波数に応答するニューロン群は皮質表層から深層まで柱状に連なっている。それらのニューロンは周波数再現以外に，特殊な両耳相互作用，刺激の時系列化および付加的同調などにも関与している。

◆**二次および高次聴覚野の後部は音源を見分けるための神経回路を形成している**

　二次および高次聴覚野は一次聴覚野をぐるりと取り囲むように構築されている（図 8.8）。二次聴覚野は入力を主に一次聴覚野から受け，高次野に投射している。一次聴覚野ニューロンは単純音に反応する。一次聴覚野ニューロンは単純音に反応するだけでなく複雑

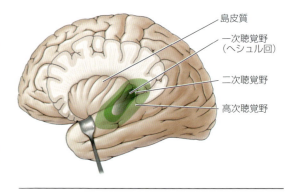

図 8.8　聴覚皮質領野。一次聴覚野はヘシュル回に位置する。一次聴覚野には周波数局在がある。高周波が内側部（図の奥の透視しにくい部位）に低周波が，外側部（図の手前の透視しやすい部位）に再現されている。二次聴覚野は一次聴覚野をぐるりと取り囲み，高次聴覚野はさらに二次聴覚野をぐるりと取り囲んでいる。聴覚皮質野はほとんどが外側溝内に存在するが一部は上側頭回外側面にも現れる。

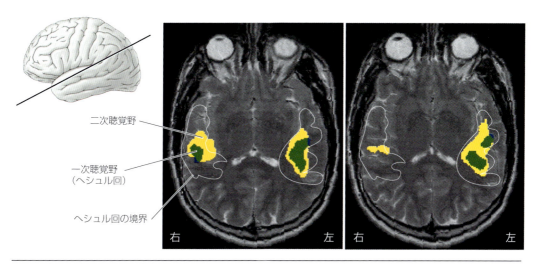

図8.9 ヒト聴覚皮質のfMRI。左側は右側よりやや下位が像影されている。緑色域は一次聴覚野に相当する。一次聴覚野は単純音と（非特異的）複雑音に反応する。黄色域は二次聴覚野で一次聴覚野をぐるりと取り囲む（そのため周囲ベルトと呼ばれる）。二次聴覚野はもっぱらより複雑な音に反応する。(Dr. Josef Rauschecker, Georgetown Univesityのご厚意によりWessinger CM, VanMeter J, Tian ß, Van Lare J, Pekar J, Rauschecker JP. Hierarchical organization of the human auditory cortex revealed by functional magnetic resonance imaging. *J Cog Neurosci*. 2001；13・1-7を改変)。

音にも反応することが最近わかってきた。一方，二次聴覚野および高次聴覚野のニューロンはより複雑な音に特異的に反応する（図8.9）。高次聴覚野ニューロンは，動物では種特異的な鳴き声に応答し，ヒトでは言語に応答する。

大脳皮質には多数の聴覚野が存在する。一説では最大で15もの聴覚野があると言われているが，聴覚情報は二つの主要な流れに集約できる。これはちょうど視覚系での"なにがwhat"の経路と"どこに-どのようにwhere-how"の経路に匹敵する（図7.15参照）。ヒトでの非侵襲的画像診断法での結果から音源位置検出と音誘導のために機能する大脳の背側路があることがわかっている。これが聴覚系での"どこに-どのように"の経路であり，一次聴覚野から起こって二次聴覚野後部に至り，さらに高次聴覚野に達する経路である（図8.10）。動物脳での軸索トレース法を用いた研究やヒトでの拡散テンソル画像（diffusion tensor imaging, DTI：Box2.2参照）での結果から，この経路は側頭葉後部と頭頂葉を結ぶ長い経路であることがわかった（図8.11A）。頭頂葉後部には体性感覚と視覚と聴覚の入力があり，それらの統合で外界の空間地図が作られ，我々がいまどこにいていろいろな刺激をどこから受けているのかを感じ取れる。拡散テンソル画像のもう一つの成果は，上側頭回後部と二つの前頭葉（前頭前野背外側部と運動前野）のつながりである（図8.11B）。これらの前頭葉は側頭葉からの位置情報を得て行動計画を立て，最終的な行動指令を出す。興味深いことに前頭葉へのこの連絡は外側溝周囲で曲がるC字状の弓状束を経由する（図8.10, 図8.11B）。

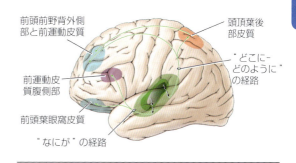

図8.10 聴覚野から起始する"なにが"の経路と"どこに-どのように"の経路がそれぞれ前頭前野と頭頂皮質の異なる領域に投射する。

◆二次および高次聴覚野の前部は言語音の特徴抽出に関わる神経回路を形成している

もう一つの"なにが"に相当する聴覚機能は音の位置情報に関するものではない。これは一次聴覚野から起こって上側頭回にある二次および高次聴覚野の前部に至り，さらに前頭葉下部に達する経路である（図8.10）。サルの当該ニューロンは種特異的な鳴き声に応答する。ヒトでの拡散テンソル画像では上側頭回前部とブローカ野（運動性言語野）を結ぶ長い経路の存在が明らかになっている（図8.11C）。言語機能に加えて上側頭回前部から前頭葉下部に達するこの長い経路は，誰が言葉を発しているかを知ることに重要であると考えられている。この経路は**鈎状束**uncinate fasciculusを経由する（図AII.22）。拡散テンソル画像では，言語におけるその重要性が昔から知られているブローカ野と下頭頂葉間の連絡も示した（図8.11C）。

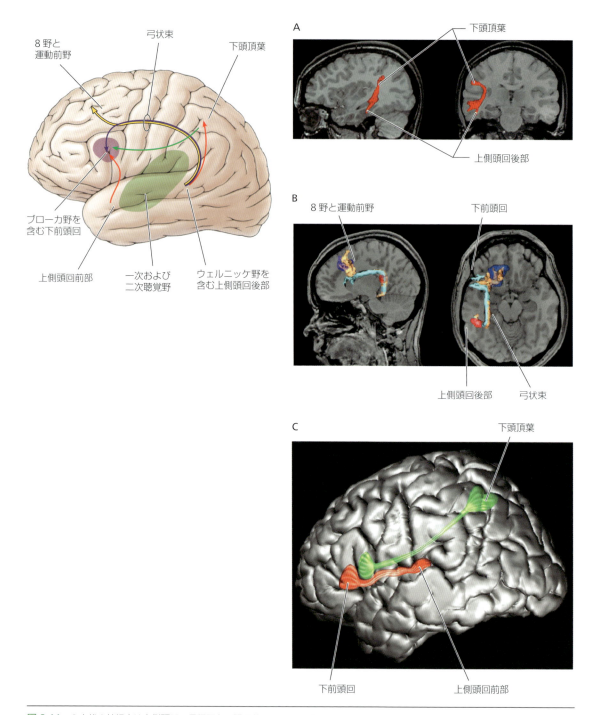

図 8.11　C 字状の神経束は上側頭回の言語野を，頭頂葉と前頭葉に連絡する。ヒトの脳標本ではすでに知られていたが，拡散テンソル画像（diffusion tensor image：DTI）が最初に生体脳で実際にその連絡を明らかにした。C 字状の弓状束が上側頭回後部とつなぐのは下頭頂葉（**A**），前頭前野背外側部にある行動発現領野（**B**），および下前頭皮質に位置する，ブローカ野を含む言語領野（**B**）である。より直接的な経路，おそらく鉤状束に相当する神経束（図 AII.22）が上側頭回前部から前頭葉下部を結んでいる（**C** の赤色部分）。さらに頭頂葉から前頭葉下部への結合（**C** の緑色部分）は，その人が注意を向けている事項についての言語的情報をもたらしている。（Frey S, Campbell JS, Pike GB, Petrides M. Dissociating the human language pathways with high angular resolution diffusion fiber tractography. *J Neurosci*. 2008；28(45)：11435-11444）。

◆左大脳半球の前頭側頭葉損傷は失語症を引き起こす

ヒトの左側頭葉の外側面にあるいくつかの高次聴覚野(ブロードマンの皮質領野の42, 22野)は**言語理解**にとって重要な領野である。特定の皮質領野が損傷されると言語障害,すなわち**失語症** aphasiaになりうる。左側頭葉が損傷されると言語を理解できなくなる。特徴的なのは,話す言葉数は多いが,その文章中での位置が定まらないため意味不明になることである。これはしばしば"言葉のサラダ"と呼ばれる。この種の言語障害は**ウェルニッケ野** Wernicke areaの機能停止が原因と考えられているのでウェルニッケ失語という。ウェルニッケ野は上側頭回(22野)後部にあると考えられている(表2.2, 図2.19参照)。

しかし,最近の神経心理学的研究は上側頭回の前部の損傷がむしろより有意に言語障害になると指摘している。実際,ウェルニッケによると,決定的な領野は上側頭回の後部だけでなく上側頭回の前後にわたるとしている。

左側頭葉のウェルニッケ野が感覚性言語中枢であるのに対し,左下前頭回にあるブローカ野 Broca areaは**運動性言語中枢** motor speech areaである。ブローカ野は前頭弁蓋を含み,ブローカマンの皮質領野の44, 45野にほぼ一致する(表2.2, 図2.19参照)。ブローカ野を損傷すると発語能力を失う。すなわちブローカ失語となる。しゃべりはじめが遅れすぐに止まってしまうといった発語障害が起こる。

右脳の同一部位は発声のリズムや抑揚や強弱に重要な機能があるが,単語を適切に選んだり適切な文章をつくることには関与しない。また情緒的な言葉の抑揚に特に重要な機能を持つ。例えば,右上側頭回を損傷すると聞こえてきた声の抑揚と感情的内容がわからなくなり,右下前頭回を損傷すると自分の声に感情をのせられなくなる。さらに興味深いことには左右の言語野が同時に損傷されると手話で自分の意志を伝えることも相手の手話を理解することもできなくなる。

まとめ

末梢の聴器

聴覚伝達器官である**コルチ器**は側頭骨の内耳にあるらせん状の構造物である(図8.3A,B)。コルチ器の**有毛細胞**(図8.3C)が聴覚受容器である。蝸牛内で有毛細胞群が一枚のシート状に連なって周波数別に音を感知する。これが**周波数局在性**と呼ばれるもので,高周波は蝸牛基底部で感受性が高く,低周波は蝸牛頂部で感受性が高い。有毛細胞は**ラセン神経節**にその細胞体がある**双極ニューロン**の末梢枝の神経支配を受ける。双極ニューロンの中枢枝は一つに集まって**蝸牛神経**となり,前庭神経と合流して**内耳神経**(第Ⅷ脳神経)になる(図8.2)。

延髄と橋

蝸牛神経線維はすべて**蝸牛神経核**に終止する。蝸牛神経核は延髄吻側部にあり,**前腹側核,後腹側核**および**背側核**の3神経核から構成されている(図8.2A, 8.4C)。蝸牛神経前腹側核ニューロンの多くが橋の**上オリーブ複合体**に投射する(図8.4B, 図8.5)。この投射では一つ一つのニューロンが同側か反対側にいくかが決まっている。上オリーブ複合体ニューロンは外側毛帯を介して同側または反対側の下丘に投射する。一部の交叉性線維は**台形体**の構成要素となる(図8.4B, 図8.5)。この経路の機能は**水平音源定位**である。蝸牛神経後腹側核はオリーブ蝸牛束系とともに有毛細胞の感受性を制御する。蝸牛神経背側核ニューロンは,ほとんどすべてが交叉性線維を出して**外側毛帯**(図8.4A,B)を上行し,反対側の**下丘**(図8.6, 図8.7)に投射する。

中脳と視床

下丘は三つの神経核からなる(図8.6)。**中心核**は聴覚の主要な中継核で,精緻な**周波数局在性**を持つ。下丘の中心核から内側膝状体(図8.6A, 図8.7)を経て**一次聴覚野**(ブロードマンの皮質領野の41野)(図8.8)に至るのが聴覚の主要経路である。下丘の**外側核**と**背側皮質**は広汎性視床皮質投射系の起始である。これらは聴覚の主要経路を外れて**高次聴覚野**(図8.8)に直接投射する。

大脳皮質

一次聴覚野は側頭葉の上面にあり**ヘシュル回**と呼ばれる(図8.8, 図8.9)。ここには明瞭な周波数局在性がある。高次聴覚野は一次聴覚野を取り囲んで存在し(図8.8, 図8.9),主に一次聴覚野から入力を受ける。高次聴覚野からは少なくとも2系統の皮質間ネットワークが出る。その一つは音源定位機能(すなわち"どこに"に対応)に重要で,頭頂葉後部と前頭前野背外側

部に投射する（図 8.10，図 8.11）。もう一つは複雑音の情報処理と言語の高次処理に重要な役割を演じるもので，前頭前野の腹側部および内側部に投射する。

ウェルニッケ野は高次聴覚野の一部で左脳にある感覚性言語中枢である（図 8.2B 挿入図，図 8.11）。

第9章

化学感覚：味覚と嗅覚

症例　中心被蓋路の損傷と一側性の味覚消失

25歳の女性が突然，複視（二重視）と味覚の減退を訴えて来院した。診察では，異なった味質（塩味，甘味，酸味，苦味）の溶液を舌に投与することによって味覚が注意深く調べられた。その結果，舌の右側においてテストされたすべての味質に対する味覚消失があることがわかった。次に耳鼻咽喉科において，患者の味覚閾値を電子装置を使って調べた結果，右側半分の舌と軟口蓋に味覚消失が認められた。

ガドリニウム造影T1強調MRI（図9.1A）によって，橋被蓋に巣状病変が見つかった。図9.1Bは病変部にきわめて近い部位の髄鞘染色切片である。健康な人から撮ったMRIは，頭蓋骨に収まった脳におけるAとBに示された橋の位置を示している。これらすべての像において，脳の背側表面が下になっていることに注意してほしい。Aにおける損傷部位は中心被蓋路の領域に一致している。損傷部位はまた，大部分が運動の制御に関わる小脳からの出力を伝える上小脳脚と，眼球運動の調節に関わる軸索を含む内側縦束に及んでいる。ここでは味覚消失と中心被蓋路の損傷についてのみ考えてみよう。眼球運動の調節障害については第12章のもう一つの症例で考えることにする。MRIとその他の検査によって，患者は脱髄性疾患である多発性硬化症と診断された。

次の質問に答えなさい。

1. なぜ一側性味覚消失は末梢性損傷よりも中枢性損傷の結果として現れやすいのか。
2. なぜ味覚消失は損傷と同じ側に現れるのか。
3. 損傷を受けやすい橋の味覚に関連する重要な構造は何か。

重要な神経学的症候とそれに対応する脳構造の損傷

末梢性対中枢性

味蕾を支配する三つの神経がそれぞれ限局して舌に分布することをまず考えてみよう（図9.4）。顔面神経の枝の損傷によって舌の前2/3のみに味覚消失が生じるように，単一の神経の損傷は舌の部分的な味覚消失を生じる。したがって末梢性損傷では舌の一側全体の味覚消失は起こりにくい。次に，中枢内の感覚系が様々な末梢の構成要素から収束する入力を受け，その結果，左右それぞれの側における感覚系がその末梢の受容野を完全に再現することを考えよう（例えば，図4.9のホムンクルスは機械的感覚に対する完全な反対側の身体再現を示している）。味蕾に分布する三つの脳神経は孤束核吻側部に収束する。

同側性味覚消失

他の感覚路と異なり，味覚路は同側性である。味覚消失は脳内の味覚路のどこかに損傷が及んだ場合に起こりうる。

重要な構造

孤束核からの投射は中心被蓋路を上行し，同側の後内側腹側核小細胞部に終止する。橋の損傷はまた結合腕傍核を損傷する可能性があり，その結果，味覚障害が起こりうる。しかし，第6章で結合腕傍核は内臓感覚にとってもっと重要であることを学んだ。さらに，ヒトにおける研究によって，中心被蓋路に起こった小さな血管性損傷に伴ってより選択的に味覚消失を生じることが明らかになり，少なくとも味覚における中心被蓋路の重要性が証明されている。

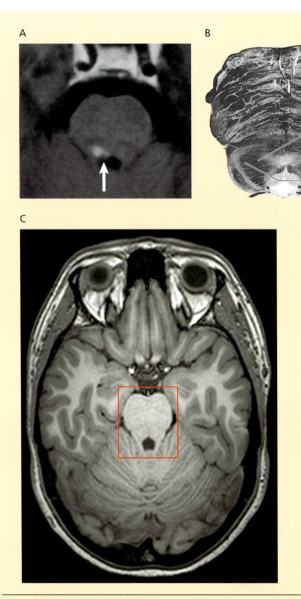

図 9.1　味覚路の損傷。A．橋被蓋に脱髄（あるいはプラーク）領域を示す多発性硬化症の患者の MRI。矢印はプラークを指す。B．A と C における MRI のレベルに近い橋吻側部の髄鞘染色切片。C．A と B に示された領域の位置を示す健康なヒトの MRI。（A, Uesaka Y, Nose H, Ida M. The pathway of gustatory fibers in the human ascends ipsilaterally. Neurology. 1998；50：827 を許可を得て再掲。B, Dr. Joy Hirsch, Columbia University のご厚意による）。

文献

Shikama Y, Kato T, Nagaoka U, et al. Localization of the gustatory pathway in the human midbrain. Neurosci Lett. 1996：218(3)：198-200.

Uesaka Y, Nose H, Ida M. The pathway of gustatory fibers in the human ascends ipsilaterally. Neurology. 1998；50：827.

二つの異なる神経系，すなわち味を司る味覚系とにおいを司る嗅覚系が，われわれの周りの世界における分子的環境を感知するために利用されている．これらの神経系は，脳内で系統発生学的に最も古いシステムに属する．他の感覚系と比較すると，化学的刺激を処理する神経システムは著しく異なっている．例えば，味覚も嗅覚も同側性の上行性投射をしているのに対して，他の感覚系の脳内投射は反対側性か両側性かのいずれかである．さらに，味とにおいに対する一次皮質領野は，情動とそれに伴う行動の形成に関わる辺縁系領域内に存在する．他の感覚種からの情報はさらなる処理段階を経た後に辺縁系に達する．においと味は最もなじみのある記憶を呼び起こすための特性を有している．わずかばかりの紅茶にひたしたマドレーヌがいかに幼少期の記憶を思い出させるかを物語っているマルセル・プルースト（フランスの小説家）のあざやかな記述を思い起こしてほしい．

味覚系と嗅覚系は口腔と鼻腔における化学物質を知覚するときに共同して働く．それは他の感覚種の間で生じるよりももっと本質的な共同作業である．例えば，味覚系は甘味や酸味のような基本的な味覚に関係しているけれども，ワインやチョコレートが持つようなもっと豊潤で複雑な味を知覚するためには，適切に機能するにおいの感覚が必要である．噛むことと嚥下することによって，食物から放出された化学物質は咽頭口部から鼻腔へ流され，鼻腔で嗅覚系を刺激する．頭部外傷の結果として生じる嗅覚系の損傷や，空気で運ばれる分子の鼻腔通過が一時的に損なわれる風邪の場合には，たとえ基本的な味の感覚が保たれているとしても，味の知覚は鈍くなりうる．

味覚と嗅覚は共同して働き，かつ両者の神経基盤には類似性があるけれども，これらのシステムの解剖学的構成はまったく異なっているので，別々に考察する．

▌味覚系：味

古典的には4種類の味質，すなわち甘味，酸味，苦味と塩味があり，これらの感覚種のそれぞれに対応した味覚受容細胞が存在する．さらに，**旨味 umami** に対する5番目の味覚受容細胞が同定されたことによって，5番目の味質として savory〔風味のある〕という用語が提唱された．それは肉ブロス（肉スープ）に代表されるような味である．味覚系の根本的な機能は食物を同定することであるが，これには視覚や嗅覚以上の役割があり，摂取した食物に含まれる栄養分や有害成分を同定するために，個々の生理学的過程に関連して巧みに組織化されている．すなわち，甘味と旨味は適切なエネルギー貯蔵の維持のために，塩味は電解質平衡のために，苦味と酸味は pH の維持のために，また，苦味は毒を避けるために，それぞれ重要な味質である．

味覚は口腔の構造物を支配する三つの脳神経，すなわち**顔面神経（Ⅶ）facial nerve**，**舌咽神経（Ⅸ）glosso-pharyngeal nerve**，および**迷走神経（Ⅹ）vagus nerve** によって中枢神経系に伝えられる．第6章で考察したように，舌咽神経と迷走神経はまた，消化器系，心臓血管系および呼吸器系などからの多くの求心性（内臓感覚）情報を伝える．この内臓の求心性神経支配によって体の内部状況に関する情報が中枢神経系に伝えられる．

◆上行性味覚路は同側の島皮質へ投射する

味覚受容細胞（味細胞）は舌や口腔内のいろいろな部位に位置する**味蕾 taste bud** の中に集合している．食物からの化学物質は**味物質 tastant** と呼ばれ，個々の化学物質により異なるが，膜表面の受容体に結合するか，あるいは膜にあるチャンネルを直接通過することによって味覚受容細胞を活性化する．味覚受容細胞は顔面神経，舌咽神経および迷走神経に含まれる一次求心性線維の末梢枝によって神経支配を受けている（図 9.2）．これらの求心性線維を出すニューロンは後根神経節ニューロンと同様に，偽単極性の形態を有している．一般に求心性線維の終末部分が刺激エネルギーに対して感受性を持つ皮膚や粘膜内の神経とは違って，味覚受容細胞は一次求心性線維とは分離している．味覚の場合，一次求心性線維の役割は，特定のクラスの味覚受容細胞から情報を受け取り，この感覚情報を活動電位として符号化し，中枢神経系に伝えることである．触覚の場合，一次求心性線維は刺激エネルギーを活動電位に変換することと，この変換した情報を中枢神経系に伝えることの両方の役割を有する．

味覚を伝える求心性線維の中枢枝は脳幹に入り，集束して延髄の背側部で**孤束 solitary tract**（図 9.2）を形成した後，**孤束核 solitary nucleus** の吻側部に終止する（図 9.2A 最下図）．孤束核の尾側部は内臓感覚性の神経核領域であり，体の自律機能を調節すること，内臓情報を知覚するために大脳皮質へ情報を伝達すること，ならびに内臓感覚の情動面や行動面に関わっている．

孤束核の吻側部に存在する二次ニューロンの軸索は，脳幹の**中心被蓋路 central tegmental tract** を**同側性 ipsilaterally** に上行し，視床の**後内側腹側核 ventral posterior medial nucleus** の**小細胞部 parvocellular division** に終止する（図 9.2）．視床からは三次ニューロンが，大脳皮質の一次味覚野が存在する**島皮質 insular cortex** およびそのすぐ近くの**弁蓋 operculum** に投射する（図 9.2）．この神経路は味覚の認知機能面を担うと考えられ，この経路によって一つの味質を他の味質から区別することが可能となる．味覚刺激をさらに処理

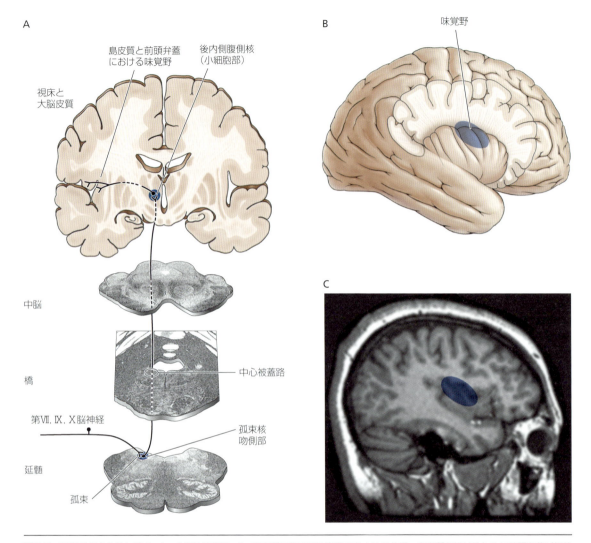

図 9.2 味覚系の全体的な構成。A. 上行性味覚路。B. 島皮質における味覚野のおよその位置。島皮質を見せるために前頭弁蓋が切除されている。C. 島皮質と味覚野のおよその位置を示す MRI。

するために，島皮質は数カ所の脳領野へ投射している。島皮質や帯状回皮質ばかりでなく，**前頭葉眼窩面皮質** orbitofrontal cortex への投射（図 9.11）によって，味覚情報と嗅覚情報との統合がなされ，風味が認知される。さらに，これらの皮質領域は，すばらしい料理を食したときの喜びやまずい料理を食べたときの不満のような，味覚の行動的および情緒的側面にも重要である。痛覚刺激の処理機構もまた，辺縁系皮質を含んでおり，ヒトの痛みには必ず情動的側面が伴う。

味覚と内臓の求心性情報（第6章参照）は異なる感覚種であり，別々の神経路で伝えられるが，両感覚種は相互作用をする。実際，食物摂取の際に食物の味とそれが体機能に及ぼす効果の情報を結びつけることは，個体の生存には大切である。学習の最も確固としたものの一つである**条件づけ味覚嫌悪** conditioned taste aversion は，腐った食物とそれを食べたときに引き起こされる吐き気とを結びつける。この学習の別名である"bait shyness"（えさ嫌い）は，肉食獣が家畜を襲う意欲を失わせるように牧場労働者が用いる方法に由来している。この方法では，牧場労働者が家畜の肉に，摂取すると吐き気と嘔吐を引き起こす塩化リチウムなどの催吐薬を添加する。捕食動物がその餌を摂食すると，汚染された肉に対する嫌悪が生じて，その家畜を襲わなくなる。われわれは時折，条件づけ味覚嫌悪に関係した現象を経験する。その場合，その食物が腐っていなくても，またその場合の嘔吐などがウイルス感染によるものであっても，われわれは以前吐き気を催したり嘔吐した食物に対して強い嫌悪感を持つ。ラットを用いた研究によると，条件づけ味覚嫌悪を引き起こす味覚系と内臓感覚系の相互作用は島皮質で生じているらしい。

味覚系の局所解剖

◆顔面神経，舌咽神経および迷走神経は口腔内の異なる部分を支配する

味覚受容細胞 taste receptor cell（味細胞）は口腔内で可溶性の化学刺激を神経シグナルに変換する上皮細胞である。それらは**味蕾**taste bud と呼ばれる複雑で顕微鏡でしか見えない感覚器官内に存在している（図9.3A）。味覚受容細胞は生存期間が短く，ほぼ 10 日ごとに再生されている。味覚受容細胞は単一の味質に応答する。味覚受容細胞に加えて，味蕾はもう二つの異なるタイプの細胞を含んでいる。一つは**基底細胞** basal cell で，分化して味細胞になる**幹細胞** stem cell であると考えられている。もう一つは**支持細胞** supporting cell で，味蕾の構造的支持と，そしておそらくは栄養的支持をしている（図 9.3A）。味覚受容細胞は一次求心性線維の末梢性突起とシナプス結合をしている。単一の求心性線維の終末は単一の味蕾内や異なった味蕾間の両方で，多数回分枝し，その結果多くの味細胞とシナプスを形成する。しかし，個々の感覚線維は単一の味覚感覚種に応答する味覚受容細胞とシナプス結合する。

味蕾は舌，軟口蓋，喉頭蓋，咽頭および喉頭に存在する。舌にある味蕾は乳頭に集中しているが（図 9.3B），他の部位の味蕾は多列円柱上皮あるいは重層扁平上皮内に散在している。舌の前 2/3 に位置する味覚受容細胞は，顔面神経（Ⅶ）の枝である**鼓索神経** chorda tympani nerve によって神経支配を受けている（顔面神経は二つの分離した根［図 9.4］，すなわち狭義の**顔面神経** facial nerve として知られる運動根と，**中間神経** intermediate nerve と呼ばれる感覚根および自律神経根からなる）。

主に有郭乳頭と葉状乳頭に存在している舌の後 1/3 にある味蕾（図 9.3B）は，**舌咽神経（Ⅸ）** glossopharyngeal nerve によって神経支配を受ける（図 9.4）。口蓋にある味蕾は中間神経の枝によって支配される。喉頭蓋と喉頭にある味蕾は**迷走神経（Ⅹ）**によって支配されるが，咽頭にある味蕾は舌咽神経によって支配される。

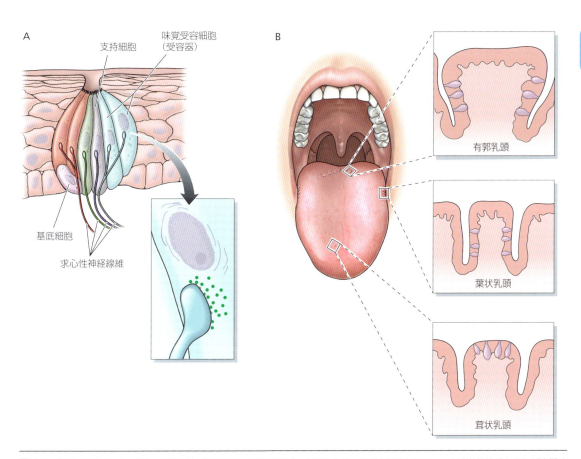

図 9.3　味覚受容器（A）と舌（B）。味蕾（A）は味覚受容細胞（味細胞），支持細胞および基底細胞からなる。各求心性線維とそれが支配する味覚受容細胞を同じ色で示している。三つのタイプの乳頭，すなわち有郭乳頭，葉状乳頭および茸状乳頭を B に示す。乳頭の中の味蕾は淡い紫色で表されている。

よく知られている舌の味覚地図，すなわち甘味と塩味は舌の前部で，酸味は舌の外側部で，苦味は舌の後部で感じ取られると表しているものは誤りである。舌のあらゆる領域に存在する味蕾は5種類の基本味質に対して感受性がある。

　味覚受容細胞支配の求心性線維を出す細胞体は末梢の感覚神経節に存在している。顔面神経の枝である中間神経に含まれる求心性線維の細胞体は**膝神経節** geniculate ganglion に見られる。迷走神経と舌咽神経に含まれる求心性線維の細胞体はそれぞれの**下神経節** inferior ganglion に位置する。第6章で考察したように，舌咽神経と迷走神経はまた，頭蓋の皮膚と粘膜を支配する求心性線維も含んでいる。これらの求心性線維の細胞体は**上神経節** superior ganglion に見られる。中間神経に含まれる求心性線維は**橋延髄境界部** ponto-medullary junction において，体性運動性線維を含む根のすぐ外側から脳幹内に入る（図9.4）。舌咽神経と迷走神経に含まれる味覚線維は延髄の吻側部で脳幹に入る。

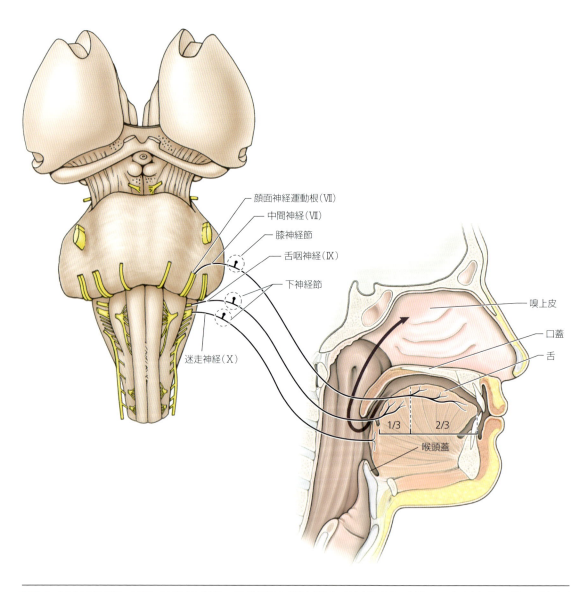

図9.4 咽頭口部と脳幹。口腔における顔面神経，舌咽神経および迷走神経による味覚支配。末梢では，鼓索神経（顔面神経の枝）が舌前2/3の味蕾に分布する。舌咽神経の舌枝が舌後1/3の味蕾に，上喉頭神経（迷走神経の枝）が喉頭蓋の味蕾に，それぞれ分布する。大錐体神経（顔面神経の枝）は口蓋の味蕾に分布する。鼻腔の嗅上皮も示されており，咀嚼している間に口腔から鼻腔に漂った揮発性分子は後鼻嗅覚（矢印）によってにおい受容器を活性化する。

◆孤束核は中枢神経系における味覚の最初の中継部位である

　味蕾を支配する味覚線維は脳幹に入り，延髄の背側部で集束して**孤束** solitary tract となる。顔面神経の軸索は舌咽神経と迷走神経の軸索の吻側で孤束に入る。しかし，脊髄におけるリッサウエル路内の求心性線維の終末と同様に，孤束に入った後，神経線維は孤束内で上行あるいは下行する枝を分枝する。そして，軸索は孤束を離れ，その終末は孤束の周囲に存在する**孤束核** solitary nucleus 吻側部のニューロンとシナプスを形成する。孤束核吻側部の二次ニューロン（図 9.2，図 9.5A，図 9.6B）の軸索は同側の**中心被蓋路** central tegmental tract（図 9.5A，図 9.6A）に入り，視床まで上行する（以下を参照）。三叉神経主感覚核と後索核からのそれぞれの上行性体性感覚路である三叉神経毛帯と内側毛帯は中心被蓋路の腹側に位置する（図 9.6A）。孤束核の尾側部は内臓感覚機能にとって重要であり，ここから橋の神経核の一つである結合腕傍核への投射がある。結合腕傍核は，自律神経系の制御など，様々な体の機能を調節するために，内臓感覚情報を視床下部や扁桃体に中継する重要な神経核である。味物質に応答する脳幹の活動領域は fMRI を使って画像化でき，その領野は延髄の吻側部で，孤束核吻側部が位置するところである。

◆後内側腹側核小細胞部は味覚情報を島皮質と弁蓋に中継する

　体性感覚，視覚および聴覚と同様に，視床の中継核は味覚情報を受け取り，この情報を大脳皮質の限定された領野に送る。孤束核吻側部からの上行性投射線維は視床の**後内側腹側核** ventral posterior medial nucleus の**小細胞部** parvocellular division（VPMpc）に終止する。この神経核は髄鞘染色した切片において特徴的な色の薄い外観を呈する（図 9.7A）。視床の味覚核の視床皮質投射ニューロンの軸索は**内包後脚** posterior limb of internal capsule（図 9.7A，B）に入り，上行して**島皮質** insular cortex とその近くの**弁蓋** operculum に達する（図 9.8B，C）。これらの領域が一次味覚野である。ショ糖を味物質として使い，ヒトの脳を PET で断層撮影すると，島皮質と弁蓋領域が活性化しているの

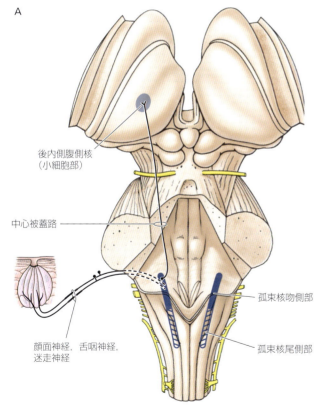

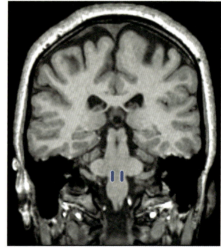

図 9.5　味覚系における脳幹と視床の構成。A．同側の味蕾から入力を受ける孤束核吻側部と，孤束核の吻側部（味覚部）から同側の後内側腹側核（小細胞部）への上行性投射を示す脳幹の背側面図。この経路は中心被蓋路を走行する。孤束核尾側部は斜線で示す。B．脳幹の長軸に沿って切断した前額断 MRI で，孤束核吻側部（青色の領域）のおよその位置を示す。

168　II　感覚系

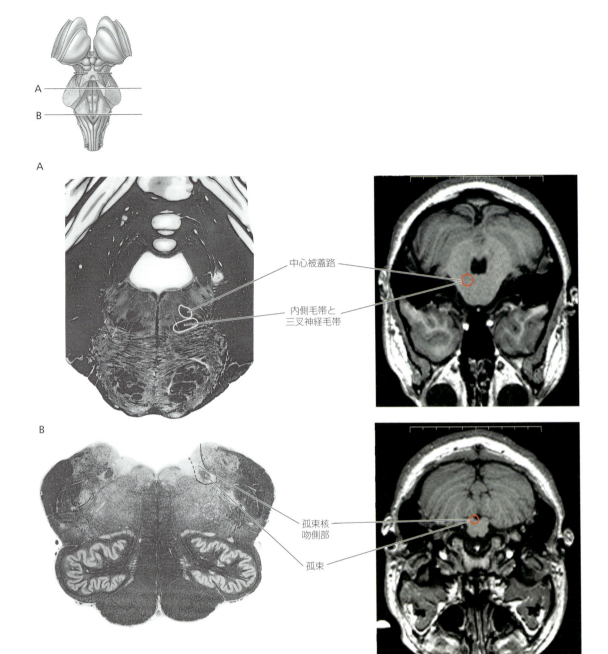

図 9.6　橋吻側部（A）と延髄（B）の髄鞘染色した横断切片で，右側に示す MRI のそれぞれに対応している。切片や MRI では，背側方が上で，腹側方が下であることに注意。髄鞘染色切片中で指し示されている構造物の位置が MRI の丸で囲んだ領域にほぼ一致している。最上段の挿入図は切片 A，B の切断レベルを示す。

がわかる（図 9.8C）。視床の腹内側部に存在する異なる神経核は異なった入力を受け，異なった皮質領域に投射する。内臓性感覚入力は近接しているが，わずかに分離された視床領域において処理され，島皮質内の隣接した領野に送られる。触覚と痛覚もまた，それぞれ異なった視床の神経核と，中心後回と頭頂弁蓋とい

う隣接した大脳皮質領野で処理される。

嗅覚系：におい

においの感覚（嗅覚）は**嗅神経（Ⅰ）**olfactory nerve によって伝えられる。嗅覚と，味覚を含む他の感覚種と

の間には二つの大きな違いがある。第1に，空気によって運ばれ鼻粘膜に触れた化学物質についての情報は，初めに視床で中継されることなく直接大脳皮質の一部に伝達される。嗅覚情報を処理する視床の神経核は大脳皮質の嗅覚領野から入力を受ける。第2に，大脳皮質の嗅覚領野は他の感覚情報を処理する一次感覚皮質領野（新皮質）よりも系統発生的に古い皮質（不等皮質）である（第16章参照）。

◆ **大脳皮質への嗅覚投射は視床で中継されない**

一次嗅覚ニューロン（嗅細胞）は鼻腔の一部である嗅上皮に存在し（図9.9A），双極性の形態をなす（図6.3参照）。一次嗅覚ニューロンの末梢部は化学的感受性があり，その中枢突起は中枢神経系に投射する**無髄軸索** unmyelinated axon である。舌に加わる化学的刺激を変換する味覚受容細胞と，情報を脳幹に伝達する一次味覚線維は異なる細胞であることを思い出してほしい。一次嗅覚ニューロンは空気によって運ばれる化学物質，すなわち**におい物質** odorant に対して感受性がある。なぜならば，嗅上皮の一次嗅覚ニューロンは化学的感受性のある細胞膜上に膜貫通型の嗅覚受容体を持っているからである。個々の一次嗅覚ニューロンは1種類の嗅覚受容体を有しており，その受容体の種類によってニューロンが感受性を有するにおい物質の範囲が決定される。ほとんどのにおい物質の分子は吸い込んだ空気と共に鼻腔より嗅上皮に達するが，いくつ

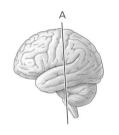
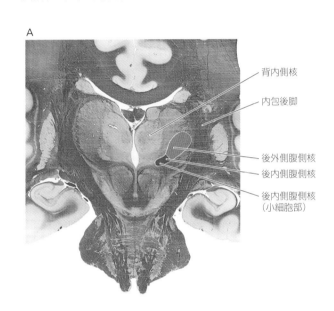

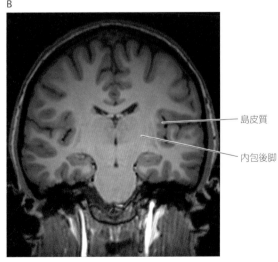

図9.7　A. 視床味覚核である後内側腹側核小細胞部を通る髄鞘染色した前額断切片。その一部が嗅覚の認知に関わる背内側核も同時に示されている。B. Aの髄鞘染色切片とほぼ同じレベルのMRI。左上の挿入図は切断を示す。

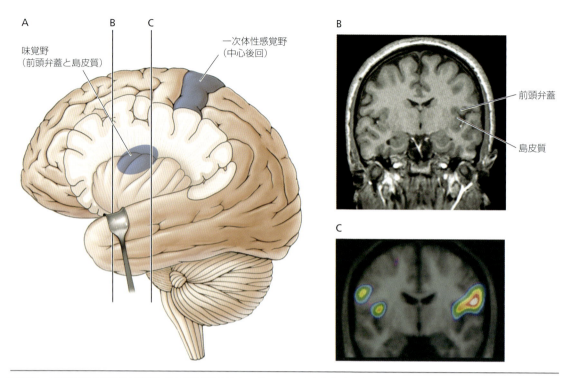

図 9.8　大脳皮質味覚野（A）と形態的および機能的 MRI（B，C）。A．ヒト大脳半球の外側面図。島皮質の淡い青色の領域はほぼ島皮質の味覚野にあたる。さらに，そこには B の MRI において示された味覚をつかさどる前頭弁蓋領域も位置する。一次体性感覚野もまた表示されている。B．前頭弁蓋を通る断面の MRI。C．5%ショ糖液で味覚検査したときに活性化する両側の大脳皮質領野を示す $H_2^{15}O$ PET。カラースケールはニューロン活動と相関のある血流量を測定し，活性化の強度を示している。白色の部分は高度のニューロン活性に対応する最大血流量を示す。一方，青色の部分は低い血流量（または活性）を示す。二つの明瞭な味覚野が被験者の右側の大脳皮質（画像では左側）に見分けられることに注意。反対側の単一の領域はおそらく PET シグナルのぼけ効果によるのであろう。断面レベルは A に示されている。（C，Dr. Stephen Trey, McGill University のご厚意による。Frey S, Petrides M. Re-examination of the human taste region : a positron emission tomography study. *Eur. J. Neurosci.* 1999 ; 11 : 2985-2988）。

かのにおい物質は咀嚼したり，飲み込んだりしている間に口腔から運ばれる。

　一次嗅覚ニューロンの無髄軸索は集まって多数の小さな束（嗅糸）となるが，これらの束はまとめて**嗅神経** olfactory nerve と呼ばれる。嗅神経の束は篩板 cribriform plate と呼ばれる**篩骨** ethmoid bone の一部にある孔を通過し（図 9.9A），**嗅球** olfactory bulb に存在する二次ニューロンとシナプスを形成する（図 9.9A 挿入図，図 9.10）。頭部の外傷によってこれらの繊細な神経線維束が骨を通過するときに切断されると，においを知覚することができない**無嗅覚（症）** anosmia になる。しかし，嗅覚ニューロンは再生するため，においの感覚は回復する。

　特定の嗅覚受容体を有するニューロンは嗅上皮の一部にランダムに散在している。これらの嗅覚ニューロンの軸索はすべて単一の**糸球体** glomerulus に集束し（図 9.9A 挿入図），その糸球体には投射ニューロンと介在ニューロンが存在する。糸球体は嗅球における基本的な情報処理単位である。

　嗅覚路における次の連絡は，嗅球内にある二次ニューロンが**嗅索** olfactory tract を通って，大脳半球の腹側表面にある原始的な不等皮質（図 16.16 参照）に直接投射することである。大脳半球の次の五つの異なる領野が嗅球から直接投射を受ける（図 9.9B，C）。すなわち，(1) **前嗅核** anterior olfactory nucleus では嗅球内での情報処理が修飾される。(2) **扁桃体** amygdala と (3) **嗅結節** olfactory tubercle は共ににおいに伴って起こる情動性，内分泌性，および内臓性反応の表出において重要であると考えられている。(4) **梨状葉皮質** piriform cortex［訳注：近接する梨状葉前皮質 prepiriform cortex と扁桃体周囲皮質 periamygdaloid cortex を合わせて梨状葉皮質と言う］は嗅覚の認知にとって重要と思われる。(5) **内嗅領皮質吻側部** rostral entorhinal cortex は嗅覚記憶に重要である領野と考えられている。さらなる高次中枢への投射があり，そのうち梨状葉皮質から**前頭葉眼窩面皮質** orbitofrontal cortex への投射は，とくに嗅覚認知にとって重要であると考えられている。意外にも，視床の背内側核は嗅球からの線維が終止する一次領野から嗅覚情報を受ける。

　動物とおそらくヒトは，前述した嗅上皮の主要な部

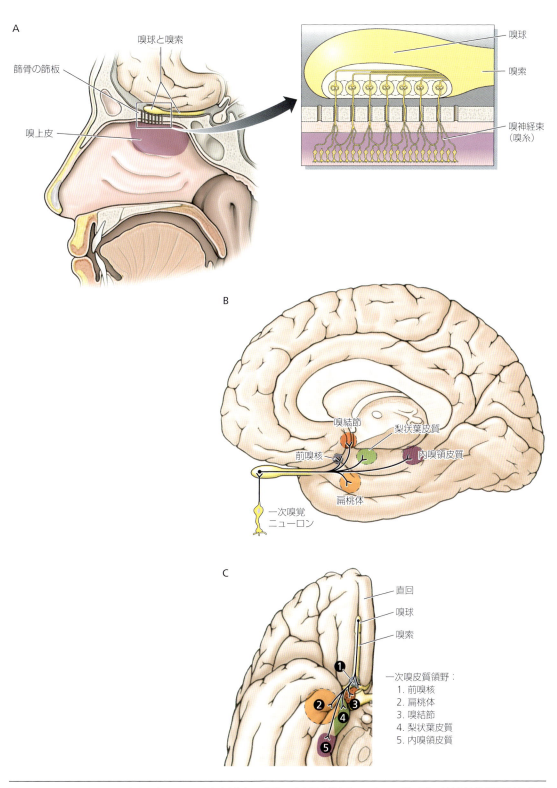

図 9.9　嗅覚系の構成。A．上鼻甲介における嗅上皮（紫色の陰影）。鼻中隔は描かれていない。挿入図は嗅神経線維が通過する篩骨の篩板，嗅上皮および嗅球の一部を切除した矢状断面図。B．嗅索線維の五つの主な終止部位を示す大脳半球の内側表面図。C．大脳半球の下面から見た嗅索線維の五つの主な終止部位。

分から生じる主嗅覚器官を補完する付加的嗅覚器官を鼻の中やその周囲に持っている。このうちの一つが後述する**鋤鼻器** vomeronasal organ である。様々な嗅覚器官は，それらの皮質投射部位と共に，嗅覚識別，記憶，情動，および動物における食行動，交尾や性行動などの嗅覚によって制御される多様な行動の基盤となる神経回路網を形成する。三叉神経はまた鼻粘膜を支配して，保護的機能を果たす。これらの三叉神経の感覚線維は侵害性あるいは刺激性化学物質の吸入に反応して，無呼吸やくしゃみなどの保護的反射を引き起こす。

嗅覚系の局所解剖

◆一次嗅覚ニューロンは鼻粘膜に存在する

鼻腔壁のほとんどは呼吸上皮によって被われており，それによって吸い込んだ空気は温められ，湿気を与えられる。**嗅上皮** olfactory epithelium は鼻腔上皮表面の特殊化した部分で，一次嗅覚ニューロンを含んでいる。嗅上皮は正中の鼻中隔と天井だけではなく，両側の上鼻甲介にも存在している。およそ数百万個存在する一次嗅覚ニューロンは味覚受容細胞と同様に短命（およそ1ヶ月）である。再生した嗅覚ニューロンはその軸索もまた再生し，それらに特有の標的ニューロンと嗅球内でシナプス結合しなければならない。これらの双極性感覚ニューロンは毛のような構造（嗅線毛）を伴った尖端部分を有し，そこには化学的刺激を受容する分子装置が含まれている（図9.10A）。嗅上皮は一次嗅覚ニューロンの他に，以下の2種類の細胞を含んでいる。すなわち，(1)グリア様の**支持細胞** supporting cell と，(2)**基底細胞** basal cell であり，後者は成熟した一次嗅覚ニューロンが死滅したときに一次嗅覚ニューロンに分化する幹細胞である。

嗅覚の認知における最初のステップはにおい分子と**嗅覚受容体** olfactory receptor との相互作用であり，嗅覚受容体は一次嗅覚ニューロンの頂上部の細胞膜に存在する複雑な膜貫通型のタンパク質である。嗅覚受容体は多くの動物において，約1,000個にも上る大きな嗅覚受容体遺伝子のファミリーによってコードされている。注目すべきは，個々の一次嗅覚ニューロンがそれぞれただ一つのタイプの嗅覚受容体を含んでいることである。どのようにして1個のニューロンがそれに特有の一つの嗅覚受容体を有するようになったのかはわかっていない。同じ受容体を有する一次嗅覚ニューロンが嗅上皮内に散在している。嗅覚受容体は複数のにおい物質に結合するので，個々の一次嗅覚ニューロンは多数のにおい物質に対して感受性がある。したがって，異なるにおい物質は嗅上皮内に広く，ランダムに分散している感覚ニューロンによって最初に処理されることになる。嗅上皮内における嗅覚受容体のタイプの分散は口腔内における味覚受容細胞の分布とよく似ている。ヒトを含めた霊長類では，嗅覚受容体遺伝子の数は他の動物に比べて少ない。それにもかかわらず，霊長類はよく発達した嗅覚を有している。嗅覚受容体遺伝子の減少は，より大きくて複雑な脳を持つことによって補償されると考えられている。

嗅覚系のもう一つの構成要素である**鋤鼻器** vomeronasal organ は，嗅上皮の一部であるが，主たる嗅上皮からは離れて存在している（図9.9）。嗅上皮の一次嗅覚ニューロンが**フェロモン** pheromone を感じ取ることができる一方で，動物において，鋤鼻器もまたフェロモンを嗅ぎつけるために重要なものであり，フェロモンは個々の動物の社会的および性的行動に重要な影響を及ぼしている。実質的には，鋤鼻器のすべてのニューロンは嗅球へ投射するよりも，むしろ嗅球とは異なった構造物である副嗅球（嗅球の後部内側にある）に投射し，副嗅球は扁桃体のみに投射する。ヒトは鋤鼻器を有しているが，それがにおいを感じ取る器官として機能しているかどうかは論争中である。

◆嗅球は中枢神経系における嗅覚入力の最初の中継部位である

一次嗅覚ニューロンは大脳半球の一部である**嗅球** olfactory bulb のニューロンとシナプス結合する（図9.10）。嗅球は終脳の腹側表面において小さな袋状の突出物として発生したものであり，非常に小さく痕跡的な脳室腔を有している（図9.13B 参照）。齧歯類や食肉類の動物と比較すると，サル，類人猿およびヒトにおいて嗅球はかなり小さい。大脳半球の他のほとんどの部位と同じように，嗅球に存在するニューロンは層構造を形成する。驚くべきことには，成体の嗅球は側脳室壁の特殊な領域内で生まれた遊走性ニューロンの受入先である。これらのニューロンは脳室壁に沿って遊走し，嗅球に達する。そして，そこで局所嗅覚回路に組み入れられる（Box9.1）。

嗅覚受容細胞の中枢性突起は嗅球内で3種類のニューロンとシナプスする（図9.10A）。すなわち，嗅球内の2種類の投射ニューロンである**僧帽細胞** mitral cell および**房飾細胞** tufted cell と，**糸球体周囲細胞** periglomerular cell と呼ばれる介在ニューロンである。嗅覚受容細胞の軸索終末と僧帽細胞，房飾細胞および糸球体周囲細胞の樹状突起は**糸球体** glomerulus と呼ばれる一つの形態学的構成単位を形成する（図9.10）。糸球体内では，ある一定のシナプス前要素とシナプス後要素はグリアによって周囲を被われる。この被いによりシナプス前終末から放出された神経伝達物質の拡散が制限され，作用の特異性が保証される。糸球体と呼ばれる構造は小脳皮質を含む中枢神経系の他の場所

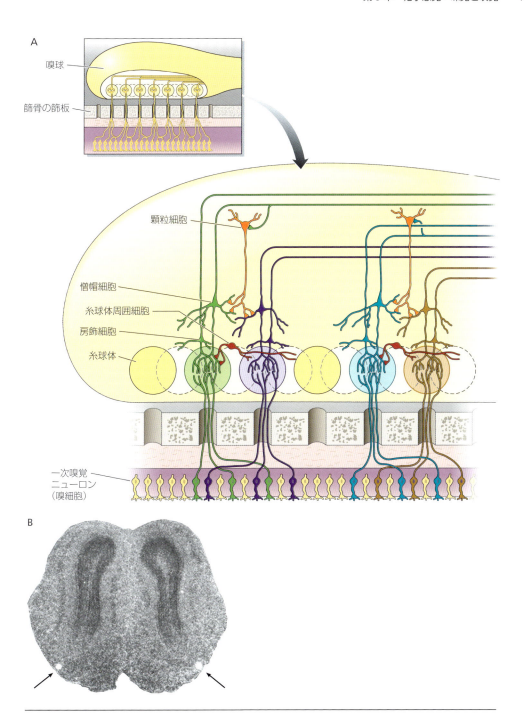

図 9.10 嗅球への一次嗅覚ニューロンの投射．**A**．双極ニューロンの軸索は抑制性介在ニューロンである糸球体周囲細胞だけではなく，嗅球の投射ニューロンである僧帽細胞と房飾細胞にもシナプス結合する．**B**．ラット嗅球の単一糸球体での一次嗅覚ニューロンの軸索終末における嗅覚受容体 mRNA の *in situ* ハイブリダイゼーション．嗅球の腹側表面上の二つの明るいスポット（矢印）は二つの標識された糸球体を示す．（**A**, Yoshihara Y. Basic principles and molecular mechanisms of olfactory axon pathfinding. *Cell & Tissue Research*. Oct：290(2)：457-463, 1977. を許可を得て再掲．**B**．Dr. Robert Vassar, Columbia University のご厚意による．Vassar R, Chao SK, Sticheran R, Nuñez JM, Vosshall LB, Axel R. Topographic organization of sensory projections to the olfactory bulb. *Cell*. 1994：79：981-991）．

にも存在するが(第13章参照)，嗅球の糸球体が最も大きく，かつ最も明瞭なものである。

僧帽細胞と房飾細胞は嗅球の投射ニューロンである。それらの軸索は嗅球から**嗅索 olfactory tract** を通って一次嗅皮質領野へ投射する(図9.11, 図9.12)。**顆粒細胞 granule cell**(図9.10A)は僧帽細胞から興奮性のシナプス入力を受けて，僧帽細胞にフィードバック抑制をかける抑制性介在ニューロンである。嗅球におけるもう一つの介在ニューロンは糸球体周囲細胞であり，一次嗅覚ニューロンから直接入力を受ける。このニューロンは同じ糸球体内の，あるいは近隣の糸球体内の僧帽細胞を抑制する。これらの抑制性介在ニューロンの機能の一つは，異なるにおい物質に対するニューロンの反応をよりきわだたせて，それによってにおいの識別を容易にすることである。

一次嗅覚ニューロンから糸球体への投射には顕著な特異性が見られる。すなわち，たとえある特定のタイプの嗅覚受容体を含んでいる一次嗅覚ニューロンが嗅上皮に広く分布しているとしても，それらは嗅球内の単一の，あるいは少数の糸球体に軸索を送る(図9.10B)。およそ1,000個の異なる嗅覚受容体遺伝子と一側にその2倍の数の糸球体があることから，個々の糸球体はある特定のタイプの受容体を有する一次嗅覚ニューロンから投射を受けることが，研究者によって示唆されている。また，この所見は糸球体内の神経突起である僧帽細胞，房飾細胞および糸球体周囲細胞の樹状突起が特定の一組のにおい物質の情報を処理するための機能的単位を構成していることを示唆している。

◆嗅球は嗅索を経由して腹側の脳表面に位置する領域へ投射する

嗅球と嗅索は前頭葉の腹側面で**嗅溝 olfactory sulcus** に接して位置する(図9.11)。**直回 gyrus rectus** は嗅球と嗅索の内側に位置する(図9.11)。嗅索は大脳半球と結合する部位に近づくと，発達した**外側嗅条 lateral olfactory stria** と小さな**内側嗅条 medial olfactory stria** とに分岐する(図9.11)。外側嗅条は嗅球からの軸索を含むのに対して，内側嗅条は嗅球に投射する他の脳領域からの軸索を含む。

前有孔質 anterior perforated substance は内側および外側嗅条の後方に位置する(図9.11挿入図)。前大脳動脈の非常に小さな枝が，この領域で脳の腹側表面を穿通する。これらの穿通枝は大脳基底核や内包の一部に動脈血を供給する。前有孔質は灰白質であるのに対して(以下参照)，内側および外側嗅条は脳表面に見られる神経路である。**嗅結節 olfactory tubercle** は嗅球が投射する灰白質領域の一つであり，前有孔質に存在する(図9.11挿入図)。嗅結節と前有孔質の他の部分は**前脳基底部 basal forebrain** の一部である。前脳基底部の中の神経核の一つにマイネルト基底核があるが，この神経核は広範囲の大脳皮質に投射して，その興奮性を調節するアセチルコリン含有ニューロンによって構成されている(第2章，図2.3A参照)。

◆一次嗅皮質は嗅球から直接入力を受ける

嗅球の投射ニューロン(房飾細胞と僧帽細胞)は，大脳半球の腹側および内側表面の空間的に離れた五つの領域，すなわち(1)前嗅核，(2)扁桃体，(3)嗅結節，(4)梨状葉皮質，および(5)内嗅領皮質吻側部に直接軸索を送る。これらの領域は総称して**一次嗅皮質 primary olfactory cortex** と呼ばれる(図9.9B)。

◆一次嗅皮質は不等皮質である

大脳半球の腹側および内側表面にある一次嗅皮質(図9.9B)の大部分は，それらの外側に位置する非嗅皮質領野とは異なる特徴的な細胞構築をしている。大脳皮質のほとんどは，少なくとも六つの細胞層を有する**新皮質 neocortex** であることを思い出してほしい(第2章図2.19, 図16.16参照)。体性感覚野，視覚野，聴覚野および味覚野はすべて新皮質の一部である。これとは対照的に，嗅皮質領野は6層よりも少ない数の層からなり，**不等皮質 allocortex** と呼ばれる(図16.16参照)。より少ない層からなるので，不等皮質の情報処理能力は新皮質に比べるとより限定される。不等皮質はまた，視床から少数の直接入力を受ける。不等皮質には大きく分けて2種類ある。すなわち，原皮質と古皮質である。**原皮質 archicortex** は主として海馬体に存在する(第16章参照)。**古皮質 paleocortex** は大脳半球の基底部表面，島皮質の一部，および尾側で海馬傍回と脳梁膨大後部皮質(脳梁膨大の後方に位置する皮質領域；アトラスの図AⅠ.4参照)に沿ったところに位置している[訳注：古皮質は嗅球と嗅球からの投射線維が終止する皮質領域からなる]。原皮質と古皮質に加えて，新皮質と不等皮質の両方の特徴を持った様々な形の中間皮質がある。腹側の脳表面で，不等皮質と中間皮質は**嗅脳溝 rhinal sulcus** とその尾側への延長である**側副溝 collateral sulcus** の内側に位置する(図9.11)。古皮質である嗅皮質領野はそれぞれ形態学的に明瞭な三つの層を有している。嗅索の軸索は深層のニューロンとシナプスを形成するまでは皮質の最も表層を走行する。

◆前嗅核のニューロンは嗅球における情報伝達を両側性に調節する

前嗅核は嗅索のいずれの側においても嗅球の尾側に位置し，前嗅核の近くで嗅索は大脳半球と結合する(図9.11A)。前嗅核はアセチルコリンを伝達物質とする多数のニューロンを含んでいる。前嗅核のニューロ

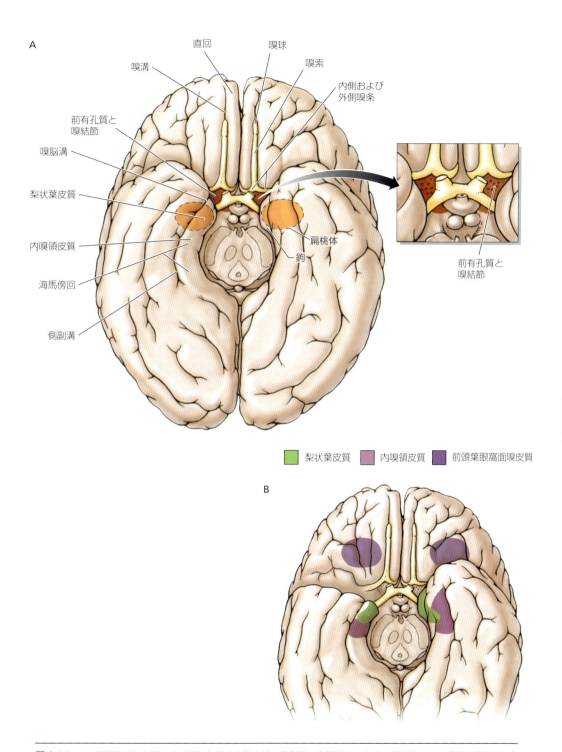

図 9.11　A. 局所解剖と主要な嗅覚領域を示す大脳半球の腹側面。海馬傍回は多くの解剖学的および機能的区分を含み，そのうちの二つは内嗅領皮質と梨状葉皮質である。不等皮質は側副溝と嗅脳溝の内側に位置する。扁桃体のおよその位置（図中のオレンジ色の領域）が示されている。挿入図は前有孔質（赤色）領域内の嗅結節の位置を示す。B. 側頭葉の一次嗅皮質領野と前頭葉（底面）の内側眼窩面が示されている。前頭葉眼窩面皮質は視床の背内側核からだけではなく，一次嗅皮質からも投射を受ける。

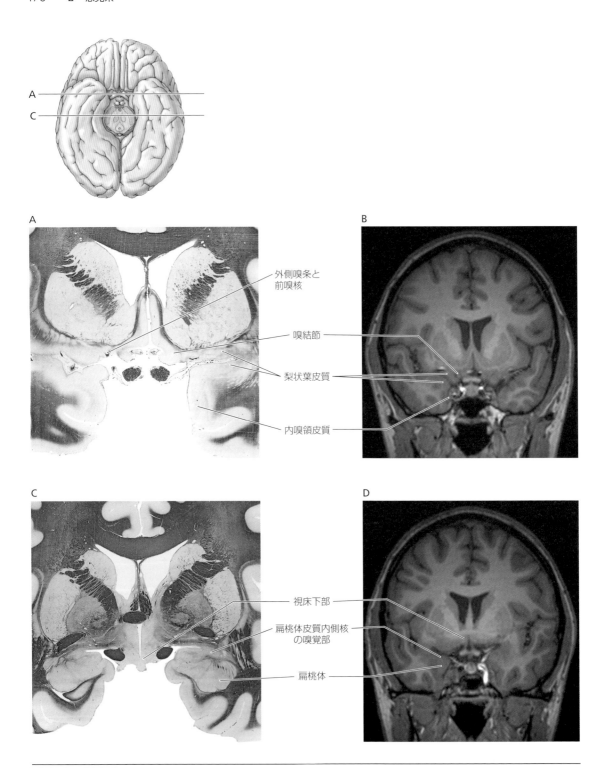

図 9.12 髄鞘染色冠状断切片に示された嗅覚領域（A, C）と MRI（B, D）。挿入図は切片のおよその切断位置を示す。

ンはまた，嗅索に沿っても散在している．この神経核のニューロンの多くはその軸索を同側および反対側の嗅球へ送り返す．これらの線維連絡があることによって，前嗅核は初期の嗅覚情報処理の制御にとって都合のよい位置にある．アルツハイマー病，すなわち重篤な認知症に陥る進行性の神経変性疾患の場合には，前嗅核は特徴的な構造的変化を生じる．アルツハイマー病の初期には，マイネルト基底核と同様に，前嗅核のコリン作動性ニューロンが消失する．興味深いことに，アルツハイマー病の患者ではまた，成体におけるニューロン新生が減少している．前嗅核の損傷と，おそらくはニューロン新生の減少がアルツハイマー病患者に見られる嗅覚障害の根底にあると思われる．

◆嗅球から扁桃体と嗅結節への投射はにおいによる行動の調節に関与する

嗅球の投射で重要なものは，側頭葉前部に位置する不均質な構造である**扁桃体** amygdala への投射である（図9.11，図9.12C, D）．扁桃体は以下の三つの主要な神経核群からなる．すなわち，皮質内側核群，基底外側核群および中心核である．嗅球は**皮質内側核群** corticomedial nuclear group の一部に投射する（図9.12C）．この嗅覚投射はにおいの認知や識別よりもむしろ行動の調節にとって重要であると考えられている．例えば，皮質内側核群のニューロンは，食物摂取の調節のために嗅覚情報を視床下部に伝達する神経回路の一部である（図9.12C）．また，ある動物においては，皮質内側核群は生殖行動のにおいによる調節に本質的な役割を演じている．扁桃体の構成については第16章でくわしく考察する．

嗅結節 olfactory tubercle は嗅索の尾側に位置する前脳基底部の一部である（図9.12A）．ほとんどの動物種において主要な嗅覚投射を受ける扁桃体と比較すれば，嗅結節への嗅覚投射は霊長類においてより数が少なくなっている．嗅結節のニューロンは情動に関わる脳領域から入力を受け，それらの脳領域へ投射している（第16章参照）．

◆側頭葉と前頭葉の嗅覚領野は嗅覚の認知と識別において重要である

嗅球は前頭葉尾外側部と側頭葉吻内側部へも直接投射する．これらの領域は梨状葉皮質と内嗅領皮質吻側部からなる（図9.11，図9.12）．ある種の動物において側頭葉の吻側部が梨のような形をしている（pirumはラテン語で，梨を意味する）という外見上の特徴から名付けられた**梨状葉皮質** piriform cortex は，嗅球から最大の投射を受けて，認知につながるにおいの最初の情報処理に重要であると思われる．梨状葉皮質は直接，あるいは**背内側核** medial dorsal nucleus（図9.7）を介して間接的に，**前頭葉眼窩面皮質** orbitofrontal cortex に投射する（図9.11）．機能的イメージングによる研究によって，ヒトが嗅覚識別を行っているときは内側眼窩溝と横眼窩溝との交点付近の一定の領野内で明瞭な活性が見られることがわかった（図9.11）．ヒトやサルの前頭葉眼窩面皮質が損傷されると**嗅覚識別** olfactory discrimination が損なわれる．

内嗅領皮質吻側部 rostral entorhinal cortex は海馬傍回に存在する（図9.11）．この領野はある特有のにおいによって場所や出来事に関する記憶を呼び起こすうえで重要であると考えられている．この大脳皮質領野は，短期記憶を長期記憶に固定するために不可欠であることが明らかにされている海馬体へ投射線維を送る（第16章参照）．

◆嗅覚と味覚の情報は風味を感じるために島皮質と前頭眼窩面皮質において相互に作用する

われわれが摂取した食べ物や飲み物の風味を知覚することは，ただ五つの基本味を統合して感じるだけではなく，においの感覚にも依存しているのであって，においがなければ，風味は単調なものになってしまう．においは盛んに味と統合されて風味の感覚が生じる．ヒト脳の画像研究によって，当然のことながらにおい刺激だけで側頭葉皮質や前頭葉眼窩面皮質における嗅覚領野が活性化することがわかっている．また，味刺激だけで島皮質や弁蓋部領域に存在する一次味覚野が活性化される．興味深いことに，におい物質や味物質を一緒に与えると，これらの領域の多くが同時に活性化されるとともに，新たにそれらの近接領域が活性化される．このことは，私たちの脳が風味を認知するのに必要な化学刺激の組み合わせを，いかにうまく感知しているのかを示している．

におい物質と味物質の間の物理的な相互作用は大部分，意外なルートによって生じる．図9.4に示すように，咽頭口部は鼻腔に通じている．揮発性分子が外的環境から鼻孔（外鼻孔）を通って運ばれ，直接鼻で感じる**鼻嗅覚** orthonasal olfaction に対して，咀嚼したり飲み込んだりしているときに揮発性分子が喉から鼻に抜けて感じる**後鼻嗅覚** retronasal olfaction（図9.4，矢印）によって嗅上皮の一次嗅覚ニューロンを活性化する．基礎研究の結果では，後鼻嗅覚は味として感じ取られ，鼻嗅覚は外部環境において生じたにおいとして感じ取られるという．におい分子が嗅上皮に到達する経路によって脳の活性化パターンが異なることが，画像研究によって明らかにされている．チョコレートのにおい分子が鼻嗅覚の経路を介して放散するか，後鼻嗅覚の経路を介して放散するかによって，異なった脳領域が活性化される．おもしろいことに，鼻嗅覚の経路と違って，後鼻嗅覚の経路は一次体性感覚野の舌領域

を活性化させる。このことは，摂取した食物の風味をどのように感じるかは，口腔内の食感や温度もまた重要な役割を演じる多感覚的体験であると力説する。

Box 9.1　嗅球における成体ニューロン新生

意外にも，成熟した哺乳動物においてニューロン新生 neurogenesis というプロセスでニューロンは絶えず生まれ，脳の局所神経回路に組み入れられている。大脳新皮質を含めた多数の脳領域においてニューロン新生を示す証拠やそれを否定する証拠がある中で，脳内の二箇所においては成体でのニューロン新生が明確かつ綿密に立証され，報告されている。それは側脳室壁の特殊な領域である脳室下帯（SVZ）と，海馬体の一部である歯状回である。他の脳領域におけるニューロン新生については論争中である。

成体でのニューロン新生は，前方部では側脳室壁の直下にある脳室下帯で，後方部では海馬体の歯状回で顆粒細胞下層と呼ばれる領域で起こる（図9.13A）。脳室下帯で生まれたニューロンは長い距離をさらに前方に遊走して嗅球に到達する。そこで，これらのニューロンは2種類の抑制性介在ニューロン，すなわち糸球体周囲細胞と顆粒細胞のうちの一つとなる（図9.10，図9.13A）。後方部で生まれたニューロンは短い距離だけを遊走して，歯状回の顆粒細胞になる。これについては第16章で考察する。ここでは，脳室下帯と嗅球に焦点を当てて考察する。

脳室壁に沿ったところで，胚性幹細胞は分化して中間型細胞であるTA細胞（transit amplifying cell）になり，さらにニューロンに分化する神経芽細胞となる（図9.13A3）。これらの成体で生まれた神経芽細胞は吻側移動経路と呼ばれる，あらかじめ決められた経路に沿って遊走し，嗅球に達する（図9.13A）。吻側移動経路は最近，ヒト脳においても記載されている（図9.13C）。髄鞘染色を施した傍矢状断切片（C1）で，吻側移動経路（赤い矢印）の全体的な位置が示されている。増殖細胞のマーカータンパクである核内増殖抗原（PCNA）で染色することができる一連の細胞がニッスル染色した傍矢状断切片（C2）で示されている。ヒトの脳において，約100,000個の細胞が吻側移動経路を構成していると見積もられている。神経芽細胞が吻側移動経路から嗅球に達すると，それらが位置すべき層に遊走する（図9.13A1）。興味深いことに，動物実験では遊走して嗅球に到達し，成熟してニューロンとなった神経芽細胞の約50％だけが1ヵ月以上生存したという。成体での新生ニューロンの潜在的な有益性と，脳にさらに多くの細胞を付加していく不利益性（脳は限られた頭蓋腔の中に存在しているため）との間にはつり合いがあると考えられる。

成体でのニューロン新生の過程が複雑な制御によることは言うまでもない。ニューロン新生部位（A3）や遊走部位（A2）という特定の場所において，神経伝達物質，ガイダンス分子，シグナリング分子などの内因子は重要である。動物の肉体的活動レベルや環境的豊かさのような外因子もまた重要である。現在行われている多くの研究は，嗅球の中の適切な位置に組み込まれた成体での新生ニューロンがどの程度機能する神経回路を形成し，嗅覚においてどのような役割を担っているのかを知ることを目的としている。長期間生き残る成体での新生ニューロンの少数は重要な役割を演じることになる傾向があるが，どのような役割かは正確にはまだわかっていない。嗅球におけるニューロン新生が減じると，においの識別力やにおいに関連した行動が悪化しうることはわかっている。なぜそんなに成体でのニューロン新生に興味をそそられるのだろうか。それは，成体での新生ニューロンの機能が依然として謎であることに加えて，成体新生ニューロンに関する知識をさらに得ることはアルツハイマー病やパーキンソン病のような神経変性疾患に対する細胞補充療法の考案・改善につながるからである。

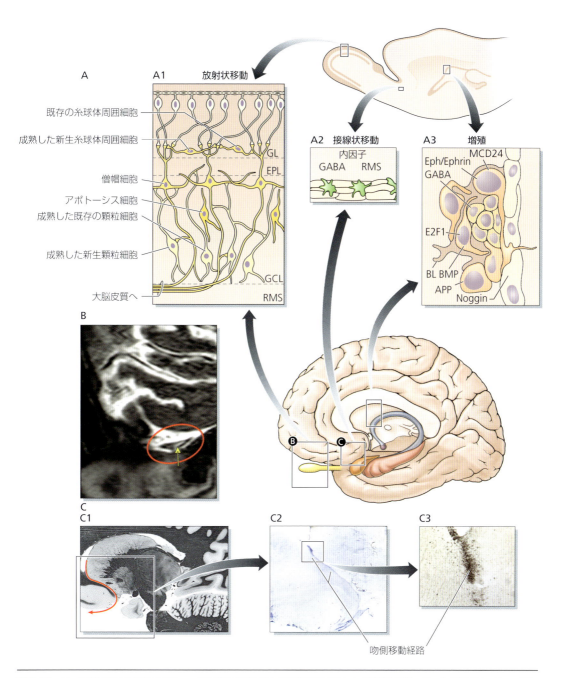

図 9.13　ラット脳における成体でのニューロン新生部位(A)とそれに対応するヒトの脳領域(B)。ラットの脳では，ニューロン新生は側脳室壁の内部で起こる(A3)。細胞は前方に遊走して(A2)，嗅球内の神経回路に組み込まれる(A1)。ヒト脳におけるニューロン新生と神経芽細胞の脳室下帯から嗅球への遊走経路。B は T2 強調 MRI における嗅球を示す。矢印は側脳室の延長である嗅球内の腔所を指す。C はヒト脳において新しく生まれたニューロンが遊走すると考えられる経路を示す。C1 は遊走経路の全体像を赤矢印で示す。C2 と C3(拡大図)は新生細胞のマーカーである核内増殖抗原(PCNA)に対する一次抗体を用いて免疫染色した切片で，C2 はさらにニッスル染色が施してある。成体ニューロン新生は以下に列挙するような多くの局所分子によって制御されている。それらは，神経伝達物質である GABA，エフリン(Ephrin)とエフリン受容体(Eph)のようなガイダンス分子とその受容体，骨形成タンパク質(BMP)のような成長因子，そして他の多くのシグナリング(信号)分子やタンパク質(例えば，MCD24，E2F1，アミロイド前駆タンパク質[APP])である。(B，C2 と C3，Curtis MA, Kam M, Nannmark U, et al. Human neuroblasts migrate to olfactory bulb via a lateral ventricular extension. *Science*. 2007；315[5816]：1243-1249 を許可を得て再掲)。

まとめ

味覚系

◆感覚受容器と末梢神経
　味覚受容器は，舌，口蓋，咽頭，喉頭および喉頭蓋に存在する**味蕾**に集中している（図9.3，図9.4）。**顔面神経**（Ⅶ）は舌前2/3と口蓋の味蕾を支配する。**舌咽神経**（Ⅸ）は舌後1/3と咽頭の味蕾を支配する。そして，**迷走神経**（Ⅹ）は喉頭蓋と喉頭の味蕾を支配する（図9.4）。

◆脳幹，視床および大脳皮質
　味覚を司る三つの脳神経の求心性線維は孤束に入り，主に**孤束核**の吻側部に終止する（図9.2，図9.5，図9.6B）。孤束核からの投射線維は同側の**中心被蓋路**を通って上行し（図9.5，図9.6A），**後内側腹側核**の小細胞部に終止する（図9.7）。視床のニューロンが投射する大脳皮質領野は，**島皮質**とそのすぐ近くの**弁蓋**に位置する（図9.8）。これらの領野は舌の触覚の再現部位とは分離している。

嗅覚系

◆受容体と嗅神経
　嗅上皮に存在する**一次嗅覚ニューロン**は双極細胞である（図9.9，図9.10）。末梢性突起は化学的刺激に対して感受性があり，中枢性突起は**嗅神経**（Ⅰ）として嗅球に投射する（図9.9，図9.10）。嗅神経は一次嗅覚ニューロンの軸索からなる多数の小さな束（嗅糸）によって形成され，これらの束は**篩板**と呼ばれる**篩骨**の一部分に開いている孔を通過する（図9.9）。約1,000個の嗅覚受容体が存在するが，個々の一次嗅覚ニューロンは一種類のタイプの受容体を有する。嗅覚受容体のタイプによって一次嗅覚ニューロンがどのにおい物質に感受性を有するかが決定される。

◆大脳皮質
　嗅神経線維は嗅球の糸球体にあるニューロンとシナプス結合する（図9.10）。ある特定のタイプの嗅覚受容体を持った一次嗅覚ニューロンは一つあるいはごく少数の糸球体に軸索を送る（図9.10）。糸球体の投射ニューロンは**嗅索**を経由して大脳半球の次の五つの領域に軸索を送る（図9.11，図9.12）。（1）**前嗅核**，（2）**嗅結節**（前有孔質の一部），（3）**扁桃体**，（4）**梨状葉前皮質**と扁桃体周囲皮質（合わせて梨状葉皮質と言う），（5）**内嗅領皮質吻側部**。梨状葉皮質は**背内側核**（図9.7）を介して，嗅覚の識別に重要であると考えられている前頭葉眼窩面皮質（図9.11）へ投射する。

III 　Motor System 運動系

第 10 章

下行性運動路と脊髄運動機能

症例　脊髄半側切断

21歳の男が銃創を負った。流れ弾に当たったとき，友人と一緒に仕事場から家に向かっていた。救急車が着いたときは意識を失っていた。救命室で彼が意識を取り戻したとき，右足を動かすことができず右下肢の感覚がないと話した。

神経学的および放射線検査によると銃弾がおよそ胸椎中部のレベルに入っていた。右下肢の運動機能および触覚が完全に失われたのは（位置感覚および振動感覚を含めた他の機械的感覚も同時に失われていた），第10胸髄（T10）およびそれより尾側レベルであった。ピンでつついて痛覚を検査すると，T11レベルより尾側の左下肢にのみ痛覚麻痺があった。図 10.1 A に感覚消失領域の分布を示す。

本章を読んで，また機械的感覚および痛覚について概説している第4章と第5章を参考にして次の問いに答えなさい。

1. なぜ触覚障害と痛覚障害が体の反対側に見られるのか。
2. なぜこの患者の痛覚は T11 デルマトームで保たれているが触覚はそうでないのか。
3. 触覚障害と同じ側の下肢に運動麻痺が起こるが，痛覚消失側に麻痺が起こらない理由を説明せよ。

重要な神経学的症候と対応する脳領域の損傷

痛覚麻痺と触覚麻痺は反対側に起こる

損傷によって二つの代表的な上行性体性感覚路が傷害される。傷害された上行性痛覚線維は損傷部位より尾側レベルで交叉した後，損傷側を上行する。傷害された上行性触覚線維は交叉することなく損傷側を上行する。触覚線維は損傷レベルより吻側にある延髄で交叉する。痛覚と触覚の経路を末梢の起始細胞のある位置までたどってみると異なる側の感覚麻痺が明らかになる。

残存する痛覚は触覚麻痺レベルより 1，2 髄節尾側レベルまで保たれる

痛覚受容は，触覚刺激の受容よりもより尾側レベルで障害される。痛覚線維は複数の髄節を経て交叉する（すなわち，痛覚線維は上行しながら交叉する）。傷害される最初の痛覚線維は損傷レベルより 1，2 髄節尾側で脊髄に侵入するので（図 10.1A, 図 5.1 参照），損傷のレベルで侵入した痛覚線維は損傷を免れる。脊髄損傷は脊髄に侵入する一次求心性線維そのものおよび侵入近傍の後角を損傷することに注目すべきである。また，損傷側で損傷レベルと同じデルマトームレベルでわずかな感覚消失が起こることが想定できる。しかし，デルマトームにはかなりの重複性があるため（図 4.5 参照），感覚麻痺は最小限度にとどまり気づかない場合もある。

同側性の運動麻痺と触覚麻痺

皮質脊髄路は延髄で交叉する(図10.4)。この理由により、損傷により同側性に筋を支配する下行性神経路を遮断する(図10.1A)。

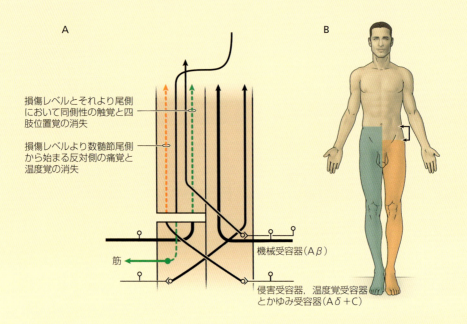

図 10.1 脊髄半側切断において損傷側の切断レベルより尾側で運動麻痺と機械的感覚の消失が起こる。脊髄半側切断の損傷側の反対側尾側レベルで痛覚，温度覚とかゆみの麻痺が起こる。A．脊髄半側切断で生ずる回路変化。B．患者の体性感覚麻痺のパターン。患者の左側で痛覚麻痺(オレンジ色)，右側で触覚麻痺(緑色)。以下の三つの主要な神経路が影響を受ける。(1)機械的受容性神経路である後索は起始と同側で遮断される。(2)痛覚神経路である前側索系は起始と反対側で遮断される。(3)運動路である皮質脊髄路はそれが標的とする運動ニューロンおよび筋と同側性に遮断される。

　脳と脊髄の運動系は一緒に働いて体の運動を制御する。これらの運動系は体の筋の機能が著しく異なっているので多彩な課題を果たさなければならない。例えば，陶磁器製の茶碗を持つときの，手の筋に要求される微妙な制御を考えてみるとよい。それとは対照的に，本がいっぱい詰まった箱を持ち上げるときには，背筋と四肢筋に強力な力が要求される。両眼球を動かす筋群は，視界から情報を得るために目の位置取りをするときのように，全く異なる一組の課題をこなす。顔面筋の主要な機能は運動ではなく，言語構音を補助したり表情を作ったりすることである。これらの働きはそのように多様性に富んでいるので，運動系が異なる運動機能制御に向けられる多くの特定の構成要素を持つことは驚くことではない。

　運動系は臨床にとって非常に重要である。なぜなら，損傷の場所と重症度によるが，損傷は筋力，意欲および協調性に広範な欠陥をもたらす。脳卒中や外傷性脊髄損傷が起こると，重度な筋力低下または麻痺が傷ついた個人の自立能力を制限してしまう。協調運動が障害されれば，食べることや紐を結ぶことなどの単純な日常の行動ができなくなり，介護者の援助が必要となる。眼球運動の制御欠損は，教科書を読んだり目的物の位置を見分ける能力の低下のように認知機能まで障害しかねない。

　最初の三つの運動系の章ではより高次中枢を運動ニューロンと結びつける要素について考察する。これらの運動系は筋収縮に必須である。本章では四肢の制御と姿勢維持のため脊髄を下行する神経路および脊髄内神経回路の神経解剖に焦点をあてる。次に，顔面筋や他の頭部筋を制御する神経路は第11章で述べる。眼球運動と平衡機能は多くの神経回路を共有しているため，また前庭系と強く相互関係を持っているので，これらの話題は第12章で合わせて論じる。最後の運動系の二つの章では重要な行動制御中枢，すなわち小脳(第13章)と大脳基底核(第14章)に焦点をあてる。

四肢の制御と姿勢に関わる運動系の機能解剖

◆多様な中枢神経構造が運動系を構成する

以下の四つの異なる中枢神経要素は一緒に働いて姿勢維持に関わる四肢筋と体幹筋を制御する（図10.2）。(1)下行性運動路と，これに関連した大脳皮質と脳幹にある起始部，(2)運動ニューロンと介在ニューロンを含む脊髄運動回路，(3)大脳基底核，および(4)小脳である。

下行性運動路 descending motor pathway を出す大脳皮質と脳幹の領域は，大脳皮質または脳幹から四肢筋や体幹筋群への情報の流れは反対方向であるが，上行性感覚路と多くの類似点を持って組織化されている。脳幹からの運動路はすばやい姿勢調整や方向を誤った運動の空間的修正のような，比較的自動的な制御に関わる。それとは対照的に，皮質運動路は対象物に手を伸ばしてそれを握り，道具として使うというような，より緻密で柔軟性があり適合性のある制御に関わる。

運動ニューロン motor neuron と**介在ニューロン** interneuron は四肢と姿勢制御に関わる第二の構成要素である脊髄運動回路をつくる。運動路は運動ニューロンと同様に介在ニューロンとも直接シナプスをつくる。介在ニューロンは次に運動ニューロンとシナプスをつくる（図10.2）。四肢筋と体幹筋を支配する運動ニューロンと介在ニューロンのほとんどは**前角** ventral horn と**中間帯** intermediate zone にある（図10.3）。中間帯は主に中心管の外側にある脊髄灰白質である。中間帯は前角に含まれることもある。顔面筋を含む頭部筋群に関わる運動ニューロンと介在ニューロンはそれぞれ**脳神経運動核** cranial nerve motor nucleus と**網様体** reticular formation にある（第11章参照）。脊髄運動回路は下行性運動路の標的となるだけではなく，反射と固有の運動作用を介して比較的独立して働く。もっとも単純な反射は単シナプス性の伸張反射である（図2.5参照）。より複雑な反射は多シナプス性の姿勢反射であり，また侵害刺激による四肢の逃避反射である。歩行のパターンは腰・仙髄にある脊髄運動回路で決められる。運動路が運動ニューロンに直接シナプス結合すると，それらは個々の筋および単一筋内にある筋線維群さえも動かすことができる。これは，単一の運動ニューロンは単一筋内の限定された一つの筋線維群とシナプス結合するからである。このことを**運動単位** motor unit という。脊髄回路内の介在ニューロンと連絡することによって，運動路は運動反射行動を制御することができる。例えば，突然，熱い家宝のコップを握っても，そのコップが壊れるかもしれないので，握ったコップを反射的に離すことはしないであろう。介在ニューロンを介して筋を活動させることによって，直接運動ニューロンを介するよりも，運動路は歩行のような複雑な行動を起こす筋群を選択できる。

運動系の第3，4構成要素の**小脳** cerebellum と**大脳基底核** basal ganglia（図10.2；第13章，第14章参照）は脊髄運動回路に直接投射するニューロンを含んでいない。しかしながら，これらの構造は運動行為を強力に制御する。小脳や大脳基底核は脳幹に起始する下行性神経路に影響を与えて運動行為を間接的に制御するし，さらに視床を介して皮質神経路にも影響を与える（図10.2）。小脳核と大脳基底核が運動制御に特別に貢献するという長い間の研究があるにもかかわらず，その内容は驚くほどわかりにくい。小脳は，運動が精密で正確に行われることを保証する一組の神経回路の役割を持つ。しかし，この記述は小脳機能の一部を捉えているにすぎない。小脳は別の非運動機能も持っている。正常な運動行為に対する大脳基底核の特別の役割はほとんどわかっていない。しかしながら，大脳基底核が損傷されたときに運動がいかに障害されるかはよく知られている。例えば，大脳基底核に主に影響を与える神経変性疾患であるパーキンソン病患者では，動きは緩慢であったりまたは開始できない。また著明な振戦が認められる。大脳基底核もまた小脳と同様に多くの非運動機能を有している。

◆多くの皮質領域は視覚で誘導される運動中に活動する

大脳皮質の多くの領域は正確な運動をするために必須な情報を運動系に提供する。例えば，手を伸ばしてコップをつかむといったような，視覚に誘導された運動では思考および感覚を行動に移す過程は運動の初期決定から始まる。この過程は情動，動機づけおよび認知機能に関わる**辺縁連合野** limbic association cortex と**前頭連合野（前頭前野）** prefrontal association cortex（図10.2；左側上方挿入図）に依存している。**大細胞性視覚系** magnocellular visual system は運動を誘導するために対象の位置情報を処理する。それは主要な視覚入力を"どこに"回路や"動き"回路に与える（図10.2挿入図；図7.15，図7.16参照）。大細胞性視覚系は**頭頂葉後部皮質**（通常，頭頂下小葉という）posterior parietal cortex に投射する。その領野は重要な対象物の位置を同定したり，それに注意を向けるために重要である（図10.2）。次に，視覚情報は前頭葉の運動前野に送られ，そこでコップに手を伸ばすための動作計画が作られる。すなわち，手がコップに到達する軌道を決めたり，コップに触れた後それをつかんだり操作するための手の準備をする。手を伸ばすことを決定した後の，次の段階は筋を収縮することである。この段階には主として**皮質脊髄路** corticospinal tract が関わる。この神経路は運動前野と**一次運動野** primary motor cortex の

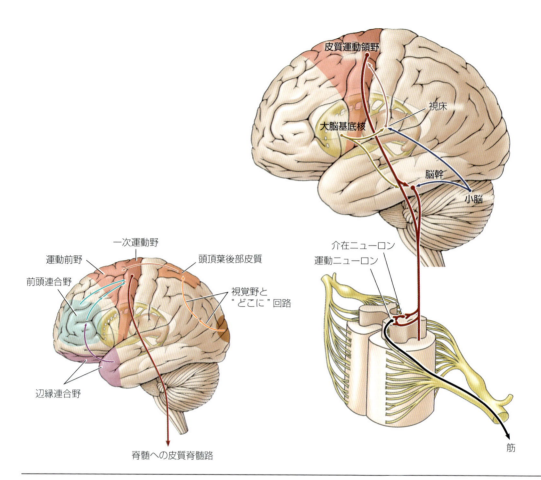

図 10.2 運動系の一般的構成．右．運動系には四つの主要な構成要素，すなわち大脳皮質と脳幹の下行路，脊髄の運動ニューロンと介在ニューロン，大脳基底核，小脳がある．大脳基底核と小脳は，皮質と脳幹の運動路と連絡して運動に影響を与える．左．運動を制御する主要皮質領野．辺縁連合野と前頭連合野は，動機的要因と情緒的要因と関係づけながら運動の最初の決定に関わる．物をつかむために手を伸ばすとき，視覚野は物の位置と形についての情報を処理する．この情報は"どこに"回路または"動き"回路を介して，最初に頭頂葉後部に，そのあと運動を計画するときに重要である運動前野に伝達される．そこからの情報は一次運動野に伝えられる．一次運動野から下行性制御信号（運動司令）を運動ニューロンに送る．

両方から起こる．皮質脊髄路は制御信号を運動ニューロンと介在ニューロンに送る（図 10.2）．皮質脊髄路は，重いものを持ち上げるときに体の平衡を維持するように，随意運動を姿勢調整に協調させるために脳幹に起始する神経路にも同時に影響を与える（図 10.2）．

下行性運動路の機能解剖

下行性神経路は様々な機能に関わっているが，運動を制御することがその主要な機能である下行性神経路が損傷されると，人は筋力が低下したりまたは麻痺が起こる．また，運動制御に加えて，下行性神経路は体性感覚と自律神経系をも制御する．運動制御機能は運動ニューロンと介在ニューロンにシナプス結合することでなされるのに対して，体性感覚機能の制御は後角ニューロンおよび脳幹に位置する体性感覚中継核ニューロンと連絡することでなされる．われわれは一つの体性感覚制御機能についてはすでに学んだ．それは縫線核脊髄路の痛覚抑制機序である（第 5 章参照）．下行性神経路は，脳幹と脊髄にある自律神経節前ニューロンにシナプス結合して自律神経機能を制御する．自律神経機能を制御する神経路は自律神経系と共に第 15 章で学ぶ．最後に，下行性神経路は運動学習中の脊髄回路の可塑性に影響を与えたり，また発生過程において重要な栄養機能を持つことも記す．大脳皮質からの神経路はこれらすべてに関与する．脳幹に起始する神経路のすべてに同様なことがあてはまるか否かはいまだわかっていない．ここでは，下行性神経路の運動制御機能に焦点を当てることにする．

表10.1　運動を制御する下行性神経路

神経路	起始	交叉	脊髄の白質	終止	脊髄と脳幹の終止レベル	機能
大脳皮質　皮質脊髄路						
外側皮質脊髄路	6, 4, 1, 2, 3, 5, 7, 23野	交叉性-錐体交叉	外側	後角，中間帯，前角	全レベル	感覚制御，随意運動（四肢筋）
腹側皮質脊髄路	6, 4野	非交叉[1]	腹側	中間帯，前角	頸髄，胸髄上部	随意運動（体軸筋）
皮質核路	6, 4, 1, 2, 3, 5, 7, 23野	交叉と非交叉[2]	脳幹のみ	脳神経感覚核と運動核，網様体	中脳，橋，延髄	感覚制御，随意運動（頭部筋）
脳幹						
赤核脊髄路	赤核（大細胞部）	腹側被蓋	外側	中間帯外側部，前角	頸髄下部	随意運動（四肢筋）
外側前庭脊髄路	前庭神経外側核	同側性[1]	腹側	中間帯内側部，前角	全レベル	平衡
内側前庭脊髄路	前庭神経内側核	両側性	腹側	中間帯内側部，前角	頸髄上部	頭部の位置（頸部筋）
橋網様体脊髄路	橋網様体	同側[1]	腹側	中間帯内側部，前角	全レベル	自動的運動（体軸筋，四肢筋）
延髄網様体脊髄路	延髄網様体	同側[1]	腹外側	中間帯内側部，前角	全レベル	自動的運動（体軸筋，四肢筋）
視蓋脊髄路	上丘深層	背側被蓋	腹外側	中間帯内側部，前角	頸髄	頸部運動の眼球運動との協調
間接的皮質路						
皮質赤核路	前頭葉→赤核					
皮質網様体路	前頭葉→網様体					
皮質前庭路	頭頂葉→前庭神経核群					

[1] これらの神経路は同側性を下行して介在ニューロンに終止するが，介在ニューロンの軸索は腹側交連を交叉するので体軸筋を両側性に制御する。
[2] ほとんどの脳神経運動核へ投射する線維は両側性である。上部顔面筋を支配する顔面神経核への線維は両側性であり，下部顔面筋を支配する顔面神経核へは対側性である。

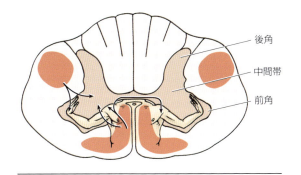

図10.3　前角と運動路の体部位局在性。脊髄の模式図は前角の体部位局在を示しており，また四肢筋と体軸筋さらに屈筋と伸筋を支配する運動ニューロンの一般的な位置を示している。部分的な運動の小人像が前角にかさねて示されている。（Crosby EC, Humphrey T, Lauer EW. Correlative Anatomy of the Nervous System. New York, NY：Macmillan；1962を改変）。

◆多数の並列的な運動制御神経路が大脳皮質と脳幹から起始する

七つの主要な下行性神経路は脳幹と脊髄の運動中枢に終止する（表10.1）。これらのうち以下の三つの神経路は主に前頭葉皮質のV層から起こる。（1）**外側皮質脊髄路** lateral corticospinal tract，（2）**腹側（前）皮質脊髄路** ventral (anterior) corticospinal tract，および（3）**皮質核路** corticobulbar tract。皮質核路は橋と延髄の脳神経運動核に主に終止する。皮質核路は頭部における皮質脊髄路と同等のものである。このことは第11章で述べる。総括的に見れば，これら皮質神経路は最も適応性があり柔軟性がある運動を制御する。例えば道具を使用中の指の制御，四肢運動中の姿勢制御，さらに発語の制御に寄与する。以下の残り四つの神経路は脳幹にある神経核から起こる。（4）四肢の自動的制御に

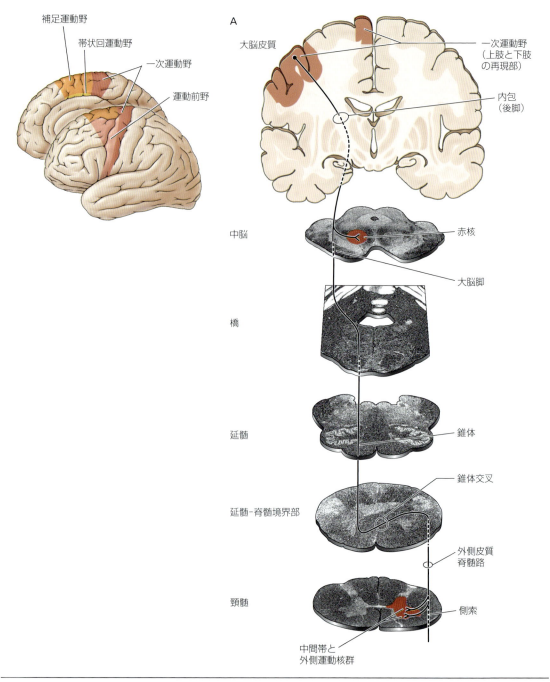

図 10.4　外側下行性神経路。A．外側皮質脊髄路。挿入図に一次運動野と三つの運動前野領域：補足運動野，帯状回運動野，および運動前野を示す。また，外側皮質脊髄路は 6 野と頭頂葉のニューロンからも起始する。赤核へ入力する線維に注目しなさい。これは間接的な皮質赤核脊髄路の皮質赤核路の要素である。

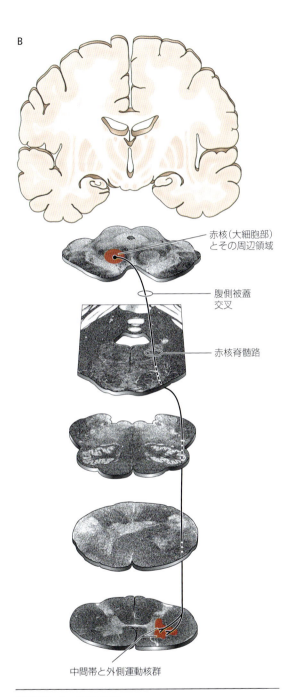

図10.4 B. 赤核脊髄路。

ナリン作動性の青斑核,および中脳と間脳にあるドーパミン作動性ニューロンから起始する。これら下行性神経路はすべて脊髄に強く終止する。これら下行性神経路の活動は痛覚抑制に加えて,筋収縮と反射の両方の強さをすばやく制御する。

◆三つの法則が下行性運動路の組織化を支配する

運動中,多数の下行性運動路はどのように協調して活動しているのであろうか。その組織化の論理とはなんであろうか。臨床的,解剖学的,および生理学的視点から総合的にとらえることによって,下行性運動路の組織化を支配する三つの法則が明らかになる。

● **下行性神経路の機能的組織化は前角に位置する運動核の体部位局在性に対応する**

四肢筋 limb muscle を支配する運動ニューロンと,運動核へ入力する介在ニューロンは**前角外側部** lateral ventral horn と**中間帯** intermediate zone に位置する。それとは対照的に,体軸筋や上肢帯筋(頸部筋と肩の筋)を支配する運動ニューロンおよびそれらと連絡する介在ニューロンは**前角内側部** medial ventral horn と中間帯に位置する。これは中間帯と前角の内外方向の体部位局在性を容易に思い出せる。というのはその局在が体の形によく似ているからである(図10.3)。この内外方向の局在性は脊髄白質にある下行性運動路の位置にも当てはまる(以下で詳細に検討する)。脊髄白質の外側部を下行する神経路は四肢筋を支配し,それとは対照的に脊髄白質の内側部を下行する神経路は体軸筋と肢帯筋を支配する。

● **運動は,皮質から脊髄への直接的な皮質投射路と脳幹神経核群を介する間接的な皮質投射路で制御される**

外側皮質脊髄路と腹側皮質脊髄路は直接脊髄に投射して脊髄回路を制御する。加えて,皮質運動領野は運動路が起始する脳幹神経核群に投射する。これらは赤核,上丘,網様体および前庭神経核群である。これを図10.2 右上部に皮質路を脳幹と連絡する矢印で示している。このように,大脳皮質は脳幹との連絡を介して間接的にも脊髄に影響を与える。例えば,**皮質網様体-脊髄路** corticoreticulo-spinal tract の二つの構成要素は,皮質から網様体の特定の核へ投射する皮質網様体路と網様体から脊髄に投射する網様体脊髄路である。神経路のすべての組み合わせを考えれば,大脳皮質の投射ニューロンは階層性の頂点にあり,脳幹投射ニューロンはそれより下位にあり,脊髄の介在ニューロンと運動ニューロンは最下位の二つである。運動路損傷を持った患者の研究により,直接脊髄へ連絡する投射路は,他の指から独立して一つの指を動かす能力(分離運動制御)のように,関節運動をより正確に制御することが示唆されている。一方,間接的投射路は,

関わる**赤核脊髄路** rubrospinal tract,(5)近位筋と歩行の自動的制御に関わる**網様体脊髄路** reticulospinal tract,(6)頭部の動きを眼球の動きに協調させることに関わる**視蓋脊髄路** tectospinal tract,(7)平衡を維持するのに重要である**前庭脊髄路** vestibulospinal tract。さらに特定の神経伝達物質を有する下行性神経路(第2章参照)は,セロトニン作動性の縫線核,ノルアドレ

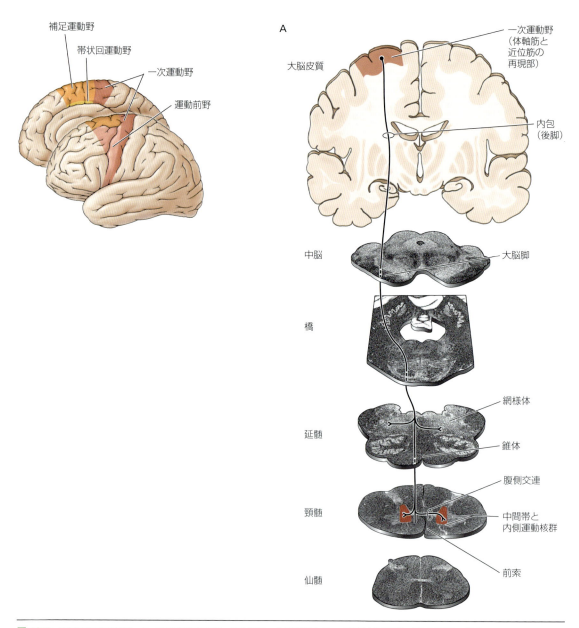

図 10.5 内側下行性神経路。**A**. 腹側皮質脊髄路。挿入図に一次運動野と三つの運動前野領域：補足運動野，帯状回運動野，運動前野を示す。

力強く握っているときにすべての指を一緒に動かすように，粗大な制御機能を司る。脳幹運動路は皮質路から独立して働くことが可能であろうか。実験室での動物実験に基づけばその答えはおそらくイエスである。小脳と大脳基底核の両方は脳幹運動路と直接連絡し（図10.2），両者は皮質の関与なしでも脳幹運動路に影響を与えることができるであろう。脳卒中のような皮質損傷の後に運動機能の修復を増強しようとする挑戦はより効果的で独立性のある脳幹制御を促進することである。

● **運動路と運動ニューロンの間には単一シナプス結合と多シナプス結合が存在する**

典型的には，下行性投射ニューロンの線維は運動ニューロンと単シナプス結合をすることに加え，脊髄介在ニューロンと単シナプス結合をする（図10.2，右下部）。特定の介在ニューロンタイプに依存して（図10.16），介在ニューロンは異なる機能を持つ。運動の反射的制御のために体性感覚受容器から情報を受ける介在ニューロンもある。例えば，熱いストーブから手を引っ込めるときのように，特定の介在ニューロンは

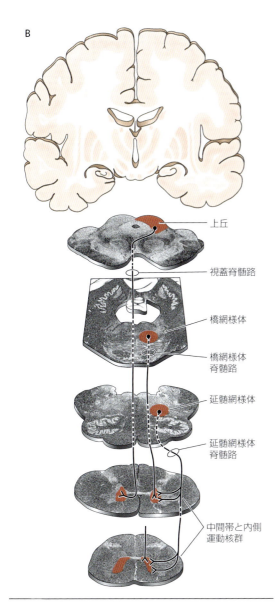

図 10.5 B. 視蓋脊髄路および橋と延髄網様体脊髄路.

侵害刺激受容器からの情報を受け，痛み刺激に応答して四肢の逃避反射を仲介する．他の介在ニューロンは，歩行中に左右の四肢の運動を協調させたり，また他の介在ニューロンは上肢と下肢の協調運動に重要である．

◆二つの外側下行性神経路は四肢筋を制御する

　外側皮質脊髄路と赤核脊髄路が二つの外側下行性運動路である(表10.1)．これらの神経路をつくるニューロンは体部位局在性 somatotopic を持っている．さらに，外側皮質脊髄路と赤核脊髄路は体の反対側 contralateral の筋を制御する．外側皮質脊髄路 lateral cortico-spinal tract は人において運動を統御する主要な神経路である．皮質下白質の脳卒中の後のように，運動ニューロンまでの経路のどこかでこの神経路が損傷されると，悲惨で持続的な四肢使用障害をもたらす．Box 10.1 で皮質脊髄路の損傷後に運動と反射機能で起こる主要な変化について考察する．不全麻痺と呼ばれる随意的制御消失と筋力低下の疾患がある．これは手助けがなければ立つことが不可能になる．また，他の指から独立して一本の指を動かす能力(分離運動 fractionation)を失う疾患もある．通常の器用さは分離運動に依存する．これがなければ手の運動はぎこちなく不正確になる．脳卒中のあと皮質脊髄路の制御が失われることが麻痺のもっとも一般的な原因である．

　外側皮質脊髄路の起始の主要な部位は一次運動野であるが(図 10.4A 挿入図)，さらに運動前野領域(補足運動野，帯状回運動野，および運動前野)および体性感覚野からもその神経路が起始する．一次運動野から生じた下行性神経路は大脳半球内の内包後脚 posterior limb of internal capsule を進み，中脳で大脳脚 basis pedunculi に入る(図 10.4A)．下行中，その神経路は橋の腹側表面から深部に消え，延髄で再び腹側表面に出て錐体 pyramid となる．脊髄と延髄の境界部で，錐体内の線維のほとんどは交叉 decussate(錐体交叉)し，脊髄の白質である側索の背外側部を下行する．したがって交叉した神経路を外側皮質脊髄路と言う(図 10.6)．この神経路は主に頸髄と腰仙髄の中間帯と前角外側部に終止して上肢と下肢を支配する．同側性に終始する付随的な線維群も存在する．これらの線維群のうちで同側を下行するものもある．多くの交叉して下行する線維は X 層の灰白質内で再交叉する．これら同側性の線維の機能はよく理解されていない．外側皮質脊髄路が一側性に損傷された後，同側性に終始する線維がある運動機能の回復に寄与しているかもしれない．

　皮質脊髄路よりはるかに線維数が少ない赤核脊髄路 rubrospinal tract(図 10.4B)は，赤核 red nucleus の主に尾側部にあるニューロンから起始する．この領域は，赤核脊髄路ニューロンのほとんどが大きいので大細胞部 magnocellular division と呼ばれる．赤核脊髄路は中脳で交叉し脳幹の背外側部を下行する．外側皮質脊髄路と同様に赤核脊髄路は側索背側部にあり(図 10.6)，頸髄の中間帯と前角の外側部に主に終止する．人では赤核脊髄路は腰仙髄まで下行しないので，赤核脊髄路は上肢は制御するが下肢の制御には関わらないことが示唆される．

◆四つの内側下行性神経路は体軸筋と肢帯筋を制御して姿勢を調節する

　体幹筋と肢帯筋は主に内側下行性運動路である以

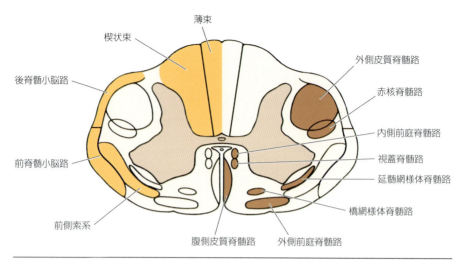

図10.6 上行性神経路を左側に，下行性神経路を右側に示す脊髄の模式図。

の四つの神経路によって制御される。腹側皮質脊髄路，網様体脊髄路，視蓋脊髄路，および前庭脊髄路である（表10.1）。これらの内側下行性神経路は体幹筋と肢帯筋を**両側性に制御** bilateral controlする。それぞれの神経路は一側性（同側性か反対側性）に投射するとしても，交連性介在ニューロンとシナプス結合する。その介在ニューロンの軸索は脊髄で交叉する。両側性制御は重複機能の手段となる。両側性神経路の一側性損傷は一般に四肢の近位筋に深刻な障害を与えない。なぜなら，脳の損傷を受けていない側からの同側性神経路は同様な両側性脊髄終止様式を有するからである。

腹側（前）皮質脊髄路 ventral corticospinal tract は**一次運動野** primary motor cortex と種々の**運動前野領域** premotor cortex（補足運動野，帯状回運動野，および運動前野）から始まり，外側皮質脊髄路に沿って延髄を下行する（図10.5A）。しかし，腹側皮質脊髄路は非交叉性であり，同側の脊髄前索を下行する（図10.5，図10.6）。腹側皮質脊髄路の多くの線維は脊髄で交叉する側枝を持っている。これは，すでに述べた外側皮質脊髄路の再交叉性軸索と似ている。腹側皮質脊髄路は脊髄灰白質の内側部に終止し，前角内側部の運動ニューロンおよび中間帯の介在ニューロンとシナプス結合する。腹側皮質脊髄路は頸髄と胸髄上部だけに投射する。したがって，それは優先的に頸部，肩および体幹上部の筋群を制御する。

網様体脊髄路 reticulospinal tract（図10.5B）は**橋延髄網様体** pontine and medullary reticular formation の異なった領域から起こる。橋網様体脊髄路は脊髄前索を下行し，一方，延髄網様体脊髄路は側索の腹外側4分の1を下行する（図10.6）。網様体脊髄路は主に脊髄を同側性に下行するが運動制御は両側に作用する。動物実験では，網様体脊髄路は姿勢を維持したり平らな地面を歩行するような，どちらかといえば自動的運動を制御することが示されている。

前庭脊髄路 vestibulospinal tract（図12.3）は平衡維持に必須である。前庭脊髄路への主要な入力は前庭器からである（図12.2，図12.8）。延髄と橋にある前庭神経核から起始する前庭脊髄路は脊髄白質の腹内側部を下行する内側前庭脊髄路と外側前庭脊髄路がある。内側前庭脊髄路は頸髄上部だけに投射し，頭部運動の眼球運動との協調に重要である。それと対照的に，外側前庭脊髄路は脊髄全長にわたり投射して，すべての体軸筋と近位筋を制御する。外側という名称にもかかわらず，外側前庭脊髄路は内側下行性運動路の一つであることに注意しなさい。これらの神経路は第12章で，眼球と頭部の運動制御と一緒に考察する。

視蓋脊髄路 tectospinal tract（図10.5B）は**視蓋** tectumと呼ばれる上丘の深層にある細胞から主に起始する。視蓋は中脳水道の背側にある中脳領域である（図10.11A参照）。視蓋脊髄路もまた限定された吻尾方向の分布を持っており，頸髄のみに投射する。したがって，それは主に頸部，肩，および上位体幹の筋群を支配する。上丘はまた眼球運動制御に重要な役割を果たすので（第12章参照），視蓋脊髄路は頭部運動を眼球運動に協調させることに関わる。

脊髄を下行するいろいろな神経路は図10.6の右側に示している。上行性体性感覚路（第4，5章参照）は図の左側に示している。感覚受容ではなく運動制御のために体性感覚情報を小脳へ伝える二つの脊髄小脳路も図示されている（第13章参照）。

Box 10.1　脳や脊髄での下行性皮質神経路の損傷は弛緩性麻痺を起こし，後に脊髄反射機能の変化を伴う

内包後脚，脳幹腹側部，または脊髄が損傷されると下行性運動路で運ばれる随意運動制御情報を運動ニューロンに伝えることができない。この損傷は一般的な一組の運動徴候を起こす。この徴候は最初に**弛緩性麻痺** fluccid paralysis と**筋反射**（例えば，膝蓋腱反射）**低下** reduced muscle reflex を示す。臨床検査でも下肢の受動的運動によって抵抗の著しい減少を検者が感じることでわかる**筋緊張減少** decreased muscle tone が現れる。これらは筋力低下の古典的徴候であり，それが厳しいと麻痺となる。この徴候は，皮質網様体路と皮質橋路も損傷されるけれども，主として皮質脊髄路の損傷でもたらされる。徴候の側性は損傷が脳か脊髄のどちらに起こるかにかかっている。損傷レベルより尾方ですべての筋が影響されるため脊髄損傷は特に破壊的である。

損傷後の時間経過により，同様の検査で**筋緊張亢進** increased muscle tone と，**反射亢進** hyperreflexia と呼ばれる過剰な筋伸張反射をしばしば認める。亢進した筋緊張は検者が下肢を受動的に伸展させるときの反射活動の増加による。反射亢進を起こす原因は知られていない。その原因はすべての型の損傷で同じではないであろう。間接的な皮質網様体路の損傷は脊髄の反射中枢に対して抑制信号の消失となることが示唆されている。これは脱抑制により反射が亢進することになりうる。脊髄反射回路の長期的シナプス可塑性もこの効果の時間経過に重要な役割を果たす。脊髄損傷や下行路損傷の後に，運動ニューロンはその内在的特性を変えて興奮性を高める。

反射亢進を起こすことに加えて，皮質脊髄路損傷は異常反射の出現をもたらす。この最も有名なものは**バビンスキー徴候** Babinski sign である。この徴候では，足底外側縁を趾球（趾ではなく）まで引っ掻くと母趾の伸展（背屈とも呼ぶ）反射が起こる。バビンスキー徴候は逃避反射と考えられている。通常そのような母趾の逃避反射は母趾底面の引っ掻きで起こる。下行性皮質線維の損傷の後では，反射は正常よりはるかに広い領域の刺激でひき起こすことができる。興味深いことに，バビンスキー徴候は皮質脊髄路が成熟する前の幼児で普通に見られる。**ホフマン徴候** Hoffmann sign は，第3指の末節骨の屈曲に反応して起こる親指内転であり，下行性皮質線維の損傷で生じる異常な上肢反射の一例である。血管性損傷は下行性運動路の傷害の一般的な原因であり，そのため，直接的および間接的皮質脊髄投射路の両方に影響することになる（症例，第11章参照）。

運動系と下行性運動路の局所解剖

本章の後半で運動路とその脊髄終止部を理解する目的で脳と脊髄を考察する。運動制御の階層の頂点に位置する大脳皮質から考察を始め，運動系での情報処理の自然の流れに沿って下行して脊髄に向かって進める。

◆皮質運動領野は前頭葉に位置する

それぞれの感覚種に似て，多数の皮質領野が運動制御機能に関係する（図10.7）。四つの異なる運動領野は前頭葉で同定できる。一次運動野と三つの運動前野領域：補足運動野，運動前野，および帯状回運動野である。これらの領野は解剖学的にも生理学的にも異なっている。それぞれはいくつかの異なった小区域を持っている。これらすべてを合計すると，1ダースよりも多くの運動領野があることになる。これらの運動領野すべては程度の差はあるが，視床の**外側腹側核** ventral lateral nucleus と**前腹側核** ventral anterior nucleus から情報を受ける（図2.14参照）。外側腹側核は小脳からの情報の主要な中継核であり，前腹側核は大脳基底核からの情報の主要な中継核である。これらの神経核は動物研究で使用される複雑な小区域と名称を持っている。動物でそれらの小区域の正確な線維連絡は明らかになっているが，脳外科学的治療が行われている人の視床の区分とは異なる。特異的な機能が種々の神経核に属することが明らかになるまでは，それらを単純かつ総合的に運動視床と考えるのが最良である。さらに，運動前野領域のいくつかは背内側核からの情報を受けてより統合的かつ認知的機能に関わる。

●運動前野領域は起源の異なる情報を統合する

運動前野領域は頭頂葉，前頭前野，およびその他の運動領域から情報を受け，そして次にこの情報を使用して運動を計画する。一次運動野の損傷は筋力低下と協同運動障害をもたらすが，運動前野領域の損傷は**失行** apraxia を起こす。失行は運動計画障害であり，患者は肉体的には運動は可能であるにもかかわらず，学

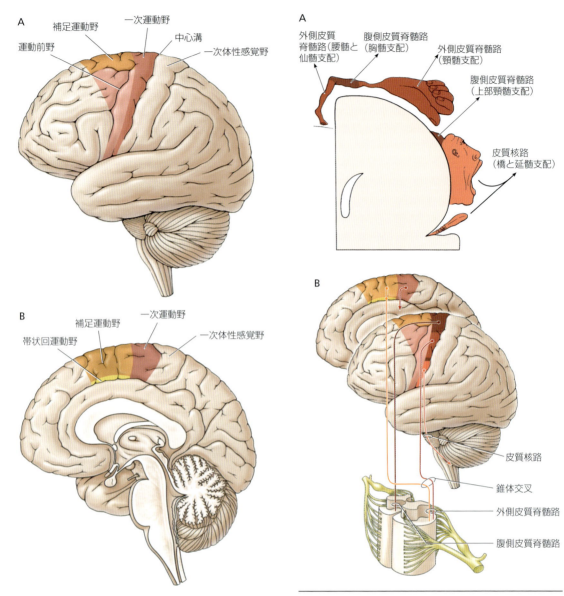

図10.7 人脳の外側面（**A**）と内側面（**B**）を示す。一次運動野，運動前野，補足運動野，帯状回運動野，さらには一次体性感覚野も示されている。

図10.8 **A**. 一次運動野の体部位局在性。**B**. 運動ニューロンを支配する一次運動野からの下行性神経路を示す。(A, Penfield W, Rasmussen T. The Cerebral Cortex of Man：A Clinical Study of Localization. New York, NY：Macmillan；1950 より改変)。

習した目的指向運動をする能力が欠落する。**補足運動野** supplemental motor area は6野の主に大脳皮質内側面にある（図10.7）。研究では両手の運動を計画するために重要であることを示しているが，運動制御におけるその特異的役割はいまだ明らかでない。**運動前野** premotor cortex は6野の外側面にある（図10.7A）。運動前野は少なくとも二つの異なる運動領域を持っており，それぞれ別々の連絡様式と特有の機能を持っている運動前野背側部と運動前野腹側部である。それぞれの領域はさらに機能的に細分される。運動前野背側部

は，外部環境からの視覚情報を利用して，手を伸ばす動作の制御をする。それとは対照的に，運動前野腹側部は視覚情報を利用して，興味あるものを握ろうとする。驚くことに，われわれが運動するときのみならず，動いているものを見つめているときにも，運動前野腹側部は活性化する。動物実験ではその領域に**ミラーニューロン** mirror neuron が存在することが示されている。ミラーニューロンは動物が動いたとき，および動物が他の動物が同様な運動をしている姿を見ているときに活動電位を発生する。運動前野腹側部は，運動

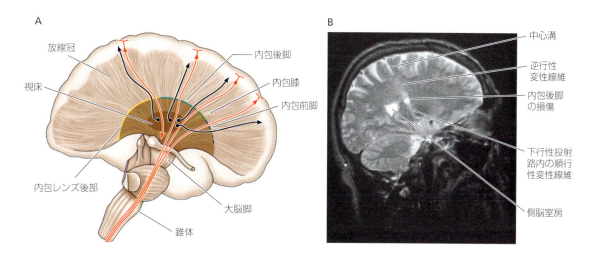

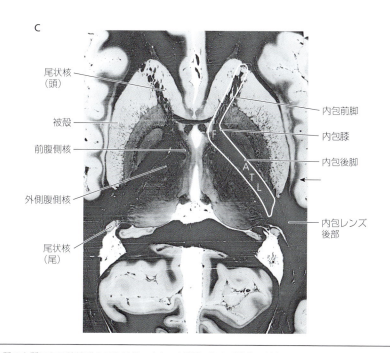

図 10.9　A．大脳皮質の白質にある線維群の三次元像。内包，大脳脚，および錐体に対応する領域が示されている。大脳皮質灰白質の腹側にある白質が放線冠である。B．内包後脚に梗塞のある患者の MRI。変性線維を中心前回に向かって逆行性に追跡できるし，また脳幹に向かって順行性にも追跡できる。C．髄鞘染色された内包を通る水平断面。視床が内包膝まで吻側に伸びていることに注目しなさい。尾状核頭と被殻は内包前脚で分けられている。内包の線維構成とその体部位局在を示している。F：顔，A：上肢，T：体幹，L：下肢。(A, Parent A. *Carpenter's Human Neuroanatomy*, 9th ed. Williams & Wilkins；1996 を許可を得て改変。B，Dr. Adrian Danek, Ludwig Maximilians University, Munich, Germany；Danek A, Bauer M, Fries W. Tracing of neuronal connections in the human brain by magnetic resonance imaging in vivo. *Eur J Neurosci*. 1990；2：112-115. のご厚意による）。

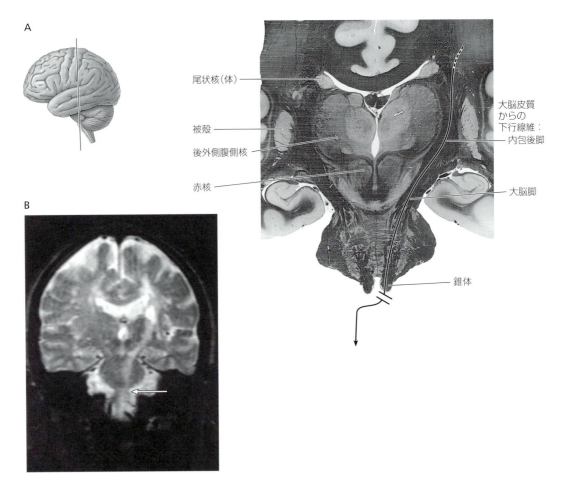

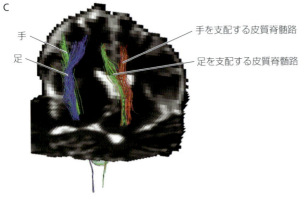

図 10.10 A. 髄鞘染色した内包後脚を通る前頭断面。この断面で，内包成分が後脚であることが同定できる。なぜなら，視床が内包の内側にあるからである。B. 内包が損傷された患者のMRI。内包後脚を通る前断面で，損傷部位から尾側の橋まで垂直に走る明るい帯が見える(→)。この帯は内包，大脳脚，および橋にある変性線維群に相当する。C. 健常人の手と足の領域の拡散テンソル画像。(B. Dr. Jesús Pujol；from Pujol J, Martí-Vilalta JL, Junqué C, Vendrell P, Fernández J, Capdevila A. Wallerian degeneration of the pyramidal tract in capsular infarction studied by magnetic resonance imaging. *Stroke*. 1990；21：404-409. のご厚意による)。

の意味を理解したり，模倣による学びにも重要である。**帯状回運動野** cingulate motor area は大脳皮質の内側面にあり，細胞構築学による脳地図では帯状溝深部にある6野，23野と24野である(図10.7B)。奇妙にも帯状回運動野は情動機能に重要である**辺縁系** limbic system の一部と考えられている皮質領域に位置している。その機能はいまだ不明であるが，この運動領野は情動や衝動に反応して生じる運動行為に重要な役割を果たすであろう。

● 一次運動野は皮質脊髄路に多くの線維を出す

一次運動野は細胞構築学的には4野にあたり，以下の三つの主要な部位から入力を受ける。運動前野領域，体性感覚野(頭頂葉にある)，および視床運動核である。一次運動野の細胞構築は頭頂葉，側頭葉および

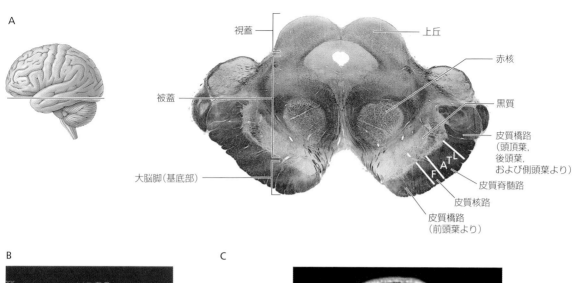

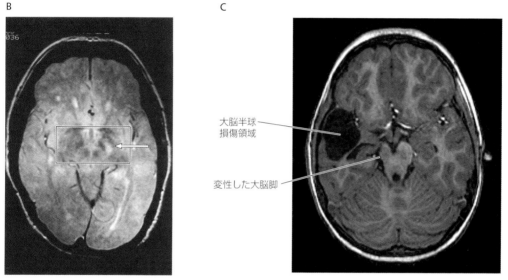

図 10.11　A．中脳吻側部を通る髄鞘染色横断面図。図の右側の大脳脚に皮質脊髄路の体部位局在を示す。B．中脳を通る横断面（大脳半球は中央部を通る水平断面）で変性した部位（矢印）を示す。C．周産期に大脳半球の損傷で生じた脳性麻痺を持つ 8 歳の子どもの中脳を通る横断面 MRI。MRI 画像は右側の大脳皮質とその腹側部にある白質の損傷および大脳脚の変性を示している。この患者の変性した大脳脚は反対側の大脳脚の約半分になっていた。患者は左上肢のひどい運動障害，特に手の高度な熟練運動が障害されていた。（B，Dr. Jesús Pujol；from Pujol J, Martí-Vilalta JL, Junqué C, Vendrell P, Fernández J, Capdevila A. Wallerian degeneration of the pyramidal tract in capsular infarction studied by magnetic resonance imaging. *Stroke*. 1990；21：404-409 のご厚意による。C．Dr. Etienne Olivier, University of Louvain；Duqué J Thonnard LJ, Vandermeeren Y, et al. Correlation between impaired dexterity and corticospinal tract dysgenesis in congenital hemiplegia. *Brain*. 2003；126：1-16 のご厚意による）。

後頭葉の感覚野のそれとは異なっている（図 2.19 参照）。感覚野は厚いⅣ層と薄いⅤ層からなるのに対して，一次運動野は薄いⅣ層と厚いⅤ層を持っている。Ⅳ層は大脳皮質の主要な入力層であることを想起しなさい。そこに視床中継核からのほとんどの線維が終止し，またⅤ層は下行性投射線維が起始する層であることを想起しなさい（図 2.17 参照）。一次運動野では，視床からの線維は皮質のほとんどの層に終止する。

体性感覚皮質（第 4，5 章参照）と同様に一次運動野は体部位局在性を持って組織化されている（図 10.8A）。

一次運動野の体部位局在性は非侵襲的に皮質ニューロンを活性化できる**経頭蓋磁気刺激** transcranial magnetic stimulation（TMS）によって，あるいは機能的磁気共鳴撮像（fMRI）のような機能的画像化によって，明らかにされる（第 2 章参照）。顔面筋を支配する皮質領域（脳神経運動核への投射線維を出す。第 11 章参照）は外側溝近くの中心前回外側部にある。体の他の部位を支配する領域は皮質の外側から内側へ，頸部，上肢，体幹の順に並んでいる。下腿や足の領域は主に皮質の内側面に見られる。中心前回におけるこのよう

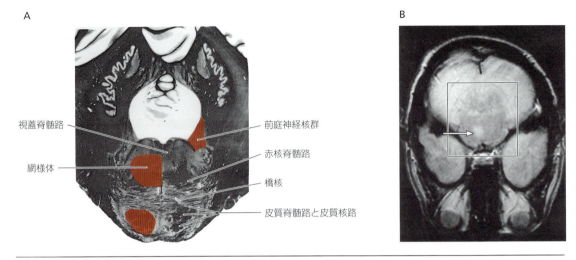

図10.12 橋を通る髄鞘染色横断面図（A）と一側性の内包損傷を持つ患者から得たほぼ同じレベルのMRI（B）。両図において脳幹の腹側が下になっていることに注意しなさい。A．橋を通る髄鞘染色横断面に運動路の位置を示している。B．橋と小脳を通る横断面（大脳半球中央部を通る水平断面）に変性した部位（矢印）を示している。（B：Dr. Jesús pujol；from Pujol J, Martí-Vilalta JL, Junqué C, Vendrell P, Fernández J, Capdevila A. Wallerian degeneration of the pyramidal tract in capsular infarction studied by magnetic resonance imaging. *Stroke*. 1990；21：404-409 のご厚意による）。

な運動再現は**運動の小人ホムンクルス motor homunculus** をつくる。中心後回の**感覚の小人ホムンクルス sensory homunculus** と同様にゆがんでいる（図4.9参照）。上肢と下肢の領域は主に外側皮質脊髄路をつくり、頸部、肩および体幹の領域は腹側皮質脊髄路をつくる（図10.8B）。一次運動野の顔面領域は脳神経運動核に投射し、したがって皮質核路をつくる線維を出す（第11章参照）。興味深いことに、運動前野領域を刺激しても運動が起こるのはまれである。むしろ、それは遂行中の運動を妨害する。このことは、この刺激が運動計画にとって重要なニューロンの進行中の発火を変えたことを示唆している。

◆**皮質運動野からの投射線維は内包を通り脳幹と脊髄に至る**

放線冠 corona radiata は下行性皮質線維と上行性視床皮質線維を含む皮質下白質の部分である（図10.9A）。放線冠は**内包 internal capsule** の浅側に位置する。内包は放線冠とほとんど同じ神経線維を含むが、大脳基底核や視床の深部神経核群によって取り囲まれている（図2.15参照）。内包の形は折れ曲がった扇子状であり（図10.9A）、以下の三つの主な部分からなる。（1）吻側部の**前脚 anterior limb**、（2）尾側部の**後脚 posterior limb**、および（3）これらを結ぶ**膝**（ラテン語の genu は"膝"の意味）（図10.9A）。前脚は視床の吻側にあり、後脚は視床の外側にある（図10.9C）。

それぞれの皮質運動野は放線冠と内包のわずかに異なる領域に線維を送る。内包の中で一次運動野から脊髄への下行性運動投射路は後脚の尾側部を通る。この投射路の位置は、内包後脚に限局した小さな損傷を持った患者のMRIで明らかになる（図10.9B）。変性線維は正常線維とは異なった磁気共鳴信号を出すのでその神経路はMRIで見ることができる。逆行性変性した線維は皮質まで追跡できるし、順行性変性した線維は脳幹まで追跡できる。後脚における皮質脊髄路のおよその位置は図10.9Cに示した（A, T, およびLはそれぞれ上肢、体幹、および下肢の筋群の制御に関わる投射線維を示している）。脳幹尾側部への投射路は皮質核路を経由して、膝と後脚にある皮質脊髄線維の吻側を下行する。臨床的には、皮質核路のかなりの線維は膝を通る。したがって、膝の損傷では顔面筋の制御ができなくなる（顔面を支配する線維は図10.9CにFと表示されている）。脳内における下行性運動投射路のすべての経路を、大脳半球、間脳、および脳幹を通る前額断面で追跡可能であり（図10.10A）、また内包後脚出血をした別の患者のMRIでも追跡できる（図10.10B）。健康な人の拡散テンソル画像（図10.10C）で、上肢と下肢を支配する運動野から下行する皮質線維の白質内経路を示している。

運動前野領域からの下行性投射路もまた内包を通るが、一次運動野からの投射路の吻側を通る。一次運動野と運動前野領域からの投射路がそれぞれ分かれていることは臨床的に重要である。特に補足運動野からの投射路が最吻側を通るということも重要である。後脚に小さな梗塞のある患者は皮質脊髄路線維の密度が高いために厳しい徴候を示す。しかし、一般的には筋力

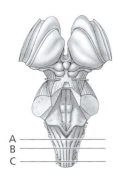

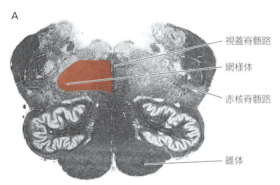

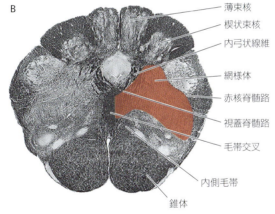

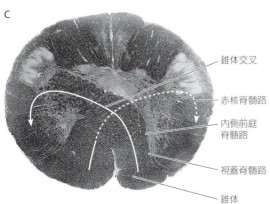

図 10.13　A．延髄を通る髄鞘染色横断面で運動路の位置を示す。B・C．毛帯交叉（内弓状線維交叉または機械的感覚交叉とも呼ばれる）を通る髄鞘染色横断面（B），および錐体交叉（運動交叉とも呼ばれる）を通る面（C）。図Cの矢印は皮質脊髄路の交叉様式を示している。実線矢印は切面上で交叉中の軸索を示している。破線矢印は図中の交叉レベルよりすぐ吻側かすぐ尾側で交叉する線維を示している。

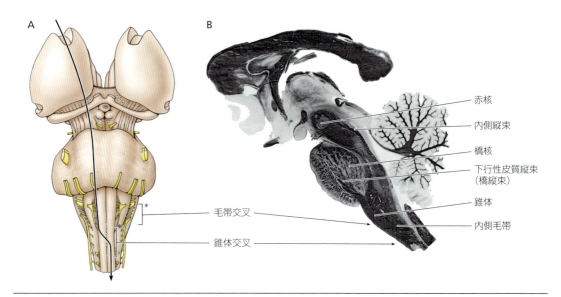

図 10.14　A. 脳幹腹側面に皮質脊髄路の経路を示す。*は毛帯交叉および錐体交叉の吻尾レベルを示す。B. 髄鞘染色された脳幹矢状断面（正中面に近い）。

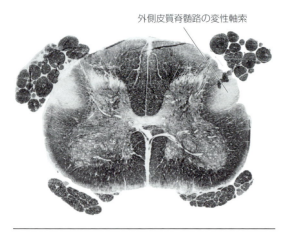

図 10.15　生前に内包の梗塞を患った患者から得られた髄鞘染色腰髄横断面。側索にある変性を示す領域（淡く染まっている）は外側皮質脊髄路に相当する。このレベルでは腹側皮質脊髄路は存在しないことに注意しなさい。

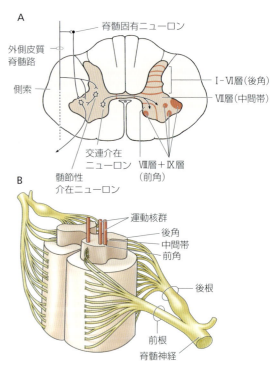

図 10.16　A. 脊髄灰白質と白質の一般構造の模式図。三つに区分される介在ニューロン：脊髄固有ニューロン，髄節性介在ニューロン，および交連介在ニューロンがあることに注目しなさい。B. 前角の中で吻尾方向に配置する運動核の円柱状構造を示す単一髄節の模式図。

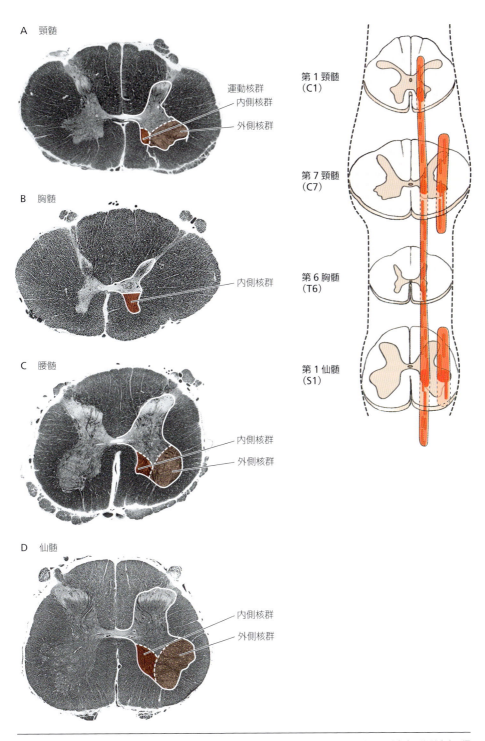

図 10.17　内側運動核群と外側運動核群のおよその位置を以下の四つの脊髄節で示す：頸髄（**A**），胸髄（**B**），腰髄（**C**），および仙髄（**D**）。挿入図に内側運動核群と外側運動核群の円柱状構造を示す。近位筋と体軸筋を支配する運動ニューロンを含む内側運動核円柱は脊髄全髄節に存在する。個々の筋を支配するニューロンを含む運動核もまた円柱状構造をとるが，幅がより狭く吻尾方向にもより短い。外側運動核円柱は遠位筋を支配する運動ニューロンからなる。外側運動核円柱は頸膨大と腰仙膨大にのみ存在する。内側運動核円柱においては，個々の筋を支配する運動ニューロンは外側運動核円柱のものに比してより狭くかつより短い円柱を形成する。

のような機能は回復する。この回復には，損傷部位より吻側にある運動前野領域からの脊髄投射路が部分的に関わる。運動制御のために小脳に情報を運ぶ皮質橋路，および網様体と網様体脊髄路に影響を与える皮質網様体線維もまた内包を通る。さらに，内包には他の下行性線維と同様に上行性線維も通る。**視床放線** thalamic radiation は内包を通る上行性の視床皮質投射路である（図10.9A）。視床の前腹側核と外側腹側核からの上行性投射路はここを通る。前頭葉や頭頂葉に投射する他の視床核からの多くの線維も同じ部位を通る。

小さな梗塞は内包内線維の特定の一部を損傷する傾向がある。その理由は，内包の各部位には特定の血管が分布するからである（図3.6参照）。**前脈絡叢動脈** anterior choroidal artery は一次運動野からの線維が下行する後脚を栄養する。**前大脳動脈** anterior cerebral artery の枝あるいは**レンズ核線条体枝** lenticulostriate branch（前大脳動脈や中大脳動脈の枝）の枝は前脚と膝を栄養する。

◆皮質脊髄路は中脳基底部を下行する

内包全体が凝縮して中脳の大脳脚を形成する（図10.9A，図10.11A）。基底部は下行性線維しか含まれておらず，したがって含む神経線維数は内包より少ない。中脳は背側面から腹側面に向かって次の三つに区分される。**視蓋** tectum, **被蓋** tegmentum と**基底部** basis pedunculi である（図10.11A）。中脳吻側部で視蓋は**上丘** superior colliculus のことである。中脳の基底部は脚基底部と呼ばれ，被蓋と脚基底部を合わせて**大脳脚** cerebral peduncle と呼ぶ。（訳注：大脳脚"という用語は上記のように被蓋と脚基底部を指す広義で使用される場合と，脚基底部のみを指す狭義で使用される場合がある。本書では大脳脚を脚基底部のみを指す狭義で用いる）

皮質脊髄路は大脳脚の中間部を通り，その内側と外側は皮質橋路（第13章参照）とその他の下行性線維に挟まれている（図10.11A）。これらの線維群の位置は内包後脚に損傷のある患者のMRIで見ることができる（図10.11B）。図10.11Cでは，8歳の子どもの患者で，早い時期に運動皮質とその皮質下白質の損傷で生じた**脳性片麻痺** hemiplegic cerebral palsy がある側の大脳脚に萎縮があることを示している。

中脳吻側部は運動系において重要なレベルである。というのはそこに運動機能に関わる次の三つの神経核があるからである。上丘，赤核，および黒質である。**上丘** superior colliculus の深層（図10.11）にあるニューロンは内側下行性神経路の一つである**視蓋脊髄路** tectospinal tract をつくる。**赤核** red nucleus（図10.11，図10.10Bで変性した下行性皮質線維束の内側にある黒色卵形の構造）は**赤核脊髄路** rubrospinal tract の起始部であり，これは**大細胞部** magnocellular division から生じる外側下行性神経路の一つである。赤核の他の重要な要素は**小細胞部** parvocellular division で，これは大脳皮質から小脳への多シナプス性経路の一部である（第13章参照）。視蓋脊髄路と赤核脊髄路は中脳で交叉する。**黒質** substantia nigra は大脳基底核の一部である（第14章参照）。伝達物質のドーパミンを有する黒質ニューロンは，パーキンソン病患者では変性する。

◆橋と延髄の網様体は網様体脊髄路を起始する

橋において下行性皮質線維束は脳幹腹側表面にはなくて橋底部の深部にある（図10.12A, B）。橋核は**皮質橋路** corticopontine pathway を介して皮質から主要な情報を受けている。皮質橋路は大脳皮質のすべての大脳葉からの情報を小脳に伝える重要な神経路である（第13章参照）。

網様体 reticular formation は脳幹の中心部にある神経核群がびまん性に集まってできる（図2.9～図2.12参照）。橋と延髄にある網様体ニューロン（図10.12A，図10.13A, B）は**網様体脊髄路** reticulospinal tract を起始する（網様体脊髄路を出すニューロンはわずかながら中脳にもある）。動物実験による研究では，網様体脊髄路は単純な姿勢制御，歩行時の足の運び，および誤った運動のすばやい修正のような比較的自動的な運動応答を制御することを示唆している。これらの自動的な運動反応は，立位で重いものを持ち上げようとするときのように随意運動中に起こるにちがいないが，それらに，皮質網様体-脊髄路が関与する。

◆外側皮質脊髄路は延髄尾側部で交叉する

下行性皮質線維束が延髄に至る経路は図10.14の矢状断面図で追跡できる。橋尾側部にある多量の線維束が延髄の腹側面に集まって**錐体** pyramid をつくる（図10.13，図10.14）。外側皮質脊髄路と腹側皮質脊髄路は主に同側の前頭葉から起こり，錐体のそれぞれの部位に位置している。ここに，これらの神経路に対して**皮質脊髄路** corticospinal tract と**錐体路** pyramidal tract がしばしば区別なく，不正確に使用される理由がある。これらの用語は同じものを指していない。なぜなら，錐体には延髄に終止する**皮質核路** corticobulbar fiber と**皮質網様体路** corticoreticular fiber も含まれているからである。皮質脊髄路系に損傷があれば特徴的な運動制御と筋の障害が起こる（脳幹と脊髄の損傷について以下の節参照）。これはしばしば**錐体路徴候** pyramidal sign と呼ばれる。

外側皮質脊髄路の線維は錐体を下行し，錐体内のほとんどの線維は延髄尾側部で交叉する。一つの交叉中の線維束が図10.13Cの横断面図に示されている（実

線で示す)。他側からの別の線維束(すぐ吻側またはすぐ尾側に位置する)は破線で示した経路に沿って交叉する。中脳で交叉している赤核脊髄路は背外側部を下行する。延髄と脊髄の境界部において交叉した外側皮質脊髄路線維は赤核脊髄路と合体して側索を下行する(図 10.6, 図 10.13C)。これらは二つの外側下行性運動路である。網様体脊髄路，前庭脊髄路，および視蓋脊髄路は内側部に位置を保ち，下行しながらより腹側に位置する。腹側皮質脊髄路は前庭脊髄路と視蓋脊髄路と共に脊髄を同側性に下行する。

◆ 脊髄の中間帯と前角は下行性神経路から情報を受ける

外側皮質脊髄路は側索に位置していることは，生存中に内包の損傷を受けた人の腰髄での変性部位で明らかにされた(図 10.15)(腹側皮質脊髄路は頸髄のレベルまでしか下行しないことに注意せよ。したがって腰髄前索には変性は見られない)。脳幹に起始する神経路は側索および前索の両方に位置する(図 10.6)。運動神経路は脊髄灰白質に終止する。第4章で考察したように，後角はレクセのⅠ～Ⅵ層に相当し，前角はⅦ層～Ⅸ層に相当する(図 10.16)。運動系の観点から見るとさらに中間帯が区分される。これはⅦ層からなり，前角固有の層は残りのⅧ層とⅨ層にあたる。中間質は運動を制御するために重要な介在ニューロンを含んでいる。運動核はⅨ層に存在する。Ⅹ層は脊髄中心管を取り囲む。われわれが皮質脊髄路の終止部に焦点をあてるのはその機能が最も明瞭にされているからである。運動前野領域，一次運動野，および体性感覚野のすべてが脊髄に投射する皮質脊髄路を起始する。しかし，それらの標的とする脊髄の層は複雑で異なっている。皮質脊髄路は他の運動路と同様に，介在ニューロンと運動ニューロンにシナプス結合する。

脊髄には3種類の介在ニューロンがある。すなわち，髄節性介在ニューロン，交連性介在ニューロン，および脊髄固有ニューロンである。**髄節性介在ニューロン** segmental interneuron は短い軸索を持っている。その軸索は単一髄節内で，同側性に運動ニューロンと介在ニューロンとにシナプス結合する側枝を出す(図 10.16A)。髄節性介在ニューロンは，下行性運動路からの情報を受け取ることに加え，運動を反射的に制御するために異なる種類の体性感覚受容器からの収束性情報を受ける。髄節性介在ニューロンは主に中間帯と前角に位置する。**交連性介在ニューロン** commissural interneuron は歩行中に体の両側の筋活動を協調させたり平衡を維持するために両側性に分布する軸索を持つ。**脊髄固有ニューロン** propriospinal neuron は運動ニューロンにシナプス結合する前に多髄節にわたり走行する軸索を持っており(図 10.16A)，上肢と下肢の協調運動のために重要である。

● 外側運動核群と内側運動核群は吻尾方向に異なる分布をする

ある特定の筋を支配する運動ニューロンは，数髄節を越えて吻尾方向に広がる円柱状の運動核内に存在する。これら運動ニューロンの円柱状の運動核は集合してⅨ層をつくる(図 10.16B, 図 10.17 挿入図)。四肢の遠位筋を支配する運動核群は灰白質の外側部に位置するのに対して，四肢の近位筋や体軸筋を支配する運動核群は内側部に位置する(図 10.3)。内側部の運動核群はすべての髄節に存在するが(図 10.17, 挿入図の中に連続した円柱として模式的に示されている)，外側部の運動核群は頸膨大(C5－T1)と腰仙膨大(L1－S2)にだけ存在する。単一の運動ニューロンは単一筋内の多数の筋線維を支配する。単一運動ニューロンによって支配されるすべての筋線維をまとめて**運動単位** motor unit と呼ぶ。

脊髄において，自律神経節前運動ニューロンもまた円柱状に配列しており(第15章参照)，運動核と一緒に脳幹にある脳神経核の円柱状構造と同様な三次元構造を持っている(第6章参照)。体性運動核，自律神経運動核および脳神経核の縦方向の円柱状構成は脊髄と脳幹の共通の細胞構築を特徴づけている。

まとめ

下行性神経路

七つの下行性運動路が脳幹と脊髄の白質の中を進む(図 10.4～図 10.6, 表 10.1)：外側皮質脊髄路，赤核脊髄路，腹側皮質脊髄路，網様体脊髄路(これはさらに異なる延髄と橋の要素に区分される)，**前庭脊髄路**(これはさらに異なる内側と外側の要素に分けられる)，と視蓋脊髄路。これらの神経路は単シナプス結合を介して運動ニューロンに直接投射したり，また介在ニューロンに投射して間接的に運動ニューロンに連絡する。皮質核路は脳幹にのみ投射する(第11章参照)。

外側下行性神経路

脊髄の中を下行する神経路の位置は機能をも示唆する(図 10.3)。四肢筋を制御する神経路は脊髄の**側索**を下行して**中間帯**と**前角外側部**に終止する(図 10.3, 図 10.4, 図 10.6)。外側皮質脊髄路と赤核脊髄路は二つ

の外側下行性神経路である。外側皮質脊髄路は二つの中で大きく，また運動制御に必須の役割を果たす。**一次運動野**(4野)は中心前回に位置し(図10.7，図10.8)，外側皮質脊髄路に多くの軸索を出す。外側皮質脊髄路に貢献する別の重要な構成要素は，一次運動野の吻側にあり細胞構築学的には主に6野と24野に相当する運動前野領域(図10.7)，および頭頂葉の体性感覚野である。下行性投射線維を出すニューロンは大脳皮質Ⅴ層にある。下行性神経路線維束は**内包後脚**を通り(図10.9，図10.10)，脳幹腹側表面を進む(図10.11～図10.14)。外側皮質脊髄路は延髄と脊髄の境界部の**錐体交叉**で交叉する(図10.8，図10.13，図10.14)。脊髄において，外側皮質脊髄路は**側索**の背側部を進み(図10.6，図10.14)，主に頸膨大と腰仙膨大に終止する。その他の外側下行性神経路である**赤核脊髄路**は赤核の**大細胞部**から起こる(図10.10，図10.14)。この神経路は中脳で交叉し，脳幹と脊髄の背外側部を下行し(図10.4B，図10.6)，やがて頸髄に終わる。残りの赤核の部分は**小細胞部**であり，小脳を含む回路の一部である。

内側下行性神経路

残りの四つの神経路は脊髄白質すなわち前索の内側部を進み，体軸筋と肢帯筋に影響を与える。これら内側下行性神経路は体軸筋と肢帯筋を支配する運動ニューロンが位置する前角内側部と中間帯に終止する(図10.3)。これらの神経路は運動ニューロンを両側性に支配する。脊髄に入った後，投射ニューロンの線維が腹側交連，またはⅩ層を交叉するか，あるいはその終末が交叉する軸索を持つ介在ニューロンとシナプス結合をつくるかである。**腹側皮質脊髄路**のほとんどが一次運動野と6野から生じ，外側皮質脊髄路に沿って脳幹を下行するが，延髄では交叉せず脊髄前索を進む(図10.5A，図10.18)。**網様体脊髄路**(図10.5Bの橋と延髄にある)は**網様体**から起始し(図10.12，図10.13)，同側性に脊髄全長にわたり下行して，歩行時に見られる姿勢維持や自動的応答機能を持つ。**視蓋脊髄路**(図10.5B)は**上丘**の深層から起始し(図10.11)，中脳で交叉して下位脳幹と脊髄では内側を下行する。この神経路は頸髄まで下行して頭部と眼球の運動を協調させる役割がある(第12章の前庭脊髄路参照)。

第11章

脳神経運動核と脳幹の運動機能

症例　半側不全麻痺と顔面下部の下垂

　高血圧と喫煙癖を持つ69歳の男性が買い物から帰宅中に突然歩行困難となった。自宅に着いたとき，右手でコーヒーカップを持ちあげることができず，補助のため娘を呼んだ。彼女は後に発話が混濁していたことに気づいた。男性は救急救命室に連れて行かれた。

　神経学的検査では，四肢と体幹の体性感覚は正常であった。脳神経機能は右の鼻唇溝の平坦化以外は正常であった。患者は言葉での指示は理解し，また発話は健全であるが不明瞭であった。舌を完全に正中部に突出することができた。さらなる検査では，患者の右側の上肢と下肢の筋力は5段階の3であった（筋力を0〜5段階で質的に評価し，0は完全麻痺で5は正常。その間の段階では，1は動きはないがわずかな筋収縮がある，2は動くが立てない，そして3は抵抗に対しては無力だが，立つ運動はできるという筋力を徒手的に検査・記録する方法による）。左側の上肢と下肢の強さは正常であった（すなわち5/5）。歩行には補助が必要であった。反射検査では右側のほうが，左側と比較して，より強い膝蓋腱反射と他の腱反射亢進が見られた。

　図11.1Aは患者の脳構造をよく現したMRIである。Bは，Aと同じレベルであるが，患者の左側の橋腹側部の強い信号をより明瞭に示している。これは梗塞部位に一致している。皮質の側頭極の明るい信号は偽信号であることに注意。CはMRIのレベルを脳幹の血管構造と関連させて示している。梗塞部位は橋腹側部表面に示されている。

　不幸にも，この患者は，この脳卒中の合併症により，数年後に死亡した。

　図11.1Dは脊髄より吻側での脳卒中後の髄鞘の髄鞘染色横断切片を示している。軸索変性を伴っている脱髄の目立つ2カ所が示されている（矢印）。右のもの（梗塞とは反対側）は背外側の白質中に，もう一つのものは左側（梗塞とは同側）の腹内側の白質中にある。

　本章とこれまでの章で学んできたことに基づいて次の質問に答えなさい。
1．どの動脈の閉塞でこの梗塞が起きたのか。
2．なぜ反対側の鼻唇溝の平坦化と反対側の下肢筋の脱力化という体性運動性の症候だけなのか。
3．麻痺側（脱力側）の膝蓋腱反射の亢進（反射亢進）はなぜ起こるか。

重要な神経学的症候と対応する脳領域の損傷

鼻唇溝の選択的平坦化

　鼻唇溝は顔面筋の緊張により生まれる。平坦化は筋緊張の喪失，顔面筋の脱力化または麻痺を意味する。顔面上部筋の収縮は失われない。この患者の場合，損傷部位は橋の片側の下行性皮質線維束内にあり，顔面上部筋は反対側および同側の皮質運動野の両方から制御を受けているために，障害を免れる。損傷が反対側経路に限局しているから，損傷を免れた同側下行性皮質線維による制御が可能である。他の脳神経の運動機能は，この顔面上部筋のように，より両側性の皮質制御を受けている。したがって，片側性の損傷は両側性制御を受ける筋の深刻な脱力化ないし麻痺を起こさないであろう（図11.5参照）。とはいえ，著しい制御障害となりうる。

反対側四肢筋の脱力化

　四肢筋と顔面下部筋はそれぞれ，反対側支配が優位な皮質脊髄路および皮質核路により制御を受ける。顔面上部（および他の頭部の筋）と体幹の筋は両側性支配が優位な制御を受ける。それゆえ，これらの系の片側損傷では反対側の四肢や顔面下部の筋の制御異常となる。

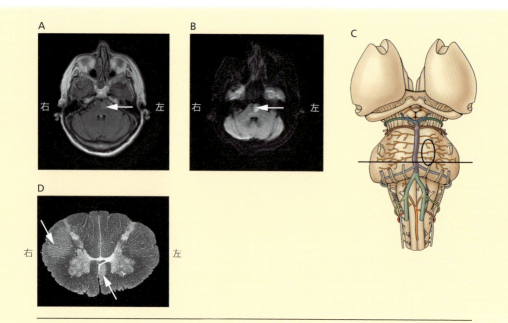

図11.1 片側の橋腹側部出血後の片側不全麻痺。**A.** 左側の橋腹側部の損傷を示す橋レベルのフレア法（FLAIR image）によるMRI。矢印は梗塞部を示す。**B.** より明確な梗塞部（矢印）を示す同じレベルのMRI。側頭極の光輝像は人為産物である。**C.** 梗塞部（楕円）と大まかなMRI切断面レベルを示す脳幹腹側部。**D.** 右側の側索と左の前索（矢印）の脱髄と随伴した軸索変性を示す死後の脳卒中患者の髄鞘染色切片。（MRI像はDr. Blair Ford, Dept. of Neurology, Columbia University College of Physicians and Surgeons のご厚意による）。

図11.1D は，脊髄より上部が脳卒中に侵された人の脊髄の髄鞘染色切片。2カ所に著しい脱髄部位と軸索変性が観察される（矢印）；右側（梗塞部位の反対側）の背外側の白質内と，左側（梗塞部位と同側）の腹内側の白質内。

脱力を伴う反射亢進

反射亢進は，脳幹から起始する下行性運動路の損傷と同様に，皮質脊髄路損傷の特徴である。これらの正確な機構はよくわかっていないが，損傷後の脊髄に不適応の可塑性が起こったと考えられる（Box 10.1参照）。損傷後の反射亢進は筋緊張の進行性増加と一般的に並行する。

不均衡な複雑運動制御障害

この損傷は顔面筋の穏やかな脱力を引き起こす。正中面の舌突出が損なわれなかったことは損傷を免れた重要な制御機構の存在を示している。比較的目立たない脳神経運動徴候にもかかわらず，患者の発話は不明瞭である。このことは，明瞭な発話に必要な口腔周囲の筋の複雑な協調の不均衡な障害であることを示すと同様に，そのような損傷においては，四肢筋も脱力し不均衡な非協調と運動緩慢が生じる。これは皮質脊髄路や皮質核路の損傷では一般的である。損傷を免れた脳幹経路，例えば赤核脊髄路，前庭脊髄路および網様体脊髄路は，患者の筋力と平衡維持の回復を助けるであろう。しかし皮質脊髄路は細かな制御には不可欠である。

文献

Brust JCM. *The Practice of Neural Science*. New York, NY：McGraw-Hill；2000.

脊髄レベルおよび頭部レベルの体性感覚系の機能と解剖学的構成の間には著しい相同性がある。実際，この一方を制御する原理は他方にもほとんど通用する。頭部構造の運動制御と四肢・体幹の運動制御の間にも同様に次のような強い相同性がある。すなわち，頭部の筋は脳神経運動核内の運動ニューロンに支配される。他方，四肢と体幹の筋は脊髄前角の運動核内の運動ニューロンに支配される。臓器の神経制御にも同様の相同性がある。頭部の腺や瞳孔の平滑筋の制御には，脳神経の自律神経核に存在する副交感神経節前

ニューロンが関与する。腹部内臓器官は仙髄の副交感神経節前ニューロンが制御する。

本章では嚥下の筋と共に表情筋，顎筋および舌筋を支配する脳神経運動核についてくわしく考察する。また，皮質核路によって行われているこれらの神経核の制御についても考察する。この神経路は皮質脊髄路と同等の頭部部分であり，この二つの神経路は多くの構成上の原理を共有している。脳神経運動核と皮質核路の連絡様式を知ることは診断学的に重要な価値がある。というのは，脳幹の損傷で起きる頭部の運動症候を臨床家が理解するのにこの知識が役立つからである。また，この知識は患者に起こりうる後遺症を防ぐために臨床家が個々の患者にとって適切な治療計画をつくる場合にも助けになる。また脳幹の自律神経運動核の考察もより深い局所解剖学の知識を修得するために行う。そのような知識は受傷後の中枢神経系の損傷の位置を同定するのに必須である。

脳神経運動核の構成

◆脳神経運動核は三つのニューロン柱を形成する

第6章で見たように，脳神経の感覚神経核および運動神経核は脳幹全体を通して吻尾方向に走るニューロン柱をつくっている（図11.2）。感覚ニューロン柱は外側部に，また運動ニューロン柱は内側部にそれぞれ位置する。感覚神経核は発生途上の脳幹の神経性外胚葉の一部である翼板に由来する，また運動神経核もその一部である基板に由来する（図11.3）。この二つの発生途上のニューロン集団は移動し，さらに細かく分離して感覚核と運動核である多くのニューロン柱となる。

脳神経運動核は脳幹を吻尾方向にのびる三つのニューロン柱を形成する（図11.2）。すなわち体性骨格筋性，鰓弓性および自律神経性ニューロン柱の三つである。

体性骨格筋運動ニューロン柱 somatic skeletal motor column の神経核には体節（**耳胞前体節** preotic somites と**後頭体節** occipital somites）に由来する横紋筋を支配する運動ニューロンが存在する（図6.4参照）。これらの横紋筋は外眼筋と舌筋である。**鰓弓性運動ニューロン柱** branchiomeric motor column の神経核には鰓弓 branchial arch 由来の横紋筋を支配する運動ニューロンが存在する。これらの横紋筋は表情筋，顎筋，口蓋筋，咽頭筋および喉頭筋である。このニューロン柱は体性骨格筋運動ニューロン柱の外側にあり（図11.2），第四脳室底から腹側方向へ移動している（図11.2，下段挿入図）。**自律神経性運動ニューロン柱** autonomic motor column の神経核には頭部の外分泌腺，平滑筋，および内臓器官の機能を制御する副交感神経節前ニューロンがある。自律神経性運動ニューロン柱は体性骨格筋運動ニューロン柱の外側に存在する（図11.2）。この三つのニューロン柱はそれぞれ一般体性運動性，特殊内臓運動性，および一般内臓運動性ニューロン柱とも呼ばれる（Box 6.1 参照）。

◆体性骨格筋運動ニューロン柱のニューロンは舌筋と外眼筋を支配する

体性骨格筋運動ニューロン柱は四つの神経核から構成されている（図11.2）。このうち三つの神経核は外眼筋を支配する運動ニューロンを含む。すなわち，**動眼神経核** oculomotor nucleus，**滑車神経核** trochlear nucleus および**外転神経核** abducens nucleus である。動眼神経核ニューロンは中脳吻側部に位置し，眼球を動かす**内側直筋** medial rectus muscle，**下直筋** inferior rectus muscle，**上直筋** superior rectus muscle および**下斜筋** inferior oblique muscle と，眼瞼を挙上する**上眼瞼挙筋** levator palpebrae superioris muscle を支配する（図12.4参照）。それらの運動軸索は**動眼神経（Ⅲ）** oculomotor nerve を走行する。滑車神経核内の運動ニューロンは**滑車神経（Ⅳ）** trochlear nerve を通って**上斜筋** superior oblique muscle を支配する。外転神経核ニューロンは**外転神経（Ⅵ）** abducens nerve を通って末梢へ軸索を送り，**外側直筋** lateral rectus muscle を支配する。外眼筋制御に関する神経解剖は第12章で考察する。**舌下神経核** hypoglossal nucleus は体性骨格筋運動ニューロン柱の4番目のものである（図11.2）。舌下神経核の運動ニューロンの軸索は**舌下神経（Ⅻ）** hypoglossal nerve を通り，内舌筋群や外舌筋群のオトガイ舌筋，舌骨舌筋および茎突舌筋を支配する。

◆鰓弓性運動ニューロン柱のニューロンは鰓弓に由来する骨格筋（鰓弓筋）を支配する

三つの脳神経核がこの細胞柱を構成する。**顔面神経核** facial nucleus，**三叉神経運動核** trigeminal motor nucleus および**疑核** nucleus ambiguus である。顔面神経核は**表情筋** facial expression muscle を支配する運動ニューロンを含む。これらの軸索は**顔面神経（Ⅶ）** facial nerve を通る。三叉神経運動核の運動ニューロンの軸索は，**三叉神経（Ⅴ）** trigeminal nerve を通って，主に**咀嚼筋群** muscle of mastication を支配する。咀嚼筋群には咬筋，側頭筋，外側翼突筋および内側翼突筋がある。疑核は**咽頭** pharynx や**喉頭** larynx の横紋筋を支配する運動ニューロンを含む。疑核ニューロンと脳神経を通るその遠心性投射は吻尾方向に配列する。疑核の最吻側部に位置する少数の運動ニューロンは**舌咽神経（Ⅸ）** glossopharyngeal nerve を通り，一つの咽頭筋，すなわち茎突咽頭筋を支配する。疑核のほとんどの運動ニューロンは**迷走神経（Ⅹ）** vagus nerve に軸索を

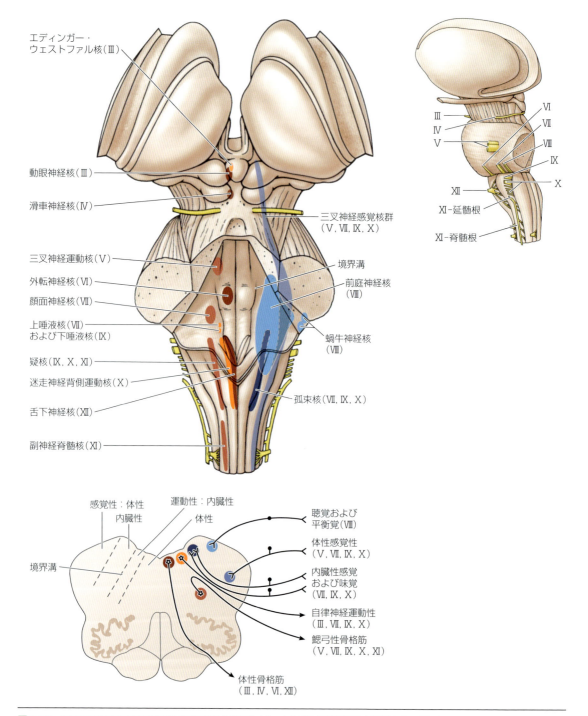

図 11.2 脳神経核の位置を示す脳幹の背側面図(小脳を除去)。右上挿入図は間脳と大脳基底核の側面図であり，種々の脳神経根，副神経延髄根，および副神経脊髄根を示している。下挿入図は脳神経核の柱状配列を示す延髄横断面の模式図。
(Nieuwenhuys R, Voogd J, van Huijzen C. *The Human Central Nervous System : A Synopsis and Atlas*, 4th ed. London : Springer-verlag ; 2007 を改変)。

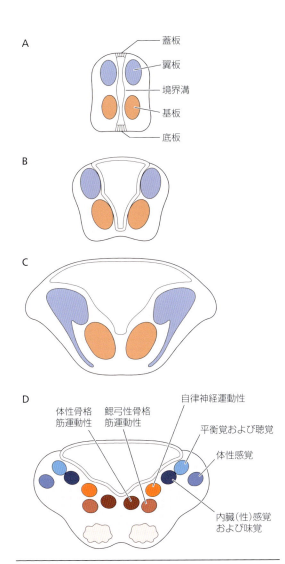

図11.3 脳神経核の発生。A〜D．3段階の発生過程における菱脳（A〜C）とその成熟（D）の模式図。各断面図中の間隙は第四脳室。第四脳室の発生中，最初はちょうど脊髄のように背腹側に扁平で，次に背側部が拡張する。これは脊髄の背側方向の感覚核-運動核配列の特徴が，下位脳幹（将来の延髄と橋）の感覚核と運動核の外内側方向の配列に変形していくためである。翼板内で発生中のニューロンは脳室底の近くで脳神経感覚核となり，基板内で発生中のニューロンは脳神経運動核となる。さらに，それらの板由来のニューロンがより遠くへ移動して，統合的機能を果たす。

送って咽頭と喉頭を支配する。迷走神経が咽頭筋を支配するので，疑核の損傷は嚥下運動を困難にする。迷走神経は**咽頭（催吐）反射** gag reflex の遠心路である。この反射では，例えば綿棒で咽頭を機械的に刺激すると咽頭の収縮が誘発される。**舌咽神経** glossopharyngeal nerve は，咽頭の機械受容器を支配し，かつ咽頭反射の求心路である感覚神経線維を含んでいる（第6章参照）。疑核の最尾側部には，軸索が**副神経（XI）** accessoy nerve の延髄根を通り，喉頭筋を支配する運動ニューロンが存在する。副神経は別々の**延髄根** cranial root と**脊髄根** spinal root からなり，延髄根に軸索を送る細胞体のみが**疑核** nucleus ambiguus に存在する。この疑核からの軸索（延髄根）はおそらく正常な場所からはずれた迷走神経の神経線維であろう。この疑核からの軸索（延髄根）は頭蓋骨から出て迷走神経に合流して，迷走神経が支配する構造物と同じものを支配する。そのため，それらは迷走神経の一部と考えられている。

副神経脊髄根へ軸索を出す細胞体は**副神経脊髄核** spinal accessory nucleus に存在する（図11.2）。この神経核は錐体交叉からおよそ第4または第5頸髄節までの上位頸髄の前角の一部であり，鰓弓性運動ニューロン柱ではない。副神経脊髄根の軸索は**胸鎖乳突筋** sternocleidomastoid muscle と**僧帽筋** trapezius muscle の上部を支配するが，これらの筋は体節由来であり，鰓弓由来ではない。

◆自律神経性運動ニューロン柱は副交感神経節前ニューロンからなる

自律神経性運動ニューロン柱には種々の臓器，平滑筋，および外分泌腺の機能を調節するニューロンが存在する。このニューロンは自律神経系 autonomic nervous system の一つである**副交感神経系** parasympathetic nervous system の一部である（第1章，第15章参照）。単一の運動ニューロンに支配されている骨格筋とは対照的に（図11.4A），平滑筋と腺は二つのニューロン（節前ニューロンと節後ニューロン）の連鎖により支配される（図11.4B）。すなわち，副交感神経節前ニューロンは自律神経性運動ニューロン柱を構成する種々の神経核に存在し，またこれらのニューロンは仙髄にも存在する（第15章参照）。副交感神経節後ニューロンは**末梢性自律神経節** peripheral autonomic ganglion に存在する。

自律神経性運動ニューロン柱は体性骨格筋運動ニューロン柱の外側に存在し（図11.2），四つの神経核からなる。**エディンガー・ウェストファル核** Edinger-Westphal nucleus は中脳と視蓋前域にあり，動眼神経核の背側に位置している（図11.4B1）。この神経核は縮瞳とレンズの遠近調節に関与する。この神経核の副交感神経節前ニューロンは軸索を**動眼神経（III）** oculomotor nerve に送り，**毛様体神経節** ciliary ganglion の節後ニューロンとシナプスする。この節後ニューロンは**毛様体筋** ciliary muscle と**瞳孔括約筋** constrictor muscle of iris を支配する。

副交感神経節前ニューロンはまた橋尾側部および延髄の神経核にも存在する（図11.4B2）。すなわち，**上唾液核**および**下唾液核** superior and inferior salivatory nucleus のニューロンは橋と延髄に位置する。これら

はやや散在性であり，明瞭な細胞柱を形成するわけではない。上唾液核ニューロンから起始する軸索は**中間神経** intermediate nerve（顔面神経の一部）を通る。この軸索は次の二つの末梢の神経節でシナプス結合する。すなわち，(1)**翼口蓋神経節** pterygopalatine ganglion（ここに存在する節後ニューロンは涙腺と鼻粘膜の腺を支配する），および(2)**顎下神経節** submandibular ganglion（ここに存在する節後ニューロンは顎下腺と舌下腺を支配する）である。中間神経は膝神経節の偽単極ニューロンの軸索である求心性神経線維も含むので，時には**顔面神経** facial nerve の感覚枝であると考えられている（第6章，第9章参照）。下唾液核には副交感神経節前ニューロンが存在し，その軸索は**舌咽神経** glossopharyngeal nerve を通り**耳神経節** otic ganglion の節後ニューロンとシナプス結合する（図11.4B2）。耳神経節の副交感神経節後ニューロンは**耳下腺** parotid gland を支配し，唾液を分泌させる。

迷走神経背側運動核 dorsal motor nucleus of vagus

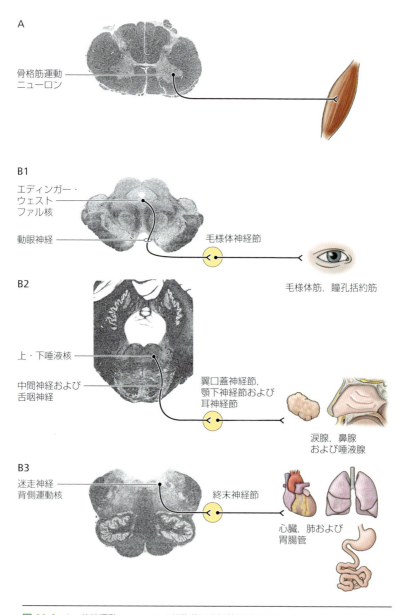

図 11.4　A．体性運動ニューロンの細胞体は中枢神経系にある。その軸索は末梢の標的である骨格筋に直接投射する。B．副交感神経節前ニューロンは中枢神経系の神経核に存在する。一方，節後ニューロンは末梢の神経節に存在する。B1〜B3 は副交感性機能の三つの例を示す：縮瞳(B1)，分泌(B2)および内臓機能(B3)。

nerve は延髄の**第四脳室** fourth ventricle 底の直下で副交感神経節前ニューロン柱を形成している（図11.4B3）。迷走神経背側運動核の副交感神経節前ニューロンは，**終末神経節** terminal ganglion と呼ばれる頭蓋外の副交感神経節でシナプスする（図11.4B3）。この神経節は胸腔や腹腔の臓器の中に存在するが，迷走神経が支配するのは結腸の脾臓曲［左結腸曲］より近位部の胃腸管（消化管）である。迷走神経の副交感神経節後ニューロンの機能は心拍調節（遅くする），胃の運動（促進する），および気管平滑筋の制御（気道収縮）などである（左結腸曲より遠位部の結腸は仙髄の副交感神経節前ニューロンが支配する〈第15章参照〉）。

以降では，脳神経運動核の皮質制御と橋および延髄におけるそれらの局所解剖に焦点を当てる。

皮質核路の機能的構成

◆脳神経運動核は大脳皮質と間脳により制御される

表情筋，舌筋，顎筋，喉頭筋，および咽頭筋を支配する体性骨格筋性や鰓弓性の運動ニューロン柱の神経核は以下の皮質運動領野により制御される。すなわち，一次運動野，捕足運動野，運動前野，および帯状回運動野である。これは四肢筋や体幹筋を制御する皮質領野と同じ皮質領野である（第10章参照）。しかし，その皮質領野全体ではなく，頭部運動の再現部位が三つの皮質脊髄路系の中の一つである**皮質核路** corticobulbar tract を通って種々の脳幹運動核へ投射している（第10章）。外眼筋を支配する神経核は第12章に記載するが，それらは別の皮質領野によって制御されており，皮質核路では制御されていない。自律神経性運動ニューロン柱を構成する神経核は大脳皮質や**視床下部** hypothalamus から投射を受けている。自律神経系と視床下部は第15章で考察する。

上記の皮質運動領野の中で，**一次運動野** primary motor cortex が皮質核路へ最も多くの軸索を送っている。これら一次運動野の軸索が起始する細胞体は，**外側溝** lateral sulcus に近い中心前回の外側部に位置する頭部再現部位のⅤ層に存在している（図10.8 参照）。それらの下行性軸索は，皮質脊髄路線維の吻側に沿って内包を下行し，橋と延髄に投射する。個々の運動核によって異なるが，皮質核路の軸索は両側性ないし反対側性に終止する（下記参照）。皮質核路から**両側性投射** bilateral projection を受けている運動核が支配する筋は，運動皮質や内包ないしその下行路の他の部位の一側性損傷では筋力低下しない。正常な，または正常に近い筋力発揮の制御には健側からの投射だけで十分である。しかし，**反対側性投射** contralateral projection のみを受けている筋には以上のことは当てはまらない。これらの筋では，一側損傷により筋力低下が生じる。皮質制御の側性と一側損傷による運動症状の側性との関係は皮質脊髄路系の場合と同様である。

◆皮質核路の両側性投射が舌下神経核，三叉神経運動核，および疑核を支配する

一次運動野から舌下神経核への皮質核投射はごく普通の両側性投射である（図11.5）。この投射の一側損傷，例えば内包内の損傷では，ほとんどの人で舌筋の筋力低下は起こらない。しかし，何人かには反対側舌筋の筋力低下が起こる。このことは，これらの人では舌下神経核への皮質核投射が交叉性（すなわち片側性）であることを示唆する。対照的に，舌下神経核や舌下神経の損傷は例外なく同側の舌筋麻痺を起こす。このような神経核や神経の損傷では，患者に舌突出をさせると，舌は損傷側へ偏位する。

一次運動野は三叉神経運動核へ両側性の投射をしているので（図11.5），片側性の皮質または下行路の損傷は標的筋の脱力を起こさない。一次運動野の両側性制御は，口の両側にある顎筋群が噛むことや発話などほとんどの運動行為で，左右が連携して活性化されるという事実を反映しているのかもしれない。このことは内側下行性脊髄路による体軸筋の（姿勢維持のため）両側制御と同様である（第10章参照）。

運動皮質は疑核の運動ニューロンを両側性に制御するが（図11.5），前述したようにこれはこの制御に重複性を与える。したがって皮質核路の一側損傷は喉頭徴候や咽頭徴候を誘発しないと考えられるが，疑核およびその周辺部が受傷するような脳幹の損傷は咽頭筋と喉頭筋の一側麻痺を引き起こす。そのような損傷は嗄声や嚥下障害を起こす。重要なことに，これはまた**気道防御反射** airway protective reflex，すなわち嚥下時に食塊や液体の気管侵入を防ぐ自動的な喉頭閉鎖を損なう。この反射が障害されると，少量の食片や液体が気管に入り，吸引性肺炎を引き起こす。

両側性皮質制御を受ける疑核とは異なり，副神経脊髄核は主に同側性の皮質投射を受けている。この同側性投射は，反対側へ頭を向ける胸鎖乳突筋を支配する運動ニューロンを主な標的としている。この皮質投射は同側性であるが，おもしろいことにこの筋の運動作用は反対側方向への運動を引き起こす。

◆顔面神経核への皮質投射は複雑な様式をとる

顔面神経または顔面神経核の損傷では**同側性** ipsilateral のすべての表情筋麻痺が起こる。これは顔面神経運動ニューロンのウイルス感染である**ベル麻痺** Bell palsy では一般的な症状である。一次運動野，内包または下行性皮質線維の一側損傷では，上部表情筋と下部表情筋とで随意制御への影響は異なる。一側損傷後で

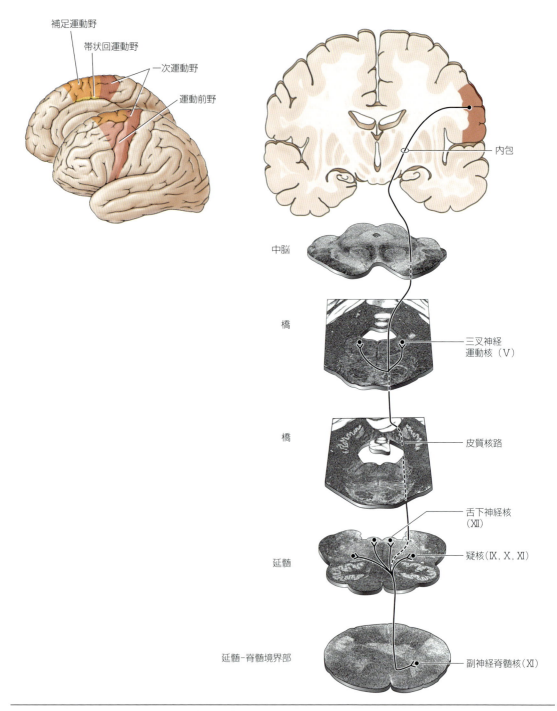

図11.5 鰓弓性運動ニューロン柱と舌下神経核の皮質制御。左上挿入図は一次運動野と三つの運動前野領域である補足運動野，帯状回運動野および運動前野の位置を示す。これらのほとんどの脳神経運動核は主に一次運動野から両側性の投射を受けるので，一側性損傷ではほとんど機能的影響はないかあるいは全くない。副神経脊髄核は例外である。それは一側性の皮質投射を受けるからである。この神経路の損傷は同側の胸鎖乳突筋と同側の僧帽筋の一部が脱力する。

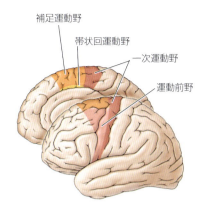
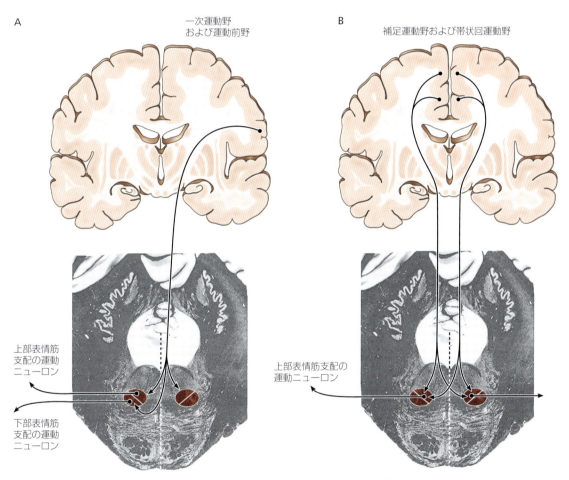

図 11.6 表情筋支配の運動ニューロンを制御する神経路。A．大脳皮質の外側面に位置する一次運動野と運動前野からの神経路。B．大脳皮質の内側面に位置する補足運動野（上）と帯状回運動野（下）からの神経路。挿入図は一次運動野と三つの運動前野領域である補足運動野，帯状回運動野および運動前野の位置を示す。

も，上部表情筋の随意制御は維持される。すなわち，このような損傷を持つ患者は額に左右対称的に皺をつくることができる。これに対し，下部表情筋は損傷側の反対側が筋力低下する。すなわち，そのような損傷を持つ患者が医師の指示により笑うとき，左右非対称にしか笑えない。しかし，驚くことに，例えば楽しい冗談により患者が笑うとき，表情筋の筋力低下を感じさせないほど患者は左右対称的に笑うことができる。

皮質核路ニューロンの起始やその終止様式の三つの特徴を知ればこれらの独特の結果を説明することができる。第1に，一次運動野は反対側の下部表情筋を支配する運動ニューロンに強く投射し，両側の上部表情筋を支配する運動ニューロンに弱く投射する（図11.6A）。このことより，このような損傷は反対側の下部表情筋のみの筋力低下が予想される。第2は，上部表情筋支配の運動ニューロンはいくつかの運動前野領域から，とりわけ補足運動野や帯状回運動野から両側性制御を受けている（図11.6B）。第3は，これらの運動性皮質領域からの下行性軸索の走行は一次運動野からの軸索とは分離している。つまり，これらの軸索は放線冠や内包のより吻側部を通り，別の動脈から血液供給を受けるので（図3.6参照），通常は皮質ないし内包の局所的損傷から免れる。楽しい冗談を聞いて左右対称に笑うことができる患者に関していえば，運動前野領域，とりわけ帯状回運動野からの健常な連絡がこのことにも関連していると考えられる。帯状回運動野は情動を調節している脳領域から主に入力を受けている。

脳神経運動核と皮質核路の局所解剖

本章の後半では骨格筋を支配する脳神経運動核，皮質核路，および重要な脳幹構造の間の空間的関係を中心に考察する。加えて，脳幹の三次元的構成もよりくわしく説明する。

◆内包膝の損傷は皮質核路を遮断する

皮質脊髄路と同様に，皮質核路は次のような様々な皮質領野のニューロンから起始する。すなわち，一次運動野，補足運動野，運動前野，および帯状回運動野である（図10.7参照）。皮質核路は，皮質脊髄路の吻側に位置する内包膝と後脚を通って下行する（図11.7A，B）。内包の各部分は異なる大脳動脈の枝によって血液供給されている（図3.6参照）。中大脳動脈 middle cerebral artery の深枝は内包浅部に血液供給し，前脈絡叢動脈 anterior choroidal artery は内包後脚の下部に血液供給し，また前大脳動脈 anterior cerebral artery の深枝は内包の膝と前脚の下部に血液供給する主要な動脈である。中脳では，皮質核路や皮質脊髄路などの下行性皮質線維は大脳脚の中を共に下行する（図11.7C）。

◆三叉神経運動核は三叉神経主感覚核の内側に位置する

皮質核路はさらに下行し，この投射線維は橋の菱脳峡レベルでは無数の小線維束に分離する（図11.8A）。橋のさらに尾側部で（図11.8B），この小線維束は合体して下行性皮質軸索の単一束を形成する。この位置は鰓弓性運動ニューロン柱の最吻側の構成要素である三叉神経運動核 trigeminal motor nucleus のレベルである（図11.2，図11.8B）。三叉神経運動核は三叉神経主感覚核の内側に位置する（第6章参照）。三叉神経の根線維はすぐ近くに位置する（図11.8B）。三叉神経運動核は皮質核路により両側性に支配される。

◆顔面神経の線維束は橋内で複雑な走行をとる

図11.9Aの橋断面は顔面神経の見える断面である。運動ニューロンが存在する顔面神経核から起始する軸索は第四脳室底の方向へ走行する（図11.9B）。顔面神経のこれらの線維が図11.9Aでは見えないのはそれらの線維が個別的で直線的な神経束をつくらないからである。顔面神経線維束が第四脳室底に近づくとき，初めは正中線方向に向かいながら上行する。次に線維束は外転神経核 abducens nucleus の周囲を内側，背側，そして吻側の順に弧を描いて走行する。顔面神経のこの部分は顔面神経の膝 genu と呼ばれ，外転神経核と共に第四脳室底橋表面の目印となる顔面神経丘 facial colliculus を形成する（図11.9挿入図）。次に，顔面神経線維束は腹側および尾側方向に走行し，橋延髄境界部 pontomedullary junction で橋を出る。顔面神経は，鰓弓性運動ニューロンの軸索に加え，翼口蓋神経節 pterygopalatine ganglion と顎下神経節 submandibular ganglion を支配する上唾液核からの内臓性運動軸索も含む。翼口蓋神経節は涙腺と鼻腺を支配し，顎下神経節は顎下腺と舌下腺を支配する。

橋への血液は脳底動脈の別々の枝である傍正中枝，短周回枝，および長周回枝から供給される（図3.3B2参照）。図11.9の橋レベルでは，前下小脳動脈 anterior inferior cerebellar artery（AICA）が長周回枝である。また，より吻側の橋レベル（図11.8）も脳底動脈の枝で血液供給される。

◆舌咽神経は延髄吻側部から出入りする

延髄吻側部の髄鞘染色横断切片では舌咽神経根が見られる（図11.10A）。舌咽神経の運動軸索は次の二つの神経核のニューロンから起始する。すなわち，横紋筋（茎突咽頭筋）を支配する運動ニューロンは疑核 nucleus ambiguus の吻側部に存在し，自律神経性運動ニューロン（副交感神経節前ニューロン）は下唾液核に存在する。この副交感神経節前ニューロンは耳神経節を支配し，耳下腺の唾液分泌を促す。

臨床的に見ると，舌咽神経は感覚神経と考えられる。その理由は，臨床検査では舌咽神経の片側損傷で体性運動および内臓性運動とも明瞭な運動不全が認められないからである。舌咽神経が，三叉神経脊髄路核に終止する体性感覚求心性線維だけでなく，孤束核に

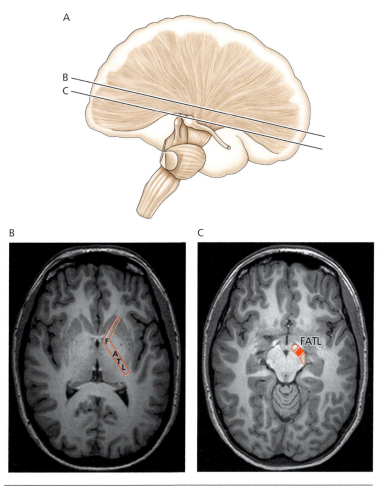

図11.7 内包(A)と、内包を通る面(B)と中脳(C)を通る面のMRI。内包中と大脳脚中の下行性軸索の位置をMRIで示している。「FATL」の文字はそれぞれ顔面、上肢、体幹と下肢を示す。中脳では、下行性皮質脊髄路系線維(大脳脚の中の赤色の中央部分)は大脳皮質に起始して橋核のニューロンでシナプス結合する軸索に両側を挟まれている(第13章参照)。赤色の領域内では、下行性軸索は内側から外側へ順に顔面、上肢、体幹、下肢の順に位置する。BとCのMRIの断面レベルをAに示す。(B、C:Dr. Joy Hirsch, Columbia Universityのご厚意による)。

終止する味覚線維や内臓感覚求心性線維も含んでいることを思い起こしなさい(図11.10B参照)。

◆延髄中位レベルには六つの脳神経核が存在する

　延髄中位レベルには三つの脳神経運動核―すなわち、舌下神経核、迷走神経背側運動核、および疑核―が存在する。これらはこのレベルに存在する三つの脳神経感覚核―すなわち、孤束核、前庭神経核、および三叉神経脊髄路核―の内側に位置する(図11.10B)。脳神経感覚核と脳神経運動核は境界溝でおおまかに分けられている(図11.10B)。舌下神経核と迷走神経背側運動核は第四脳室底直下に存在するが、疑核は延髄のより深い位置にある(図11.10B、図11.13)。疑核

の正確な位置は髄鞘染色切片では決定できないが、そのおよその位置は図11.10Bに示している。

● 動脈分布域における種々の梗塞は脳神経核や脳幹の神経路の機能を特異的に障害する

　延髄では、異なる脳神経核は椎骨-脳底動脈系の固有の枝から血液供給される(図11.12)。延髄の内側部は**椎骨動脈 vertebral artery**の主部の枝から血液供給される。この部位には舌下神経核、内側毛帯、および錐体がある。延髄のこの部位の梗塞は、次の三つの異常症候を引き起こす。第1に、**舌下神経運動ニューロン** hypoglossal motor neuronとその**軸索** axonが破壊されるので舌筋の損傷側麻痺が起こる。第2に、**内側毛帯 medial lemniscus**が侵されるので損傷部とは反対側の触覚、振動覚、および四肢の固有感覚が障害される。

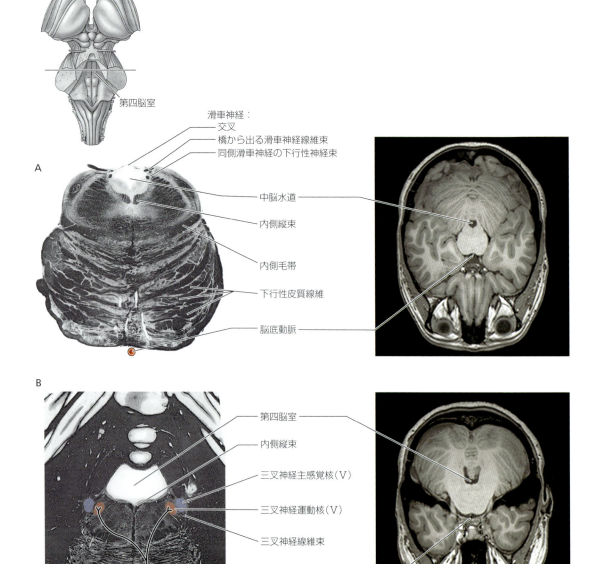

図11.8 菱脳峡(A)と三叉神経主感覚核および三叉神経運動核(B)のレベルの橋を通る髄鞘染色切片．対応するMRIを右に示す．挿入図は切断面レベルを示す．(Dr. Joy Hirsch, Columbia Universityのご厚意による)．

第3に，**錐体 pyramid**内の皮質脊髄路軸索が侵されるので損傷部とは反対側の四肢筋の筋力低下が起こる．

延髄の背外側部には**後下小脳動脈 posterior inferior cerebellar artery(PICA)**が血液を供給する(図11.12)．この動脈分布域の梗塞では，**延髄外側症候群 lateral medullary syndrome(ワレンベルク症候群 Wallenberg** syndrome)を構成する六つの重要な感覚および運動徴候が生じる．この症候群の中の感覚徴候のいくつかに関しては第6章で述べたが，さらに第15章で検討する．これら感覚および運動徴候の中で，以下の三つは異なる脳神経核の損傷に関連している．

■ 嚥下困難や嗄声(させい)は**疑核 nucleus ambiguus**損傷の結

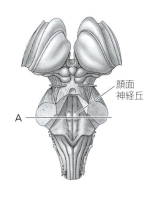

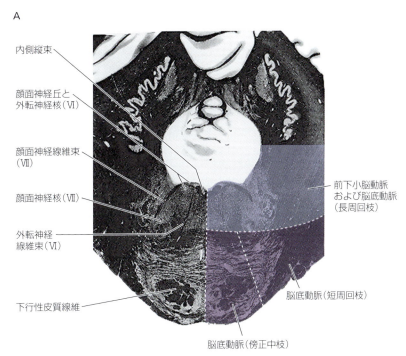

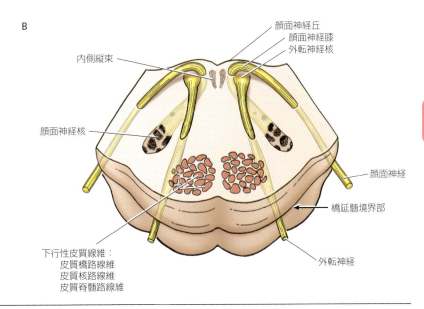

図 11.9 A．顔面神経丘レベルの橋を通る髄鞘染色横断切片。このレベルの血液供給を A に示す。B．橋内の顔面神経の立体的走行図。挿入図は A の切断面レベルを示す。(B, Williams PL, Warwick R. *Functional Neuroanatomy of Man*. New York, NY：W. B. Saunders, 1975 を改変)。

果である。関連した異常，すなわち咽頭反射の消失は疑核（反射の遠心路）の損傷または咽頭感覚（舌咽神経：反射の求心路）の消失が原因である。

- **めまい**（眩暈）vertigo（回転性運動錯覚：眩暈感とも言う）と**眼球振盪**（眼振）nystagmus（眼球の不随意でリズミカルな振動）は**前庭神経核** vestibular nucleus の損傷によって生じる（第 12 章参照）。
- 同側顔面の痛覚と温度覚の消失は**三叉神経脊髄路核**および**脊髄路** spinal trigeminal nucleus and tract の損傷が原因である。

残りの徴候は以下に示すように，延髄の背外側部を

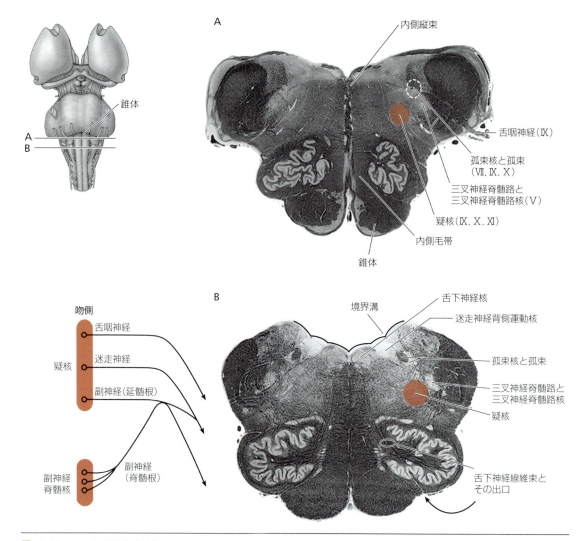

図 11.10 A．舌咽神経（Ⅸ）が出るレベルの髄鞘染色横断切片．B．延髄の舌下神経核レベルの髄鞘染色横断切片．左上挿入図は A と B の切断面レベルを示す．左下挿入図は疑核と副神経脊髄核の吻尾方向の配列を示している．

通る上行性神経路や下行性神経路の損傷に起因する．

- 反対側の上・下肢と体幹の痛覚鈍麻と温度覚鈍麻は**前側索系** anterolateral system 損傷の結果である．
- 同側上・下肢の**運動失調** ataxia（痙攣性または非協調的な運動）は**下小脳脚** inferior cerebellar peduncle 損傷に起因する．下小脳脚は主に感覚情報の小脳への通路である（第 13 章参照）．
- ホルネル症候群 Horner syndrome は，交感神経系を制御する視床下部に起始する下行性軸索の損傷が原因である（延髄背外側部でのこの軸索の正確な位置はわかっていない）．ホルネル症候群では次のような徴候が見られる．拮抗筋（瞳孔散大筋）活動のない副交感性瞳孔括約筋の活動に起因する**縮瞳** pupillary constriction，眼瞼挙筋の活動を補助する平滑筋である瞼板筋の筋力低下に起因する**偽眼瞼下垂** pseudoptosis（**眼瞼下垂** ptosis は上眼瞼挙筋の筋力低下による上眼瞼の下垂を言う），交感神経性血管収縮活動の欠除により起こる血管拡張に起因する顔面皮膚の**紅潮** reddening，および汗腺の交感神経制御の欠除に起因する**発汗障害** impaired sweating などである（第 15 章参照）．

◆副神経脊髄核は脊髄と延髄の境界部に存在する

錐体交叉 pyramidal decussation は脊髄と延髄の境界の目印である（図 11.13B）．**副神経脊髄部** spinal accessory nerve は**副神経脊髄核** spinal accessory nucleus に細胞体のある運動ニューロンの軸索からなる（図 11.13B）．これらの運動ニューロンが胸鎖乳突筋と僧

Box 11.1　嚥下の皮質制御

　嚥下は食塊や液体を口から胃へ送る協調運動反応である。嚥下は多相で構成される。食物が食塊となる口腔相に始まり，食塊を食道に送る咽頭相が続く。最後の相，すなわち食道相で食塊が胃へ送られる。大脳皮質は嚥下の開始に，特に口腔相に重要である。脳幹の中枢は咽頭筋と食道筋の収縮様式を制御して嚥下を可能にしているが，これは脊髄の回路が四肢筋の収縮様式を制御して四肢反射を可能にしているのときわめて似ている。

　嚥下には二つの鍵となる脳幹部分が存在する。第1は**孤束核** solitary nucleus であり（図11.10B），これは**内臓感覚** viscerosensory 機能（第6章参照）や**味覚** taste（第9章参照）に重要である。孤束核は咽頭や喉頭の粘膜を支配する神経，特に迷走神経の上喉頭神経から直接感覚情報を受ける。孤束核は第2の鍵である**疑核** nucleus ambiguus と周囲の**網様体** reticular formation へ投射する（図11.10B）。これらは嚥下時に筋収縮を起こすのに必要な運動ニューロンや介在ニューロンを含んでいる。脳幹のこれらの中枢はまた**気道防御反射** airway protective reflex，すなわち肺への食塊や液体の誤嚥を防ぐために嚥下時に喉頭を閉鎖する反射が起こるのに重要である。

　前頭葉運動野は，嚥下の開始や異なる食塊や液体に適応した筋収縮をするのに不可欠である。中心前回の外側部，ここは一次運動野の頭部再現部位や運動前野の外側部を含んでいるが，嚥下時に活性化する（図11.11A；水平断面画像）。この活性化は随意嚥下だけでなく口腔に唾液が溜まったときなどのように自動的でかつほとんどは不随意の嚥下形成のときにも起こる。これらの皮質野は両側性に活性化するが，これは疑核や孤束核への皮質投射が両側性であることを反映している。

　皮質運動機能に影響するような脳卒中の患者の3分の1は，嚥下開始時に息を詰まらせるような，**嚥下困難** dysphagia を経験する：**肺への誤嚥** pulmonary aspiration と栄養不良は嚥下困難の二つの深刻な結果である。皮質核路投射に重複性が存在するのに，なぜ嚥下困難を起こすような卒中患者がいるのだろうか。研究者は，嚥下の皮質再現が左右で非対称性であり，優位半球と劣位半球があることを示した。機能画像によると多くの人では，嚥下時の皮質活動が非対称であり，より大きな反応を示す側が嚥下の優位側であることを示唆している。この説と一致して，より大きな反応を示した側を経頭蓋磁気刺激で非侵襲的に刺激したとき，健常なヒトでは反対側よりも同側の咽頭筋や食道筋のより強い収縮が見られる。右大脳半球が優位というのがやや一般的である（図11.11B）（この優位側は利き手側に依存するようには見えない）。嚥下困難が進行している卒中患者は優位半球に損傷が存在していることや，また非優位健常半球が優位になると患者は有効な嚥下を回復するということが示唆されている。疑核への皮質核路の両側性投射はそれゆえに回復への重要な解剖学基盤を提供するであろう。嚥下機能の回復のもう一つの機構は，帯状回運動野のような他の皮質領野が損傷後により重要な役割を果たすようになることである。

帽筋上部を支配することを思い起こしなさい。この切片と頸膨大の切片（例えばアトラスの図AⅡ.5）を比較すると，前者の副神経脊髄核と後者の前角運動核の位置が似ていることがわかる。

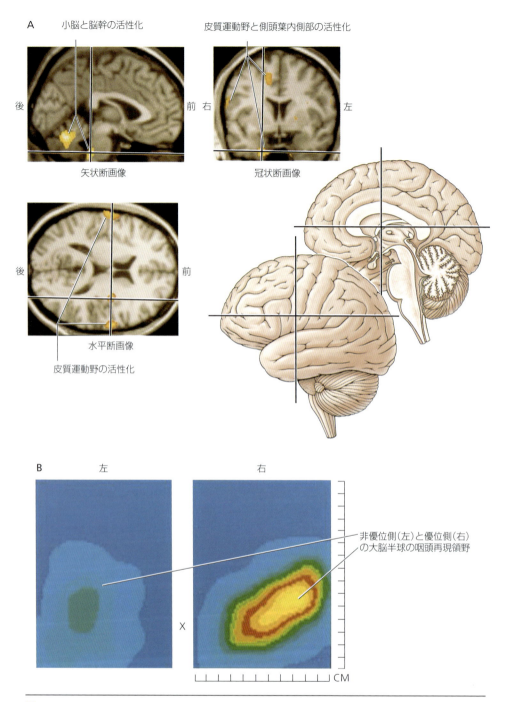

図 11.11 嚥下の皮質制御。A. fMRI。挿入図は脳の内側および外側から見た図にMRIの切断面レベルを示す。水平断画像では両側の運動皮質の活性化が見られる。また皮質下構造，すなわち小脳や脳幹の活性化も見られる。B. 経頭蓋磁気刺激法により咽頭筋と喉頭筋の収縮を誘発する一次運動野の機能図。(Dr. Shaheen Hamdy, University of Manchester and the Medical Research Council のご厚意による。Hamdy S, Rothwell JC, Brooks DJ, Bailey D, Aziz Q, Thompson DG : Identification of the cerebral loci processing human swallowing with H2150 PET activation. *J Neurophysiol*. 1999 ; 81 : 1917-1926)。

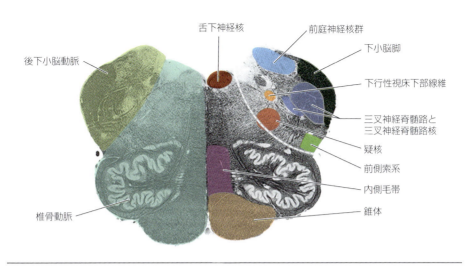

図 11.12 延髄の動脈分布。後下小脳動脈の閉塞により，延髄外側症候群ないしワレンベルク症候群と呼ばれる複雑な神経学的症候が出現する（第6章参照）。椎骨動脈の閉塞により，一組の上・下肢の感覚徴候や運動徴候が出現する。

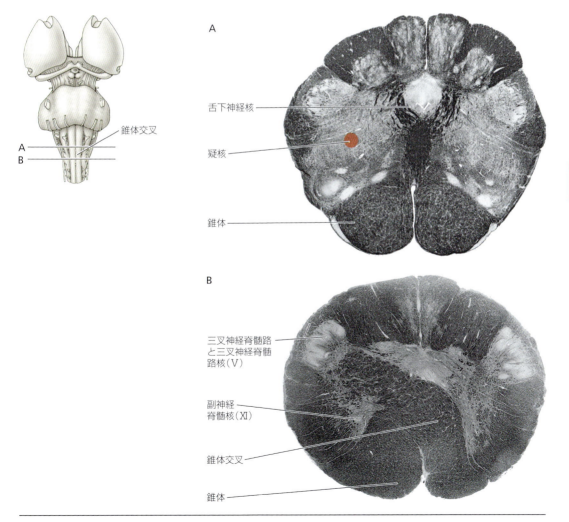

図 11.13 延髄中位レベル（A）と脊髄-延髄境界部レベル（B）を通る髄鞘染色横断切片。挿入図は切片AとBの切断面レベルを示す。

まとめ

　脳神経運動核は独立した三つのニューロン柱を形成する(図11.2)。すなわち，内側から外側へ，体性骨格筋運動ニューロン柱，鰓弓性運動ニューロン柱，および自律神経性ニューロン柱が配列する。

体性骨格筋運動核群

　体性骨格筋運動ニューロン柱は最内側の運動ニューロン柱である。それは**耳胞前体節**と**後頭体節**由来の骨格筋を支配する運動ニューロンが存在する次の四つの神経核から構成されている。(1)**動眼神経核**(図11.2)は**動眼神経(Ⅲ)**を通り，以下の外眼筋を支配する運動ニューロンを含む。すなわち，**内側直筋，上直筋，下直筋**，および**下斜筋**である。動眼神経はまた**上眼瞼挙筋**も支配する。(2)**滑車神経核**は**滑車神経(Ⅳ)**経由で，反対側の**上斜筋**を支配する運動ニューロンを含む。(3)**外転神経核**は**外転神経(Ⅵ)**経由で**外側直筋**を支配する運動ニューロンを含む。(4)**舌下神経核**は**舌下神経(Ⅻ)**を通り舌筋を支配する軸索を出す(図11.2, 図11.5, 図11.10, 図11.12)。これらのニューロン柱の中で，舌下神経核が一次運動野から投射を受ける唯一の神経核である。

鰓弓性運動核群

　鰓弓性運動ニューロン柱は第四脳室底から腹側方向に移動する(図11.2, 図11.3)。このニューロン柱は次の三つの神経核から構成され，鰓弓由来の横紋筋(鰓弓筋)を支配する。(1)**三叉神経運動核**(図11.5, 図11.8B)は**三叉神経(Ⅴ)**経由で**咀嚼筋**を支配する。この神経核は両側の運動皮質から投射を受ける。(2)**顔面神経核**(図11.2, 図11.9)は表情筋を支配する。顔面神経核の運動ニューロンの軸索は**顔面神経(Ⅶ)**を通る。下部表情筋を支配する顔面神経核の運動ニューロンは反対側の一次運動野から投射を受ける。上部表情筋は，一次運動野から弱い両側性投射を受けるが，運動野前領域からは強い両側性投射を受ける(図11.6)。(3)**疑核**は主として**迷走神経(Ⅹ)**経由で咽頭と喉頭の筋を支配するが，それよりも少数の軸索は**舌咽神経(Ⅸ)**と**副神経(Ⅺ)**延髄根を経由している(図11.5)。**副神経脊髄核**は疑核と同じ並びであるが，しかし鰓弓性運動ニューロン柱の一部ではない。副神経脊髄核は胸鎖乳突筋と僧帽筋を**副神経脊髄根(Ⅺ)**経由で支配する(図11.2, 図11.13B)。

自律神経性運動核群

　自律神経性運動ニューロン柱は四つの神経核から構成される(図11.2)。各神経核は副交感神経節前ニューロンを含んでいる(図11.4, 図11.7)。(1)**エディンガー・ウェストファル核**は中脳に位置する。その軸索は**動眼神経**経由で**毛様体神経節**に投射する。毛様体神経節には瞳孔括約筋と毛様体筋を支配する節後ニューロンが存在する(第12章参照)。(2)**上唾液核**からの軸索は**中間神経**(顔面神経の枝)を通り，翼口蓋神経節と顎下神経節でシナプス結合して，**涙腺，鼻腺，顎下腺**および**舌下腺**を制御する。(3)**下唾液核**は，舌咽神経経由で**耳神経節**の節後ニューロンとシナプス結合する。そこからの節後ニューロンが**耳下腺**を支配する。(4)**迷走神経背側運動核**(図11.10, 図11.13)からの軸索は迷走神経を通って末梢に至り，ほとんどの胸部および腹部内臓(結腸の脾臓曲〈左結腸曲〉より近位までの)の**終末神経節**を支配する。

第12章

前庭系と動眼系

症例　ワンアンドハーフ症候群

　30歳女性が突然複視を発症し，右側を注視する際に複視が悪化した。また左側を見ることは不可能であると言う。検査で左側を見るよう指示された場合，本人が言うように両側の眼球は正面に固定されたままであった。左眼球は外転が不可能，右眼球は左側を見るときは正常に内転可能であるが正面に固定されていた（図12.1A 左）。また右側を見るように指示された場合，左眼球は内転が不可能であった（図12.1A 右）。

　MRIでは橋中央部の第四脳室底の直下で正中部の近くに病変が認められた（図12.1B1）。正常なMRIを図12.1B2に，また橋における髄鞘染色切片を図12.1B3に示す。橋の病変に加えて，大脳白質にも病変が観察された。以上の神経学的および放射線医学的所見，および臨床検査結果より本症例は多発性硬化症と診断された。

　本章を読んだ後，以下の質問に答えよ。
1. 眼球運動の制御回路のどの部位の損傷がこの患者の左側注視障害を引き起こしたか。
2. 左眼球は右側を注視する際になぜ内転できないのか。

重要な神経学的症候と対応する脳領域の損傷

左側注視機能の消失

　左側の外転神経核に損傷が認められた。この外転神経核の運動ニューロンの損傷により，支配筋が麻痺した。右眼球の内転もまた不可能であった。理由は，左側を注視する筋制御シグナルは左側の橋より発するからである（図12.1C，図12.7）。われわれが左側を見たいときは，大脳皮質からの運動司令を受ける傍正中橋網様体が左側の外転神経核にシグナルを送る。外転神経核には2種類のニューロンが存在する。すなわち外側直筋を支配する外転神経核運動ニューロンと，もう一つは内側縦束を上行し，右眼球を内転させる内側直筋支配の運動ニューロンを制御する核間ニューロンである。本症例では損傷が運動ニューロンだけではなく，これら核間ニューロンにも及んでいた。左眼球がわずかに内転しており，わずかな非対称性を示すことに注意しなさい。これは左側の外側直筋の麻痺に加えて，さらに正常な左側内側直筋の拮抗筋力のない収縮による。多発性硬化症は炎症性の脱髄疾患なので，ニューロンは変性しないが機能的に障害される。

右側注視時の左眼球の内転不能

　本症例の損傷部位は左側の内側縦束を含む。対側の外転神経核より投射する核間ニューロンは，軸索を左側の内側縦束に送り左側の内側直筋を支配する運動ニューロンに投射する。この場合，典型的には外転中の眼球に眼振が生じ，異常な振動や上下運動が見られることに注意せよ（図12.13 参照）。

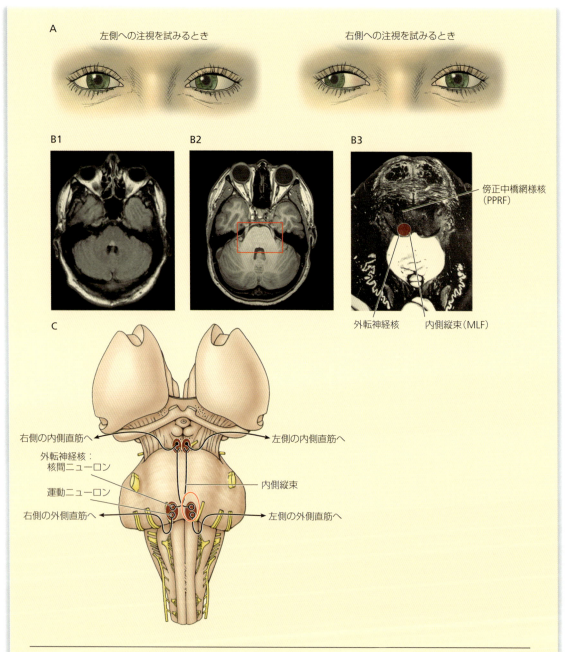

図12.1 ワンアンドハーフ症候群。**A**. 上段。本症例患者が左側を注視しようとするときの眼球の位置。両側の眼球が正面に固定されることに注意しなさい。**B**. 橋を通る断面像。**B1**. 本症例患者のMRI（FLAIR）。明るい部分が病変を示す。(Espinosa PS. Teaching NeuroImage：One-and-a-half-syndrome. *Neurology*. 2008；70[5]：e20. の許可を得て複製)。**B2**. 正常なMRI。**B3**. 重要な構造と病変のおよその位置を示す髄鞘染色切片。**C**. 側方を注視するための神経回路を示す脳幹の腹側面図。赤い楕円は左側の外転神経核と左側の内側縦束におよぶ損傷の範囲を示す。(**B1**，Espinosa PS. Teaching NeuroImage：One-and-a-half-syndrome. *Neurology*. 2008；70[5]：e20 の許可を得て複製。**B2**，Columbia 大学のJoy Hirsch 博士のご厚意による)。

われわれが前庭系の機能，すなわち体に加わる加速度の感覚をはっきりと経験するのは，ジェット機の離陸時である．前庭器官による感覚はこのような特別な環境下において起こるが，この系は，例えば平坦ではない土地を歩くときの平衡維持や急に起立するときに起こる血圧の調節のように，比較的自動的な運動を常に制御している．

前庭系は眼球運動を制御する脳幹の多くの神経回路（動眼系）と機能を共有する．眼球運動は，注視する対象を最も視力のよい網膜の中心窩に結像させるために，正確に制御される必要がある（第7章参照）．前庭系と動眼系は頭部が運動する際に頭部と眼球の運動を協調させる．例えば，空港ターミナルの人混みの中であなたが友人に走り寄る際に顔をじっと見つめることができることを考えれば明らかである．あなたの頭部は上下左右に揺れながらも，友人の姿を苦もなく固定することができる．これは，前庭系が頭部の動きを検出し，動眼系が代償的な眼球運動を引き起こして，網膜上の1点に友人の像を固定することができるからである．この二つの系の作用は，前庭動眼反射により自動的に調節される．さらに内側下行性運動路（第10章参照）は頸部の筋を調節することにより頭部の運動を制御して，この作用を助ける．何を注視するかを認識すること以外はすべて無意識に行われる．

臨床的に見ても，前庭系と動眼系は非常に緊密に関連する．ヒトの頭部が動くときの眼球運動の協調性を注意深く検査することは，脳幹の統合機能を評価する際の重要な一部である．また前庭動眼反射の評価は昏睡患者の検査についても重要である．本章では脳神経核の検査もすべて記載している．このことにより脳幹の局所解剖学についてより重要な知識を得ることができる．このような知識は臨床的問題の解決，例えば行動障害の理解や中枢神経系における損傷部位の同定などに必須である．個々の脳神経核は明確に同定可能な感覚機能もしくは運動機能に関わるため，臨床医はこれらの機能の健全性を完全に検査することが可能である．

前庭系の機能解剖

私たちはエレベーターやジェット機に乗った際に直線加速度を，そして頭部が回転する際には角加速度をそれぞれ感知する．前庭受容器はこの両方に関わっている．この感覚受容器は末梢に位置する五つの前庭器に存在する（図12.2挿入図）．すなわち角加速度を感知する三つの**半規管** semicircular canal と，直線加速度を感知する**卵形嚢** utricle と**球形嚢** saccule の二つである．前庭受容器細胞は有毛細胞であり，**前庭神経節** vestibular ganglion に細胞体が位置する双極ニューロンに支配される．この双極ニューロンの軸索は**第Ⅷ脳神経** cranial nerve Ⅷ である**前庭神経** vestibular nerve を通って**前庭神経核群** vestibular nucleus に投射する．前庭神経核群には四つの神経核，すなわち前庭神経下核，内側核，外側核，および上核がある（図12.2）．前庭神経系はそれぞれ後述する（1）知覚，（2）血圧制御，（3）体の近位筋と体軸筋の下行性制御という重要な三つの機能を司る明確な神経回路で構成される．さらに前庭神経系は，眼球運動の調節という第4の重要な機能がある．これは注視の制御に関する次節で考察される．

◆前庭神経核群から視床への上行性投射は平衡覚の知覚，見当識，および姿勢に重要である

主として前庭神経上核，内側核，および下核からは両側視床の**後腹側核** ventral posterior nucleus とその周辺のいくつかの領域に上行性投射がある（図12.3A）．頭頂葉と島皮質にある次の三つの領野がこの上行性投射の主な終止部位である（図12.3）．（1）**島皮質後部** retroinsular cortex と（2）**頭頂葉後部** posterior parietal cortex の前庭領野は前庭神経系の感覚情報の識別と，体の位置覚と体周囲の環境の認知に関与する．これらとは異なる領域であり一次体性感覚野の一部をなす（3）**3a野** area 3a は，頸部の筋からの固有感覚と連携して頭部の位置覚に関与すると考えられている（第4章参照）．これらの皮質野は，皮質脊髄路のように直接ではなく，前庭脊髄路ニューロンに下行性投射すること，すなわち間接的な皮質前庭脊髄路により，それぞれ体の近位筋と姿勢の制御にも関わる．

◆前庭系は体の姿勢と重力の変化に対応して血圧を調節する

血圧の調節は主に心拍数と血管平滑筋の制御を含む統合された反応である．われわれが急に起立すると，血液は重力に抗して循環しなければならない．脳への十分な血流の維持は代償的に心拍数と血管平滑筋の緊張度が増加する圧受容器反射反応によってなし遂げられる．これらの反応は自律神経系を介しておこなわれる（第15章参照）．たとえば血圧降下薬や利尿薬を服用中の患者のようにこの反応が不十分であると，**起立性低血圧** orthostatic hypertension が生じうる．前庭系による血圧調節は，脳幹の内臓機能統合中枢，すなわち孤束核，迷走神経背側運動核，および結合腕傍核との線維連絡により達成される．これらの神経核群は次に自律神経機能を調節する（図12.3A；第6章，第15章参照）．

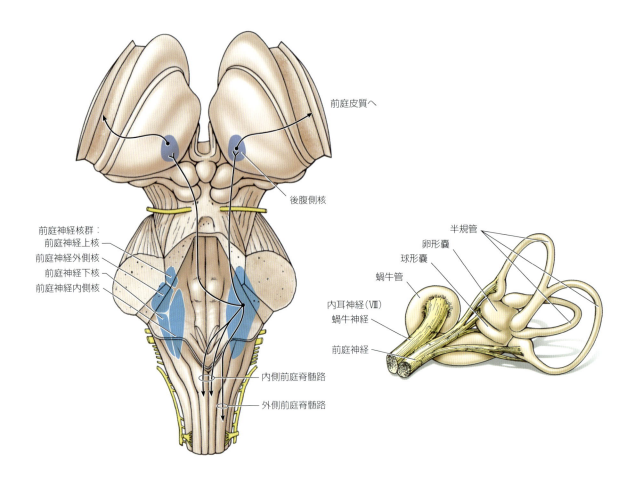

図 12.2　前庭系全体の構成を示す脳幹背側面図。挿入図は末梢の前庭器と聴覚器である。

◆前庭神経核群は機能的に明確な下行性脊髄投射により体軸筋を制御する

　前庭神経核は主に小脳と大脳皮質から情報を得て，体軸筋を制御する。前庭神経核群から機能的に明確に異なる二つの下行性運動路，つまり外側前庭脊髄路と内側前庭脊髄路が起始し，体の平衡と，頭部運動と眼球運動の協調をおこなう。この二つの下行性運動路は**内側下行性運動路** medial descending motor pathway の主要な部分を形成する。**前庭神経外側核** lateral vestibular nucleus に起始する**外側前庭脊髄路** lateral vestibulospinal tract は同側の白質を下行して脊髄のすべてのレベルに達する（図 12.3B）。この神経路は頸部，背部，殿部および下肢の筋群に影響を与え，体の姿勢と平衡の制御に重要な役割を果たす。第 10 章で示したように，個々の神経路は片側性に投射するけれども，この内側下行性運動路は交連性ニューロンにシナプス結合するので全体としては両側の近位筋と体軸筋に影響を与えることを思い起こしてほしい（図 10.16A）。

主として**前庭神経内側核** medial vestibular nucleus に起始する**内側前庭脊髄路** medial vestibulospinal tract は両側の脊髄白質を頸髄と上位胸髄のレベルまで下行する（図 12.3B）。この内側前庭脊髄路は眼球の位置に対応して頭部の位置を制御する。

眼球運動制御の機能解剖

　眼の位置と運動は随意的にも前庭反射によっても制御される。眼球運動には以下の 5 種類がある。

1. **前庭動眼反射** vestibuloocular reflex（VOR）は注視の方向を維持するために，半規管の情報に基づいて眼球の位置を自動的に調整することにより頭部の運動を代償する。
2. **衝動性眼球運動**（サッケード）saccade は注視する対象の像を網膜の中心窩に移す速い運動である。
3. **滑動性追跡眼球運動** smooth pursuit eye movement は動く対象を追跡するゆっくりした運動である。

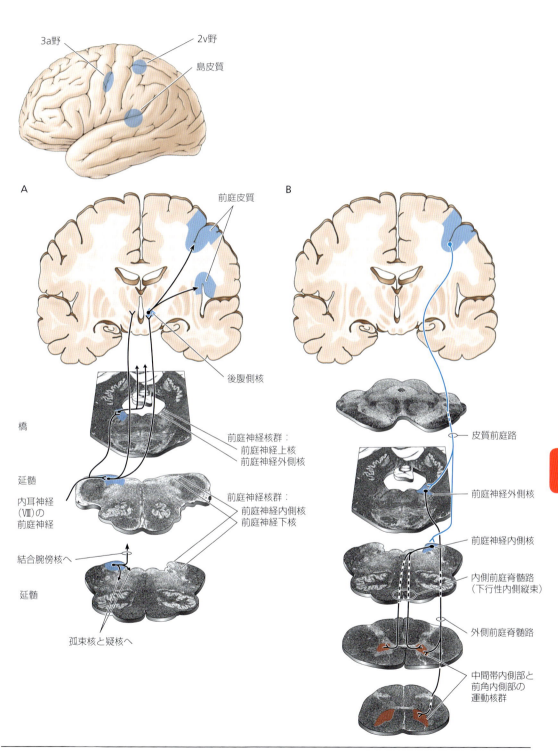

図 12.3　A．大脳半球と間脳を通る前頭断面と脳幹を通る三つの横断面で示す前庭系の一般構造。B．内側前庭脊髄路，外側前庭脊髄路および皮質前庭路。挿入図は，視床より前庭系の入力が投射する重要な 3 部位を示す大脳半球の外側面図。

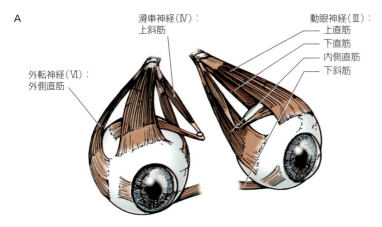

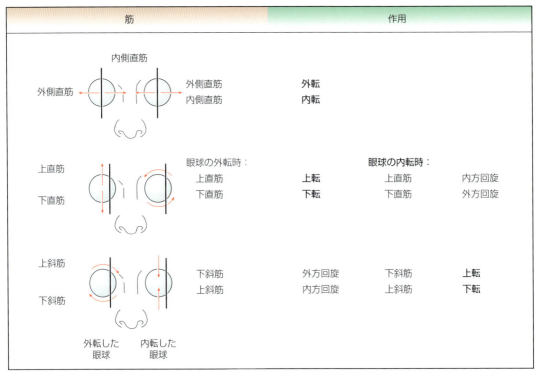

図 12.4 A. 左右の眼球に付着する外眼筋とその神経支配。上眼瞼挙筋は図中に示されていないが，動眼神経に支配され上眼瞼を挙上する。左右の眼球の外眼筋は以下のような三つの機能的対をなす。外側直筋と内側直筋は眼球を水平方向に動かす。上直筋と下直筋は，特に眼球が外転した場合にそれぞれ上転および下転する。下斜筋と上斜筋は眼球を上転および下転するが，これは左右の眼球が内転時により強く作用する。B. 外眼筋の作用。

4. **バージェンス運動** vergence movement（輻輳運動もしくは開散運動）は対象の像を両側網膜の同じ位置に映す。
5. **視運動性反射** optokinetic reflex（OKR）は視覚情報に基づいて前庭動眼反射を補う。

眼球運動はバージェンス運動の場合を除き，すべて共役している。左右の眼球は同じ速度で同じ方向に動く。バージェンス運動の場合は左右の眼球運動が共役せず，それぞれの眼球は反対方向に動く。

一側の眼球は，機能的には三つの対をなす拮抗筋群である次の六つの骨格筋により制御される（図 12.4A）。外側直筋と内側直筋はそれぞれ眼球を水平方向に外転（鼻から外方を見る場合）または内転（鼻方を見る場合）させる。上直筋と下直筋は，眼球が特に外転時にそれぞれ眼球を上転または下転させる。そして上斜筋と下斜筋は，特に眼球が内転時にそれぞれ眼球を下転また

は上転させる(図12.4B)。

◆外眼筋支配の運動ニューロンは三つの脳神経運動核に存在する

　動眼神経核 oculomotor nucleus は中脳吻側部に位置し，運動ニューロンの軸索は**動眼神経(Ⅲ)** oculomotor nerve(Ⅲ)のほとんどを構成する。動眼神経核(図12.5)は六つの外眼筋のうち**内側直筋** medial rectus muscle, **下直筋** inferior rectus muscle, **上直筋** superior rectus muscle および**下斜筋** inferior oblique muscle(図12.4)の4筋を支配する。また眼瞼を挙上する**上眼瞼挙筋** levator palpebrae superioris muscle も支配する(動眼神経には平滑筋を支配する副交感神経系の軸索が一部含まれる。第15章参照)。

　その他の二つの外眼筋支配の運動核は滑車神経核と外転神経核である(図12.5)。**滑車神経核** trochlear nucleus の運動ニューロンは**滑車神経(Ⅳ)** trochlear nerve(Ⅳ)へ軸索を送り上斜筋 superior oblique muscle (図12.4)を支配する。この神経は脳幹の背側より出る唯一の脳神経である。また滑車神経は，そのすべての軸索が中枢神経系内で**交叉する** decussate という特徴がある。**外転神経核** abducens nucleus(図12.5)の運動ニューロンは**外転神経(Ⅵ)** abducens nerve(Ⅵ)へ軸索を送る。外転神経核の運動ニューロンは**外側直筋** lateral rectus muscle(図12.4)を支配する。外眼筋支配の運動ニューロンは，脊髄の運動ニューロンあるいは他の脳神経運動ニューロンとは異なり，一次運動野の制御を受けない。

◆前庭動眼反射は頭部の運動中の注視方向を維持する

　頭部が運動中も前庭系が頭部の運動を相殺する眼球運動のシグナルを発するので，注視の対象物は安定して固定される。例えば頭部が右側に水平運動する場合，眼球は共役して左側へ水平に動く(図12.6A)。この眼球運動は左側の外側直筋運動ニューロンと右側の内側直筋運動ニューロンが興奮することにより生じる。外側直筋と内側直筋を支配する運動ニューロンは前庭核ニューロンにより直接，興奮する(図12.6B)。このことは，頭部運動時の眼球運動の自動的制御の重要性を示している。さらに内側直筋運動ニューロンは左側の外転神経核に存在する核間ニューロンにより間接的に興奮する(図12.6B，細線)。図12.6Bには示されていないが，前庭動眼反射による制御は外眼筋の協力筋の作用が拮抗筋(協力筋の作用とは反対の作用を行う筋)の収縮により妨害されないことを確実にする働きもある。この過程は拮抗筋の運動ニューロンに対して抑制性に働くことにより生ずる。例えば，左側の外側直筋が興奮する場合は，左側の内側直筋は抑制さ

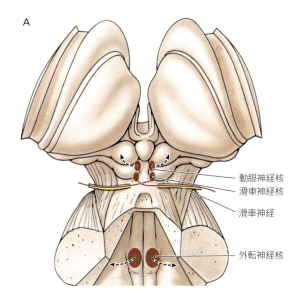
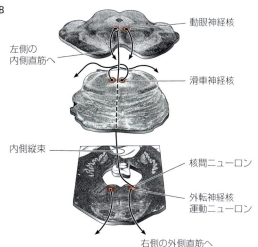

図12.5　外眼筋の制御。A. 動眼神経核，滑車神経核，外転神経核および脳幹内部の滑車神経の走行を示す脳幹の背側面図。B. 動眼神経核，滑車神経核，および外転神経核を通る脳幹の横断面。核間ニューロンの神経線維は反対側の内側縦束を上行する。

れる。

◆随意性眼球運動は前頭葉ニューロンと頭頂-側頭-後頭連合皮質ニューロンによって制御される

　衝動性眼球運動は，細胞構築学的には8野の一部である**前頭眼野** frontal eye field のニューロンにより引き起こされる(図2.19参照)。この皮質領野は，視床を介して大脳基底核と小脳より皮質下入力を受ける。そして，前頭眼野は中脳の**上丘** superior colliculus へ投射する(図12.7A)。この投射線維は**内包前脚** anterior limb of internal capsule および**内包膝** genu of internal

228　Ⅲ　運動系

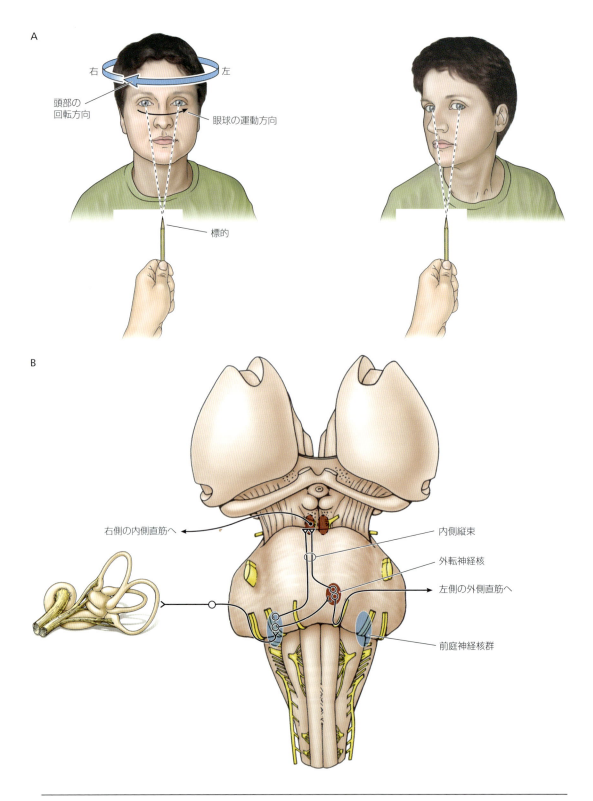

図 12.6　前庭動眼反射。A. 頭部が右方向に回転すると，眼球は左方向に同じ程度に回転して代償する。B. 頭部が右方向に回転するときの前庭動眼反射に関わる神経回路を示す脳幹，間脳，および大脳基底核の腹側面図。

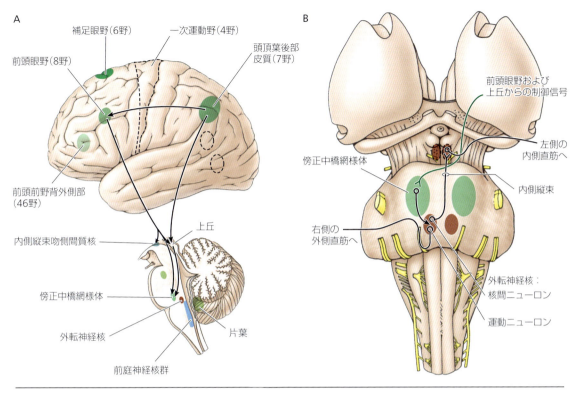

図 12.7　A．衝動性眼球運動に関わる部位のおよその位置を示す大脳皮質の外側面図と脳幹の正中断面図。中側頭回と上側頭回中部（破線による楕円）は滑動性追跡眼球運動系の一部を構成するが，図 12.8 に記述した。一次運動野は眼球運動の制御には関わらない。B．脳幹，間脳，および大脳基底核の腹側面図で両眼の右側方向への衝動性水平眼球運動に関わる神経回路を示す。

capsule を下行し脳幹に達する。次に，この情報を受けた上丘ニューロンは橋・中脳網様体の特定の部位に投射し，網様体ニューロンは外眼筋支配の運動ニューロンに単シナプス性にシナプス結合して衝動性眼球運動を直接的に制御する。前頭眼野はこれら網様体の二つの部位に対して直接投射も行う。衝動性水平眼球運動の制御のために前頭眼野は **傍正中橋網様体** paramedian pontine reticular formation（PPRF）のニューロンに投射する（図 12.7A，B）。この部位のニューロンは制御情報を処理して外転神経核へ送る。外転神経核は外側直筋を支配する運動ニューロンだけを含む単なる運動神経核ではなく，**核間ニューロン** internuclear neuron も含む（図 12.7B）。傍正中橋網様体から発する情報は直接的に外側直筋支配の外転神経核ニューロンを興奮させ，また核間ニューロンを介して間接的に内側直筋支配の動眼神経核ニューロンを興奮させて衝動性水平眼球運動を引き起こす。衝動性垂直眼球運動については，前頭眼野から中脳網様体の一部である **内側縦束吻側間質核** rostral interstitial nucleus of medial longitudinal fasciculus（ri MLF）への投射が引き起こす（図 12.7A）。この神経核のニューロンは垂直眼球運動を起こす外眼筋の活動を協調させる（図 12.5B）。7 野内の **頭頂葉後部皮質** posterior parietal cortex は，対象に注目する機能で衝動性眼球運動の誘発に関与する。すなわち，対象を注視する前にまず刺激に注目しなければならない。この領野は **内包後脚** posterior limb of internal capsule を通って上丘に投射する。

一方，**滑動性追跡眼球運動** smooth pursuit eye movement には，動いている標的の速度を計算するために，大脳皮質の **高次視覚野** higher-order cortical visual area と **小脳** cerebellum を含む非常に異なった制御回路が関わる（図 12.8）。滑動性追跡眼球運動の皮質性制御は中側頭回（V5 とも呼ばれる）と上側頭回中部から始まる（図 7.15 参照）。この領野から下行する神経線維は内包後脚を通り，脳幹に達して **橋核** pontine nucleus，**片葉** flocculus（小脳の一部位，第 13 章参照）および **前庭神経核群** vestibular nucleus からなる神経回路を形成する（図 12.8）。外眼筋を支配する三つの脳神経核はすべて，**内側縦束** medial longitudinal fasciculus（MLF）を経由する前庭神経核からの入力を受ける。前庭神経核に起始する内側縦束の神経線維はまた，頭部が動く場合に眼球の位置を一定に保つためにも特に重要である（次節参照）。前頭眼野は衝動性眼球運動を引き起こすために重要であるが，滑動性追跡眼球運動についても関わる。

前庭系と眼球運動制御の局所解剖

◆前庭感覚器は膜迷路内に存在する

膜迷路内は，カリウムイオンが高濃度でナトリウムイオンが低濃度のイオン組成である細胞内液に似た細胞外液，つまり**内リンパ** endolymph で満たされる（第8章参照）。前庭受容器の細胞は有毛細胞であり，聴覚受容器に似ており，半規管の中でも特殊化した部位（膨大部と呼ばれる）（図12.9 挿入図），卵形嚢，および球形嚢（平衡斑と呼ばれる）に存在する。半規管の有毛細胞はゼラチン様物質（クプラと呼ばれる）におおわれ，有毛細胞の不動毛がその中に埋めこまれている。頭部が回転運動するとき，半規管の内リンパが流れ，ゼラチン様物質が移動することにより有毛細胞の不動毛を曲げる。卵形嚢と球形嚢でもまた平衡斑の有毛細胞はゼラチン様物質に覆われる。ゼラチン様物質の中に封入された炭酸カルシウムの結晶が不動毛の上に位置する。頭部に直線加速度が加わるとこの結晶がゼラチン様物質を変形させ，それにより不動毛を曲げる。耳石はこの炭酸カルシウムの結晶を示す用語であるので，球形嚢と卵形嚢はしばしば**耳石器** otolith organ と呼ばれる。半規管，卵形嚢，および球形嚢はそれぞれ頭部内で異なった方向性を持つために，それぞれ頭部の異なる運動に対して選択的にはたらく。良性頭位めまい（眩暈）benign positional vertigo は炭酸カルシウムの結晶が半規管の中で浮遊する状態である。頭位を変えるとその結晶が有毛細胞を異常に刺激するために，めまい（眩暈）が生ずる。前庭器の有毛細胞は，**前庭神経節** vestibular ganglion に細胞体を有する双極ニューロンの末梢突起に支配される。この双極ニューロンの中枢突起は**内耳神経（Ⅷ）**cranial nerve Ⅷ の**前庭神経** vestibular nerve を形成して蝸牛神経とともに走行し，橋と延髄の境界部外側面から脳幹に入る（アトラス図AⅠ.6参照）。前庭神経の神経線維群の一部は小脳へ直接投射する（第13章参照）。前庭系が眼球，四肢および体幹の運動を制御するという特殊な役割があるがゆえに，前庭神経の感覚ニューロンは一次感覚ニューロンのうちで唯一，小脳へ直接投射する特権を有する。

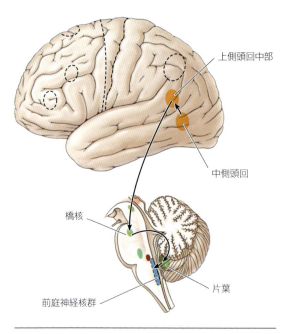

図12.8 滑動性追跡眼球運動を制御する部位のおよその位置を示す大脳皮質の外側面図と脳幹の正中断面図。

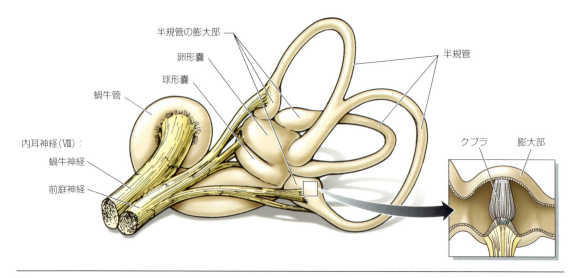

図12.9 末梢の前庭系の構成。挿入図は半規管の膨大部を示す。

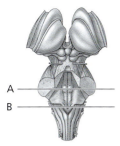

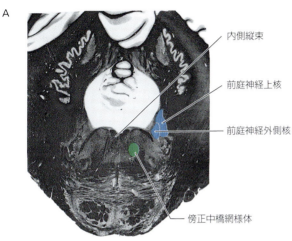

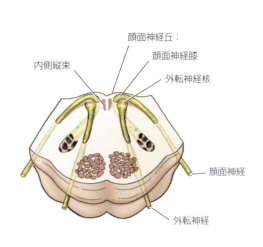

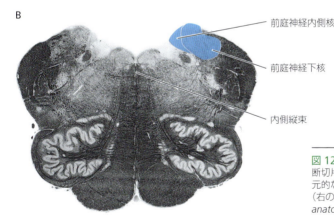

図12.10　橋尾側部(A)と蝸牛神経核(B)を通る髄鞘染色横断切片。右の挿入図は顔面神経と外転神経の橋における三次元的な走行を示す。上の挿入図は各切片の切断位置を示す。(右の挿入図はWilliam PL, Warwick R.：*Functional Neuroanatomy of Man*. W. B. Saunders, 1975 を改変)。

◆前庭神経核群は機能的に異なる投射をする

　前庭神経核群(図12.10)は延髄と橋の背外側部において第四脳室底に存在する(図12.2)。この部位は小脳橋角 cerebellopontine angle と呼ばれる。後下小脳動脈 posterior inferior cerebellar artery (PICA) が前庭神経核群に血液を供給する(第4章参照)。この動脈の閉塞により，患者自身もしくはその周囲があたかも回転するような運動性の錯覚，すなわちめまい(眩暈) vertigo が生じる。前庭神経核群は同側性あるいは対側性の密な核間連絡があるが，このことは前庭器からの情報の基本的処理をする際に重要である。**前庭神経外側核** lateral vestibular nucleus (ダイテルス核 Deiters nucleus とも呼ぶ) は体の平衡を維持するために重要である**外側前庭脊髄路** lateral vestibulospinal tract を出す。**内側前庭脊髄路** medial vestibulospinal tract は主に**前庭神経内側核** medial vestibular nucleus に，そして一部は**前庭神経上核** superior vestibular nucleus と**前庭神経下核** inferior vestibular nucleus のニューロンに起始し，頭部と頸部の運動制御に関わる。前庭神経下核，上核，内側核から，また，より少数ではあるが外側核からも視床へ両側性の上行性投射がある。**前庭神経核群** vestibular nucleus は眼球運動の反射的安定化，すなわち

前庭動眼反射 vestibuloocular reflex（VOR）にも関与する（図12.6）。外眼筋支配の運動核群へ投射する前庭神経核ニューロンの軸索はMLFを走行する（図12.10，図12.11）。前庭神経核群は小脳と一緒に機能して、循環系に影響を及ぼす重力変化への血圧反応を引き起こすことに関わる。

◆外眼筋支配の運動核群は橋と中脳の内側縦束に隣接する

内側縦束（MLF）は脳幹の全長にわたり正中線に近接し、第四脳室底と中脳水道の腹側に位置する有髄線維からなる神経路である。橋と延髄では外眼筋を支配する運動核、すなわち外転神経核、滑車神経核、および動眼神経核と密接な関係を持つ。MLFの吻尾方向の走行は正中線に近い矢状断の髄鞘染色切片において観察される（図12.11A2）。

●動眼神経核の損傷は眼球を外下方に向ける

動眼神経核（図12.11B1）は内側直筋、上直筋、下直筋、下斜筋、および眼瞼を挙上する上眼瞼挙筋を支配する。その運動神経線維は動眼神経内を走行し、赤核と大脳脚を貫いた後に脚間窩から脳を出る（図12.12B）。動眼神経の損傷は、それにより影響されない同側の外側直筋（外転）と上斜筋（下転）の拮抗筋のない作用により、正面を見るとき同側眼球が"外下方を向く"状態となる。

中脳にはその他に眼球運動の制御に重要な中枢が三つ存在する。その第一は上丘 superior colliculus であり、衝動性眼球運動の制御に必須な脳幹部位である（図12.11B1）。頭頂葉および前頭葉にある眼球運動制御中枢より直接入力を受けて（図12.7A）、上丘深層のニューロンは、衝動性水平眼球運動を制御するために傍正中橋網様体（PPRF）へ、そして中脳の第二の制御中枢である内側縦束吻側間質核 interstitial nucleus of MLF（図12.11B1，図12.12A）へそれぞれ直接投射する。この神経核は動眼神経核や滑車神経核との線維連絡により衝動性垂直眼球運動を制御する。第三の統合中枢はカハール間質核 interstitial nucleus of Cajal である（アトラス図AⅡ.15参照）。この神経核は眼球と頭部の運動の協調を助けるが、特に垂直運動と回旋運動のときに関わる。この神経核は脊髄に投射することにより体軸筋を制御し（間質核脊髄路と呼ばれる）、また後交連を通って反対側のカハール間質核に投射し、眼球と体軸筋の運動協調を両側性に制御する。

中脳腹側部の損傷は眼球運動制御、表情筋作用および四肢の運動などに障害を起こす複雑な一連の神経学的異常を誘発するので、中脳の局所解剖学の知識は臨床的に重要である。後大脳動脈 posterior cerebral artery から出る複数の枝はこの中脳腹側部を栄養し、これらの血管が閉塞すると動眼神経核、動眼神経および大脳脚 basis pedunculus が影響を受ける。その場合、眼球が"外下方を向く"状態となるのみならず大脳脚を下行する皮質脊髄路と皮質核路も損傷を受けるため、反対側の四肢および顔面下部の表情筋の脱力が生じる。また赤核（図10.11参照）およびその近傍を走行する神経線維は赤核と小脳を連絡するため、その損傷によって四肢の振戦も起こる。

●滑車神経核は中脳尾側部に位置する

滑車神経の運動ニューロンは滑車神経核 trochlear nucleus に存在し（図12.11B2）、反対側の上斜筋 superior oblique muscle を支配する。この神経核は中脳尾側部の下丘レベルに位置し、内側縦束内に入れ子状態で存在する。滑車神経核の運動ニューロンの軸索は中脳水道と第四脳室の外側縁に沿って中脳中心灰白質 periaqueductal gray matter の中を尾方へ走行する。この神経線維は橋の吻側部（図12.5A）において中脳水道の背側で交叉して脳幹の背側表面より出る（図12.5B）。滑車神経の傷害により上斜筋が麻痺し、拮抗筋がない下斜筋の作用により眼球がわずかに外方に回転する（外方回旋）。また、眼球は拮抗筋のない上直筋の作用によりわずかに上転する。この損傷を有する患者は麻痺した筋の反対側に頭部を傾斜し、複視をなくすように眼球の位置を補正する。

●外転神経核は橋に位置する

外転神経核 abducens nucleus（図12.11B4）には外側直筋 lateral rectus muscle を支配する運動ニューロンが存在する。この神経核は第四脳室底直下に位置し、顔面神経核ニューロンの脳内神経線維に部分的に囲まれる（図12.10A）。外転神経核ニューロンの軸索は脳幹の腹側表面に進み、橋と延髄の境界部において顔面神経根の内側で橋より脳外に出る。外転神経の損傷は同側の外側直筋を麻痺させるために、眼球の外転が不可能になる。

◆中脳に存在する副交感神経節前ニューロンは瞳孔の大きさを調節する

エディンガー・ウェストファル核は光に反応して起こる縮瞳と、近点を視る場合の水晶体調節の二つの反射に関わる。対光反射 pupillary light reflex は光が網膜に入射したときに起こる縮瞳である。網膜からの視覚情報は上丘腕 brachium of superior colliculus を通り、直接、視蓋前域核群 pretectal nuclei に達する（図12.12）。この視蓋前域核群は副交感神経節前ニューロンを含むエディンガー・ウェストファル核 Edinger-Westphal nucleus へ両側性に投射するが、視蓋前域からの軸索は後交連 posterior commissure を通り反対側にも投射する。エディンガー・ウェストファル核からの軸索は動眼神経の神経線維と共に走行し、末梢では毛様体神経節 ciliary ganglion でシナプス結合する。こ

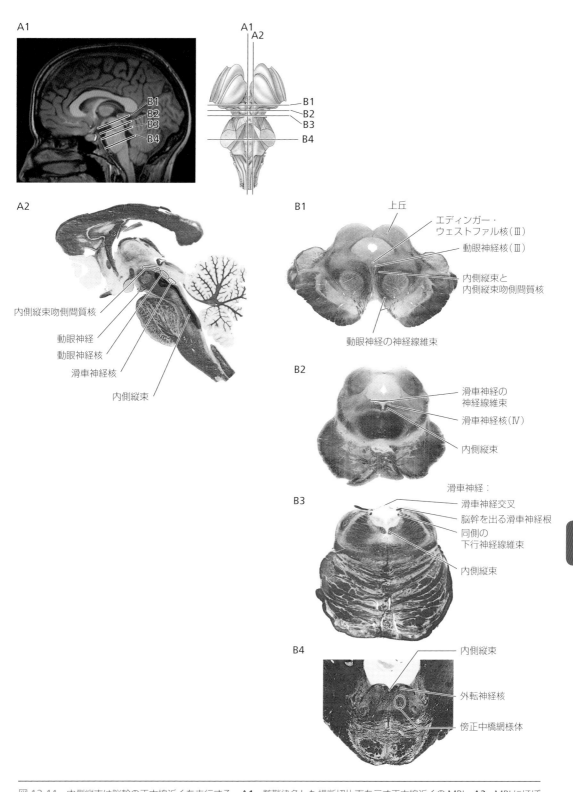

図 12.11　内側縦束は脳幹の正中線近くを走行する。**A1**. 髄鞘染色した横断切片面を示す正中線近くの MRI。**A2**. MRI にほぼ一致する正中矢状断面における髄鞘染色切片。**B**. 中脳吻側部(**B1**)、中脳尾側部(**B2**)、中脳-橋境界部(**B3**)、および橋(**B4**)の各断面における組織切片。

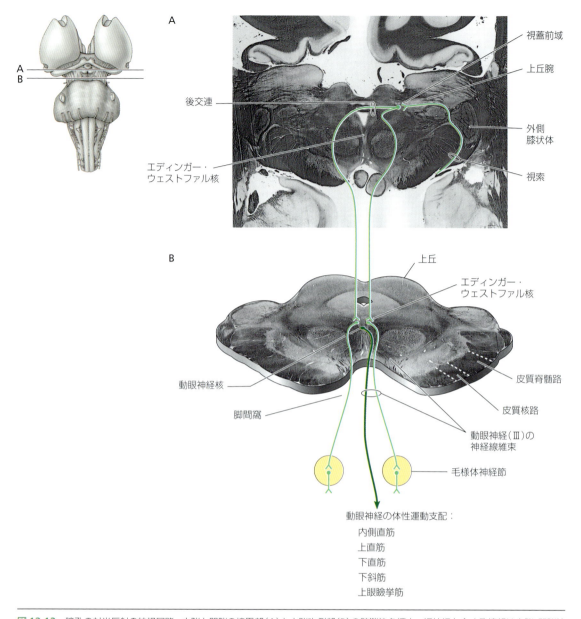

図12.12 瞳孔の対光反射の神経回路。中脳と間脳の境界部（**A**）と中脳吻側部（**B**）の髄鞘染色標本。視神経を介する情報は中脳-間脳境界領域の視蓋前域ニューロンに伝達される。視蓋前域核群はエディンガー・ウェストファル核にある副交感神経節前ニューロンへ両側性に投射する。この神経回路における次の連絡は副交感神経節後ニューロンが位置する毛様体神経節に存在する。これらのニューロンは眼球の平滑筋を支配する。図中の濃い緑色線は，記載された筋群を支配する動眼神経核に存在する体性運動ニューロンから起始したものであることに注意しなさい。挿入図は切片 **A** と **B** の横断位置を示す。

こからの節後ニューロンは瞳孔括約筋を支配する。この視蓋前域核群ニューロンからエディンガー・ウェストファル核の副交感神経節前ニューロンへの両側性投射により，片側の眼球に対する光照射が同側の縮瞳（照射側眼球の直接反射）だけでなく対側の縮瞳（共感反応）も生ずる。瞳孔反射は，昏睡状態の患者を含む臨床検査において脳幹の機能を評価する上で重要である。

瞳孔散大 pupillary dilation は瞳孔括約筋の神経回路が抑制されるか，もしくは自律神経系の交感神経系要素による瞳孔の別の制御によって生ずる（第15章参照）。瞳孔散大筋支配の神経線維は眼球の近くで動眼神経に合流する。この構成の結果として，後大脳動脈の塞栓症で見られる動眼神経の神経線維の損傷の場合でも，瞳孔散大筋支配の神経線維は損傷を受けない。このような損傷により交感神経系の瞳孔散大に関わる神経線維は影響を受けないので，瞳孔散大筋の拮抗筋

のない作用により瞳孔散大を生ずる。

　中脳のエディンガー・ウェストファル核に存在する副交感神経節前ニューロンは第2の視覚反射, すなわち近点を見る場合に水晶体の湾曲を増加させる**調節反射** accommodation reflex に関わる。この反射は多くの場合, **調節-輻輳反射** accommodation-convergence reaction, すなわち近点を見る場合に水晶体の湾曲が増加し, 瞳孔が縮小し, および眼球の輻輳運動が起こる, という複雑な反射の一部を形成する。これらの反応には外眼筋を支配する動眼神経核の運動ニューロンや副交感神経節前ニューロンのほかに, 後頭葉視覚野の統合作用が関わる。中枢神経系の病理学では視覚反射の異なる要素を区別できる。例えば神経梅毒の場合には調節反射は残存するが, 対光反射が障害される。この状態の患者は典型的な神経学的症状を有し, **アーガイル・ロバートソン瞳孔** Argyll Robertson pupil と呼ばれる。彼らの瞳孔は縮小し対光反射は消失するが, 患者の調節反射ではより縮瞳する。中脳の各部位は後大脳動脈の傍正中枝, 短周回枝, 長周回枝が分布する (図3.3B1 参照)。

　上眼瞼挙筋は上眼瞼を挙上する作用を持ち, 交感神経で支配される平滑筋である**瞼板筋** tarsal muscle がその作用を補う。交感神経系が機能不全に陥れば（第15章参照), 瞼板筋の脱力が生じ, 眼瞼が軽く下垂する（偽性眼瞼下垂）。真性の眼瞼下垂は, 眼瞼を挙上する主動筋である上眼瞼挙筋の脱力によって引き起こされる。これは動眼神経の損傷もしくは神経筋接合部を侵す自己免疫疾患である重症筋無力症などの神経筋疾患による。

◆眼球運動の制御には脳幹に存在する多くの構造体の統合機能が関わる

　すでに考察したように, 水平眼球運動は大脳皮質前頭眼野と上丘から傍正中橋網様体に投射される情報により制御され, それにより外側直筋と内側直筋の筋活動を協調させる。この神経回路はよく解明されており, それぞれの部位における損傷は水平眼球運動の障害をよく説明できる（図12.13）。外転神経の損傷により同側の**外側直筋** lateral rectus muscle が麻痺し, 同側眼球の外転が障害される（図12.13, 損傷1）。この場合, 静止時に損傷側の眼球が内側直筋の拮抗筋のない作用により内転することがある（図には示されていない）。

　外転神経の損傷による障害は, 外転神経核の損傷によるものとは異なる（図12.13 損傷2)。外転神経核の損傷の場合は, 外側直筋支配の運動ニューロンが侵されるので, 外転神経損傷の場合と同様に同側の眼球は外転しない。ここでもまた静止時には拮抗筋である内側直筋の拮抗筋のない作用により, 同側眼球は内転するであろう。しかし, 外転神経核損傷では以下の第2の症候が出現する。すなわち, 患者は水平注視の際, **反対側の内側直筋** contralateral medial rectus muscle を収縮できないために損傷側を注視することができない。したがって, 患者は患側を注視することができない。これは**側方注視麻痺** lateral gaze palsy と呼ばれ, 外側直筋と内側直筋の収縮を協調させる**核間ニューロン** internuclear neuron が侵された結果生じるものである（図12.7B）。

　より吻側における内側縦束の損傷は外側直筋支配の運動ニューロンは損傷されないが, 核間ニューロンの軸索は損傷されるため**核間性眼筋麻痺** internuclear ophthalmoplegia が生じる（図12.13, 損傷3, 図12.11B3 の橋レベル）。この損傷は内側縦束の傷害側から反対側方向への外方注視の際, 同側の眼球を内転させる内側直筋の収縮不能となる（または低下する）のが特徴である。

　図12.13B の損傷2, 3の場合, 傷害側の内側直筋が健常であることを証明するには, 近くの対象を見る際に生じる両眼の輻輳運動を示せばよい。この眼球運動には, 両側の内側直筋の収縮が必要である。眼球の輻輳運動を協調させる神経機構には外転神経核の核間ニューロンではなく, 大脳皮質の**視覚領野** visual cortex と**中脳** midbrain の統合中枢が関わる。

◆視床の後腹側核は前庭情報を大脳皮質の頭頂葉皮質と島皮質に伝達する

　前庭神経核群は**視床** thalamus へ両側性に投射する。この上行性投射は主に前庭神経内側核, 外側核, および上核に起始を持つ。聴覚系および体性感覚系とは異なり, 前庭神経核群から上行する神経路は単一ではない。あるものは内側縦束を, あるものは外側毛帯を通り, その他は脳幹の灰白質を散在性に走行する。上行性前庭投射が終止する視床の主要な部位は**後腹側核** ventral posterior nucleus (図12.2, 図12.3A, 図12.14) である。この神経核は体性感覚の中継核として知られているが, その他の機能も持っている。後腹側核の吻側部は外側腹側核（運動制御に関与, 第10章参照）に隣接し, 前庭入力を受けて体性感覚野の3a野に投射し, この皮質野は前庭情報を骨格筋および関節に存在する受容器からの固有感覚情報と統合する。後腹側核の背側部と尾側部およびそれらに隣接する神経核も前庭入力を受けるが, それらの部位は頭頂葉後部皮質と外側溝の後端に近い島皮質後部に投射する（図12.14）。他の感覚種のような単一の"一次"前庭皮質領野は存在しないようである。むしろ, これらの前庭皮質野は単一の神経回路網を形成し, 前庭入力を関節の固有感覚と統合して位置覚, 見当織, および知覚（例えば加速度やめまい）に関わる。前庭皮質の多くは前庭

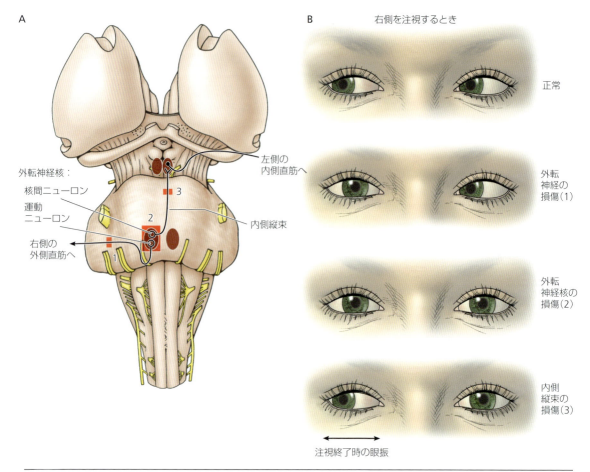

図 12.13　衝動性水平眼球運動を制御する脳幹機構．A．衝動性水平眼球運動を調節する神経回路．赤色の長方形は損傷部位を示し，B に示す眼球運動異常を生じる．B．患者が右側を注視するよう指示された場合に見られる眼の位置の 4 型を示す：（上から下へ）正常，右側の外転神経の損傷（損傷 1），右側の外転神経核の損傷（損傷 2），左側の内側縦束の損傷（損傷 3）．

神経核へ下行性投射し，さらに脊髄にまで投射して体軸筋と四肢の近位筋を制御する．この系，すなわち皮質前庭脊髄路の構成は，前頭葉の運動領野に起始する間接的な神経路に類似する（図 10.2 参照）．

◆大脳皮質の多数の領野が眼球運動を制御する

眼球運動は一次運動野ではなくむしろ前頭葉と頭頂葉の多数の領野により制御される．大脳皮質 8 野の一部に相当する**前頭眼野 frontal eye field** は衝動性眼球運動と滑動性追跡眼球運動の神経回路を構成する主要な前頭葉領野である（図 12.7，図 12.8）．前頭葉における他の 2 領野，すなわち補足眼野と前頭前野背外側部のニューロンは衝動性眼球運動に重要である（図 12.14B）．これらの前頭葉の眼球運動制御中枢は，大脳基底核の一つである尾状核（図 12.14A）と共に機能する（第 14 章参照）．衝動性眼球運動に重要な頭頂葉の領野は 7 野である．7 野には"どこに"の神経路からの視覚情報が入力する（図 7.15，図 7.16 参照）．7 野の近傍に位置する中側頭回と上側頭回中部の二つの領野も"どこに"の神経路の一部であるが，それらは滑動性追跡眼球運動を導く視覚情報を提供する．

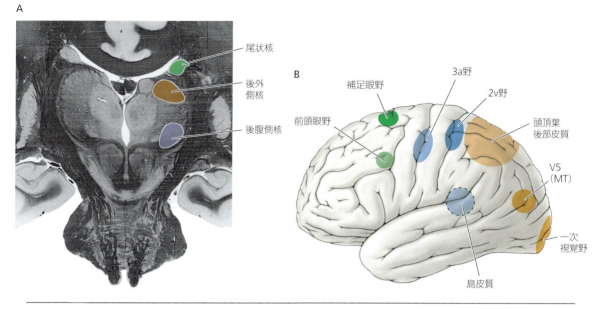

図12.14　A．視床の後外側腹側核，後外側核，および尾状核の断面を通る髄鞘染色横断切片．B．大脳皮質における前庭皮質と動眼中枢．

まとめ

前庭系

◆ 前庭感覚器

前庭系には三つの半規管，卵形嚢，および球形嚢の合計五つの感覚器官が存在する（図12.2，図12.9）．前庭器の特定の部位に位置する感覚受容細胞は，**前庭神経節**にある双極ニューロンの末梢性突起により支配される．これら双極ニューロンの中枢性突起は内耳神経の**前庭神経**を形成する（図12.2と図12.9）．これらの神経線維は，延髄の吻側部と橋の尾側部で第四脳室底の近傍に位置する前庭神経核群に終止する（図12.2A）．

◆ 前庭神経核群とその投射

四つの前庭神経核，すなわち**前庭神経下核**，**前庭神経内側核**，**前庭神経外側核**および**前庭神経上核**は延髄と橋に位置する（図12.2A，図12.10）．前庭神経上核，外側核および内側核のニューロンは視床の**後腹側核内**とその周囲のいくつかの部位に終止する上行性神経路を形成する（図12.3と図12.14）．大脳皮質の頭頂葉と島皮質にある以下の主要な3部位がこの情報を受け取り統合する（図12.2，図12.14）．すなわち，（1）頭部の位置と頸部の運動制御に関わるとされる**3a野**，（2）**頭頂葉後部**，および（3）**島皮質**である．後2者は体の位置覚と見当識に関わる．

前庭脊髄路としては次の二つの神経路がある（図12.3B）．**外側前庭脊髄路**は前庭神経外側核から起始して脊髄のすべてのレベルに下行する（図12.10）．この神経路は体の平衡と姿勢維持に重要である．**内側前庭脊髄路**は主として**前庭神経内側核**ニューロンに起始し（図12.10），頸髄のレベルまで下行する．この神経路は注視の際に頭部の位置を制御するのに重要である．前庭脊髄路ニューロンは，四肢の**近位筋**と体軸筋を支配する運動ニューロンと，これらの運動ニューロンにシナプス結合する介在ニューロンに終止する．

眼球運動制御

◆ 外眼筋

一側の眼球は六つの外眼筋により制御されていて，それらは互いに拮抗筋として作用する三つの機能的な対を構成する（図12.4）．すなわち，**外側直筋**と**内側直筋**は眼球を水平方向に動かし，それぞれ眼球を外転（鼻方の反対側を見ること）または内転（鼻方を見ること）させる．**上直筋**と**下直筋**は，特に眼球が外転した際にそれぞれ上転または下転させる．最後に**上斜筋**と**下斜筋**は，特に眼球が内転した際にそれぞれ下転または上転させる．

◆ 外眼筋支配の運動核群

動眼神経核の運動ニューロンは**内側直筋**，**下直筋**，

上直筋，下斜筋，および上眼瞼挙筋を支配する。これらの運動神経線維は動眼神経（Ⅲ）を走行する（図12.5，図12.11，図12.12）。滑車神経核の運動ニューロンは滑車神経（Ⅳ）に軸索を送り上斜筋を支配する（図12.4，図12.10，図12.11）。滑車神経は交叉性の軸索を有し，脳幹の背側面より出る唯一の脳神経である（図12.5）。

外転神経核には外転神経（Ⅵ）へ軸索を送り外側直筋を支配する運動ニューロンが存在する（図12.4，図12.9）。

◆眼球運動を制御する脳幹中枢と皮質領野

衝動性眼球運動は，上丘（図12.7B，図12.11B）と橋・中脳の網様体（図12.7）に投射する前頭眼野（図12.6A）のニューロンに制御される。この皮質ニューロンの神経線維は内包前脚を下行する。傍正中橋網様体（図12.7，図12.10）ニューロンは，外側直筋支配の運動ニューロン，および動眼神経核の内側直筋支配の運動ニューロン（図12.6，図12.11，図12.13B）へ投射する外転神経核の核間ニューロン（図12.9）に軸索を送り，衝動性水平眼球運動を協調させる。内側縦束吻側間質核（図12.11，図12.13A）のニューロンは衝動性垂直眼球運動を制御する。滑動性追跡眼球運動もまた前頭眼野で制御されるが，その制御は橋核，小脳および前庭神経核群（図12.8，図12.14）との線維連絡を介してなされる。

第13章

小 脳

症例 フリードライヒ運動失調症

10歳の男児で，かかりつけの小児科医での初発症状は歩行困難であった。フランス系カナダ人を両親とする一人っ子である。両親によれば，最近はじっと立っていることや走ることも困難になり，いつも姿勢が揺れ動いているという。最初のうちは運動機能は正常に発達したが，現在はぎこちない動きになっている。検査では，足を大きく横に開いて歩行し，時折バランスを保つよう姿勢を変えた。着席や起立の際にはよろめいた。小児神経内科医を紹介され，さらなる診察と遺伝子検査を行い，進行性の脊髄小脳性運動失調症の一つであるフリードライヒ運動失調症と診断された。フリードライヒ運動失調症は，9番目の常染色体の遺伝子変異による常染色体劣性の遺伝様式をとり，ほとんどの患者ではミトコンドリアタンパクのフラタキシンをコードする遺伝子内にGAAという三つのヌクレオチドのくり返し配列が挿入されて延長するタイプの変異である。

男児は，定期的に神経内科医の診察を受け，上肢の運動失調，拮抗運動反復不全（訳注：手の回外・回内運動などを速くリズミカルにくり返して行えない状態），企図振戦（訳注：安静時にはなく，手や指が意図した目標物に近づくにつれ震えが大きくなるような振戦）など，進行性の運動症候が観察された。目をつぶって立位を保つように指示されると，姿勢が揺れ動いてバランスを失った（ロンベルク症候陽性）。膝蓋腱反射や上腕二頭筋腱反射などの腱反射は消失していた。フリードライヒ運動失調症の患者はしばしば心筋症を併発し，不整脈やうっ血性心不全により死亡することが多い。

図13.1Aは若いフリードライヒ運動失調症の患者のMRIである。図13.1Bの健常者のMRIと比べると，最も著明な特徴は頸髄が細くなっていることである。

本症例と本章を読んで次の質問に答えなさい。

1. どうして患者はロンベルク症候が陽性となり，それが腱反射の消失とどのように関係するのか。
2. 足を大きく横に開いて歩行したり，運動失調となる原因は何か。

重要な神経学的症候と対応する脳領域の損傷

固有感覚と腱反射

健常者に比べ，フリードライヒ運動失調症の患者の頸髄は細い。これは，体性感覚情報を運ぶ太い求心性神経線維の変性による（無髄の細い神経線維の変性は起こらない）。この変性は脊髄の後索に見られる。神経線維の変性はグリオーシスを招くが，グリアの増生で脊髄の太さを保つには不十分である。後根も細くなる。この太い神経線維の変性により，腱反射や四肢の固有感覚が消失する。このような体性感覚障害を伴う患者では，バランスを保つために視覚に頼ることになる。しばしば，患者の触覚機能も障害される。

運動失調

四肢の固有感覚の消失は協調運動の障害を招く。さらに，固有感覚や他の機械感覚性情報を小脳に伝えるクラーク核のニューロン（後脊髄小脳路を発するニューロン，図13.6B参照）も消失する。これらの理由により，運動失調が発症する。バランスや下肢の協調運動の障害を補うため，患者は足を大きく横に開いて歩行したり，ゆっくり歩いたりする。興味深いことに，フリードライヒ運動失調症の患者は，その経過中において重篤な小脳変性を示すことはほとんどない。したがって，この運動失調は主に体性感覚の消失に起因する。この点において，神経梅毒の運動障害と似ている（第4章の症例を参照）。初期の小脳変性の欠如は，重度の小脳変性を伴うオリーブ橋小脳萎縮症などの小脳変性症とは大きく異なる。

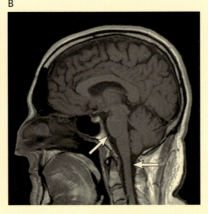

図13.1　フリードライヒ運動失調症。A. フリードライヒ運動失調症の患者のMRI。頸髄(矢印)が細くなっていることに注目。B. 健常者のMRI。頸髄(下の矢印)は正常である。上の矢印は,小脳に投射する橋核を含む橋底部を示す。(A. Fauci AS, Kasper DL, Braunwald E らの*Harrison's Principles of Internal Medicine*. 18th ed. New York, NY：McGraw-Hill, Inc. の転載許可を得て掲載。B. コロンビア大学のJoy Hirsch 博士のご厚意による)。

　小脳は, そのいくつかの驚くべき特徴や構成原理から, 他の多くの脳部位よりも魅力的な構造体である。文字通り小脳は「小さい脳」であるが, 中枢神経系の全ニューロンの約半数は小脳にあり, 展開すればその表面積は数平方メートルにもなる。小脳にこれほど多くの中枢神経系ニューロンが集まっているということは, その機能が特に重要であるか, もしくは複雑であるかのいずれかの理由で, 莫大な神経情報処理能力が要求されていることを意味し, 事実どちらもそうである。したがって, 初期の解剖学者がこの構造体をラテン語で小さい脳を意味するcerebellumと呼んだことは, 何も不思議なことではない。小脳の顕微構造はまるで結晶構造のように組織化され, この広い小脳中の情報処理機構に類似性があることを洞察させる。

　現在, 小脳は, 運動神経路の機能的制御を通して, 運動制御の中心的役割を果たしていることがわかっている(図10.2参照)。小脳の主要な部分が損傷されると, それまで器用で正確に行えていた運動は協働性を失い, 不器用になる。運動制御における小脳の基本的役割に関する重要な視点は, 小脳がほとんどすべての感覚系からの情報と, 四肢や眼球運動系のほとんどすべての構成要素からの情報を受け取っている, ということを考慮することにより得られる。これらの線維連絡を介して, 小脳はこれから行おうとする運動企画に関する情報を運動路から受け取り, かつ実際行われたことを感覚系からの情報として受け取り, その両者を比較してつり合いをとる。これまでの研究から, 小脳は行動の目的と結果のずれを修正するための制御信号を算出していることが示されている。次に, 小脳は, その主要な出力情報を, 四肢, 体幹および眼球の運動をコントロールしている脳幹や大脳皮質に送り出す。

　小脳は, 頭頂連合皮質や辺縁連合皮質のような, 運動制御とは直接関係のない中枢神経領域からも情報を受け取っている。この事実は, 運動制御という重要な小脳機能といったいどのような関連があるのだろうか。高次感覚野のような多くの連合皮質は, 例えばのどが乾いて水を飲みたいという状況において, いつコップの水に手を伸ばすかとか, 正確にコップに到達するためにその位置を測るというような点において, 運動のプランニングを助けている。一方で, 小脳は運動とは関係のない機能にも関わっている。事実, 小脳の損傷により, 運動障害では説明ができないような言語障害, 意思決定障害および情動障害などが生じる。中枢神経系自体がそうであるように, 小脳が様々な機能に関わっていることは驚異的である。

小脳の肉眼解剖

　大脳半球や間脳に匹敵するほど, 小脳の三次元的構築は複雑である(図13.2)。したがって, 機能的構成を説明する前に, 小脳の肉眼解剖学を理解しておく必要がある。小脳は橋と延髄の背側に位置し(図13.2A,

B），その上方に位置する大脳皮質とは**小脳テント** cerebellar tentorium と呼ばれる丈夫な硬膜により隔てられている（図 13.3B，図 3.15 参照）。**後小脳切痕** posterior cerebellar incisure により（図 13.2C），小脳の下面は不完全に左右に分けられている。小脳にはニューロンの細胞体が存在する皮質があり，その深部にある主に有髄線維からなる領域を被っている。小脳皮質は，莫大な数のニューロンと多様な種類のニューロンを含んでいる（下記参照）。

　小脳の吻側から尾側に向かって走る二つの浅い溝により，小脳皮質は正中線に沿った**虫部** vermis と二つの**半球** hemisphere とに分けられる（図 13.2）。この解剖学的特徴は小脳皮質の特殊な機能的区分の目印になる（下記参照）。大脳皮質と同様に，小脳皮質もかなり褶曲している。これらの特徴的なヒダは**小脳葉（回）** folia と呼ばれ，大脳皮質の大脳回に相当する。小脳葉が形成されることにより，莫大に増大した小脳皮質も後頭蓋窩の中にきちんと収まる（図 3.15 参照）。

　小脳皮質はいくつかの小脳葉（回）が集合して**小葉** lobule となり，小葉と小葉はその間の溝により区画される。虫部を通る矢状断切片では，小葉は第四脳室蓋の頂点から小脳表面に向かって放射状に伸びている（図 13.3A 挿入図）。解剖学者は 10 個の小葉を区別するが，それらの呼称は小脳を研究する専門家がもっぱら用いている。とりわけ二つの溝が深く，それを境にして小脳を**三つの葉** three lobe に分ける（図 13.2，図 13.3A）。**第一裂** primary fissure により**前葉** anterior lobe と**後葉** posterior lobe が分けられ，**後外側裂** posterolateral fissure により**片葉小節葉** flocculonodular lobe が後葉から分けられる。片葉小節葉は，正中線上にある**小節** nodulus（片葉小節葉の虫部に相当）と，左右の二つの**片葉** flocculus からなる。前葉は体幹と四肢の運動制御に重要であり，後葉は運動企画や運動以外の小脳機能により重要であると考えられている。片葉小節葉は平衡の維持と眼球の運動制御に重要な役割を果たしている。

　小脳皮質の深部には**白質** white matter があり，小脳皮質に出入りする軸索が含まれている（図 13.3）。小脳白質の分岐パターンは，昔の解剖学者をして［小脳］**活樹** arbor vitae（ラテン語で"tree of life 生命の木"）と言わしめた。ゆえに，小脳のしわを記述する際には，大脳皮質のシワを表す回 gyrus という名称よりも folia（ラテン語で"leave 葉"）という名称が使われる。白質に埋もれるように，**室頂核** fastigial nucleus，**球状核** globose nucleus，**栓状核** emboliform nucleus，**歯状核** dentate nucleus という 4 対の神経核が両側性に存在し，**（深部）小脳核**（deep）cerebellar nucleus と総称される。球状核と栓状核を合わせて，**中位核** interposed nucleus と呼ぶ。小脳皮質を透かして見るならば，こ

れらの小脳核の配置は図 13.2A のようになる。橋と小脳を通る横断面では，小脳核は図 13.4 のように見える。小脳核と小脳皮質の機能的関係は，視床と大脳皮質の関係と似ているのではないかと考えたくなる。しかし，そうではない。小脳皮質のニューロンは小脳核に投射するが，視床と大脳皮質の間には存在する逆方向の投射，すなわち小脳核から小脳皮質への投射は存在しない。

　小脳に出入りする軸索は**小脳脚** cerebellar peduncle を通る（図 13.2B，C）。**上小脳脚** superior cerebellar peduncle は主に遠心性軸索を含み，**中小脳脚** middle cerebellar peduncle は求心性軸索のみを含み，**下小脳脚** inferior cerebellar peduncle は両方の軸索を含む。臨床的および科学的な文献では小脳脚の別称，すなわち上小脳脚は**結合腕** brachium conjunctivum，中小脳脚は**橋腕** brachium pontis，下小脳脚は**索状体** restiform body も，しばしば使われる。図 13.2B，C では，それぞれの小脳脚が異なる切断面となるように描いているため，それぞれが容易に識別できる。もし，単一の切断面となるように描いたら，三つの小脳脚の鑑別は容易ではない。

小脳の機能解剖

◆ 小脳は基本的な神経回路を持つ

　小脳の神経回路を図 13.4 に示す。小脳には，**登上線維** climbing fiber と**苔状線維** mossy fiber と呼ばれる二つの主要な入力が来る。いくつかの例外を除いて，この二つの入力は小脳核と小脳皮質のニューロンへと向かう。登上線維は，**下オリーブ核** inferior olivary nucleus（図 13.11B 参照）という単一の神経核に由来し，苔状線維は脳幹や脊髄の様々な神経核に由来する。登上線維は，小脳皮質から小脳核ニューロンへ出力するプルキンエ細胞とシナプスを形成する。興味深いことに，前庭神経核群の多くのニューロンも小脳核と同様の線維連絡を有し，登上線維とプルキンエ細胞からの入力を受ける（下記参照）。これは，小脳核と前庭神経核が同じ発生起源を持っていることを示している。

　苔状線維は，小脳の興奮性および抑制性の介在ニューロンのネットワークと関係する（図 13.4A）。興奮性介在ニューロンは，次にプルキンエ細胞とシナプスを形成して小脳皮質からの出力生成に関わる。抑制性介在ニューロンはプルキンエ細胞の活動制御に関わり，登上線維や苔状線維による小脳皮質での出力生成に対して，抑制性介在ニューロンによる抑制が弱まれば出力を促進し，強まれば出力を押さえるように働く。

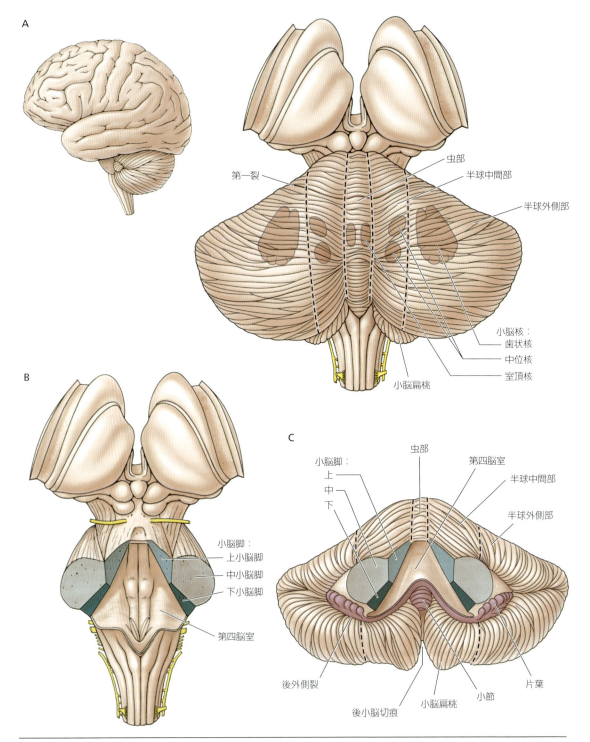

図 13.2　A. 脳幹と小脳の背側面。虫部と小脳半球，半球中間部と外側部との間の境界を破線で示す。これらの小脳皮質の三つの部分は機能的区分に対応している。B. 小脳を切除して，三つの小脳脚を示す。C. 小脳の腹側面。A の挿入図は脳の外側面を示す。

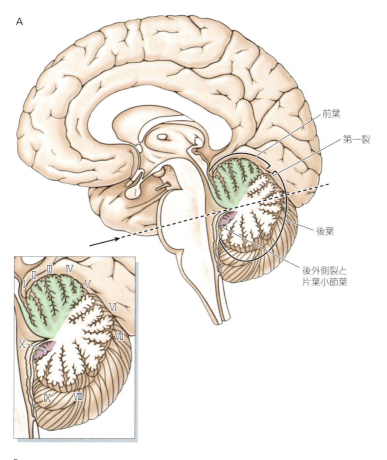

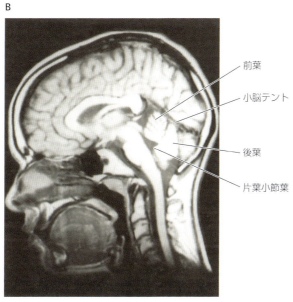

図 13.3　A. 脳の正中断像において，小脳虫部の断面を示す．挿入図は 10 個の小脳小葉を示す．小葉 I〜V は前葉，小葉 VI〜IX は後葉，小葉 X は片葉小節葉となる．B. MRI の正中矢状断像において，三つの小脳葉を示す．

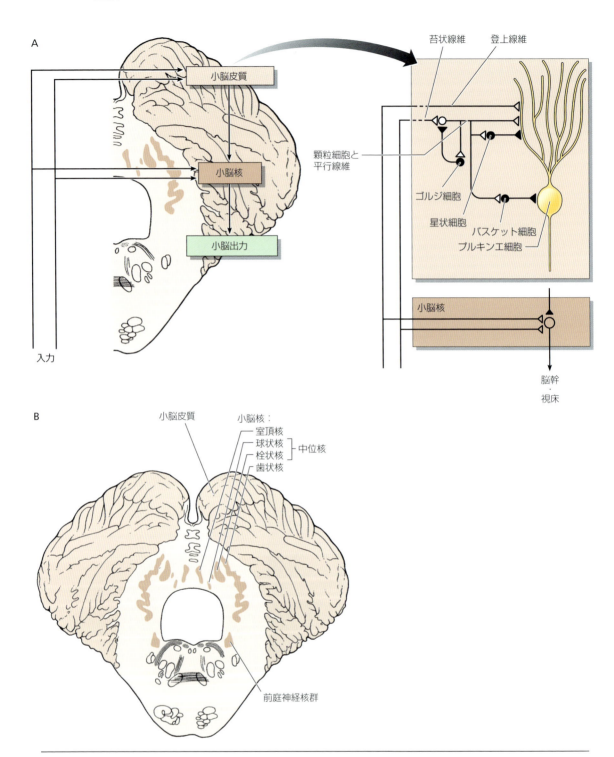

図 13.4 橋と小脳を通る横断切片の模式図で，小脳神経回路の特徴を示す（A）。右の拡大図では，すべての小脳皮質領域に共通する基本的小脳回路を示す。△で示した軸索終末は興奮性，▲で示した軸索終末は抑制性である。B では，小脳核の位置を示す。解剖学的に片葉小節葉における小脳核と相同であるため，前庭神経核群もこの図に示している。どちらも，プルキンエ細胞と下オリーブ核からの入力を受ける。

◆小脳の三つの機能的区分は同様の入出力構成を有する

小脳は三つの機能的区分を有し，それぞれ小脳皮質の一部と1～2個の小脳核から構成される(図13.2，図13.5)。それぞれの機能的区分は，図13.4Aに示した同一の基本的回路を用いて固有の役割を果たしているが，特定の入力源を持ち特定の出力先を持っているという点で互いに異なる。区分の名称は，主要な情報の入力源に基づいている。

- **脊髄小脳** spinocerebellum：高度に組織化された体性感覚入力を脊髄から受け取り，姿勢制御と体幹・四肢の運動制御に重要である(図13.5A)。脊髄小脳は，**虫部** vermisとこれに隣接する前葉と後葉の**半球中間部** intermediate hemisphere，さらに**室頂核**と**中位核** fastigial and interposed nucleusから構成される。この部分は，三叉神経や他の感覚性脳神経など，脊髄以外の領域からも情報を受け取る。後葉虫部の一部は，非運動性機能に関わっているようだ。
- **大脳小脳** cerebrocerebellum：大脳皮質からの情報を間接的に受け取り，運動のプランニングと非運動性機能に関与する。この部分は，前葉と後葉の**半球外側部** lateral hemisphereと**歯状核** dentate nucleusからなる。
- **前庭小脳** vestibulocerebellum：**前庭迷路** vestibular labyrinthからの情報を直接および前庭神経核を経由して受け取り，平衡の維持と頭部と眼球の運動制御に関与する。この区分は片葉小節葉に一致する。前庭小脳と関連する小脳核はない。そのかわり，前庭神経核が小脳核と同様の役割を果たしている。

● 脊髄小脳は外側および内側運動制御系に投射する

脊髄小脳は骨格筋の制御に重要である。脊髄小脳には体部位局在性があり，虫部は体幹筋を，半球中間部は四肢筋をコントロールする(図13.5A)。この内外方向の体部位局在性は，脊髄前角における内側の運動ニューロンは**体幹筋** axial muscleと**四肢近位筋** proximal limb muscleを支配し，外側の運動ニューロンは**四肢遠位筋** distal limb muscleを支配するという体部位局在性を想起させる(図10.3参照)。下行性運動路がそうであるように，四肢の遠位部を制御する脊髄小脳は主に交叉性に，四肢の近位部や体幹筋を制御する部分はより両側性にそれぞれ投射する。

脊髄小脳の構成とその特徴を図13.6に示す(小脳損傷による運動障害については後述)。脊髄小脳は，特に体幹・四肢の筋に分布する機械受容器からの体性感覚情報を，脊髄小脳路を介して同側性に受け取る。**後脊髄小脳路** dorsal spinocerebellar tractは**クラーク核** Clarke nucleusに起始し，下肢と体幹下部からの感覚情報を小脳核と小脳皮質に運ぶ。

対照的に，**楔状束核小脳路** cuneocerebellar tractは**副楔状束核** accessory cuneate nucleusに起始し，上肢と体幹上部の感覚情報を運ぶ。**フリードライヒ運動失調症** Friedreich ataxiaを含むいくつかの小脳性疾患では，これらの上行性小脳路の変性により，四肢や体幹の制御異常が起こる(本章の症例参照)。運動失調は種々の小脳疾患で発症する協調運動障害である。

後脊髄小脳路と楔状束核小脳路を形成する軸索は**下小脳脚** inferior cerebellar peduncleを通って小脳に入り(図13.6)，苔状線維となって種々の小脳ニューロンとシナプス結合する。四肢の運動制御のため，脊髄小脳へ向かう投射軸索は中位核のニューロンにシナプス結合し，さらに小脳皮質の**半球中間部** intermediate hemisphere(この領域のプルキンエ細胞は中位核に投射する)に投射する(図13.5B)。中位核からの投射は，**上小脳脚** superior cerebellar peduncleを通って赤核の大細胞部と，大部分は視床の外側腹側核を経由して前頭葉の運動領野へ投射する(図13.6A)。運動系におけるこれらの構成要素は，**外側下行性神経路** lateral descending pathway—赤核脊髄路および外側皮質脊髄路—となる。これらの神経連絡の側性は，一側の体肢からの体性感覚情報は同側の脊髄小脳に投射し，その脊髄小脳は同側の外側下行性神経路を介して同じ四肢の運動を制御するという戦略をとる。

一方，体幹や背上部の筋を含む近位筋の運動制御では，神経回路はより両側性に構成されている(図13.5B，図13.7)。ここでは，後脊髄小脳路と楔状束核小脳路は室頂核と小脳皮質の虫部に投射し，虫部は室頂核に投射する(図13.7)。この小脳核は，主に**内側下行性神経路** medial descending pathway—網様体脊髄路(図13.7)と前庭脊髄路(図12.5B)—への投射を介して，運動ニューロンに影響を与える。室頂核は，少量の上行性投射を視床の中継核を介して前皮質脊髄路を発する一次運動野や運動前野のニューロンへ投射する。この遠心性投射は上小脳脚を通る。虫部のプルキンエ細胞のあるものは，前庭神経核へも軸索投射を行う(後の前庭小脳の節を参照)。

前脊髄小脳路および吻側脊髄小脳路という二つの脊髄小脳路もあり(図13.6B)，それぞれ下半身と上半身から，体性感覚情報というよりは，不正確な運動の修正のための内的フィードバック信号を伝達すると考えられている。これらの上行性軸索は，脊髄内で交叉した後に上小脳脚でも交叉して(つまり二重交叉)，同側の小脳に投射する。さらに，**三叉神経小脳路** trigeminocerebellar pathwayもあり，**三叉神経脊髄路核** spinal trigeminal nucleusの主に中間核と吻側核に起始する(第6章参照)。

● 大脳小脳は運動前野や連合皮質へ投射する

大脳小脳 cerebrocerebellum(図13.5B，図13.8)は

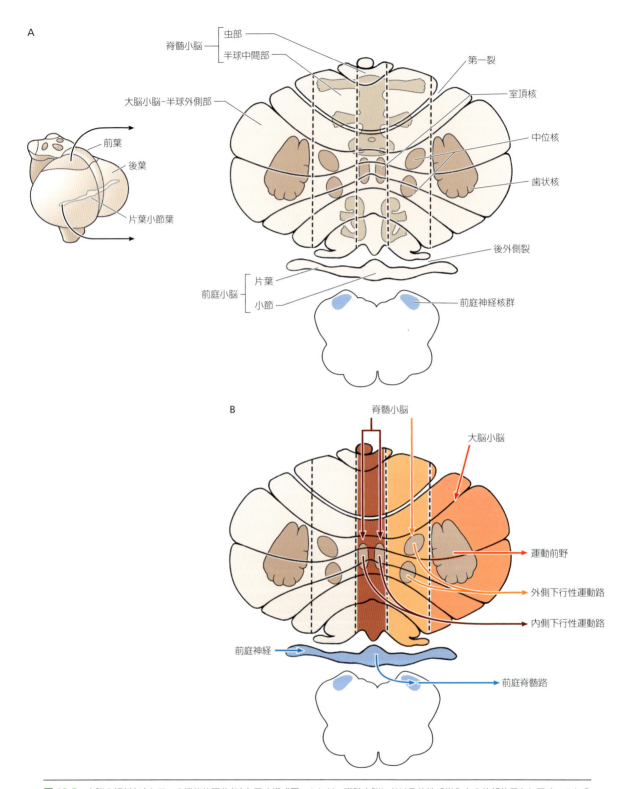

図 13.5 小脳の解剖（A）と三つの機能的区分（B）を示す模式図。A には，脊髄小脳における体性感覚入力の体部位局在も示す。これらの入力は体部位局在性を持って配列する。視覚性入力，聴覚性入力，および前庭入力は，主に頭部領域に投射する。小脳核は濃い茶色で色付けされている。神経核の名称は図 13.2 に示している。挿入図は，どのように小脳を模式的な展開図にしたかを示す。（A の挿入図は Kandel E, Schwartz JH, Jessell T, eds. *Principles of Neural Science*. 4th ed. New York, NY：McGraw-Hill より改変）。

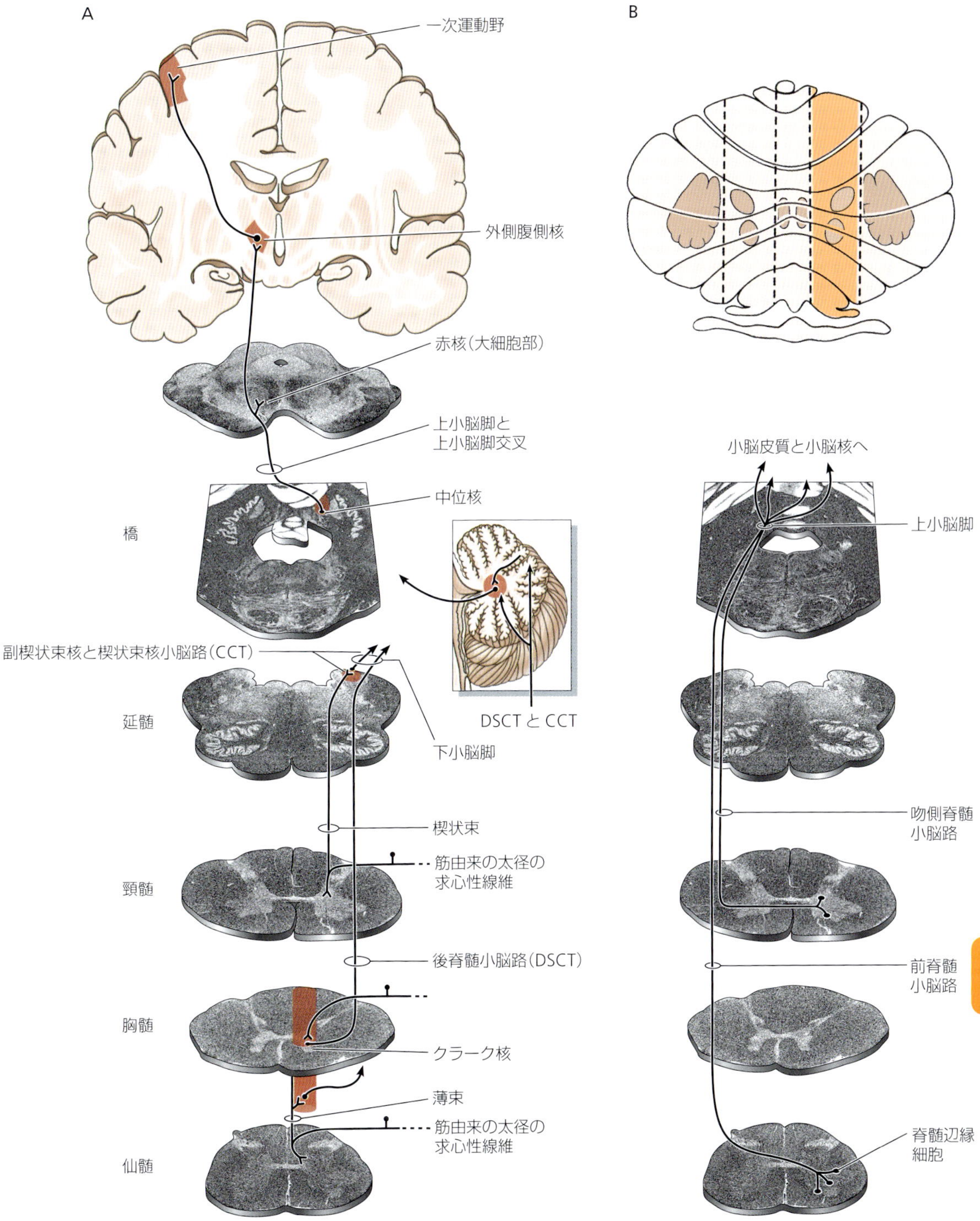

図 13.6 四肢の運動制御に重要な脊髄小脳の外側部における入出力構成。A は小脳に投射する後脊髄小脳と楔状束核小脳路（下方の 4 枚の切片）。B は前脊髄小脳路と吻側脊髄小脳路。脊髄小脳の外側部からの出力を A に示す（上方の切片）。挿入図は小脳皮質と小脳核を示す；脊髄小脳の外側部は強調されている。

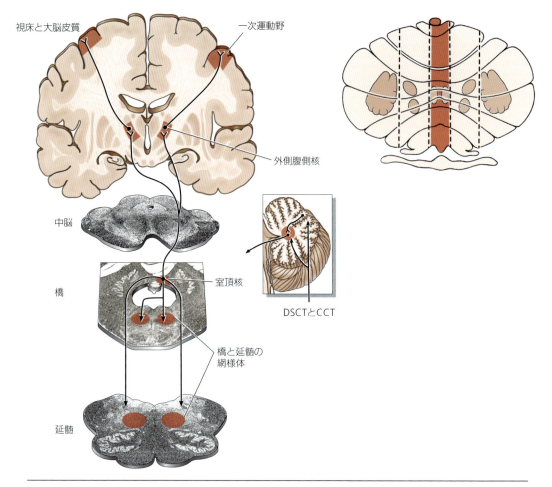

図 13.7 虫部の脊髄小脳の重要な特性。挿入図は,小脳皮質と小脳核を示す。脊髄小脳の虫部は強調されている。

主に運動のプランニングに関与し,大脳皮質の広汎な領野と相互に連絡している。大脳小脳への主要な入力源は**反対側の大脳皮質** contralateral cerebral cortex で,運動野だけでなく感覚野や連合野からも入力する(**図13.8**)。この投射は同側の**橋核** pontine nucleus のニューロンにより中継される(**図13.8**Aと挿入図)。次に,橋核ニューロンは**中小脳脚** middle cerebellar peduncle を通って反対側の小脳皮質へ投射する。大脳小脳のプルキンエ細胞は,小脳核の中で最大で最も外側に位置する**歯状核** dentate nucleus へ投射する。歯状核のニューロンは二つの主要な運動制御中枢へ投射する。一つは視床の運動性中継核の外側腹側核で,ここから一次運動野や運動前野に向かう。これらの線維連絡の側性戦略は,一側の四肢を制御する大脳皮質は,同側の四肢を制御する小脳皮質にも投射することである。

歯状核が投射するもう一つの運動制御中枢は**赤核** red nucleus で,大細胞部ではなく**小細胞部** parvocellular division に投射する。大細胞部は赤核脊髄路を起始するのに対して(第10章参照),小細胞部は小脳への登上線維の入力源となる**下オリーブ核** inferior olivary nucleus へ同側性に投射する(下記参照)。赤核の小細胞部は,同側の下オリーブ核と接続し,ここから反対側の歯状核とつながり,上小脳脚交叉で交叉して同じ赤核小細胞部に戻るというループ回路を形成している。このループ回路の機能的役割は不明であるが,このループ回路の損傷により振戦を発症する。

最近のヒトの機能イメージングや臨床研究から,歯状核の最も腹外側部および後部の領域は,認知や言語など非運動性機能に関与していることが示唆されている。歯状核の役割は,脳の高次機能と明らかな解剖学的関連性があるようだ。解剖学的トレーサーを用いたサルの研究において,ヒトの歯状核の腹外側部と相同な歯状核領域が存在する。この領域にあるニューロン群は統合的な視床核である背内側核などを経由して**前頭前野** prefrontal association cortex に投射する。この

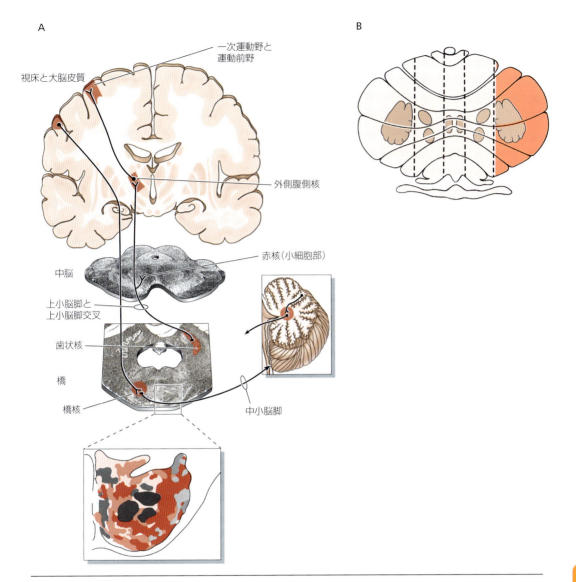

図13.8 大脳小脳の求心性および遠心性連絡（A）と，この小脳区分に対応する小脳皮質領域（B）。橋核への主要な入力が大脳皮質の広範な領域から来ることに注目（図には単一領域からの入力しか描いていないが）。ほとんどの大脳皮質領域は，橋核を介して小脳に投射する（挿入図参照）。橋腹側部の挿入図に示した異なる色は，大脳皮質の異なる領野が橋核の異なる領域に投射していることを示す。最も濃い灰色領域は，大脳皮質からの下行性軸索群を示す。(Schmahmann JD, Pandya DN. The cerebrocerebellar system. *Int Rev Neurobiol*. 1997；41：31-60 を改変)。

領野はこれから行う行動の企画や構成のために一時的に蓄えられる**作業記憶** working memory に関わっている。また，歯状核の同領域内の別のニューロン群は，視覚的な認知，注意，行動のインターフェイスとして機能する**頭頂葉後部皮質** posterior parietal association cortex にも投射している。このように，大脳小脳は高次脳機能に関わる線維結合も有している。

●前庭小脳は眼球と頭部の脳幹運動制御中枢に投射する

眼球と頭部の共同的運動制御を通して，**前庭小脳** vestibulocerebellum は注視の制御に重要である（図13.5B，図13.9）。この小脳区分は，**一次前庭求心性線維** primary vestibular afferent と**前庭神経核群** vestibular nucleus に存在する二次前庭ニューロンから情報を受け取る。実際，一次前庭求心性線維は小脳へ直接投射する唯一の一次感覚ニューロンである。前庭小脳の皮質領域は，外側核，内側核，下核，上核からなる前庭神経核群へ投射する（図13.9）。第12章で記述したように，前庭神経核群は滑動性追跡眼球運動と前庭動眼反射に重要である。前庭小脳は，**内側前庭脊髄路**

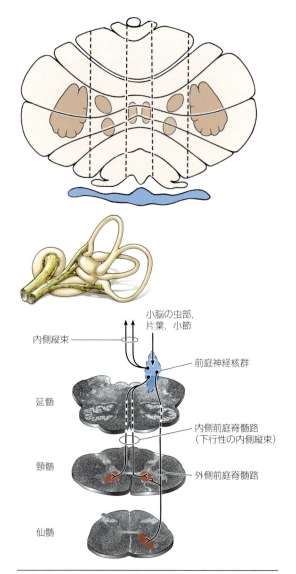

図13.9 前庭脊髄の求心性および遠心性連絡。挿入図は内耳の構造を示す。耳石器は前庭小脳へ主要な入力を送る（図12.2参照）。

medial vestibulospinal tractを介して頸部の筋運動を眼球運動制御に調和させ，**外側前庭脊髄路** lateral vestibulospinal tract を介して平衡を維持し，外眼筋支配の運動神経核へ投射する**内側縦束** medial longitudinal fasciculus を介して眼球運動を制御する。

◆ 小脳の損傷は損傷側の四肢の運動性徴候を発症する

小脳の損傷により，運動失調，振戦，眼振の三つの古典的徴候を呈する。**運動失調 ataxia** では，運動の速度，力，距離が不正確になる。ある物体に手を伸ばそうとすると，小脳に損傷のある患者では，手が標的を行き過ぎたり（hypermetria），届かなかったりする（hypometria）。歩行の運動失調では，よろめいたり傾いたりする。運動失調は，関節の協同運動障害により起こる。**振戦 tremor** は，体肢や体幹の不随意性の震えである。患者の指で検者の指をタッチさせたり，フォークいっぱいの食物を口に持ってくるなど，器用さを必要とする運動を行おうとする際に，典型的な小脳性振戦が現れる。**眼振 nystagmus** は，眼球の不随意性のリズミカルな震えである。運動失調や眼振は，一般的に脊髄小脳路や下小脳脚などの小脳への入力損傷により発症する。対照的に，振戦は上小脳脚などの小脳からの出力路の損傷で起こることが多い。しかし，小脳損傷の部位や範囲に応じて，神経学的徴候は様々な組み合わせになって現れる。

下行性投射路の解剖学的な理解は，一側の小脳損傷が**同側四肢の運動性徴候 ipsilateral limb motor sign** を現す理由を理解する上で必須である。小脳からの遠心性投射と下行性神経路（つまり小脳作用の標的）はどちらも交叉するため，一側小脳の損傷は同側性の徴候をきたす。この交叉の組み合わせは，「二重交叉」と呼ばれる神経連絡様式である（図13.10）。主要な脊髄小脳路である後脊髄小脳路と楔状束核小脳路は同側性に上行するため，脊髄からの小脳入力損傷においても徴候は同側性に現れる。このように，小脳の入出力いずれの損傷でも，また小脳自体の損傷でも，神経学的徴候は同側に現れる。

後下小脳動脈 posterior inferior cerebellar artery（PICA）の閉塞により，**下小脳脚** inferior cerebellar peduncle や**小脳核** cerebellar nucleus の大部分が梗塞になる。この梗塞に関連して起こる二つの重要な神経学的徴候は，眼振（これは前庭神経核損傷の結果でもある）と同側の四肢運動失調である。これらは，**延髄外側症候群** lateral medullary syndrome（ワレンベルク症候群 Wallenberg syndrome）に付随する重要な小脳性徴候である（第6章と第15章の症例参照）。延髄背外側部の梗塞は前側索系の上行性線維（第5章参照）や三叉神経脊髄路および脊髄路核（第6章参照）を遮断するため，後下小脳動脈の閉塞では体性感覚の消失も生じる。重要な点は，小脳は体性感覚などの感覚性情報を受け取るが，患者には感覚の消失は起こらない。例えば，患者は感覚閾値の変化，しびれ感あるいは視野欠損などを訴えない。

小脳損傷の最も中心的な徴候は運動性徴候であるが，小脳に損傷を持つ患者では運動障害に帰することができないような行動異常も示すことがある。この現象は，**小脳性認知情動症候群 cerebellar cognitive affective syndrome** として記載されている。この症候群では，実行機能（たとえば行動の企画），抽象的な推理，視空間の推理，および作業記憶に障害が見られる。

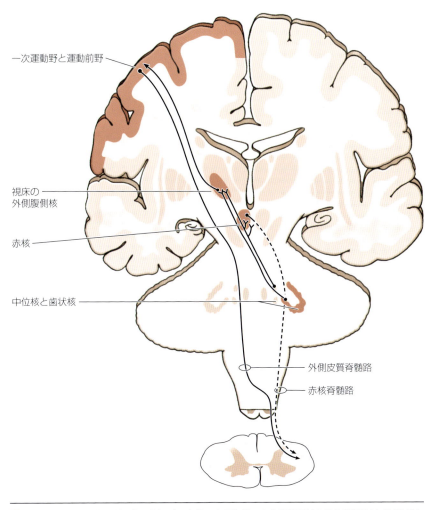

図 13.10 小脳遠心性投射の"二重交叉"。赤核の大細胞部への小脳投射が中位核（球状核と栓状核）から始まり、小細胞部への投射が歯状核から起こることに注意。(Parent A. *Carpenter's Human Neuroanatomy*. 9th ed. Williams & Wilkins ; 1996 より許可を得て改変)。

ある患者では、感情が鈍麻し人格も変容する。この症候群は、小脳後葉の半球（認知や言語の障害）や虫部（感情障害）に損傷を持つ患者で顕著である。これらの変化は、皮質橋路を運ばれてくる様々な大脳皮質領域（例えば辺縁連合皮質などの連合野）からの情報処理障害により起こるのであろう。また、前頭前野背外側部やそれ以外の連合野へ投射する小脳領域の損傷も関係しているであろう。興味深いことに、社会性、言語性および非言語性のコミュニケーション障害、ステレオタイプの行動パターンを示す自閉症スペクトラム障害 autism spectrum disorder においても、小脳の構造的変化が見られる。これは 150 人に 1 名の頻度で起こる普通の神経精神障害である。さらに、**自閉症スペクトラム障害関連遺伝子**の多くが小脳で発現している。議論は続いているものの、非運動性機能や神経精神障害における小脳の役割を示す基礎的および臨床的エビデンスが増えている。

小脳の局所解剖

本章の後半では、小脳における線維連絡や細胞構築の局所解剖について検討する。ここでは、尾側から吻側までの鍵となるレベルの切片を用いて、脊髄小脳路の位置、小脳皮質の組織像、小脳核、および脳幹と視床への遠心性投射について説明する。

◆脊髄と延髄の切片における体性感覚情報を小脳へ伝達する神経核と神経路

クラーク核と副楔状束核は、体性感覚情報を脊髄小脳へ伝える主要な中継核である。**クラーク核** Clarke nucleus は、脊髄灰白質の中間帯内側部（第Ⅶ層）に観察することができる（図 13.11）。この神経核は、脊髄

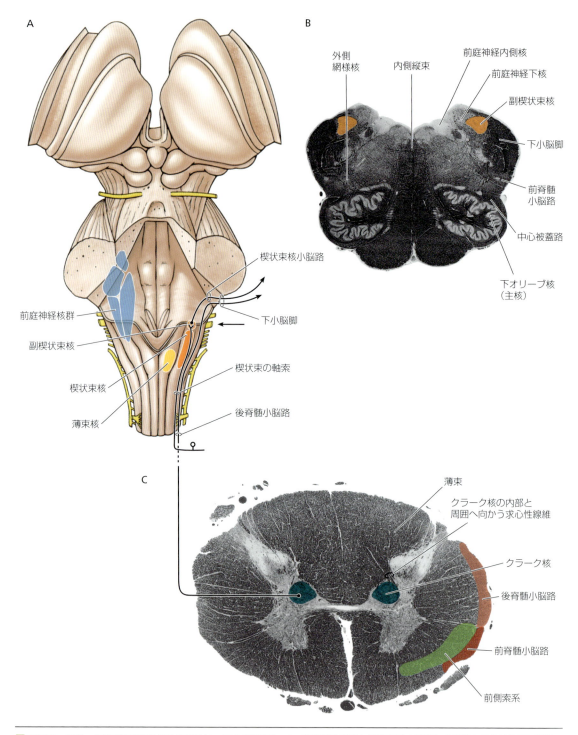

図 13.11　小脳へ体性感覚情報を伝える脳幹（A，B）と脊髄（C）。A．後脊髄小脳路と楔状束核小脳路から情報を伝える主要な経路。B．副楔状束核と下オリーブ核レベルの延髄横断切片（髄鞘染色）。A の矢印は切片 B のレベルを示す。C．腰髄上部レベルの横断切片（髄鞘染色）。前側索系の軸索は，前脊髄小脳路のすぐ内側に位置することに注意。

の限られた範囲内で吻尾方向の円柱状構造を形成している（図13.6）。ヒトでは，クラーク核は**第8頸髄** eight cervical segment（C8）からおよそ**第2腰髄** second lumbar segment（L2）にかけて存在し，下肢と体幹下部からの体性感覚情報を中継する。この神経核の尾側端は腰膨大よりも吻側にあるため，下肢からの一次求心性線維のほとんどはまず後索に入り，そこを上行する（図13.6）。次に，この白質から離れてクラーク核に終止する。**後脊髄小脳路** dorsal spinocerebellar tract はクラーク核より起始する。この神経路は側索後部の最外側部を同側性に上行し（図13.11C），**下小脳脚** inferior cerebellar peduncle を経由して小脳に入る（図13.11A, B）。**前脊髄小脳路** ventral spinocerebellar tract は下肢からの情報のもう一つの神経路であり，前側索系を通る上行線維よりも外側を通る（図13.11C）。前脊髄小脳路は，前角の多様なニューロンより起始する。この神経路は交叉性で，**上小脳脚** superior cerebellar peduncle を経由して小脳に入った後（図13.12），一部の線維は再び交叉する。

延髄の尾側部には**副楔状束核** accessory cuneate nucleus があり，知覚に重要な楔状束核の吻側に位置する（図13.11A, B）（第4章参照）。副楔状束核は，外側楔状束核とも呼ばれる。副楔状束核は，体幹上部と上肢の体性感覚情報を小脳に伝え，これは認知ではなく運動制御に関与する。一方，副楔状束核に到達するために，体幹上部や上肢，後頭部からの求心性線維はまず頸髄後索の**楔状束** cuneate fascicle を上行する（図13.11A）。楔状束核小脳路も**下小脳脚** inferior cerebellar peduncle を通る。

◆下オリーブ核は登上線維が起始する唯一の神経核である

すべての**登上線維** climbing fiber は下オリーブ核に起始するが，この核は三つの亜核の集合したもので（アトラス図AⅡ.8参照），それぞれ若干異なる線維結合を有している。下オリーブ核は，延髄の腹側表面に**オリーブ** olive と名づけられた膨らみをつくる（アトラス図AⅠ.6参照）。この神経核は褶曲したニューロンのシートからなり，同側の赤核小細胞部より発する中心被蓋路の軸索により囲まれている（下記参照）。下オリーブ核のニューロンは電気的にカップリングしており，局所におけるニューロン群の活動は同期している。下オリーブ核の主核（図13.11B）はヒトで最大となっている。興味深いことに，動物におけるこの領域は大脳小脳と関係している。

外側網様核 lateral reticular nucleus は下オリーブ核の背側にあり（図13.11B），小脳に苔状線維を投射する。外側網様核は四肢や体幹の機械受容器からの感覚情報と皮質脊髄路軸索の側枝を介して運動野からの情報を受け取る。前脊髄小脳路のニューロンと同様に，

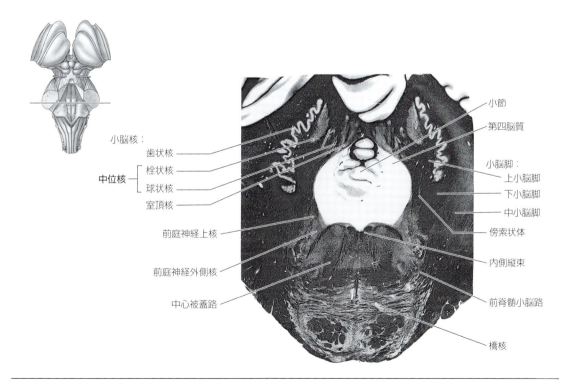

図13.12　橋尾側部と小脳核を通る髄鞘染色横断切片。挿入図は切片のレベルを示す。

Box 13.1　小脳の抑制性神経回路

　プルキンエ細胞は抑制性の投射ニューロンである。プルキンエ細胞が発火すると，これがシナプス結合を作る小脳核や前庭神経核群のニューロンを過分極にする。それでは，プルキンエ細胞による抑制を受けているとき，どのようにして小脳核や前庭神経核ニューロンが運動路へ制御情報を伝えることができるのだろうか。登上線維や脊髄や網様体に由来する苔状線維（解剖学的結果は，橋核に由来する苔状線維のほとんどは小脳核をバイパスして小脳皮質のみにシナプスを形成することを示唆している）は，小脳核ニューロンと興奮性シナプス結合を直接形成している（図13.4A）。これらの直接入力が小脳核ニューロンの興奮性を亢進させ，バックグラウンドレベルでの高いニューロン活動を維持していると考えられる。さらに，高い内向きイオン電流などの細胞膜特性も，高い活動性の維持に関与している。この持続的な高い活動性が，プルキンエ細胞の抑制作用により減少したり，修正されることになる。前庭神経核群も同様で，前庭神経からの興奮性の直接入力や膜特性が高いバックグラウンドレベルの活動性を維持している。
　プルキンエ細胞の活動性は，分子層の表層に分布する**星状細胞** stellate neuron と分子層とプルキンエ細胞層の境界付近に分布する**バスケット細胞** basket neuron という2種類の介在ニューロンにより抑制されている（図13.4A，図13.13B）。バスケット細胞とのシナプスは細胞体に形成されるため，プルキンエ細胞に対する抑制作用は極めて効果的である。これらの介在ニューロンは主に平行線維からの入力を受けている。このように，分子層の抑制性介在ニューロンの活動はプルキンエ細胞を介した脱抑制作用となって，小脳核や前庭神経核ニューロンの抑制を軽減する。
　第3の小脳皮質の抑制性介在ニューロンは**ゴルジ細胞** Golgi neuron と呼ばれ，顆粒細胞を抑制する。この抑制性シナプスは**小脳糸球体** cerebellar glomerulus と呼ばれる複雑な構造として，顆粒層に形成される（図13.13C；高倍率の光学顕微鏡観察では淡明な領域として見える）。このシナプス複合体は完全に**グリアの被覆** glial capsule により包まれるため，糸球体の特異的なシナプス結合性が保たれる。これらの小脳皮質の介在ニューロンによる一連のシナプス作用は，顆粒細胞を除いてすべて抑制性である（表13.1）。

外側網様核は運動誤差の修正に関与していると考えられている。

◆前庭小脳は一次および二次前庭ニューロンから情報を受け取る

　他の小脳領域のプルキンエ細胞が小脳核に投射するのとは異なり，片葉小節葉のプルキンエ細胞は主に**前庭神経核群** vestibular nuclei へ投射する（図13.11A，B）（例外もある。片葉小節葉のプルキンエ細胞のあるものは室頂核へ投射し，虫部前葉および後葉のプルキンエ細胞のあるものは前庭神経核群へ投射する）。前庭神経核群は，前庭小脳の小脳核と解剖学的に相同である。それは，両者が下オリーブ核からの投射を受け，プルキンエ細胞により単シナプス性に抑制を受けるという二つの相同な入力源を持つからである。
　片葉小節葉は，前庭神経核群の内側核，下核，および上核へ投射する。これらの神経核，特に前庭神経内側核は，内側前庭脊髄路を発して頭と眼球の協調運動を制御する（第12章参照）。一方，室頂核は主に前庭神経外側核に投射し，ここから外側前庭神経路を発して体幹筋を制御し，平衡と姿勢の維持に関与する。また，前庭神経核群は内側縦束にも投射し（図13.11A，図13.12，図13.15B），外眼筋支配の運動核への投射を介して眼球運動制御に重要な役割を果たしている（第12章参照）。このように，前庭小脳は前庭神経核群に影響を及ぼすことにより，頭と眼球の位置を直接制御している。

◆橋核は大脳小脳へ主要な入力を送る

　橋核（図13.8，図13.12，図13.15B3，4）は大脳皮質からの入力を大脳小脳へ中継する。実質的には大脳皮質全体から橋核へ投射している（以下参照）。皮質橋路ニューロンも，皮質脊髄路や皮質核路を発する層である皮質第Ⅴ層に起始する。下行性軸索は内包と大脳脚を通り，同側の橋核ニューロンとシナプスを形成する。橋核ニューロンの軸索は橋内部で交叉し，**中小脳脚** middle cerebellar peduncle を通って小脳に入る（図13.12）。

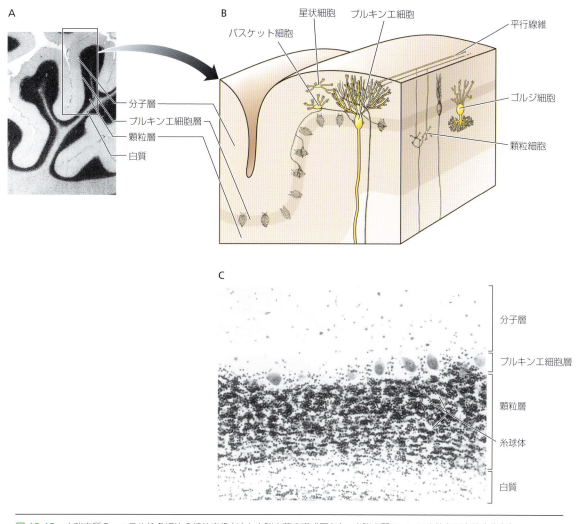

図 13.13　小脳皮質のニッスル染色切片の低倍率像（A）と小脳小葉の模式図（B）。小脳皮質のニッスル染色の高倍率像（C）。

◆機能的区分が異なっても小脳皮質の内部回路は同一である

　小脳皮質の細胞構成とシナプス結合は、中枢神経系の中で最も理解が進んでいる（Box 13.1 参照）。小脳皮質は三つの細胞層からなり、それは外表面から深部に向かって**分子層** molecular layer，**プルキンエ細胞層** Purkinje layer および**顆粒層** granular layer であり，顆粒層は白質と接している（図 13.13）。小脳皮質は次の5種類のニューロンを有し，それぞれが異なる層分布を示し，興奮性か抑制性のどちらかである（図 13.13B，表 13.1）：（1）プルキンエ細胞，（2）顆粒細胞，（3）バスケット細胞，（4）星状細胞，（5）ゴルジ細胞。プルキンエ細胞は小脳皮質における投射ニューロンであり，プルキンエ細胞層に配置している。それ以外のニューロンは，すべて介在ニューロンである。

　脊髄小脳，大脳小脳，前庭小脳の皮質には，一つは登上線維を経由して，もう一つは苔状線維を経由して興奮性入力を受け取るという，二つの共通した基本的神経回路が存在する。**登上線維** climbing fiber は，すべて**下オリーブ核（複合体）** inferior olivary nuclear complex より発し（図 13.11B），プルキンエ細胞とシナプスを形成する（図 13.14）。登上線維は1個のプルキンエ細胞に対して多数のシナプスを形成する。特徴的なことは，それぞれのプルキンエ細胞はたった1本の登上線維からの入力を受けていることである。一方，1本の登上線維は，10個かそれ以下のプルキンエ細胞とシナプス結合している。

　苔状線維 mossy fiber は，もう一つの神経回路の始まりである。**プルキンエ細胞** Purkinje neuron は，苔状線維の標的であるが，それは直接的な投射ではない（図 13.14）。苔状線維はまず，小脳における唯一の興奮性介在ニューロンである**顆粒細胞** granule neuron と

表 13.1　小脳皮質のニューロンと神経回路

ニューロンタイプ	層分布	シナプス作用	入力	標的ニューロン
●投射ニューロン				
プルキンエ細胞	プルキンエ細胞層	抑制性	登上線維 苔状線維→顆粒細胞→平行線維	小脳核，前庭神経核
●介在ニューロン				
顆粒細胞	顆粒層	興奮性	苔状線維	プルキンエ細胞，星状細胞，バスケット細胞，ゴルジ細胞
バスケット細胞	分子層	抑制性	平行線維	プルキンエ細胞
星状細胞	分子層	抑制性	平行線維	プルキンエ細胞
ゴルジ細胞	顆粒層	抑制性	平行線維	顆粒細胞

●主要な投射回路
登上線維（＋；興奮性）→プルキンエ細胞（－；抑制性）→小脳核もしくは前庭神経核
苔状線維（＋）→顆粒細胞（＋）→プルキンエ細胞（－）→小脳核もしくは前庭神経核

●介在ニューロンによる局所神経回路
顆粒細胞（＋）→バスケット細胞（－）→プルキンエ細胞
顆粒細胞（＋）→星状細胞（－）→プルキンエ細胞
顆粒細胞（＋）→ゴルジ細胞（－）→顆粒細胞

シナプスを形成する。顆粒細胞は顆粒層に存在し，プルキンエ細胞層を超えて分子層へと上行する軸索を持つ。分子層でこの軸索は二分して**平行線維 parallel fiber** となり，プルキンエ細胞（図 13.14）や他の介在ニューロン（表 13.1）とシナプスを形成する。図 13.14 のプルキンエ細胞の顕微鏡写真は，このニューロンの樹状突起が広がる面（矢状面）で撮影した写真である。図 13.14 の模式図の右側には，樹状突起面に直交する方向から樹状突起が描かれている。樹状突起の平面的な広がりのため，1本の平行線維が樹状突起を通過する際，1個のプルキンエ細胞とはごく少数のシナプスしかつくらない。一方，その平行線維は，小脳葉に沿って列をなす数百個のプルキンエ細胞とシナプスを形成し，個々のプルキンエ細胞は数千本（訳注：数万本から数十万本）の平行線維とシナプスを形成する。プルキンエ細胞に対する平行線維の入力効率は，登上線維によるプルキンエ細胞の活性化直後に低下することが示唆されている［訳注：小脳の長期抑制（LTD）の発現により効率は長く低下する］。脊髄小脳と大脳小脳からのプルキンエ細胞軸索は，小脳の白質を通って小脳核ニューロンとシナプスを形成する（図 13.4）。前庭小脳のプルキンエ細胞からの軸索は，下小脳脚を通って前庭神経核に至る。

小脳は機能的なモジュール構造をとるが，部分的にそれは登上線維の投射によると考えられている。図 13.5 に示した矢状方向のそれぞれの機能的区分の内部には，**マイクロゾーン microzone** と呼ばれる微小帯域が存在する。そこでは，少数のプルキンエ細胞群が，相同の生理学的特性を有する登上線維入力，例えば同じ体部位からの体性感覚情報を処理するような入力を受けている。次に，マイクロゾーン内のプルキンエ細胞は，下オリーブ核から相同な入力を受ける小脳核もしくは前庭神経核の一群のニューロンに投射する。それぞれの機能的区分には多くのマイクロゾーンが存在する。個々のマイクロゾーンは，例えば脊髄小脳の上肢領域内において異なる手内筋の協同や収縮力を制御することで，より広い区域が担う全体機能の異なる局面に関与していると考えられている。

◆小脳核は白質内部に存在する

小脳核は，橋と小脳を通る図 13.12 の横断切片において，内側から外側に向かって室頂核，球状核，栓状核，および歯状核を同定できる。球状核と栓状核をまとめて中位核と呼ぶことを思い出してほしい。小脳核からの遠心性投射は，下および上小脳脚を通る。

室頂核，中位核，および歯状核は異なる投射を行うが，それはそれぞれの果たしている機能すなわち平衡維持，四肢の運動制御，および運動のプランニングの違いを反映している。室頂核の出力の主要な標的は，平衡と姿勢を制御する内側下行性神経路の二つの構成要素となる前庭神経核と網様体である。中位核の主要な標的は，赤核脊髄路を起始する赤核の**大細胞部 magnocellular division** と，視床を経由して投射する**運動性皮質 motor cortex** である。歯状核の主な標的は，赤核の**小細胞部 parvocellular division** と視床を介して運動のプランニングに関わる大脳皮質領野である。赤核小細胞部のニューロンは，**中心被蓋路 central tegmental tract** を通って同側の下オリーブ核へ軸索投射を行う（その経路は図 13.11B に示した）。赤核のこの二つの亜核をはっきりと区別することはできないが，

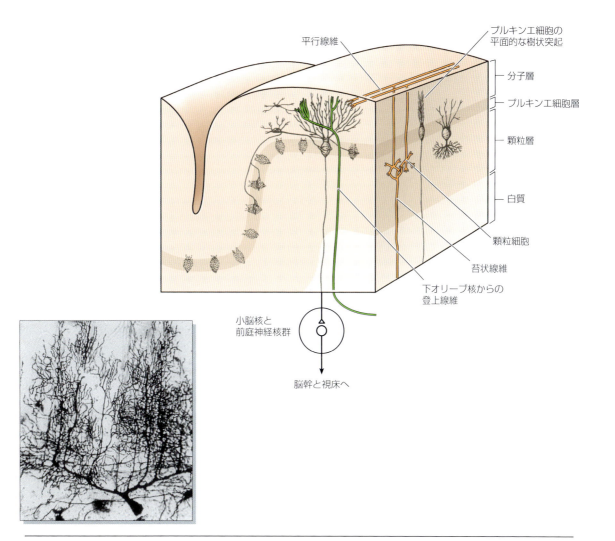

図 13.14 小脳皮質の神経回路。挿入図はゴルジ染色されたプルキンエ細胞。小脳への二つの主要な興奮性入力は登上線維と苔状線維である。登上線維はプルキンエ細胞に直接シナプス結合するのに対して，苔状線維はまず顆粒細胞とシナプス結合し，次に顆粒細胞は平行線維を出してプルキンエ細胞とシナプス結合する。

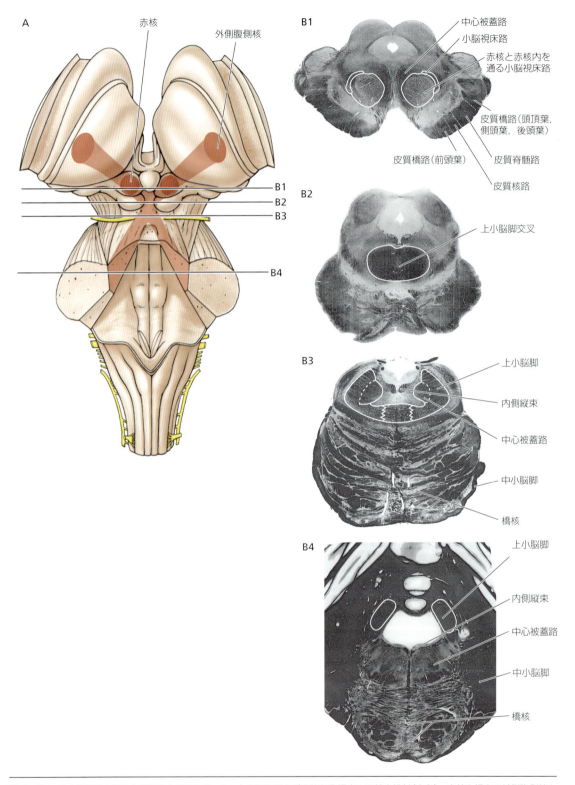

図 13.15　上小脳脚は小脳の主要な出力路である．A．上小脳脚および小脳から視床への軸索投射（赤色）．赤核と視床の外側腹側核との位置関係を示す．B．髄鞘染色による横断切片：中脳吻側部（B1），中脳尾側部（B2），橋-中脳境界部（峡，B3），橋吻側部（B4）．

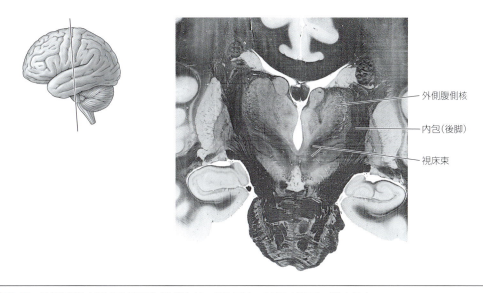

図 13.16　外側腹側核を通る冠状断切片（髄鞘染色）。挿入図はこの切片の断面レベルを示す。

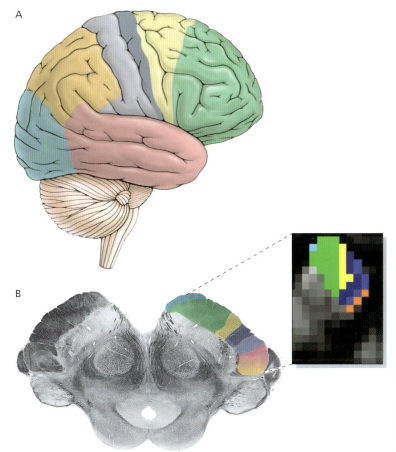

図 13.17　皮質橋路投射は大脳皮質のほとんどの領域から発するが，皮質脊髄路投射は運動前野（黄色），一次運動野（濃い灰色/青色），体性感覚野（明るい灰色/青色）から起始する（A）。B は，大脳脚における皮質由来の下行性投射の配列を模式的に示す。B の挿入図は，ヒトの拡散テンソル画像に基づく大脳脚における皮質橋路投射の部位局在性を示す。（Ramnani N, Behrens TE, Johansen-Berg H, et al. The evolution of prefrontal inputs to the cortico-pontine system：diffusion imaging evidence from Macaque monkeys and humans. *Cereb Cortex*. 2006；16[6]：811-818）。

大細胞部より小細胞部のほうがずっと大きい。

小脳核からの上行性投射は**上小脳脚** superior cerebellar peduncle を通る（図13.12，図13.15B4）。上小脳脚は，中脳尾側の下丘レベルで交叉する（図13.15A，B2）。その軸索は，赤核の二つの部位（小細胞部と大細胞部）でシナプスするか，そこを素通りして視床の運動性神経核に向かう。小脳核から視床への投射路は，まとめて**小脳視床路** cerebellothalamic tract と呼ばれる。

◆視床の外側腹側核は小脳から運動前野と一次運動野への出力を中継する

小脳からの入力を受け取り，これを前頭葉の運動領野へ伝達する視床の部位は**外側腹側核** ventral lateral nucleus で，感覚性神経核から分離している。しかし，外側腹側核（図13.16）を同定することは容易ではない。同定を少しだけ容易にする一つの手がかりは，**視床束** thalamic fasciculus の存在である。この有髄線維束は，大脳基底核から視床への軸索（第14章参照）に加え，小脳視床路の軸索も含んでいる。

外側腹側核は大きく，主に前頭葉と，一部は頭頂葉とそれぞれ異なる連絡をするいくつかの区分からなる。中位核と歯状核は，**一次運動野（4野）** primary motor cortex（area 4）と**運動前野（6野の外側部）** premotor cortex（lateral area 6）へ情報の中継を行う外側腹側核の部位に投射する。これに加え，歯状核は，頭頂葉後部皮質に投射する外側腹側核の別の部位や，前頭前野へ情報を送る視床背内側核にも投射する。歯状核からの投射部位は，中位核からの投射部位と互いに入り込むが，両者が重なることはない。

◆小脳は多くの非運動性機能に重要である

経ニューロン性のウイルストレーサーを用いたサルの研究から，非運動性皮質である前頭前野や頭頂葉後部皮質の広い領域と歯状核との間の密な投射が示された。これらの投射は歯状核に始まり，その投射標的は，視床を経由して前頭前野や頭頂葉後部皮質内のいくつかの領野である。ヒトの小脳損傷により特徴的な運動性徴候が出現するが，前述したように小脳後葉の損傷では認知機能や情動が変化することがある。サルにおける歯状核から前頭前野や頭頂葉後部皮質への投射は，ヒトにおける非運動性機能を説明することの一助となる。また，大脳皮質から下行する皮質橋路投射も認知や情動に重要である（例えば図13.8，くわしくは後で記述）。サルでは，歯状核からの投射で運動系と連絡するのは40％に過ぎない。この観察結果は，興味深いことに歯状核の大半が非運動性の連絡と機能に関わっていることを示唆する。増大したヒト脳の複雑性を考慮すれば，小脳の非運動性機能や，非運動性機能と運動性制御の間の相互作用の解明は，必ずや将来の臨床および基礎研究の重要な方向性になるであろう。

◆皮質橋路投射は広大な皮質領野から小脳へ運動制御と高次脳機能に関わる情報を運ぶ

視床を経由して小脳核が投射する大脳皮質領野は，次に皮質橋路を経由して小脳に投射する（図13.7）。この事実は，例えば脊髄小脳の手の制御領域のような小脳の特定の機能領域から，同じ機能に関与する大脳皮質領域へ投射するというような，"閉じたループ"を形成していることを意味する。第14章では，大脳基底核において同様の顕著な閉鎖ループ構成を見ることになる。他方，ある小脳領域が異なる機能に関わる大脳皮質領野と連絡するというような，"開いたループ"を示す根拠はほとんどない。

拡散テンソル画像（DTI；図2.7参照）から，ヒトにおける最も密な皮質橋路投射は，一次運動野（4野），運動前野（6野）（図10.8参照），および前頭前野を含む前頭葉から起こることが示されている。また，頭頂葉，後頭葉，側頭葉の連合野，および辺縁葉（情動に関与，第16章参照）からも起こる。拡散テンソル画像を用いて，ヒトの大脳脚における軸索の局在的配置が示されている。驚くべきことは，非運動性領域からの下行性軸索が大脳脚において最も広い領域を占めることである（図13.17）。この事実は，小脳の非運動性機能が極めて重要となると先に検討したことを，さらに強めるものである。

まとめ

小脳の解剖

小脳皮質は白質を被っている（図13.2，図13.13）。小脳皮質は多くの**小脳葉（回）**を含み，これらはまとまって**前葉**，**後葉**，および**片葉小節葉**の三つの葉になる（図13.2，図13.3）。小脳白質の内部には4対の小脳核があり，内側から外側に向かって**室頂核**，**球状核**，**栓状核**および**歯状核**と呼ばれる（図13.2）。球状核と栓状核を合わせて**中位核**と言う。小脳皮質は三つの細胞層からなり，それらは表面から**分子層**，**プルキンエ細胞層**，**顆粒層**である（図13.13）。小脳皮質には以下の5種類のニューロンがある（図13.4，図13.14，表13.1）：(1)**プルキンエ細胞**―小脳の**投射ニューロン**で**抑制性**（図13.4，図13.13，図13.14），(2)**顆粒細胞**―

小脳唯一の**興奮性介在ニューロン**，(3)**バスケット細胞**，(4)**星状細胞**，(5)**ゴルジ細胞**—3種類の抑制性介在ニューロン．

小脳の神経回路

2種類の求心性線維が小脳に到達して，二つの主要な神経回路を形成する．**登上線維**は**下オリーブ核**に由来する軸索で(図13.11B)，**苔状線維**は**橋核**(図13.15B4)，**網様体**，**前庭神経核群**(図13.11)，**脊髄**(図13.11C)など様々な領域から起始する．ほとんどの登上線維と苔状線維の入力は，小脳核と小脳皮質の両方に向かう(図13.4)．登上線維はプルキンエ細胞との間に単シナプス性の結合をつくり，苔状線維は顆粒細胞にシナプスを形成し，次に**平行線維**を介してプルキンエ細胞とシナプスを形成する．プルキンエ細胞は小脳核(図13.12)と前庭神経核群(図13.11)に投射する．

小脳の機能的区分

小脳は，脊髄小脳，大脳小脳，および前庭小脳の三つの機能的領域に分けられる(図13.2，図13.5)．小脳からの出力路の交叉と外側下行性運動路の交叉とにより，一側性の小脳損傷により同側の四肢に運動性徴候が現れる(図13.10)．

脊髄小脳(図13.6，図13.7)は姿勢や四肢の運動に重要で，**体幹筋**や**上・下肢帯筋**のコントロールを行う内側の**虫部**と，**四肢筋**をコントロールする**半球中間部**の二つの皮質領域からなる．脊髄小脳への主要な入力は脊髄から来る．下肢や体幹下部からの体性感覚情報は**クラーク核**を経由して**後脊髄小脳路**(図13.6A)により伝えられ，体幹上部，上肢および頸部からの情報は**副楔状束核**(図13.11B)を経由して**楔状束核小脳路**により伝えられる．他の神経路は，内部フィードバック信号を伝達する．虫部のプルキンエ細胞は室頂核へ投射し(図13.7，図13.12)，網様体脊髄路，前庭脊髄路，および前皮質脊髄路などの**内側下行性神経路**に影響を与える．下部脳幹への投射は**下小脳脚**を介して(図13.11B)，視床への投射は**上小脳脚**を介して行われる(図13.15)．**半球中間部**は中位核に投射し(図13.12)，赤核脊髄路や外側皮質脊髄路からなる**外側下行性神経路**に影響を与える．脊髄小脳からの投射はすべて上小脳脚を通る．

大脳小脳(図13.8)は運動のプランニングに関与し，**半球外側部**を占める．大脳皮質は**橋核**(図13.12)に投射し，これが大脳小脳への主要な入力となる．この機能的区分のプルキンエ細胞は**歯状核**に投射する(図13.12)．ここから，歯状核ニューロンは反対側の**赤核小細胞部**(図13.15B1)と視床の**外側腹側核**(図13.10，図13.16)へ投射し，どちらも上小脳脚を通る．外側腹側核からの主要な投射は，**一次運動野(4野)** と**運動前野(6野外側部)** に向かう(図10.7参照)．視床を介して，歯状核は前頭前野や頭頂連合皮質へも投射し，非運動性機能に関わる．

前庭小脳(図13.5，図13.9)は眼球と頭の運動制御に重要で，解剖学的には**片葉小節葉**に一致する．この部位は**前庭神経核群**と**一次前庭求心性線維**からの入力を受け取り，**下小脳脚**を介して前庭神経核群へ投射する(図13.11B)．

第14章

大脳基底核

症例　片側バリズム

65歳男性。高血圧症の既往あり。突然，右上下肢に不随意で粗暴な突発的運動をきたした。最も強い運動は上下肢の近位部の屈曲と回転運動であった。MRIで，左側の視床下核に小出血斑を認めた（図14.1A）。

本章および関連する章の学習後に以下の質問に答えなさい。

1. 突発的運動はなぜ病変の反対側に出現するのか。
2. 図14.1の病変をきたす脳動脈は何か。

重要な神経学的症候とそれに対応する脳領域の損傷

視床下核の神経回路

視床下核は間接路の一部である。淡蒼球外節からGABA作動性入力を受け，淡蒼球内節に投射する。その出力情報は視床の運動性神経核に，ついで運動性皮質に達し，やがて皮質脊髄路により反対側半身の運動を制御する。さらに，視床下核は主に同側の運動皮質から多量のグルタミン酸作動性入力を受ける。大脳皮質-大脳基底核連絡は同側性でありながら，反対側半身の運動制御が可能であるのは，皮質脊髄路がほとんど交叉性であるためである。視床下核には体部位局在があり，図14.1Aの病巣はこの小さい核の上肢・下肢領域を十分含む程度に広い。

通常，視床下核は抑制性ニューロンからなる淡蒼球内節の活動を高めている。つまり損傷した場合，淡蒼球内節の抑制作用はずっと低下する。片側バリズムはこのようにして抑制がはずれる解放現象の一種である。視床下核障害がなぜこれほど粗暴な四肢近位筋の運動異常を引き起こすのかは不明である。

視床下核では四肢・体幹運動が最も広い領域を占める。一方，眼球運動制御，情動，および認知機能の占める領域はずっと狭い。後者の領域は，眼球運動，辺縁系および認知の機能ループの一部である。

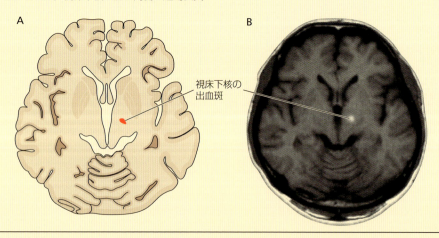

図14.1　片側バリズム。A．視床下核と病変の位置を示すMRIの略図。B．MRI．左側視床下核に小出血斑を認める。(Nishioka H, Taguchi T, Nanri K, Ikeda Y. Transient hemiballism caused by a small lesion of the subthalamic nucleus. *J Clin Neurosci*. 2008；15：1416-1418から許可を得て転載）。

大脳基底核 basal ganglia とは大脳皮質下にまとまって存在する一連の神経核群を言う。大脳基底核の病変では姿勢や動作の障害が顕著なため、この領域は1世紀以上にわたって臨床家と科学者の興味を集めつづけてきた。この病変では運動異常が全般的な特徴であり、例えば、パーキンソン病 Parkinson disease には運動減少と動作緩慢が伴う。ハンチントン病 Huntington disease では捻じ曲げ運動が出現する。トゥレット症候群 Tourette syndrome には奇妙なチックが見られる。ジストニア dystonia では姿勢が歪む。これらの病気の所見から明確に言えることは、運動の制御は大脳基底核の重要な機能の一つであるということである。大脳基底核は運動経路の中でどんな役割を果たすのだろうか。大脳皮質の運動野および脳幹のいくつかの神経核は直接運動ニューロンと連絡して運動作用を発揮する。大脳基底核はそれとは異なり、運動野や脳幹に始まる下行性運動路に対して作用を及ぼす。この関係は小脳と似ている。

　大脳基底核の疾患には運動制御の異常を特徴とする疾病の他、知性の低下を引き起こす疾病もある。このため大脳基底核は認知機能と情動にも重要な部位と考えられる。ハンチントン舞踏病の初期に認知症が合併する。パーキンソン病が進行した場合にも認知症が合併することがある。薬物嗜癖や精神疾患において果たす役割も重要である。

　大脳基底核は今でも内部構造があまりよくわかっていない脳部位であるが、化学的性質とニューロン連絡に関しては近年研究が進み、謎はずいぶんと解明されてきた。例えば、大脳基底核には中枢神経系に存在するほとんどすべての神経活性物質が存在することが明らかになった。なぜこのように多様な物質が分布しているのかは今なお定かではないが、いくつかの活性物質に関する研究成果は疾病の治療に応用されるようになった。すなわちドーパミンの欠乏が原因であるパーキンソン病に対して、薬物補充療法が急速に普及した。他の脳部位とのニューロン連絡が解明された結果、大脳基底核の伝統的な概念は大幅に新しくなった。ニューロン連絡ループに関する最近の知見に基づいて、新しい外科的治療法や神経生理学手技が考案されている。

　本章ではまず大脳基底核の構成要素と立体的構造を発生も含めて考察する。ついで、運動制御、認知、情動における大脳基底核の役割と機能構成を述べる（情動および精神疾患との関連性は第16章参照）。最後に大脳半球や脳幹の一連の髄鞘染色切片およびMRIで大脳基底核の局所解剖を検討する。

大脳基底核の構成と発生

◆大脳基底核の異なる構成要素が入力情報を処理し、出力情報を発する

　大脳基底核の多数の構成要素をその発生から学習することで、機能解剖と臨床解剖が理解できる。ニューロン連絡に基づいて大脳基底核は入力核、出力核および内在核の三つに区分される（表14.1）。**入力核** input nucleus は大脳皮質など他の脳領域から入力を受け、内在核と出力核に投射する。**線条体** striatum は大脳基底核の入力核であり、次の三つの神経核からなるが、いずれも大脳皮質から入力を受ける（図14.2）。(1) **尾状核** caudate nucleus、(2) **被殻** putamen、(3) **側坐核** nucleus accumbens。線条体の機能はこれら三つの神経核に正確に一致するものではない。尾状核はその大部分が眼球運動制御と認知に関与する。一方、被殻は四肢と体幹の運動を制御する。側坐核は尾状核・被殻の一部と共に情動に関与するが、これらの線条体部分を合わせて腹側線条体と言う。このように三つの神経核からなる線条体の形は単純ではない。

　出力核 output nucleus は間脳と脳幹に位置する外部領域に投射する。大脳基底核の出力核は次の三つである（表14.1、図14.2B1、B2）。**淡蒼球内節** internal segment of globus pallidus は被殻と共に四肢と体幹の運動調節に関与する。**黒質網様部** substantia nigra pars reticulata は尾状核と共に認知および眼球運動制御機能を担当する。**腹側淡蒼球** ventral pallidum は腹側線条体と共に情動に関与する。いずれの核も脳深部にあり、線条体を通過して図示されている（図14.2）。

　内在核 intrinsic nucleus も基底部の深部に位置し、線維連絡は大脳基底核の内部に限られる（図14.1、図14.2）。内在核は五つある。**淡蒼球外節** external segment of globus pallidus、**腹側淡蒼球** ventral pallidum（出力部を除く部分）、**視床下核** subthalamic nucleus、**黒質緻密部** substantia nigra pars compacta および **腹側被蓋野** ventral tegmental area である（図14.2）。これら

表14.1	大脳基底核の構成要素
入力核（線条体）[1]	1. 尾状核 2. 被殻 3. 側坐核
出力核	1. 淡蒼球内節[2] 2. 腹側淡蒼球―出力部 3. 黒質網様部
内在核	1. 淡蒼球外節 2. 腹側淡蒼球―内在部 3. 視床下核 4. 黒質緻密部 5. 腹側被蓋野

[1] 線条体は新線条体とも呼ばれる。
[2] 被殻、淡蒼球外節と内節を合わせた核はレンズの形状に似るためレンズ核と呼ばれる。

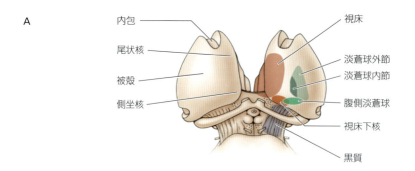
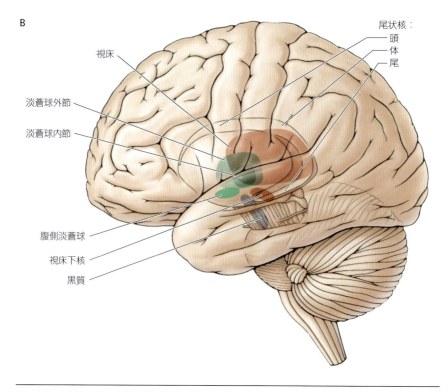

図 14.2 大脳基底核の神経核群と視床，内包の関係。A．前方から。B．左側方から。

は入力核や出力核とも密に連絡する。

◆**大脳基底核の発生から構成要素の複雑な形状や分割の様式を理解する**

ここでは大脳基底核の各構成要素を理解することが目標である。発生の観点から，大脳基底核の二つの重要な特徴―複雑な立体構成と構成要素の分割化―について理解してみよう。主として大脳皮質の発生の結果として尾状核は**C字状** C-shape を呈するようになる。大脳皮質が尾方および下方に，それぞれ後頭葉および側頭葉を拡張するにつれて，深部に位置する尾状核と側脳室も伸張していく（図 14.3A）。予定された方向軸に沿った細胞の増殖と移動がこの伸展と形状の変化を引き起こす。尾状核の他，被殻，側坐核の特徴的な形状もこのようにして完成する。尾状核のC字状の形は頭，体，尾に分けられる（図 14.3C）。

第2の発生過程で大脳基底核はさらに細分化される。すなわち，大脳皮質を出入りする軸索が**内包** internal capsule をまとまって通過する。この線維束により大脳基底核の神経核群が分けられる。

前脳の発生段階で，単一の線条体（図 14.3B1）は内包の形成によって尾状核（頭・体）と被殻に分かれる

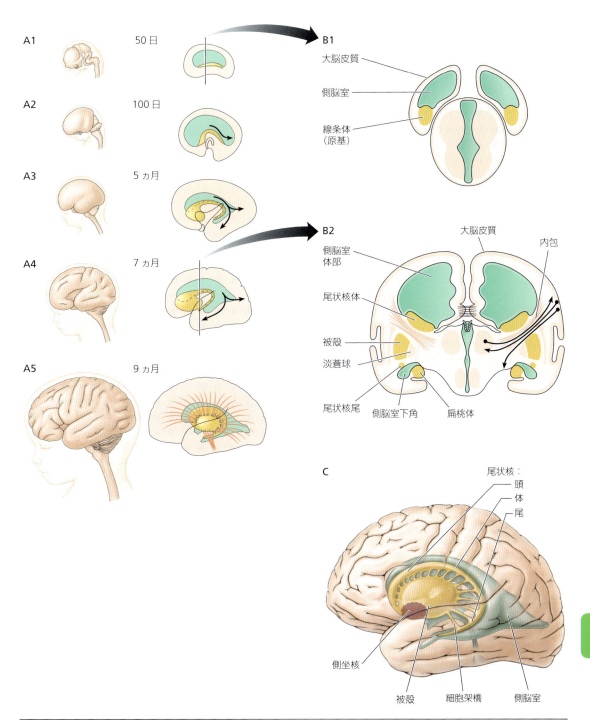

図 14.3　大脳基底核の発生．A．脳と頭部の発達過程を左外側から見る．胎児期（A1〜A5）の大脳半球，側脳室，線条体を図示．A5（右図）に内包線維を示す．B．受精後 50 日（B1）と 7 カ月（B2）の胎児脳の冠状断面．B2 に内包の上行・下行線維を示す．C．成人脳の線条体と脳室系．線条体は尾状核，被殻，側坐核に分かれる．尾状核は側脳室と共に C 字状を呈する．側坐核は線条体全体の腹側かつ内側寄りに位置する．

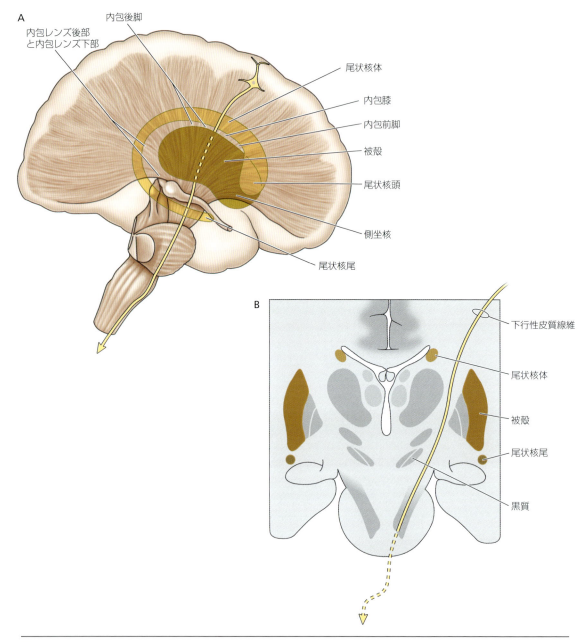

図 14.4 内包。A. 線条体と皮質脊髄路線維を右外側から見る。B. 内包後脚を通る下行性皮質線維（冠状断面）。

(図 14.3B2)。内包の投射線維は次の 3 種類である。(1)視床皮質線維（Ⅳ層へ），(2)皮質視床線維（Ⅵ層から），(3)皮質（Ⅴ層）から線条体，脳幹，脊髄への下行線維。内包線維は線条体の神経核群を完全に分離することはなく，一部分は**細胞架橋 cell bridge** となって残る(図 14.3C)。全体的に見た場合，内包の内側に尾状核，外側に被殻がある。皮質脊髄路は内包を下行する(図 14.4A)。このとき尾状核(体)と被殻の間を通過する。側坐核は内包前脚より吻側下方に位置する線条体

部分である。尾状核尾と被殻の間にはさらに別の投射線維も通る。

淡蒼球内節と黒質網様部は内包によって隔てられるが(図 14.4B)，両者を結ぶ細胞がちょうど線条体の細胞架橋(図 14.3)のように内包に残る。実際，人脳で黒質網様部と淡蒼球内節を隔てる内包には細胞が散在する(図 14.15 参照)。それに加えて淡蒼球内節と黒質網様部のニューロンは形態，神経伝達物質の種類および線維連絡が類似している。

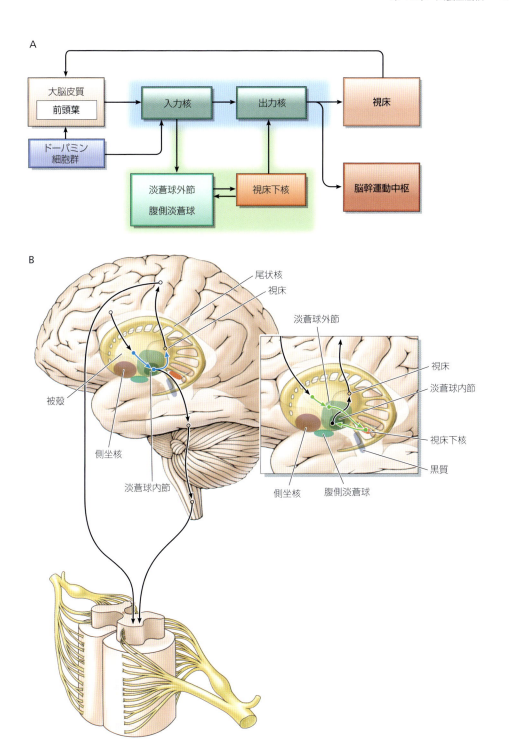

図 14.5　大脳基底核の直接路と間接路．A．ブロック図．入力核は線条体を構成する．入力核には大脳皮質の全領野から入力する．出力核は淡蒼球内節，黒質網様部，および腹側淡蒼球の一部である．青色網掛け部分は直接路で，黄緑色網掛け部分は間接路である．大脳基底核は大脳皮質全体からの入力を受ける一方，出力は視床を介して前頭葉にのみ送られる．ドーパミンニューロンは大脳皮質と線条体の両者に線維を送る．大脳基底核から脳幹に送られる線維は，上丘への連絡により眼球運動の制御を，脚橋被蓋核への連絡により移動運動の制御を行う．B．直接路は大脳皮質と脳幹に情報を伝える．これらの経路はいずれも最終的に脊髄に到達する．間接路（右の挿入図）は淡蒼球内節に終止する．大脳皮質・脳幹から脊髄に向かう下行性運動路も合わせて示している．

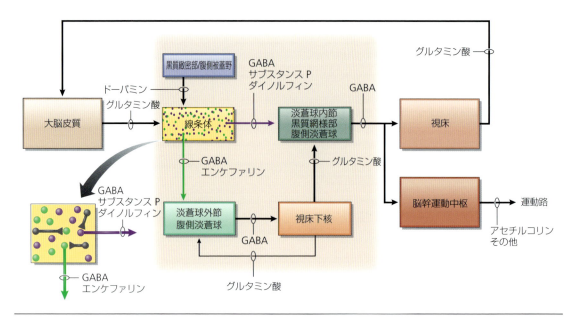

図 14.6　大脳基底核の回路と神経伝達物質の局在．GABA，サブスタンス P およびダイノルフィンを含有する線条体のニューロン（紫色矢印）は直接路を形成して淡蒼球内節に投射する．一方，GABA とエンケファリンを含有するニューロン（緑色矢印）は間接路を形成して淡蒼球外節に投射する．

淡蒼球外節と腹側淡蒼球は前交連によって隔てられているが，淡蒼球外節と腹側淡蒼球のニューロンは線維連絡と神経伝達物質において共に内在核としての共通性が高い．また，さらに尾側の腹側淡蒼球は淡蒼球内節と共に出力核としての共通性を有する．

大脳基底核の機能解剖

◆直接路と間接路が大脳基底核の全機能区分に共通の経路である

大脳基底核の基本的な入力・出力様式を図 14.5 に示す．小脳と同様，大脳基底核の基本的回路は運動，認知および情動の各機能ループに共通に存在する．大脳基底核は入力核，内在核，出力核に分けられる（図 14.5A）．大脳皮質全領野からの情報が入力核に入り，出力核に向かう．視床に送られた情報は前頭葉皮質の異なる領野に送られる．これらの種類を異にした投射路が大脳基底核に様々な機能を与えている（下記で考察）．大脳基底核から脳幹の運動制御核である**脚橋被蓋核** pedunculopontine nucleus への連絡は移動運動の制御に働き，**上丘** superior colliculus への連絡は衝動性眼球運動で重要な働きをする．大脳基底核の情報の流れの一例では，前頭葉から発して被殻，淡蒼球内節，および視床に順に達し，一次運動野に戻っていく（図 14.5B）．

内在核との連絡は機能的にも臨床的にも重要である．淡蒼球外節と視床下核は大脳基底核の内部から入力を受け，また内部へ出力する神経核である（図 14.5A）．**黒質緻密部** substantia nigra pars compacta と**腹側被蓋野** ventral tegmental area はドーパミンニューロンを有し，その線維を線条体および大脳皮質の一部に送る（図 14.5A）．ドーパミンは線条体ニューロンの働きを調節している．ドーパミン受容体は数種類あって，各サブタイプを持つシナプス後ニューロンが存在する．サブタイプに応じてドーパミンは脱分極ないし過分極の作用を発揮する．

●大脳基底核の出力は直接路と間接路の相補的作用によって決まる

大脳基底核では個々のニューロンの作用は多様であるが，全体的な出力作用には次の考え方があてはまる．**直接路** direct path と**間接路** indirect path という相補的な二つの経路が出力部に正反対の作用を及ぼす．線条体から直接，出力核へ，ついで視床と脳幹へと連なる経路は直接路と名づけられ，大脳基底核の働きを高める（図 14.5A，B）．反対に線条体から三つの内在核である淡蒼球外節，腹側淡蒼球そして視床下核に入る経路は間接路を構成し，大脳基底核の働きを低下させる（図 14.5A，B 挿入図）．線条体から淡蒼球外節，視床下核，淡蒼球内節の順に達する（図 14.5B 挿入図）．四肢・体幹の運動，眼球や顔面筋の運動を制御す

Box 14.1 大脳基底核内部の回路の仕組みから運動低下徴候と運動亢進徴候を説明できる

骨格筋運動ループの二つの経路である直接路と間接路の機能障害の知識は（図14.5〜図14.7），大脳基底核疾患で起こる運動制御異常の仕組みを説明したり，より効果的な治療法を開発するのに役立っている。前述の如く，直接路は運動を促進し，間接路は運動を抑制する。直接路においては被殻の投射ニューロンが**淡蒼球内節** internal segment of globus pallidus に連絡し，そこからの出力線維が視床の外側腹側核と前腹側核に投射する。この連絡は抑制性ニューロンから抑制性ニューロンへの連絡である。したがって，もし大脳皮質から短時間，被殻に向かって興奮性入力が送られると（図14.7A），被殻ニューロンが活動して淡蒼球内節には抑制性の（神経活動を休止させる）指令を与えることになる。しかしながら，淡蒼球内節ニューロンも抑制性ニューロンなので，視床のニューロンが普段受けている抑制性効果は減少することになる。抑制性信号に抑制をかけることを**脱抑制** disinhibition と言う。脱抑制は興奮作用を与えることと同じである。視床ニューロンは，抑制状態から一時的に解き放たれて，活動電位を送り出すことができる。水の入ったガラスコップに手を伸ばす動作を考えると，運動前野のニューロンや一次運動野の皮質脊髄路ニューロンは直接路の活動によって興奮すると考えられる。

一方，間接路はそれとは正反対の効果を視床や大脳皮質に及ぼす。被殻の投射ニューロンはGABAを含有する抑制性ニューロンであり，間接路においては**淡蒼球外節** external segment of globus pallidus に投射する。まず被殻ニューロンが興奮すると，淡蒼球外節ニューロンの活動を一時的に休止させる。淡蒼球外節ニューロンは普段は視床下核を抑制しているが，この休止により視床下核ニューロンは脱抑制の状態になり，活動電位を発生するようになる。結果的に，視床下核の投射先である淡蒼球内節と黒質網様部の出力ニューロンは興奮する。したがって，視床に対してさらに強い抑制効果を及ぼすことになる。

ドーパミンは線条体の直接路に対して興奮作用を発揮する。逆に間接路に対して抑制をかける。このため両方の経路ともドーパミンの作用によって，出力核における抑制性出力を減少させる方向に働くことになる。視床の活動は活発になり，皮質への刺激も増して運動を開始しやすくなる。

前述の経路モデルから大脳基底核疾患の仕組み，すなわち**運動低下徴候** hypokinetic sign と**運動亢進徴候** hyperkinetic sign を説明できる。ドーパミンはパーキンソン病では欠乏しており，そのことから運動低下徴候が出てくる。すなわち，パーキンソン病の線条体では直接路の活動が高まらず，加えて間接路が発揮する抑制作用は高まることになる（図14.7C1）。最終的に視床に強いブレーキがかかる。そのため運動前野と運動野から脊髄や延髄への下行性信号が不十分となり，運動を開始できなくなる（運動低下）。

運動亢進の病態はその逆の状態である（図14.7C2）。すなわち間接路の低下によって大脳皮質に強い興奮性信号が送られる（黒質緻密部の働きは正常と変わらないことに注意）。ハンチントン病の線条体では間接路ニューロンが特に脱落することが明らかになった。GABAとエンケファリンを含有するニューロンであって，このニューロン活動が特に低下する。視床皮質ニューロンの活動も高まる。片側バリズムも運動亢進を示すが，この場合は視床下核が損傷された結果，淡蒼球内節に対する興奮性作用が不足する（図14.7C2点線）。このため淡蒼球内節による視床への抑制がはずれて大脳皮質へ過剰に興奮性信号が送られるようになる。

る大脳基底核出力部位に対して，直接路は働きを高め，間接路は働きを低下させる。大脳皮質の情報が順々に直接路と間接路に送られ，ニューロンの活動が変化する（Box 14.1）。運動異常症では直接路の機能異常により筋緊張の亢進，チック，および共同運動をきたす。一方，間接路の機能異常によりパーキンソン病に見られるような無動，動作緩慢，および筋固縮が起こる。大脳基底核の非運動性機能ループに対してもこれと同様の促進および抑制作用が及んでいると考えられる。直接路と間接路の相補的作用に関連して，神経伝達物質の多様な働きを次に述べる。

◆大脳基底核ニューロンの線維連絡と神経伝達物質を知れば，正常機能と疾患による機能異常を洞察できる

大脳基底核には多くの種類の神経伝達物質および**神経調節物質** neuromodulatory substance が存在する（図14.6）。興奮性神経伝達物質の**グルタミン酸** glutamic acidは，大脳基底核への主要入力源である皮質線条体路ニューロン，さらには視床の線条体投射ニューロンや視床下核ニューロンに局在する。大脳基底核の主たる神経伝達物質は，**抑制 inhibitory** 作用を有する**γ-アミノ酪酸（GABA）**である。線条体の投射ニューロンは神経伝達物質として GABA を有し，樹状突起棘を豊富に持つことから**中型有棘ニューロン medium spiny neuron** と呼ばれる（図 1.2 参照）。軸索を淡蒼球外節，内節，腹側淡蒼球および黒質網様部に送る。中型有棘ニューロンは**エンケファリン enkephalin** という神経ペプチドを有するものと，**サブスタンス P substance P**（および**ダイノルフィン dynorphin**）を持つものの 2 種類が存在する。エンケファリンは間接路ニューロンに，サブスタンス P は直接路ニューロンにそれぞれ局在している。このような二つの経路ニューロンの異なる神経化学的特性を理解すれば，直接路と間接路の疾患における損傷の違いはとても解析しやすい。淡蒼球外節，淡蒼球内節，および黒質網様部の投射ニューロンも GABA を用いる。したがって，大脳基底核の出力部ニューロンは小脳皮質ニューロンと同様，抑制性である。両方のニューロンが同一のシナプス構成をとることの意義はいまだ明確ではない。

黒質緻密部および腹側被蓋野ニューロンの神経伝達物質は**ドーパミン dopamine** である。これらの神経核の投射標的の線条体および前頭葉皮質におけるシナプス後ニューロンの働きはドーパミンによって主に制御される。ドーパミンは線条体のシナプス後ニューロンの細胞膜内受容体サブタイプの種類によって興奮または抑制のいずれかの反応を引き起こす。神経伝達物質の**アセチルコリン acetylcholine** は線条体の介在ニューロンに存在する。介在ニューロンはシナプス可塑性をはじめとする大脳基底核の様々な機能の制御に関与している。

● **パーキンソン病は運動低下をきたす疾患である**

パーキンソン病 Parkinson disease では運動の開始が困難になる**無動症 akinesia** や，運動範囲や運動速度が低下する**動作緩慢 bradykinesia** をきたす（図 14.7C1）。これら運動の各要素が減弱したときの症状を**運動低下徴候 hypokinetic sign** と総称する。さらにパーキンソン病では安静時に**振戦 tremor** が見られ，患者の四肢を屈伸したときには特徴的な抵抗が感じ取れる。これは**固縮 rigidity** と呼ばれる。パーキンソン病では黒質緻密部と腹側被蓋野のドーパミンニューロンが変性し，線条体のドーパミン含有量が著減する。「黒質」の名称は黒色色素である**ニューロメラニン neuromelanin** に由来する。この物質はカテコールアミンの前駆物質ジヒドロキシフェニルアラニン（dopa）が重合したもので，黒質緻密部のニューロンに見られる。パーキンソン病の黒質緻密部にはニューロメラニンが見られない。パーキンソン病ではそれ以外の中枢神経系組織のドーパミンニューロンも破壊される。しかしながら大脳基底核のドーパミン欠乏が最も重篤な症状を呈する原因となる。ドーパミン前駆物質 L-**ドーパ L-dopa** による補充療法が神経症状の劇的な改善をもたらす。

パーキンソン病研究に有用な薬物が見つかった。それは，ヒトに対してパーキンソン病に類似した永続的な症状を誘発する合成ヘロインの副産物である**MPTP**（1-メチル-4-フェニル-1, 2, 3, 6-テトラヒドロピリジン）という神経毒で，メペリジンの誘導体である。黒質緻密部をはじめとする中枢神経内ドーパミンニューロンを消滅させる。MPTPをサルに投与すると，ヒトと同様に無動，動作緩慢，固縮，振戦を含むパーキンソン病症候が現れる。

● **運動亢進をきたす疾患がある**

ハンチントン病 Huntington disease は運動亢進をきたす（図 14.7C2 参照）。この疾患の**運動亢進徴候 hyperkinetic sign** の一つは，四肢や体幹に不随意性の急速かつばらばらな動きが見られる**舞踏病 chorea** である。四肢の遠位部の不随意運動，例えば手関節に捻り運動をきたす**アテトーゼ athetosis** も生じる。ハンチントン病では認知症も進行する。ハンチントン病は常染色体優性遺伝病である。多くの場合，中年になって発症する。ハンチントン病遺伝子は第 4 染色体短腕にあり，**ハンチンチン huntingtin** をコードするが，このタンパク質の機能は不明である。ハンチントン病の遺伝子突然変異は，ハンチンチンの N 末端領域に 36 個以上くり返し連なる CAG のヌクレオチド配列をつくる。異常ハンチンチンは極端に長いポリグルタミン配列を有し，このため特に中型有棘ニューロンが細胞死を起こしやすくなる。同じ突然変異はすべての体細胞に生じるが，おそらく中型有棘ニューロンの機能障害が最も強く，大脳皮質ニューロンにも機能異常や細胞死を引き起こす。ハンチントン病のニューロン変性は広汎な領域に見られるが，最初発部位は間接路の一部である線条体のエンケファリンニューロンである（図 14.6）。数種類の神経変性疾患がいずれもポリグルタミン反復配列変異を伴うことは興味深い。

運動亢進症にはさらに**片側バリズム hemiballism** があるが（本章の症例を参照），これは**視床下核 subthalamic nucleus** が脳血管損傷を受けたときに起こる。血管損傷を起こした半球の反対側半身に見られる四肢の抑制困難な急速振り回し運動を特徴とする。バリズムと称する物を投げつけるような**突発的運動 ballistic movement** は，特に肩や肘の関節など四肢の近位関節の動きによって起こる。

◆ **並列回路が大脳基底核を通る**

大脳基底核神経回路の重要な特徴の一つは並列ルー

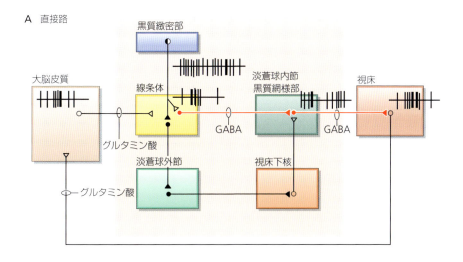

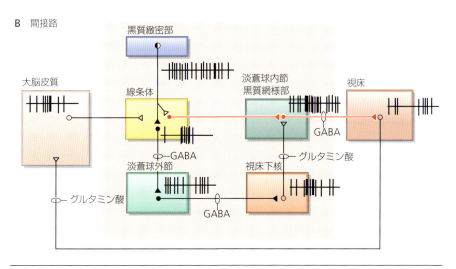

図 14.7　正常と基底核疾患における大脳基底核の機能的回路の対比．正常な直接路（A）と間接路（B）の働き．黒塗りおよび赤塗りのニューロンの細胞体と終末は抑制性タイプを，白抜きのニューロンの細胞体と終末は興奮性タイプをそれぞれ表す．各部位での活動電位を模式的に示す．縦線が活動電位，横線が時間経過をそれぞれ示す．左端の大脳皮質に一過性のニューロン活動が起こったときの，各部位でのニューロン活動と右端の視床にそれが反映される過程を示す．

プ（環）を有していることである．総論的に言えば，これらの並列ループには次の三つの重要な構成原則がある．
1) 各ループは，同様な一般機能を有する多数の大脳皮質部位から起始する．
2) 各ループは，大脳基底核と視床の異なる神経核または同じ神経核の異なる部位を経由する．運動ループは視床の運動性神経核—**外側腹側核** ventral lateral nucleus（小脳の入力を受ける部位とは異なる部位）と**前腹側核** ventral anterior nucleus—を経由し，認知・情動・眼球運動の各ループは**背内側核** medial dorsal nucleus を経由する．

3) 各ループは，**前頭葉** frontal lobe の別々の領野に戻る．

各ループは異なるニューロン連絡を用いて異なる機能を発揮する．多くのループが並列して大脳皮質から起始するが，これまでの解剖学および生理学の研究から，以下の四つのループが着目されてきた（図 14.8）．すなわち**骨格筋運動ループ** skeletomotor loop，**眼球運動ループ** oculomotor loop，**連合系ループ** associative loop（前頭前野ループ prefrontal loop や認知ループ cognitive loop とも呼ばれる）および**辺縁系ループ** limbic loop である．各ループは多くの小回路から構成さ

C1　運動低下

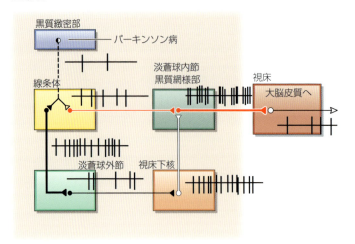

C2　運動亢進

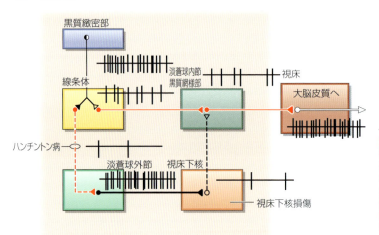

図 14.7　運動低下（C1）と運動亢進（C2）の徴候が見られる場合のニューロン活動の変化．線の太さは線維連絡の強さの相対的変化を表す．太い線ほど線維連絡が強く，活動性が高いことを示す．C1，C2 での活動電位の模式図は A，B と同様に描いているが，A，B と違って疾患のため持続的に変化した状態を表す．一過性の変化はよく調べられていない．

れる．**骨格筋運動ループ**は顔面，四肢および体幹の筋群の制御ループである（図 14.8A1）．入力は一次体性感覚野と前頭葉運動性皮質に起始し，やがて運動性皮質に戻る（図 14.8B）．動物実験から，このループの個々の回路が運動野，運動前野，体性感覚野から起始し，淡蒼球の異なる部位を通過した後に，結局，運動前野および運動野の異なる領域に戻ることがわかった．**眼球運動ループ**は衝動性眼球運動の制御に関わる．重要な起始の一つは前頭眼野である．前頭眼野の情報は脳幹に運ばれて衝動性共同眼球運動を可能にしている．もう一つの重要な起始は頭頂葉後部皮質である．頭頂葉後部皮質は眼球運動の速度と方向を制御するために，視覚情報を処理する（図 14.8A2）．眼球運動ループの終点は前頭眼野と補足眼野である（図 14.8B，第 12 章参照）．次の二つのループについては

これら二つの運動制御ループほどわかっていない．

連合系ループは，認知と行動の戦略的計画のような行動の実行に重要なループである．広汎な皮質連合野に起始し，主に前頭前野背外側部に投射するが，運動前野にも戻る（図 14.8A3, B）．前頭前野は主として思考・推論や目標指向性行動の最高レベルの構築などに関与するが，動作を組み立てる役割を果たしている運動前野へ直接のニューロン連絡もある．

辺縁系ループは行動の動機づけや情動に関わる．「辺縁」という言葉は情動機能の首座である大脳辺縁系に由来する．辺縁系連合皮質と海馬体がこのループの主要な起始である．この辺縁系ループの大脳基底核では，これまでのループが経由しない**腹側線条体** ventral striatum と**腹側淡蒼球** ventral pallidum が関与する（図 14.8A4）．腹側線条体とは側坐核に尾状核・被殻

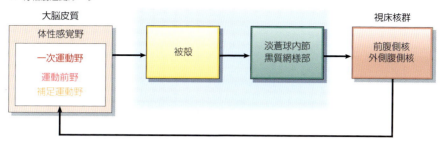
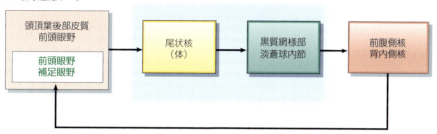
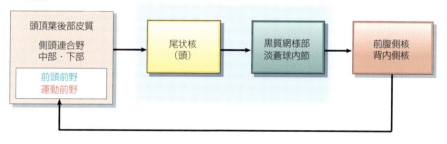
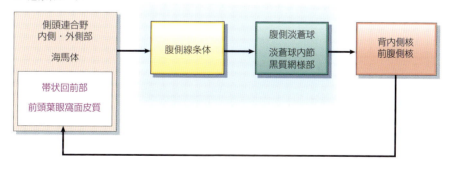

図 14.8　大脳基底核を通る四つの主要なループ。A. 各ループの一般構成を示す流れ図。(1)骨格筋運動ループ，(2)眼球運動ループ，(3)連合系ループ，(4)辺縁系ループ。大脳皮質の名称をカラーで表した領野は各ループの終点を表す。

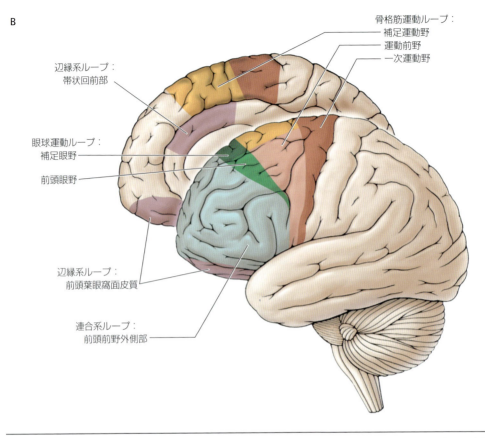

図14.8 B．大脳皮質の外側面と内側面で各ループの終点の前頭葉領野を示す（各領野の色は図14.8Aの各領野の文字色に対応）。前頭葉眼窩面皮質内側部は前頭前野外側部より腹側の領域。

の腹内側部領域を加えた部位を言う。辺縁系ループの終点は帯状回前部に位置する辺縁系連合皮質である（図14.8B）。

◆大脳基底核ループ間の情報の統合

行動は複合感覚，認知および情動に関する情報を統合することによって起こる。したがって，大脳基底核は個々の並列ループ（図14.8，図14.9A）に加えてもっと種々の方法でループ間の情報を統合するのは当然である。3種類の統合回路がある（図14.9B）。第1に大脳皮質から線条体への入力連絡における重なり合いを指摘できる。これは内在核を結ぶ回路にも見られる。第2に大脳基底核ループの内部には統合領域があって，互いに収集する情報の結び目の役目を果たす。一例をあげると前頭前野背外側部から発するほとんどの入力線維は，線条体の連合系ループに入る。それに対して，より限局性の投射線維が腹側線条体と線条体背側部に向かう。このうち腹側線条体は認知に関する情報を情動や報酬に統合し，線条体背側部は眼球・四肢の基本的な運動制御をより複雑な行動に統合するため

の連絡系である。第3に下行性の皮質視床投射をあげる。感覚系で詳述したように（図14.11，図2.18参照），この投射は上行性の視床皮質投射よりも拡散する傾向にある。

動作を開始する際，大脳基底核の種々の並列回路が異なる機能を発揮しているらしい。例えばコップ一杯の水を取ろうとするとき，各ループが運動の開始と制御に働く。辺縁系ループは喉の渇きに動機づけられて行動の初期決定をする。連合系ループは動作が目的を達するまでの運動プラン（いつ，どこで，どのようにして水を手に入れるか）を策定する。眼球と骨格筋の運動ループは，目的を達成するための特定の動作を組み立て，その遂行を支援する。例えば，眼と上肢の運動を連携させて手を正確にコップに到達させるのである。極めて喉が渇いているときにはこの動作と反応がもっと速くなる。辺縁系ループから運動系ループへの統合経路はおそらく一方向性である。

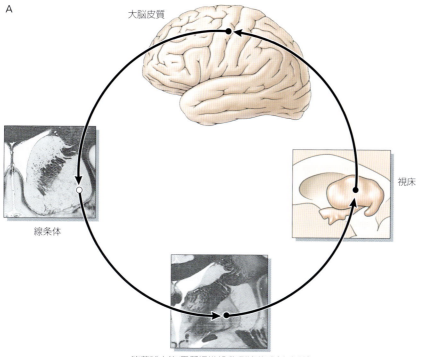

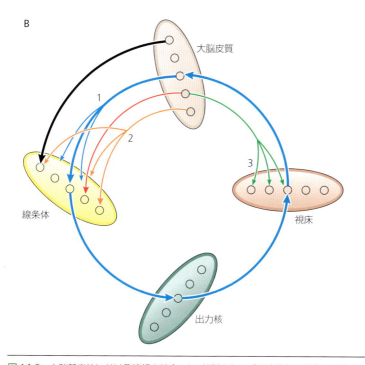

図14.9 大脳基底核における情報の統合。A. 並列のループの連絡を一般的に示す。皮質線条体路（上）は線条体（下）に到達。線条体の直接路が大脳基底核出力核（下）に達し，さらに視床（右）に向かう。その後，大脳皮質に戻る。B. ループ間に情報の統合が起こる部位での三つの回路特性を模式的に示す。（1）個々のループ間で終止領域が重なり合うことによる。（2）ループ間に特別な回路が存在することによる。（3）皮質視床投射の拡散による。

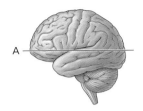

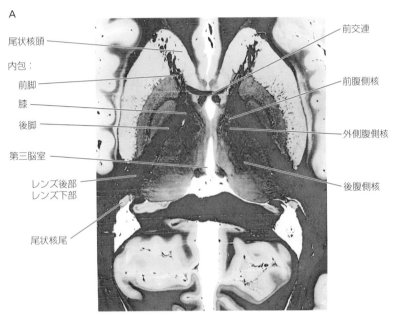

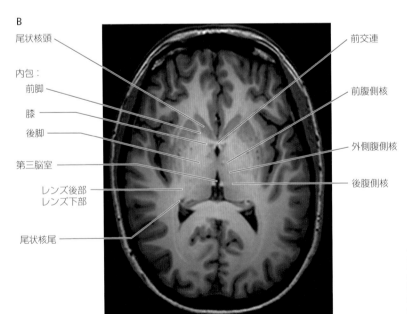

図 14.10　大脳基底核の水平断面。A．髄鞘染色。B．Aと同一断面のT1強調MRI。Aの挿入図でこれらの断面のレベルを示す。（B，Dr. Joy Hirsch, Columbia Universityのご厚意による）。

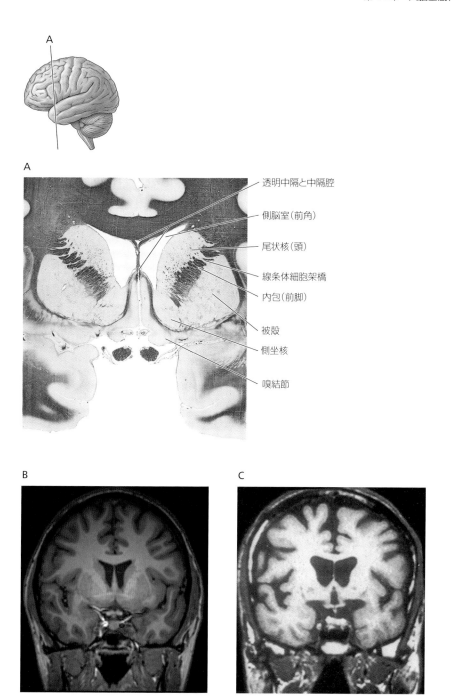

図 14.11 尾状核頭を通る冠状断面。挿入図は断面の位置を示す。A．髄鞘染色切片像。B．健常者のMRI。C．ハンチントン病患者のMRI。（BのMRIはDr. Joy Hirsch, Columbia Universityより，CのMRIはDr. Susan Folsteinのご厚意による）。

大脳基底核の局所解剖

本章の後半では，大脳基底核の構成要素とそれに関連する神経核の局所解剖を考察する．皮質下の主要な目印である内包の多様な構成要素を見ることができるので，大脳半球と間脳を含む脳の水平断切片を用いた考察から始め，次に冠状断面に移る．最終的に大脳基底核の投射する脳幹の部位を扱う．さらに，この考察では大脳半球の深部構造の全般的検討も行う．

◆尾状核頭と被殻は内包前脚によって分離される

内包 internal capsule は水平断面で矢じり状を呈し，中央部を正中線に向けている（図14.10A）．内包の内部には上行性の視床皮質線維や下行性の皮質線維が通る．内包は**前脚** anterior limb，**後脚** posterior limb，および**膝** genu の三つの主要部に区分される．膝は両脚を連結する（図14.10）．内包にはさらにレンズ後部とレンズ下部がある．これらは被殻と淡蒼球の総称である**レンズ核** lenticular nucleus との位置関係で命名されている．

内包前脚は**尾状核頭** head of caudate nucleus と**被殻** putamen を分ける．前脚には，前頭前野と種々の運動前野領域に出入りする線維が通る．後脚は外側の被殻・**淡蒼球** globus pallidus（合わせてレンズ核）と，内側の**視床** thalamus，**尾状核** caudate nucleus との間に進入している．後脚の中には，皮質脊髄路，おそらくほとんどの皮質核路，および頭頂葉の体性感覚野に出入りする線維が通る．断面を見た場合，内包後脚を通る断面にのみ視床が見えることに注意すべきである．MRI（図14.10B）においても断面が対応する髄鞘染色切片（図14.10A）と同様に重要な構造が見える．

重要な尾状核の立体的形状が図示されている（図14.10A）．尾状核は空間的形状がC字状を呈するため，水平断面では2カ所で現れる．尾状核頭は前内側に，尾状核尾は後外側にそれぞれ位置する（尾状核体はこの図の断面より背側にある）．冠状断面でも尾状核は2カ所に分かれて見えることがある（背内側と腹外側に）（下記参照）．尾状核尾は小さいため見分けにくいがそのおよその位置はMRIでも見える（図14.10B）．

◆側脳室前角のレベルで線条体の三つの構成要素が見える

内包前脚を通る冠状断面（図14.11）では線条体の三つの構成要素である尾状核（図では尾状核頭），被殻および側坐核が見える．内包が進入するため尾状核と被殻の間で，**線条体細胞架橋** striatal cell bridge が両者を結ぶ．三つの構成要素は分離した構造体ではないので側坐核に尾状核・被殻の腹内側部を合わせた構造（図14.11A）を辺縁系ループの線条体部分である**腹側線条体**と称する（図14.8A4）（前脳の基底部表面にあって嗅覚入力を受け入れる嗅結節を腹側線条体に加えることがある）．**透明中隔** septum pellucidum は側脳室の前角と体部の内側壁にあたる薄い結合組織の隔膜である（図14.11A）．左右の中隔の間には液を貯える腔（中隔腔）が存在する．

尾状核頭は側脳室前角に突出している（図14.11A, B）．ハンチントン病では顕著に委縮する（図14.11C）．中型有棘ニューロンが消失し，この変化が尾状核頭に最もはっきり現れる．ハンチントン病の尾状核頭の縮小は側脳室への張り出しの消失として診断の目印になる（図14.11C）．

●線条体に存在する区画

髄鞘染色した線条体は三つの神経核とも同一で均一な組織像を呈する．しかしながら神経伝達物質や神経調節物質の染色像ならびに特定の入力線維の染色像を見れば均質性を欠いていることがわかる．例えば，コリン作動性線維のマーカーを用いて組織を染色すると，これが高濃度の**マトリックス** matrix と共に，低濃度の**ストリオソーム** striosome（パッチとも呼ばれる）が染まる（図14.12A）．線条体への入力線維である皮質線条体線維やドーパミン線維においてもその終末分布に均一でない領域がある．例えば，連合系ループに属する前頭前野から尾状核頭への投射線維は斑点状の高濃度の終末分布像を呈する（図14.12B；挿入図中に赤色で表示）．それと相補的な投射線維が頭頂葉後部から入力するが（図14.12B；挿入図中に青色で表示），それは前頭前野の線維と互いに嵌合状態になって分布する．この例では脳梁交連線維を送る皮質ニューロンの軸索（図14.12B；挿入図中に緑色で表示）も標識される．線維終末の区画と神経伝達物質による区画は互いに独立しているため，それらが一致することもあれば別々のこともある．線条体の区画化の機能的意義は不明であるが，線条体の謎を解く鍵の一つと考えられる．

◆淡蒼球外節と腹側淡蒼球は前交連によって分離される

前述したように淡蒼球外節と腹側淡蒼球は大脳基底核の内在核であり，いずれも視床下核に投射する．両者は共通しているところが多く単一の神経核であろうが，**前交連** anterior commissure により分離される（図14.13A）．前交連は左右の前頭葉を連絡する．腹側淡蒼球の出力部ニューロンは視床に投射する．淡蒼球外節をめぐるループは骨格筋運動ループ，連合系ループおよび眼球運動ループである．腹側淡蒼球は辺縁系ループに属している．

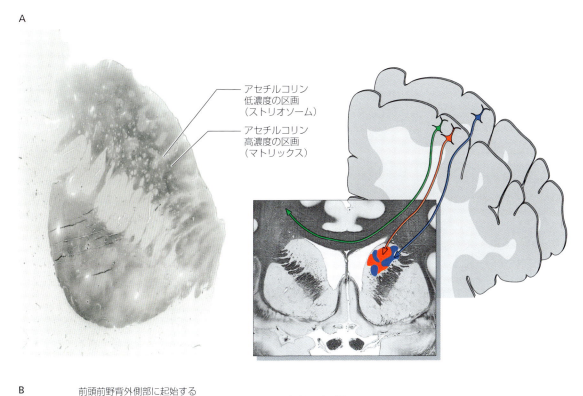

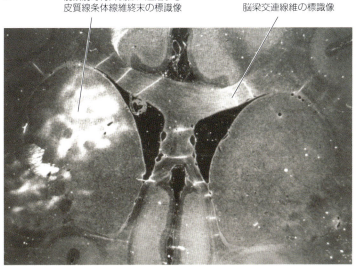

図14.12 線条体のストリオソームとマトリックスの構成。A. 線条体のアセチルコリンエステラーゼ染色線維。アセチルコリンエステラーゼ低濃度(ストリオソーム)と高濃度(マトリックス)の領域がある。B. アカゲザル尾状核頭の皮質線条体線維終末の斑点状標識。[^{3}H]プロリンと[^{3}H]ロイシンの混合液を前頭前野に注入すると、ラジオアイソトープは皮質ニューロンに取り込まれた後、順行性に軸索終末に輸送される。その結果、尾状核において入り組んだ模様の終末標識像が得られる。脳梁にも軸索の標識が現れているが、これは注入部の皮質で下行性投射ニューロンのみならず、交連性ニューロンも標識されるためである。挿入図は、前頭前野の投射ニューロン(赤色)と後頭葉後部皮質の投射ニューロン(青色)の軸索終末が尾状核頭で嵌合状態で分布することを示す。緑色は交連ニューロンを示す。(A. Dr. Suzanne Haber, University of Rochester School of Medicine のご厚意による。B. Dr. Patricia Goldman-Rakic のご厚意による。Goldman-Rakic PS. Neuronal plasticity in primate telencephalon: anomalous projections induced by prenatal removal of frontal cortex. *Science*. 1978;202[4369]:768-770)。

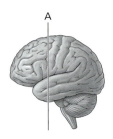
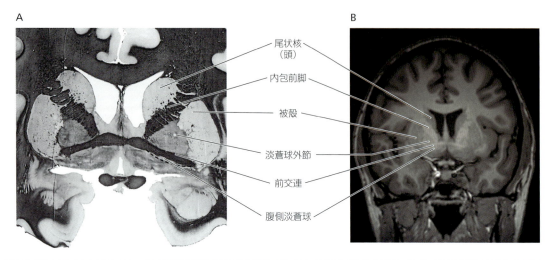

図 14.13　淡蒼球外節と腹側淡蒼球を通る髄鞘染色冠状断面切片（A）と対応する断面の MRI（B）。(B, Dr. Joy Hirsch, Columbia University のご厚意による)。

◆レンズ核ワナとレンズ核束が淡蒼球内節の出力線維路である

レンズ核を二つの髄板が分ける（図 14.14：名称はA II.20 参照）。淡蒼球内節が大脳基底核の主な出力核である（図 14.14A）。淡蒼球内節ニューロンは視床と脳幹に軸索を送る（下記参照）。この経路はやがて二分され，**レンズ核束** lenticular fasciculus と**レンズ核ワナ** ansa lenticularis という線維束になる。レンズ核束は内包を直接通過し視床に達するが，内包の内側に至ってはじめて線維束が確認できる（図 14.14B）。レンズ核ワナは内包を迂回して視床に達する（図 14.14A, B）。両線維束は視床の腹側で合流し，小脳視床路線維とも合流して**視床束** thalamic fasciculus（図 14.14B）を形成する。淡蒼球内節に対する**深部脳刺激** deep brain stimulation（DBS）はパーキンソン病ならびに遺伝性運動異常症のジストニアの治療法の一つである（後述）。

大脳基底核出力核の主な投射先が視床に三つある（図 14.8A）。背内側核，外側腹側核および前腹側核である（図 14.14, 図 14.15）。小脳視床路もほとんどが外側腹側核に終止するが，大脳基底核出力線維の終止領域とは異なる。二つの髄板内核（第 2 章参照）である**正中中心核** centromedian nucleus と**束傍核** parafascic-ular nucleus は，主要な投射線維を直接線条体に送っているので大脳基底核と関連が深い。これら二つの神経核は，線条体出力系の線維も入る前頭葉へも広汎に投射する。髄板内核は大脳皮質へ広汎に投射するので視床中継核のグループに属さず，視床の汎性投射系を構成する（第 2 章参照）。

◆視床下核の損傷により片側バリズムが出現する

視床の腹側には腹側視床がある。独立した神経核がいくつか見られるが，実体はよくわかっていない。そのうちで目立つものは**視床下核** subthalamic nucleus である（図 14.15）。視床下核の損傷によって運動亢進症の片側バリズムが起こる（本章の症例と Box 14.1，図 14.7C2 参照）。**片側バリズム** hemiballism では，病変の反対側上・下肢に突発的な，物を投げつけるような運動が起きる。ニューロン連絡は複雑で，まず淡蒼球外節と大脳皮質運動野から入力を受ける。出力は淡蒼球外節・内節の両者に向かう（図 14.15）。視床下核は腹側淡蒼球との間にも両方向性の連絡を有している（図 14.13）。パーキンソン病の治療にこの核への深部脳刺激も用いられる（後述）。

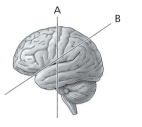

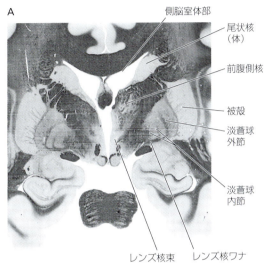

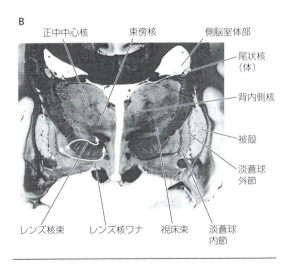

図14.14 淡蒼球外節と内節を通る髄鞘染色冠状断切片(**A**)と斜断切片(**B**)。挿入図は断面の位置を示す。

不確帯 zona incerta は視床と視床下核の間に位置し、脊髄や小脳など様々な部位から入力を受ける(図14.15)。ニューロンの多くは GABA を含有し、大脳皮質に広く投射する。しかし、不確帯の機能はなお不明である。

◆黒質は二つの部分から構成される

内包後脚が淡蒼球内節と黒質を分離している。その様子は冠状断面から観察できる(図14.15)。内包の中には線条体細胞架橋と同様の細胞架橋が見られるが、それは黒質網様部と淡蒼球内節を結んでいる。黒質網様部と淡蒼球内節はいずれも大脳基底核の出力核であるが、両者は内包によってその大部分が分離されている。両者は全く同じではない。黒質網様部は眼球運動ループと連合系ループに属しており、**衝動性眼球運動** saccadic eye movement(第12章)の制御部位である上丘に投射する(図14.16A)。黒質網様部は大脳脚に接しており(図14.15, 図14.16)、GABA ニューロンを含有する(図14.6)。淡蒼球内節と共に、視床および脚橋被蓋核に投射する(下記)。

黒質緻密部はドーパミンニューロンから構成され、その線維は**黒質線条体路** nigrostriatal tract として線条体に至る。このニューロン連絡には体部位局在性がある。実験動物を用いた研究によれば、黒質緻密部ニューロンの活動の多くは、特定の動作よりもむしろ餌や報酬を予報する音信号などのはっきりした刺激信号に関係している。この特徴は、黒質緻密部への重要な入力が、動機や情動に関与する**扁桃体** amygdala、覚醒に関与する**網様体** reticular formation、および**縫線核** raphe nucleus のセロトニンニューロンから送られることを反映している。

中脳では黒質緻密部の他に腹側被蓋野もドーパミンニューロンを有する。**腹側被蓋野**は黒質の背内側に位置し、脚間窩に面する(図14.16A)。ここから起始するドーパミンニューロンの軸索は**内側前脳束** medial forebrain bundle となって線条体や前頭葉に向かう(図2.3B1、第15章、第16章参照)。

◆脚橋被蓋核は脳幹への並列経路として大脳基底核の情報を脳幹移動運動中枢に伝える

大脳基底核の出力はほとんど視床・大脳皮質に戻されるが、脚橋被蓋核(図14.16B)に至る並列経路もある。すなわち、**脚橋被蓋核** pedunculopontine nucleus には大脳基底核の出力核である淡蒼球内節と黒質網様部から投射がある。これは大脳基底核の下行性投射路であり、移動運動の制御に関与すると思われる。脚橋被蓋核の働きは多彩で、覚醒(視床・大脳皮質への広汎性上行線維投射)や移動運動の制御(網様体でシナプスを介して網様体脊髄路で直接脊髄へ投射)などに働く。実験動物で脚橋被蓋核を刺激すると移動運動が促進される。反対に抑制をかけると移動運動が緩慢になる。脚橋被蓋核は脳幹移動運動中枢に投射する。それに加えて少数のニューロンは直接脊髄に投射している。脚橋被蓋核はパーキンソン病の歩行障害を改善するために用いられる深部脳刺激法の標的部位の一つである。

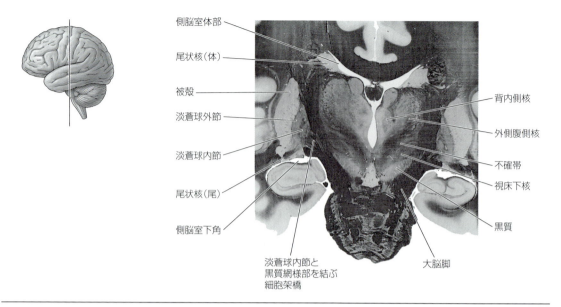

図 14.15　淡蒼球内節の髄鞘染色冠状断面。

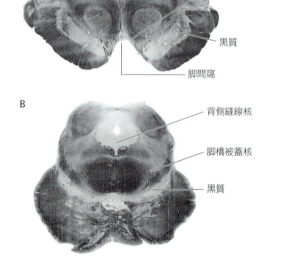

図 14.16　上丘（A）と下丘（B）レベルの髄鞘染色横断切片。

脚橋被蓋核ニューロンの多くは**コリン作動性** cholinergic であり，視床へ上行するニューロンも含まれる。背側縫線核は中脳・橋境界部にあって（図 14.16B），線条体へ**セロトニン作動性** serotonergic 線維を送るほか，ほとんどの大脳皮質や前脳のその他の神経核群へ多くの神経線維を供給している。

◆運動異常症と非運動性疾患に対する脳刺激療法は大脳基底核の局所解剖と回路の知識に基づいた治療法である

大脳基底核疾患の運動異常による症状を改善するため長年にわたり脳の外科的治療が実施されてきた。最大の効果を発揮したのは淡蒼球内節の**電気凝固手術** electrocoagulation であった。この**淡蒼球破壊術** pallidotomy は大脳基底核出力部の異常出力系を遮断することにより，それ以外の運動系部位の働きを改善するのが目的であった。しかし昨今は，L-ドーパ製剤の効果の衰えた患者にのみ最終的に適用される治療法になった。

深部脳刺激 deep brain stimulation（DBS）は特に先進諸国で淡蒼球破壊術に取って代わる治療法になってきた。現在 DBS は大脳基底核疾患およびそれ以外の疾患に適用され，多くの場合，良好な治療成績をあげている。DBS の刺激電極は淡蒼球内節または視床下核に埋め込まれるが，たいてい両側に挿入される。適正な刺激周波数と電圧を選べば，出力核の異常出力は改善され，パーキンソン病の種々の症状は消えていく。淡蒼球内節に対する DBS はジストニアの標準的治療法となっている。

大脳基底核の機能ループはその種類ごとに淡蒼球内節と視床下核の中の異なる領域を占める。この知見をもとに DBS は強迫性障害やトゥレット症候群 Tourette syndrome のような非運動性疾患にも適用されている。さらに情動障害（第 16 章参照）に関連する大脳皮質の働きを改善するため DBS が適用されつつある。

DBSは運動異常症にも非運動性疾患にも広く活用されているものの，治療の仕組みは依然不明である。DBSによってニューロンが単に活性化されるわけではない。DBS電極の近傍の介在ニューロンは，その位置によって興奮または抑制のいずれかの作用を受ける。それらの局所効果はニューロンの単シナプス性連絡または多シナプス性連絡によって，さらに種々の脳部位に伝えられる。DBSはおそらくペースメーカー様の作用を及ぼしていると考えられる。すなわち，病変を有する部位のニューロン活動は異常な低速と高同期性を示すが，DBSによりそれらをより活発な状態の特徴である高速に変える可能性がある。

◆**大脳基底核の支配血管は中大脳動脈から分枝する**

　第3章に記したように大脳半球の深部—視床，大脳基底核，内包—へは内頸動脈の分枝と三つの大脳動脈が血液を送る。線条体の大部分は中大脳動脈の穿通枝に支配されるが，線条体の吻内側部分は前大脳動脈の穿通枝による（図3.7参照）。これら穿通枝は合わせて**レンズ核線条体動脈** lenticulostriate artery と呼ばれる。淡蒼球には内頸動脈の分枝である**前脈絡叢動脈** anterior choroidal artery が分布する。

まとめ

大脳基底核

　大脳基底核は種々の神経核から構成され，ニューロン連絡様式によって入力核，出力核および内在核の三つのグループに大別できる（表14.1，図14.5）。入力核には尾状核，被殻および側坐核があり，まとめて**線条体**と言う（図14.2，図14.11）。尾状核・被殻の腹内側部と側坐核を合わせて腹側線条体と言う。出力核には**淡蒼球内節**（表14.1，図14.5，図14.13，図14.14），腹側淡蒼球（図14.11，図14.12）および**黒質網様部**（図14.15，図14.16）がある。内在核には**淡蒼球外節**（図14.13），腹側淡蒼球の一部，視床下核（図14.15），黒質緻密部（図14.15，図14.16）および腹側被蓋野（図14.16A）がある。

◆**大脳基底核の機能ループ**

　大脳基底核の基本的な入力・出力経路を順に記す。それは，大脳皮質の広い領域から始まり，入力核（線条体），出力核および視床を経て前頭葉の特定の領域に戻るものである（図14.5B）。4種類の主要な機能ループが重要である（図14.8）。**骨格筋運動ループ**は顔面，上・下肢および体幹の筋を制御し，**眼球運動ループ**は外眼筋を制御する。連合系ループは認知と行動の実行に重要なループである。辺縁系ループは行動の調節や情動に関与する。

　骨格筋運動ループ，眼球運動ループおよび連合系ループは，**体性感覚野，運動野**および**連合野**に始まり，**尾状核と被殻**を経由する（図14.8）。出力核は**淡蒼球内節**（図14.14）と**黒質網様部**（図14.15，図14.16）である。ついで視床の**外側腹側核，前腹側核**および**背内側核**に連絡する（図14.15，図14.16）。淡蒼球内節から視床へ向かう経路はレンズ核ワナとレンズ核束の2種類がある（図14.15B）。しかしながら，各ループのニューロン連絡は同一のニューロンを共有することはなく，他のループのニューロンは別の神経核または同一神経核の別の部位にシナプス結合する。淡蒼球内節から脚橋被蓋核へ投射がある。この神経核は覚醒と移動運動の制御に関与する。

　辺縁系ループの起始は**辺縁系連合皮質**である（図14.8）。主たる入力核は，側坐核に尾状核・被殻の腹内側部を合わせた領域である**腹側線条体**である（図14.11）。このループは腹側淡蒼球（図14.13）を経由し，ここから視床の**背内側核**（図14.15）に出力を送る。

　四つのループの戻る皮質領域を次にまとめる（図14.8B）。**補足運動野，運動前野**および**一次運動野**（骨格筋運動ループ）；**前頭眼野**と**補足眼野**（眼球運動ループ）；**前頭前連合皮質**（連合系ループ）；**帯状回前部**（および**前頭葉眼窩面皮質**）（辺縁系ループ）。

IV 統合系
Integrative System

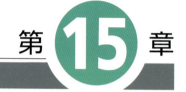

第15章

視床下部と生体機能の調節

症例 延髄外側症候群（ワレンベルク症候群）とホルネル症候群

　69歳の高血圧症の男性が突然，めまいと左顔面にしびれ感を発症した。自力で立つことができない。
　救急外来にて感覚および運動機能検査を受けた結果，痛覚と温度覚が口腔の左側を含む左顔面で著しく低下していた。触覚は両側の顔面で保たれている。痛覚と温度覚は右側の頭皮，頸部，上下肢および体幹で低下している。触覚と上下肢の固有感覚は両側とも正常であった。左側の咽頭反射は消失している。
　指鼻試験では左手に，踵脛検査では左足に運動失調を呈する。また，左手の急速な交互運動が困難（拮抗運動反復不全）である。一方，右手の機能は正常である。立位維持が困難であり，開脚歩行で短距離を歩くのがやっとである。声はしわがれ声である（嗄声）。正中線に沿って舌を突出することは可能。
　さらに検査を行うと，この患者には左側に軽度の眼瞼下垂が認められる。対光反射は正常であるが，左側の瞳孔は右側より小さい。また，顔面の左側は乾燥しており，触ると暖かい。
　図15.1Aに延髄のMRIを，また図15.1Bにはこの領域の髄鞘染色横断切片像を示す。Aに見られる背外側部の明るい領域は梗塞部位である。
　本章および延髄背外側部の感覚機能と運動機能に関するこれまでの章の知識に基づき，次の質問に答えなさい。

1. 閉塞すると，MRIに示す延髄領域の梗塞を引き起こす血管はどれか。
2. 梗塞による損傷の後，以下の症状を引き起こす神経核あるいは神経路はどれか。(1)同側の顔面の痛覚消失，(2)対側の上下肢および体幹の痛覚消失，(3)運動失調，(4)嗄声，(5)同側の眼瞼下垂。

重要な神経学的徴候と対応する脳の損傷部位

後下小脳動脈の分布
　損傷部位は後下小脳動脈の分布に相当する。この血管の支配領域はわずかな側副血行路しか持たない（第3章参照）。すなわち，脳の多くの領域と同様に，隣接する血管からの血流サポートは得られない。このレベルにおける延髄の残りの領域は椎骨動脈の細い枝から直接栄養を受けている。

顔面左側および右側の上下肢・体幹の痛覚・温度覚消失と触覚の残存
　この領域の損傷により古典的な徴候が生じる。同側に見られる顔面の痛覚・温度覚の消失は三叉神経脊髄路と一部の三叉神経脊髄路核（尾状核）の遮断による。反対側の頸部，上下肢および体幹に見られる痛覚・温度覚の消失は，脊髄レベルで交差する前側索系の遮断

第15章　視床下部と生体機能の調節　285

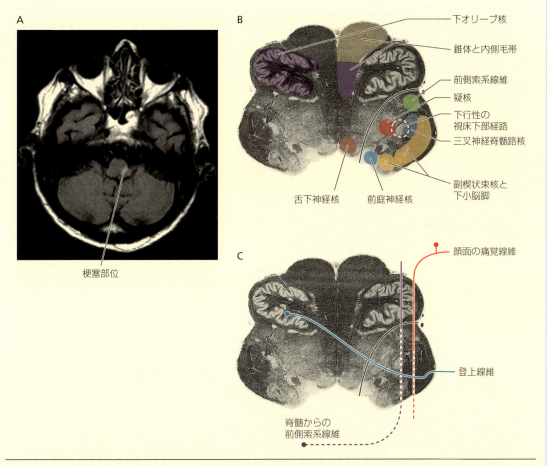

図 15.1　延髄外側症候群。**A.** 後下小脳動脈の梗塞を起こした患者の MRI。**B.** 髄鞘染色横断切片像。**C.** 梗塞により損傷を受ける経路の概略を示した髄鞘染色横断像。すべての像は腹側が上方。

による（図 15.1C）。このパターンは第6章の症例ですでに考察したように，識別性触圧覚と位置覚は後索-内側毛帯系が後下小脳動脈の分布領域の外に位置するため，障害を免れるためである。

嗄声

後下小脳動脈の分布領域にはいくつかの脳神経運動核が存在する。特に疑核は咽頭および喉頭支配の運動ニューロンを含んでいる。嗄声（しわがれ声）は喉頭筋群の片側性麻痺により生じる。患者は，気管を閉じて肺内の圧を上げることができないため声を出すことができない。この部位の損傷はしばしば，周辺部が固形物や液体で刺激されたときに声帯を閉じる喉頭閉鎖反射を障害する。正常では，この反射によって肺への誤嚥が防がれる（第11章参照）。反射の求心路の機能を侵す孤束核や三叉神経核群の損傷も生じるけれども，

咽頭反射の消失は，遠心路情報が舌咽神経によって運ばれる疑核の傷害によると思われる。嚥下障害も起こる可能性があるが，これは検査されていない。

運動失調と拮抗運動反復不全

後下小脳動脈が分布する下小脳脚は，小脳への三つの入力路を含んでいる。すなわち，下オリーブ核からの登上線維，楔状束核小脳路および脊髄小脳路である。楔状束核小脳路の起始部は梗塞領域に含まれる。これらの主要な小脳への入力路が遮断されることにより，上述した運動症候が生じる。さらに後下小脳動脈は小脳皮質と小脳核の一部も養っているため，これらの症状は入力路に加えて小脳の直接的な傷害によることも考えられる。後下小脳動脈の梗塞が起こっても通常，筋力は保たれる。これは，皮質脊髄路が後下小脳動脈の分布しない錐体を通るからである。

めまい

めまいは前庭神経および前庭神経核群の損傷による特徴的な身体症状であり，前庭情報のバランスが崩れることにより生じる。しかし，小脳の損傷もまた，めまいを引き起こす。延髄背外側部と小脳の傷害はしばしば，眼振を引き起こす。

瞳孔徴候，眼瞼下垂，および顔面の乾燥と熱感

瞳孔と眼瞼は中脳の調節を受ける。これらは延髄の損傷とどのように関係するのであろうか。その理由は，交感神経機能の調節に関与する視床下部から脊髄に至る下行路が延髄の背外側部を通るからである（図15.1B；破線円）。瞳孔散大は交感神経の興奮により起こる。この患者では，瞳孔散大筋への交感神経作用が消失するため，瞳孔括約筋への副交感神経の作用が優位となり縮瞳が起こる。軽度の眼瞼下垂（偽性眼瞼下垂）は上眼瞼挙筋をサポートする瞼板筋への交感神経作用が消失することによる。発汗もまた交感神経により調節される。発汗が減少すれば皮膚は乾燥する。交感神経による血管収縮の消失によって血管拡張が起こる。

文献

Brust JCM. *The Practice of Neural Science*. New York, NY：McGraw-Hill；2000.

Choi K-D, Oh S-Y, Park S-H, Kim J-H, Koo J-W, Kim JS. Head-shaking nystagmus in lateral medullary infarction. *Neurology*. 2007；68：1337-1344.

Kim JS, Moon SY, Park S-H. Ocular lateropulsion in Wallenberg syndrome. *Neurology*. 2004；62：2287.

視床下部は各臓器の機能を正常に保ち，食物や水分の摂取，生殖，睡眠などの基本的欲求を満たすために必要な種々の行動を起こさせるうえで重要な役割を果たす。それによって視床下部は，個体の生存および種の保存を確実なものにする。心臓，肺，消化管，泌尿生殖器などすべての臓器は実質的に，多かれ少なかれ視床下部のコントロールを受ける。視床下部は感染時の発熱など病気に対する身体応答の調節にも関与する。骨格筋の血液供給は視床下部により調節される。骨量さえも視床下部の調節を受けるようである。動物では視床下部が性的応答や母性保護（養育），攻撃性などの複雑な行動を調節する。ヒトに見られる類似の行動がどの程度視床下部に依存しているかは推測の域を出ないが，視床下部はヒトの様々な社会的行動の制御に重要な役割を果たしていることが次第に明らかになってきており，その例が増え続けている。視床下部を神経系の他の領域と比較してみると，個々の領域はわずかな機能にしか関与しないのに対して，視床下部は驚くほど多彩な役割を果たすことがわかる。このような視床下部の機能はたいてい，体の内部情報や感情，および環境からの重要な刺激についての情報を用いて，ホルモン分泌や自律神経系の調節および刻々と変化する神経回路機能の調節をすることによって成し遂げられる。

本章ではまず，視床下部の肉眼解剖について考察する。次に，いくつかの主要な側面を取り上げて視床下部の機能的構成について考察する。また後半部で視床下部の局所解剖を学ぶときに，その他の重要な機能について解説する。第16章では再び視床下部を取り上げ，情動を司る辺縁系の他の構造体と共に，動機づけや欲求行動における役割について触れる。

視床下部の肉眼解剖

視床下部は約 1 cm 四方の大きさからなる間脳の小さな構造体であり，視床の腹側および前方に位置する（図15.2）。第三脳室は視床下部を左右に分ける。視床下部は内側面すなわち脳室面で**視床下溝** hypothalamic sulcus という浅い溝を介して視床と接しており，前方ではその一部が，第三脳室の前壁をわずかに越えて広がっている（第三脳室の前壁は発生過程の中枢神経系の最先端部，すなわち終板である。図15.2）。視床下部の後端は，腹側面で左右対をなす視床下部の神経核である乳頭体をちょうど越えたところまで達する（図15.3）。

つぎに，視床下部の機能は，中枢神経系の他の神経回路と効果器系を結びつける独立した小さな神経核群または神経核群内の小グループの投射ニューロンにより発揮されることを学ぶ。これらの視床下部神経核群は，異なる機能を担う内外方向の以下の三つの領域に分けられる（図15.3，図15.4，表15.1）。

1. **脳室周囲帯** periventricular zone は最内側に位置し，第三脳室に接する小さな神経核群からなる。この領域は下垂体前葉の**内分泌ホルモン** endocrine hormone の分泌調節に重要な役割を果たす。
2. 脳室周囲部と外側部の間に位置する**中間帯** middle zone は様々な機能を担う。この領域は下垂体後葉からの**バゾプレッシン** vasopressin と**オキシトシン** oxytocin の分泌を制御する神経核群を含むが，また**自律神経系** autonomic nervous system をコントロー

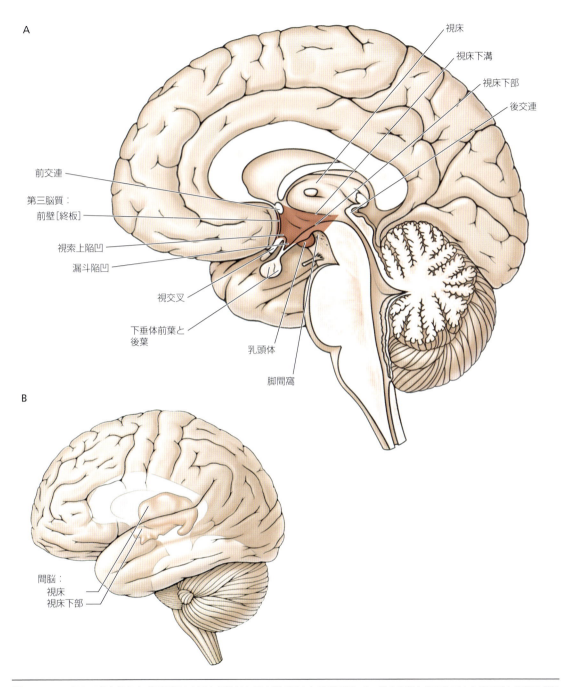

図15.2 A. 視床下部内部および周辺部の主要な構造体を示す脳の正中矢状断面図。B. 視床下部と視床を示す大脳半球と脳幹の半透視外表面図。

ルするニューロンが位置する主要部位でもある。生体時計は，覚醒の調節と同様にこの領域のニューロンによって制御される。

3. **外側帯** lateral zone は，辺縁系各部を連絡するC字状の脳弓 fornix によって内側の領域と隔てられている（図 15.11A 参照）。外側帯には他の視床下部神経核群と情動に関わる終脳領域からの情報を統合するニューロンが含まれる。この領域は，睡眠と覚醒，摂食行動の調節にも重要である。

視床下部の神経核群は前後方向に配置している（表15.1）。これは，あとで視床下部を通る断面を学ぶた

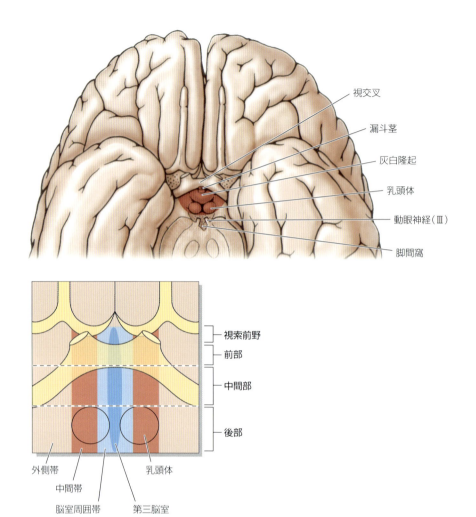

図 15.3 視床下部とその周辺の構造物を示す脳底面．挿入図に視床下部の各領域と脳室および解剖学的な指標となる構造物の位置関係を模式的に示す．

めの基盤となるが，上記の内外方向の領域構成とは直交する組織化である．以前，研究者は視床下部前部と後部の機能の違いを認識したので，このような組織化が強調された．しかし現在，私たちは肉眼解剖的な視点よりも個別的な神経核群の視点からこれらの違いを認識している．視床下部における前後領域の境界は明確ではないが，それらの位置関係に関する一般的な知識は視床下部の三次元的構築を理解するためには重要なことである．

- 視床下部**前部** anterior part は，視交叉の背側および前方に位置し（図 15.3 挿入図），視索前野と多数の視索前核群を含む．視索前野は視床下部に含まれないとする考えもある．しかし機能的にはより尾側に位置する他の視床下部の機能と密接に関連するので，ここでは視索前野も視床下部の一部と見なす．概日リズムに関連する主要な神経核もまた，視床下部前部に位置する．
- 視床下部**中間部** middle part は，視交叉と乳頭体の間に位置する．この部分は漏斗茎を含み，そこから下垂体がのびている．下垂体前葉および後葉ホルモン放出に関わる神経核群の多くはここに位置する．
- 視床下部**後部** posterior part は，乳頭体とその背側に位置する神経核を含む．

視床下部の機能解剖

◆小細胞性および大細胞性神経分泌系はそれぞれ下垂体前葉と後葉からのホルモン分泌を制御する

下垂体は**漏斗茎** infundibular stalk によって視床下部の腹側面と連結する（図 15.4A）．ヒトにおいて下垂体は解剖学的に区別される二つの主要部分，すなわち

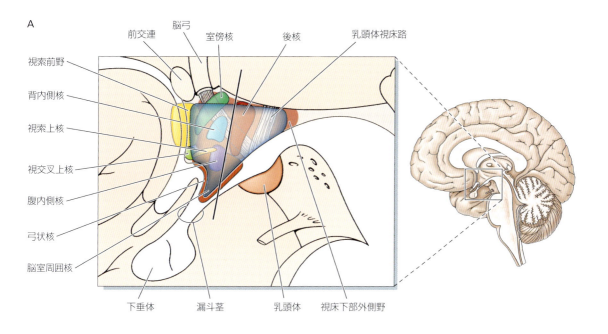

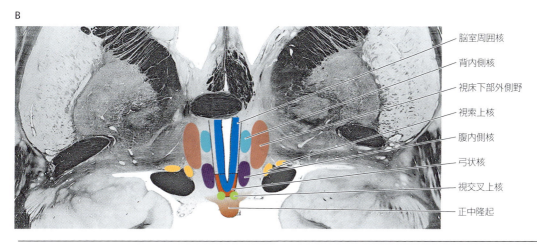

図15.4　A. 視床下部の主要な神経核を透視模式図に示す。挿入図はAの断面図の位置を示す。弓状核と脳室周囲核は脳室周囲帯を構成し，第三脳室の側壁と床を覆う薄い層を形成する。視床下部にはさらに，中間帯と外側帯がある。太線はBに示す断面像の切断面である。B. 視床下部を通る冠状断切片の髄鞘染色像。視床下部の主要な神経核の位置を示す。脳室周囲帯は脳室周囲核と弓状核から構成される。他の神経核は中間帯と外側帯を構成する。

前葉 anterior lobe（腺性下垂体：表15.2参照）と後葉 posterior lobe（神経下垂体）からなり，それぞれ異なるホルモンの分泌を行う（図15.5）。三つめの部分である中間葉は，多くの下等哺乳動物では明瞭に認められるが，ヒトでは痕跡的である。

前葉と後葉は二つの異なる神経分泌系であり，それぞれのホルモン分泌は別々の視床下部ニューロン群によって調節される。前葉は**小細胞性神経分泌系** parvocellular neurosecretory system の一部である（図15.5A）。この系は，多くの神経核群に認められる小型の視床下部ニューロンを含む（それゆえ，小細胞性と呼ばれる）。これらのニューロンは下垂体前葉の上皮性分泌細胞からのホルモン放出を調節する。小細胞性神経分泌ニューロンの多くは，**脳室周囲帯** periventricular zone の神経核群に存在する。それとは対照的に，後葉は**大細胞性神経分泌系** magnocellular neurosecretory system の一部である（図15.5B）。ここでは，二つの神経核に位置する大型の視床下部ニューロンの軸索が後葉に投射し，ペプチドホルモンを放出する。小細胞性神経内分泌ニューロンは前後方向の三つの視床下部領域すべてに分布するのに対して，大細胞性神経分泌ニューロンの多くは中間部に存在する。

表 15.1　視床下部の主要な神経核の機能

神経核	内外方向の機能的位置	主な機能
視床下部前部		
視索前核		
腹外側核	外側帯	睡眠と覚醒
内側核	脳室周囲帯	小細胞性ホルモン調節
	中間帯	体温調節
視床下部中間部		
室傍核	脳室周囲帯と中間帯	大細胞性ホルモン(オキシトシン，バゾプレッシン)分泌；小細胞性ホルモン分泌；直接的な自律神経調節(排尿を含む)
視索上核	中間帯	大細胞性ホルモン(オキシトシン，バゾプレッシン)分泌
弓状核	脳室周囲帯	小細胞性ホルモン分泌；内臓機能
視交叉上核	中間帯	概日リズム
腹内側核	中間帯	食欲/完了行動
背内側核	中間帯	摂食，飲水，体重調節
脳室周囲核	脳室周囲帯	小細胞性ホルモン分泌
視床下部後部		
乳頭体[a]		記憶
隆起乳頭体核	外側帯	睡眠と覚醒(ヒスタミン)
視床下部外側野[b]		
視床下部外側野と脳弓周囲野	外側帯	覚醒，摂食など；オレキシンを含む

[a] 乳頭体は，解剖学的には視床下部の一部ではあるが，視床下部の他の神経核と連絡して機能することはない。それゆえ，乳頭体の内外方向の機能的位置を示さない。
[b] 視床下部外側野は視床下部の前後方向全体に広がっている。

表 15.2　下垂体前葉ホルモンとそれらの放出を制御する因子

下垂体前葉ホルモン	放出ホルモン	放出抑制ホルモン
成長ホルモン	成長ホルモン放出ホルモン	ソマトスタチン(成長ホルモン放出抑制ホルモン)
黄体化ホルモン	性腺刺激ホルモン放出ホルモン	
卵胞刺激ホルモン	性腺刺激ホルモン放出ホルモン	
甲状腺刺激ホルモン	甲状腺刺激ホルモン放出ホルモン	ソマトスタチン(成長ホルモン放出抑制ホルモン)
プロラクチン	プロラクチン放出ホルモン	プロラクチン放出抑制ホルモン：ドーパミン
副腎皮質刺激ホルモン	副腎皮質刺激ホルモン放出ホルモン	
メラニン細胞刺激ホルモン	メラニン細胞刺激ホルモン放出ホルモン	メラニン細胞刺激ホルモン放出抑制ホルモン

● 視床下部ニューロンから下垂体門脈系に放出される調節ペプチドは前葉ホルモンの分泌をコントロールする

視床下部による前葉分泌細胞のホルモン分泌(あるいは分泌抑制)調節機構は，これまでの章で取り上げた神経活動のメカニズムとはまったく異なる。視床下部の小細胞性神経分泌ニューロンは，前葉の分泌細胞とシナプスを形成するのではなく，第三脳室底に位置する**下垂体門脈循環** pituitary portal circulation の毛細血管に軸索をのばしている(図 15.5A)。

下垂体門脈系の特徴は，二つの毛細血管の間に，独立した静脈すなわち**門脈** portal vein が介在することである。第一次毛細血管網は漏斗茎の近位部である**正中隆起** median eminence と呼ばれる領域に位置する。下垂体門脈は漏斗茎の遠位部に位置する。第二次毛細血管網は下垂体前葉に見られる(他の脳領域を養う血管は体循環系であり，毛細血管網は動脈系と静脈系の間に介在する)。

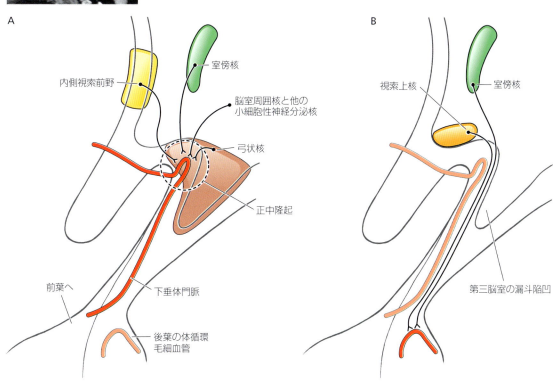

図 15.5 A．小細胞性神経分泌系。B．大細胞性神経分泌系。挿入図は下垂体前葉と後葉を示す MRI。(A, Sartor K. *MRI Imaging of the Skull and Brain*. New York, NY：Springer；1992 を再掲)。

小細胞性ニューロンは前葉分泌細胞からのホルモン分泌を促進(**放出ホルモン** releasing hormone)あるいは抑制(**放出抑制ホルモン** release-inhibiting hormone)するペプチドを分泌する(表15.2)。放出ホルモンあるいは放出抑制ホルモンは下垂体門脈を介して前葉に運ばれ(図 15.5A)、上皮性分泌細胞に直接作用する。

正中隆起の毛細血管と脊髄運動ニューロンの統合機能(第10章参照)の間には、類似性が認められる。個々の下行性神経路と脊髄の介在ニューロン系は運動ニューロンとシナプスを形成する。それゆえ、運動ニューロンは骨格筋をコントロールする神経情報の最終共通経路となる。前葉ホルモン分泌をコントロールする最終共通経路は正中隆起の毛細血管網からなる。つまり、様々な視床下部ニューロンが放出ホルモンや放出抑制ホルモンを正中隆起の毛細血管網に分泌し

(図 15.5A)、これら神経ホルモンの加重がこの血管内で起こるからである。

正中隆起に投射するニューロンの研究は、齧歯類を用いて広く行われてきた。これらのニューロンは幅広い分布を示すが、主として**脳室周囲帯** periventricular zone の神経核群に存在する(図15.4、図15.5A)。それらの主要部位と放出されるホルモンを以下に示す。
- **弓状核** arcuate nucleus は性腺刺激ホルモン放出ホルモン、黄体化ホルモン放出ホルモン、ソマトスタチンおよび副腎皮質刺激ホルモン放出ホルモンなどを分泌するニューロンを含む。
- 第三脳室に沿って位置する**小細胞性神経核** parvocellular nucleus の**脳室周囲帯** periventricular zone に存在するニューロンは、副腎皮質刺激ホルモン放出ホルモンを含む。

- **脳室周囲核** periventricular nucleus のニューロンは性腺刺激ホルモン放出ホルモン，黄体化ホルモン放出ホルモンおよびドーパミン（プロラクチン分泌を抑制する）を分泌する。
- **内側視索前野** medial preoptic area は黄体化ホルモン放出ホルモンを分泌する小細胞性ニューロンを含む。

さらに，放出ホルモンおよび放出抑制ホルモンを分泌するニューロンは，視床下部以外にも存在する。例えば，中隔核群（第16章参照）のニューロンは性腺刺激ホルモン放出ホルモンを含む。興味深いことに，このような神経ホルモンの多くは，正中隆起に投射しない視床下部ニューロンや中枢神経系の他領域のニューロンにも認められる。このような神経ホルモンの広汎な分布は，これらのホルモンが単に下垂体前葉ホルモンの分泌調節を行うだけの物質ではなく，他の部位にも作用する**神経活性物質** neuroactive compound であることを示している。小細胞性神経分泌系の各ニューロンは，大細胞性の系（下記参照）と同様，1種類以上のペプチドを合成し放出すると考えられる。このようなペプチド合成と放出は，血中を循環するホルモンによって調節されているのであろう。これは，ストレスへの長期間暴露のような環境要因が下垂体門脈系の神経ホルモンの構成を変化させ，それにより下垂体前葉ホルモンの放出に影響を与える一つの方法と考えられる。視床下部では，他の大部分の脳領域に比べ，血液脳関門が毛細血管の物質透過の障害にはなりにくいことにも注目しなさい（図3.16B 参照）。

- ● 視床下部ニューロンは後葉に投射してバゾプレッシンとオキシトシンを分泌する

下垂体後葉ホルモンの**バゾプレッシン** vasopressin と**オキシトシン** oxytocin は視床下部ニューロンの神経分泌産物であり，生体臓器に様々な作用を発揮する。バゾプレッシンは例えば，血管平滑筋への作用を介して血圧を上げたり，腎臓の遠位尿細管から水の再吸収を促進し，尿量を減少させる。バゾプレッシンは，**抗利尿ホルモン** antidiuretic hormone（ADH）とも呼ばれる。オキシトシンは，バゾプレッシンとよく似た化学構造を持ち，たった2個のアミノ酸が異なるだけである。オキシトシンは女性生殖器官に作用することがよく知られており，主として子宮筋の収縮と乳腺の乳汁分泌促進に働く。バゾプレッシンとオキシトシンはその他，行動様式に対しても重要な影響を及ぼす。女性ではオキシトシン，男性ではバゾプレッシンに注目した研究が大部分であるが，両者ともに両性に対して一夫一婦制をとる動物における夫婦の絆形成に重要な役割を果たす。また，両ペプチドホルモンとも他の社会的行動にも重要な働きをする。例えば，バゾプレッシンは社会的認識能力に，オキシトシンは対人関係の信頼構築に影響を及ぼす。

視床下部において，バゾプレッシンとオキシトシンは両者とも主に**室傍核** paraventricular nucleus と**視索上核** supraoptic nucleus で合成される（図15.5B）。動物実験により，室傍核は少なくとも三つの異なる細胞集団から構成されることが明らかになっている。前述のようにこの神経核の第三脳室に接する部分には，第一の細胞集団である小細胞性神経分泌ニューロンが存在する。このニューロン群の外側には，二つの後葉ホルモンを合成・分泌する第二の細胞集団である**大細胞性ニューロン** magnocellular neuron が位置する。第三のニューロン群は，ホルモン機能はなくて形態学的特徴から大細胞性と見なされており，脳幹および脊髄に下行し自律神経系機能を調節する（次項参照）。視索上核は大細胞性ニューロンのみによって構成される。しかし，室傍核と視索上核のオキシトシン含有ニューロンの一部が他のいくつかの脳領域に投射し，社会的行動を制御すると考えられている。

バゾプレッシンとオキシトシンは共に，大きなプロホルモン分子からつくられる。バゾプレッシンとオキシトシンのもとになるプロホルモン分子は，ニューロフィジン neurophysin という別のタンパク質も含んでいる。バゾプレッシンとオキシトシンはかつて，それぞれ別々の神経核で合成されると考えられていた。しかし免疫細胞化学的手法を用いることにより，一つの神経核内の中にバゾプレッシンを合成する細胞とオキシトシンを合成する細胞の両方が存在することが明らかにされている。

室傍核と視索上核の大細胞性ニューロンの軸索は，**漏斗茎** infundibular stalk で他のニューロンとシナプスをつくらず（図15.4A，図15.5B），**下垂体後葉** posterior lobe of pituitary gland の**有窓型毛細血管** fenestrated capillary に終止する（"窓"あるいは"孔"によって毛細血管の物質透過性が高まる。下垂体後葉[図3.16 参照]は，血液脳関門を持たない脳領域の一つであることを思い出そう。それゆえ，神経ホルモンはこれらの"窓"を通り毛細血管内へ自由に入ることができる）。

大細胞性ニューロンは，小細胞性ニューロンと同様に，中枢神経系ニューロンと末梢器官に作用する他のペプチドを含有することが免疫細胞化学的研究により明らかにされている。これらのペプチドもまた，オキシトシンやバゾプレッシンと共に循環系に放出され，様々な部位で協調的な作用を及ぼすと考えられる。バゾプレッシン自身は，異なる部位において様々な協調作用を及ぼす脳ペプチドの一例である。つまりこのホルモンは，腎臓など特定の末梢標的器官の機能に影響を及ぼす血行性ホルモンであると同時に，自律神経系の調節に関与する神経活性ペプチドでもある（下記参

照)。

　他の脳領域から大細胞性視床下部ニューロンへの投射を理解することにより，脳が神経ホルモン分泌をどのように調節しているかがわかる。例えば，バゾプレッシンを含む大細胞性ニューロンは血液量の調節に重要である。これらのニューロンは相互に関連した機能に関わる以下の三つの鍵となる領域から入力を受ける。

- 第一に，大細胞性ニューロンは**孤束核** solitary nucleus から間接的な投射を受ける。この経路は，舌咽神経と迷走神経(第6章参照)を介して送られる**圧受容器** baroreceptor からの入力を視床下部へ伝達し，血圧と血液量を調節するための重要な求心性情報を運ぶ。
- 第二の主要な入力源は，二つの**脳室周囲器官** circumventricular organ，すなわち**脳弓下器官** subfornical organ と**終板脈管器官** organum vasculosum of lamina terminalis である(図3.16参照)。脳室周囲器官は血液脳関門を持たない。第3章で考察したように，血液脳関門は中枢神経系の毛細血管と細胞間質との間に見られる，特別な透過障壁である。この障壁は血中を循環する多くの神経活性物質の影響から脳を守る。脳弓下器官および終板脈管器官のニューロンは血液脳関門を持たないので，血漿浸透圧や循環する化学物質を感知することができ，それゆえ視床下部への投射を介して血圧と血液量を調節することが可能となる。
- **視索前野** preoptic area は大細胞性ニューロンへ第三の入力を与える。この領域は体液の組成と量を調節する中枢性神経機構に関与しており，それゆえ血圧調節に間接的な影響を与える。

◆自律神経系を構成する副交感神経と交感神経は中枢神経系の異なる部位から始まる

　視床下部は**自律神経系** autonomic nervous system を調節する。自律神経系は心臓血管系，呼吸系，消化器系，外分泌系および泌尿生殖器系などの様々な器官系をコントロールする。自律神経系の二つの構成要素である**副交感神経系** parasympathetic nervous system と**交感神経系** sympathetic nervous system は，中枢神経系の異なる部位から始まる。交感神経系と副交感神経系による内臓の調節は，骨格筋の制御と同様，脊髄と脳幹が関与する比較的単純な反射と，より高次の中枢神経系，とりわけ視床下部による複雑な調節機構の両方に基づく。

　腸壁内神経系 enteric nervous system は三番目の自律神経系とも考えられており，すべて末梢に存在する。この系は消化管に内在する神経支配システムを構築し，蠕動運動のための複雑な反射を統合する。腸壁内神経系は視床下部およびその他の中枢神経系から独立して機能すると考えられる。

　次節では，交感神経系と副交感神経系の解剖学的構造について再検討する。これらの自律神経系がどのようにして標的器官と連絡しているかを理解することは，視床下部による高次の調節機構を考える前段階として必要不可欠なことである。

- ●**交感神経系と副交感神経系による生体器官支配は体性神経系による骨格筋支配の様式とは異なる**

　骨格筋の神経支配は脊髄および脳神経運動核の運動ニューロンにより直接行われる(図15.6，左側の脊髄)。さらに骨格筋は主として，対側の大脳皮質(図15.6，赤線)と脳幹の様々な運動制御核によりコントロールを受ける(第10章)。一方，内臓の自律神経支配では，二つのニューロン，すなわち**節前ニューロン** preganglionic neuron と**節後ニューロン** postganglionic neuron が，中枢神経系と末梢器官を連絡する。内臓の調節は同側の視床下部(図15.6，黒線)と脳幹の神経核群により行われる。図15.6 は交感神経系による内臓の調節を示す(右側の脊髄；図11.4 参照)。副交感神経系よりも交感神経系による中枢性調節について多くのことがわかっている。交感神経節前ニューロンの細胞体は中枢神経系に位置し，その軸索は曲がりくねった経路を通り末梢に到達する。節前ニューロンの軸索は前根から様々な末梢神経経路を通り，最終的に**末梢神経節** peripheral ganglion の節後ニューロンとシナプスを形成する(図15.6)。副腎髄質は有名な例外であり，交感神経の節前ニューロンにより直接，神経支配を受ける。これは，副腎髄質細胞が節後ニューロンと同様，神経堤から発生するという事実に関連する(第6章参照)。

　交感神経系と副交感神経系の神経解剖学的構成には二つの大きな相違点がある(図15.7)。一つは中枢神経系での節前ニューロンの位置であり，もう一つは末梢神経節の位置である。**交感神経節前ニューロン** sympathetic preganglionic neuron は第一胸髄から第三腰髄の中間帯に認められる。大部分のニューロンは**中間外側核** intermediolateral nucleus に位置する(図15.6)(この神経核はクラーク柱と同様，頭尾方向に大きく広がっているので**中間外側細胞柱** intermediolateral cell column とも呼ばれる。図15.7 左)。

　それに対して，**副交感神経節前ニューロン** parasympathetic preganglionic neuron は，脳幹と第二〜第四仙髄に位置する(図15.7，右)。副交感神経系の脳幹神経核については，第11章の脳神経核の考察のところですでに述べた。脳幹に位置する大部分の節前ニューロンは，(1)エディンガー・ウェストファル核，(2)上唾液核，(3)下唾液核，および(4)迷走神経背側運動核に存在する。その他は網様体に散在する。仙髄にある副

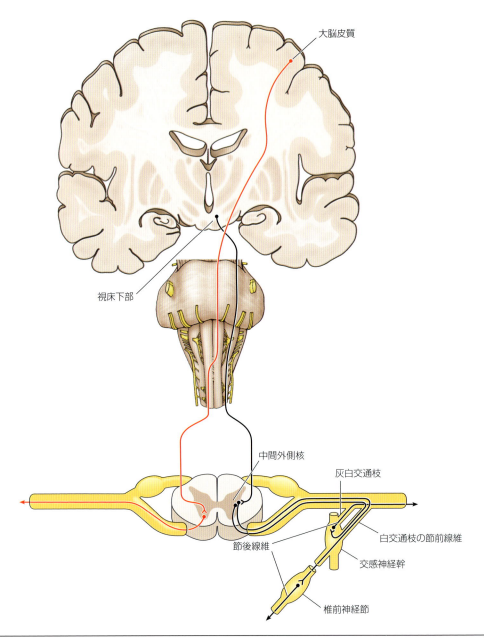

図 15.6 骨格筋の制御と交感神経系による内臓器官の支配を示す神経回路。内臓の制御は主として視床下部によって行われる。交感神経節前ニューロンは脊髄の中間帯に位置する。その軸索は脊髄前根を出て脊髄神経と白交通枝を通り，交感神経幹（椎傍神経節）に投射する。交感神経節の節後ニューロンの軸索は灰白交通枝と脊髄神経を通って末梢に分布する。白交通枝および灰白交通枝はそれぞれ，自律神経の節前ニューロンの有髄軸索と節後ニューロンの無髄軸索を含む。椎前神経節の節後ニューロンも同様に，節前ニューロンからの入力を受ける。体性筋の制御は下行性運動路（皮質脊髄路を示す）による。骨格筋は脊髄前角の運動ニューロンにより直接コントロールされる。骨格筋の制御は，大脳皮質から前角の運動ニューロンに至る直接経路のみが示されていることに注目しなさい。骨格筋の制御にはその他，脳幹を中継する経路や脊髄の介在ニューロンを介する経路などの間接経路も存在する。

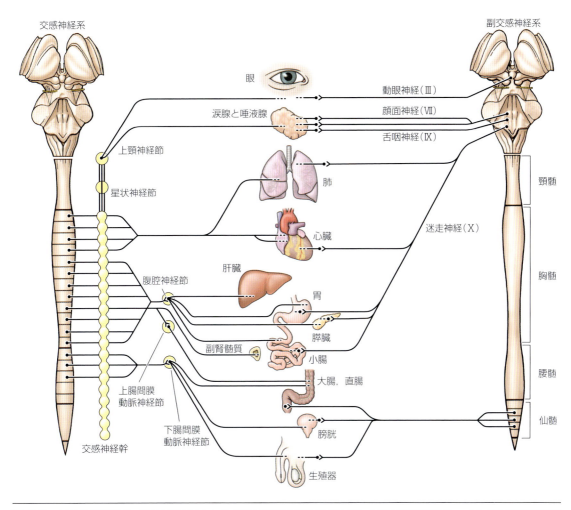

図15.7 自律神経系の構成．交感神経系を左に，副交感神経系を右にそれぞれ示す．交感神経系の節後ニューロンは交感神経幹神経節および椎前神経節（腹腔神経節など）に位置する．副交感神経の節後ニューロンは標的器官内あるいはその近傍の終末神経節に存在する．(Schmidt RF, Thews G, eds. *Human Physiology*. 2nd ed. Berlin, Heidelberg：Springer-Verlag；1989を改変)．

交感神経節前ニューロンは，交感神経節前ニューロンと同様，中間帯に見られる．

交感神経系と副交感神経系の主な神経解剖学的相違点の二つ目は，節後ニューロンの位置する末梢神経節の場所である．副交感神経節はしばしば**終末神経節 terminal ganglion** と呼ばれ，標的器官に存在するか，あるいはその近傍により位置する．それに対して，交感神経節は脊髄により近い位置に存在する．交感神経節後ニューロンは，交感神経幹の一部である**椎傍神経節 paravertebral ganglion** と**椎前神経節 prevertebral ganglion** に位置する（図15.7）．

- ●視床下部の神経核群は下行性内臓運動路を介して自律神経系の機能を調節する

自律神経系は視床下部による身体機能調節の実行部隊として重要な役割を果たす．視床下部はどのようにして自律神経系の機能を制御するのだろうか．驚くこ

とに，その答えは脳による随意運動の制御メカニズムと関連する．第10章で検討したように，大脳皮質の様々な領野と脳幹の神経核群は，下行性運動路を介して運動ニューロンと介在ニューロンの興奮性を制御する（図15.6）．これらの脊髄投射路は制御信号を伝えて随意運動の舵取りを行い，脊髄反射を調節する．自律神経系により制御される様々な内臓運動機能も，脳による同様の調節を受ける（図15.6）．下行性自律神経路は視床下部と様々な脳幹の神経核群から起始する．交感神経系と副交感神経系の機能を制御する主要な視床下部神経核は，**室傍核 paraventricular nucleus** である（図15.8）．この経路で用いられる神経伝達物質は，グルタミン酸と**バゾプレッシン vasopressin** や**オキシトシン oxytocin** などのペプチドであり，これらのペプチドは大細胞性神経分泌系により放出されるものと同じである．しかし，下行性神経路に軸索を出すニューロ

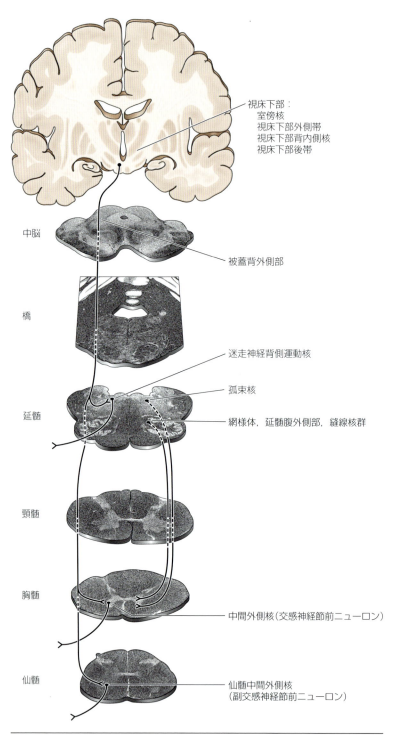

図 15.8　下行性視床下部神経路の起始部，経路，および終止部。

ンは，下垂体後葉に投射するものとは異なる．また他の視床下部領域から下行性内臓運動路に加わる軸索もある．これらの領域は視床下部外側帯や背内側核，および視床下部後部のニューロンを含む．視床下部のレベルでは，内臓運動路は主として同側の視床下部の外側部に位置する**内側前脳束** medial forebrain bundle を下行する．下行性軸索は内側前脳束を走行後，中脳，橋および延髄の**被蓋背外側部** dorsolateral tegmentum を下行する（図15.8）．以下で検討するように，脳幹の被蓋背外側部の損傷では，これらの視床下部からの下行性経路の軸索がダメージを受けることになり，自律神経機能に特徴的な変化が起こる．下行性自律神経路は，迷走神経背側運動核のような脳幹に位置する副交感神経核群，胸髄と腰髄の中間外側核に位置する脊髄の交感神経節前ニューロン，および仙髄に位置する脊髄の副交感神経節前ニューロンなどとシナプスを形成する（図15.8）．

内臓および体性運動系は互いに連絡し，協調的に応答する．われわれが筋運動を増強する準備段階にあるとき，血圧と心拍数はそれに先行して増加する．体性運動中枢には，骨格筋をコントロールする脊髄の領域に投射することに加えて，脊髄の中間外側核に投射して，内臓および血管応答を骨格筋の収縮に協調させるものもあることが明らかにされている．孤束核や結合腕傍核を含む，これまで述べた脳幹神経核群の多くは，骨格筋と腎臓のような内臓器官を制御する中枢からの収斂した情報を受け取っている．このようにして，筋活動に伴う代謝産物の排泄を確実なものにするのである．

◆視床下部の神経核群は体および環境刺激への統合された内臓の応答を調和させる

生存に必要な身体機能の大部分は，視床下部による重要な制御を受ける．本章ではこれまで，視床下部による下垂体前葉と後葉からの内分泌ホルモン分泌制御と自律神経系による内臓運動制御に関する基礎的事項について考察してきた．視床下部はまた，内分泌と自律神経による制御機構を体性運動機能と協調させて，高度に統合された目的のある応答を生みだす中心的役割を果たす．視床下部は，それぞれが明確な神経解剖学的回路基盤を有する次の五つの主要な統合機能に関わる．すなわち，(1)血圧と体液電解質組成の調節，(2)体温調節，(3)エネルギー代謝調節，(4)生殖機能，および(5)緊急事態に対する迅速な応答体制の構築である．視床下部は各調節機構ごとに環境あるいは体からの信号を感知し，この情報を用いてまず最初に，適切な応答を計画し，次にこの応答を実行するために他の脳領域に指令を送る．脅迫を感じるような場面や社会的状況を判断するときのような複雑な環境刺激には，扁桃体や大脳皮質などの終脳領域による大規模な情報処理が必要とされる．この情報は視床下部に送られた後に組織化された，定型的な行動と内臓反応を引き起こす．

以下に示す脳幹の五つの領域が視床下部と協調して自律神経系を調節し，調和した応答を生み出す．これらの領域はこの役割を果たすために，脳幹と脊髄に存在する交感神経核および副交感神経核に直接投射するとともに，脳幹の他の内臓感覚神経核および内臓運動神経核に投射する．

- **孤束核** solitary nucleus（図15.13C 参照）は舌咽神経と迷走神経からの内臓感覚情報を視床下部へ，そして同時に**結合腕傍核** parabrachial nucleus（図15.13B），視床および他の前脳領域へ中継する（第6章参照）．孤束核は中間外側核へ直接投射するニューロンも含む．

- **結合腕傍核** parabrachial nucleus は弧束核から内臓感覚情報を受け取り，食物や水分摂取など恒常性維持に関与する前脳の様々な領域に投射する．結合腕傍核は室傍核およびその他の視床下部核群と連絡する．

- **延髄腹外側部** ventrolateral medulla（図15.13C）のニューロンは，脳幹と脊髄の自律神経核へ**アドレナリン作動性投射** adrenergic projection を行う．これらのニューロンは血圧調節に重要な役割を果たす．

- **橋延髄網様体** pontomedullary reticular formation のニューロンは，脳幹と脊髄の自律神経節前ニューロンに豊富な投射を行う．これらニューロンの多くは脊髄の運動ニューロンと運動前ニューロンにも投射するので，内臓性および体性変化の両方を巻き込む防御反応などの複雑な行動を必要とする応答を調節しているのであろう．例えば，予期せぬ大音響にびっくりするとき，骨格筋の多くが応答し血圧は上がる．

- セロトニン作動性の**背側縫線核** dorsal raphe nucleus は，視床下部から強い入力を受け，前脳全体にセロトニンを分泌する．より尾側方向に位置する縫線核は，脊髄と脳幹の自律神経核に投射する．縫線核脊髄系の機能の一つは，個体の情動状態に関連して後角の痛覚伝達（第5章参照）を抑制することである．

◆視床下部は概日リズム応答，睡眠，および覚醒を調節する

睡眠は脳の機能状態の周期的変化の中で，応答性が減少している状態である．刺激に対する応答性の低下によって，睡眠は覚醒時の鎮静状態と区別される．睡眠は，呼吸や代謝など多くの身体機能に影響を与える．また睡眠時には体が動かないのが普通であり，これは体性筋の制御に多大な影響を及ぼしていることを

示している。睡眠は必要不可欠である。眠らない動物種はいない。ヒトも動物も睡眠をなくすと大きな代償を払わなければならない。睡眠の剥奪は最後には死をもたらす。個体における睡眠の重要性を考えると，視床下部がその調節に中心的役割を果たすことは驚くべきことではない。睡眠は非常に多くの身体機能に影響を及ぼすので，神経内分泌，自律神経，そして体性機能を統合的に調節する能力を有する視床下部は，覚醒状態の調節にも非常に適している。

● 視交叉上核からの概日リズム信号は，視床下部の他の神経核群との連絡を介して睡眠と覚醒を制御する

視床下部は睡眠や覚醒など生体の概日リズム機能を確立するために必須な脳領域である。視床下部はこれらの機能を果たすために，一つは覚醒と運動を制御する脳幹の神経核への下行性投射，もう一つは認知と感情を制御する終脳領域への上行性投射に加えて，視床下部内部の回路も用いる。脳の時計は，視交叉のすぐ上方に位置する**視交叉上核** suprachiasmatic nucleus にある(図15.9A)。視交叉上核ニューロンの働きは，遺伝子により制御された分子概日時計により支配される。この神経核のニューロンはすべて，同じ時を刻む。この時間は，視物質であるメラノプシンを含む特有の種類の網膜神経節細胞から直接届けられる日中の光信号によって設定される。大部分の網膜神経節細胞への光情報は，視細胞から双極細胞を経由する入力によって与えられることを思い出しなさい(図7.7参照)。視交叉上核は次に，視床下部の他のニューロンと連絡し，その働きを概日リズムに同調させる。例えば，松果体からの昼夜のメラトニン分泌調節は，室傍核への投射を介して行われ，それにより松果体へ投射する交感神経系が調節される(図15.9A)。

● 視索前野は覚醒から睡眠への移行を助ける

覚醒から睡眠への移行に関わる視床下部領域は，視索前野の睡眠中枢(図15.9B)であるが，特に視索前核の腹外側部が重要である。睡眠を調節する視索前核のニューロンは，GABA作動性である。これらのニューロンは覚醒を維持する脳幹のニューロンと連絡し，それらを抑制すると考えられている。視索前野の睡眠中枢はまた，視床下部の**隆起乳頭体核** tuberomammillary nucleus と密接な連絡を持つ。この神経核は神経伝達物質として**ヒスタミン** histamine を用い，前脳に広く分布するニューロンを活性化させる。アレルギー反応を押さえるために用いられる抗ヒスタミン剤によく見られる副作用は眠気であることを思い出しなさい。視索前野の睡眠中枢はまた，伝達物質としてそれぞれノルアドレナリンやセロトニン(5-HT)を用いる青斑核や背側縫線核(第2章，図2.3)などの覚醒に重要な脳幹の神経核ニューロンと連絡する。脳幹にある覚醒中枢のもう一つの要素は，アセチルコリンを神経伝達物質として用いる**脚橋被蓋核** pedunculopontine nucleus である。脚橋被蓋核のコリン作動性ニューロンは，特に視床への投射を介して視床皮質回路の活性化を手助けする。脚橋被蓋核はパーキンソン病の治療で深部脳刺激療法を行う部位であることを思い出しなさい。この治療法はパーキンソン病の症状の一つである運動緩慢を回復させるときに主に用いられる。このような覚醒に関与する脳幹の様々な神経核が視索前野の睡眠中枢によって抑制されると(脳幹に向く矢印，図15.9)，脳の覚醒レベルは低下し，睡眠をもたらす。その標的になる脳幹の神経核の多くは次に，視索前野の睡眠中枢を抑制する(視床下部に向く矢印，図15.9)。この抑制は脳を再び覚醒状態に移行させると考えられる。

● 視床下部外側野のオレキシンニューロンはノンレム睡眠からレム睡眠への移行に関わる

睡眠中，われわれは深さの異なるいくつかの段階を周期的にくり返している。その睡眠周期の一つが急速眼球運動睡眠，すなわち**レム睡眠** REM sleep と呼ばれるものである。夢の大部分がレム睡眠時に起こる。レム睡眠は夢を見ているときの急速眼球運動に加えて，筋の緊張低下および逆説的な前脳の高い覚醒状態を特徴とする(すなわち，脳波は脱同期化する)。筋緊張の低下は，夢によりじっさいの動作が起こることを阻止している。レム睡眠は，橋被蓋の吻側部に位置するレム睡眠中枢のレム睡眠開始ニューロンおよびレム睡眠停止ニューロンによる拮抗作用によって調節される(図15.9C)。レム睡眠開始ニューロンは前脳の活動を刺激して，おそらく夢を見ることに寄与している。そして同時に，直接的および間接的に網様体脊髄路を介して，運動ニューロンを抑制し筋の緊張低下を引き起こす。重要なのは，呼吸筋を支配する運動ニューロンは抑制されない点である。レム睡眠停止ニューロンは，反対の作用を持つ。

ノンレム睡眠からレム睡眠への移行は，視床下部と脳幹の厳密な制御下にある。脳幹の覚醒中枢にあるコリン作動性ニューロンは，レム睡眠への移行を促進する。一方，この領域のセロトニンおよびノルアドレナリン作動性ニューロンは，レム睡眠への移行を抑制する(図15.9C)。視床下部もまた，拮抗的な制御を行う。視索前野の睡眠中枢は，レム睡眠の開始を助ける(図15.9C)。**オレキシン** orexin を含有する視床下部外側野のニューロンの一群はレム睡眠への移行を抑制する。オレキシンニューロンもまた，覚醒状態を維持するのに重要な前脳領域へ広範に投射することは驚くべきことでもなく，それはちょうどヒスタミン，アセチルコリン，セロトニン，およびノルアドレナリンを伝達物質として使う視床下部や脳幹の対応領域と同様である。

オレキシンは睡眠異常を示す**ナルコレプシー** narco-

第 15 章　視床下部と生体機能の調節　299

A 概日リズム

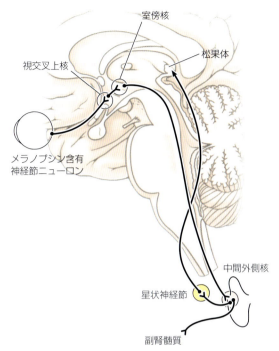

B 睡眠と覚醒

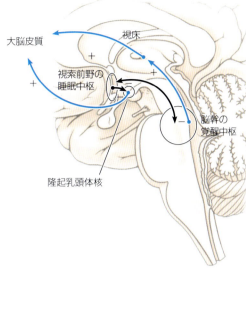

C レム睡眠

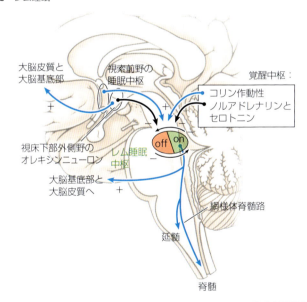

図 15.9　脳の睡眠回路。A．概日リズムと視交叉上核。視交叉上核は網膜からの情報を受け取り，体内時計をセットする。この神経核は視床下部の他の神経核に投射し，概日リズム機能を実行に移す。この図は，松果体からのメラトニン分泌に関わる概日制御の例である。B．視索前野（POA）の睡眠中枢と睡眠および覚醒。視索前野の睡眠中枢の主体となるのは視索前核の腹外側部である。この神経核は覚醒から睡眠に移行するときに重要である。視索前核は，脳幹の覚醒中枢に存在するコリン作動性脚橋被蓋核やセロトニン作動性背側縫線核，ノルアドレナリン作動性青斑核に作用する。この経路は覚醒中枢内で脳幹に向く矢印によるマイナス記号で示される。C．急速眼球運動（レム）睡眠は非常に複雑な制御を受けており，視床下部外側野のオレキシンニューロンや視索前野の睡眠中枢，覚醒中枢を構成するいくつかの脳幹神経核により調節される。図中のプラス記号は，レム睡眠への移行を促進する部位であり，一方，マイナス記号はレム睡眠への移行を抑制する部位である。

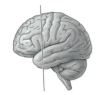

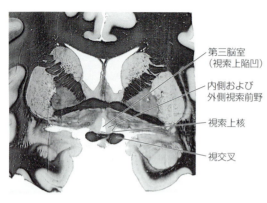

図15.10 視床下部前部を通る冠状断面の髄鞘染色像。挿入図は切断面の位置を示す。

lepsyに中心的役割を果たす。ナルコレプシーは突然，昼間に過度の睡眠を経験する状態である。ナルコレプシーの徴候の一つとして，歩行中に突然，**脱力発作cataplexy**と呼ばれる睡眠性の筋緊張低下状態に移行する症状がある。このような突然の移行は，笑うなどの強い情動がしばしば誘因となる。単一のオレキシン受容体に突然変異を生じた動物では，ナルコレプシーが起こる。ナルコレプシーを持つ人の中には，脳内のオレキシン含有ニューロンの減少が認められる場合もあり，オレキシンがこの睡眠異常と関連することが示唆される。ナルコレプシーは，免疫系がオレキシン受容体を非自己のタンパク質と誤認してしまう自己免疫疾患であることも示唆されている。

視床下部の局所解剖

ここでは，吻側から尾側に向かって視床下部の局所解剖を考察する。まず視床下部の前部，中間部および後部を通る三つの断面を見ていこう。次に，脳幹と脊髄への下行性内臓運動性投射を見ることにする。

◆視索前野は下垂体前葉からの生殖ホルモン分泌に影響を与える

視索前野は視床下部最前部に位置する（図15.4，図15.10）。視索前野は小さい神経核を数多く含み，五つの主要な機能を営む。第一に，内側視索前野のニューロンは性腺刺激ホルモン放出ホルモンを含む。これらのニューロンは**正中隆起median eminence**に投射する

ことから，下垂体における生殖ホルモンの分泌を制御すると考えられている。第二に，動物の内側視索前野と視床下部前部の神経核は性的二形（すなわち，雌雄において形態学的な相違があること）を示す。ラットでは，雄と雌でこの性的二形神経核の大きさと神経核内のニューロン構築が異なる。さらにこの神経核の大きさは，周産期における性ホルモンの暴露量に依存する。これは性の分化がどのように脳の形態を変化させるかを示す興味深い一例である。ヒトに関して，視床下部と他の前脳領域における性的二形の存在は議論の分かれるところであり，視索前野と視床下部前部の性差を肯定するデータと否定するデータの両方が存在する。性差を同定する際の問題点は，ヒトの視索前野は複雑な構造をしており，小型で未分化な神経核群を数多く含むことである。ヒトで性的二形を示すことが報告されている神経核の一つは，視床下部前部の間質核群の一部であり，図15.10の断面で小さな神経核として認められる。第三に，視索前野は前に述べたように，睡眠と覚醒を調節する（図15.9）。第四に，視索前野は排尿を調節する（後の節で後述）。最後に，視索前野は視床下部後部と共に，体温調節に関与する。視索前野の神経回路は，自律神経系への協調的な作用を介して血管拡張と発汗増加を起こさせ，熱を放散する。動物では，体性運動系に作用してハアハアという喘ぎを促進させ，熱を放散する。それとは反対に，視床下部後部は熱の保持に関与する（視床下部後部参照）。

視交叉上核 suprachiasmatic nucleusは視交叉の背側に位置する。すでに考察したように，視交叉上核のニューロンは概日時計として働く。これらのニューロンは**網膜視床下部路 retinohypothalamic tract**を介して**網膜 retina**から直接の投射を受け，視覚刺激を用いて体内時計（概日リズム）を同調（あるいはリセット）する。正常な概日リズムと視交叉上核機能の臨床的重要性は，最近になってようやく認識されつつある。例えば，概日リズムの欠如は，ある種の睡眠障害やうつ状態を呈する**季節性感情障害 seasonal affective disorder**の原因になると考えられている。

◆正中隆起を通る断面には小細胞性および大細胞性神経核が含まれる

図15.11Bは，漏斗茎の近位部を通る冠状断面で，内外方向に区分される視床下部の三つの領域を示す概略図である。漏斗茎は視床下部の基底面と下垂体を連絡する。**正中隆起 median eminence**は下垂体門脈系の一次毛細血管を含み，漏斗茎の近位に位置する（図15.4）。正中隆起には血液脳関門がないことを思い出しなさい（図3.16参照）。すでに考察したように，小細胞性神経分泌ニューロンは正中隆起に投射する。小細胞性神経分泌ニューロンにより分泌された放出ホル

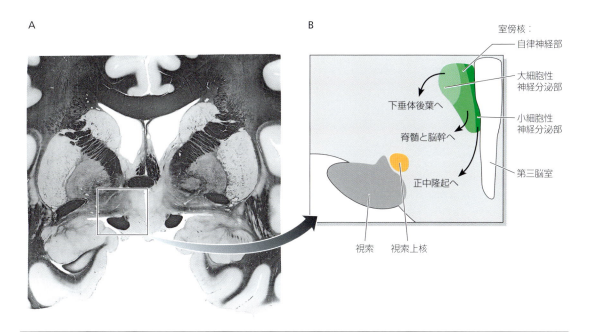

図 15.11　A．漏斗茎を通る前額断面の髄鞘染色像。B．室傍核の構成。

モンおよび放出抑制ホルモンは，正中隆起の有窓性毛細血管を介して下垂体門脈に直接流入する。下垂体門脈は放出ホルモンと放出抑制ホルモンを前葉に運ぶ。ここで，下垂体の前葉と後葉はそれぞれ異なる発生母体を持つことに注目しよう。前葉は非神経性**外胚葉** ectoderm に起源を持ち，**ラトケ嚢** Rathke pouch と呼ばれる発生過程の口腔円蓋陥凹部から発生する。これに対し後葉は，**神経外胚葉** neuroectoderm から発生する。これら外胚葉および神経外胚葉の部分が発生初期に融合し，一つの構造物（下垂体）を形成する。

　弓状核 arcuate nucleus は視床下部の脳室周囲帯に位置する（図 15.4）。弓状核の小細胞性ニューロンは，様々な放出ホルモンや放出抑制ホルモンを含む。さらに弓状核ニューロンの多くは，**プロオピオメラノコルチン** proopiomelanocortin という大きなペプチドの切断により生じる内因性オピエート，すなわち**β-エンドルフィン** β-endorphin を含む。これらニューロンのいくつかは，電気刺激により鎮痛効果を生み出す脳室周囲の中心灰白質に投射するので，オピエートによる鎮痛作用に何らかの役割を果たすであろう（第 5 章参照）。弓状核のニューロンは，摂食の調節に重要な役割を果たす三つのホルモン，すなわちインスリン，レプチン，グレリンに感受性を示す。弓状核の血液脳関門は他の脳領域に比べて高い透過性を示すので，循環ホルモンは容易に弓状核に到達することができる。膵臓が産生する**インスリン** insulin は体のエネルギーバランス（すなわちエネルギーの需要と供給のバランス）に相関して循環する。**レプチン** leptin は体の脂肪の量に比例して脂肪細胞によって産生される。レプチンとインスリンは両者とも摂食を抑制し，エネルギー消費を増加させるように作用する。これらのホルモンは二つとも，正常では満腹時に分泌される。レプチンとインスリンの減少は，摂食を増加させエネルギー消費を抑制する刺激となり，これは多くの場合，拒食症で見られる状態である。**グレリン** ghrelin は胃の**腸内分泌細胞** enteroendocrine cell で産生され，摂食を促進する。グレリンは絶食により分泌が促進されるため，インスリンおよびレプチンとは反対の効果を示す。さらに，弓状核のニューロンは摂食を強く促す神経伝達ペプチドを持つ。例えば，このニューロンに含まれるニューロペプチド Y は，実験動物の脳内に注入すると摂食行動を促進する。摂食行動に重要な働きを示すもう一つの主要な神経核は，前後方向の中間部に位置する視床下部の**腹内側核** ventromedial hypothalamic nucleus である。（図 15.4）。この神経核は辺縁系の主要な部位である**扁桃体** amygdala からの入力を受ける（第 16 章参照）。視床下部の腹内側核は，食欲や完了行動［訳注：刺激に反応して行動を始め，餌を食べるなど欲求を満たして完了する行動］にも関与する。

　室傍核と視索上核の大細胞性神経分泌ニューロンは下垂体後葉に投射し（図 15.11），この部位でバゾプレッシンとオキシトシンを体循環系の毛細血管に放出する（図 15.5B）。その軸索は漏斗茎を下行し，後葉の体循環の一部である毛細血管と接触している。頭部外傷などによる漏斗茎の損傷によって，大細胞性神経分泌ニューロンの軸索が後葉に至る途中で切断される場

合がある．この損傷によって**尿崩症 diabetes insipidus**が起こり，大量の尿が産生される．幸い，この状態は一時的である．というのは，この細胞は近隣の毛細血管を伴う，機能する新しい後葉を作ることができるからである．

後葉への投射に加えて，室傍核と視索上核は他の脳領域にも投射する．重要なことは，これら二つの神経核は両者とも，他の領域においてもバゾプレッシンとオキシトシンを伝達物質として用いることである．室傍核は複雑な構造を持つ．大細胞部の他，室傍核は正中隆起に軸索を送る**小細胞部 parvocellular division**，および自律神経節前ニューロンを含む脳幹と脊髄の神経核に投射する**自律神経部 autonomic division** を含んでいる（図15.11B）．個々の領域に位置するニューロンの多くは，バゾプレッシンあるいはオキシトシンを含んでいる．室傍核ニューロンの様々な標的部位におけるバゾプレッシンあるいはオキシトシンの放出は，類似の機能を果たす．例えばバゾプレッシンは，室傍核ニューロンが延髄に投射する系では血圧調節のために用いられ，脊髄の中間外側核に投射する系では腎臓による血液量調節のために用いられる．視索上核もまた，室傍核と同様にバゾプレッシンおよびオキシトシン含有ニューロンからなり，下垂体後葉以外の部位への投射を持つ．例えば，視索上核のオキシトシン含有ニューロンには側坐核に投射するものもあり，報酬回路の一部をなす．オキシトシン含有ニューロンは室傍核と視索上核に位置するだけでなく，視床下部外側野および辺縁系の一部である分界条床核にも存在する（第16章）．広範な投射を持つ大細胞性ニューロンが存在するが，下垂体後葉に投射するニューロンのみが**大細胞性神経分泌 neurosecretory** 細胞と考えられていることに注目しなさい．

外側帯に位置する視床下部ニューロン（図15.12B）の多くはまた，大脳皮質にも広範な投射を示す．視床下部外側野のニューロンの一部が**オレキシン orexin**（ヒポクレチン hypocretin とも呼ばれる）というペプチドを含むことは非常に興味深い．なぜなら，すでに考察したように，オレキシンは睡眠と覚醒の調節に重要な役割を果たすからである．視床下部外側野はまた，摂食と食物探索行動にも重要である．実験動物を用いて視床下部外側野の破壊実験を行うと，食物摂取の減少とそれに伴う体重の減少が引き起こされる．このような食物摂取における役割にはオレキシンニューロンが関与する．オレキシンを含む唯一の脳領域であることに加え，視床下部外側野は摂食行動に重要な役割を果たすもう一つの因子である**メラニン凝集ホルモン melanin-concentrating hormone** を含むニューロンが存在するたった一つの場所でもある．

◆視床下部後部は乳頭体を含む

視床下部後部を通る断面には乳頭体核（あるいは乳頭体）が含まれる（図15.12）．左右各々の乳頭体は，大きく目立つ**乳頭体内側核 medial mammillary nucleus** と比較的小さな乳頭体外側核の二つの神経核を含む．意外なことに，乳頭体は実質的に視床下部内での線維連絡を持たない．これは，視床下部内の他のほとんどの神経核が視床下部内で密接な線維連絡を持つことと対照的である．この事実は，乳頭体が機能的に視床下部内の他の神経核群とは異なることを示している．乳頭体は海馬体の一部から**脳弓 fornix** を介して主要な入力を受ける（図15.4，図15.12A，第16章参照）．乳頭体の遠心性線維は，主として**乳頭視床路 mammillothalamic tract** を介して視床前核群に投射する（アトラスの図AⅡ.19）．乳頭体はまた，**乳頭被蓋路 mammillotegmental tract** を介して中脳と橋に下行性の投射を行う．乳頭視床路は乳頭体内側核および外側核から起始するが，乳頭被蓋路は乳頭体外側核からのみ起始する．乳頭体の出力は辺縁系の一部と考えられており，第16章でさらにくわしく考察する．

視床下部後部のもう一つの神経核である**隆起乳頭体核 tuberomammillary nucleus**（図15.12B）はヒスタミンを含む．ノルアドレナリン，ドーパミン，セロトニンなどの脳幹モノアミン系と同様に，隆起乳頭体核のヒスタミン作動性ニューロンは幅広い投射を持つ．この系は覚醒の維持に重要な役割を果たす．ヒスタミンをブロックすると皮質ニューロンの反応性が減少する．したがって，ヒトでの抗ヒスタミン療法は，薬物が血液脳関門を通過するので眠気を催すことがある．隆起乳頭体核は睡眠と覚醒の制御に重要である（図15.9）．

視床下部後部の他の神経核は，神経内分泌機能にはあまり関与しない．むしろこの領域は自律神経機能の調節や環境刺激に対する統合された行動反応に関わる．例えば，視床下部後部は低温環境下における血管収縮や身震いの促進などの体温保持に重要である．この領域はまた，脊髄に直接投射するドーパミン作動性ニューロンを含む唯一の領域である．生理的条件下におけるこれらニューロンの機能は不明であるが，このドーパミン作動性投射の消失は，**下肢静止不能症候群**（むずむず脚症候群）**restless leg syndrome** の原因と考えられている．この疾患の患者は両足に異常感覚を覚えるため，これを鎮めるために両下肢を動かさずにはいられない衝動に駆られる．このような異常な感覚と運動は休息時と睡眠中により頻繁に認められる．

◆下行性の自律神経線維は中脳中心灰白質と被蓋外側部を通る

視床下部による自律神経系の調節は大部分，以下の

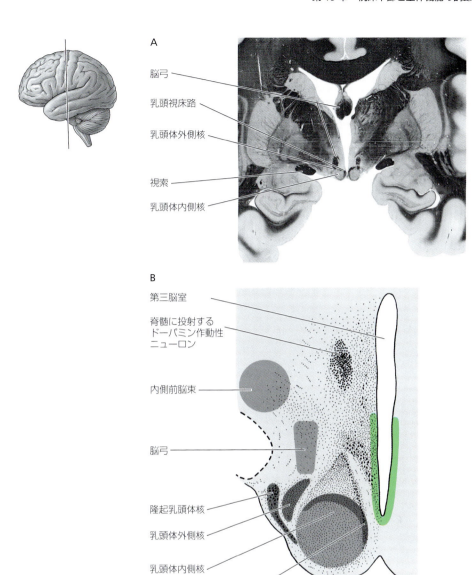

図 15.12　A．乳頭体を通る前額断面の髄鞘染色像。挿入図は切断面の位置を示す。B．視床下部後域と乳頭体を通る断面のニッスル染色像の描画。緑の領域は脳室周囲部を示す。

四つのニューロン群への下行性投射によりなされる。(1)脳幹の副交感性神経核群，(2)脳幹の内臓機能統合神経核群(孤束核，延髄腹外側部，結合腕傍核；図15.13C)，(3)胸髄および腰髄の中間外側核に位置する交感神経節前ニューロン群(図15.5A 参照)，および(4)仙髄の中間帯に位置する副交感神経節前ニューロン群(図15.15B 参照)。視床下部からの自律神経下行路を構成する主な経路は，外側帯に位置する**内側前脳束** medial forebrain bundle(MFB)を通る(図15.12B)。この経路は，脳幹，視床下部および大脳半球を結ぶ上行性ならびに下行性経路を含む様々な部位からの軸索を運ぶ通路である。外側帯のニューロンは特定の神経核を形成することなく，内側前脳束に沿って散在する。内側前脳束は脳幹で分散し，そこでは自律神経下行路は被蓋外側部を通る(図15.13A)(**内側前脳束**という用語は視床下部領域でのみ使われる)。毛様体神経節に投射する副交感神経節前ニューロンを含むエディンガー・ウェストファル核は，このレベルに位置する。

もう一つの視床下部経路である**背側縦束** dorsal longitudinal fasciculus は，上行性の内臓感覚線維と下行性線維を含む。この経路は第三脳室壁に沿った灰白質

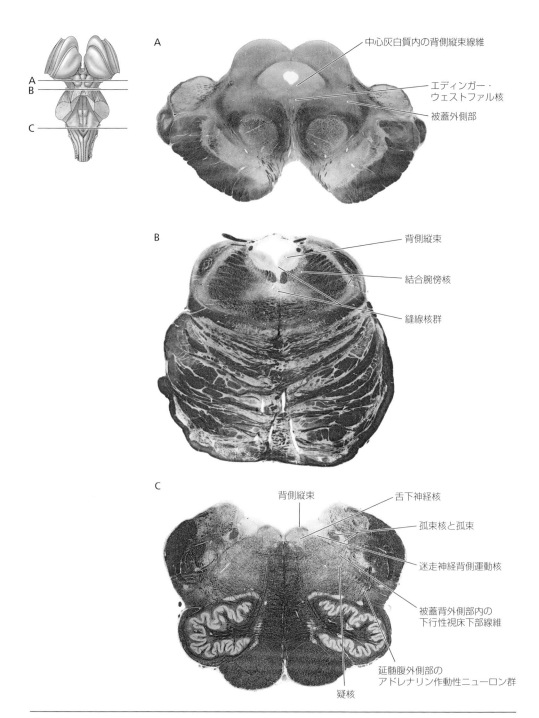

図15.13 中脳(A), 橋(B)および延髄(C)を通る横断面の髄鞘染色像。背側縦束は明瞭な神経路として認められるが, 内側前脳束は視床下部にしか認められない。内側前脳束の軸索は脳幹外側部を下行するが, 明瞭な神経路を形成することはない。

背外側部のニューロン群に投射する。これらのニューロン群は副交感神経膀胱運動ニューロン群および尿道括約筋運動ニューロンを抑制する介在ニューロン群の両方へ投射する。腹外側に位置する別の橋ニューロン群は尿道括約筋運動ニューロンを興奮させ，排尿抑制（すなわち括約筋収縮）の回路に関与する。人が排尿する際に撮られた陽電子放射断層撮影（PET）を図15.14Aに示す。また随意的な排尿ができない人（括約筋緊張が高すぎると推測される）のPETを図15.14Bに示す。これら二つのPETは，橋の二つの異なる領域が排尿を制御することを示している。驚くべきことに，このとき右側の橋のみが活性化しており，この機能に関する脳の一側優位性を示唆している。

◆ 脳幹背外側部の損傷は下行性の交感神経線維を遮断する

延髄には自律神経系を調節するいくつかの重要な構造体が存在する（図15.13C）。**迷走神経背側運動核** dorsal motor nucleus of vagus は様々な終末神経節を支配する副交感神経節前ニューロンを含む。この神経核についてはすでに第11章で考察した。第6章で考察した**孤束核** solitary nucleus は，脳幹における内臓求心性線維の主要な中継核である。孤束核の投射ニューロンの集団には，上行して**結合腕傍核** parabrachial nucleus（図15.13B）および視床下部に投射するものと，脊髄に下行するものがある。延髄腹外側部のアドレナリン作動性ニューロン群は血圧調節に働く脊髄の中間外側核に投射する。

橋あるいは延髄の背外側部が損傷を受けると，交感神経系の機能に障害をきたす**ホルネル症候群** Horner syndrome を起こすことがある（本章の症例参照。Box 15.1 参照）。この場合，驚くことに副交感神経機能は保たれる（下記参照）。このような損傷は**後下小脳動脈** posterior inferior cerebellar artery（PICA）の閉塞によって生じる典型的なものである（図3.3B3参照）。ホルネル症候群の最も一般的な徴候とその原因を以下に示す。

- 副交感神経性のエディンガー・ウェストファル核に支配される瞳孔括約筋の作用によって生じる**同側性縮瞳** ipsilateral pupillary constriction（miosis）（第12章参照）。
- 上眼瞼挙筋の作用を補助する平滑筋（瞼板筋）の交感神経性制御がなくなることによる**部分的眼瞼下垂** partial dropping of eyelid（**偽眼瞼下垂** pseudoptosis）。
- 交感神経による血流調節機能の低下に関連して生じる，**同側顔面の発汗減少** decreased sweating および**温度上昇と紅潮** increased warmth and redness of ipsilateral face。

後下小脳動脈の閉塞による迷走神経背側運動核の障

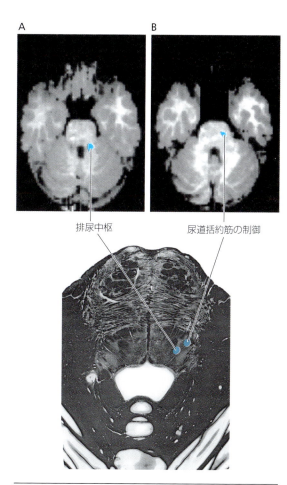

図15.14　排尿の神経性調節。橋吻側部を通る陽電子放射断層撮影（PET）は，排尿時に異なる役割を果たす二つの領域が活性化する様子を示している。A．この領域は，膀胱壁の平滑筋を支配する副交感神経運動ニューロンを興奮させ，外尿道括約筋支配の運動ニューロンを抑制する。この画像は被験者が排尿中に撮影されたものである。B．この領域は排尿を抑制すると考えられる部位であり，前角の体性運動ニューロンである外尿道括約筋支配の運動ニューロンを興奮させる。この画像は排尿を指示された被験者が実際には排尿できなかった状況で撮影されたものである。これはおそらく，外尿道括約筋が収縮していたためと推測される。橋による排尿調節は，網様体脊髄路を下行する軸索を介して行われる。下の図は橋を通る断面の髄鞘染色像であり，これら二つの領域のおよその位置を示す。この画像は，PETにおける橋の向きと合わせるために上下を逆転している。

内を走り，中脳では中心灰白質，および第四脳室底の灰白質を通る。この経路を構成する線維群は間脳と中脳では分散するが，橋と延髄（舌下神経核の背側部）で再び同定できるようになる（図15.13C）。

◆ 橋の神経核群は膀胱の制御に重要である

橋は膀胱機能の制御に重要な領域であり，視索前野からの制御信号を受ける。**内側視索前野** medial preoptic area のニューロンは**排尿** urination を開始させる橋

Box 15.1　ホルネル症候群は様々な部位の損傷により生じる

残念ながらホルネル症候群の症候だけでは，臨床医が損傷部位を特定するには情報が足りない。この症候群は，視床下部から脳幹背外側部を通り脊髄の背外側部の白質と中間外側核に至る自律神経下行路のどこで損傷を受けても生じるものである（図15.16A）。ホルネル症候群はまた，交感神経節後ニューロンの軸索が上頸神経節を通って頭部の標的器官に至るまでの末梢経路の損傷によっても起こる。臨床医はどのようにして損傷部位を特定したらよいのだろうか。その答えは，ホルネル症候群に付随する他の神経症状を見つければよいのである。例えば，後下小脳動脈の閉塞による延髄の損傷はホルネル症候群を引き起こすが，**延髄外側症候群** lateral medullary syndrome（本章の症例，図6.12参照）に関連する他の徴候，すなわち対側の上下肢と体幹および同側顔面の温・痛覚の消失，同側上下肢の運動失調，めまい，同側の味覚消失なども出現するであろう。脊髄損傷によるホルネル症候群においても，自律神経下行路が外側皮質脊髄路の軸索近傍を通るので，同側の麻痺が生じる（図15.15A，図15.16）。上行性の交感神経節後線維の一部は，頸動脈に沿って上行する。ホルネル症候群はこの領域の末梢腫瘍によっても起こる可能性がある。

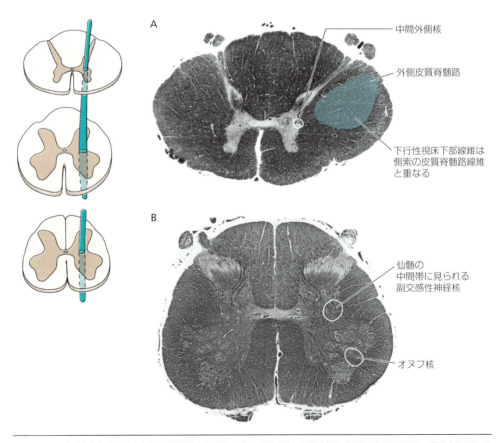

図15.15　胸髄（A）と仙髄（B）を通る横断面の髄鞘染色像。挿入図は中間外側核（細胞柱）が円柱状に構築されていることを示す。

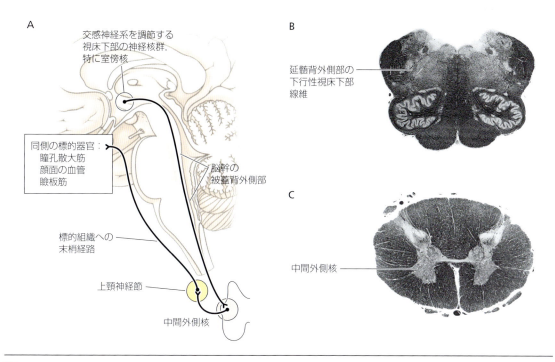

図15.16 ホルネル症候群。A．ホルネル症候群の回路は，自律神経系を制御する視床下部に始まる。ホルネル症候群では，いくつかの脳神経の交感神経機能が消失する。交感神経機能の制御に関与する重要な神経核は室傍核である。脳幹と脊髄を下行する経路の損傷は，ホルネル症候群を引き起こす。リンパ節の腫瘍や腫大によってしばしば生じる末梢の損傷もまた，交感神経節後ニューロンの軸索が頭部の標的器官に至るまでの経路を傷害する可能性がある。B．延髄を通る断面の髄鞘染色像。C．胸髄の横断面の髄鞘染色像。

害がなぜ，副交感神経徴候をもたらさないのかはわかっていない。おそらくこの神経核の副交感神経性の機能が典型的な一側優位性を示さず，正常側が損傷側の機能を代償することによるものと考えられる。

◆自律神経系の節前ニューロンは脊髄の中間帯外側部に位置する

視床下部からの下行性自律神経線維は，脊髄側索の外側皮質脊髄路の内部を通り（図15.15），胸髄と腰髄の中間外側核（細胞柱）（図15.15A）に終止し，交感神経機能を調節する。これらの脊髄灰白質の部位は交感神経節前ニューロンが位置する場所である。第二ないし第四仙髄の中間帯への投射は副交感神経の機能を調節する（図15.15B）。ここには副交感神経節前ニューロンが位置する。交感神経および副交感神経の他の節前ニューロンは，中間帯の内側部に散在する。胸髄のレベルでは，中間外側核が側索方向に突出しており（図15.15A），この領域が脊髄灰白質の**中間角** intermediate horn［**側角** lateral horn］と呼ばれるゆえんである。図15.15 の挿入図は，中間外側核が立体的には円柱状の構造であることを示している。このような構造はクラーク核（図13.6 参照）および脳神経の神経核群（図6.6 参照）の構造と似ている。交感神経による重要な調節系が中枢神経系の様々な部分に分散して存在するので，ホルネル症候群が様々なレベルの損傷により生じることは驚くことではない（BOX 15.1）。外尿道括約筋を支配する体性運動ニューロンは，仙髄前角の**オヌフ核** Onuf nucleus に存在する。

まとめ

視床下部の解剖の概略

視床下部は間脳の一部である。正中線上において視床下部は，吻側では**第三脳室の前壁**と，背側では**視床下溝**と境をなす。視索前野はさらに前方にのびている（図15.4）。外側の境界は**内包**である。視床下部は，内外方向に解剖学的および機能的な区分，すなわち，**脳室周囲帯**，**内側帯**，および**外側帯**の三つに分けられる（図15.4）。

神経内分泌系の制御

視床下部による神経内分泌系の制御は，各々独立した小細胞性および大細胞性神経内分泌系によって行われる。これらはそれぞれ，下垂体前葉および後葉からのホルモン分泌を制御する(図15.5)。

小細胞性神経分泌ニューロン(図15.5A)は，**放出ホルモン**あるいは**放出抑制ホルモン**を正中隆起の**下垂体門脈循環**に分泌することにより前葉ホルモン分泌を調節する(表15.2)。主要な小細胞性神経核は，**脳室周囲核群**，**弓状核**，**室傍核**(内側すなわち脳室周囲帯のみ)および**内側視索前野**であり，その大部分が脳室周囲帯に位置する。その他の視床下部および視床下部外の領域も正中隆起に投射し，性腺刺激ホルモン放出ホルモンを分泌する。

大細胞性神経分泌系は二つの神経核からなる。**室傍核**の大細胞部と**視索上核**である(図15.4，図15.5B，図15.11)。これら神経核の大細胞性ニューロンからの軸索は，下垂体と脳を連絡する**漏斗茎**にのばす(図15.5)。それらの終末部は後葉であり，**バゾプレッシン**と**オキシトシン**を直接，体循環系に分泌する。室傍核と視索上核のニューロンはそれぞれ別々にバゾプレッシンあるいはオキシトシンを合成する(図15.11)。小細胞性および大細胞性ニューロンは両者とも，他の神経活性ペプチドも保有している。

自律神経系と内臓運動機能

自律神経系は二つの解剖学的構成要素：**交感神経系**と**副交感神経系**からなる。**腸壁内神経系**は消化管に内在する神経系である。交感神経系と副交感神経系では，二つのニューロンが中枢神経系と標的器官を連絡する(図15.6，図15.7，図15.8)。すなわち，中枢神経系内に位置する**節前ニューロン**と末梢神経節に位置する**節後ニューロン**である。交感神経系は第一胸髄から第三腰髄の脊髄に起始する(図15.7)。交感神経の節前ニューロンは**中間外側核**に位置する(図15.15A)。副交感神経は脳幹と仙髄から起始する。副交感神経核の節前ニューロンは脳幹に位置する四つの神経核に含まれる(第11，12章参照)。すなわち，エディンガー・ウェストファル核，上唾液核，下唾液核，および迷走神経背側運動核である。第二ないし第四仙髄の中間帯外側部にも，副交感神経節前ニューロンが含まれる(図15.15B)。

視床下部による自律神経系の制御は，節前ニューロンとシナプスを形成する下行性神経路を介して行われる(図15.6，図15.8)。この投射路の主要な出発点は，**室傍核**の自律神経部である。この視床下部神経路は視床下部の外側帯に位置する**内側前脳束**を通り(図15.12B)，その尾側部は脳幹の被蓋外側部(図15.13)と脊髄側索(図15.21A)まで達している。この経路の軸索がいずれかの部位で損傷を受けると，ホルネル症候群が起こる(図15.16)。視床下部はまた，内臓の感覚および運動機能に重要な他の部位にも投射する。すなわち，**結合腕傍核**，**孤束核**，**縫線核群**，および**網様体**にも投射する(図15.13)。

概日リズムおよび睡眠と覚醒

視交叉上核(図15.2，図15.9)は脳の基本時計であり，網膜からの入力を受け取って脳機能を概日周期に同調させる。視床下部の他の神経核は視交叉上核からの入力を受け取り，神経内分泌および自律神経機能を概日リズム性に制御する(図15.9)。視索前野の睡眠中枢(図15.9，図15.10)と隆起乳頭体核(図15.12B)は，脚橋被蓋核，青斑核，および背側縫線核を含む脳幹の覚醒中枢を調節するが，同時にこれらの神経核による調節も受ける。**橋被蓋外側部**はレム睡眠中に起こる筋緊張低下に重要である。

第16章

報酬・情動・記憶に関わる辺縁系と大脳神経回路

症例　側頭葉前部変性

家族と食事をしていた67歳の女性が，いつも食べている食べ物を認識できなくなった。以前は感情豊かな女性であったが，最近，自己中心的になることがあり，すぐそばにいる娘やまわりの人たちの気持ちに無関心になり始めた。社会的にも名声があり，また社交的な人物であったが，近年この名声も失いノイローゼ気味になり，閉鎖的になっていった。旅行業者として成功し著名であり，世界各国を訪れていたが，今や幾度も訪れていた多くの場所の名前すら思い出すことができなかった。

2年を過ぎると，病状はすすみ，親しい人々や言葉や対象物も認識できなくなった。普通の計算能力は温存されているにもかかわらず，自分の蓄えをコントロールできなくなった。この頃になると，摂食行動に変化が現れ，また，社会的に不適切な行動をとりはじめた。例えば，あまい物や香辛料に対する嗜好がすすみ，たまに香辛料そのものを食べ物として摂取した。また食べ物でないものを食べようともした。視空間機能とエピソード記憶がそうであるように，感覚と運動機能は変わらなかった(正常であった)。発話や言葉は文法的に正しく流暢なものであった。

図16.1Aは患者のものであり，右側頭葉前部に明瞭で著しい変性を示している。図16.1Bは側頭葉前部の同部位における健常な人のMRIである。変性は外側溝や他の側頭葉溝(例えば上側頭溝前部)の拡張と同様，側頭葉前部や島領域の灰白質と白質の明らかな減少が認められる。注目すべきは，他の脳領域(例えば尾状核頭)は正常と思われることである。

本章を読み以下の問いに答えなさい。

1．側頭葉のどの領野の変性が疾患と関連するか。

重要な神経学的徴候と対応する脳の損傷部位

前頭側頭型認知症

患者は前頭葉あるいは側頭葉前部の部分的減少による進行性変性疾患である前頭側頭型認知症を患っている。これには側性が認められるが，この患者においては主として右側変性である。

ブロードマンの38野，扁桃体そして大脳皮質間連絡

側頭葉皮質であるブロードマンの38野(図2.19参照)は前頭葉眼窩面皮質を含む他の辺縁系皮質領野と相互連絡をする。扁桃体とも相互連絡をする。これらの領域は神経回路網を形成するため，人格の変化や口癖および意味性障害を単一構造に起因させて説明するのは難しい。

文献

Gainotti G, Barbier A, Marra C. Slowly progressive defect in recognition of familiar people in a patient with right anterior temporal atrophy. *Brain.* 2003；126：792-803.

Gorno-Tempini ML, Rankin KP, Woolley JD, Rosen HJ, Phengrasamy L, Miller BL. Cognitive and behavioral profile in a case of right anterior temporal lobe neurobegeneration. *Cortex.* 2004；40(4-5)：631-644.

Mummery CJ, Patterson K, Price CJ, Ashburner J, Frackowiak RSJ, Hodges JR. A voxel-based morphometry study of semantic dementia：relationship between temporal lobe atrophy and semantic memory. *Ann Neurol.* 2004；47：36-45.

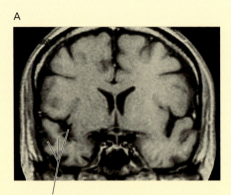
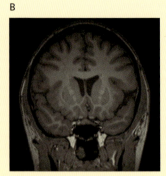

右側頭葉前部の変性および近接する
外側溝と上側頭溝の拡張

図 16.1　前頭側頭型認知症。A．前頭側頭型認知症患者の前頭断 MRI。B．健常者の前頭断 MRI。(A, Gainotti, Barbier A, Marra C. Slowly progressive defect in recognition of familiar people in a patient with right anterior temporal atrophy. *Brain*. 2003；126：729-803 から許可を得て作成。B，Columbia University の Dr. Joy Hirsch のご厚意による)。

Olson IR, Plotzker A, Ezzyat Y. The enigmatic temporal pole：a review of findings on social and emotional processing. *Brain*. 2007；130(Pt 7)：1718-1731.

　辺縁系は正常な人の行動に重要とされる皮質領野および皮質下領域の多数の集合体である。あなたが誰であるか―すなわち，あなたの記憶，独特の個性，思考および情動など―は辺縁系を構成する多くの脳領域の機能によりほとんど決定される。事実上，すべての精神疾患にはこれら領域の機能異常が関係している。

　19世紀の神経学者や解剖学者は，ヒトの脳の特定の部位の損傷が情緒障害や記憶障害に関わりがあるという認識を持っていた。辺縁系の損傷は，小脳，後頭葉，あるいは中心溝周辺の皮質領野の損傷の場合とは異なり，例えば知覚や動作の障害は起きなかった。この研究は報酬，情動，記憶が感覚系や運動系とは異なるものであるという結論を導いた。それにより，これらは，辺縁系と呼ばれる単一システムのグループとなっている。limbic という言葉は"縁"に対するラテン語の *limbus* に由来しており，その理由は，これらの機能に関与する多くの領域が脳の内側表面で間脳を取り囲んでいるからであり，また皮質下の神経核と大脳皮質との境界部に位置していることによるものである。

　しかしながら，辺縁系領域の多彩な機能の解明が進めば進むほど，辺縁系が単一のシステムであるという概念ではとらえきれなくなっている。つまり，辺縁系を個々の機能的システムの集合体と考えることが非常に重要になっている。結果として，辺縁系という言葉は，より機能的に限定された学術用語が選ばれることにより徐々に廃棄されつつある。それにもかかわらず，辺縁系の概念にはいくつかの実用性がある。辺縁系を構成する脳の構造がほとんどの脊椎動物の進化の過程で保存されていることは，これらの機能が共通して非常に必要であることを反映している。

　報酬，情動および記憶に関する神経回路の基本的プランは感覚系や運動系とは異なっているように思われる。感覚系や運動系は構造的にも機能的にも独立した領域であり，それらの領域は，情報処理の最も高次レベルでのみ相互連絡する。この機能的独立性は道理にかなっている。例えばいろいろ異なる感覚種の情報が組み合わされると感覚は豊富になるが，それぞれの感覚種は独立して処理されるので，触れるだけでリンゴとわかり，また，吠えている声だけで犬とわかる。これに対して，報酬，情動および記憶に関する神経回路は最初の時点から高度に統合されている。このことは報酬や情動が多くの感覚情報や行動を同時に解析することに依存しており，それゆえ高度に統合された行為であるという事実をまぎれもなく反映するものである。記憶についてもまた同様のことが言える。古い家や庭で遊んでいる子どもたちの光景は，幼少時代に過ごした時の記憶をいきいきと蘇らせる。

　本章ではまず，報酬，情動および記憶における一般

的役割に関与する辺縁系の構成要素を考察することにする。その後，それらの立体的な相互関係，神経路およびニューロン連絡の点から構成要素を再考察する。

報酬，情動，および記憶に関わる神経系の解剖学的および機能的概説

報酬，情動および記憶に関する神経回路には，皮質と皮質下領域との間の相互作用を含め，非常に多くの解剖学的および機能的要素がある（表16.1）。辺縁系の要素はその機能が相互依存的であるように，高度な相互連絡をもっている。したがって，辺縁系の各要素に対して一つまたは他の機能を分けて帰属させることは難しい。たとえば難治性てんかんの切除後または脳卒中後に起こる様々な構造の損傷によって異なる主要な機能障害が出る。

海馬体 hippocampal formation は記憶の中心であり，**扁桃体** amygdala は情動の中心である（図16.2A）。さらに，扁桃体は情動記憶の獲得と強化および想起に関与している。他の二つの皮質下領域―**腹側被蓋野** ventral tegmental area や**腹側線条体** ventral striatum および**大脳基底核の辺縁系ループ** limbic loop of basal ganglia の他の要素など（図14.8参照）―は報酬，他の報酬関連行動，罰あるいは意志決定面で要所となっている。腹側線条体は側坐核およびその近傍の腹側尾状核や被殻の領域からなっていることを思い出しなさい。そして，これらの領域すべてが**辺縁連合野** limbic association cortex（図16.3，図16.4）と相互連絡をする。これらの皮質領野は統合的な視床神経核や高次感覚野および他の皮質連合野から情報を受け，皮質下の辺縁系領域に投射している。

◆辺縁連合野は前頭葉，頭頂葉，および側頭葉の内側面に位置する

次の三つの主要な皮質連合野がある。（1）頭頂-側頭-後頭連合野，（2）前頭前野背外側部（図16.3，挿入図），および（3）辺縁連合野である。辺縁連合野は主として大脳半球の内側面と眼窩面にある四つの大脳回の形態学的および機能的に異なる領野からなる（図16.3，図16.4）。この四つの大脳回とは帯状回，海馬傍回，前頭葉眼窩回と前頭回内側部，および側頭極の大脳回をさす。腹側の脳表面（図16.4）では，辺縁連合野の外側境界はほぼ**側副溝** collateral sulcus に一致する。

帯状回 cingulate gyrus は視床の**前核** anterior nucleus から主な入力を受け，前・中・後部（図16.3）の三つの機能的区域からなる。帯状回前部は扁桃体や前頭葉眼窩面皮質および島皮質などと連絡し情動に重要である。この皮質の一部は体の痛覚刺激情報を受けることはすでに学んだ。また，この部分はある種の社会的状

表 16.1 辺縁系の構成要素

主要な脳区分	領域	構成部分
大脳半球（終脳）	辺縁連合皮質	前頭葉眼窩面皮質 帯状回 内嗅領皮質 側頭極 嗅周囲皮質 海馬傍回
	海馬体	海馬（アンモン角 Ammon horn） 海馬台 歯状回
	扁桃体	皮質内側核 基底外側核 中心核[1]
	腹側線条体	側坐核 嗅結節 尾状核腹内側部と被殻腹内側部
間脳	視床	前核 背内側核 正中核
	視床下部	乳頭体核 腹内側核 視床下部外側部
	視床上部[2]	手綱
中脳		中脳中心灰白質と網様体

[1] 分界条床核はほぼ中心核に含まれる。
[2] 上記の主要な2区分に加え，正中部に位置する松果体および両側で対をなす手綱核を含めた間脳の3番目の区分である。

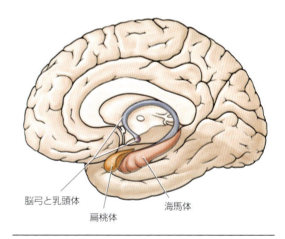

図16.2 扁桃体と海馬体の立体図。海馬体の出力路である脳弓とその投射部位である乳頭体の模式図。

況の"情動的痛み"に関与する（図2.7参照）。すでに第5章に記載されているように，前外側系は視床の背内側核へ投射し，体の痛覚情報を帯状回前部に送る。脳梁膝下領野は，時々，帯状回の**膝下部** subgenual region と言われているが，**うつ病** depression という気分障害

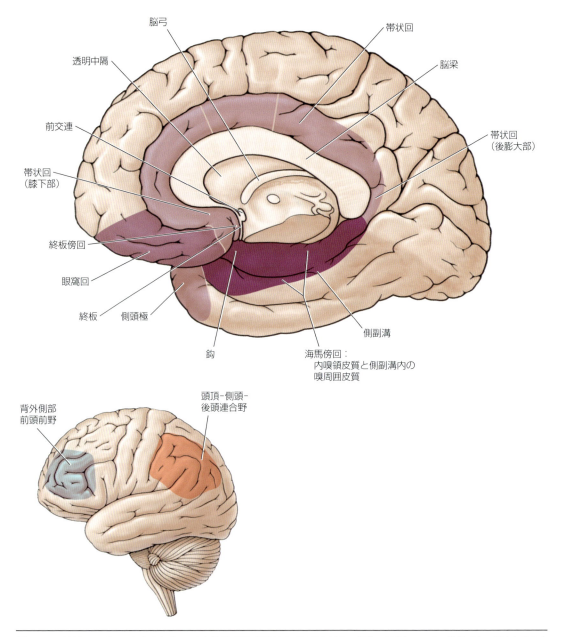

図 16.3　脳幹を取り除いた右大脳半球の正中矢状断面図。辺縁連合野は異なる色の部分で示されている。帯状回上の線は本書の本文に書かれているような前・中・後部という大まかな区分の境である。挿入図は前頭前野と頭頂-側頭-後頭連合野を示している。

と関連がある。この領野は，抗うつ薬治療に抵抗性の患者のうつ病を改善させるための脳刺激治療の標的になっている。帯状回中部は帯状回運動野に一致する領野である（第 10 章，図 10.7B 参照）。この領野は情動や報酬により駆り立てられた運動の制御に関わるであろう。帯状回後部はより高次の感覚機能や記憶に密接に関与すると思われる。**海馬傍回 parahippocampal gyrus** は，海馬体へ情報を供給する多くの区域を含む（図 16.4）。これらの領域については以下で考察する。

帯状回と海馬傍回は脳梁，間脳および中脳を部分的に取り囲む C 字状の大脳皮質を形成する（図 16.2）。**帯状束**（帯状索）cingulum は帯状回と海馬傍回の深部の白質中を通る軸索の集まりである。皮質連合線維が帯状束を通り，海馬傍回に終止する。この皮質の輪の吻側には**前頭回内側部 medial frontal** や**前頭葉眼窩回 orbitofrontal gyrus** が位置する。これらの領野は報酬や意思決定を行う際に中心となる。ここで情動に関して前頭葉眼窩面皮質に注意を払わなければならない有名

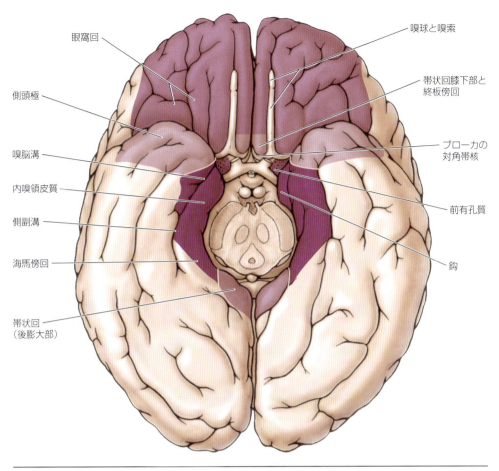

図 16.4　大脳半球の腹側面で，他の前脳基底核領域と同様，辺縁連合野（着色部）の主要な構成要素を示す。側副溝は吻側では嗅脳溝につながる。

な一例をあげる。フィネアス・ゲージ Phineas Gage は鉄道主任であったが，ある日爆発事故があり金属棒が頭蓋骨を貫き，片方の前頭葉眼窩面皮質と近傍の前頭前野を失うという重症を負った。彼は一命を取り留めたものの，人が変わってしまった。責任感のある労働者でもなく，"短気，気まぐれ，粗野"になり，もう元の"ゲージ"ではなくなった。このような変化は知性の大きな欠損なくしては起こらない。前頭葉の研究は前頭前切除術の進歩をもたらし—それによって前頭葉眼窩面皮質や近傍の領域の切除あるいは神経連絡の切断を行い—精神疾患の破壊的行動を鎮めることができた。前頭葉眼窩面皮質は，皮質下の報酬センターからの入力とともに，典型的には高次感覚皮質領野を経由して，すべての感覚種の情報を受けている（下記参照）。これは意思決定に関する情報を集積したり刺激の快不快度を評価したりすると考えられる。

ブロードマンの 38 野（図 16.3，図 16.4 および図 2.19 参照）に相当する**側頭極** temporal pole の皮質は前頭葉眼窩面皮質や皮質下の扁桃体および視床下部と相互連絡がある。側頭葉のこの領野の損傷は人格の変化，例えば引きこもりなどをもたらす。本章にある症例研究においては，側頭極の変性を伴った人は外向的で多感な人格が変わり，内向的で冷淡になった。また，無差別の食癖も報告されている。

◆海馬体は顕現記憶の固定に関与する

海馬体の機能についての重要な見識は，側頭葉内側部が脳卒中により損傷を受けた患者，あるいは側頭葉性てんかんの徴候を改善するために切除された患者の行動研究から得られた。最もよく研究された 1 症例はこの領域が両側性に切除された患者 H. M. であった。

外科手術の後，この患者 H. M. は短期記憶を長期記憶に固定する能力を喪失したが，受傷前に起こった事柄の記憶は保持していた。これが**前行性健忘症** antero-grade amnesia である。この障害は**顕現記憶** explicit memory（または**陳述記憶** declarative memory とも呼ば

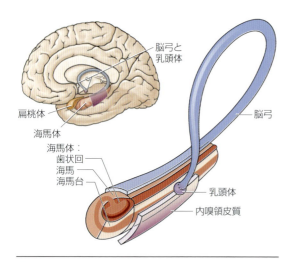

図 16.5 海馬体の構成要素や遠心路（脳弓）および内嗅領皮質の全体的な立体関係を示す。海馬体の中央部は模式的に区別されている。海馬体を通る前頭断（前方での断端）では構成要素（歯状回，海馬，海馬台）の円筒状の形と環状配列が見られる。これらの構成要素は前-後レベルのすべてで存在する。各々は円筒状の前後軸に沿った縦方向の細長い一片を形成する。

れる）の固定，例えば事実の意識的再収集に選択的に生じる。これとは対照的に，H. M. 氏や海馬（または側頭葉内側部）に損傷がある患者は過程や行動の記憶（すなわち**潜在記憶 implicit memory** あるいは**非陳述記憶 nondeclarative memory**）の形成は可能であるし，また患者は多くの単純な記憶能力を保持している。外科的切除以上に一般的には，重篤な心臓発作の後，患者は海馬体の重要な領域の両側性損傷に悩まされることである。心臓発作の間，心臓のポンプ機能低下により脳への循環不全が起こる。海馬体のニューロンは循環血中の高酸素濃度を常に要求しているために，心臓発作の際に損傷される。この研究からわかることは，海馬体が顕現記憶の長期固定に働いているということである。記憶自体は大脳皮質の高次連合野に存在すると考えられる。

　海馬体は記憶の固定という役割で最もよく知られているが，ストレスや情動に対する生体反応にも関与することが知られている。興味あることは，動物や人間の fMRI 研究で，海馬体後部が顕現記憶や認知および空間記憶に非常に重要であり，海馬体前部はストレスや情動により関与する部位であることが示されたことである。また興味深いことに，複雑なロンドン市街の地図を覚えなければならないロンドンのタクシー運転手が対照群より大きい海馬体後部を有していた。さらに，海馬体のサイズが，**統合失調症 schizophrenia** において減少していることは海馬体が人の精神疾患と関連していることを示す。

　海馬体 hippocampal formation は，**歯状回 dentate gyrus**，**海馬 hippocampus** そして**海馬台 subiculum** というそれぞれ特有の形態と神経線維連絡を有する三つの解剖学的領域からなる（図 16.5，表 16.1，BOX 16.1 参照。海馬体という学名は一定したものでなく，したがって海馬体の構成要素も出典によって異なる）。この三つの領域は，側頭葉の中で並列して前後方向に走行し，三つが合わさって円筒状の構造となる（図 16.5）。これら細長い構造体は，まず，脳の表面で平板状をなすが，胎生期に大脳皮質下に埋没する（図 16.16A 参照）。この平板状の構造体はまた，複雑な様式で折れ曲がりを生じ，ロールケーキ菓子に似た成熟形態になる。歯状回は—第 9 章ですでに記述している（BOX 9.1 参照）一側脳室の脳室下帯と共に成熟脳における神経発生の二つの部位である。

● **海馬体は直列神経回路と並列神経回路を有する**

　海馬体は**内嗅領皮質 entorhinal cortex** と呼ばれる**辺縁連合野 limbic association cortex** の一部から複合感覚と認知の情報を受けている（図 16.3～図 16.5）。事実，海馬体は機能的には分けられない近傍の内嗅領皮質と共に密接に作用する。内嗅領皮質は海馬体に隣接した海馬傍回に位置し，他の連合野からと同様，辺縁連合野の他の領野（嗅周囲皮質と海馬傍回皮質）から情報を集める（図 16.6A）。大規模な情報処理が，海馬体内の顕著な**直列神経回路 serial circuit** で行われ，そこでは情報が連続した領域に直列的に投射される（BOX 16.1 参照）。また，並列神経回路も存在し，そこでは内嗅領皮質からの情報が海馬体を構成する各領域へ直接投射する。神経回路におけるこのような直列情報処理と並列情報処理の共存は感覚路や運動路の特徴でもある。

　海馬体の出力ニューロンは大脳半球のほとんどを占める新皮質と同様に錐体ニューロンであり，それらは海馬や海馬台に存在する。歯状回は顆粒細胞と呼ばれるニューロンを含み，海馬体の中だけに投射する。錐体ニューロンは海馬体の表面に集まる軸索側枝を有する。これらの軸索は**脳弓 fornix**（図 16.2，図 16.5）と呼ばれる密集した線維束を形成し，終脳や間脳の異なる皮質下領域に投射する。海馬体は脳弓と共に C 字状を呈する。海馬台と海馬から起始する二つの出力系が脳弓の中で区別できる（図 16.6B）。これらの出力系は記憶の認知面に関与するが，その機能的な違いについてはよくわかっていない。

　海馬台に起始する軸索はほとんど視床下部の**乳頭体 mammillary body** に終止する（図 16.2，図 16.6B）。この投射は以下のような一つの解剖学的ループを形成している。すなわち，乳頭体は**乳頭視床路 mammillothalamic tract** を経由して，**帯状回 cingulate gyrus** へ線維を送る視床の**前核群 anterior nucleus** に投射する（図 16.6B）。帯状回は，海馬体へ投射する内嗅領皮質へ情

> **BOX 16.1** 海馬体および内嗅領皮質の神経回路は記憶に重要である

海馬や近接する皮質領野への損傷後に生じる記憶障害は**顕現記憶** explicit memory（または**陳述記憶** declarative memory とも呼ばれる）に対して選択的である。ここでは二つの顕現記憶の固定が障害を受ける。例えば，新しい言葉の意味を含む事実や人々や対象物の知識といった**意味記憶** semantic memory，および先週友達と会ったというような特別な空間的，時間的内容の**エピソード記憶** episodic memory に障害が起こる。また，よく知った町を案内するような**空間記憶** spatial memory の形成も障害される。対照的に，海馬（あるいは側頭葉内側部）に損傷がある患者は過程や行動の記憶（すなわち**潜在記憶** implicit memory あるいは**非陳述記憶** nondeclarative memory）は可能であるし，また患者は多くの単純な学習や記憶能力を保持している。

海馬体の三つの区分である歯状回，海馬，海馬台およびすべての構成要素のどこでも他の大脳皮質領野と比較すると，それぞれ比較的単純な神経回路を有する。さらに，基本的な神経回路は側頭葉の前部から後部まで同じである。これは，異なる小脳皮質領野において局所回路が同じである小脳の神経回路に酷似する。海馬体を通る切片において（図16.17），内嗅領皮質の錐体細胞が歯状回へ軸索を送り顆粒細胞とシナプス結合していることは，ほぼ海馬体と同じ冠状断面で観察することができる。これが**貫通路** perforant pathway である。顆粒細胞の軸索は**苔状線維** mossy fiber と呼ばれ，海馬の一つの区分である CA3 領域の錐体細胞とシナプス結合する。そして，CA3 領域の錐体細胞は CA1 領域のニューロンへ軸索を送る（**シャーファー側枝** Schaefer collateral と呼ばれる）。（これらの側枝は CA2 領域には終止しない）。海馬台は CA1 領域からの投射を受け，そして内嗅領皮質へ情報を送り返す。CA1 と海馬台はともに脳弓へ線維を送り，主として中隔核や乳頭体へ投射する。さらに，内嗅領皮質から海馬や海馬台への並列投射もまた重要である。内嗅領皮質と海馬体の無数の結合がどのように組織化されて記憶の固定，空間記憶および他の認知面に枢要な関与をなすのかはわかっていない。しかしながら重要な手がかりは存在する。それは海馬体にある多くのシナプスの強度は様々な実験条件のもとで変わりうるということである。

海馬体の機能的組織化のモデルは解剖学的神経回路を基本にしている。大脳半球の外側面において高次連合野，例えば頭頂-側頭-後頭連合野で最初に処理された情報は，次に側頭葉内側部の辺縁系皮質で処理される。この過程は次の三つの要所となる領野で起こる。すなわち内嗅領周囲皮質，海馬傍回皮質および内嗅領皮質である（図16.3）。ここから海馬体へ情報が送られる（図16.6）。海馬体でさらなる情報処理により，特定のニューロン群の活動の量とタイミングを変化さす。複雑な神経学的応答は記憶の"表出"を形づくるが，それは不幸にもいまだ十分解明されていない。最後に，大脳皮質へ戻る二つの投射―直接的に内嗅領皮質へ戻るものと，脳弓を通り乳頭体や視床前核経由で帯状回皮質へ戻るもの―を経由して海馬の記憶の表出は連合野における顕現記憶と空間記憶の固定を可能にしている。

報を送る。1937年，ジェームズ・パペッツ James Papez はこの経路が情動に重要な役割を演ずると想定した。現在では，彼の名がつけられたこの回路は両方向性のニューロン連絡という複雑な神経回路の一部であり，また，この回路の多くの構成要素が記憶に重要な役割を果たすことが知られている。海馬台からの脳弓線維の一部は扁桃体へ投射する。これは情動的記憶の固定に関わる神経回路の一部と思われる。

海馬に起始するほとんどの軸索は乳頭体に終始するのではなく，透明中隔近傍の前脳でより吻側に位置する**中隔核群** septal nucleus を含む多くの他の領域に終止する（図16.6B）。しかし，ヒトの中隔核の機能についてはよくわかっていない。1950年代初頭に行われた一連の興味深い実験で，中隔核の電気刺激を受けるか，あるいは食べ物や水をもらうかの選択をさせられたラットは電気刺激を選んだ。このことにより中隔核は，生殖行動や食物摂取のような，高度に動機づけられた行動を制御するのに重要な役割を演ずる，いわゆる快楽中枢であると研究者に推論された。中隔核は脳弓を経由して海馬体へコリン作動性投射（図2.3A 参照）と GABA 作動性投射を行っている。この中隔核の投射は，ある活発な行動状態の持続中，海馬の活動を調節するのに重要である。

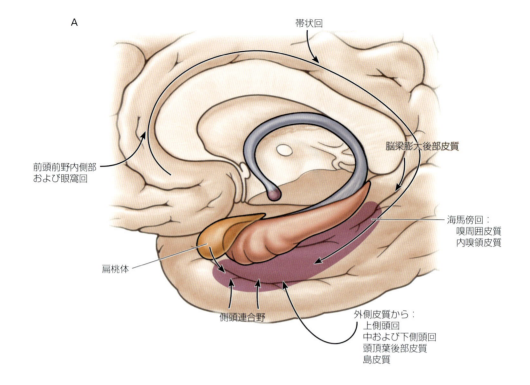

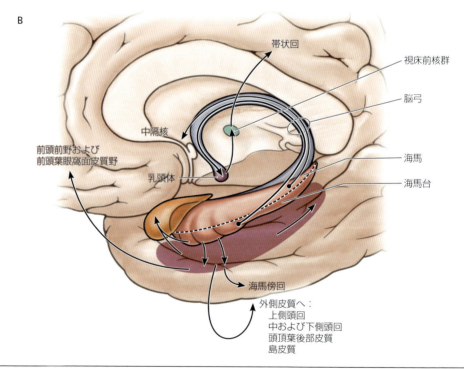

図 16.6　海馬体の直列および並列神経回路。A．海馬体への皮質性入力。B．脳弓を経由する皮質下出力。海馬体から内嗅領皮質へ戻る皮質性投射もあり，それはまた入力を受ける多くの皮質領野へ投射する。

●海馬体は大脳皮質に広く投射する

　脳弓は，左右それぞれの側で百万本以上の太い有髄線維からなる非常に大きな神経路である。この数は一側の延髄の錐体路や視神経の有髄線維の数に匹敵するほどである。

　その大きさにもかかわらず脳弓の神経線維の主な投射先は，そこからの出力もまた視床の前核群 anterior nuclei に限定されている同側の乳頭体ただ一つである。では，そのように限定した皮質下投射をする海馬体はどのようにして記憶における汎用機能を持つのであろうか。その答えの一つは，脳弓だけが海馬体の主な出力路ではないということである。海馬台と海馬はまた，内嗅領皮質へ戻る投射もあり（図16.6B），内嗅領皮質は前頭前野，前頭葉眼窩面皮質，海馬傍回，帯状回，および島皮質への発散性の皮質投射がある（図16.6B）。どの領野においても，これら皮質領野はまた広汎な投射がある。海馬体は三つほどの少ないシナプスを介した後に，内嗅領皮質から皮質連合野への発散性投射を通して，いくつかの高次感覚野へ影響を及ぼすと同様に，側頭葉，頭頂葉，および前頭葉の事実上すべての連合野に影響を及ぼすことができる。このような海馬体の皮質性出力の発散は，連合野からの内嗅領皮質を経由する海馬体への入力の広汎な収斂と並列している。

◆扁桃体には情動とそれらの行動表出に関する三つの主要な機能的区分がある

　扁桃体 amygdala（時には扁桃複合体とも呼ばれる）は形態学的，組織化学的および機能的に異なる神経核の集合体である。ほとんどが側頭葉の吻側部（図16.2）に位置し，扁桃体の主要な部分はアーモンド状を呈する（amygdala という言葉は"almond"を意味するギリシャ語）。しかしながら，その出力路の一つ，分界条 stria terminalis と，その構成神経核の一つである分界条床核 bed nucleus of stria terminalis は C 字状を呈する（図16.7）。扁桃体のもう一方の出力路である腹側扁桃体遠心路 ventral amygdalofugal pathway はその投射先までやや直接的経路をとる。

　扁桃体の神経回路は情動とそれらの明白な行動表出に選択的に関与する。それゆえ，扁桃体の神経回路の機能は辺縁系全体のものとして元来提唱された機能に類似する。どのような刺激に反応するのか，その刺激に対する顕在的反応がどのようにして引き起こされるのは，またどのようにして器官の内部反応が起こるかなどは，すべて扁桃体の皮質下領域に依存している。扁桃体の損傷では，人々は顔の表情の情動的意味，特に脅迫顔貌を理解する能力を失う。また，人々は発話の情動的内容を理解することもできない。扁桃体の損傷と共に障害が観察できるならば，特に恐怖に関して扁桃体が情動調節の中心的存在であることは驚くべきことではない。扁桃体は例えば，丸く見開いた目，発声および姿勢を解析することにより恐れや不安という潜在的情動表出を生じたり，潜在的な敵からの逃避あるいは敵への攻撃を引き起こす。動物において，扁桃体を電気刺激すると，刺激部位にもよるが，多様な防御反応と内臓運動反応を引き起こす。扁桃体の多くの神経核群は，基底外側核，中心核，および皮質内側核の三つの主要神経核に分類することができる（図16.8）。それぞれの主要神経核は異なる神経線維連絡と機能がある。

●基底外側核は大脳皮質と相互の線維連絡がある

　基底外側核群 basolateral nucleus（図16.7A）は扁桃体の中で最も大きな核区分を占める。この神経核は刺激に対して情動的意味をつけ加えると考えられている。基底外側核群は，側頭葉や島皮質領野にある高次感覚性皮質野や連合野から特定の刺激特性に関する情報を受ける。辺縁連合野は，例えば特別な対象物を見たり，ある種の音を聞いたりという特定の刺激を特別な情動と結びつけるために，この情報を扁桃体へ送る。扁桃体は対象物の認知に関する腹側路 ventral stream の重要な標的となっている（図7.15, 図7.16）。重要なことは，扁桃体と海馬体がいくらか異なった種類の感覚情報を受けることである。扁桃体は高度に処理された感覚情報を受けるが，その情報の感覚種特性（視覚や聴覚など）は保持されている。一方，海馬体は空間的関連性や背景などの複雑な環境状況を反映していると考えられる，より統合された感覚情報を受ける。例えば，ヘビを見たときあなたは脅威や恐怖を感じるであろう。側頭葉の腹側部を通る視覚路はヘビに関する情報を扁桃体に運ぶ。扁桃体はこの情報を使って，潜在的危険に対する情動と明白な行動を生みだす。海馬体はヘビを見た複雑な環境や状況を学習するのに，重要であると考えられている。

　扁桃体基底外側核群の主な遠心性連絡は大脳皮質へ直接的あるいは間接的に戻るものである。扁桃体基底外側核群から直接投射を受ける皮質領野は辺縁連合野—この領野は帯状回，側頭極，前頭葉眼窩面皮質内側部を含む—と前頭前野背外側部である。扁桃体はまた，海馬体へ直接投射するが，これはすでに前述したように，複雑な刺激の情動的意味の学習や情動負荷刺激を経験した状況の学習に重要と考えられている。直接的皮質投射に加えて，基底外側核群は間接的ではあるが皮質へ連絡する皮質下領域への強い投射がある。扁桃体基底外側核群は腹側扁桃体遠心路 ventral amygdalofugal pathway を経由して，前頭葉の連合野に投射する視床の中継核である背内側核 medial dorsal nucleus へ投射する。基底外側核群はまた，広汎な皮質性投射がある（マイネルト Meynert の）基底核 basal

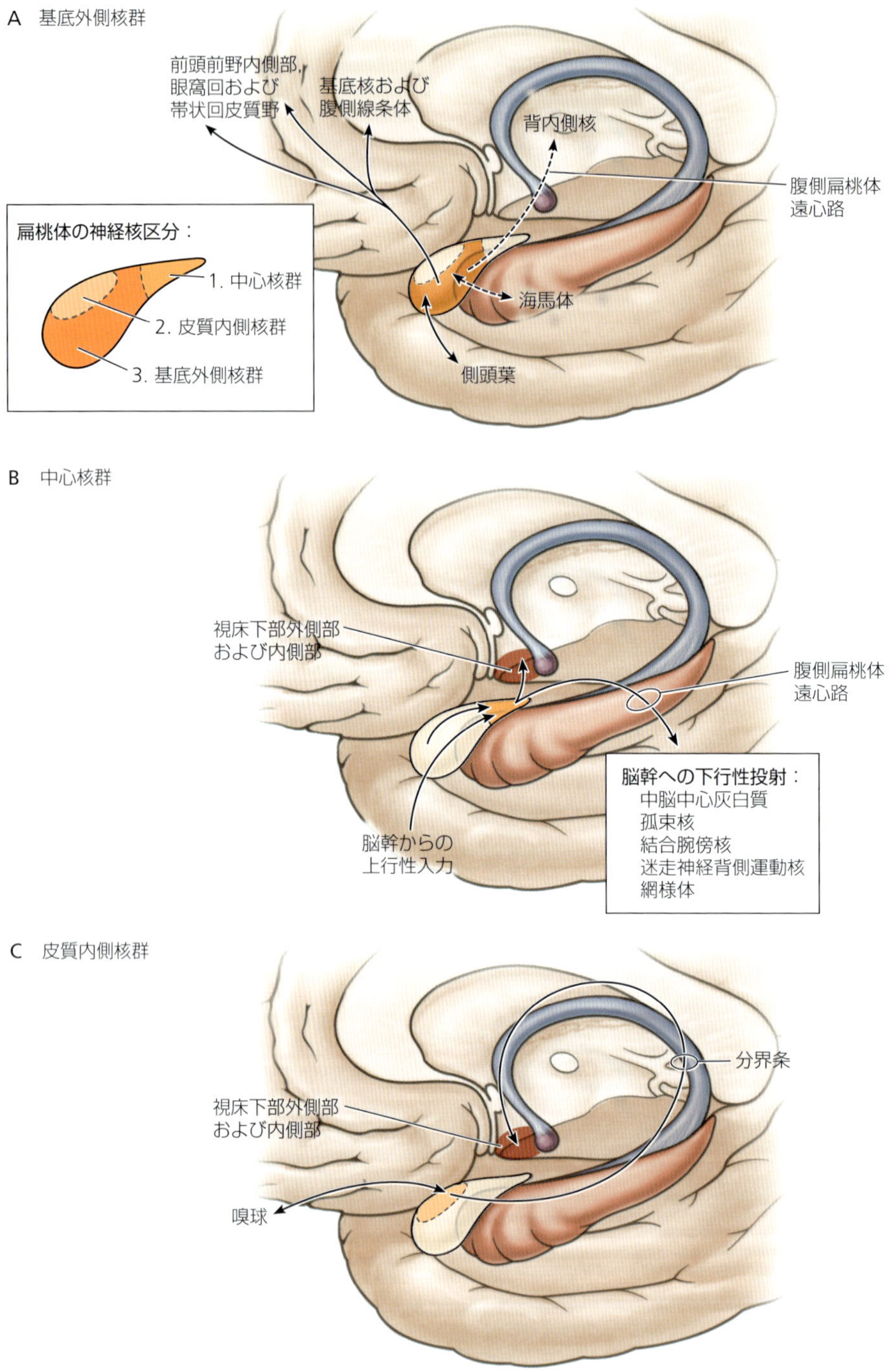

図 16.7 扁桃体の主要なニューロン連絡。挿入図は扁桃体の三つの神経核区分を模式的に示す。A. 基底外側核群は，高次感覚野と連合野を含む側頭葉の皮質と相互にニューロン連絡をする。基底外側核はまた視床の背内側核，基底核，および腹側線条体へ投射する。B. 中心核群は脳幹，とくに内臓感覚中継核（すなわち，孤束核や結合腕傍核）から入力を受ける。遠心性投射の標的領域は視床下部や脳幹の自律神経性神経核である。C. 皮質内側核群は嗅球と相互のニューロン連絡があり，さらに分界条を経由して視床下部の腹内側核へ遠心性投射する。

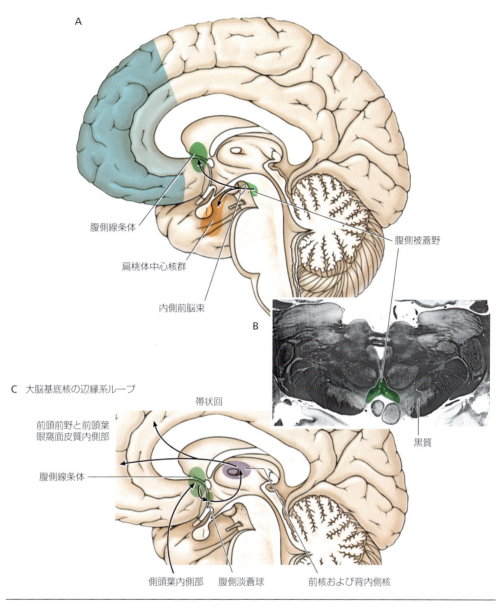

図 16.8 薬物依存症と強化に重要な脳の領域。A. 腹側被蓋野は，薬物依存症の様々な面で重要である扁桃体と腹側線条体にドーパミン作動性投射をする。腹側被蓋野はまた前頭前野へ投射する。B. 中脳−間脳境界部を通る横断面で，ドーパミンニューロンを含む腹側被蓋野と黒質の位置を示す。C. 大脳基底核の辺縁系ループの部位を含む領域の拡大図。

nucleus に存在するコリン作動性前脳ニューロンへの主な投射元である（次節と図 2.3A 参照）。最後に，基底外側核群のニューロンはまた扁桃体中心核群へも投射し（前脳基底部に関する下記参照），情動刺激に対する行動反応を引き起こすのに重要な働きをする。

● **中心核群は脳幹や視床下部の自律神経制御中枢へ投射する**

中心核群 central nuclei（図 16.7B）の重要な機能は情動反応に関与することである。自律神経系の調節において，中心核は脳幹から，特に**孤束核** solitary nucleus や**結合腕傍核** parabrachial nucleus から内臓感覚の入力を受ける（第 6 章参照）。ついで，中心核は**腹側扁桃体遠心路** ventral amygdalofugal pathway を経由して，他の脳幹副交感神経核およびその近傍の網様体へと同様，**迷走神経背側運動核** dorsal motor nucleus of vagus へ投射する。中心核群はまた視床下部外側部への投射を通して自律神経系を制御する（第 15 章参照）。すでに本章で前述したように，中心核群は基底外側核群か

ら入力を受けている。これは恐怖条件づけの重要な経路であり，情動刺激への応答を形づくるのに関与する。

扁桃体中心核群は**扁桃体延長部** extended amygdala と呼ばれる形態学的，組織化学的および線維連絡的特性を共有する核の集合体の一部である。これらの神経核は前脳基底部で尾側方に広がり大脳基底核の下方に位置する。このグループには分界条床核が含まれる。腹側線条体回路の一部とともに，この神経核は薬物の乱用や依存症においても重要である。これらは中毒の特徴である薬物探索行動あるいは薬物使用行動を組織化するのに役立つと思われる。

● **皮質内側核群は嗅領域と相互の線維連絡がある**

第9章で述べたように，皮質内側核群は嗅球から嗅覚情報を受けている（図 16.7C，図 9.9 参照）。前頭葉眼窩面皮質外側部に沿った梨状葉皮質は嗅覚の認知に重要と考えられる。動物では，皮質内側核群は嗅刺激によって引き起こされる行動，とりわけ性反応に重要な役割を演ずると考えられている。

◆ **中間辺縁系ドーパミン作動系と腹側線条体は報酬に重要である**

脳には二つの主要なドーパミン作動系がある。一つは**黒質緻密部** substantia nigra pars compacta（図 16.8B）から起始するもので，主として尾状核と被殻からなる線条体に，またわずかに側坐核にも投射する。これは**黒質線条体ドーパミン作動系** nigrostriatal dopaminergic system と呼ばれている。もう一つは**腹側被蓋野** ventral tegmental area（図 16.8B）から起始する**中間辺縁系**（時に中間皮質辺縁系）**ドーパミン作動系** mesolimbic (mesocorticolimbic) dopaminergic system である。この系は**側坐核** nucleus accumbens（図 16.8A，図 16.10，図 16.11 参照），**扁桃体** amygdala，および大脳皮質の多くの領野，とくに**前頭前野** prefrontal association cortex などへの主要なドーパミン作動性入力となっている。中間辺縁系ドーパミン作動性軸索は**内側前脳束** medial forebrain bundle（図 16.8A）を走行する。黒質線条体系の機能低下はパーキンソン病と関連するが，中間辺縁系ドーパミン作動系は統合失調症やうつ病と関わりがある。

ドーパミン作動系は摂食や生殖など生存に関する自然な報酬刺激への反応に重要である。ドーパミン作動性ニューロンは，ただ単に事象の快楽的価値（すなわち喜びの主観的経験）の信号を与えるだけではない。なぜなら，新しい負の強化刺激でもまたドーパミン作動系を活性化できるからである。それにもかかわらず，中間辺縁系ドーパミン作動系は脳の報酬神経回路の中心をなしている。乱用薬物—精神刺激薬（例えばコカイン，メタンフェタミン，MDMA），鎮静催眠薬（エタノールを含む），ニコチン，THC（tetrahydrocannabinol；マリファナの活性化合物），アヘンなど—のほとんどは中間皮質辺縁系ドーパミン作動系の多くの標的領域におけるドーパミン量を増加させる。（アヘンは非ドーパミン作動系機能にも関わることに注目しなさい）。数種類の物質特異的メカニズムによって，シナプス部でのドーパミン再取込みの減少や腹側被蓋野ニューロンの脱抑制により，さらにドーパミンを放出するということを含め，この効果を説明できる。腹側線条体の一部である側坐核は，ドーパミン伝達がそこで遮断されると，乱用薬物の強化効果が非常に減少するか，あるいはなくなるためにきわめて重要な領域である。薬物，とくにエタノールの強化活動に重要なもう一つの領域は扁桃体中心核群である（図 16.13）。

側坐核はまた，薬物の強化作用や薬物を求める動機に責任のあるニューロン間相互作用にとって重要な領域である。側坐核におけるドーパミンの放出は，薬物関与のきっかけと報酬経験との関係形成に決定的に重要な関わりをしている。側坐核は辺縁系ループ（第14章参照）の線条体の構成要素である。このループは運動性行為の計画に対して情動的状況を提供する。辺縁系ループの出力先は**腹側淡蒼球** ventral pallidum であり，この領域は**視床前核** anterior thalamic nucleus と**視床背内側核** medial dorsal thalamic nucleus へ投射し，そしてそこから**前頭葉眼窩面皮質内側部** medial orbitofrontal cortex と**前頭前野内側部** medial prefrontal cortex および**帯状回皮質** cingulate cortex（図 16.8C）へ投射する。多くの前頭連合野は直接運動に影響を及ぼす運動前野へ投射する（図 10.2B）。この神経回路は薬物使用と薬物乱用とに関連した手がかりへの柔軟な反応を引き起こすと思われる。

◆ **辺縁系と三つの効果器系の構成部分の間には線維連絡が存在する**

辺縁系はそこに属する多くの領域間で驚くほど多くの相互線維連絡があるので，研究することが難しい一因となっている。これら無数の相互連絡の機能とはいったい何であろうか。線維連絡の多くは情動の行動表出と関連する。情動の行動表出のために，複雑な多シナプス性神経路は究極的には辺縁系領域を内分泌系，自律神経系および体性運動系という三つの効果器系と結びつけるのである（図 16.9）。

辺縁系が下垂体のホルモン分泌に影響を及ぼしていると思われている経路は，扁桃体と視床下部脳室周囲帯との間の間接的連絡を含む（図 16.9A）。例えば，その一つの経路は**分界条** stria terminalis を経由して扁桃体の皮質内側核群から，視床下部の**腹内側核** ventromedial nucleus へ至る投射である（図 16.7C）。この腹内側核は小細胞性神経分泌系の重要な構成領域である**弓状核** arcuate nucleus（第15章参照）へ投射する。

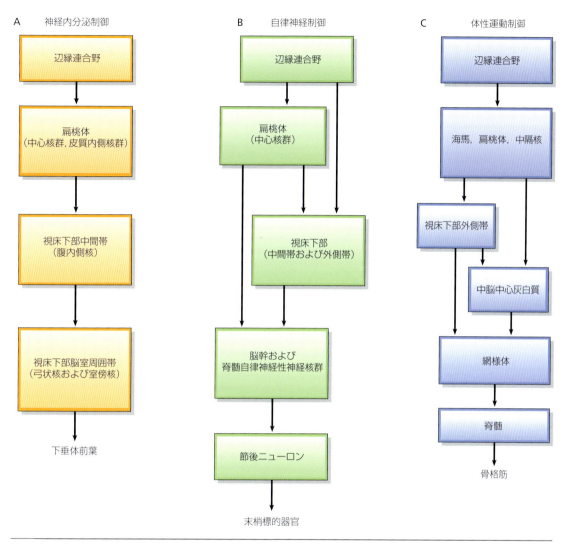

図 16.9 辺縁系と効果器系との関係。**A**. 神経内分泌制御は，視床下部脳室周囲帯を介して扁桃体により行われる。**B**. 自律神経制御は，扁桃体中心核および視床下部中間帯と外側帯から起始する下行性神経路を介して扁桃体と視床下部により行われる。**C**. 体性運動制御は定型的行動に関しては網様体への比較的直接的な投射により，また，もっと柔軟性のある制御はより複雑な終脳と間脳の神経回路(示されていない)を通してそれぞれ行われる。

　情動による内臓反応は自律神経系の脳幹と脊髄にある神経核への直接的あるいは間接的連絡により引き起こされる(図 16.9B)。すでに述べたように，扁桃体中心核群は直接脳幹の自律神経性中枢へ投射する(図 16.7B)。扁桃体はまた，視床下部外側帯への投射もあり，このことは扁桃体が網様体や視床下部の他の領域の神経回路を通して自律機能に間接的にも影響を及ぼすということである。室傍核と視床下部外側帯の一部を含む視床下部は，自律機能を制御する下行性経路を出すということを想起してほしい(図 15.8)。

　逃避反応あるいは闘争反応のような情動の明白な行動表出は，**体性運動系** somatic motor system (図 16.9C)に対する，とりわけ網様体脊髄路に対する辺縁系の作用により引き起こされる(図 10.5B 参照)。例えば海馬，中隔核および扁桃体から視床下部外側帯への投射は網様体脊髄路系に影響を及ぼすことができる(図 16.9C)。これらのニューロン連絡は防御反応や生殖行動という決まりきった反応の引き金となるのに重要であろう。動物実験においては，肉食動物が周辺の脅威に反応してうなり声やしっしっといった声を発するような，特定の種における典型的な運動行動に中脳中心灰白質が関連しているということも明らかになってきた。中脳中心灰白質は扁桃体中心核や視床下部から入力を受けている。

　辺縁系はまた，腹側線条体，腹側淡蒼球および視床の背内側核を含む大脳基底核の**辺縁系ループ** limbic

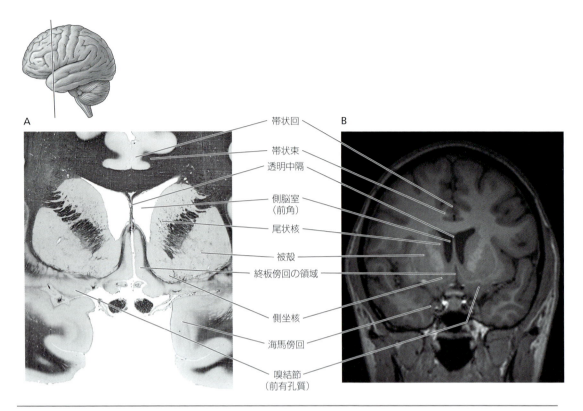

図 16.10 前脳吻側部を通る髄鞘染色冠状断切片（**A**）と MRI（**B**）。挿入図は切断部位を示す。（B，Columbia University の Dr. Joy Hirsch 氏のご厚意による）。

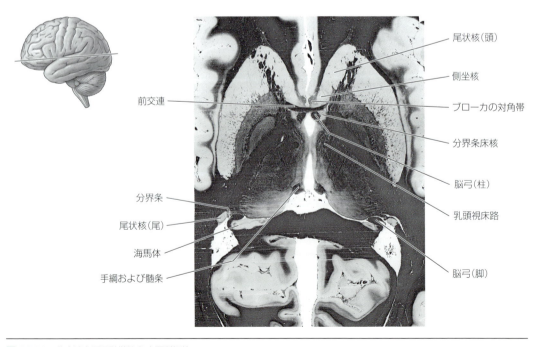

図 16.11 前交連を通る髄鞘染色水平断切片。

loop of basal ganglia を介したより複雑で行動的に柔軟性のある方法で，体性運動性機能に影響を及ぼすことができる（図 16.15，図 14.8 参照）．このループへの皮質性入力は辺縁連合野，海馬体および扁桃体の基底外側核群から起始する．第 14 章で示したように，辺縁系ループの出力は前頭葉の辺縁連合野へのものである．これらの領域は運動前野への投射を通して運動の計画化に，あるいは帯状回運動野への投射を通しておそらく運動の実行に影響を及ぼすことができる（図 10.7B 参照）．

◆主要な神経伝達物質による調節系はすべて辺縁系への投射がある

主要な神経伝達物質の調節系による辺縁系の神経支配（第 2 章，図 2.3 参照）は正常な思考，雰囲気および行動に特に重要であると思われる．この結論は以下のような観察に基づいている．すなわち，精神疾患—統合失調症のような思考障害およびうつや不安のような気分障害—を治療するのに用いられている薬物の多くは神経伝達物質の一つに選択的に影響を及ぼすという観察である．これら神経伝達物質系は，次のように直接かつ広汎に辺縁系と連絡している．

- **腹側被蓋野** ventral tegmental area はすでに述べたように，辺縁系領域に影響を及ぼす（図 16.8）．ドーパミン作動性線維は**内側前脳束** medial forebrain bundle を通って，前頭前野背外側部，前頭葉眼窩面皮質内側部，帯状回，腹側線条体，扁桃体および海馬体などのニューロンにシナプス結合する．統合失調症の病態生理学に関する重要な仮説は，過剰なドーパミン反応が，思考や行動の組織化に重要な領野である前頭前野の機能障害を招くというものである．

- 間脳や終脳の辺縁系領域への**セロトニン作動性** serotonergic 投射は**背側および正中縫線核** dorsal and median raphe nuclei（図 16.19B, C 参照）から起始する．三つの経路—内側前脳束，背側縦束および内側縦束—の中を通って上行性のセロトニン作動性線維は扁桃体，海馬体，線条体の全領域および大脳皮質のニューロンとシナプス結合をする．セロトニンの再取込み機構を阻害する薬物は，不安障害や強迫性障害を含めて，気分障害の治療に効果がある．

- **ノルアドレナリン作動性** noradrenergic 線維は，**青斑核** locus ceruleus（図 16.19C 参照）から起始し，辺縁系や他の皮質下領域と同様，辺縁連合野を含む大脳皮質全体に影響を及ぼす．この系はセロトニン作動系とともに，うつ病に関与しているであろう．というのは，うつ病を改善する薬物はこれら二つのモノアミンの上昇をもたらすからである．

- **コリン作動性** cholinergic 線維は**基底核** basal nucleus，**内側中隔核** medial septal nucleus，および**ブローカの対角帯核** nucleus of diagonal band of Broca に見られる大型ニューロンから起始する（図 16.12 参照）．広汎な皮質（あるいは視床）性投射があるその他の脳幹コリン作動性ニューロングループは，**脚橋被蓋核** pedunculopontine nucleus（図 16.19B 参照）近くに見られる．第 14 章で述べたように，この脚橋被蓋核は大脳基底核の投射先として重要な神経核であり，またパーキンソン病の緩和治療のために深部脳刺激法（DBS）を受けるところでもある．コリン作動性投射の標的は全体の新皮質（辺縁連合野を含む），扁桃体および海馬体である．進行性認知症が特徴である**アルツハイマー病** Alzheimer disease は，これら前脳基底部コリン作動性ニューロンの脱落で始まる．病気の進行につれて，他の神経伝達物質系もまた影響を受ける．

情動，学習，記憶，および報酬に関わる神経系の局所解剖

辺縁系の個々の構造体の立体構造を知ることは二次元的切片におけるそれらの位置を理解するのに必須である．本章ですでに記述したように，辺縁系の三つの部位は C 字状をしている．すなわち，(1) 海馬体とその出力路である脳弓（図 16.2），(2) 扁桃体の一部とその経路の一つである分界条（図 16.1，図 16.7），および (3) 辺縁連合野，特に帯状回と海馬傍回（図 16.3）である．C 字状なので，大脳半球を通る冠状断面ではこれらの領域が最初に背側，ついで腹側にと，計 2 回観察されるであろう．水平断面では C 字状構造は吻側と尾側に観察される．

◆側坐核と嗅結節は前脳基底部の一部を構成する

前脳吻側部を通る断面では大脳基底核の辺縁系ループの構成領域が切断される．このループの入力側（図 14.5，図 14.8 参照）は，**側坐核** nucleus accumbens，嗅結節および尾状核と被殻の腹内側部からなる**腹側線条体** ventral striatum である（図 16.10，図 16.12）．腹側線条体は，海馬体や辺縁連合野からと同様，扁桃体のすべての核区分から情報を受ける．この辺縁系ループの出力核は**腹側淡蒼球** ventral pallidum（図 16.12）であり，これは視床の**背内側核** medial dorsal nucleus（図 16.14B）へ投射し，そしてそこから**前頭前野外側部** lateral prefrontal cortex，**前頭葉眼窩面皮質** orbitofrontal cortex および**帯状回前部** anterior cingulate gyrus へ投射する．腹側線条体はまた扁桃体へ直接投射している．線条体の背側部は骨格筋運動機能，動眼機能および認知に重要であることを思い出してほしい．これらの出力は淡蒼球の内節と外節および黒質網

様部に集中している．にもかかわらず，第14章ですでに考察したように，そこに辺縁系ループが運動制御に影響を与えることができる，辺縁系ループと運動ループの相互作用が存在する．

嗅球や嗅索から嗅覚の入力を受けること以外には，**嗅結節** olfactory tubercle の働きはわかっていない．嗅結節は**前有孔質** anterior perforated substance（図16.4）と呼ばれる腹側表面の領域に相当する．この領域は，中および前大脳動脈の穿通枝（レンズ核線条体動脈）が大脳基底核や内包の領域に血液を供給するために脳底表面を穿通する所である．図16.10に示されている切片も，帯状回と海馬傍回の最も前部を通る断面である．

前頭葉眼窩面皮質と扁桃体とを連絡するのが**側頭極** tempolar pole のレベルである．そこには視床下部への直接投射もある．前述したように，側頭極皮質は人格に重要である．前頭葉眼窩面領域との連絡は**鉤状束** uncinate fasciulus の中を走行する軸索により構成されている（図16.12）．

◆前脳基底部のコリン作動系は辺縁系および新皮質への広汎な投射を有する

中隔核 septal nucleus は，左右の大脳半球の側脳室前角の間に位置し，ニューロンが存在しない**透明中隔** septum pellucidum（図16.10，図16.12）に隣接している．動物における研究では，中隔核は内側部と外側部という別々の部位からなることが明らかになっている．ヒトでは外側中隔核は側脳室表面の近傍にあるニューロン集団に相当し，内側中隔核は透明中隔のすぐそばにあるニューロン集団に相当する．さらに，これら内側中隔核ニューロンは，**終板** lamina terminalis のすぐ吻側に位置する大脳半球内側面の灰白質へと続いていく．この領野は**終板傍回** paraterminal gyrus（図16.3）と呼ばれ，前脳基底部表面に位置する**ブローカの対角帯核** nucleus of diagonal band of Broca と共に現れる（図16.4，図16.11，図16.12）．

外側中隔核は，脳弓を経由する海馬からの投射の標的領域である．内側中隔核は主な入力を外側中隔核から受け，次の三つの領域へ投射する．すなわち，(1)海馬体，(2)中脳中心灰白質と網様体，および(3)間脳の一部である手綱である．脳弓を経由して海馬体へ投射するものは，海馬のニューロン活動を調節するのに重要な働きをする．**内側前脳束** medial forebrain bundle を経由して中脳中心灰白質と網様体へ投射するものは，環境刺激に反応して定型的行動を引き起こすのに重要と考えられている．最後に，松果体の外側でかつ腹側に位置する**手綱** habenula（図16.11，図AⅠ.7参照）への投射は，中脳内側ドーパミン作動性およびセロトニン作動性回路の一部である．手綱核脚間核路（図AⅡ.15）はほとんどが有髄線維からなる手綱の出力路である．

前脳基底部 basal forebrain は大脳半球の腹側表面に位置し，終板傍回，ブローカの対角帯核，および前有孔質を含む．中隔核は多くの前脳基底部領域と連続している．図16.4では前脳基底部は，およそ視神経交叉と視索の前方および直上に位置する．ここには主要な神経伝達物質として**アセチルコリン** acetylcholine を使う大型のニューロンが存在する．内側中隔核に加えて，コリン作動性ニューロンはブローカの対角帯核と**基底核** basal nucleus に存在する（図16.12）．いろいろなコリン作動性ニューロンが背内側の中隔核から腹外側の基底核まで，ひと続きのバンドを形成する（図16.12，オレンジ色の部位）．他の大型のコリン作動性ニューロンは淡蒼球の髄板と被殻との間や内包近くに散在する．視床下部外側帯にも存在する．前脳基底部コリン作動性ニューロン（内側中隔核のニューロンを含む）は主として**ムスカリン受容体** muscarinic receptor を介して，標的ニューロンを興奮させる．アセチルコリンに対するそのような反応は，他の入力に対する反応を促進させるために，情報の統合に重要である．広汎な皮質性投射を通じて，このコリン作動性ニューロンはまた全体的な皮質性興奮を調節するであろう．

◆帯状束は帯状回や海馬傍回の深部を走行する

帯状回と海馬傍回という二つの皮質性辺縁領野は一連の冠状断面で見られる（図16.10，図16.12～図16.16）．帯状回は背側に，海馬傍回は腹側にそれぞれ位置する．前頭前野背外側部や前頭葉眼窩面および帯状回の領野と**内嗅領皮質** entorhinal cortex を含む海馬傍回とを連絡する神経路は**帯状束** cingulum と呼ばれている．この神経路は帯状回の深部に位置している（図16.12）．もう一つの辺縁皮質連合路である**鉤状束** uncinate fascicurus（図16.12，図16.13）は帯状束とは異なり，側頭葉前部と前頭葉の眼窩回内側部との相互連絡のより直接的な経路である．

◆扁桃体の三つの神経核区分は冠状断面で現れる

扁桃体は海馬傍回の皮質直下にある側頭葉吻側部に位置している（図16.12～図16.14A）．扁桃体は海馬体の吻側でかつ，わずかに背側に位置する（図16.18Bの矢状断面図を図16.2と比較せよ）．図16.12の中の矢印は図16.18Bのおよその切断面を示している．扁桃体と海馬体吻側部は**鉤** uncus を形成する（図16.3，図16.12）．小脳テント（図3.15参照）より上で占拠性病変が，とりわけ側頭葉のそれが拡大すると，鉤を内側に動かすことになるであろう．この**鉤ヘルニア** uncal herniation は中脳領域を圧迫し，最後は昏睡や死に至らしめる．鉤ヘルニアは最初に，中脳の腹側表面

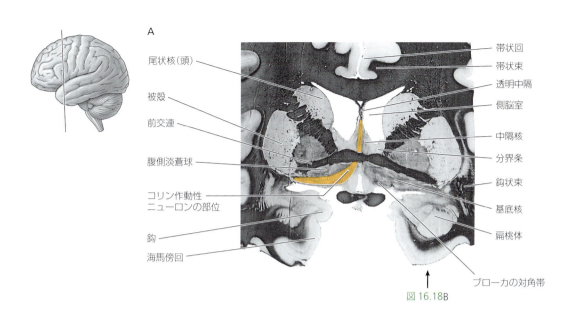

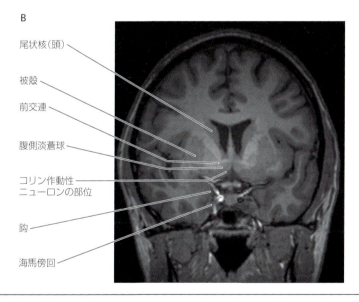

図 16.12　中隔核，基底核および扁桃体を通る髄鞘染色冠状断切片（A）と MRI 画像（B）。矢印は図 16.18B の切断面を示す。挿入図は切断部位を示す。（B，Dr. Joy Hirsch, Columbia University のご厚意による）。

から出ている動眼神経を圧迫する。その結果，外眼筋麻痺や瞳孔反射の消失を含めた動眼神経の機能不全を引き起こす。

　扁桃体の三つの神経核区分は図 16.13 の挿入図に模式的に描かれている。扁桃体の**皮質内側核群** corticomedial nucleus は側頭葉内側部を被っている皮質と合流する。この区分は嗅球 olfactory bulb から直接主要な入力を受ける。他の二つの区分，すなわち**基底外側核群** basolateral nucleus と**中心核群** central nucleus も同様に示されている。**分界条床核** bed nucleus of stria terminalis は扁桃体の C 字状をした神経核の一部である。これは脳幹内の自律神経核および内臓感覚核と連絡があり，中心核群と同様のニューロン連絡を持つものである。中心核群や他の小さな核と共に，分界条床核は扁桃体の拡大部をなす。分界条床核の一部には性差があると考えられている。

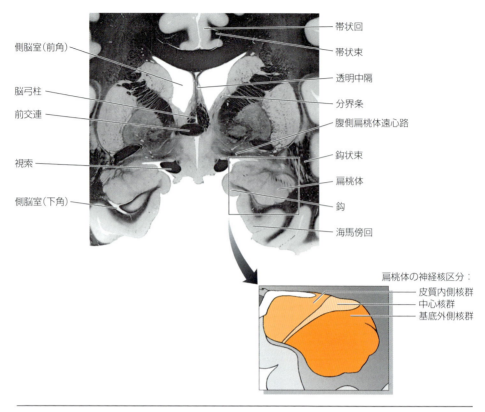

図 16.13 脳弓柱と扁桃体を通る髄鞘染色冠状断切片。挿入図は扁桃体の神経核区分のおよその位置を示す。

● **分界条と腹側扁桃体遠心路は扁桃体の二つの出力路である**

　分界条 stria terminalis は扁桃体からの出力，とりわけ皮質内側核群からの出力を運ぶ。分界条とその床核は，視床と尾状核の境界部で形成されている分界溝と呼ばれる浅い溝にあり，尾状核の内側に位置している（図 16.11，図 16.14）。分界条とその床核に沿って走行するのが，視床と尾状核からの血液を排出する**視床線条体静脈** thalamostriate vein（または分界条静脈）である。分界条はその軸索が厚い髄鞘を持っていないため，髄鞘染色では濃く染まらない。分界条の中を走る軸索の主な標的領域は，摂食に重要な**視床下部の腹内側核** ventral medial nucleus of hypothalamus である。

　扁桃体のもう一つの出力路は**腹側扁桃体遠心路** ventral amygdalofugal pathway（図 16.13）であり，前交連と淡蒼球の腹側を走行する（第 14 章参照）。中心核群と基底外側核群からの出力線維は主としてこの遠心路を通る。この腹側扁桃体遠心路には次の四つの主な標的領域がある。

1. 視床の**背内側核** medial dorsal nucleus（図 16.14B，図 16.15）は扁桃体の基底外側核群を前頭葉と間接的に結ぶ。この背内側核の別々の部分は前頭前野背外側部および前頭葉眼窩面皮質野へ投射する。

2. **腹側扁桃体遠心路**は扁桃体の中心核群と自律神経性調節に関与する視床下部外側帯とを，また神経内分泌調節に関与する小細胞群とをそれぞれ結びつける。扁桃体の中心核群は室傍核の小細胞性神経分泌ニューロンのコルチコトロピン分泌に影響を及ぼす（第 15 章参照）。この調節は脱抑制により行われる。すなわち，中心核群の GABA 作動性出力ニューロンは，神経分泌ニューロンの活動を調節する視床下部の GABA 作動性ニューロンにシナプス結合する。脱抑制は小脳皮質（第 13 章参照）と大脳基底核（第 14 章参照）の神経回路における重要な特徴である。

3. **前脳基底部** basal forebrain は腹側線条体，基底核とブローカの対角帯核のコリン作動性ニューロンを含み，扁桃体と皮質を結びつける。

4. **脳幹** brain stem は副交感神経節前神経核を含み，中心核群から投射を受ける。

◆ **海馬体は側脳室下角の底に位置する**

　側頭葉の冠状断面では，吻側から尾側へ向かうにつれてまず扁桃体が観察され，次に扁桃体と海馬体の両方が観察され，そして最後に海馬体だけが観察される（図 16.14 と図 16.15 はこれらの吻尾方向の関係を示

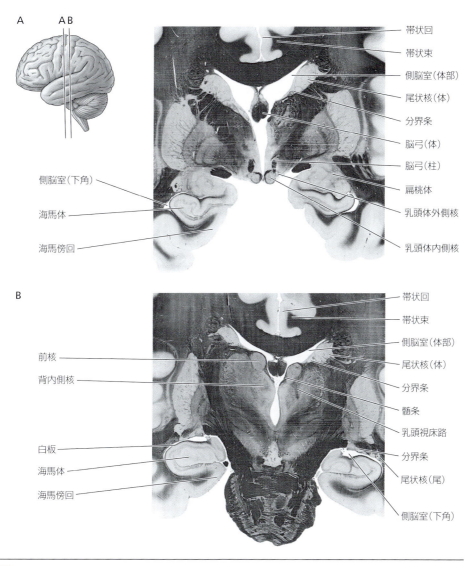

図 16.14　乳頭体(A)および乳頭視床路(B)を通る髄鞘染色冠状断切片。B では断面が非対称であるため，乳頭視床路が右側だけに見られる。挿入図は切断部位を示す。

している）。海馬体は側脳室下角の底の一部を形成する。冠状断面では（例えば図 16.15），海馬体は腹側に位置し，脳弓は背側に位置する。水平断面では（図 16.11），海馬体（この断面ではごく小さいが）は尾側にあり，脳弓は吻側にある。脳梁の背側に位置する痕跡的な海馬体の小さな部分がある。それは成熟した脳では，灰白層と呼ばれる（図 AⅡ.16 参照）。多くの統合失調症患者においては海馬体や他の側頭葉内側部に変性が現れている。その結果，側脳室の拡張をもたらすことになる。

　発生過程において海馬体の側頭葉内への巻き込みが起こる（図 16.16）。外側面の海馬傍回から内側面の歯状回までの側頭葉の一連の構成部分は発生が進むほどより複雑になる。**海馬溝** hippocampal sulcus が形成されると，歯状回と海馬台は並列するようになり，この二つの構造体の表面にある軟膜は融合し，海馬の求心路（貫通路）はこの融合部を通る（図 16.17B）。

　海馬体の形態は，多くの辺縁連合野と同様，他の大脳皮質とは異なっている。第 9 章で述べたように，主要な皮質は**新皮質** neocortex（例えば，一次体性感覚皮質または頭頂葉後部皮質）であり，六つの主な細胞層からなる（図 16.16B1）。他の皮質は**不等皮質** allocortex（図 16.16B2）と名づけられ，6 層より少なく，変化に富む。海馬体は**原皮質** archicortex と呼ばれる一種の不等皮質である。海馬傍回と帯状回は**古皮質** paleocortex と名づけられているもう一つの不等皮質である。

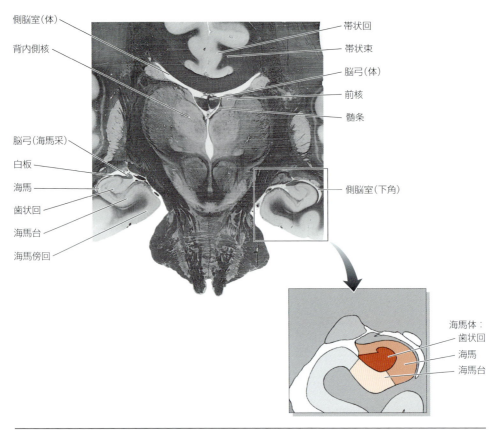

図 16.15　視床の背内側核を通る髄鞘染色冠状断切片。挿入図は海馬体の区分を示す。

　海馬体の三つの部分—**歯状回** dentate gyrus，**海馬** hippocampus および**海馬台** subiculum—は図 16.15 の挿入図に示されている。それぞれの領域には，一般的な不等皮質に見られるような三つの主要な細胞層がある（図 16.16B）。錐体細胞層—あるいは歯状回の顆粒細胞層—は投射ニューロンを含み，他の層は介在ニューロンを含む。海馬と海馬台の錐体層の出力ニューロン（錐体細胞）は海馬体外に投射している（BOX 16.1）のに対して，歯状回の顆粒細胞は海馬体の中だけに終止している。

　海馬と海馬台の錐体細胞は外部と連絡を持ち，軸索を皮質と皮質下の標的領域へ送る（図 16.6B）。海馬と海馬台は，他の皮質領野へ広汎に線維を送っている内嗅領皮質へ"戻る"強い投射をする（図 16.6）。主要な皮質下の標的領域は海馬台の錐体細胞の投射を受ける乳頭体と，海馬から主な入力がある外側中隔核である。これらの軸索は脳弓の中を通る。外部連絡に加えて，両側の海馬体は，軸索が脳弓の腹側部を走行する**交連ニューロン** commissural neuron により相互連絡する。

◆乳頭体を通る矢状断面では脳弓と乳頭視床路が現れる

　C 字状をした構造は，ほぼ矢状面方向に位置する。図 16.18A の正中線近くを通る矢状断面では，その全長ではないが，脳弓が縦断されている。図 16.18B の矢状断面はさらに外側に位置し，海馬体を長軸方向に切断する。

　海馬と海馬台の錐体細胞の軸索は，海馬体を取り囲む有髄性包装である**白板** alveus を形成する（図 16.18B）。これらの軸索は海馬体の内側に集まり，脳弓の解剖学的 4 部分のうち，**海馬采** fimbria と呼ばれる最初の部分を形成する。残りの 3 部分—**脚** crus（軸索束が海馬体から分かれる部分），**体** body（両側の軸索束が正中部で接合する部分），および**柱** column（軸索束が標的領域に向かって下行する部分）—は脳弓の軸索を間脳と終脳吻側部のニューロンに運ぶ。

　脳弓体と脳弓柱は図 16.18A に見られる。脳弓柱が**前交連** anterior commissure のすぐ尾側をどのように下行して**乳頭体** mammillary body に終止するかに注目しなさい。これが**交連後脳弓** postcommissural fornix である（脳弓柱が前交連の尾側に位置する。図 16.11

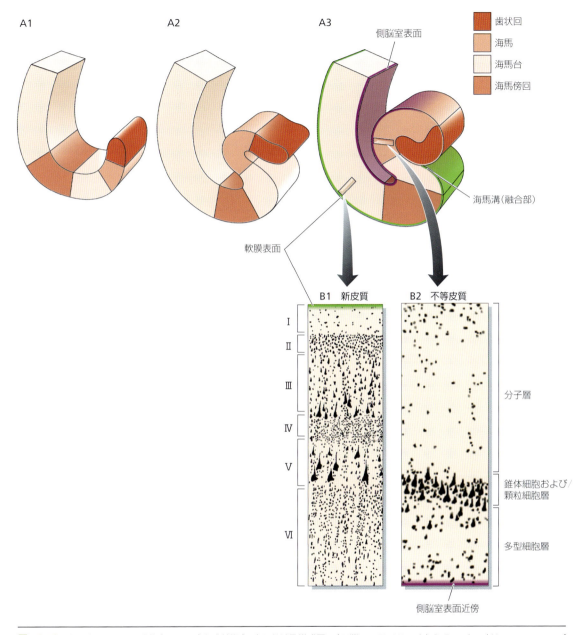

図 16.16 海馬体の二つの発生期（A1，A2）と成熟期（A3）における模式図。(Williams PL, Warwick R. Functional Neuroanatomy of Man. New York, NY：W. B. Saunders；1975 を改変)。外側表面の新皮質（B1）は 6 層の細胞層からなるが，内側に位置する不等皮質（B2）は 6 層よりも少ない細胞層からなる。B1 におけるヒト脳の新皮質のニッスル染色像は半模式的なものである。不等皮質の像（B2）は海馬体の一部である。これは原皮質で三つの細胞層からなる。(Brodmann K. *Vergleichende Lokalisationslehre der Grosshirnrinde in ihren Prinzipien Dargestellt auf Grund des Zellen-baues*. Barth, Germany：1909 を改変)。

参照）。乳頭体は内側核と外側核を形成するが（**図 16.14**A），脳弓はこの両方の神経核に終止する。主要な出力である**乳頭視床路** mammillothalamic tract は乳頭体の内側核と外側核の両方から起始する。乳頭視床路の軸索はまた図 16.18A では乳頭体から離れていく様子が観察される。これらの軸索は**視床前核群** anterior thalamic nuclei に向かっている（**図 16.14**B）。乳頭体外側核（**図 16.14**A）はまた**乳頭被蓋路** mammillotegmental tract に軸索を出し，中脳と橋吻側部の網様体まで下行する。視床内側核部と共に，乳頭体に変性が起こると**コルサコフ症候群** Korsakoff syndrome が発症する。これらの患者では，海馬台の機能障害に帰することができる重度の記憶喪失に陥る。この症状は典型的なアルコール中毒症に付随するサイアミン欠乏症に

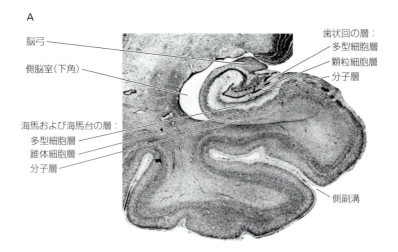

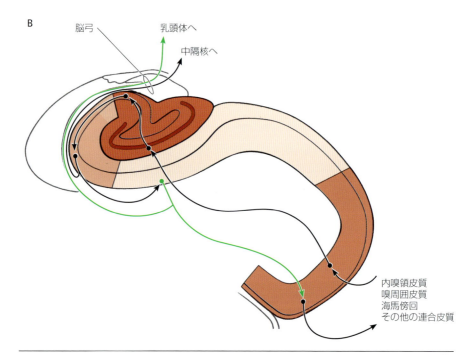

図 16.17　海馬体．**A**．ヒトの海馬体，海馬傍回および側頭葉腹側部を通るニッスル染色冠状断切片．海馬は細胞構築学的に三つに区分される．これらの区分はアンモン角に因んで CA と略記される（昔の解剖学者は脳弓とつながる海馬体を雄羊の角にたとえた）．**B**．海馬体の基本的な直列神経回路を海馬体と内嗅領皮質の模式的な細胞構築に重ねて示す．さらに内嗅領皮質と連合皮質は異なる海馬体領域に並列的に投射する．（A，Dr. David Amaral, State University of New York at Stony Brook のご厚意による．B，Zola-Morgan S, Squire LR, Amaral DG：Human amnesia and medial temporal lobe region：enduring memory impairment following a bilateral lesion limited to field CA1 of the hippocampus. J Neurosci 1986；6[10]：2950-2967 を改変）．

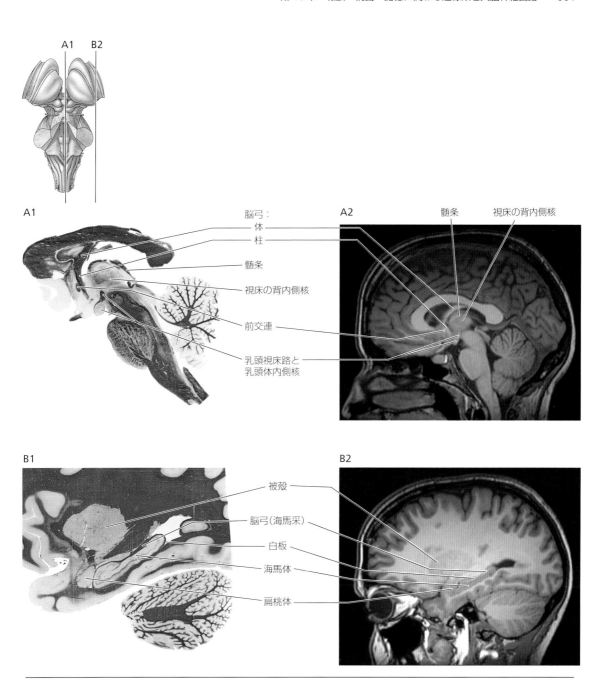

図 16.18 C字状の辺縁系構造の位置を示す矢状断面。A．正中線に近い大脳半球，間脳および脳幹を通る髄鞘染色正中断切片（**A1**）およびそれに対応する MRI（**A2**）。扁桃体と海馬体を通る髄鞘染色矢状断切片（**B1**）およびそれに対応する MRI（**B2**）。（A2, B2, Dr. Joy Hirsch, Columbia University のご厚意による）。

起因する。脳弓の線維はまた乳頭体以外の場所にも終止する。これらの線維は直接視床の前核に終止し，他は扁桃体や側坐核へ投射する。さらに，前交連の吻側にある**交連前脳弓** precommissural fornix は交連後脳弓よりも小さく，正中から離れて走行する(それは図16.18Aの断面図では見られない)。海馬からの重要な投射線維は交連前脳弓を通って，外側中隔核に終止する。主に吻尾方向の神経路である**髄条** stria medullaris の一部もまた，この切片で示されている(図16.18A)。すでに記述したように，内側中隔核は髄条へ軸索を出し，手綱内でシナプスを形成する(図AⅠ.7，AⅡ.18参照)。

◆脳幹の神経核群は終脳および間脳の辺縁系領域を自律神経系および脊髄に結びつける

中脳中心灰白質 periaqueductal gray matter と**網様体** reticular formation(図16.19)は定型的防御反応やストレスに対する生体反応のような情動の行動表出において重要と考えられている。中隔核ニューロンは**視床下部外側帯** lateral hypothalamus のニューロンを介して中脳網様体へ投射する。視床下部外側帯のニューロンは**内側前脳束** medial forebrain bundle 全体に散在して

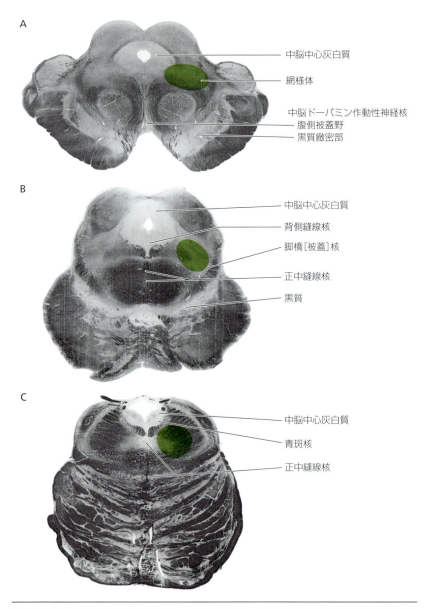

図 16.19 辺縁系に関連する脳幹の部位。中脳吻側部(**A**)，中脳尾側部(**B**)および橋吻側部(**C**)を通る髄鞘染色横断切片。網様体は緑色で示されている。

いる（第15章参照）．これらの領域を介して，網様体の広い領域のニューロン活動が辺縁系により修飾されうる．視床下部はまた，中脳中心灰白質へ投射している．第5章では中脳中心灰白質の縫線核への投射について述べたが（図5.8参照），この縫線核は痛覚伝達の調節に関与する脊髄投射を行っている．

まとめ

辺縁系の一般解剖

辺縁系は主に大脳半球の内側面に位置する一連の領域からなる（図16.2，図16.3）．辺縁系の様々な機能は，**報酬**，**記憶**および**情動**—そしてそれらの**行動表出**と**内臓反応**に関わる重要な役割を持つ．この領域の多くはC字状を呈している．辺縁系には次の三つのC字状をした領域がある（図16.2〜図16.5）．すなわち，(1) **辺縁連合野**，(2) **海馬体**と**脳弓**，および(3) **扁桃体**の一部（**分界条**と**分界条床核**）．

辺縁連合野

辺縁連合野は次の領野を含む（図16.3，図16.4）．すなわち，前頭葉の**眼窩回内側部**，前頭葉と頭頂葉の**帯状回**，側頭葉の**海馬傍回**および**側頭極**の皮質である．辺縁連合野は側頭葉の高次感覚野，他の皮質連合野である，**前頭前野**および**頭頂-側頭-後頭連合野**から入力を受ける．辺縁連合野間の相互連絡をする皮質連合線維の二つの主要な経路は，**帯状束**（帯状回の深部に位置している，図16.12）と**鉤状束**（図16.12）である．辺縁連合野の細胞構築は他の皮質領域とは異なっている．**側副溝**（図16.4）の外側にある海馬傍回の外表面における皮質は少なくとも6層（**新皮質**）であるが，側副溝の内側にある皮質は様々であり，通常は六つの細胞層よりずっと少なくなっている（**不等皮質**）（図16.16B）．辺縁連合野，海馬体および外側皮質領野へのコリン作動性投射は**基底核**，**ブローカの対角帯核**および**内側中隔核**を含む前脳基底部から起始する（図16.12）．

海馬体

海馬体（図16.2，図16.5）は**歯状回**，**海馬**，および**海馬台**という三つの細胞構築学的に明瞭な領域を含む（図16.5，図16.13，図16.17）．海馬体は顕現記憶や空間記憶の固定に重要な役割を果たす．辺縁連合野は海馬体の重要な入力系となる．**内嗅領皮質**は海馬傍回吻側部の特定の領野であり，海馬体に直接投射する（図16.6A）．その他の辺縁連合野は内嗅領皮質を経由して間接的に海馬体に影響を及ぼす．歯状回，海馬，および海馬台は海馬体内の一連のニューロン連絡においてそれぞれ異なる情報処理段階を受け持っている（図16.17）．海馬体を通る情報の流れはほとんど一方向性である．

海馬の遠心性投射は海馬台と海馬から起始する．歯状回は海馬にのみ投射している．海馬と海馬台からの皮質性投射は内嗅領皮質に終止し，そこからの情報は大脳皮質全体に広く分布する（図16.6B）．皮質下投射は脳弓を経由する．脳弓にある軸索の大部分は海馬台と海馬の錐体細胞のものである．海馬台からの軸索は**乳頭体**でシナプスを形成する（図16.6B，図16.14A，図16.18A）．これらの軸索は交連後脳弓に入っていく（図16.18A）．乳頭体は**乳頭視床路**（図16.14A，図16.18A）を経由し，帯状回へ投射する**視床前核群**（図16.14B）に線維を送る（図16.3，図16.11）．海馬は交連前脳弓を経由し**外側中隔核**（図16.6B，図16.12）へ投射する．コリン作動性およびGABA作動性ニューロンを含む**内側中隔核**は，脳弓を経由して海馬体へ戻る線維を起始する．

扁桃体

扁桃体には次の三つの主要な神経核区分があり（図16.7，図16.13），これらはいずれも**情動**やその**行動表出**に関わっている（図16.7）．すなわち，基底外側核群，中心核群および皮質内側核群である．**基底外側核群**は大脳皮質から主要な入力を受け，視床の**背内側核**，**基底核**，および**腹側線条体**へ投射し，そしてそこからさらに**皮質**（側頭連合野，前頭葉眼窩回および前頭前野）へと戻る．**中心核群**は情動や報酬/習慣性の内臓性表出に重要であり，脳幹の**内臓感覚核群**および**内臓運動核**と相互連絡がある．中心核群はまた視床下部に投射し，神経内分泌機能を調節する．**皮質内側核群**は嗅覚の入力を直接受ける．これらは視床下部の**腹内側核**への投射を介して，摂食行動や神経内分泌機能の役割を果たしているようである．

扁桃体には次の二つの出力路がある．すなわち，(1) **分界条**（図16.7C，図16.13）はC字状をなし，主に**皮質内側核群**から遠心性線維を出し，そして(2) **腹側扁桃体遠心路**（図16.13）は中心核群からの遠心性線維を脳幹まで下行させ，基底外側核群からの線維を**視床**，**腹側線条体**および**基底核**まで上行させる（図16.12，図16.13）．分界条床核は分界条に沿って位置

する。

◆大脳基底核の辺縁ループと腹側被蓋野

大脳基底核の辺縁ループは**腹側線条体**(**側坐核**および近傍の尾状核と被殻の腹側部，図 16.8，図 16.10)を含む。その出力は**腹側淡蒼球**へ直接至る(図 16.12)。視床の**背内側核**は腹側淡蒼球の標的領域であり，前頭葉眼窩面皮質，前頭葉皮質内側部および前頭前野背外側部に投射する。腹側被蓋野(図 16.8，図 16.19A)は腹側線条体，前頭前野，前頭葉皮質内側部および前頭葉眼窩面皮質に投射し，脳における報酬や罰および意志決定に関して要となるドーパミン作動性ニューロンを含んでいる。

V

Atlas **アトラス**

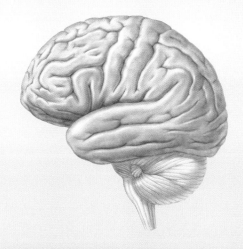

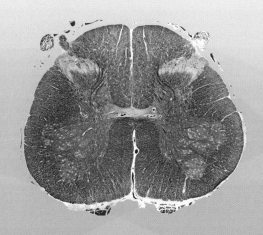

アトラス I

中枢神経系の表面構造

次ページからのアトラスに脳と脊髄吻側部の表面構造を図示している。左ページに様々な方向からの脳の表面構造を示し，それに対応した右ページの線画には重要な部位の名称を記した。図中の[ ]内は訳注。

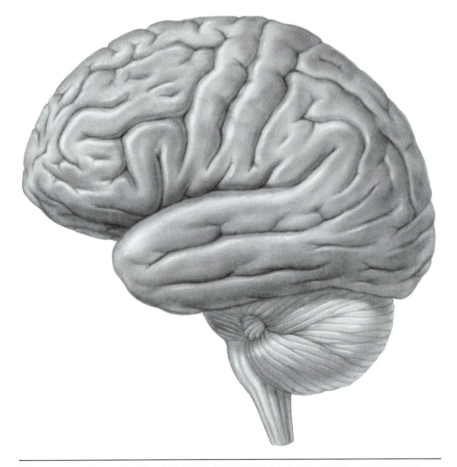

図 AI.1 左側の大脳半球・脳幹・小脳・脊髄吻側部を外側方向から見る。図の左が脳の前方にあたる。

I 中枢神経系の表面構造　339

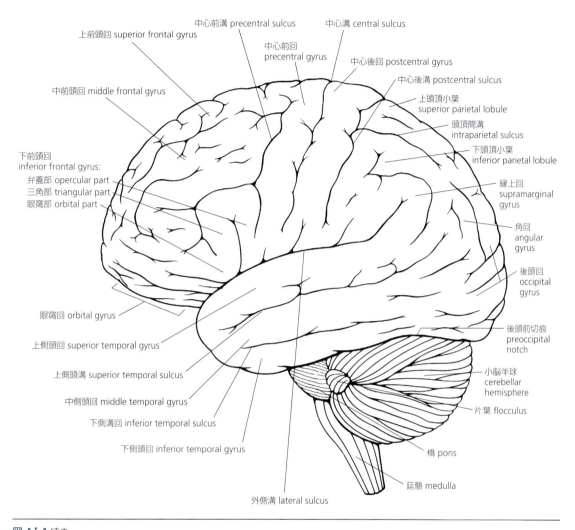

図 AI.1 続き

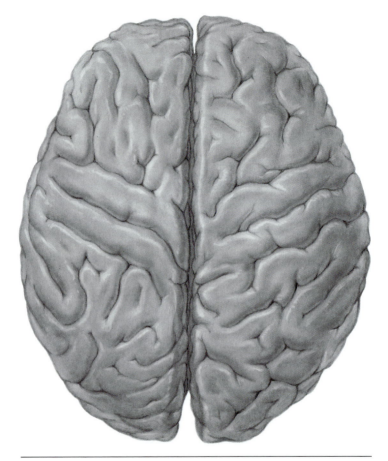

図 AI.2 大脳半球を上方から見る。図の上部が脳の前方にあたる。

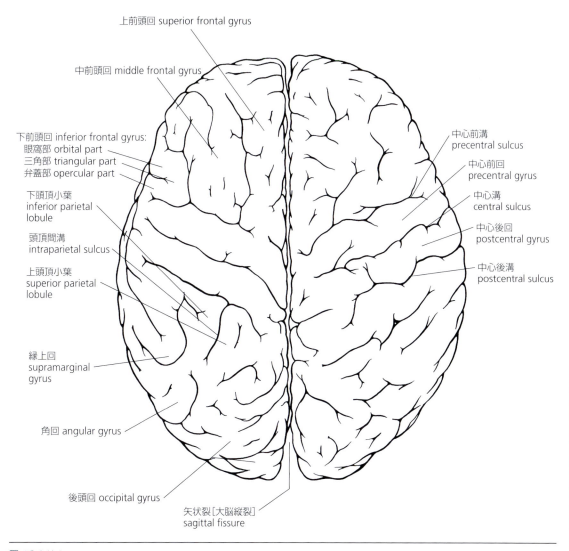

図 AI.2 続き

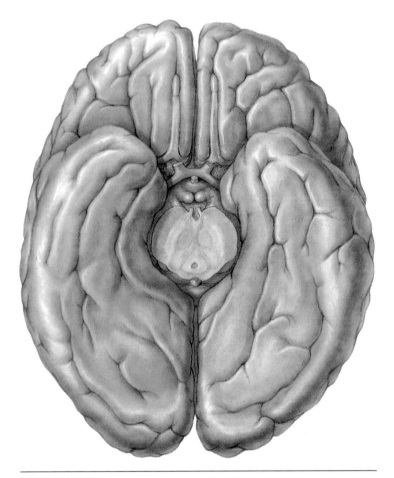

図 AI.3　大脳半球と間脳を下方から見る。図の上部が脳の前方にあたり，脳幹は中脳吻側部で切断されている。

I 中枢神経系の表面構造 343

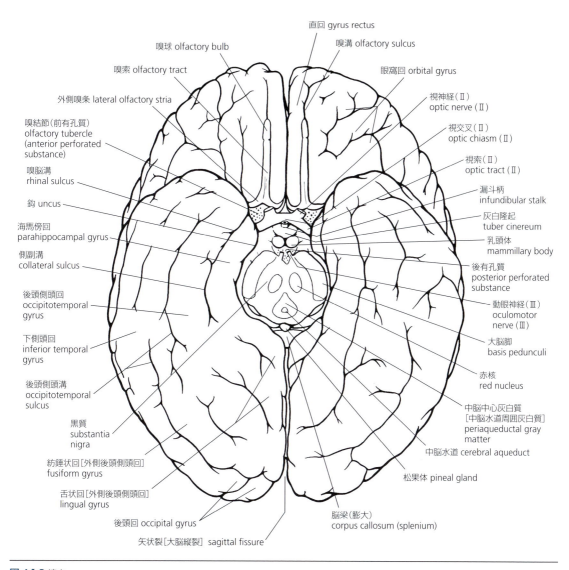

図 AI.3 続き

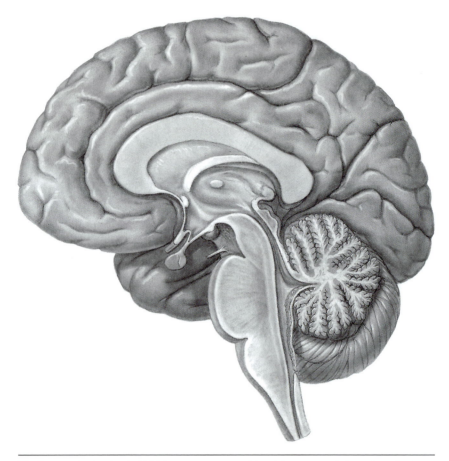

図 AI.4 右側の大脳半球を内側方向から見る。図の左が脳の前方にあたり，脳梁・間脳・脳幹・小脳・脊髄吻側部は正中矢状断されている。

I 中枢神経系の表面構造　345

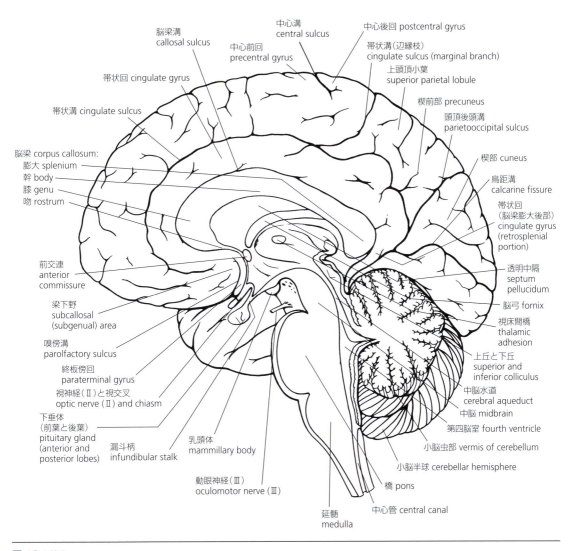

図 AI.4 続き

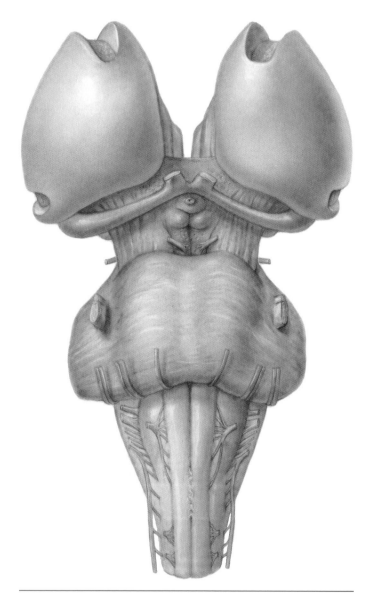

図 AI.5 脳幹と脊髄吻側部を腹側方向から見る。図の上部が脳の吻側にあたり，線条体と間脳も示されている。

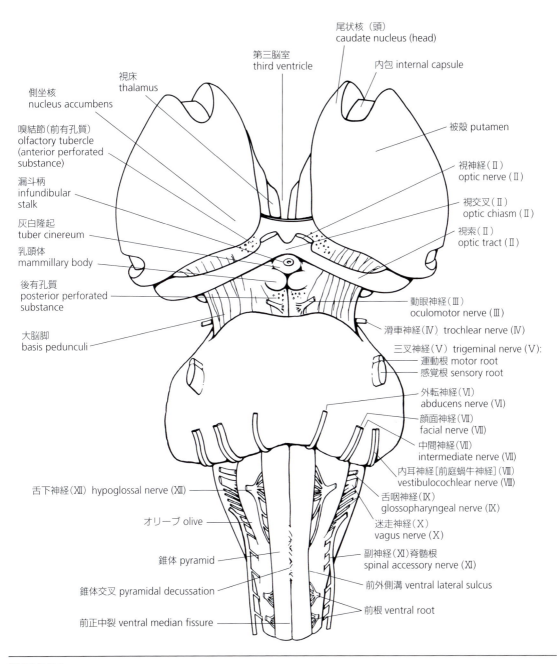

図 AI.5 続き

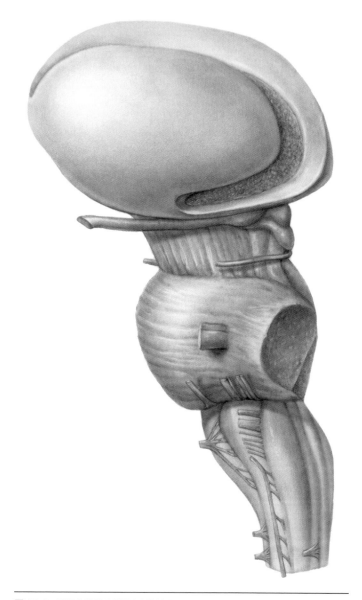

図 AI.6 脳幹と脊髄吻側部を外側方向から見る。図の上部が脳の吻側にあたり，線条体と間脳も示されている。

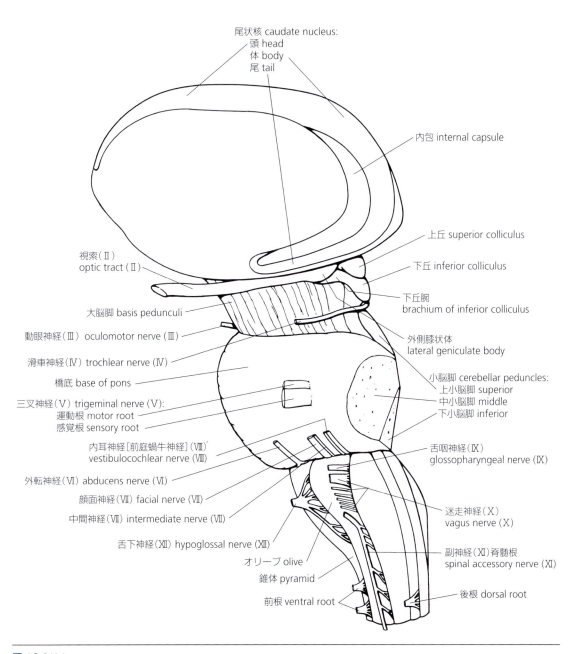

図 AI.6 続き

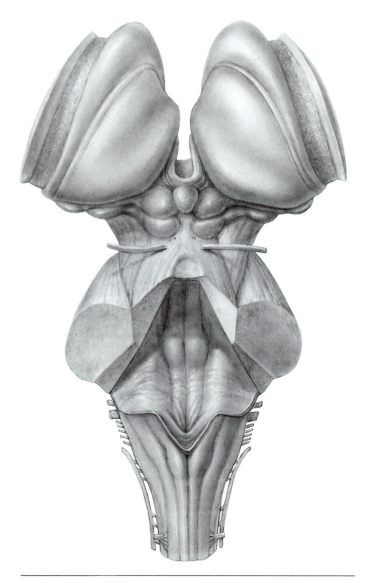

図 AI.7　脳幹と脊髄吻側部を背側方向から見る。図の上部が脳の吻側にあたり，線条体と間脳も示されている。さらに，小脳を小脳脚のところで切り離したために第四脳室底［菱形窩］が見えている。

I 中枢神経系の表面構造 351

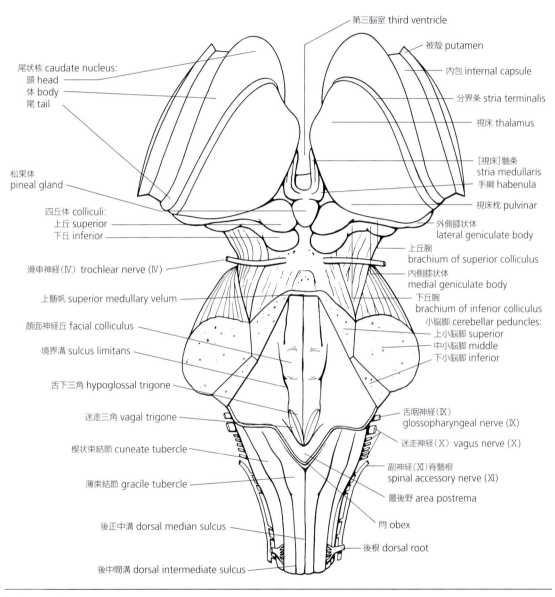

図 AI.7 続き

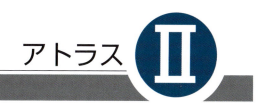

中枢神経系の髄鞘染色切片

　中枢神経系の髄鞘染色切片のアトラスは，横断面図，水平断面図，および矢状断面図の三つの断面図からなる（これらの断面は本文中の図 1.17 に図示した）。大脳半球と間脳を通る横断面は，冠状縫合にほぼ平行なので冠状断面と呼ばれるが，それは脳幹をその長軸に平行に切断することになる。さらに，横断面と水平断面の両方にある角度をなす斜断面も三つ（図 AⅡ.18，図 AⅡ.21，図 AⅡ.27）加えた。

　このアトラスでは，各レベルは名称を表示していない断面図と，名称を表示した断面図（この図は引き出し線を明確に示すために，各構造の存在がかろうじて同定できる程度の低コントラストで印刷した）の両方で示した。脳外傷の機能的な後遺症を理解するためにその構造の位置がきわめて重要である部位や，あるいは断面図でその構造が明瞭であり，かつそれらの輪郭がその場所を同定するのに重要な指標となる部位には構造の輪郭を加筆した。脳神経に含まれる軸索や一次感覚神経線維束は太線で示して，他の神経線維束と区別した。図中の［　］内は訳注。

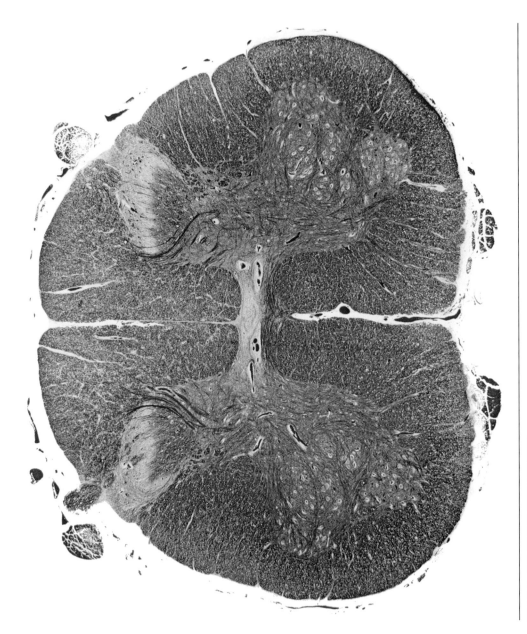

図 AⅡ.1 第1仙髄(S1)の横断面図(×20)。

II 中枢神経系の髄鞘染色切片　355

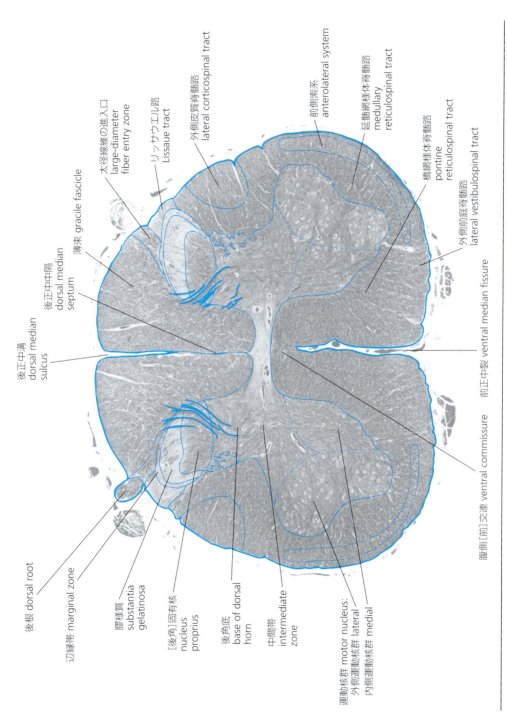

図 AII.1 続き

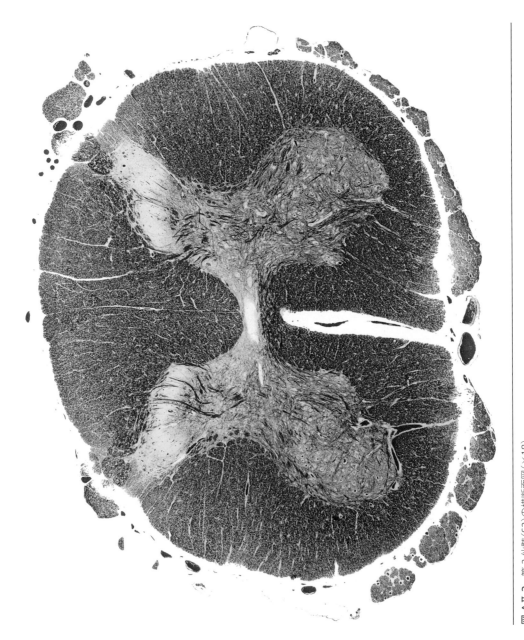

図AⅡ.2 第2仙髄（S2）の横断面図（×18）。

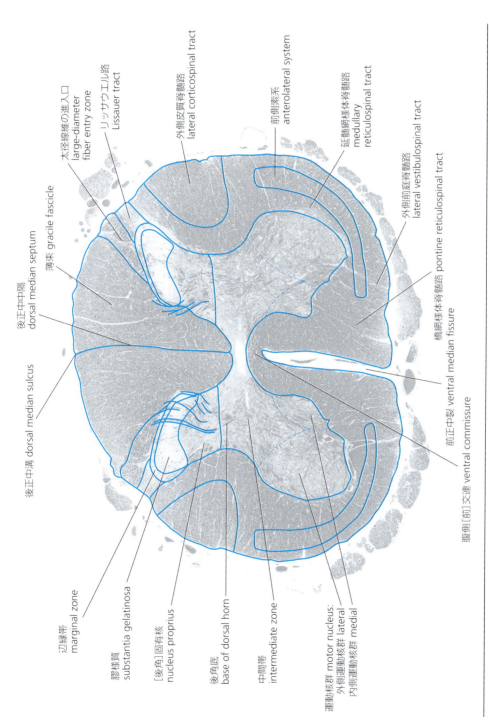

図 AⅡ.2 続き

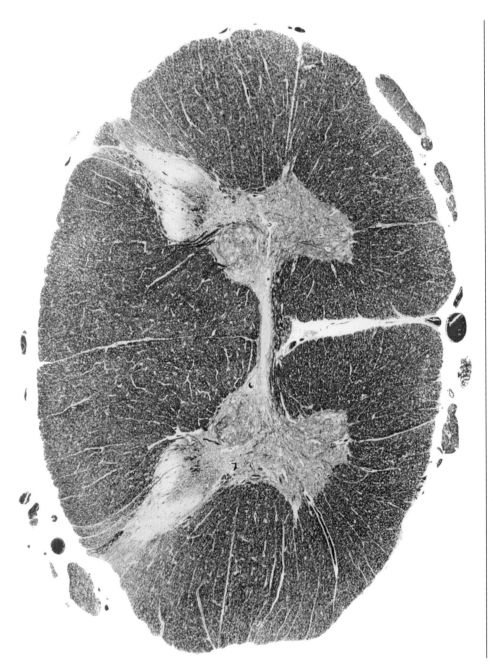

図 AⅡ.3 第1腰髄(L1)の横断面図(×21)。

II 中枢神経系の髄鞘染色切片 359

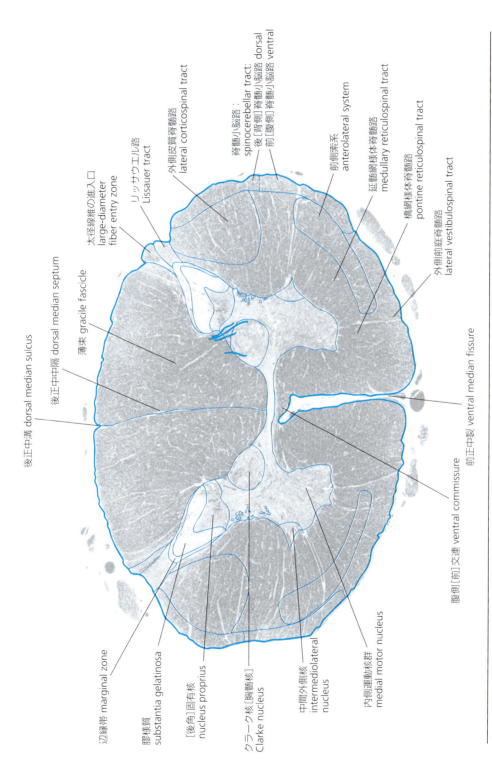

図 AII.3 続き

図 AⅡ.4　第3胸髄（T3）の横断面図（×23）。

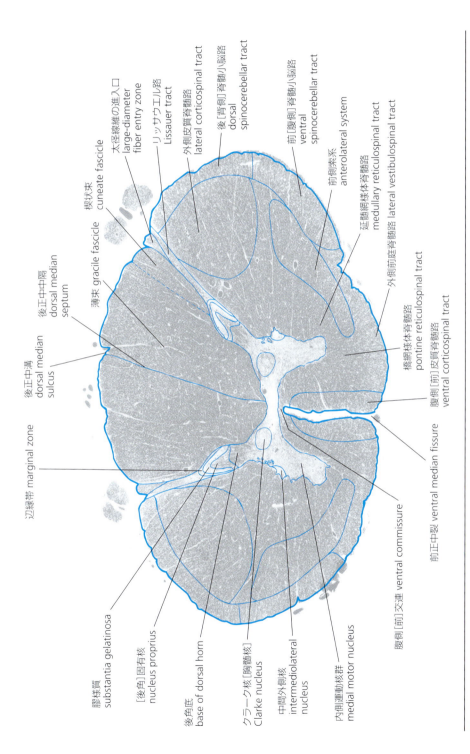

図 AⅡ.4 続き

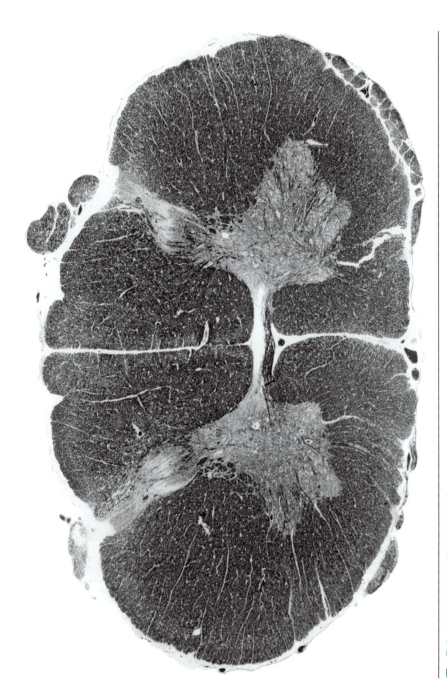

図 AⅡ.5 第7頸髄（C7）の横断面図（×16）。

II 中枢神経系の髄鞘染色切片　363

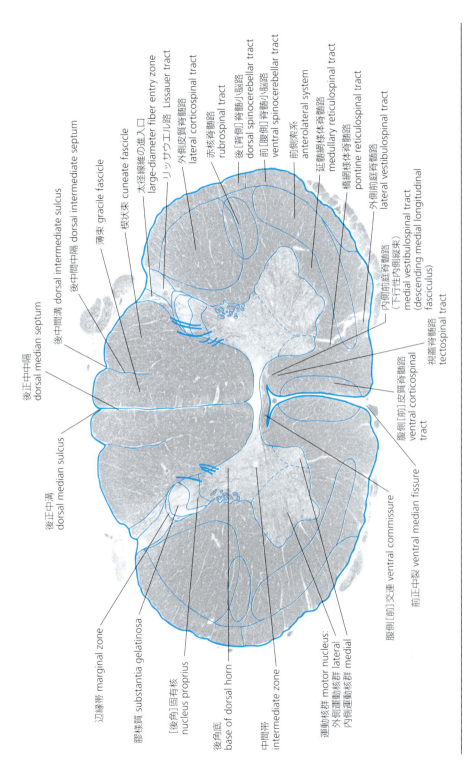

図 AII.5 続き

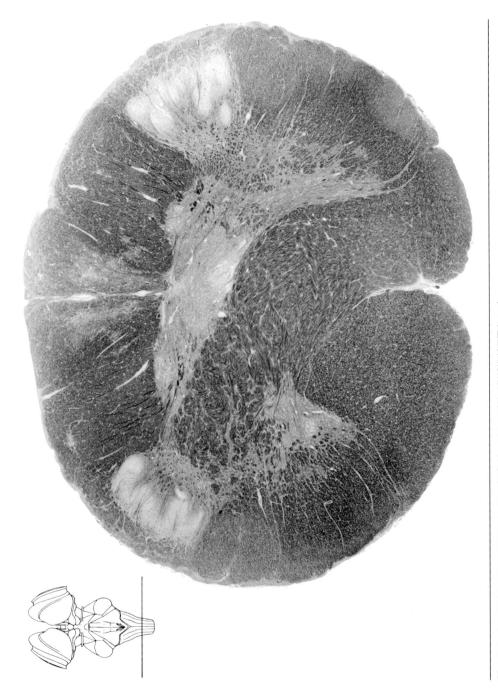

図 AII.6 錐体交叉と三叉神経脊髄路核(尾側[閂]核)レベルの延髄尾側部横断面図(×17)。

II 中枢神経系の髄鞘染色切片　365

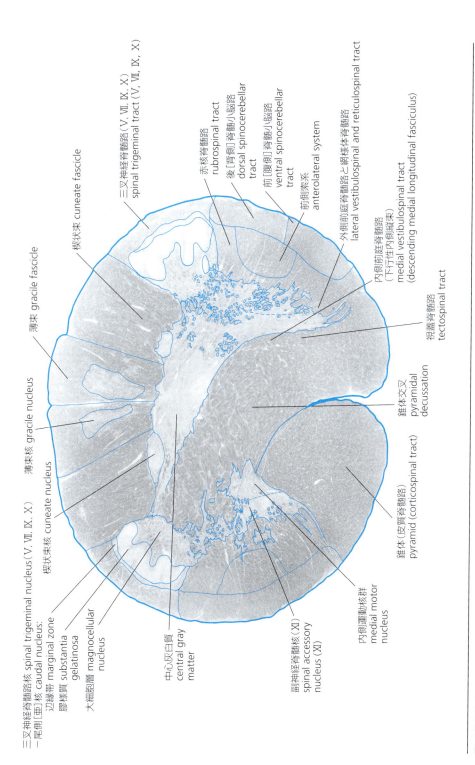

図 AII.6 続き

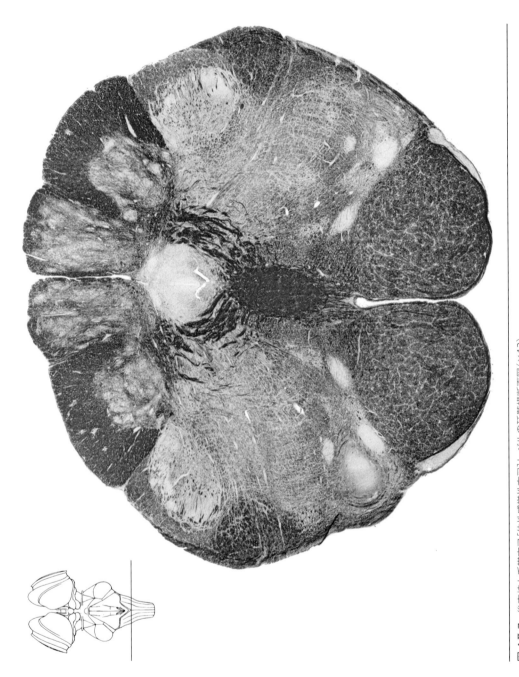

図 AⅡ.7　後索核と毛帯交叉[体性感覚性交叉]レベルの延髄横断面図(×12)。

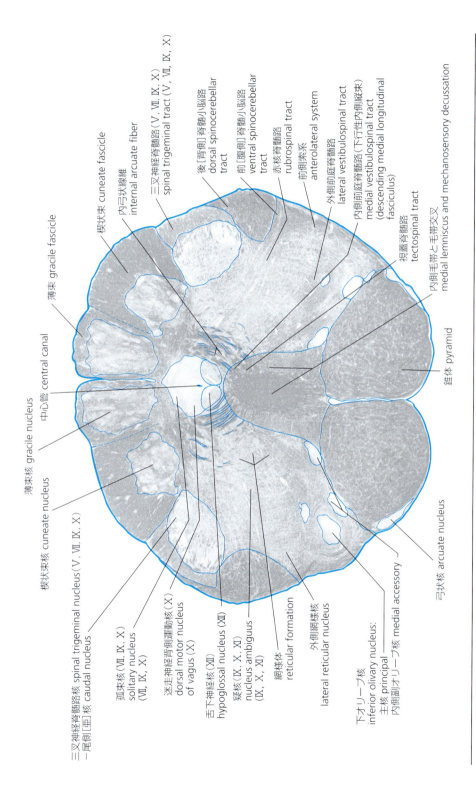

図 AⅡ.7 続き

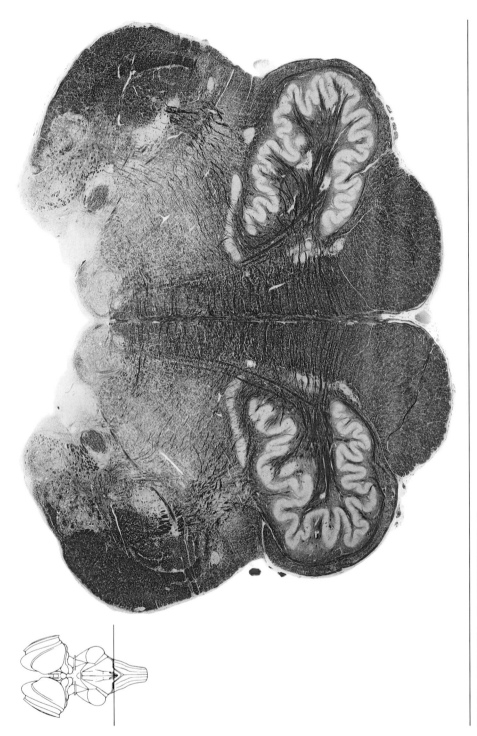

図 AⅡ.8 舌下神経核レベルの延髄横断面図（×9）。

II 中枢神経系の髄鞘染色切片　369

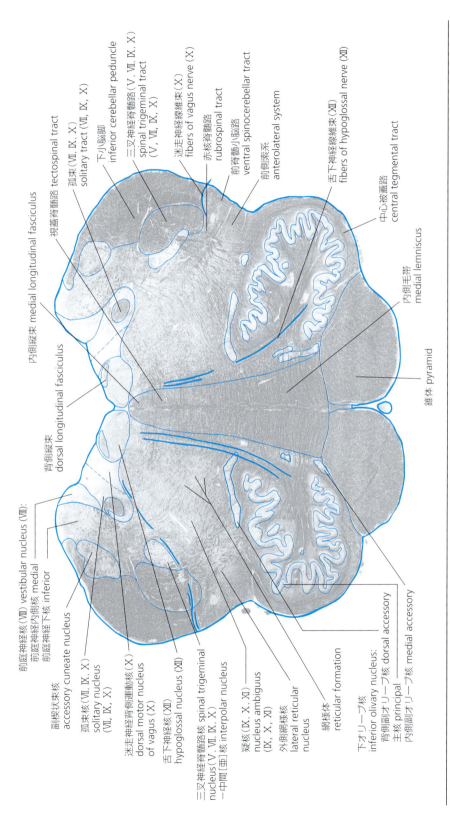

図AⅡ.8 続き

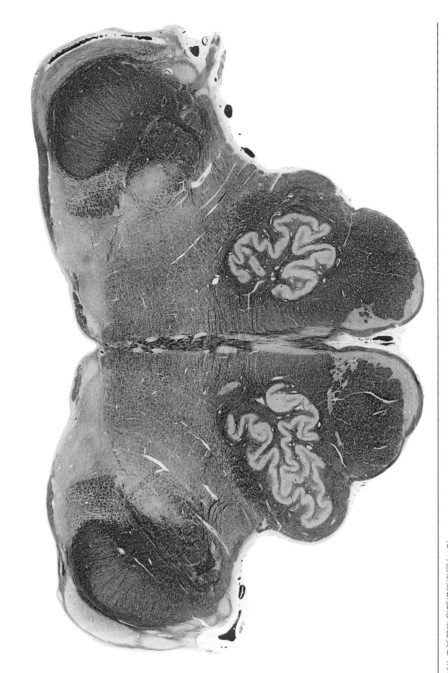
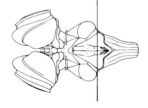

図 AⅡ.9　蝸牛神経核レベルの延髄吻側部横断面図(×9)。

II 中枢神経系の髄鞘染色切片　371

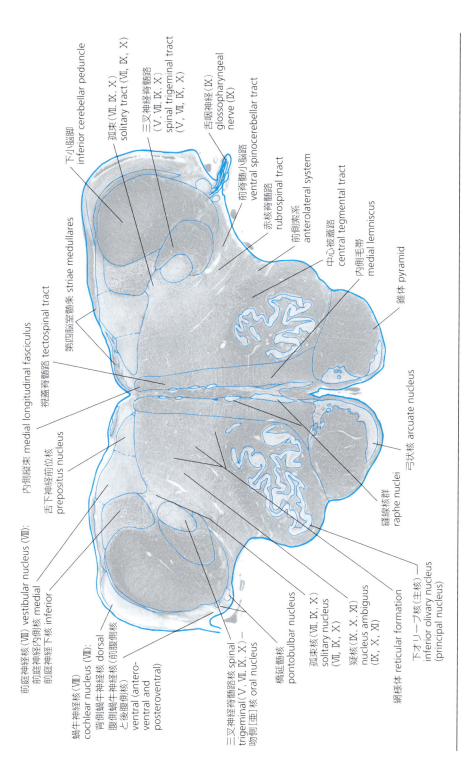

図 AII.9 続き

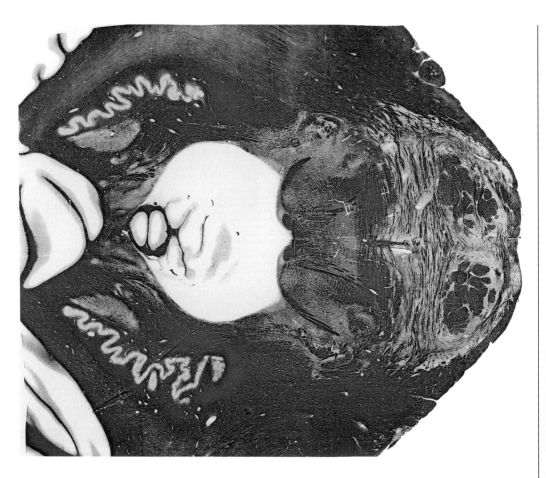

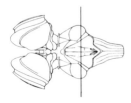

図 AⅡ.10　顔面神経膝と小脳脚核レベルの橋横断面図（×4.3）。

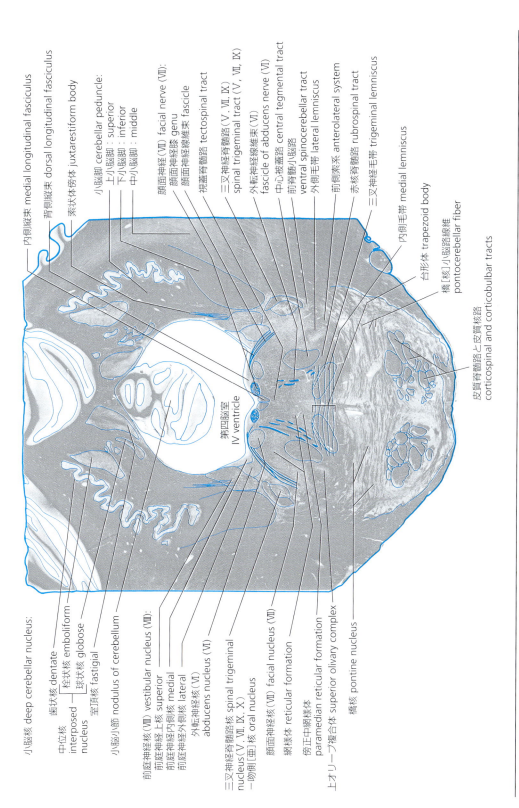

図 AⅡ.10 続き

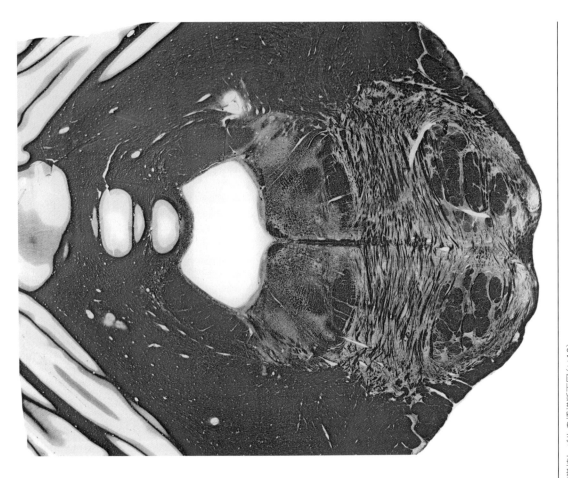

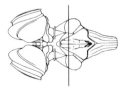

図 AII.11　三叉神経主感覚核レベルの橋横断面図（×10）。

II 中枢神経系の髄鞘染色切片 375

- 上小脳脚 superior cerebellar peduncle
- 背側縦束 dorsal longitudinal fasciculus
- 内側縦束 medial longitudinal fasciculus
- 三叉神経中脳路 (V) mesencephalic trigeminal tract (V)
- 視蓋脊髄路 tectospinal tract
- 三叉神経線維束 (V) fascicle of trigeminal nerve (V)
- 中心被蓋路 central tegmental tract
- 赤核脊髄路 rubrospinal tract
- 外側毛帯 lateral lemniscus
- 前側索系 anterolateral system
- 内側毛帯 medial lemniscus
- 三叉神経毛帯 trigeminal lemniscus
- 中小脳脚 middle cerebellar peduncle
- 橋[核]小脳線維 pontocerebellar fiber
- 皮質脊髄路, 皮質核路, 皮質橋路 corticospinal, corticobulbar, and corticopontine tracts

- 第四脳室 IV ventricle

- 脳室周囲(中心)灰白質 periventricular (central) gray matter
- 三叉神経中脳路核 (V) mesencephalic trigeminal nucleus (V)
- 三叉神経主感覚核 (V) main (principal) trigeminal sensory nucleus (V)
- 三叉神経運動核 (V) trigeminal motor nucleus (V)
- 上オリーブ複合体 superior olivary complex
- 橋核 pontine nucleus

図 AII.11 続き

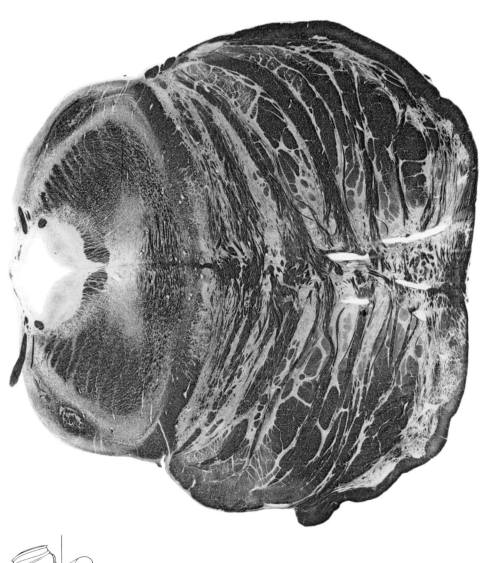
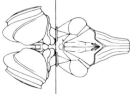

図 AⅡ.12　滑車神経交叉レベルの橋吻側部(菱脳峡)横断面図(×6)。

II 中枢神経系の髄鞘染色切片 377

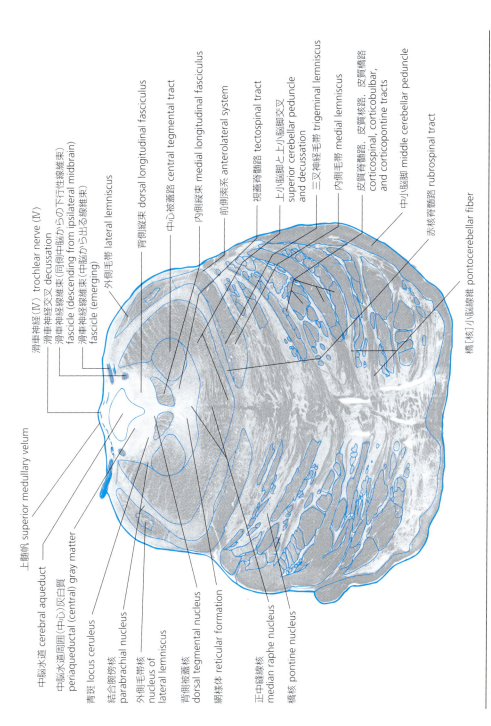

図 AII.12 続き

378　V　アトラス

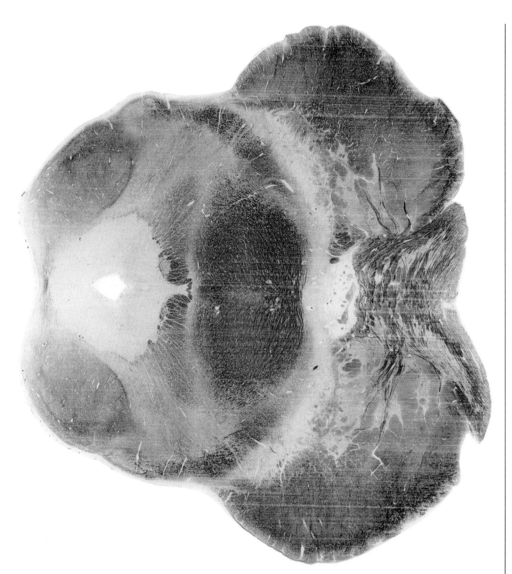

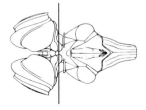

図 AⅡ.13　下丘レベルの中脳尾側部横断面図（×5.6）。

II 中枢神経系の髄鞘染色切片 379

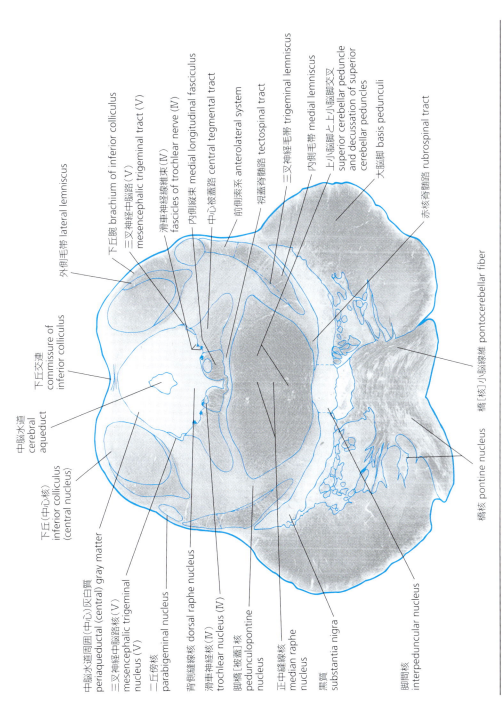

図 AII.13 続き

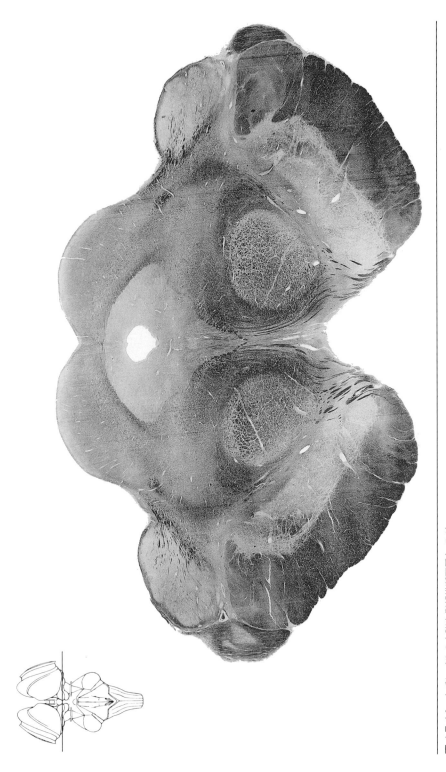

図 AⅡ.14　上丘レベルの中脳吻側部横断面図（×5.0）。

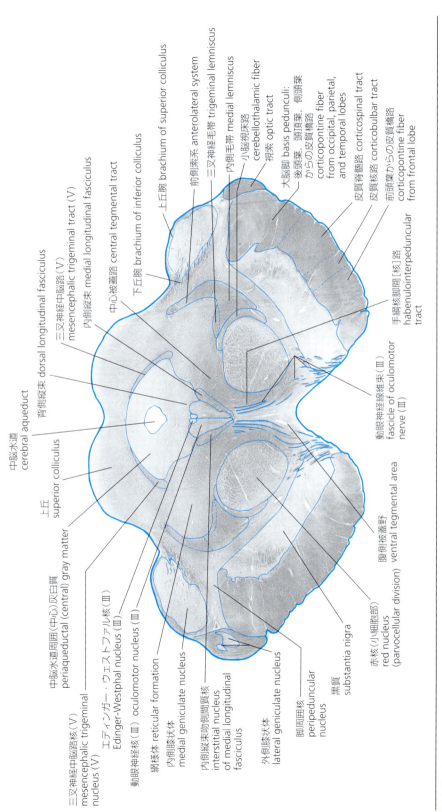

図 AⅡ.14 続き

図 AⅡ.15 中脳と間脳の境界部レベルの横断面図(×3.3)。

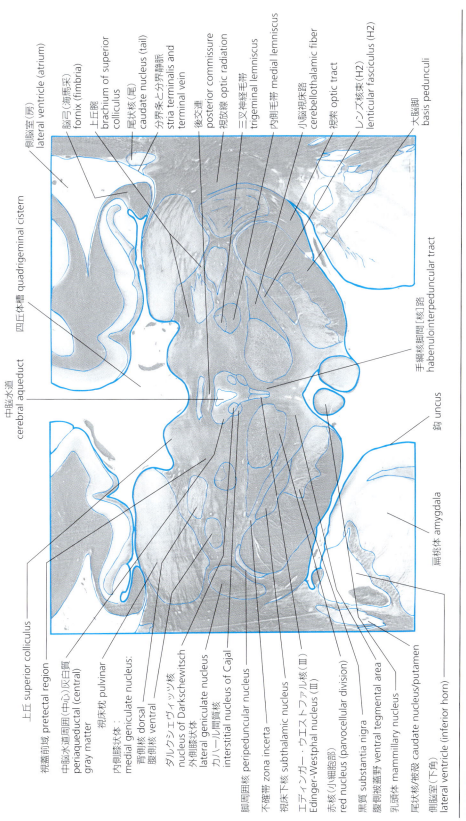

図 AⅡ.15 続き

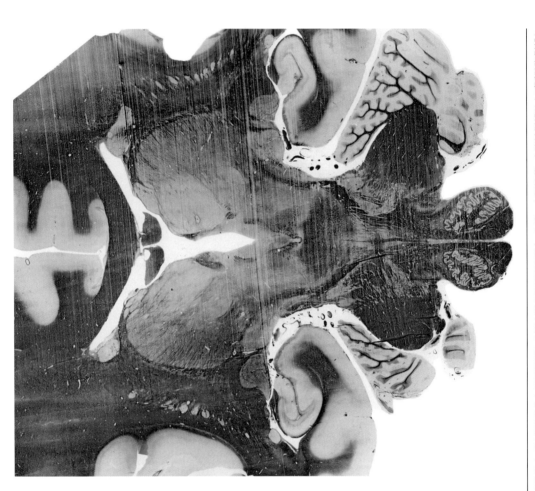
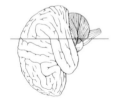

図AⅡ.16 内包後脚，内側膝状体および外側膝状体を通る間脳と大脳皮質の冠状断面図（×2.1）。中脳被蓋，小脳外側部および延髄腹側部も見られる。

Ⅱ 中枢神経系の髄鞘染色切片　385

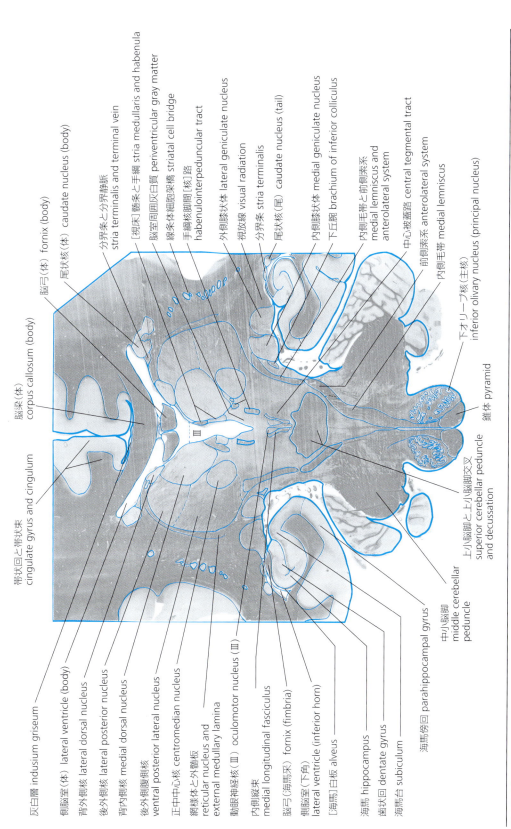

図 AⅡ.16 続き

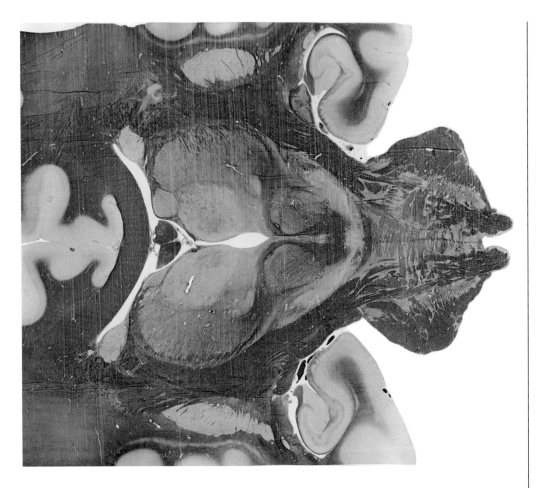
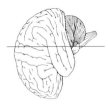

図 AⅡ.17 内包後脚と後腹側核を通る間脳と大脳皮質の冠状断面図(×2.3)。中脳被蓋と橋底部も見られる。

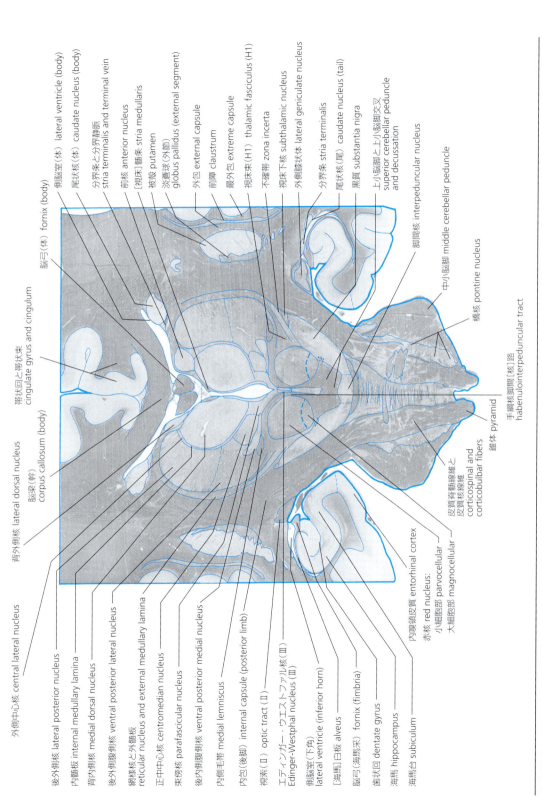

図 AⅡ.17 続き

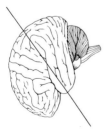

図AⅡ.18 視交叉と視索を通る間脳と大脳半球の斜断面図（×2.3）。

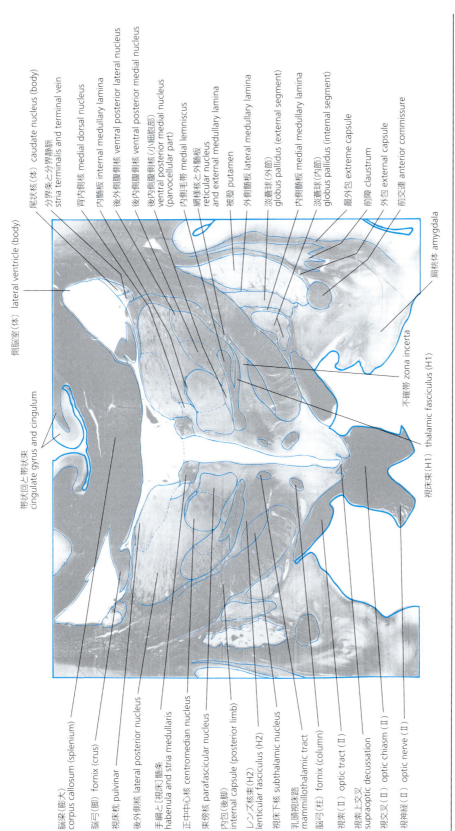

図 AⅡ.18 続き

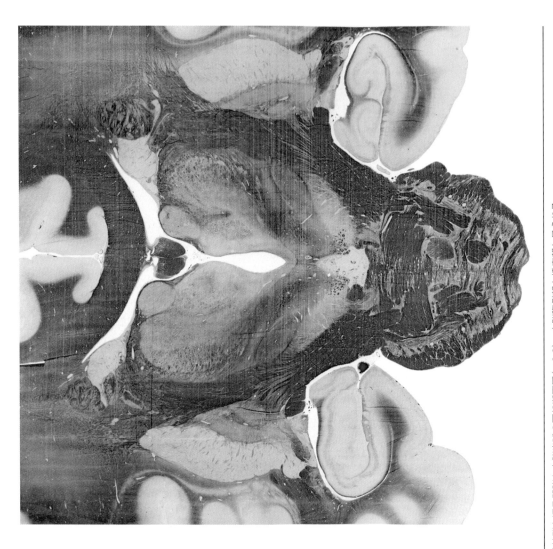
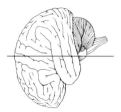

図AⅡ.19 内包後脚と視床前核群を通る間脳と大脳半球の冠状断面図（×2.2）。中脳腹側部と橋底部も見られる。

II 中枢神経系の髄鞘染色切片　391

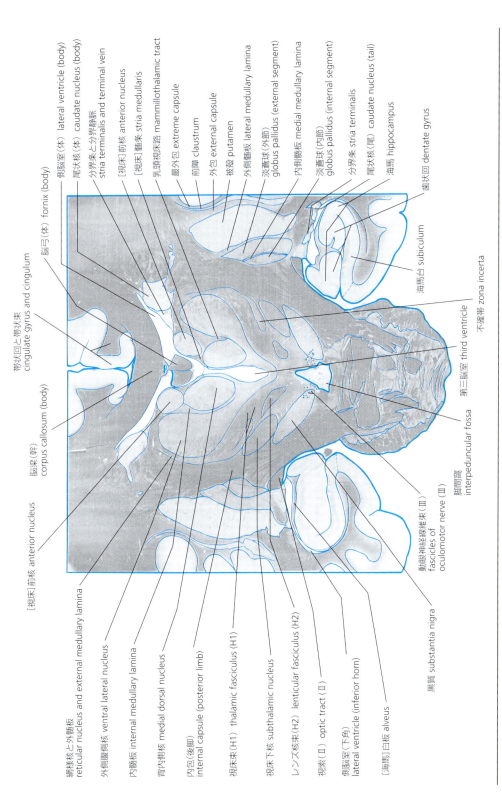

図 AII.19 続き

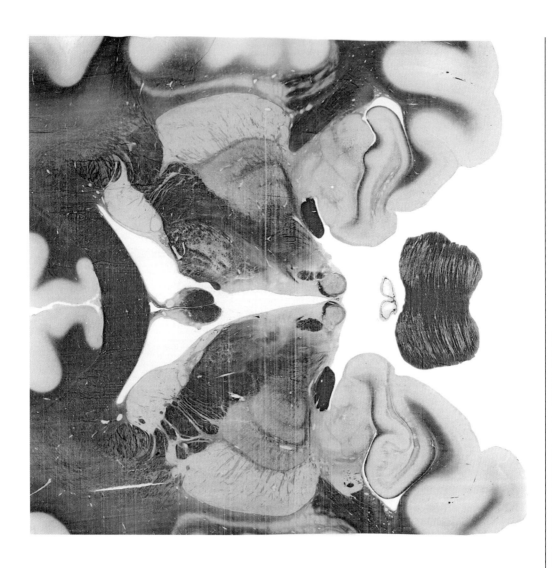
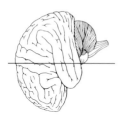

図 AⅡ.20 室間孔を通る間脳と大脳半球の冠状断面図（×2.1）。橋底部も見られる。

Ⅱ 中枢神経系の髄鞘染色切片

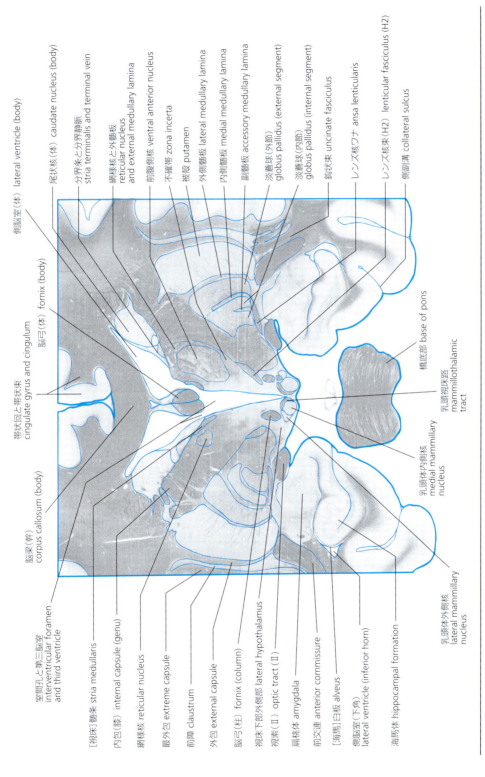

図 AⅡ.20 続き

394   V　アトラス

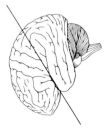

図AⅡ.21　レンズ核ワナと視索を通る間脳と大脳半球の斜断面図（×2.4）。

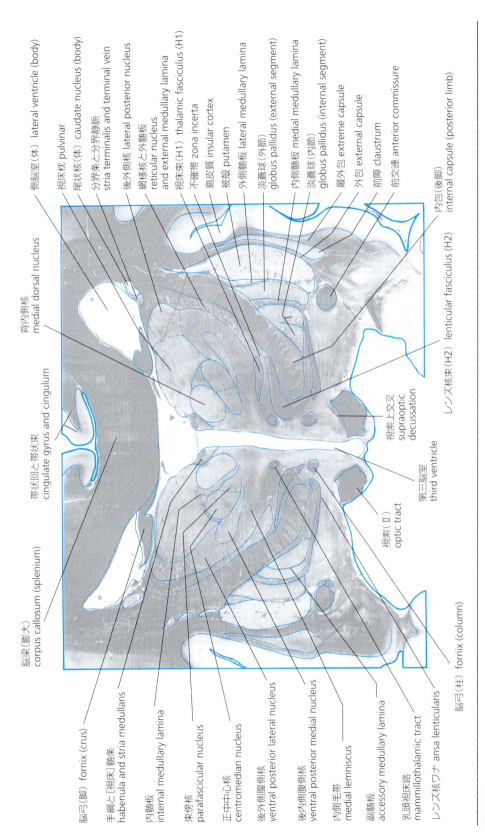

図 AⅡ.21 続き

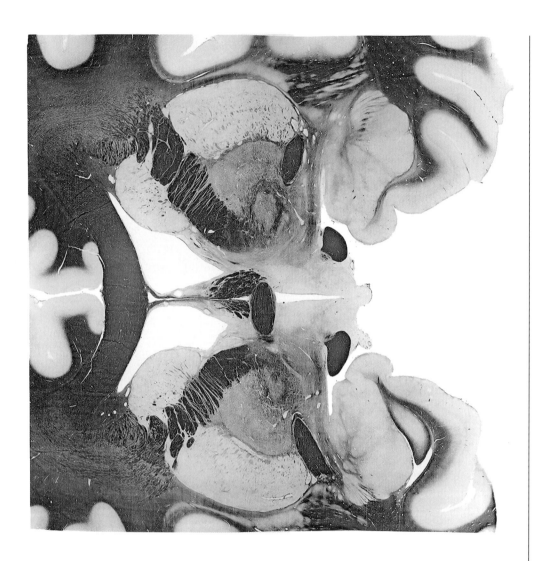
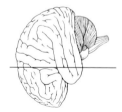

図 AⅡ.22 内包前脚, 脳弓柱および扁桃体を通る大脳半球の冠状断面図(×2.2)。

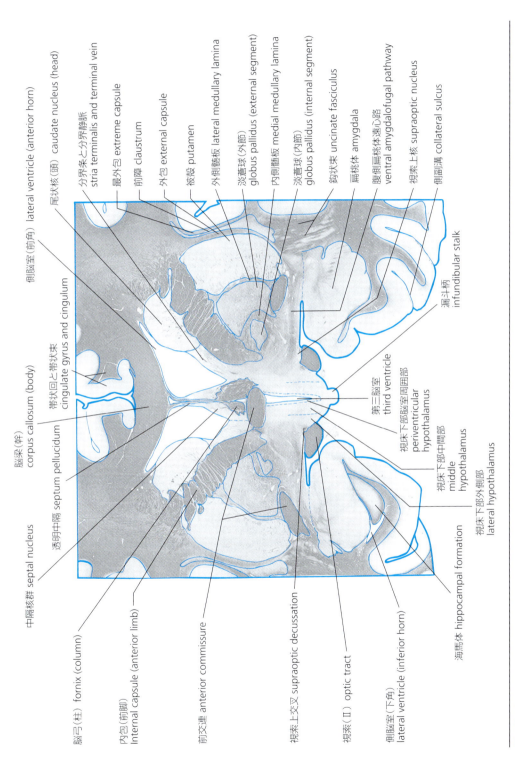

図 AII.22 続き

398　V　アトラス

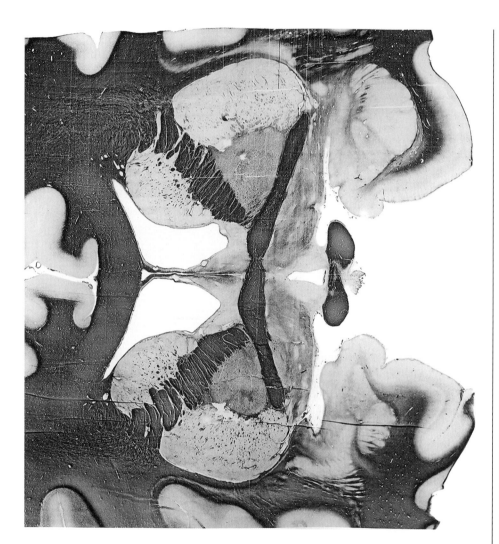

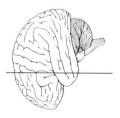

図 AⅡ.23　内包前脚．前交連および視交叉を通る大脳半球の冠状断面図（×2.2）．

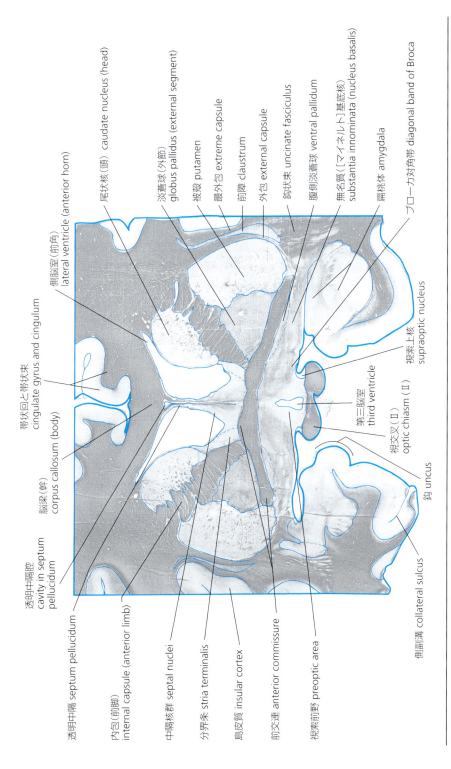

図 AII.23 続き

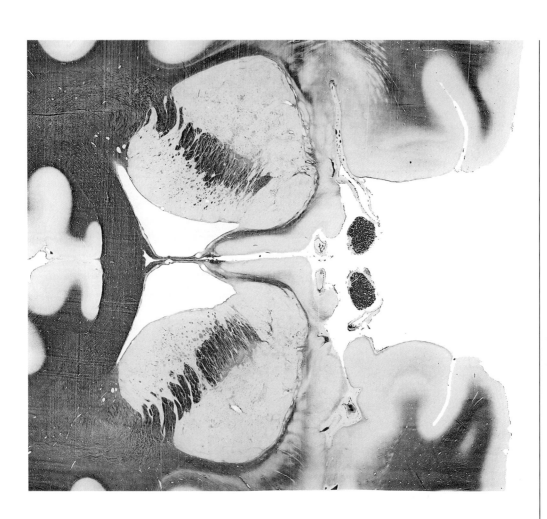
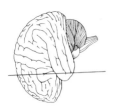

図 AⅡ.24 内包前脚と尾状核頭を通る大脳半球の冠状断面図（×2.4）。

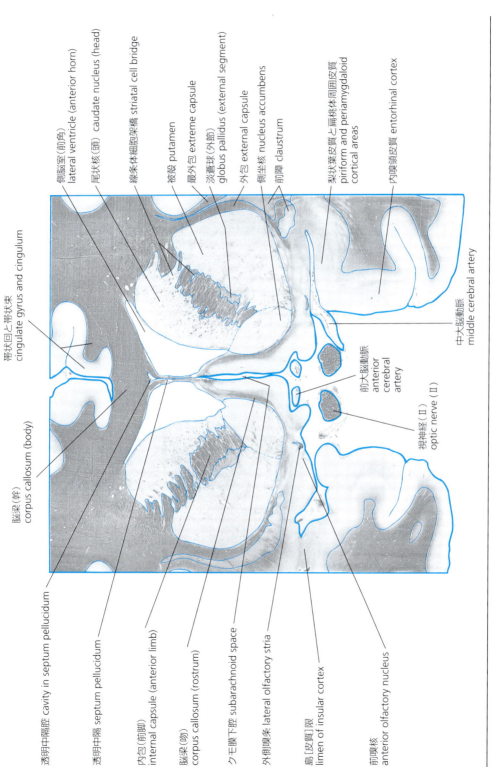

図 AⅡ.24 続き

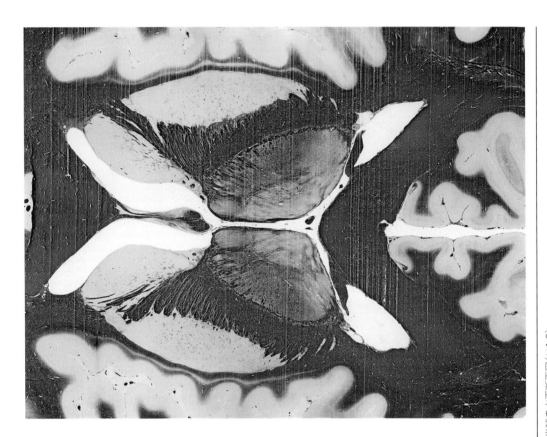

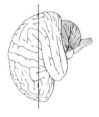

図 AⅡ.25　視床前核群を通る間脳と大脳半球の水平断面図（×1.9）。

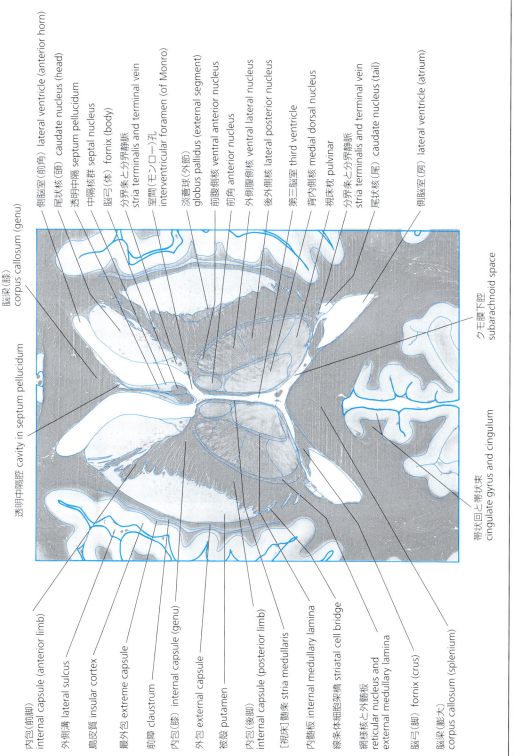

図 AⅡ.25 続き

404　V　アトラス

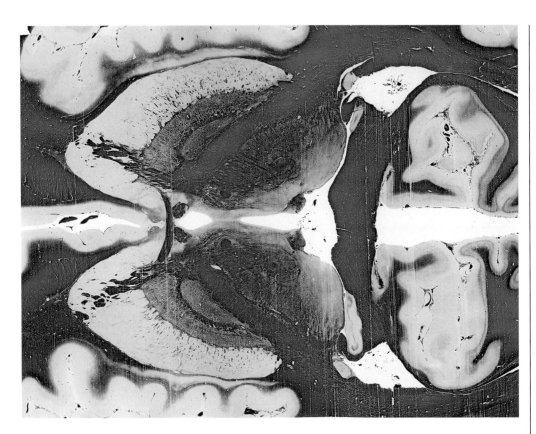

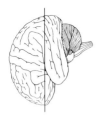

図 AⅡ.26　前交連を通る間脳と大脳半球の水平断面図（×1.9）。

II 中枢神経系の髄鞘染色切片 405

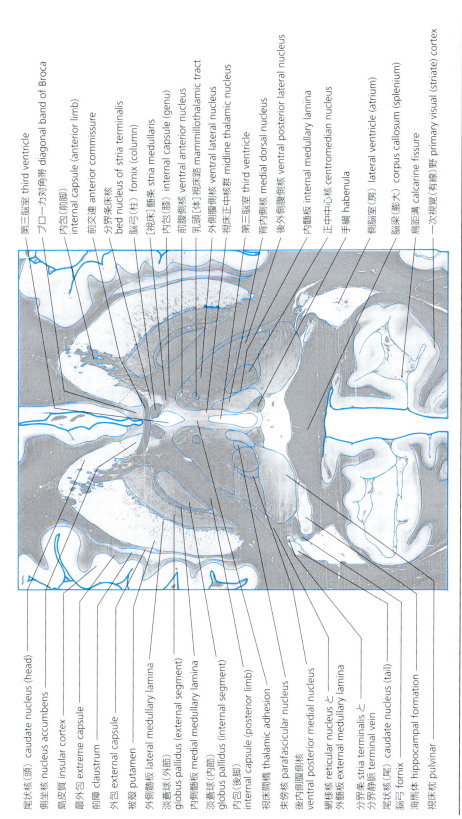

図 AII.26 続き

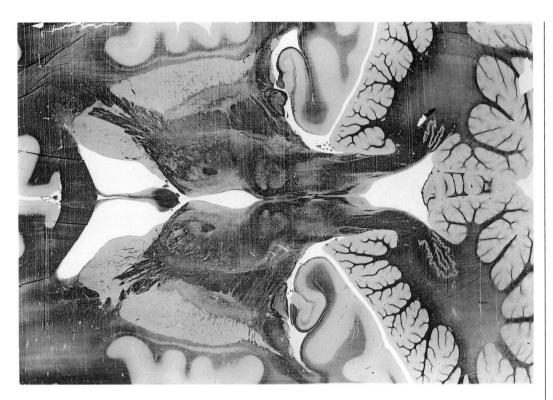

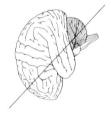

図 AⅡ.27 大脳半球,間脳,脳幹および小脳の斜断面図(×1.6)。

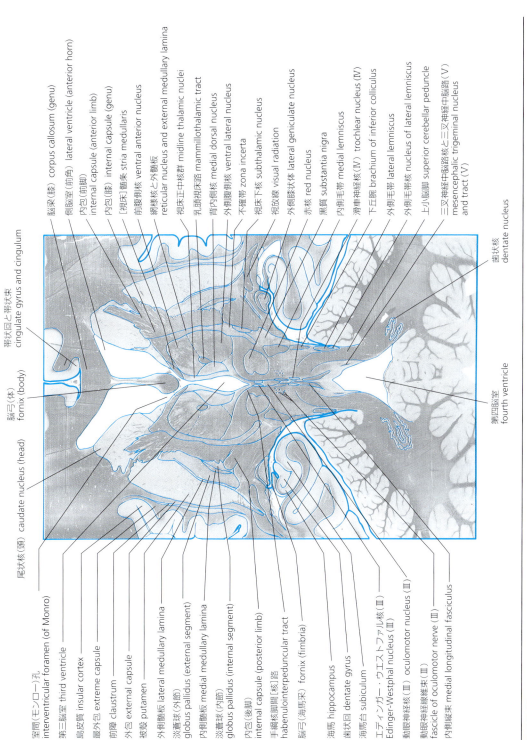

図 AⅡ.27 続き

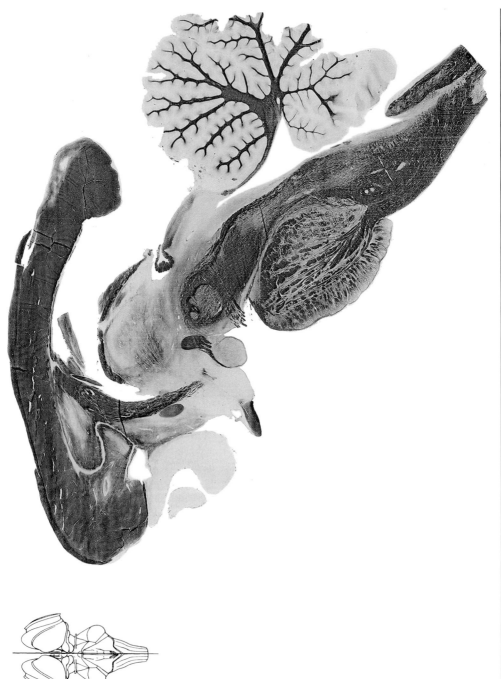

図AⅡ.28 正中線近傍を通る大脳半球，間脳，脳幹およびり小脳の矢状断面図（×1.9）。

II 中枢神経系の髄鞘染色切片 409

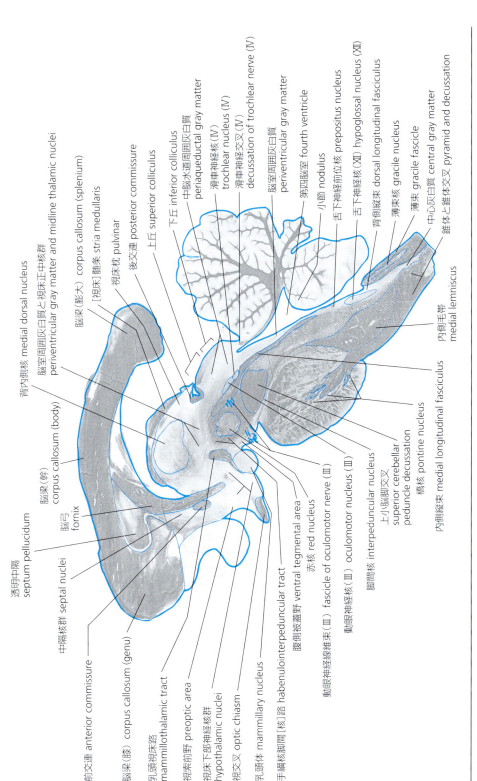

図 AII.28 続き

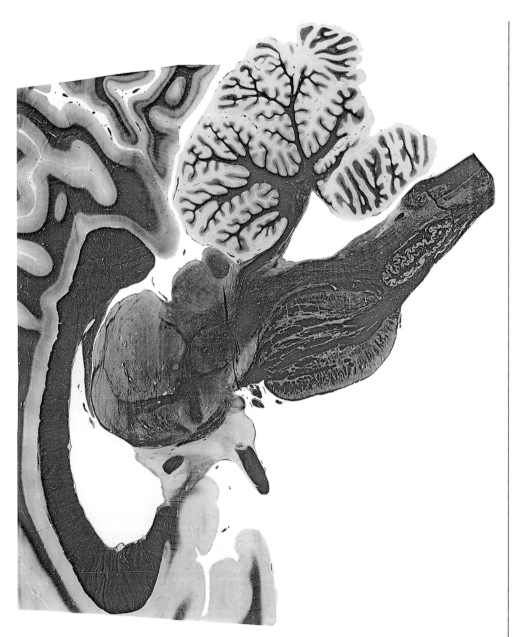
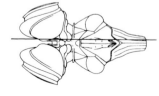

図 AⅡ.29 乳頭[体]視床路と視床前核を通る間脳,大脳半球および小脳の矢状断面図(×1.8)。

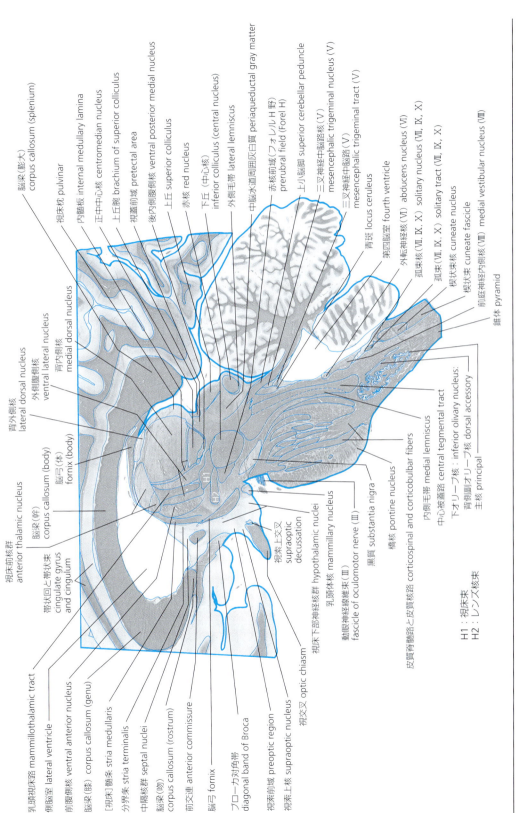

図 AⅡ.29 続き

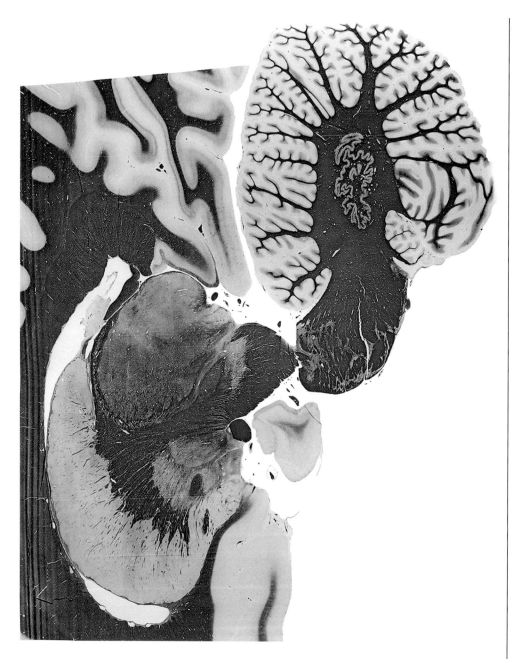
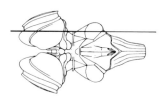

図AⅡ.30 後外側腹側核と歯状核を通る大脳半球，間脳および小脳の矢状断面図（×1.9）。

II 中枢神経系の髄鞘染色切片 413

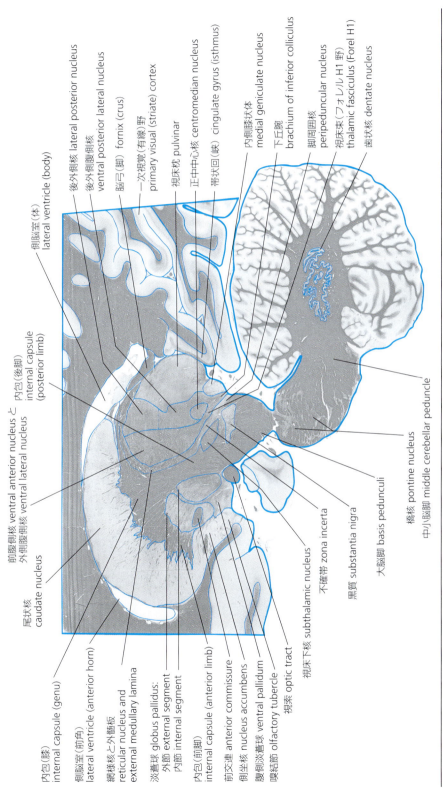

図 AⅡ.30 続き

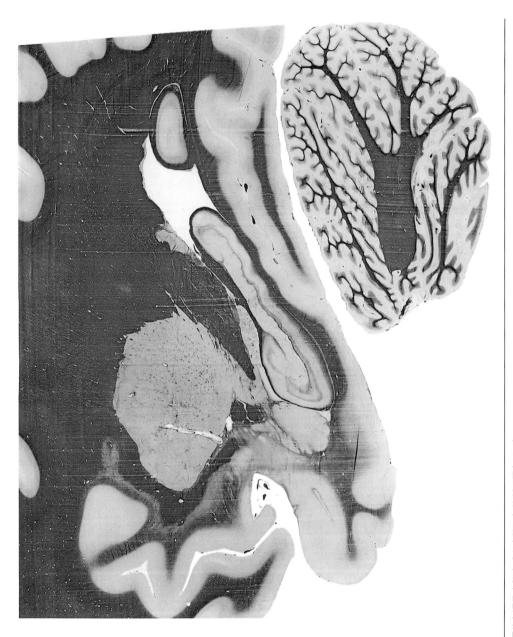

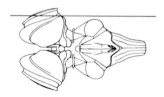

図 AⅡ.31　扁桃体と海馬体を通る大脳半球と小脳の矢状断面図（×1.9）。

II 中枢神経系の髄鞘染色切片　415

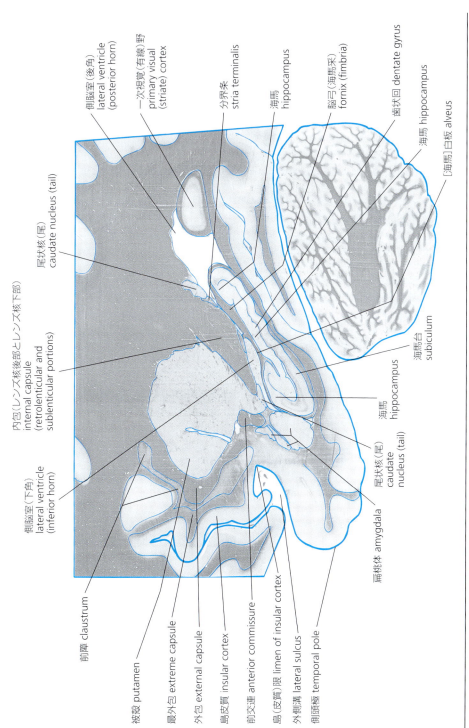

図 AII.31 続き

症例の解答

第1章
1. 脳室拡大は神経組織消失の結果である。頭蓋の容積は決まっているので，脳組織が神経変性により体積が減ると，脳室容積はそれに相当する増加が生じる。
2. 脳は領域により脆弱性に差がある。大脳皮質と海馬体は深刻な影響を受けるが，対照的に脳幹は深刻な影響を受けない。

第2章
1. 後索-内側毛帯系と皮質脊髄路のいずれも延髄の腹側部で交叉する。これらの交叉以外では，延髄腹側部の両側はやや離れている。脳脊髄液は交叉中の軸索が通りそうなところに存在する。眼球運動の協調に重要な軸索は正常では橋背側部で交叉する。この交叉以外では，橋背側部の両側も脳脊髄液の存在と浅い溝により明らかであるように，同様にやや離れている。
2. いいえ，交叉は阻止されない。脳梁は完全な交叉線維からなる構造体の一例である。

第3章
1. 中大脳動脈の基部が閉塞した。これは皮質下の白質に分布する深枝と大脳皮質に分布する浅枝の両方に影響を与えた。
2. すべての下行性運動制御軸索は内包に収斂するので，内包損傷のときだけにこの患者で見られる四肢と顔面の大運動徴候が現れる。

第4章
1. 後索を上行する機械的受容性軸索は，触覚，振動覚および四肢の深部感覚を伝える。したがって通常はこれらの感覚が障害されるが，この患者の触覚が保たれている理由は不明である。
2. 立位姿勢を維持する能力は，部分的には下肢の深部感覚に依存する。四肢の深部感覚が欠けるときは視覚が部分的に代償する。そのため，この患者が閉眼時にはこの代償性の視覚がなくなって，結果的にバランスを失う。

第5章
1. 前側索系は，空洞症が起こる中心管のすぐ腹側で交叉する。これが空洞症で最初に損傷される理由である。機械的受容性軸索はより背側に位置しているので，初期にそれらを保護する余裕がある。
2. 四肢支配の運動ニューロンは空洞症の腹外側に位置している。背側に位置する機械的受容性の軸索と同様に，運動ニューロンは空洞症発生の初発部から離れているので初期には保護される。しかし最終的には空洞症は拡大して前角の重要な部分も侵す。

第6章
1. 後下小脳動脈(PICA)は延髄の背外側部を栄養する。この患者は PICA が梗塞している。PICA の分布域は他の動脈からほとんどあるいはまったく側副循環がないので，延髄の背外側部は虚血に特に弱い。MRI ではただ楔状の梗塞部位のみが観察されるが，側副循環が欠如しているので，その分布域の全体が影響を受ける可能性が高い。
2. PICA の閉塞は，閉塞部とその尾側レベルの三叉神経脊髄路と三叉神経脊髄路核を損傷する。これらの構造体は，同側の三叉神経領域の痛覚情報を伝える。それとは対照的に，PICA の閉塞はまた反対側の四肢と体幹から痛覚情報を伝える上行性の前側索系も損傷する。

第7章
1. 図 7.17C を参照しなさい。
2. この梗塞は，後頭葉内側表面の一次視覚野だけでなくもっと広い領域を含んでいる。また，視放線も損傷されている。
3. 刺激に注目することに関わる頭頂葉後部や，視空間機能に重要である後頭葉外側部は後大脳動脈の閉塞では影響を受けていない。

第8章
1. 聴神経腫瘍が聴覚器から脳幹への神経伝達を阻害するため，一側性の聴覚障害が起こる。聴神経腫瘍による圧迫で起こる橋と小脳の機能異常は歩行障害も引き起こす。聴神経腫瘍による圧迫により顔面神経が侵されるため，顔面筋制御情報の伝導が阻害されて鼻唇溝の平坦化が起こる。
2. 聴神経腫瘍は耳小骨には影響しない。したがって，骨伝導でも空気伝導でも聞こえ方に変わりはない。

第9章
1. 舌の両側の異なる部位に分布する味蕾は，異なる末梢神経で支配されている。明確に異なる末梢部位に分布する多数の神経が損傷されるときだけに，舌の一側の完全な味覚消失が起こるに違いない。それとは対照的に，中枢神経系の単一損傷では視床や大脳皮質への味

覚情報の伝達が障害される。
2. 味覚路は，他の感覚路とは異なり，同側性である。
3. 中心被蓋路は，味覚情報を視床に伝える。近傍に位置する結合腕傍核も内臓感覚と化学感覚に関わるので，結合腕傍核の機能も影響を受けるであろう。

第10章

1. 上行性の痛覚路である前側索系はこの損傷部より尾側で交叉するので，影響を受ける軸索は反対側から起始する。上行性の触覚路である後索路は，同側性の脊髄神経路であり延髄で交叉する。影響を受ける軸索は損傷部位と同側である。
2. 前側索系は上行中に交叉する。損傷レベルのこの神経路に軸索を出すニューロンは1～2髄節尾側までのレベルより吻側にはいない。したがって，それらは損傷を免れる。
3. この損傷により傷害を受ける重要な運動路である皮質脊髄路は，損傷部位より吻側の延髄で交叉するので，傷害された軸索は脊髄損傷と同側の筋を支配する。損傷側では後索も傷害される。

第11章

1. MRIの信号変化に基づくと，梗塞巣は正中部近くの橋腹側部である。ここは椎骨動脈の傍正中枝と短周回枝の分布域である（図3.3B2参照）。
2. 顔面下部の顔面筋は，四肢筋の支配と同様に，皮質核路の対側性支配である。それゆえに皮質核路と皮質脊髄路の片側損傷ではこれらの筋群のコントロールが対側性に失われる。それとは対照的に，顔面上部の顔面筋と体幹筋は両側性の支配を受けるので，片側損傷後でも残余のコントロールが残る。
3. 皮質脊髄路の損傷後に，対側性の深部反射が亢進する結果となる可塑的変化が起こる。これにより肢位姿勢の異常，筋緊張の亢進，および脱力化した四肢筋のコントロール不能を招く。通常これらの変化は損傷後数週間で現れるが，しかしこの患者では損傷直後に生じた。さらに，これらの変化は，脳性麻痺や胎児後のような発生過程での皮質脊髄路の損傷後では最も一般的であり，成人の梗塞ではよりまれである。

第12章

1. これは左外転神経核の損傷の結果である。外転神経核の運動ニューロンが損傷されると，左眼球の外転ができない。さらに，内側直筋の拮抗作用のない収縮により左眼球はわずかに内転する（図12.1A，上図）。右眼球は，左外転神経核を右動眼神経核に連絡する核間ニューロンが損傷されているために内転できない。
2. これは左側の内側縦束（MLF）の損傷である。これは右内側直筋を活性化する信号を遮断するので，右眼球の内転ができない。

第13章

1. ロンベルク徴候（第4章参照）は，閉眼時に起立保持ができないことである。上体が揺れ動き，平衡を失って転倒する。これは，下肢の深部感覚の消失による。フリードライヒ運動失調では，機械的刺激受容性の太径求心性線維の変性により下肢の深部感覚が失われる。
2. 小脳疾患のある患者が示す古典的な姿勢である。これは，四肢の深部感覚と運動制御が損なわれた際に，起立姿勢を維持する上でより安定性を高める戦略であろう。

第14章

1. 両側の大脳基底核の活動は，それぞれ反対側の骨格筋群の制御に関わる。大脳基底核の出力は同側の視床と運動皮質に向かい，反対側の筋群を制御する。脳幹の出力も，反対側性の網様体脊髄路投射によるものと同様に，主として四肢の反対側性制御に関わると思われる。
2. 中大脳動脈の枝であるレンズ核線条体動脈は視床下核に血液を供給する。

第15章

1. 後下小脳動脈（PICA）の単一の枝が傷害された。PICAの全分布域は梗塞されていないので，閉塞はより遠位の枝である可能性が高い。
2. (1)同側の顔面痛覚消失：三叉神経脊髄路と脊髄路核，(2)反対側の痛覚消失：前側索系，(3)運動失調：下オリーブ核からの登上線維，後脊髄小脳路，楔状束核小脳路，および下小脳脚を通る他の線維群，(4)かすれた声：疑核とその結果として起こる同側喉頭筋群の麻痺，(5)同側の眼瞼下垂：瞼板筋をコントロールする交感神経系を制御する下行性視床下部線維群。

第16章

1. 側頭葉は多彩な機能に関わる。上側頭回は聴覚機能と言語機能では鍵となる部位である。中側頭回は視覚認知に重要である。側頭極と側頭葉内側部は辺縁連合野を含む。ブロードマンの38野に相当する側頭極は，個性に深く関わる。患者ではここが損傷されている。この領野は，扁桃体と同様に他の辺縁連合野と強い相互連絡がある。

問 題

第1章

1. 以下の文章の中で，ニューロンの異なる二つの構成要素間の機能的関係を最も適切に記述しているのはどれか。
   A．軸索終末と樹状突起との関係は，シナプス前入力の符号化とシナプス後出力との関係である。
   B．細胞体と樹状突起との関係は，シナプス出力とシナプス統合との関係である。
   C．細胞体とシナプス出力との関係は，軸索と活動電位の伝導との関係である。
   D．樹状突起と神経伝達物質放出との関係は，軸索終末とシナプス後膜上の神経伝達物質受容体との関係である。

2. 以下のニューロンの構成要素の中で，白質内の神経路に存在するものはどれか。
   A．樹状突起
   B．細胞体
   C．軸索
   D．軸索終末

3. 以下のニューロンの構成要素の中で，神経核に存在するものはどれか。
   A．細胞体のみ
   B．細胞体と樹状突起
   C．細胞体，軸索，および樹状突起
   D．細胞体，樹状突起，軸索，および軸索終末

4. 以下の文章の中で，シュワン細胞の機能と希突起膠細胞の機能との関係を最も適切に記述しているのはどれか。
   A．中枢神経系内の軸索の髄鞘形成と末梢神経系内の軸索の髄鞘形成
   B．末梢神経系内の軸索の髄鞘形成と中枢神経系内の軸索の髄鞘形成
   C．中枢神経系の活動電位伝導と末梢神経系の活動電位伝導
   D．末梢神経系の活動電位伝導と中枢神経系の活動電位伝導

5. 外傷性脳損傷のある人が損傷部位の出血と炎症に苦しんでいる。以下の細胞の中で，食作用により出血と組織残骸を少なくするものはどれか。
   A．星状膠細胞
   B．小膠細胞
   C．シュワン細胞
   D．ニューロン

6. 上衣細胞は，以下の神経組織のどこに存在するか。
   A．脳動脈
   B．脳室
   C．大脳皮質
   D．感覚神経節

7. 以下の構造の中で，末梢神経系に属さないものはどれか。
   A．運動ニューロンの細胞体
   B．交感神経節
   C．後根
   D．前根

8. 以下の中で，自律神経系の機能でないものはどれか。
   A．腺支配
   B．消化管の平滑筋支配
   C．四肢筋を支配する体性骨格筋運動ニューロン支配
   D．血管壁の平滑筋支配

9. 以下の文章の中で，大脳溝と大脳回を最も正しく説明するものはどれか。
   A．大脳の機能領域は大脳回に位置する。
   B．大脳溝は大脳を葉に分ける。
   C．大脳回は隆起であり，大脳溝は大脳回を分ける溝である。
   D．大脳溝は隆起であり，大脳回は大脳溝を分ける溝である。

10. 以下の文章の中で，脳の大区分の位置を最も適切に記述しているものはどれか。
    A．視床は中脳より吻側に位置する。
    B．大脳基底核は小脳より腹側に位置する。
    C．中脳は延髄より尾側に位置する。
    D．小脳は橋より腹側に位置する。

11. 島皮質に腫瘍がある患者がいる。以下の文章の中で，腫瘍の位置する部位を最も正しく説明するものはどれか。
    A．前頭葉の下方で，大脳表面より深部に埋もれて

いる。
   B．前頭葉と頭頂葉の深部に埋もれている。
   C．前頭葉，頭頂葉および側頭葉の深部に埋もれている。
   D．前頭葉，頭頂葉，側頭葉および後頭葉の深部に埋もれている。

12. 野球ボールが投手の頭を直撃した。その衝撃により左眼窩上の頭蓋骨骨折が起きた。以下の脳構造のうち，その骨折部に最も近い位置にあるものはどれか。
    A．下前頭回
    B．中心後回
    C．鳥距溝
    D．側脳室前角

13. 以下の記述の中で，大脳鎌が分離するものはどれか。
    A．後頭葉と小脳
    B．小脳と延髄
    C．二つの大脳半球
    D．間脳の二つの半分

14. 以下の中枢神経系の区分の中で，その内部に側脳室房が位置するものはどれか。
    A．橋
    B．小脳
    C．大脳皮質
    D．間脳

15. 以下の二つの脳部位の中で，1枚の冠状面の脳MRI画像では同時に見ることが<u>できない</u>ものはどれか。
    A．前頭葉と側頭葉
    B．前頭葉と後頭葉
    C．頭頂葉と小脳
    D．側頭葉と側脳室

第2章

1. 72歳の男が救急室に運び込まれた。左半身の筋力低下と触覚障害の症状を示している。下記の記述のうちで，この神経学的症候を最も適切に説明するのはどれか。
   A．左大脳皮質の脳卒中
   B．右大脳皮質の脳卒中
   C．脊髄の右側の脊髄卒中
   D．左半身の末梢神経損傷

2. 交通事故にあい，脊髄外側の白質を損傷して不全麻痺になった人がいる。この外傷の結果生じた麻痺を最も適切に説明するのは，下記の記述のどれか。
   A．外傷は白質内の神経細胞体を広汎に損傷した。
   B．外傷は白質内のアストロサイトを広汎に損傷した。
   C．外傷は脊髄の脳室系を破壊した。
   D．外傷は白質内の神経軸索を広汎に損傷した。

3. ある患者がアルツハイマー病を患っている。この病気では，いろいろな機能障害が認められる中で，前脳のアセチルコリン欠乏もその症状に関与している。下記の部位の中で，前脳のアセチルコリン供給源はどれか。
   A．（マイネルトの）基底核
   B．腹側被蓋野
   C．青斑核
   D．縫線核

4. 下記の中で，主要なノルアドレナリン産生神経核はどれか。
   A．内側中隔
   B．黒質緻密部
   C．青斑核
   D．縫線核

5. パーキンソン病の神経学的徴候の多くは脳のドーパミンの欠乏によって起こる。下記の中で，主要なドーパミン産生神経核はどれか。
   A．（マイネルトの）基底核
   B．腹側被蓋野と黒質緻密部
   C．青斑核と網様体
   D．縫線核

6. 下記の中で，主要なセロトニン（5-HT）産生神経核はどれか。
   A．（マイネルトの）基底核
   B．後索核
   C．青斑核
   D．縫線核

7. 外傷による脊髄損傷などで見られる後索と後角への損傷は，次に列挙する回路の中で，どれを壊すか。
   A．体性感覚系
   B．体性運動系
   C．内臓性運動機能
   D．A，B，Cのすべて

8. 下記の中で，どれが各脳幹部位を正しい吻尾方向に並べているか。
   A．延髄，中脳，橋
   B．中脳，橋，延髄
   C．中脳，延髄，橋
   D．橋，中脳，延髄

9. 小脳の卒中患者の主要な運動障害は，失調と協調運動障害である。下記の記述の中で，脳内で卒中の起こった部位を最も適切に説明するのはどれか。
   A．小脳テントより尾側で，橋より背側

B．小脳テントより吻側で，橋より背側
C．小脳テントより尾側で，橋より腹側
D．小脳テントより吻側で，橋より腹側

10. 頭を銃で撃たれた人がいる。弾丸は右耳の上から頭蓋骨に入った。下記はこの弾丸が通過中に出会う脳の構造を外側から内側に並べた記述であるが，この中で最も適切に記述できているのはどれか。
    A．頭頂葉，島皮質，被殻，淡蒼球，内包前脚，視床
    B．頭頂葉，島皮質，被殻，淡蒼球，内包後脚，視床
    C．島皮質，被殻，内包後脚，淡蒼球，視床
    D．島皮質，被殻，淡蒼球，内包前脚，視床

第3章

1. 以下の記述の中で，「前循環-後循環」を最も適切に表すのはどれか。
   A．大脳半球前部，大脳基底核，視床，腹側脳幹，および腹側脊髄—大脳半球後部，小脳背側脳幹，背側脊髄
   B．内頸動脈—椎骨・脳底動脈
   C．椎骨・脳底動脈—内頸動脈
   D．前下小脳動脈—後下大脳動脈

2. 以下の記述の中で，1本の椎骨動脈から左後頭葉に血液を運ぶ正常な経路はどれか。
   A．脳底動脈，左後大脳動脈
   B．脳底動脈，左交通動脈，左中大脳動脈
   C．脳底動脈，左上小脳動脈，左後大脳動脈
   D．左後下小脳動脈，左後大脳動脈

3. 以下の動脈の中で，内頸動脈の枝でないのはどれか。
   A．後下小脳動脈
   B．眼動脈
   C．前脈絡叢動脈
   D．後交通動脈

4. 以下の記述の中で，大脳動脈の分布に関する「中大脳動脈—前大脳動脈」の関係を最も適切に表すのはどれか。
   A．基底核—視床
   B．下前頭葉—上側頭回
   C．帯状回—上側頭回
   D．中心後回外側面—中心後回内側面

5. 脳幹の動脈分布に関する以下の記述の中で，最も適切なものはどれか。
   A．動脈枝が背側正中から始まって周囲に広がるパイの形をした楔状の組織を養う。
   B．短回旋枝は背側脳幹を養い，長回旋枝は腹側脳幹を養う。
   C．動脈は腹側表面を通り背側に向けて枝を出す。
   D．脳底動脈は正中部を養い，椎骨動脈はその外側部を，小脳動脈は最外側を養う。

6. 以下の記述の中で，動脈間に側副循環がないのはどれか。
   A．前大脳動脈と中大脳動脈
   B．中大脳動脈と後大脳動脈
   C．前大脳動脈と後大脳動脈
   D．後下小脳動脈と椎骨動脈

7. 以下の動脈の中で，内包後脚を養う動脈はどれか。
   A．前脈絡叢動脈
   B．後大脳動脈
   C．後脈絡叢動脈
   D．眼動脈

8. 以下の部位の中で，レンズ核線条体動脈が養わないのはどれか。
   A．内包
   B．中心後回
   C．淡蒼球
   D．被殻

9. 以下の動脈造影法の中で，前大脳動脈の走行を最も適切に示す動脈造影はどれか。
   A．脳の前方観
   B．脳の内側または外側観
   C．脳の前-下方観
   D．脳の後方観

10. 硬膜下血腫の患者。以下の記述の中で，血液が蓄積する部位を最も適切に表しているのはどれか。
    A．硬膜とクモ膜の間
    B．硬膜と軟膜の間
    C．硬膜と皮質表面の間
    D．硬膜で覆われた中枢神経系の一部の中

11. 以下の記述の中で，脳脊髄液（CSF）の主要な産生部位はどれか。
    A．側脳室の脈絡叢
    B．側脳室と第三脳室の脈絡叢
    C．側脳室，第三脳室，第四脳室の脈絡叢
    D．脳室と脊髄中心管の脈絡叢

12. 脳脊髄液は____を通って脳室を出て，クモ膜下腔から____を通って硬膜静脈洞に出る。空欄に入る組合せはどれか。
    A．ルシュカ孔；マジェンディー孔
    B．マジェンディー孔；ルシュカ孔
    C．ルシュカ孔とマジェンディー孔；クモ膜顆粒
    D．クモ膜顆粒；ルシュカ孔とマジェンディー孔

13. 水頭症の赤ん坊が生まれた。これは発生初期におけ

る中脳水道の狭窄によって引き起こされた可能性がある。この狭窄が生じたのは以下の部位の中で，どこか。
A．嗅球
B．間脳
C．中脳
D．延髄

14. 以下の記述の中で，先天性水頭症の原因として最も適切なものはどれか。
A．脳脊髄液の大部分は脈絡叢で産生される。中脳水道が狭窄しても，脳脊髄液は産生され続ける。その結果側脳室と第三脳室が拡張する。
B．クモ膜顆粒で排泄されるよりも多くの脳脊髄液が脈絡叢で産生される。
C．脈絡叢以外での脳脊髄液の産生が増加する。
D．脳脊髄液がクモ膜顆粒から出た後，クモ膜下腔が拡大する。

15. 38歳の男性。ギラン・バレー症候群の疑いで脳脊髄液中のタンパク濃度検査のため腰椎穿刺が予定されている。以下の記述の中で，腰椎穿刺によって脳脊髄液を採取する理由で最も適切なものはどれか。
A．脳脊髄液は中枢神経系のもっとも低い位置のクモ膜下腔に貯留する。
B．脳脊髄液は脊柱の尾側端で脳室系から出る。
C．腰槽は採取するのに十分な脳脊髄液がある唯一のクモ膜下腔である。
D．脳脊髄液は多数のクモ膜下槽に集まる。脊髄の尾側端は腰槽よりも吻側であるために腰槽には神経根しかないので安全に採取できる。

第4章

1. 25歳の男性が，交通事故により脊髄に甚大な損傷を受けた。患者は様々な体性感覚異常と運動機能障害が見られた。機械受容感覚に着目すると，右側の足と臍のレベルまでの体幹下部の触覚が欠失していた。下記の記述の中で損傷の側性とレベルが最も適切なのはどれか。
A．第10胸髄(T10)，右側
B．第4胸髄(T4)，右側
C．第10胸髄(T10)，左側
D．第4胸髄(T4)，左側

2. 薄束核は，下記の中でどの体部位からの機械受容感覚を受けるか。
A．反対側の上肢
B．反対側の下肢
C．同側の上肢
D．同側の下肢

3. 内側毛帯は，第4脳室のレベルの延髄では，下記の動脈の中でどこから血液供給されるか。
A．後下小脳動脈
B．椎骨動脈
C．後脊髄動脈
D．前脊髄動脈

4. 医師は患者の体の表面に音叉を触れさせることによって振動感覚のテストを行った。下記の体性感覚器の中でどれが振動感覚を受容するか。
A．温度受容器
B．パチニ小体
C．ルフィニ小体
D．マイスネル小体

5. 下記の文の中で，隣り合う後根に関連したデルマトーム構成を最も適切に記載しているのはどれか。
A．デルマトームは隣り合うものと最小限の領域でしか重ならないので，1本の後根を失うことで，デルマトーム内に感覚麻痺が生じる。
B．デルマトームは部分的にお互い重なり合うので，1本の後根を失うことで著明な感覚麻痺を生じることはない。
C．デルマトームは部分的に重なり合うので，1本の後根を失うことにより，デルマトームで顕著な感覚麻痺が起きる。
D．デルマトームは隣り合うデルマトームとほぼ完全に重なり合うので1本の後根を失っても，通常は著明な感覚麻痺は起こらない。

6. 下記の脊髄の灰白質の中で太径求心性軸索が終止しないのはどれか。
A．後角の浅層
B．後角の深層
C．中間帯
D．前角

7. ある患者の視床には小さな梗塞があり，反対側の下肢の機械受容感覚に影響を及ぼした。下記の中でどの神経核が最も影響を受けているか。
A．同側のVPM
B．反対側のVPM
C．同側のVPL
D．反対側のVPL

8. 下記の中でどの血管の閉塞が最も後腹側核に影響を及ぼすか。
A．中大脳動脈の枝
B．前大脳動脈の枝
C．後大脳動脈の枝
D．脳底動脈の枝

9. 下記の対応性を完成させよ。

一次体性感覚野の顔の領域から足の領域と連なっている。下記の中でその領域の血管支配はどれか。
A．中大脳動脈から，後大脳動脈へ
B．中大脳動脈から，前大脳動脈へ
C．後大脳動脈から，前大脳動脈へ
D．後大脳動脈から，中大脳動脈へ

10. 外傷性脳障害を受けた45歳の女性は，てんかん発作を起こし始めた。初めに，女性は刺痛感覚を右下肢に感じ，その後，刺痛感覚を右の背中，右の手掌，指，そして右側の顔でも感じた。てんかん発作がどこから始まりどこで終わるかを示している文章として，下記の中で最も適切なのはどれか。
A．始まりは左半球の中心後回の内側部で，終わりは左半球の中心後回の外側部
B．始まりは左半球の中心後回の内側部で，終わりは左半球の島皮質
C．始まりは左半球のVPMで，終わりは左半球のVPL
D．始まりは左半球のVPLで，終わりは左半球のVPM

第5章

1. 30歳の男性がオートバイを運転中に道路を外れ，重度な脊髄損傷を負った。救急処置を受けたとき，神経学的検査で右足と下位胸部，臍のレベルまでの触覚の喪失に気づいた。また，痛覚も失っていた。以下の記述の中で，残存する痛覚の側性と最下位のデルマトームレベルを最も適切に表すのはどれか。
A．10番目の胸髄（T10）のレベルで脊髄の左側
B．左，L1
C．右，L1
D．右，T10

2. 以下の記述の中で，侵害受容器を最も適切に記述しているのはどれか。
A．パチニ小体
B．ラフィニ小体
C．マイスネル小体
D．無被包受容器

3. 細径求心性線維は脊髄灰白質の以下の部位の中でどこに終止するか。
A．後角の浅層
B．後角の深層
C．中間帯
D．前角

4. 尾側内臓器からの痛覚シグナルは以下の脊髄路の中でどこを上行するか。
A．楔状束
B．薄束
C．前外側索
D．前索

5. 小脳後下動脈の閉塞は以下の痛覚消失パターンの中でどれを起こすか。
A．同側の上肢と下肢の痛覚の消失
B．反対側の上肢と下肢の痛覚消失
C．両側の上肢と下肢の痛覚の消失
D．痛覚に変化はない

6. 兵士は戦いで傷ついた。そのけがとそれを引き起こした組織損傷にもかかわらず，兵士は敵と戦い続けた。以下の文章の中で，なぜ兵士は敵と戦い続けられるのかを最も適切に説明しているのはどれか。
A．後角での痛み伝達を抑制する脳幹のノルアドレナリン作動性とセロトニン作動性下行路が情動に関わる脳領域によって活性化される。
B．後角の痛み伝達を抑制する脳幹のコリン作動性とセロトニン作動性下行路が情動に関わる脳領域によって活性化される。
C．脊髄侵害受容回路が局所フィードバック抑制機構を働かせて後角での侵害受容伝達を制限する。
D．脳の認知系が脊髄痛覚回路を直接抑制する。

7. 以下の記述の中で，縫線核の中脳水道周囲灰白質に対する関係を最も適切に表すのはどれか。
A．脊髄網様体路の脊髄視床路に対する関係
B．5-HTのグルタミン酸に対する関係
C．痛覚の抑制の痛覚覚醒に対する関係
D．灼熱痛の鋭い痛覚に対する関係

8. 以下の視床神経核の中で，痛覚と温度感覚において重要な役割を果たさないのはどれか。
A．後腹側核
B．腹内側後核
C．背内側核
D．外側膝状体

9. 以下の記述の中で，脊髄からの痛覚信号が扁桃体に届く経路を最も適切に表すのはどれか。
A．脊髄網様体路→結合腕傍核→扁桃体
B．脊髄視床路→視床網様核→扁桃体
C．脊髄視床路→後外側腹側核→扁桃体
D．脊髄中脳路→上丘→中心灰白質→扁桃

10. 以下の記述の中で，帯状回前部が痛覚機能と痛覚経路にとって重要でないのはどれか。
A．痛み刺激の局在
B．痛みの情動面
C．情動的苦痛
D．背内側核からの入力を受ける

第6章

1. 以下の記述の中で、脳神経の吻尾方向の順番が正しくないものはどれか。
   A．視神経，滑車神経，外転神経，舌咽神経，副神経
   B．嗅神経，動眼神経，顔面神経，三叉神経，舌咽神経，迷走神経
   C．動眼神経，顔面神経，迷走神経，副神経
   D．滑車神経，三叉神経，前庭神経，舌咽神経，副神経

2. 以下の文章の中で、脳神経の感覚核と運動核の発生について最も適切に記述しているのはどれか。
   A．脳神経の感覚核は翼板に，運動核は基板にそれぞれ由来する。
   B．運動核は第四脳室が形成するにつれて背側に移動する。
   C．感覚核は第四脳室が形成するにつれて腹側に移動する。
   D．体部体節が脳幹の発生プランを決定する。

3. 以下の文章の中で、二つの脳神経核の柱状配列の位置関係について最も適切に記述しているのはどれか。
   A．鰓弓性運動核の柱状配列は体性運動核の柱状配列の背側に位置している。
   B．内臓感覚核の柱状配列は，体性感覚核の柱状配列よりも外側に位置している。
   C．体性運動核の柱状配列は体性感覚核の柱状配列よりも内側に位置している。
   D．自律神経核の柱状配列は体性感覚核の柱状配列よりも腹側に位置している。

4. 三叉神経脊髄路核尾側核と結合腕傍核との関係は、以下のどれか。
   A．機械的感覚と内臓感覚
   B．内臓感覚と温度感覚
   C．内臓感覚と痛覚
   D．痛覚と内臓感覚

5. 顎筋の感覚受容器に分布する神経線維の細胞体はどこに存在するか。
   A．脊髄後根神経節
   B．三叉神経節
   C．三叉神経中脳路核
   D．三叉神経脊髄路核中間核

6. 以下の文章の中で、三叉神経脊髄路核の尾側核と中間核の体部位局在構築について最も適切に記述しているのはどれか。
   A．中間核と吻尾方向にオーバーラップする尾側核最吻側部に歯を含む口腔の感覚が入力し，尾側核吻側部に口腔周辺の顔面感覚が入力し，尾側核尾側部に耳に近い顔面後部の感覚が入力する。
   B．中間核と吻尾方向にオーバーラップする尾側核最吻側部に歯を含む口腔の感覚が入力し，尾側核吻側部に耳に近い顔面後部の感覚が入力し，尾側核尾側部に口腔周辺の顔面感覚が入力する。
   C．中間核に三叉神経の眼神経領域の感覚が入力し，尾側核吻側部に三叉神経の上顎神経領域の感覚が入力し，尾側核尾側部に三叉神経の下顎神経領域の感覚が入力する。
   D．中間核に三叉神経の眼神経領域の感覚が入力し，尾側核吻側部に三叉神経の上顎神経と下顎神経の領域の感覚が入力し，尾側核尾側部に中間神経，迷走神経，舌咽神経領域の感覚が入力する。

7. 後下小脳動脈（PICA）は以下のどの部位に血液を供給しているか。
   A．孤束核
   B．三叉神経脊髄路核吻側核
   C．内側毛帯
   D．錐体

8. PICAの閉塞を起こした患者がいる。以下の記述の中で、この患者の神経学的障害を最も適切に表しているのはどれか。
   A．反対側の顔面の痛覚の消失と反対側の四肢の痛覚の消失
   B．同側の顔面の痛覚の消失と反対側の四肢の痛覚の消失
   C．反対側の顔面の痛覚の消失と同側の顔面の触覚の消失
   D．反対側の味覚の消失と反対側の顔面と四肢の痛覚の消失

9. 喉頭閉鎖反射が障害された患者がいる。以下の神経核のうち、喉頭近辺の粘膜からの機械的感覚情報の中継に重要なものはどれか。
   A．孤束核尾側部
   B．楔状束核
   C．三叉神経主感覚核
   D．薄束核

10. 島皮質に再現されるものはどれか。
    A．内臓器官
    B．反対側の顔面
    C．脳神経を介した感覚情報
    D．脊髄神経を介した感覚情報

第7章

1. 水晶体によって像がどのように網膜に投影されるか、最も適切な記載はどれか。
   A．像は歪みなく網膜に投影される。
   B．像は左右逆転する。
   C．像は左右上下逆転する。

D．像は上下逆転する。

2. 網膜神経節細胞の軸索は眼球のどこから出てくるか。
   A．視神経乳頭
   B．中心窩
   C．黄斑
   D．視神経

3. 片眼が見えない患者の視野について，誤っているのはどれか。
   A．正常な眼の視野は健常人の半側視野と変わらない。
   B．正常な眼の単眼視野は影響されない。
   C．両側の視野の重なりに欠損がある。
   D．正常眼の視野は広がり中心線を超える。

4. 色素性網膜炎は網膜のどの層の障害か。
   A．神経節細胞層
   B．双極細胞層
   C．色素上皮
   D．視神経線維層

5. 視交叉で交叉する線維を出す神経節細胞がすべて分布するのはどれか。
   A．鼻側半網膜
   B．耳側半網膜
   C．上半分の網膜
   D．下半分の網膜

6. 外側膝状体はどこから入力を受けるか。
   A．同側の網膜神経節細胞
   B．反対側の網膜神経節細胞
   C．両側の網膜神経節細胞がそれぞれ別の層に入力する。
   D．両側の網膜神経節細胞がある層で収斂する。

7. 後頭極の鳥距溝下堤皮質は視床を介して網膜のどの部位の神経節細胞から入力を受けるか。
   A．網膜の下周辺部
   B．網膜の下中心部
   C．網膜の上周辺部
   D．網膜の上中心部

8. 網膜神経節細胞の中脳への投射の機能を最も適切に表しているのはどれか。
   A．眼球運動の制御と瞳孔反射
   B．動いている物体の検知
   C．色覚
   D．形態視

9. 右上視野に暗点がある患者の障害部位で適切なのはどれか。
   A．頭頂葉
   B．後頭葉
   C．側頭葉
   D．外側膝状体から出る線維

10. 大細胞視覚系と小細胞視覚系の対比で適切なのはどれか。
    A．色覚/色盲
    B．明順応/暗順応
    C．形態視/空間視
    D．空間視/形態視

11. "なにを"視覚系と"どこに"視覚系の対比で適切なのはどれか。
    A．中大脳動脈/後大脳動脈
    B．ブロードマンの3野/17野
    C．側頭葉/頭頂葉
    D．形態視/空間視

12. 視覚野に見られる主要な柱状構成でないのはどれか。
    A．方位
    B．眼球優位
    C．色
    D．運動方向

13. 周辺視野のみが障害されている患者の損傷部位はどこか。
    A．視交叉
    B．視索
    C．外側膝状体
    D．一次視覚野

第8章

1. 一側性の聴覚障害という限られた情報から，以下の部位の中で傷害されているのはどこか。
   A．内耳神経の蝸牛神経
   B．上オリーブ複合体
   C．外側毛帯
   D．一次聴覚野

2. 高周波音の認識障害を最も適切に説明するのは以下の記述の中のどれか。
   A．蝸牛尖部の有毛細胞の変性
   B．蝸牛基底部の有毛細胞の変性
   C．外側上オリーブ核の損傷
   D．下丘の損傷

3. 以下の神経核の中で，台形体を形成する軸索を最も多く出すのはどれか。
   A．下丘
   B．上オリーブ核
   C．蝸牛神経背側核

D．蝸牛神経前腹側核

4. 以下の記述の中で，内側上オリーブ核の特性でないのはどれか。
   A．低周波音処理に重要な役割を持つ。
   B．台形体核から抑制性入力を受ける。
   C．両側の蝸牛神経前腹側核から単シナプス性入力を受ける。
   D．下丘に投射する。

5. 以下の記述の中で，上丘腕と下丘腕の線維結合ないし機能を最も適切に説明しているのはどれか。
   A．上丘腕と下丘腕は共に感覚情報を伝えるので求心性構造である。
   B．上丘腕と下丘腕は共に脳の他の構造に情報を伝えるので遠心性構造である。
   C．下丘腕は聴覚情報を伝えるので求心性構造であり，上丘腕は眼球運動に関する情報を伝えるので遠心性構造である。
   D．下丘腕は下丘の出力情報を伝えるので下丘の遠心性構造であり，上丘腕は上丘に入力する情報を伝えるので上丘の求心性構造である。

6. 以下の文章の中で，「下丘は」に続く文章として最も適切なものはどれか。
   A．下位脳幹のすべての聴覚核からの情報を収斂して受ける。
   B．蝸牛神経背側核からの情報のみを受ける。
   C．蝸牛神経前腹側核からの情報のみを受ける。
   D．内側上オリーブ核と外側上オリーブ核からの情報を収斂して受ける。

7. 内側膝状体が周波数局在性をもって投射するのは以下の皮質のうちのどこか。
   A．一次聴覚野
   B．二次聴覚野
   C．三次聴覚野
   D．聴覚連合野

8. 聴覚皮質についての以下の文章の中で，最も適切なものはどれか。
   A．帯状に構成され，一次聴覚野が吻側にあり尾側にいくにつれて高次になる。
   B．帯状に構成され，一次聴覚野が尾側にあり吻側にいくにつれて高次になる。
   C．同心円状に構成され，一次聴覚野が外周で高次野が中心部にある。
   D．同心円状に構成され，一次聴覚野が中心部で高次野が外周にある。

9. 聴覚系の"なにが"の経路と"どこに"の経路は，
   A．音認知と空間認知の両方に対応している。
   B．それぞれ側頭葉と頭頂葉が対応している。
   C．それぞれ中大脳動脈と前大脳動脈支配領野が対応している。
   D．弓状束と鈎状束にある。

10. 拡散テンソル画像(DTI)はヒト脳で非侵襲的に神経線維結合を可視化できる。弓状束の拡散テンソル画像では以下の文章の中で，最も適切なものはどれか。
    A．前頭葉と側頭葉を結ぶ直線的な構造である。
    B．側頭葉と頭頂葉を結ぶC字状の構造である。
    C．前頭葉と側頭葉を結ぶC字状の構造である。
    D．側頭葉と後頭葉とを結ぶ直線的な構造である。

第9章

1. 多発性硬化症の患者が突然味覚障害を発症し，MRIによって左の橋被蓋に病変が見つかった。次の記述の中で，この病変によって生じた味覚障害の分布領域を最も適切に表しているのはどれか。
   A．舌の左側と右側：それぞれの側の前2/3
   B．舌の左側と右側：それぞれの側の後1/3
   C．舌の左側，前部と後部の両方
   D．舌の右側，前部と後部の両方

2. 次の脳神経の中で，舌や口腔の味覚を伝えないのはどれか。
   A．舌下神経(XII)
   B．迷走神経(X)
   C．舌咽神経(IX)
   D．顔面神経(VII)

3. 孤束核吻側部と孤束核尾側部の機能的関係は次の中のどれか。
   A．味覚と嗅覚
   B．味覚と触覚
   C．味覚と痛覚
   D．味覚と内臓感覚

4. 多発性硬化症の患者は橋被蓋に上行性味覚路を傷害する局所的脱髄を呈する。以下にあげた視床の神経核の中で，この脱髄によって最も直接的に影響を受けると思われるのはどれか。
   A．後外側腹側核
   B．後内側腹側核
   C．背内側核
   D．腹内側後核

5. ある患者が発作性疾患(てんかん)を有し，味覚性幻覚を呈している。次の脳領域の中で，最も直接的にこれらの幻覚に関わっているのはどれか。
   A．頭頂葉
   B．後頭葉
   C．前頭葉

D．島皮質

6. 17歳の男子がフットボールをしていて頭を強打した結果，脳震盪を起こした。その後，嗅覚が大変鈍くなったことに気づいたが，次の1年で彼の嗅覚は次第によくなっていった。次の文章の中で，嗅覚消失とそれに続く部分的な嗅覚の回復について最も適切な説明はどれか。
   A．脳震盪によって脳が一時的に移動したときに，篩骨篩板を通過している嗅索の中の軸索が傷害された。次の1年でこれらの軸索が再生した結果，機能が回復した。
   B．脳震盪によって脳が一時的に移動したときに，篩骨篩板を通過している一次嗅覚ニューロンの軸索が傷害された。次の年にこれらの軸索が再生した結果，機能が回復した。
   C．脳震盪によってニューロン新生が途絶し，ニューロン新生が正常な状態に戻るのに何ヵ月も要する。
   D．脳震盪によって嗅粘膜に炎症が生じた結果，一次嗅覚ニューロンが損傷され，修復に時間を要する。

7. 次のうち，一次嗅皮質でないのはどれか。
   A．梨状葉皮質
   B．内嗅領皮質
   C．島皮質
   D．扁桃体

8. 次のうち，特定の単一嗅覚受容体の遺伝子発現に関わる糸球体の概数を最も適切に表しているのはどれか。
   A．1
   B．10
   C．100
   D．1000

9. 嗅覚系の構成要素の中で，側脳室壁から遊走する新生ニューロンの目的地はどれか。
   A．嗅皮質領域
   B．前嗅核
   C．嗅索
   D．嗅球

10. 次の記述の中で，嗅覚情報がどのようにして前頭葉眼窩面皮質に投射されるかを最も適切に表しているのはどれか。
    A．嗅索から直接
    B．前嗅核から直接
    C．梨状葉皮質から直接
    D．視床後内側腹側核から直接

第10章

1. 患者の左上肢に突然力が入らなくなった。どこに損傷があるか。最もありうる損傷部位は次のどれか。
   A．脊髄前索
   B．脊髄側索
   C．橋腹側部
   D．中心前回

2. 四肢制御と体幹制御との関係と同じ対応関係にあるものを次から選べ。
   A．外側皮質脊髄路と腹側皮質脊髄路との対応
   B．網様体脊髄路と赤核脊髄路との対応
   C．脳の内側表面の運動皮質と脳の外側表面の運動皮質との対応
   D．中大脳動脈と脳底動脈との対応

3. 大脳脚内の下行性皮質路の一側性の損傷はなぜ反対側の下部顔面筋，上肢筋，および下肢筋の筋力低下／麻痺のみの結果となるか。次の中で最も適切な説明はどれか。
   A．上部顔面筋と体幹筋は皮質脊髄路と皮質核路によって制御されない。
   B．上部顔面筋と体幹筋は腹側皮質脊髄路だけで制御される。
   C．上部顔面筋と体幹筋は両側の皮質脊髄路と皮質核路の制御を受ける。
   D．上部顔面筋と体幹筋は皮質脊髄路と皮質核路によって制御される。

4. 以下の記述の中で，腹側皮質脊髄路の特徴を表現していないのはどれか。
   A．それは主として頸髄まで下行する。
   B．それは遠位筋のみ制御する。
   C．それは同側の前索を下行する。
   D．それは両側性に脊髄に終止する。

5. 赤核脊髄路は
   A．外側皮質脊髄路の機能に似ている。
   B．脊髄で交叉する。
   C．運動ニューロンにのみシナプス結合する。
   D．延髄と脊髄の内側を下行する。

6. 以下の記述の中で，網様体脊髄路の主要な特徴を最も適切に表現しているのはどれか。
   A．それらは外側皮質脊髄路の構成要素である。
   B．それらは頸髄まで下行する。
   C．それらは延髄から起始する。
   D．それらは比較的自動行動を制御する。

7. 前大脳動脈皮質枝の閉塞によって筋群のコントロールが障害されるのは，以下の部位の中でどれか。
   A．足

B．上肢
　　C．頸部
　　D．顔面

8. 内包膝は以下のどの線維を含んでいるか。
　　A．一次運動野からの皮質脊髄路線維
　　B．一次運動野からの皮質核路線維
　　C．一次運動野からの皮質脊髄路と皮質核路の線維
　　D．運動前野からの皮質脊髄路と皮質核路の線維

9. 脳底動脈の正中部にある枝の閉塞により，以下の運動系の構成要素の中で最も損傷されるのはどれか。
　　A．錐体
　　B．赤核脊髄路
　　C．皮質脊髄路と皮質核路
　　D．網様体脊髄路

10. 以下の髄節の中で膨大部がある髄節はどれか。
　　A．胸髄
　　B．四肢を支配する髄節
　　C．体幹を支配する髄節
　　D．多数の運動ニューロンがある髄節

第11章

1. 以下の文章の中で，延髄と橋において脳神経運動核群と脳神経感覚核群の位置関係を最も適切に記述しているのはどれか。
　　A．運動核群は，感覚核群の腹側にある。
　　B．運動核群は，感覚核群の背側にある。
　　C．運動核群は，感覚核群の内側にある。
　　D．運動核群は，感覚核群の外側にある。

2. 以下の文章の中で，中枢神経系ニューロンによる骨格筋と平滑筋の支配の相違を，最も適切に記述しているのはどれか。
　　A．中枢神経系ニューロンは，骨格筋を単シナプス性に支配し，末梢神経節でのシナプス結合により平滑筋を2シナプス性に支配する。
　　B．中枢神経系ニューロンは，骨格筋および平滑筋のどちらも単シナプス性に支配する。
　　C．中枢神経系ニューロンは，末梢神経節でのシナプス結合により骨格筋を2シナプス性に支配し，平滑筋を単シナプス性に支配する。
　　D．中枢神経系ニューロンは，骨格筋および平滑筋の両方を末梢神経節でのシナプス結合により2シナプス性に支配する。

3. 内包出血のあと，脳神経のある運動機能は不全を免れる。一般には失われた機能は反対側にのみ現れる。以下の文章の中で，反対側に現れるこのパターンを，最も適切に記述しているのはどれか。
　　A．すべての皮質核路投射は反対側性である。したがって，一側性の内包損傷は反対側の不全をもたらす。
　　B．すべての皮質核路投射は両側性であるが，反対側投射のほうが最も強い。一側性の内包損傷のあと，この強い投射は失われ，反対側不全が起こる。
　　C．いくつかの脳神経運動核は反対側の皮質核路投射を受ける，しかし他の運動核は両側性投射を受ける。それにもかかわらず，反対側投射が最も強いので，一側性の内包損傷のあと，この強い投射は失われ，反対側不全が起こる。
　　D．両側性皮質核路投射を受けている脳神経運動核は一側性皮質核路投射の損傷のあと重大な不全から免れる。一方，反対側皮質核路投射のみを受けている脳神経運動核はない。

4. 以下の文章の中で，皮質核路の出血のあと反対側の顔面筋の制御が失われる領域を，最も適切に記述しているのはどれか。
　　A．上部顔面筋
　　B．下部顔面筋
　　C．上部および下部顔面筋
　　D．発話を補助する頬筋と口腔周囲筋

5. 皮質核路を損傷する出血は，以下の三叉神経運動障害のどれを引き起こすか。
　　A．反対側の咀嚼筋の筋力低下ないし麻痺
　　B．同側の咀嚼筋の筋力低下ないし麻痺
　　C．両側の咀嚼筋の筋力低下ないし麻痺
　　D．三叉神経運動核は両側の皮質核路の支配を受けるため，最小の筋力低下

6. 以下の文章の中で内包の皮質核路投射を最も適切に記述しているのはどれか。
　　A．皮質核路線維は，後大脳動脈から血液供給を受ける。
　　B．皮質核路線維は，皮質脊髄路線維の吻側に位置する。
　　C．皮質核路線維は，内包前脚を下行する。
　　D．皮質核路線維は，内包後脚の中で皮質脊髄路線維と混在する。

7. 胎児期に，ニューロンのいくつかが脳室表面からの移動に失敗した発生異常の患者である。もしこのことが顔面神経運動ニューロンで起きたとしたら，健常者と比較して顔面神経運動ニューロンはどこに位置すると考えるか。
　　A．背側
　　B．腹側
　　C．尾側
　　D．外側

8. 出血が疑核の尾側部を損傷した患者である。この損傷の結果として，以下の中でどの機能が最も障害されるか。
   A．咽頭筋の制御
   B．喉頭筋の制御
   C．舌筋の制御
   D．血圧の制御

9. 後下小脳動脈(PICA)出血の患者である。以下の中で，この患者の運動障害を最も適切に記述しているのはどれか。
   A．同側の四肢筋の筋力低下
   B．同側の舌筋の筋力低下
   C．同側の咽頭筋の筋力低下
   D．同側の顔面筋の筋力低下

10. 後下小脳動脈(PICA)出血の患者である。以下の中で，この患者の感覚喪失のパターンを最も適切に記述しているのはどれか。
    A．反対側の四肢，体幹および同側顔面の痛覚および温度覚の消失
    B．反対側の四肢と体幹および顔面の痛覚および温度覚の消失
    C．反対側の四肢，体幹および同側顔面の痛覚および温度覚の消失と，同側の顔面の触覚の消失
    D．反対側の四肢，体幹部および同側顔面の痛覚および温度覚の喪失と，反対側の顔面の触覚の消失

第12章

1. 脳幹発作後，患者はめまい(眩暈)を覚えた。この神経学的症候を引き起こした動脈は次のうちどれか。
   A．上小脳動脈
   B．後下小脳動脈
   C．椎骨動脈
   D．後脊髄動脈

2. 上行性前庭神経路は視床の＿＿＿核に投射し，＿＿＿情報が前庭の感覚情報と統合される。空欄に入る組合せはどれか。
   A．後腹側核；固有感覚
   B．内側膝状体；聴覚
   C．背内側核；認知
   D．後腹側核；内臓感覚

3. 前庭脊髄路は次の記述のうちの下行性神経路か。
   A．外側
   B．内側
   C．腹側
   D．外側と内側

4. 眼球の下転は次の筋のうちどの外眼筋の収縮によるものか。
   A．下直筋
   B．下直筋と内側直筋
   C．下直筋と下斜筋
   D．下直筋と上斜筋

5. 動眼神経に損傷を持つ患者がいる。次の記述のうちでこの患者の侵された側の眼球の位置を示す最も適切なのはどれか。
   A．上転と内転
   B．上転と外転
   C．下転と外転
   D．下転と内転

6. 滑車神経の麻痺は＿＿＿＿を生じない。
   A．水平複視
   B．回旋複視
   C．眼球のわずかな内方回旋を補正するため頭部を冒された側と反対方向に傾斜させる。
   D．鼻尖を注視しようとすると垂直複視が悪化する。

7. 衝動性水平眼球運動は次の記述のうちどの脳幹部位により起こるか。
   A．小脳
   B．内側縦束間質核と動眼神経核
   C．傍正中橋網様体と外転神経核
   D．上丘と動眼神経核

8. 前庭感覚を前庭核群より動眼神経核に伝達するためには次の神経路のうちどれが重要か。
   A．内側毛帯
   B．背側縦束
   C．内側縦束
   D．孤束

9. 次の記述のうちで，衝動性水平眼球運動と滑動性追跡眼球運動との関係を最も適切に示すものはどれか。
   A．傍正中橋網様体と小脳
   B．内束縦間質核と上丘
   C．前庭神経核群と小脳
   D．舌下神経前位核と上丘

10. 患者が右方を注視する場合に複視が生じた。右側眼球は正常に外転するが，左側眼球は内転しなかった。輻輳反射は正常である。次の部位のうち損傷が生じたのはどこか。
    A．右側外転神経核
    B．左側外転神経核
    C．右側内側縦束
    D．左側内側縦束

第13章

1. 後頭蓋窩に腫瘍を持つ患者で，腫瘍は小脳の背側表面にある。以下の記述の中で，腫瘍の位置の記載として最も適切なのはどれか。
   A．小脳と後頭葉の間
   B．小脳と延髄の間
   C．小脳と側頭葉の間
   D．小脳と小脳テントの間

2. 小脳皮質の前葉と後葉の小脳核への投射を受け取る小脳核の外側から内への適切な配置はどれか。
   A．歯状核，中位核，室頂核
   B．室頂核，中位核，歯状核
   C．歯状核，室頂核，前庭神経核
   D．室頂核，中位核，歯状核，前庭神経核

3. 小節葉のプルキンエ細胞の主要なシナプス標的は次のどれか。
   A．歯状核
   B．中位核
   C．室頂核
   D．前庭神経核群

4. 一側性の小脳卒中を起こした患者がいる。手を伸ばして物をつかむ際に現れる運動失調の側性（つまり運動失調が現れる側）に関する以下の説明の中で，最も適切なのはどれか。
   A．反対側性。小脳の出力路は非交叉性であり，下行性運動路は交叉性であるから。
   B．同側性。小脳の出力路と下行性運動路の両方が交叉性であるから。
   C．両側性。小脳の出力路と下行性運動路の両方が交叉性であるから。
   D．両側性。下行性運動路は両側性に投射するから。

5. 小脳を経由して右側の頭頂葉後部皮質から脊髄に投射する神経路で最も適切なのはどれか。
   A．3回交叉する。右側の頭頂葉後部皮質→右側の橋→左側の小脳→右側の視床→右側の運動野→左側の脊髄
   B．2回交叉する。右側の頭頂葉後部皮質→右側の橋→右側の小脳→左側の視床→左側の運動野→右側の脊髄
   C．3回交叉する。右側の頭頂葉後部皮質→左側の橋→右側の小脳→右側の視床→右側の運動野→左側の脊髄
   D．2回交叉する。右側の頭頂葉後部皮質→左側の橋→左側の小脳→左側の視床→左側の運動野→右側の脊髄

6. 前庭小脳の主要な出力核はどれか。
   A．歯状核
   B．中位核
   C．室頂核
   D．前庭神経核

7. 進行性の脊髄小脳性運動失調の一つであるフリードライヒ運動失調症の患者。死後の剖検により，クラーク核の著明な変性所見が見つかった。クラーク核の変性により，次のどの神経路が変性したか。
   A．楔状束核小脳路
   B．後脊髄小脳路
   C．前脊髄小脳路
   D．脊髄視床路

8. 下オリーブ核と橋核と小脳の一部に著明な変性を伴ったオリーブ橋小脳萎縮症の患者。この患者では，どの神経結合が失われているか。
   A．苔状線維とプルキンエ細胞の神経結合
   B．苔状線維とバスケット細胞の神経結合
   C．登上線維とプルキンエ細胞の神経結合
   D．登上線維と顆粒細胞の神経結合

9. 歯状核と赤核の間の神経連絡に損傷のあるまれな小脳変性症の患者がいる（問題を作成するための架空の設定である）。運動調節を行う上で重要となるこの損傷による影響は次のどれか。
   A．赤核大細胞部の赤核脊髄路ニューロンへの主要な入力の消失
   B．赤核小細胞部の赤核オリーブ路ニューロンへの主要な入力の消失
   C．赤核から小脳に投射する苔状線維の消失
   D．赤核から小脳に投射する登上線維の消失

10. 統合失調症や自閉症などのいくつかの神経精神疾患において，小脳の機能異常が起きていると考えられている。以下の記述の中で，認知や情動に関わる前頭葉や側頭葉領域からの情報が，どのように小脳の情報処理に影響しているかを最も適切に示しているのはどれか。
    A．前頭葉と側頭葉の連合野はまず運動前野と運動野に情報を送り，ここから橋核へ，ついで小脳へと投射する。
    B．前頭葉と側頭葉の連合野はまず頭頂連合後部皮質に情報を送り，ここから橋核へ，ついで小脳へと投射する。
    C．前頭葉と側頭葉の連合野は直接橋核に情報を送り，ここから小脳へ投射する。
    D．前頭葉と側頭葉の連合野は直接小脳皮質へ，苔状線維として投射する。

第14章

1. 側頭部に銃弾損傷を負った場合，下記の髄鞘染色切片上の点で示した弾丸が貫く組織構造を順に同定し

なさい。また各組織構造の主な機能と線維結合を列記しなさい。

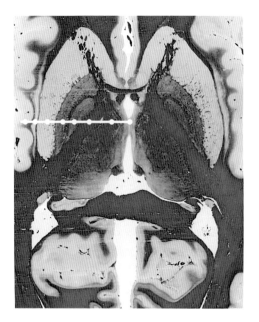

2. 以下の2カ所の組合せの中で，大脳基底核の視床への出力部として最も適切なのはどれか。
   A．淡蒼球内節と淡蒼球外節
   B．尾状核と側坐核
   C．黒質網様部と黒質緻密部
   D．淡蒼球内節と黒質網様部

3. 以下の記述の中で，大脳基底核の機能ループの構成要素の組合せとして最も適切なのはどれか。
   A．前頭眼野，尾状核体，腹側淡蒼球，視床外側腹側核
   B．前頭葉眼窩面皮質，側坐核，腹側淡蒼球，視床背内側核
   C．一次運動皮質，被殻，淡蒼球内節，視床背内側核
   D．海馬，腹側線条体，淡蒼球内節，視床外側腹側核

4. 以下の記述の中で，直接路と間接路の活動に対するドーパミンの作用について最も適切なのどれか。
   A．直接路を促進，間接路を抑制
   B．直接路を促進，間接路には効果を及ぼさない
   C．直接路を抑制，間接路を促進
   D．直接路には効果を及ぼさない，間接路を促進

5. レンズ核ワナの線維が損傷された場合，ニューロンの逆行性変性が認められる部位はどれか。
   A．黒質緻密部
   B．淡蒼球外節
   C．淡蒼球内節
   D．視床下核

6. 中脳のドーパミンニューロンが主たる作用を及ぼす部位はどれか。
   A．線条体のみ
   B．線条体と大脳皮質
   C．線条体，淡蒼球内節，大脳皮質
   D．線条体，淡蒼球内節，淡蒼球外節，大脳皮質

7. 以下の記述の中で，脳部位と神経伝達物質の組合せのうち最も適切なのはどれか。
   A．黒質緻密部と GABA
   B．淡蒼球外節とグルタミン酸
   C．視床下核とグルタミン酸
   D．尾状核とドーパミン

8. 40代男性。人格が目立って変化し，運動が不器用になった。患者の父親は認知症と両側性の舞踏様運動を有して60代で死亡。患者の母親は現在健康に過している。この患者の病気として最も適切なのはどれか。
   A．ハンチントン病
   B．パーキンソン病
   C．片側バリズム
   D．統合失調症

9. 以下の記述の中で，大脳基底核運動異常症の深部脳刺激療法に用いられる標的部位はどれか。
   A．淡蒼球外節
   B．淡蒼球内節
   C．尾状核
   D．被殻

10. 以下の記述の中で，淡蒼球内節が投射する脳幹の部位はどれか。
    A．脚橋被蓋核
    B．上丘
    C．背側縫線核
    D．赤核

第15章

1. 下垂体腺腫を持つ患者。腫瘍の増大に伴い，以下の記述の中で最も影響を受ける脳の領域はどれか。
   A．動眼神経
   B．内側眼窩前頭皮質
   C．乳頭体
   D．視交叉

2. 以下の記述の中で，小細胞性神経分泌系と大細胞性神経分泌系の関係に最も類似するのはどれか。
   A．下垂体前葉と下垂体後葉
   B．正中隆起と副腎髄質
   C．室傍核と視床下部外側部
   D．視索上核と弓状核

3. 以下の文章の中で，正中隆起について最も適切な説明はどれか。
   A．大細胞性神経分泌ニューロンが血管に接触する。
   B．小細胞性神経分泌ニューロンが血管に接触する。
   C．下行性視床下部経路が通る。
   D．脳幹から前脳への上行性セロトニン作動性およびアドレナリン作動性経路が通る。

4. 以下の文章の中で，中枢神経系による平滑筋と骨格筋の支配について最も適切な説明はどれか。
   A．平滑筋は自律神経節前ニューロンによって支配されるが，骨格筋は体性運動ニューロンによって支配される。
   B．平滑筋は自律神経節後ニューロンによって支配されるが，骨格筋は体性運動ニューロンによって支配される。
   C．節前ニューロンは節後ニューロンを支配し，節後ニューロンは平滑筋を支配する。骨格筋は体性運動ニューロンによって支配される。
   D．節前ニューロンは節後ニューロンと体性運動ニューロンを支配する。節後ニューロンは平滑筋を支配し，体性運動ニューロンは骨格筋を支配する。

5. 脊髄における自律神経系の構成要素は，以下の脳領域の中でどれによって制御されているか。
   A．乳頭体
   B．視索上核
   C．室傍核
   D．弓状核

6. 日中起きているのが困難な男性。会議中や社会的活動中に居眠りすることがしばしばある。眠りに陥ると体全体の筋が脱力することが多い。以下の中で，この患者で影響を受けている神経伝達物質/神経修飾物質はどれか。
   A．オレキシン
   B．ヒスタミン
   C．GABA
   D．セロトニン（5-HT）

7. アレルギー反応の治療に使われる抗ヒスタミン剤の投与は眠気を催すことがある。以下の記述の中で，その理由として最も適切なのはどれか。
   A．睡眠を誘導する視床下部中枢に直接作用するため。
   B．視交叉上核の生体時計を遅らせるので，脳が昼を夜だと感じてしまうため。
   C．前脳のニューロンを活性化させるヒスタミンの中枢神経作用を阻害するため。
   D．網膜から視床下部への投射を阻害するため。

8. 視床下部は内臓感覚情報を受け取り，血圧と水分摂取を制御する。この情報は以下の中で，どのようにして視床下部に伝えられるか。
   A．孤束核と結合腕傍核で中継される。
   B．前側索系の軸索によって直接伝達される。
   C．島皮質および一次体性感覚野で中継される。
   D．眼窩前頭皮質と帯状皮質から伝達される。

9. 脳卒中を起こした患者が，同側の軽度眼瞼下垂，対側顔面の皮膚乾燥，めまい，左足の運動失調，嗄声を訴えている。以下の動脈の中で，単一血管の閉塞によりこれらすべての症候を引き起こすのはどれか。
   A．内頸動脈
   B．前脈絡叢動脈
   C．上小脳動脈
   D．後下小脳動脈

10. 左眼の縮瞳，左側顔面の発汗減少と皮膚の赤みなどの神経学的徴候を示す患者。以下の部位の中で，損傷によってこれらの徴候を引き起こす原因にならないのはどれか。
    A．中脳の背外側部
    B．橋内側部
    C．脊髄白質の外側部（側索）
    D．頸部交感神経節後ニューロンの軸索の傷害

第16章

1. 時々記憶障害のある患者がMRI検査を受けた。神経放射線医師は唯一重要な変化として海馬体の変性を指摘した。下記のうち，脳室系の画像に見られる影響を最もよく記述しているのはどれか。
   A．変性が海馬体に限局しているため，脳室系には何の変化も認められない。
   B．側脳室の萎縮が見られる。
   C．側脳室の拡大が見られる。
   D．側脳室の下角の拡大が見られる。

2. 辺縁連合野は一次性感覚あるいは運動機能に関与しない。むしろこの領域は，海馬体や扁桃体あるいはその両方と相互連絡がある多くの皮質領域から情報を統合する。辺縁連合野でないのは下記のどれか。
   A．帯状回前部皮質
   B．前頭葉眼窩面皮質
   C．島後部皮質
   D．側頭極

3. 前頭葉眼窩面皮質の機能を最もよくあらわしているのは下記のどれか。
   A．咀嚼中のものを飲み込むことを決めるのに重要な嗅覚と味覚の情報の統合
   B．自分たちの周辺にある刺激の空間的位置

C．親しい顔の同定
D．会話の情動的内容に関する感覚

4. 海馬体のどの部分が入力系として働くか。
   A．海馬傍回
   B．海馬台
   C．海馬
   D．歯状回

5. 虚偽患者は，扁桃体において高次感覚領野からの適切な神経連絡が発達していないという障害がある。これは扁桃体のどの部分が最も影響を受けるか。
   A．基底外側核
   B．中心核
   C．扁桃体延長部/分界条床核延長部
   D．皮質内側核

6. 小さな側頭葉性卒中を受傷した患者が脅迫画面を見たとき心拍数の増加が起きない。このような場合，最も影響を受ける扁桃体の核はどれか。
   A．基底外側核
   B．中心核
   C．扁桃体延長部/分界条床核
   D．皮質内側核

7. 腹側被蓋野は報酬に重要と考えられている。腹側被蓋野で使用される正しい伝達物質とその作用の要である脳部位は以下のどれか。
   A．5-HT；前頭葉眼窩面皮質
   B．ドーパミン；青斑核
   C．ノルエピネフリン；視床
   D．ドーパミン；腹側線条体

8. 扁桃体の皮質内側核の主要な出力路は以下のどれか。
   A．鉤状束
   B．脳弓
   C．腹側扁桃体遠心路
   D．分界条

9. 新皮質と不等皮質の機能と構成の違いについて最もよく記載されているのは以下のどれか。
   A．新皮質は嗅覚系に，不等皮質は視覚系に関与する。
   B．脳底部で新皮質は腹側に，不等皮質は外側に位置する。
   C．典型的には，新皮質は6層であり，不等皮質は3層である。
   D．新皮質ではなく，不等皮質のほうが変性しやすい。

10. 海馬体ニューロンがどのような経路を介して脳の他の領域に影響を及ぼすかを最もよく記述しているのは以下のどれか。
    A．脳弓経由
    B．脳弓経由と内嗅領皮質へ戻る投射
    C．脳弓経由と内嗅領皮質へ戻る投射と鉤状束
    D．脳弓経由と内嗅領皮質へ戻る投射と鉤状束と分界条

問題の解答と解説

第1章
1. A
解説：樹状突起はニューロンの入力部であり，そこにはシナプス後部の伝達物質の受容体が存在する。細胞体はシナプス情報を統合し，ニューロンを支持する。軸索は活動電位を発生させ，それを伝導する。軸索終末はシナプス前部であり，シナプスでは軸索終末から伝達物質が放出される。
3. D
解説：単一の神経核は主にニューロンの細胞体を含むが，その神経核への入力軸索は神経核内のニューロンの樹状突起とシナプス結合する。神経核内のニューロンはその神経核から投射する軸索を出す。軸索は神経核内でシナプス結合する。
8. C
解説：自律神経は，骨格筋内に分布する血管壁を構成する平滑筋は支配するが，体性骨格筋を支配しない。体性骨格筋は体性運動ニューロンで支配される。
2. C／4. B／5. B／6. B／7. A／9. C／10. A／11. C／12. A／13. C／14. C／15. B

第2章
1. B
解説：ほとんどの神経路は脳内で交叉する。つまり，体の左側と右脳がつながる。左側の末梢神経損傷により体性感覚異常と運動異常が起こるであろうが，この障害はそんな広範囲に及ぶことはないので，体の左側全体に影響することはない。神経機能に影響する全身疾患を患うと，両側性障害になるあるいは非対称性の感覚性および運動性障害になるであろう。
2. D
解説：この傷害は星状膠細胞と脳室系を構成する中心管を損傷するが，必ずしも麻痺が起こるとはかぎらない。この傷害は確かに側索内を走行する軸索群を広範囲に損傷するであろうし，これにより脳と脊髄の間の連絡消失を引き起こすであろう。
10. B
解説：頭頂葉は表面上にあるが，島皮質は表面皮質よりも深部に位置する。Aを選ぶのは，内包の前脚が視床の外側に位置することになり，正しくない。内包の前脚を後脚とすれば正しい。
3. A／4. C／5. B／6. D／7. A／8. B／9. A

第3章
9. B
解説：前大脳動脈はC字状をなし，大脳半球の内側面に位置する。したがって，脳の側面観で前大脳動脈の形が最もよく観察される。
12. C
解説：ルシュカ孔とマジャンディ孔は第四脳室にある。脳脊髄液はここを通ってクモ膜下腔に排出する。クモ膜下腔から硬膜静脈洞への脳脊髄液の流出は，小さな一方向性の弁であるクモ膜顆粒を通る。
1. B／2. A／3. A／4. D／5. C／6. D／7. A／8. B／10. A／11. C／13. C／14. A／15. D

第4章
3. B
解説：延髄尾側部では，下オリーブ核は存在しないか存在してもその下端の小さい部分であり，前脊髄動脈が内側毛帯へ血液を供給する。
6. A
解説：筋紡錘に分布する一次終末の軸索は，前角に位置する運動ニューロンとシナプスを形成する。
10. A
解説：反応Dは，正解反応であるAと同様に，痙攣の進行を説明するための正しい体部位局在性を示している。しかし，この痙攣の進行は概して中心後回にかぎられている。皮質内の局所連絡によって痙攣は進行するが，視床内の線維連絡はこの種の痙攣進行には関与しない。
1. A／2. D／4. B／5. D／7. D／8. C／9. B

第5章
1. B
解説：二次痛覚線維は交叉中に上行する。その結果，患者が受けたT10レベルの脊髄右側損傷において，その左側の痛覚は損傷レベルより数髄節尾側から吻側部で維持される。
2. D／3. A／4. B／5. B／6. A／7. B／8. D／9. A／10. A

第6章
7. A
解説：後下小脳動脈は，三叉神経核群の延髄中部内の部位に血液を送る。ここには尾側核の吻側部と中間核が含まれる。後下小脳動脈の閉塞により三叉神経脊髄路内の下行性三叉神経求心線維が損傷される。
8. B

解説：これは古典的徴候である．すなわち，顔面痛覚と四肢痛覚の側性が異なる．後下小脳動脈の閉塞では顔面と四肢の触覚は維持される．この場合，通常は検査されないが，味覚は同側性に消失する．
9. A
解説：粘膜からの機械的感覚情報は，三叉神経感覚核群ではなく，孤束核で処理される．
1. B／2. A／3. C／4. D／5. C／6. A／10. A

第7章
1. C／2. A／3. A
解説：両眼の視野は正常では正中線を超えて広がっている．したがって，両眼の視野が一緒に働くときは両眼視野が重複する中央部が存在する．両眼の単眼視野半月は別々に存在する．つまりそれらは互いに重複しない．これが，単眼視野と呼ばれる理由である．
4. C／5. A／6. C／7. D／8. A／9. C／10. D／11. C／12. D／13. A

第8章
1. A
解説：聴覚路は中枢内で損傷されても交叉線維が多数あるため一側性の聴覚障害にはならない．一側性の聴覚障害を引き起こすのは末梢の聴器，第Ⅷ脳神経，蝸牛神経核が片側損傷されたときだけである．
2. B
解説：外側上オリーブ核は高周波音の音源定位に重要な役割を果たす．しかし高周波音を外側上オリーブ核が認知するわけではない．もちろんすべての周波数において背側蝸牛神経核を経由する並列路が存在するが，背側蝸牛神経核からの線維は外側上オリーブ核でシナプスしない．一方，蝸牛基底部の感覚有毛細胞が変性すると高周波音の伝達機能はすべて失われる．
3. D
解説：上オリーブ核は台形体に少数の神経線維しか出さない．台形体の線維群の大部分が前腹側蝸牛神経核からの線維で占められる．
4. B
解説：台形体核ニューロンがシナプスするのは外側上オリーブ核で内側上オリーブ核ではない．外側上オリーブ核は高周波音の音源定位回路をなし，内側上オリーブ核は低周波音の音源定位回路をなす．
5. D
解説：求心性と遠心性はしばしば感覚系と運動系という相反用語として使われる．これは常に正しいわけではなく，求心性は感覚系か運動系かにかかわらず情報をその構造に入れることを意味し，遠心性は情報をその構造から出すことを意味する．
6. A／7. A／8. D／9. A／10. C

第9章
1. C
解説：上行性味覚路は同側性である．
2. A
解説：舌下神経は舌筋を支配する．
3. D／4. B
解説：視床の味覚核は後内側腹側核の小細部部である．視床の背内側核は，味覚情報を味覚と嗅覚を統合する機能を有する眼窩前頭皮質に伝えるにもかかわらず，上行性味覚路から直接入力を受けない．
5. D／6. B
解説：一次嗅覚ニューロンの軸索は再生する．これらは，成体の哺乳類脳において軸索再生能力を維持している唯一の例であると考えられている．これらの軸索は，頭部外傷の際の剪断力により切断(軸索切断)される脆弱性がある．
7. C／8. A
解説：それぞれのにおい受容体遺伝子は単一または数個の糸球体で発現する．
9. D／10. C
解説：前頭葉眼窩面皮質は梨状葉皮質から，直接および視床の背内側核を介して，嗅覚情報を受け取る．

第10章
1. D
解説：障害は左上腕に限定されているので，患者にはきわめて選択的な損傷がある．脳幹や脊髄の白質では全身からの軸索群が非常に狭い部位内に混在するので，脳幹や脊髄の白質損傷では単一肢の運動障害は起こりにくい．選択肢の中で，中心前回のみが明らかな体部位局在性がある．さらに，中大脳動脈の細い皮質枝の閉塞が起こると，中心前回に位置する一次運動野の上腕領野は選択的に損傷される．
2. A
解説：内側および外側運動皮質は四肢筋群を再現する．中大脳動脈と脳底動脈の分布域は四肢と体幹の制御に関わる神経路と神経核を含む．
3. C／4. B／5. A
解説：赤核脊髄路は外側運動路であり，脊髄の側索を下降する．他の運動経路と同様に，赤核脊髄路は介在ニューロンおよび運動ニューロンの両方にシナプス結合する．
6. D／7. A
解説：運動皮質では，足領野は前大脳動脈の分布領域である．
8. B／9. C／10. B

第11章
1. C
解説：運動核群が感覚核群よりも腹側に位置する脊髄とは異なり，脳幹尾側部では両者は別の位置関係となる．そこでは第四脳室が発達するため，感覚核群は外側に移動する．中脳では，唯一の脳神経感覚核である三叉神経中脳核が動眼神経核より背側に位置しているので，脊髄における同様に感覚核と運動核は背腹関係にある．中脳では，

狭い中脳水道は感覚核を移動させない。
2. A／3. D／4. B／5. D／6. B／7. A
解説：顔面神経核の運動ニューロンは発生途上で脳室表面から腹側へ，そしておそらく尾側へ移動したであろう。その結果，顔面神経核から発した運動ニューロンの軸索は特有の脳内軌道をたどる（図11.9）。仮にその移動が失敗していたとすると，顔面神経核は正常な位置よりも背側の脳室底近くに留まっていることになるであろう。腹側は予想できない。これはさらなる移動を意味する。尾側も予想できない。これもより大きな移動を意味する。最後に外側は誤った方向への移動を意味するであろう。
8. B
解説：疑核は，吻側部に位置する運動ニューロンは咽頭筋群を支配し，尾側部に位置する運動ニューロンは喉頭筋群を支配するという吻尾方向の構成をなす。舌は舌下神経核内の運動ニューロンで支配される。血圧制御は，孤束核と迷走神経背側運動核のより大きな機能である。
9. C／10. A
解説：後下小脳動脈（PICA）は前側索系の上行性軸索を栄養するので，反対側の四肢と体幹の痛覚消失が起こる。同側顔面の痛覚消失は，三叉神経脊髄路と脊髄路核の損傷による。この場合，顔面の触覚は失われない。顔面の触覚は，橋に位置する三叉神経主感覚核で中継される。

第12章

1. B
解説：後脊髄動脈は延髄の背外側部を栄養するが，それは前庭神経核群より尾側部である。前庭神経核群より吻側部は前下小脳動脈（AICA）が栄養する。
2. A／3. B
解説：その名称とは異なり，外側前庭脊髄路は内側運動路の一つである。
4. D／5. C
解説：動眼神経損傷後に正面を向いたときの眼の位置は"外下方"である。
6. A
解説：滑車神経で支配される上斜筋の下方視への貢献は，眼球の内転時により大きくなるので，そのときより大きな垂直複視となる。この際は上斜筋のもう一つの機能である内方回旋は弱くなるので，頭部を横方向に傾けたときの複視，つまり捻転複視が生じる。これは頭部を対側方向に傾けることによりしばしば代償される。最後に，水平方向の複視は，外側または内側直筋の制御麻痺によって引き起こされる。
7. C
解説：垂直注視中枢は内側縦束吻側間質核である。傍正中橋網様体は水平注視中枢であり，外転神経核に作用する。
8. C／9. A／10. D
解説：左側の外転神経核は損傷されない，そうでなければ左眼球は外転しないであろう。バージェンス運動は正常なので左側の内側直筋は麻痺していない。

第13章

1. D
解説：小脳テントは小脳を，その上に覆い被さる後頭葉と側頭葉から引き離す。それゆえに腫瘍によっても両方の部分は接触しない。
2. A／3. D／4. B
解説：小脳損傷では四肢の運動徴候は一般に同側性である。この理由はその経路が二重交叉であるからである。すなわち，最初に小脳の出力路が交叉し，第2に運動路が交叉する。小脳への主要な入力路である後脊髄小脳路と楔状束核小脳路は同側性である。
5. A
解説：橋核を介する情報の経路により小脳の制御回路にもう一つの交叉を追加する。小脳出力路が二重交叉であることが同側性制御となるために，皮質-橋-小脳路は大脳皮質による典型的な交叉性制御を回復させることになる。
6. D／7. B／8. C
解説：この状況は，下オリーブ核からの登上線維と橋核からの苔状線維の消失が主として生じているであろう。登上線維は顆粒細胞ではなくプルキンエ細胞にシナプス結合する。苔状線維はプルキンエ細胞やバスケット細胞ではなく顆粒細胞にシナプス結合する。
9. B
解説：赤核は小脳出力を受けるが，赤核は小脳への直接出力はない。
10. C
解説：実質的にすべての皮質領野-運動野，運動前野，および連合野から橋核に投射し，橋核は苔状線維を歯状核よりもより多く小脳皮質に送る。これは，小脳の非運動機能に関わると同時に，認知や情動に重要な大脳皮質領野を，小脳を介して動作に影響を与える経路でもある。

第14章

1. 赤丸印の部位を外方（左）から内方（右）への順に列記する。島皮質（痛覚，内臓感覚，味覚の再現部位），前障（大脳皮質との連絡を有し，意識に関与するらしい），被殻（運動機能），淡蒼球外節（間接路を構成する。線条体からの入力を受け，視床下核に投射する），淡蒼球内節（直接路を構成する。大脳基底核の出力線維を視床と脳幹に送る），内包後脚（視床皮質投射線維が上行し，皮質の投射線維が下行する），視床（皮質下の部位から大脳皮質に向かう情報を中継する），第三脳室に張り出した視床間橋（左右の視床を連絡する）。
2. D／3. B／4. A
解説：パーキンソン病でドーパミンが消失した場合，直接路を活性化する原動力が減少するため運動緩慢をきたす。
5. C
解説：淡蒼球内節から起始する線維がレンズ核ワナおよびレンズ核束を通る。黒質網様部から起始する線維はこれらの線維束を通らない。
6. B／7. C／8. A
解説：ハンチントン病は常染色体優性の遺伝病である。父

親はハンチントン病が進行しており，息子にも運動亢進などの初期症状が出現し始める。
9. B／10. A

第15章

1. D
解説：下垂体はトルコ鞍の中にあり，視交叉はトルコ鞍の直上に位置する。腫瘍が増大すると，骨で囲まれたトルコ鞍から背側部に膨隆し，視交叉を圧迫する。

2. A／3. B
解説：視床下部からの下行性自律神経路は内側前脳束を通り，脳幹に達する。

4. C／5. C／6. A
解説：この男性はナルコレプシーである可能性が高い。睡眠に伴う筋緊張の消失はカタプレキシーであり，しばしばナルコレプシーに付随する。視床下部外側野のオレキシン含有ニューロンの数はナルコレプシー患者の脳内で減少していることが報告されている。

7. C
解説：隆起漏斗核は，神経伝達物質として前脳領域にヒスタミンを放出する。ヒスタミンは標的ニューロンを活性化する。抗ヒスタミン剤は血液脳関門を透過するため，ヒスタミンの作用を阻害し，眠気を催す。

8. A／9. D／10. B
解説：これらは左頭部における交感神経作用の消失を示す症候である。これらの症候は左側における視床下部，下行性視床下部投射経路，脊髄，上頸神経節あるいは頸部交感神経線維の損傷によって起こる。損傷部位は他の徴候によって決定される。例えば，運動失調が付随する場合には延髄の背外側部の損傷，四肢麻痺が付随する場合には脊髄の損傷である可能性が高い。

第16章

1. D
解説：大脳変性疾患は，一般により多くのグリアまたはグリア瘢痕と置き換わることなしにニューロンが消失する。結果として，患った脳部位の大きさは小さくなる。頭蓋腔は一定の容積なので，患った脳部位の近くの脳室/中脳水道が拡大する。第1章と第14章を振り返ると，ニューロン変性が側脳室の明らかな拡大と関係しているアルツハイマー病やハンチントン病の患者のMRIを見ることができる。

2. C
解説：島皮質後部は，痛覚と内臓感覚の一次大脳皮質領野である。

3. A
解説：顔貌認知は側頭葉後内側部の複合機能である。空間認知は頭頂葉後部皮質がかかわる。発話の情緒的内容は，ブローカ野が存在する左大脳半球とは反対側の右前頭葉で識別される。

4. D
解説：海馬傍回は正式には海馬体の一部ではなくて，大脳皮質の多くの異なる連合野から入力を受ける。

5. A／6. B／7. D／8. D／9. C／10. B

用語解説 [　]内は訳注

あ

アーガイル・ロバートソン瞳孔 Argyll Robertson pupil：遠近調節の減退は少なく、対光反応の欠如と縮瞳とに特徴づけられる瞳孔症状。神経梅毒で高頻度に出現する。

アセチルコリン acetylcholine：運動ニューロンや、マイネルトの基底核および脚橋被蓋核などのニューロンが持つ神経伝達物質。

アセチルコリンエステラーゼ acetylcholinesterase：アセチルコリンを分解する酵素。

圧受容器 baroreceptor：血圧受容器。

アテトーシス（アテトーゼ） athetosis：ゆっくりとした不規則な不随意運動。

アドレナリン作動性 adrenergic：神経伝達物質あるいは神経修飾物質としてアドレナリンを使うこと。

アブミ骨 stapes：中耳の耳小骨の一つ。空気圧の変化を鼓膜から卵円窓に伝えるために重要である。アブミ骨底が卵円窓に付着する。

アマクリン細胞 amacrine cell：網膜にある介在ニューロン。

アルツハイマー病 Alzheimer disease：初老期認知症の一つ。

暗点 scotoma：視野の内にある島状の視野欠損。生理的な盲点も含む。

一次運動野 primary motor cortex：頭部、四肢と体幹の運動の制御に関わるニューロンを含む。運動ニューロンに直接シナプスするニューロンも含む。4野に相当する。

一次感覚（求心性）線維 primary sensory (or afferent) fiber：体性感覚受容器。後根神経節ニューロン。

一次嗅覚ニューロン primary olfactory neuron：におい分子を神経シグナルに変換する。嗅上皮内に存在する。

一次嗅皮質 primary olfactory cortex：嗅索の軸索が到達する領域として定義される。側頭葉の吻内側部と前頭葉の基底表面に存在する。古皮質に相当する［嗅球は大脳皮質の一部なので、嗅索の軸索が終止する領域は一次嗅皮質ではなく、二次嗅皮質とするのが一般的である］。

一次視覚野 primary visual cortex：後頭葉に存在し、視覚に関与する。

一次前庭求心性線維 primary vestibular afferent：前庭の有毛細胞を支配する。主として前庭神経核と小脳に終止する。

一次体性感覚野 primary somatic sensory cortex：体性感覚、主に機械的感覚と四肢の位置覚に関与する。中心後回に存在し、細胞構築学的に3野、1野および2野に相当する。

一次聴覚野 primary auditory cortex：側頭葉の横側頭回（ヘシュル Heschl 回）に位置し、大脳皮質において聴覚情報を最初に処理する部位。

一過性脳虚血性発作 transient ischemic attack (TIA)：脳の局所への血流の一時的中断（虚血）によりその部位に一過性機能消失が起こる。一過性機能消失は数分〜数時間続く。

意味記憶 semantic memory：新しい言葉の意味を含め、事実、人々および物などに関する記憶と知識。

インスリン insulin：膵臓のランゲルハンス島のB細胞から分泌されるホルモンであり、視床下部の回路を経由して食物摂取を抑制する。

咽頭 pharynx：消化管の一部で、食道と口腔を結ぶ。のど。

咽頭反射 gag reflex：口腔後部の刺激に対する咽頭筋の定型的収縮であり、この反射の求心路は舌咽神経で、遠心路は迷走神経である［嘔吐反射とも言う］。

ウィリス[動脈]輪 circle of Willis：間脳の腹側表面にある動脈の輪状吻合。

ウェルニッケ野 Wernicke area：言語理解にとって重要な部位。上側頭回の後部（22野）に存在する。

うつ depression：持続的に失望感や落胆感をいだく精神障害で、しばしば集中力の低下や無気力感や自殺念慮を伴う。

運動亢進徴候 hyperkinetic sign：振戦、チック、舞踏病、アテトーシスなどの制御不能で多発する異常な不随意運動。

運動性言語野 Broca area → ブローカ野

運動性視覚路 visual motion pathway：主に網膜の大細胞性神経節細胞に始まり、V5野から最終的には頭頂葉後部領域へ投射する神経路。

運動性脳神経核 motor cranial nerve nucleus：体性および鰓弓性運動ニューロンの細胞体を含有する。副交感神経節前運動ニューロンを含む神経核は典型的な自律神経性運動核（柱）である。

運動前野 premotor cortex：6野の皮質外側面に位置する運動前野皮質の一部。

運動前野皮質 premotor cortical region：運動の計画に関与する。前頭葉の6野、23野および24野に存在する［運動前野、補足運動野および帯状回運動野を含む］。

運動単位 motor unit：単一のα運動ニューロンとそれが支配するすべての筋線維数。

運動低下徴候 hypokinetic sign：運動緩慢（遅い動き）bradykinesia や的確に始動しない動きなどの、動作が緩慢であったり動作頻度が減る異常な不随意運動。

運動ニューロン motor neuron：末梢に投射し、横紋筋とシナプス結合をする軸索を有する中枢神経系ニューロン（体性あるいは鰓弓性運動ニューロン）、および自律神経節後ニューロンや副腎髄質細胞とシナプス結合する中枢神経系ニューロン。

運動野の小人間像（ホムンクルス） motor homunculus：一次運動野における体の筋の分布。構成は身体構成に類似する。

S状静脈洞 sigmoid sinus：横静脈洞からの静脈血を受けて内頸静脈に注ぐ硬膜静脈洞の一つ。両側に位置する。

S状の sigmoid：S字状（アルファベットのSのような形）をなす。

エディンガー・ウェストファル核 Edinger-Westphal nucleus：眼球内の平滑筋を動かして瞳孔の大きさやレンズの屈曲度を変化させる副交感神経節前ニューロンが存在する。

エピソード記憶 episodic memory：時空間的に起こった出来事（例えば先週一人の友人と会ったこと）をおぼえること。

MRI magnetic resonance imaging → 磁気共鳴撮像

MRA magnetic resonance angiography → 磁気共鳴血管造影

M細胞 M cell：広い樹状突起分枝を有する大型の網膜神経節細胞で，主として視野内の動きに敏感に反応する[Y細胞 または大型細胞とも呼ばれる]．

L-ドーパ L-dopa → ドーパミン

(四肢の)遠位筋 distal muscle：四肢の筋群，特に肘関節[と膝関節]より遠位の筋群で，主として外側下行性運動路によって支配されている．

嚥下困難 dysphagia：食塊などを飲み込む機能の障害．

エンケファリン enkephalin：神経伝達物質の一つ．

遠心性 efferent：神経系に存在する，ある構造体からの出力情報を伝える軸索．筋や腺を支配する運動性軸索とは同義ではない．

延髄 medulla[oblongata]：脳の大区分の一つで，後脳の一部．

延髄外側症候群 lateral medullary syndrome(ワレンベルク症候群 Wallenberg syndrome)：後下小脳動脈閉塞時に起きる神経徴候．嚥下困難，眩暈，患側顔面の温度覚・痛覚消失，反対側上・下肢と体幹の温度覚・痛覚消失，小脳失調，およびホルネル症候群 Horner syndrome などが出現する．

延髄後角 medullary dorsal horn：脊髄後角の延髄への延長部．三叉神経脊髄路核尾側[亜]核とも言う．

延髄腹外側部 ventrolateral medulla：脊髄の中間外側核へ投射し，血圧調節に関与するニューロンを含む．

(大脳皮質の)円柱状構造 columnar organization(of cerebral cortex)：大脳皮質表面に垂直な機能単位の円柱(コラム)があり，この円柱内にあるニューロンの受容野は類似している．大脳皮質はこれらの円柱のモザイク状の組合せで構成されている．

横静脈洞 transverse sinus：脳の血液を体循環に戻すための硬膜静脈洞の一つ．

横断面 transverse plane：中枢神経系の長軸に対して直交する面で，背側と腹側の表面を通る．

黄斑 macula lutea：中央に中心窩を有する眼底中心部の呼称．

黄斑回避 macular sparing：視覚野の損傷に際して，網膜周辺部に対応する視野が損なわれても黄斑領域に対応する視野は欠損しない現象．

黄斑回避を伴う対側同名半盲 contralateral homonymous hemianopia with macular sparing：対側同名半側視野の消失があるが，中心視覚(黄斑部)は保たれる視野欠損．一次視覚野の損傷で起こりうる．

黄斑領域 macular region：網膜の黄斑と黄斑周辺部．

大型細胞視覚系 magnocellular visual system：M型網膜神経節ニューロンから起始する網膜，外側膝状体，および視覚野の視覚系構成要素であり，主に動く対象物に反応する．

オキシトシン oxytocin：視床下部の室傍核と視索上核のニューロンより[下垂体後葉へ]分泌されるペプチドホルモン[射乳を促進し，子宮筋の収縮を起こす]．

オヌフ核 Onuf nucleus：仙髄に位置し，肛門と尿道の外括約筋を支配する運動ニューロンを含む．

オリーブ olive：延髄の腹側に見られる隆起で，内部に下オリーブ核が存在する．

オリーブ蝸牛束 olivocochlear bundle：上オリーブ周囲核より蝸牛コルチ器官の有毛細胞へ投射する神経束．オリーブ蝸牛投射 olivocochlear projection とも言う[ラスムッセン Rasumussen の神経束とも言う]．

オレキシン orexin：ヒポクレチン hypocretin とも言う．覚醒状態を維持するために不可欠なペプチド．欠乏によりナルコレプシー narcolepsy という睡眠障害を生じ，摂食にも関わる神経活性物質．

温度受容器 thermoreceptor：温度変化に感受性のある一次感覚ニューロン．

か

外顆粒層 outer nuclear layer：視細胞(杆体と錐体)の細胞体が位置する網膜の層．

介在ニューロン interneuron：その軸索は細胞体が位置する神経核や皮質領野に局所的に留まるニューロン．

階層的構成 hierarchical organization：神経系の個々の部位が互いに異なる機能レベルを構成する神経系の特性．

外側下行性神経路 lateral descending pathway：四肢の筋を支配する前角運動ニューロン集団への下行性線維からなる脊髄の下行性神経路．

外側嗅条 lateral olfactory stria：嗅索から嗅皮質への連絡路．

外側溝 lateral sulcus：側頭葉を前頭葉と頭頂葉から分ける大脳溝．シルビウス溝とも言う．

外側膝状体 lateral geniculate nucleus：視床の視覚中継核．

外側髄板 lateral medullary lamina：淡蒼球外節と被殻を隔てる白質．

外側前庭脊髄路 lateral vestibulospinal tract：[前庭神経外側核に起始し]同側の脊髄前索を下行する．

外側中隔核 lateral septal nucleus：終脳に属する神経核で，大脳辺縁系に含まれる．

外側直筋 lateral rectus muscle：眼を側方に向ける，眼球の外転筋．

外側皮質脊髄路 lateral corticospinal tract：主に前頭葉の運動野に起始し，四肢の随意運動を支配する神経線維からなる下行性神経路．

外側腹側核 ventral lateral nucleus：視床の運動性部分であり，主に小脳核からの情報を受けて運動野と運動前野に投射する．

外側毛帯 lateral lemniscus：脳幹の上行性聴覚路．

外側毛帯核 nucleus of lateral lemniscus：橋の吻側部に位置する聴覚の中継核．

外側網様核 lateral reticular nucleus：小脳前核 precerebellar nucleus の一つ．大脳皮質と脊髄からの情報を小脳半球中間部に伝える．

外転神経(VI) abducens nerve(VI)：第VI脳神経で，外側直筋を支配する．

外転神経核 abducens nucleus：橋にあり，外側直筋支配の運動ニューロンと核間ニューロン[反対側の動眼神経核の内側直筋支配の運動ニューロンを興奮させる]を含む．

海馬 hippocampus：海馬体の構成要素．

外胚葉 ectoderm：胚の最外層を形成する未分化組織．

灰白質 gray matter：主としてニューロンの細胞体を含む中枢神経系の部分．

海馬溝 hippocampal sulcus：歯状回と海馬台を分ける大脳溝であるが，成熟した脳では大部分が不明瞭となる．

海馬采 fimbria：脳弓の一部分で海馬体の一部を被う．

海馬体 hippocampal formation：大部分が側頭葉内に位置する終脳の構造体であり，歯状回，海馬，および海馬台からなり，学習と記憶に関与する．

海馬台 subiculum：海馬体の構成要素．海馬支脚とも言う．

海馬傍回 parahippocampal gyrus：側頭葉内側部にある。海馬体に投射する皮質連合野を含む。

外包 external capsule：被殻と前障の間に位置する白質で、主に皮質連合線維を含む。

蓋膜 tectorial membrane：コルチ器の構成要素。有毛細胞の不動毛が蓋膜の中に埋もれている。

海綿静脈洞内部 intracavernous segment：内頚動脈の海綿静脈洞を通る部分。

外網状層 outer synaptic (or plexiform) layer：視細胞と双極細胞または水平細胞がシナプス結合する網膜の層。

外有毛細胞 outer hair cell：聴覚受容器細胞の一つ。ラセン器（コルチ器）に存在し、聴覚情報のエネルギー変換よりもむしろその感受性の制御に関わるとされる。

外リンパ perilymph：内耳膜迷路と側頭骨の間を満たす液で、細胞外液や脳脊髄液に似る。

下オリーブ核複合体 inferior olivary nucleus complex：小脳に登上線維を送る延髄の神経核群であり、延髄腹側表面の目印であるオリーブをつくる。［オリーブとも言う］。

下顎神経 mandibular nerve：主に顔面下部と口腔の一部に枝を送る三叉神経第3枝［三叉神経第3枝は咀嚼筋への筋枝も含む］。

下顎張（閉口）反射 jaw-jerk (or closure) reflex：顎筋の筋紡錘求心性線維への刺激により自動的に閉口する反射で、下肢における膝蓋腱反射と相同なもの。

下丘 inferior colliculus：中脳尾側部の背側表面に位置し、上行性聴覚路を構成するニューロンが存在する。

蝸牛 cochlea：内耳の聴覚受容器。

下丘外側核 external nucleus：例えばネコが音源に耳を向けるような、動物の聴覚反射に関係する下丘の構成要素。

蝸牛管 cochlear duct → 中央階

（内耳神経の）蝸牛神経 cochlear nerve (of vestibulocochlear nerve)：聴覚を伝える脳神経。

蝸牛神経核 cochlear nucleus：延髄に位置し、蝸牛神経の軸索が終止する脳神経核。［三つの神経核からなる］。

蝸牛神経後腹側核 posteroventral cochlear nucleus：有毛細胞の感受性を調節するニューロン連絡系に関与する。

蝸牛神経前腹側核 anteroventral cochlear nucleus：延髄吻側部に位置し、水平方向の音源定位に重要な蝸牛神経核。

蝸牛神経背側核 dorsal cochlear nucleus：橋にある聴覚中継核であり、聴覚受容器からの一次入力を受け反対側の下丘へ投射する。垂直方向の音源定位機能に関与する。

蝸牛神経腹側核 ventral cochlear nucleus：蝸牛神経核の一つで、水平性の音源定位の情報処理に関わる。

蝸牛頂 cochlear apex：低周波の音を受容する蝸牛の部分。

下丘背側皮質 dorsal cortex (of inferior colliculus)：下丘の背側面部位。

下丘腕 brachium of inferior colliculus：下丘から内側膝状体への出力路。

顎下神経節 submandibular ganglion：口腔粘膜腺、顎下腺および舌下腺を支配する副交感神経節後ニューロンが存在する。

核間性眼筋麻痺 internuclear ophthalmoplegia：外転神経核と動眼神経核との間の内側縦束の損傷により核間ニューロンの軸索に神経情報伝導の遮断が生じて、損傷の反対側を見るとき患側の眼球が内転できない状態。

核間ニューロン internuclear neuron：外転神経核にあるニューロンで、衝動性水平眼球運動の制御シグナルを反対側の動眼神経核に伝える。

拡散強調磁気共鳴像 diffusion-weighted magnetic resonance imaging：磁気共鳴撮像法の一つで、太い軸索群や神経路の判別が可能である。

顎の固有感覚 jaw proprioception：顎関節の角度を感知する能力であり、三叉神経中脳路核に細胞体がある一次感覚ニューロンによって伝えられる感覚。

角膜 cornea：強膜の血管のない透明な部分。

下行性運動路 descending motor pathway：大脳皮質や脳幹に起始して脊髄へ至る神経路で、脊髄前角や中間帯に最も密に終止する。

下行性痛覚抑制系 descending pain inhibitory system：侵害受容器から脊髄後角を経由して脳幹に達する痛覚情報を抑制する神経回路網で、縫線核のセロトニン作動性ニューロンと脳幹網様体のノルアドレナリン作動性ニューロンが脊髄後角に投射する系の中で主なものと考えられている。

下行性投射ニューロン descending projection neuron：下行性神経路に軸索を出す起始ニューロン。

下矢状静脈洞 inferior sagittal sinus：大きな硬膜静脈洞の一つ［大脳鎌の自由縁を走行する］。

下斜筋 inferior oblique muscle：眼球の内転時、眼球を上転させる外眼筋。

下小脳脚 inferior cerebellar peduncle：主として小脳への求心路からなる神経路。

下神経節 inferior ganglion：内臓を支配する迷走神経と舌咽神経の一次内臓性感覚ニューロンの細胞体が存在する部位。

下垂体後葉 posterior lobe (of pituitary gland)：視床下部の室傍核ニューロンと視索上核ニューロンの軸索と軸索終末を含み、軸索終末からは体循環の毛細血管との接触部でバゾプレッシン（ADH）とオキシトシンを分泌する。

下錐体静脈洞 inferior petrosal sinus：大きな硬膜静脈洞の一つ。

下垂体前葉 anterior lobe of pituitary gland：下位の内分泌腺を制御するホルモンを分泌する上皮細胞を含む。

下垂体柄 infundibular stalk：視床下部と下垂体との間の連結部で、漏斗柄または漏斗茎とも呼ばれる。

下垂体門脈循環 pituitary portal circulation：正中隆起と下垂体前葉の毛細血管網間をつなぐ静脈。

下側頭回 inferior temporal gyrus：視覚の形態認知機能に重要。

下唾液核 inferior salivatory nucleus：頭部の外分泌腺を支配する副交感神経節前ニューロンが存在する。

カタプレキシー cataplexy：意識消失がないのに起こる筋緊張の一過性消失。

下直筋 inferior rectus muscle：眼球の外転時、眼球を下転する外眼筋。

滑車神経（IV） trochlear nerve (IV)：上斜筋を支配する運動神経線維を含む脳神経。

滑車神経核 trochlear nucleus：上斜筋を支配する運動ニューロンを含む神経核。

活樹 arbor vitae：小脳の矢状断面で見られる白質の分枝パターン。

滑動性追跡眼球運動 smooth pursuit eye movement：ゆっくり動く物体を連続的に追跡する眼球運動。

下頭頂小葉 inferior parietal lobule：外側溝より上部に位置

し，言語や認知などの多様な高次脳機能に重要な部位．

カハール間質核 interstitial nucleus of Cajal：中脳吻側部にあり，短い下行性運動神経路を出して目と頭の動きを制御する．

かゆみ itch：主にヒスタミンによりつくられる感覚．

かゆみ受容器 pruritic receptor：かゆみの感覚に関わる感覚受容器であり，ヒスタミンで活性化される．

顆粒細胞 granule neuron：小脳皮質の唯一の興奮性介在ニューロンで，平行線維を出す［海馬体の歯状回，嗅球などにも同名のニューロンが存在する］．

顆粒層 granular layer：小脳皮質の最深層に位置する細胞層で，主として顆粒細胞，ゴルジ細胞，および苔状線維の軸索終末を含む．

眼窩回（眼窩前頭回） orbital gyrus (orbitofrontal gyrus)：大脳皮質のうち前頭葉の下面で眼窩上壁に接する部分．

眼窩回内側部 medial orbital gyrus：前頭葉眼窩回内側部 medial orbitofrontal gyrus と同義．

感覚亜種 submodality：感覚種の中の種類．例えば視覚における色覚，味覚における苦味，体性感覚における疼痛など．

感覚種 modality：それぞれの感覚の質に対応する感覚の種類（例えば痛覚）．

感覚性脳神経核 sensory cranial nerve nucleus：脳神経によって伝達される感覚情報を処理する神経核．

感覚の sensory：外界あるいは体内からのいろいろな刺激に関係して惹起される．

眼球運動ループ oculomotor loop：前頭葉の眼球運動関連領域（前頭眼野）と大脳基底核の間に形成される神経回路．

眼球振盪 nystagmus → 眼振

眼球優位円柱 ocular dominance column：一次視覚野のニューロンの円柱状構造．同側もしくは対側どちらか一方の眼球網膜からの入力を受ける．

幹細胞 stem cell：ニューロン，グリアおよび他のタイプの細胞に分化しうる多様な能力を持った細胞．

冠状の coronal：冠状縫合に平行な断面あるいはイメージング面で，大脳半球と間脳を通る横断面に平行な面に等しい．

眼振 nystagmus：眼球の不随意性で速い律動的な運動．

眼神経 ophthalmic nerve：三叉神経の第一枝で主に眼窩，前頭部の体性感覚を支配する．

間接皮質路 indirect cortical pathway：大脳皮質に起始し，最初に脳幹でシナプスした後，脊髄のニューロンにシナプスする運動性神経路．

間接路 indirect path：線条体から起始し，淡蒼球の外節と視床下核で中継され，淡蒼球内節［および黒質網様部］に至る大脳基底核内の神経路．動作の阻止に関与する．

杆体 rod：光受容細胞で，弱い光の受容に重要．

杆体双極細胞 rod bipolar cell：網膜内にある介在ニューロンで，杆体からの情報を神経節細胞に伝える．

貫通路 perforant pathway：嗅内皮質から歯状回への投射線維からなる神経路．

眼動脈 ophthalmic artery：内頸動脈が硬膜を貫く直前に出す枝で，視神経管を通過して眼窩に分布する．外頸動脈の枝と吻合し，内頸動脈の閉塞時には側副循環として機能する．

間脳 diencephalon：発生的には二次脳胞の一つであり，成熟脳では視床と視床下部がその大部分を占める．

γ-アミノ酪酸 γ-aminobutyric acid (GABA)：中枢神経系における主要な抑制性神経伝達物質．

顔面神経（Ⅶ） facial nerve (Ⅶ)：橋延髄境界部から出る脳神経で，表情筋，アブミ骨筋および顎二腹筋後腹を支配する運動ニューロンの軸索を含む．

顔面神経核 facial nucleus：橋に位置し，表情筋，アブミ骨筋および顎二腹筋後腹を支配する運動ニューロンの細胞体を含む．

顔面神経丘 facial colliculus：橋の脳室（背側）表面の高まりであり，顔面神経膝と外転神経核の存在により形成される．

緩和時間 relaxation time：磁気共鳴撮像（MRI）において，プロトン（水素イオン）がもとのエネルギー状態，すなわち電磁波によって励起される前の定常状態に復帰するまでに要する時間．

機械受容器 mechanoreceptor：機械的刺激を受容する感覚受容器．

機械受容性求心性線維 mechanoreceptive afferent fiber：機械的刺激を受容する感覚神経線維．

疑核 nucleus ambiguus：延髄の脳神経核の一つで舌咽神経，迷走神経および副神経に軸索を送り，咽頭筋，喉頭筋を支配する運動ニューロンを含む．副交感神経節前ニューロンも含む．

偽眼瞼下垂 pseudoptosis：眼瞼の部分的下垂．

季節性気分変動症 seasonal affective disorder (SAD)：秋冬などの夜長の季節に症状が出やすいうつ病の一型．

偽単極ニューロン pseudounipolar neuron：成熟した状態では単一の軸索のみを有し，［軸索は細胞体から出るとすぐに2本に分かれ］ほとんど樹状突起を持たないニューロン（例として後根神経節ニューロンがある）．

（扁桃体の）基底外側核群 basolateral nuclei (of amygdala)：感覚系や皮質連合野からの情報を受ける扁桃体の部分．

（マイネルトの）基底核 basal nucleus (of Meynert)：神経伝達物質としてアセチルコリンを産生するニューロンが存在し，大脳皮質の全域に広く投射する．

基底細胞 basal cell：味覚受容細胞に分化する細胞で，幹細胞であると考えられている．

基底板 basilar membrane：音に反応して振動するコルチ器の一部分．この膜が機械的に変位すると聴覚有毛細胞が刺激される．

基底有毛細胞 basal hair cell：蝸牛の基底膜上にある聴覚有毛細胞．

気道防御反射 airway protective reflex：液体や塊が気管に入るのを防ぐために喉頭を閉じる反射．

企図振戦 intention tremor：運動の終点に達したときに生じる四肢遠位部のゆっくりとした振動性の動きであり，小脳の機能不全または損傷により引き起こされる．

希突起膠細胞 oligodendrocyte：グリア（神経膠細胞）の一つで，中枢神経系で軸索周囲に髄鞘（ミエリン鞘）を形成する．

キヌタ骨 incus：耳小骨の一つで，他の二つの耳小骨の間にあり，鼓膜からの空気圧を卵円窓に伝える．

機能局在 functional localization：特定の機能に関係する脳領域を同定すること［あるいはそういう脳領域が存在すること］．

機能神経解剖学 functional neuroanatomy：特定の機能を行うために協調して作動する神経系の様々な部分を［形態学的に］解析すること．

機能的磁気共鳴撮像 functional magnetic resonance imaging (fMRI)：ニューロンの活動と相関のある血液の酸素飽和度をモニターすることができる磁気共鳴撮像法の一つ．

基板 basal plate：脊髄や脳幹の運動核群が生じる神経管の神経上皮腹側部分。

脚 peduncle：多数の軸索からなる構造体。

脚間窩 interpeduncular fossa：左右の大脳脚の間の空間。

脚間槽 interpeduncular cistern：脳脊髄液が大脳脚の間で貯まるクモ膜下槽の一つ。

脚橋[被蓋]核 pedunculopontine (tegmental) nucleus：淡蒼球内節より投射を受ける橋の神経核。コリン作動性ニューロンを含み、覚醒制御や移動調節など広汎な機能に関係する。

逆行性鼻嗅覚 retronasal olfaction：咽頭口部から来た分子が嗅上皮内の嗅細胞を活性化する。

嗅覚 smell：5大感覚の一つ。

嗅覚識別 olfactory discrimination：におい物質を個々に識別する能力。

嗅球 olfactory bulb：終脳の一部でその底面に位置する。嗅神経が入力し、嗅皮質に出力する。

球形嚢 saccule：直線加速度を感知する前庭 (耳石) 器官。

嗅結節 olfactory tubercle：嗅索より入力を受ける前脳腹側表面の領域。嗅覚に加えて情動にも関わるとされる。

嗅溝 olfactory sulcus：前頭葉の下面にある大脳溝であり、嗅球と嗅索がこの溝を走る。

嗅索 olfactory tract：嗅球と脳内のその他の嗅覚領域を相互に連絡する軸索を含む。

弓状核 arcuate nucleus：内分泌機能と摂食の調節に重要な視床下部の神経核。

球状核 globose nucleus：小脳核の一つで、栓状核と共に中位核を形成し、小脳半球中間部からの情報を中継する。

球状体 bulb：延髄と橋を指す古語で、一般には皮質脳幹投射系を記載するときに使用された (皮質核路 corticonuclear tract を参照)。

嗅上皮 olfactory epithelium：嗅粘膜のうち嗅覚細胞が存在する領域。

嗅神経(I) olfactory nerve (I)：嗅粘膜より篩骨篩板を経て嗅球でシナプス結合する嗅細胞の中枢突起を言う。

急速眼球運動 saccadic eye movement → 衝動性眼球運動

嗅内野 entorhinal cortex → 内嗅領皮質

嗅脳溝 rhinal sulcus：側副溝の前方延長上にある溝で、海馬傍回と外側の側頭葉領域を区分する。

峡 isthmus：発生過程の橋と中脳との間の狭い部分で、成熟脳では峡は橋吻側部に含まれる。

橋 pons：脳の大区分の一つ。

橋延髄境界部 pontomedullary junction：橋と延髄の境目。

橋延髄網様体 pontomedullary reticular formation：多くの運動核、感覚核、および統合核を含み、とりわけ覚醒、内臓、および骨格筋制御に重要である。

境界域 border zone：脳動脈の末端灌流域で、異なる動脈分布域との境界部。

境界域梗塞 border zone infarct：それぞれの脳動脈分布域の末端境界部に生じる血液供給障害 [極端な血圧低下時に起こる]。

境界溝 sulcus limitans：脊髄や脳幹で、発生段階の感覚関連部位と運動関連部位を分ける溝。

橋核 pontine nucleus：同側の大脳皮質からの情報を反対側の小脳皮質と小脳核に、特に小脳皮質外側部と歯状核に中継する。

橋屈 pontine flexure：橋の部分で発生の際に生じる屈曲。

胸鎖乳突筋 sternocleidomastoid muscle：両側の筋が働くと頭部を屈曲または伸展し、一側の筋が働くと頭部の同側への側屈と反対側への回旋が起こる。

胸髄 thoracic (cord)：脊髄節の一部。ヒトでは12髄節ある。

胸髄核 Clarke nucleus → クラーク核

橋槽 pontine cistern：橋延髄境界の付近で脳脊髄液が貯留する場所。

橋底部 base of pons：橋の腹側部を占め、主として橋核と、大脳皮質に起始する下行性軸索を含む。

強膜 sclera：眼球を被う結合組織性の膜。

橋網様体傍正中部 paramedian pontine reticular formation → 傍正中橋網様体

局所神経解剖学 regional neuroanatomy：神経系のある箇所における構造体どうしの空間的関係を調べること。

虚血 ischemia：酸素が飽和した血液の組織への供給が減少すること。

虚血性脳卒中 ischemic stroke：動脈の閉鎖により下流の血流停止で起こる脳卒中発作。

起立性低血圧 orthostatic hypotension：起立時に全身の血圧が突然低下することであり、時に体位性低血圧と呼ばれる。

(四肢の) 近位筋 proximal limb muscle：肩と股の動きを支配する筋。

筋紡錘受容器 muscle spindle receptor：筋内にある伸張受容器。その感受性が遠心性に制御されている。

崩れた体部位局在 fractured somatotopy：感覚あるいは運動の体部位局在が崩れて、同じ身体部位が中枢神経系の中で何カ所にも表現されていること。

屈曲 flexure：脳脊髄軸あるいは胚軸の屈曲。

クモ膜 arachnoid mater：脳および脊髄を包む3種類の髄膜のうち中層の膜。

クモ膜下腔 subarachnoid space：外層のクモ膜と内層の軟膜の間。脳と脊髄の表面を被い、そこに脳脊髄液が溜まっている。

クモ膜顆粒 arachnoid granulations：脳脊髄液がクモ膜下腔から静脈系に注ぐ部位の一方向性の弁装置。

クモ膜絨毛 arachnoid villi：クモ膜顆粒と同義。

クラーク核 Clarke nucleus：後脊髄小脳路を形成して同側性に小脳に投射するニューロンが存在する神経核。

グリア glia：神経系における主要な細胞で、その数はニューロンのおよそ10倍である。

グルタミン酸 glutamate：中枢神経系のニューロンにおける主要な興奮性神経伝達物質。

グレリン ghrelin：胃の内分泌細胞によって分泌されるタンパク質で、食物摂取を促進する作用がある。

頸屈 cervical flexure：発生過程の中枢神経系に出現する屈曲で、中脳に位置し、成熟後も残る。

痙縮 spasticity：筋緊張が速度依存性に増強した状態。成長過程あるいは成熟期でも皮質脊髄路が障害されると起こる。

頸髄 cervical [cord]：脊髄の頸部で、第1頸髄節から第8頸髄節まで合計八つ存在する。

痙性麻痺 spastic paralysis：痙縮を伴って、骨格筋を随意的に動かせなくなった状態。

経頭蓋磁気刺激 transcranial magnetic stimulation (TMS)：磁気エネルギーの単一のパルスがニューロンを活性化する非侵襲性の脳刺激法であり、反復TMS (rTMS) には連続パルスを用いる。

頸動脈サイホン carotid siphon：内頸動脈の一部分 [眼動脈分

岐部あたりから前・中大脳動脈分岐部あたりまでの内頸動脈のU字状の屈曲部分]．
頸動脈循環 carotid circulation：前循環 anterior circulation と同義[脳へ血液供給する動脈は内頸動脈系と椎骨動脈系の2系統あり，前者を前循環，後者を後循環 posterior circulation と言う]．
頸動脈洞 carotid sinus：血圧受容器．
血液脳関門 blood-brain barrier（BBB）：血中の物質が中枢神経系へ侵入することを防ぐための細胞性の特殊構造．
血液脳脊髄液関門 blood-cerebrospinal fluid barrier：血中の物質が脳脊髄液中へ浸出することを防ぐための特殊構造．
血管造影図 angiogram：血管の放射線医学的画像．
結合腕傍核 parabrachial nucleus：孤束核から間脳に，内臓感覚を中継する神経核．橋吻側部に位置する．
楔状束 cuneate fascicle：脊髄神経ニューロンから出る上行性軸索束で，体幹上部（第6胸椎より上方），上肢，頸部および後頭部からの機械的感覚を伝える．
楔状束核 cuneate nucleus：楔状束線維から機械的感覚情報を受け取った楔状束核ニューロンは反対側の視床後腹側核に投射する．
楔状束核小脳路 cuneocerebellar tract：外側楔状束核[副楔状束核]から起始して下小脳脚を通り小脳に至る神経路．
結節 tubercle：丸い節状または隆起状をなし，その内部に位置する神経核または皮質部位の目印となる高まりである．楔状束結節と薄束結節は延髄背側部に位置し，嗅結節は前脳基底部の腹側表面に位置する．
顕現記憶 explicit memory：事実の意識的回顧で，陳述記憶と同義．
原始皮質 archicortex → 原皮質
減退した筋伸張反射 reduced myotatic reflex：筋伸張反射あるいは腱反射の強さが減じた状態．
瞼板筋 tarsal muscle：眼瞼挙筋の活動を助ける平滑筋．交感神経系の支配を受ける．
原皮質 archicortex：3層構造を示す原始的な大脳皮質．海馬体（歯状回，海馬，海馬台）が代表例．
溝 sulcus（sulci）：みぞ
鉤 uncus：海馬体の前部と扁桃体にまたがる側頭葉内側部の膨らんだ部位．
口蓋 palate：口腔の上部に位置するドーム状の部位．
後外側核 lateral posterior nucleus：視床の神経核の一つで，頭頂葉後部に投射する．
後外側腹側核 ventral posterior lateral nucleus：後索核（脊髄神経）由来の感覚情報が処理される視床後腹側核の外側部分．
後外側裂 posterolateral fissure：小脳後葉と片葉小節葉とを境する裂．
後角 dorsal horn：脊髄灰白質のI層〜VI層からなり，入力する体性感覚，とりわけ痛覚，温度覚およびかゆみなどの情報を処理する．
後下小脳動脈 posterior inferior cerebellar artery（PICA）：延髄の背外側部と小脳の下部（尾部）を栄養する動脈．
交感神経系 sympathetic nervous system：自律神経系の構成要素．
交感神経節前ニューロン sympathetic preganglionic neuron：交感神経系のニューロンで，その細胞体が中枢神経系内に位置し，交感神経節後ニューロンあるいは副腎髄質細胞とシナプスする．

項屈 cervical flexure → 頸屈
後交通動脈 posterior communicating artery：内頸動脈の枝で後大脳動脈につながるもの．前循環と後循環をつなぎ，動脈側副路を確保する．ウィリス動脈輪の一部．
後交連 posterior commissure：左右の脳幹を中脳領域でつなぐ交連．光刺激されていない側の眼の瞳孔反射を司る軸索は後交連を通る．
後根 dorsal root：脊髄神経の感覚根．
後根神経節 dorsal root ganglion：一次感覚ニューロンの細胞体の集合部であり，脊髄神経節と同義である．その末梢神経線維は後頭部，頸部，四肢および体幹の皮膚や深部に分布する．
後根神経節ニューロン dorsal root ganglion neuron：末梢性軸索突起が後頭部，頸部，四肢および体幹の皮膚や深部に分布し，細胞体が脊髄神経節に存在する一次感覚ニューロン．
交叉 decussation：神経線維が正中線を越えて反対側へ走行する部位．
後索 dorsal column：脊髄背側面に位置する機械的感覚の上行性神経路であり，薄束は下肢と下半身からの感覚情報を伝え，楔状束は上肢，上半身，頸部および後頭部からの感覚情報を伝える．
後索核 dorsal column nucleus：楔状束核と薄束核からなり，後索を上行した機械的感覚情報を受ける．
後索-内側毛帯系 dorsal column-medial lemniscal system：機械的感覚（触覚，振動覚，圧覚，四肢の位置覚）に関わる神経路，神経核および大脳皮質野領の総称．
交叉する decussate：正中線を越えて反対側へ走行する．
高次聴覚野 higher-order auditory area：音の複雑面を処理する側頭葉部位であり，主要な入力をより低次の聴覚野（例えば一次聴覚野）から受ける．
後循環 posterior circulation：椎骨動脈と脳底動脈による血液供給系．
鉤状束 uncinate fasciculus：前頭葉と側頭葉を相互に結ぶ連合線維の束．
後小脳切痕 posterior cerebellar incisure：小脳の後葉に見られる浅い溝．
後正中中隔 dorsal median septum：脊髄後索正中部で左右の後索を隔てる結合組織．
後脊髄小脳路 dorsal spinocerebellar tract：クラーク核[胸髄核]に起始し，下小脳脚を通り同側性に小脳に至る神経路[背側脊髄小脳路とも言う]．
後脊髄動脈 posterior spinal artery：主に脊髄後索と後角に血液を送る動脈．
梗塞 infarction：血流の停止により起こる組織の死．
後大脳動脈 posterior cerebral artery：視床に加え後頭葉と側頭葉の一部に血液を供給する動脈．
後中間中隔 dorsal intermediate septum：楔状束と薄束を隔てる結合組織．
喉頭蓋 epiglottis：飲食物の嚥下時に喉頭を閉じて気管への誤嚥を阻止する喉頭の器官．
後前切痕 preoccipital notch：大脳半球の外側面において，側頭葉と後頭葉との境界の一部をなす目印．
後頭体節 occipital somites：頸部と後頭部が発生する体節．
喉頭閉鎖反射 laryngeal closure reflex：食塊や液体が気管に入らないように喉頭の内転筋群が自動的に収縮して喉頭を閉鎖する反射．

後頭葉 occipital lobe：大脳葉の一つ。

後内側腹側核 ventral posterior medial nucleus：三叉神経由来の感覚情報が処理される視床後腹側核の内側部分。

後脳 metencephalon：二次脳胞の一つ。橋と小脳が形成される。

後腹側核 ventral posterior nucleus：体性感覚情報を処理する視床核。一次体性感覚野に投射する[ventrobasal nucleus, ventrobasal nuclear complex とも言う]。

鉤ヘルニア uncal herniation：小脳テント上の占拠性病変の増大に伴って生じる鉤の内方変位。

後方の posterior：背部方向。

硬膜 dura mater：3種類の髄膜の中で最も強靭で，かつ最外層にある。外側部の骨膜層と内側部の髄膜層からなる。

硬膜下腔 subdural space：硬膜とクモ膜の間にある潜在的な間隙。

硬膜下血腫 subdural hematoma：硬膜とクモ膜の間にある潜在的な間隙への出血。

硬膜静脈洞 dural sinus：硬膜の髄膜層の間に形成される複数の空間であり，脳を還流した静脈血と脳脊髄液がここを介して体循環系に戻される。

(後角)膠様質 substantia gelatinosa：後角のⅡ層。痛覚，温度覚およびかゆみの入力を処理する。

抗利尿ホルモン antidiuretic hormone：視床下部で産生され，下垂体後葉で血中に入り，腎臓における原尿の濃縮に働く[バゾプレッシン vasopressin とも言う]。

交連 commissure：軸索が正中を横切る神経路。

交連下器官 subcommissural organ：脳室周囲器官の一つ。後交連の近傍にある。

交連後脳弓 postcommissural fornix：脳弓の主要部分。主に海馬台から乳頭体に投射する軸索を含む。

交連前脳弓 precommissural fornix：主に海馬から起始して中隔核に終止する軸索を含む脳弓の小部分。

交連ニューロン commissural neuron：大脳皮質に存在するニューロンで，脳梁を通って対側の大脳皮質に投射する軸索を有する。

小型細胞視覚系 parvocellular visual system：P型網膜神経節ニューロンから起始する網膜，外側膝状体，および視覚野の構成要素であり，主に刺激の色，大きさ，および形に反応する。

黒質 substantia nigra：大脳基底核の構成要素。網様部と緻密部よりなる。

黒質線条体ドーパミン作動系 nigrostriatal dopaminergic system：中脳の黒質緻密部から主に被殻ならびに尾状核の背外側部に投射する神経路。

黒質線条体路 nigrostriatal tract：黒質線条体線維が走行する神経路。

黒質緻密部 substantia nigra pars compacta：黒質の一部分で，ドーパミンを含み線条体に広く投射するニューロンが存在する。

黒質網様部 substantia nigra pars reticulata：黒質の一部分で，GABAを含み主に視床に投射するニューロンが存在する。

鼓索神経 chorda tympani nerve：顔面神経(Ⅶ)の枝で，求心性の味覚線維を含む。

鼓室階 scala tympani：蝸牛のラセン状の管の一つで基底膜の下にあり，外リンパを含む。

固縮 rigidity：パーキンソン病に起こる症状で受動的関節運動に抵抗を示す。時にこの抵抗が周期的に減少するため，歯車様固縮が現れる。

孤束 solitary tract：味覚線維および内臓感覚線維の中枢枝が孤束核内に終止する前に集まって走行する神経路。

孤束核 solitary nucleus：味覚および内臓感覚情報を受けて処理し，結合腕傍核や視床など脳幹や間脳に投射するニューロンを含む。

孤束核尾側部 caudal solitary nucleus：延髄尾側部に位置し，内臓感覚機能に重要。

骨格筋運動ニューロン skeletal somatic motor neuron：体節由来の骨格筋にシナプスをつくるニューロン。

骨格筋運動ループ skeletomotor loop：大脳基底核回路の一つで，運動野と運動前野を含む。

古皮質 paleocortex：6層の細胞構築を示さず，広義の嗅脳系に相当する大脳皮質。大脳半球の底部に位置し，島皮質の一部を含み，後方では海馬傍回や脳梁膨大後部皮質などを含む。

鼓膜 tympanic membrane(ear drum)：外界の音圧変化に反応して振動する隔膜で，中耳の耳小骨と結合する。

(後角)固有核 nucleus proprius：脊髄後角Ⅲ，Ⅳ層に相当し，体性感覚を伝える一次求心性線維が終止する。

コリン作動性 cholinergic：神経伝達物質としてアセチルコリンを用いるニューロン。

コルサコフ症候群 Korsakoff syndrome：アルコール中毒症やビタミンB_1欠乏症の患者に起こる健忘症の一型。乳頭体と内側視床の一部分が変性した場合に見られる。

ゴルジ腱受容器 Golgi tendon receptor：筋収縮によってつくり出される張力を感知する機械受容器。

ゴルジニューロン Golgi neuron：小脳皮質の抑制性介在ニューロン。

コルチ器 organ of Corti：ラセン器とも言う。内耳にあり，音の振動を神経活動に変換する感覚器官。

混合神経 mixed nerve：体性感覚性軸索および運動性軸索からなる末梢神経。

根性痛 radicular pain → 神経根痛

根動脈 radicular artery：前および後脊髄動脈と共に脊髄に血液を供給する分節性の動脈。

コンピュータ断層撮影 computerized tomography：組織の一断面のイメージングを可能にする技術。CTとも言う。

さ

最外包 extreme capsule：前障と島皮質との間に位置する白質で，主として皮質連合線維を含む。

鰓弓 branchial arch：gill arch とも言われ，発生中の頭頸部の領域にあり，多くの脳神経がこの鰓弓と関連して発生する。

鰓弓性運動ニューロン柱 branchiomeric motor column：鰓弓から発生した筋を支配する運動ニューロンの細胞体が吻尾方向に配列していること。

鰓弓性の branchiomeric：鰓弓由来の。

細径軸索 small-diameter axon：痛み，温度およびかゆみ(ヒスタミンで誘発される)に感受性を持つ求心性線維。

最後野 area postrema：延髄尾側部の血液脳関門(BBB)が欠除する部分で，血行性毒素の感知や嘔吐調節に重要。

鰓節性の branchiomeric → 鰓弓性の

細胞構築学 cytoarchitecture：ニューロンの細胞体の密度をもとにして大脳皮質を形態的に特徴づける方法[ニッスル

染色標本により細胞体の密度だけでなく細胞体の形，大きさや配列も考慮する］．

（ニューロンの）細胞染色 cell stain：ニューロンの細胞体を可視化する方法で，ニッスル染色はその一つ．

（ニューロンの）細胞体 cell body：細胞核が位置するところで，そこから軸索や樹状突起が突出する．

作業記憶 working memory：これから行おうとする行動の計画や決定のために使われる一時的な情報の保持．

索状体内側部 juxtarestiform body ⟶ 傍索状体

サッケード saccade ⟶ 衝動性眼球運動

3a 野 area 3a：ブロードマンの皮質領野の一つで，筋の固有感覚が入力する一次体性感覚野であり，平衡覚に関わる．

三叉神経（V） trigeminal nerve（V）：頭部と口腔の大部分を支配する感覚線維と顎筋を支配する運動線維が混合する脳神経．

三叉神経運動核 trigeminal motor nucleus：顎筋を支配する運動ニューロンを含む神経核．

三叉神経視床路 trigeminothalamic tract：三叉神経脊髄路核から視床への神経路．

三叉神経主感覚核 main（or principal）trigeminal sensory nucleus：橋の三叉神経感覚核で，顔面と口腔の機械受容感覚を中継する．

三叉神経小脳路 trigeminocerebellar pathway：三叉神経脊髄路核から小脳への神経路．

三叉神経脊髄路 spinal trigeminal tract：三叉神経脊髄路核に終止するまで三叉神経求心性線維が脳幹を下行する神経路．

三叉神経脊髄路核 spinal trigeminal nucleus：延髄から橋尾側部にかけて存在する三叉神経核群の一つで，尾側・中間・吻側亜核に区分される．これらの亜核は多様な機能を持っているが，そのうちで最も重要なものは痛覚，温度覚およびかゆみの中継である．

三叉神経節 trigeminal ganglion：筋紡錘を支配する一次感覚ニューロンを除いてすべての三叉神経の一次感覚ニューロンの細胞体が集合するところで，半月神経節とも呼ばれる．

三叉神経中脳路 mesencephalic trigeminal tract：顎筋伸張受容器からの軸索を含む．

三叉神経中脳路核 mesencephalic trigeminal nucleus：咀嚼筋の伸張受容器を支配する一次感覚ニューロンの細胞体を含む神経核．感覚受容ニューロンの細胞体を含む中枢神経系で唯一の領域．核というよりも神経節により類似する．trigeminal mesencephalic nucleus とも言う．

三叉神経毛帯 trigeminal lemniscus：三叉神経主感覚核から起始し，視床へ向かって上行する神経路．

散瞳 pupillary dilation ⟶ 瞳孔散大

視運動性反射 optokinetic reflex：視覚情報に依存する動眼反射．前庭動眼反射を補う．

CNS central nervous system ⟶ 中枢神経系

ジェンナリ線条 stria（or stripe）of Gennari：一次視覚野のⅣB層にある有髄神経線維束．視覚情報の処理のため，大脳皮質野の局所間を相互に連絡する神経線維束．

視蓋 optic tectum：中脳蓋を形成し，上丘と同義語．

視蓋脊髄路 tectospinal tract：上丘深層から脊髄への下行性神経路．

視蓋前域核 pretectal nuclei：中脳と間脳との境界部に存在し，対光反射に関与する．

視覚 vision：5大感覚の一つ．

視覚前野 extrastriate cortex ⟶ 非線条野皮質

視覚における動きの経路 motion pathway（for vision）：動いている視覚刺激の速度と方向を識別する回路．

視覚における形の経路 form pathway（for vision）：視覚刺激における形の識別特性に特化した回路であり，この回路の情報は対象物の認知に用いられる．

耳下腺 parotid gland：多量の唾液アミラーゼを含んだ唾液を分泌する最大の唾液腺．舌咽神経（Ⅸ）の支配．

弛緩性麻痺 flaccid paralysis：筋緊張の消失を伴う筋の収縮不能状態．

色覚円柱 color column：一次視覚野の主としてⅡ層とⅢ層に存在し，全体として円柱形をなすニューロン群であり，色覚ブロブ color blob とも呼ばれる．

磁気共鳴血管造影 magnetic resonance angiography（MRA）：磁気共鳴撮像 magnetic resonance imaging（MRI）の応用法の一つ．血管内を流れる血液の動きをもとに血管系を描出する手法．

磁気共鳴撮像 magnetic resonance imaging（MRI）：脳画像検査の一つ．主として組織の含水量をもとにした断層像から画像を組み立てる．磁気共鳴画像とも言う．

色素上皮 pigment epithelium：視細胞層の外側にある．貪食作用により杆［・錐］体外節部の更新を助ける．

四丘体 colliculi：中脳の背側部にある四つの小丘，すなわち上丘と下丘からなる．上丘は衝動性眼球運動のコントロールに重要であり，下丘は聴覚情報を中継する．quadrigeminal body とも言う．

糸球体 glomerulus：神経膠細胞によって取り囲まれた，ニューロンの細胞体と突起の集合体．糸球体内の構造は周囲のニューロンと物理的に隔てられていて，基本的な機能的情報処理単位に相当することが多い．

糸球体周囲細胞 periglomerular cell：嗅球の抑制性介在ニューロンで，嗅細胞からの入力を受け，近傍の糸球体の僧帽細胞を抑制する．

四丘体槽 quadrigeminal cistern：上丘と下丘の上に横たわるクモ膜下槽の一つ．

軸索 axon：活動電位にコード化された神経情報を伝導するように特化したニューロンの突起部分．

軸索終末 axon terminal：神経伝達物質を放出するシナプス前部．

視交叉 optic chiasm：鼻側半分の網膜神経節細胞に由来する軸索が交叉する部位．

視交叉上核 suprachiasmatic nucleus：概日リズムに重要な視床下部の神経核．生物時計の中枢である．

自己受容性感覚 proprioception：体の位置覚であり，通常は単一の四肢またはその一部の他の四肢または部位に対する位置覚である．

篩骨 ethmoid bone：頭蓋骨の一つで，嗅粘膜から出た嗅神経が篩骨の篩板にある多数の小孔を通って嗅球に入る．

篩骨篩板 cribriform plate：篩骨の一部で，細かい多数の小孔が開いており，嗅上皮から出た嗅神経がここを通って嗅球に達する．

視索 optic tract：視交叉と外側膝状体の間の神経路．網膜神経節細胞の軸索の一部．

視索上核 supraoptic nucleus：大細胞性神経分泌ニューロンを含む．下垂体後葉内でオキシトシンとバソプレッシンを分泌し，全身性の循環にのせる．

視索前野 preoptic area：下垂体前葉からの性腺刺激ホルモン放出制御や睡眠覚醒の調節など，多様な機能を果たす．

視索前野睡眠中枢 preoptic sleep center：覚醒から睡眠への移行を制御する視床下部の睡眠中枢．

視索前野腹外側部 ventrolateral preoptic area：覚醒を促進する他の視床下部神経核や脳幹への抑制性結合を介してレム(REM)睡眠とノンレム(non-REM)睡眠を促進する．

支持細胞 supporting cell：味蕾を構造的に支え，おそらくは栄養的にも補助している．

C字状の C-shaped：終脳に存在する多くの構造体の形を説明するときに使用する．

四肢の位置覚 limb position sense：視覚に頼らずに四肢の位置を判別する感覚．

視床 thalamus：情報を大脳皮質に伝達する中継核のうちの主要な部位であり，間脳の構成要素．

歯状回 dentate gyrus：海馬体の一部であり，内嗅領皮質から入力を受けたニューロンは固有海馬[アンモン角]に投射する．

視床下核 subthalamic nucleus：四肢の運動制御に関与する大脳基底核の一つ．損傷により，片側バリズムが生じる．大脳基底核の間接路の一部をなす．

歯状核 dentate nucleus：小脳核の一つで，小脳半球外側部からの出力を中継する．

視床下溝 hypothalamic sulcus：脳の内側面で視床と視床下部とをほぼ分ける吻尾方向の浅い溝．

視床下部 hypothalamus：間脳の一部で脳の重要な部位．

視床下部外側野(帯) lateral hypothalamus：睡眠，覚醒，摂食などの統合的活動を営む視床下部の一部分．

視床下部の腹内側核 ventromedial hypothalamic nucleus：食欲や他の欲求行動を制御するうえで重要．辺縁系からの入力を受ける．

視床間橋 thalamic adhesion：左右の視床がくっついている部位．視床のおよそ80％に存在すると言われている．ヒトでは軸索はここで交叉しない．

耳小骨 middle ear ossicles：鼓膜から卵円窓まで音圧波を伝える三つの骨．

視床前核 anterior nuclei of thalamus[anterior thalamic nuclei]：乳頭体から入力を受け，帯状回に投射する．学習や記憶に関与する．

視床線条体静脈 thalamostriate vein：尾状核や分界条のC字状構造に沿って走行する．

視床束 thalamic fasciculus：小脳核と淡蒼球内節の一部から出る軸索が視床に向かう神経路．

視床枕核 pulvinar nucleus：視床の主要な神経核で，頭頂葉，側頭葉および後頭葉に多様な投射をする．認知と言語機能に関与．

視床放線 thalamic radiation：大脳皮質に投射する視床の神経核群から出る軸索．

矢状面の sagittal：解剖学あるいは画像上で使われる断面で，正中断面(中枢神経系の長軸および背腹方向の正中線を通る平面)に平行する面．

視神経(Ⅱ) optic nerve(Ⅱ)：網膜神経節細胞の軸索からなる．この神経の主要な終止部位は外側膝状体，上丘，中脳と間脳の境界域の神経核，および視床下部である．

視神経円板(視神経乳頭) optic disk：網膜神経節細胞の軸索が網膜より出る部位．

視神経交叉 optic chiasm → 視交叉

耳神経節 otic ganglion：唾液分泌器官の耳下腺を支配する副交感神経節後ニューロンを含む．

耳石器 otolith organs：内耳の卵形嚢と球形嚢を指し，直線加速度を感知する平衡感覚器官．

耳側半網膜 temporal hemiretina：網膜の耳側半分．

肢帯筋 girdle muscle：肩関節または股関節の構成部分と，それより近位部に付着している骨格筋．

膝 genu：*genu*は"膝"のラテン語で，脳梁や顔面神経に見られるような，急激な屈曲を持つ構造体を指すときに用いられる．

膝蓋腱反射 knee-jerk reflex：膝蓋腱の叩打により自動的に下腿が伸展する反射．大腿四頭筋の筋紡錘(伸張受容器)が刺激されて生じる．

膝下野 subgenual cortex：脳梁膝の下方に位置する皮質領野であり，臨床的うつ病に関わっているので，難治性うつ病における脳刺激部位となっている．

室間孔(モンロー孔) interventricular foramen(of Monro)：脳脊髄液や脈絡叢が側脳室から第三脳室に入る通路．

失行 apraxia：筋を収縮する身体能力があり，行うべき運動を理解し，かつその意志があるにもかかわらず，指示された運動が正しく行えない病態．

失語症 aphasia：読書，書字または発話の能力が低下する特徴を有する言語障害．

膝神経節 geniculate ganglion：中間神経(顔面神経の一部)に神経線維を出す一次感覚ニューロンの細胞体の集合部．

失調 ataxia：不調和できわめて不正確な運動．典型的には小脳損傷で生じる．

室頂核 fastigial nucleus：小脳核の一つで，小脳虫部の出力を内側下行運動路へ伝える．

室傍核 paraventricular nucleus：大型神経内分泌細胞，小型神経内分泌細胞，および自律神経機能を調節する下行性投射ニューロンを含む視床下部の神経核．

CT computerized tomography → コンピュータ断層撮影

シナプス synapse：ニューロン間で神経伝達物質が放出され，情報が伝達されるように特殊化した接合部位．シナプス前軸索終末，シナプス間隙，シナプス後膜の三つの要素で構成される．

シナプス間隙 synaptic cleft：シナプスにおいてニューロン間にある狭い細胞間隙．

シナプス後ニューロン postsynaptic neuron：シナプスの構成要素．シナプス前ニューロンがシナプス結合する．

シナプス前終末 presynaptic terminal：シナプスを構成する軸索終末．

シナプス前ニューロン presynaptic neuron：シナプスの構成要素．シナプス後ニューロンに情報を伝達する．

自閉スペクトラム障害 autism spectrum disorder：社会的交流の欠如，言語や非言語によるコミュニケーション障害およびステレオタイプな行動表出を伴う病態．

視放線 optic radiation：外側膝状体から一次視覚野へ投射する神経路．側脳室後角の外側壁を形成する．

視野 visual field：見えているすべての領域．

視野欠損 visual field defect：視野の一部が欠落した状態あるいは部位．

シャーファー側枝 Schaefer collateral：海馬CA3領域のニューロンから出る軸索の側枝のことで，CA1領域のニューロンとシナプスをつくる．

自由神経終末 bare[free]nerve ending：侵害刺激，温度刺激

およびかゆみを産生する物質に対して感受性がある神経終末。

終脳 telencephalon：大脳半球を生み出す二次脳胞の一つであり、前脳胞から生じる。

周波数局在性 tonotopic organization：コルチ器の周波数感受性に基づいて、聴覚情報が中枢で再現されること。

終板 lamina terminalis：脳室系（第三脳室）の吻側端部分。

終板傍回 paraterminal gyrus：第三脳室吻側壁の吻側にあり、かつ脳梁吻の腹側にある大脳回。

終板脈管器官 vascular organ of lamina terminalis：第三脳室の前壁に存在する室傍脳周囲器官で、血液脳関門を欠く。この部位のニューロンは室傍核大細胞部へ投射する。organum vasculosum of lamina terminalis とも言う。

終末神経節 terminal ganglion：節後ニューロンを含む副交感神経節。迷走神経からの入力を受ける。節後ニューロンの軸索が支配する構造（器官）そのものの中に位置する。

縮瞳 miosis：瞳孔括約筋の収縮により瞳孔が小さくなること。

樹状突起 dendrite：ニューロンの神経情報受容部。

出血性脳卒中 hemorrhagic stroke：動脈の破綻により引き起こされる状態。動脈から高い圧力で血液が漏れ出るので、出血周囲の組織が障害を受ける。

受容膜 receptive membrane：ニューロンの細胞膜において、神経活性物質あるいは特定の刺激に対して感受性のある受容体を含む部分。

シュワン細胞 Schwann cell：末梢神経系の軸索周囲に髄鞘をつくるグリア（神経膠細胞）。

順行性 anterograde：ニューロンの細胞体から軸索終末へ向かう方向。代表的には、変性（ワーラー Waller 変性を参照）あるいは軸索流のパターンにかかわる。

上衣細胞 ependymal cell：脳室表面を裏打ちする上皮様細胞。

上オリーブ外側核 lateral superior olivary nucleus：両耳間強度差に対して感受性を持つニューロンを有する。高周波音の水平方向音源定位に関与する。

上オリーブ内側核 medial superior olivary nucleus：両耳間時差に対して感受性を持つニューロンを有する。低周波音の水平方向音源定位に関与する。

上オリーブ複合体 superior olivary nuclear complex：入力してくる聴覚情報の処理に関与する。水平方向の音源定位に特に重要である。[上オリーブ核とも言う]。

小塊 blob → ブロッブ

上顎神経 maxillary nerve：主に口唇、頬、口腔の一部に枝を送る三叉神経感覚枝[三叉神経の第2枝]。

松果体 pineal gland：日周期性のあるメラトニン分泌器官として働く。交感神経の支配を受ける。

上眼瞼挙筋 levator palpebrae superioris muscle：上まぶたを挙上する筋。

上丘 superior colliculus：中脳吻側部に位置し、衝動性眼球運動（サッケード）を制御する。

上丘腕 brachium of superior colliculus：網膜から上丘への入力路。

衝撃運動 ballistic movement：初期速度が大きな運動。

条件付け味覚嫌悪 conditioned taste aversion：体調を崩す食物をすぐに拒絶するという非常に強固な学習形態。

小膠細胞 microglia：食作用あるいは清掃作用を持つ中枢神経系のグリア（神経膠細胞）の一種。感染あるいは障害に対して反応する。大膠細胞の対義語。

上行性神経路 ascending pathway：中枢神経系の低位から高位へ情報を送る神経路。脊髄や脳幹の体性感覚路を記載するときに典型的に使われる。

小細胞性神経分泌系 parvocellular neurosecretory system：脳室周囲帯に多くあり、正中隆起に軸索を投射する視床下部ニューロン。

（赤核の）小細胞部 parvocellular division (of red nucleus)：赤核の一部で、赤核オリーブ路を形成し、下オリーブ核に投射する小型ニューロンを含む部分。

上矢状静脈洞 superior sagittal sinus：硬膜静脈洞の一つ。直静脈洞に血液を送る。

上斜筋 superior oblique muscle：眼球が内転時は眼球を下転し、外転時は眼球を内旋する。

上小脳脚 superior cerebellar peduncle：主に、小脳核から脳幹と視床へ向かう軸索が通る神経路。

上小脳動脈 superior cerebellar artery：橋の吻側部と小脳を養う。脳底動脈から分岐した長周回枝。

上神経節 superior ganglion：迷走神経と舌咽神経とに存在する。体性感覚を伝える求心性線維の細胞体を含む。

上錐体静脈洞 superior petrosal sinus：硬膜静脈洞の一つ。S状静脈洞に血液を送る。

小節 nodulus：小脳（虫部）の一部。眼球運動と頭部運動の前庭性制御に重要。

上側頭回 superior temporal gyrus：聴覚と言語理解に関与する。

上唾液核 superior salivatory nucleus：副交感神経節前ニューロンを含み、その軸索は中間神経（Ⅶ）を通る。

上直筋 superior rectus muscle：眼球を上転させる外眼筋。

衝動性眼球運動 saccade：注視点を一点から他の点へ急速に動かす眼球運動。サッケードとも言う。

上頭頂小葉 superior parietal lobule：空間定位[の認知]に重要である。

小脳 cerebellum：後脳の一部分で、運動の自動的調節を行い、また多くの複雑な感覚機能と認知機能を自動化する役割も担っていると考えられる。

小脳回 folia：小脳皮質の薄いひだ。

小脳核 cerebellar nucleus：小脳皮質より深部に位置する室頂核、中位核（球状核と栓状核）および歯状核の総称。

小脳橋角 cerebellopontine angle：小脳と脳幹が連結する部位[に形成される空間]。

小脳後葉 posterior lobe of cerebellum：小脳の前葉と片葉小節葉の間に位置する小脳皮質部分であり、小葉Ⅵ〜Ⅸからなる。

小脳糸球体 cerebellar glomerulus：小脳皮質の基本情報処理単位で、一つの苔状線維の軸索終末（シナプス前部）と、多数の顆粒細胞の樹状突起と数本のゴルジ細胞の軸索（シナプス後部）からなる。

小脳視床路 cerebellothalamic tract：小脳核から視床への出力神経路。

小脳テント cerebellar tentorium：小脳の背側に突出する硬膜の一部で、小脳と後頭葉との間に位置し、これより後方が後頭蓋窩である。

小脳半球外側部 lateral cerebellar hemisphere：大脳小脳の皮質部分であり、主に運動のプランニングに関わる。

小脳半球中間部 intermediate hemisphere：四肢と体幹の制御に関与する小脳皮質の部分。

静脈造影 venogram：放射線を用いて撮影する静脈画像。

小葉 lobule：脳葉内の区分名。
初節 initial segment：ニューロンの細胞体と軸索との連結部位であり，電気信号の統合と軸索を伝導する活動電位の発生に重要な部位。
触覚 touch：5大感覚の一つ。tactile sense とも言う。
鋤鼻器官 vomeronasal organ：フェロモンを感知するのに重要な末梢嗅覚器であり，動物においては機能的な構造体としてよく記載されているが，ヒトでの機能には異論がある。
自律神経系 autonomic nervous system：臓器の調節に関与する末梢神経系の一部分で，交感神経系と副交感神経系の二つから構成されている。
自律神経性運動ニューロン柱 autonomic motor column：脊髄や脳幹で吻尾方向に配列する交感神経や副交感神経の節前ニューロンからなる細胞柱。
シルビウス溝 Sylvian fissure, Silvian sulcus：頭頂葉と前頭葉から側頭葉を分けている。外側溝とも呼ばれる。
侵害刺激 noxious stimulus：組織傷害刺激であり，機械的刺激，温度刺激，あるいは様々な外傷を引き起こす刺激が侵害刺激となる。
侵害受容器 nociceptor：侵害刺激あるいは組織傷害的な刺激に対して特異的に活動電位を発する体性感覚受容器。
侵害性の noxious：組織傷害的な。
神経外胚葉 neuroectoderm：外胚葉のうち，神経系に分化する部分を言う。神経板と同義。
神経核 nucleus：中枢神経系におけるニューロンの細胞体集合部。
神経下垂体 neurohypophysis：下垂体の中で神経外胚葉より分化する部分を指し，バゾプレッシンおよびオキシトシンが分泌される。
神経活性物質 neuroactive compound：神経機能に影響を与える化学物質。
神経管 neural tube：中枢神経系を形成する胚の管状構造。神経管壁に存在する細胞はニューロンやグリアを生みだし，管内の空間は脳室系になる。
神経溝 neural groove：ニューロンやグリアが増殖しない神経管の正中部。ここに底板が形成される。
神経膠細胞 glial cell → グリア
神経根痛 radicular pain：単一の皮節あるいは数個の隣接する皮節の分布域に限局した痛み。
神経節 ganglion：中枢神経系以外でのニューロンの細胞体の集合部。
神経節細胞 ganglion cell：網膜の投射ニューロンで，その軸索は視神経を通り，間脳と中脳に終止する［もっと一般的には末梢神経の感覚ニューロンを指す］。
神経節細胞層 ganglion cell layer：網膜細胞層の最内層に位置し，神経節細胞の細胞体が存在する。
神経単位 neuron → ニューロン
神経堤 neural crest：末梢方向に移動していく神経管の背側の細胞塊。中枢神経系の外側に存在するニューロンの細胞体はすべて神経堤に由来する。またシュワン細胞やクモ膜・軟膜なども形成する。
神経伝達物質 neurotransmitter：ニューロンを興奮または抑制する低分子量の化合物（代表的な例としてグルタミン酸，γ-アミノ酪酸，アセチルコリンなどがある）。
神経板 neural plate：そこから神経系が形成されてくる背側外胚葉領域。
神経分節 neuromere：発生過程の菱脳に見られる分節構造。

神経変性 neural degeneration：ニューロンの構造と機能が壊れること。
神経誘導 neural induction：胚の背側外胚葉の一部が神経系を形成するために必要とされる過程。
神経路 tract：中枢神経系内を走行する軸索束。
神経路画法 tractography：脳内の局所における水分子の拡散方向に関する情報に基づいて神経路の位置を同定するMRI法の一つ（拡散MRI）であり，一般に用いられる神経路画法は拡散テンソル画像（DTI）である。
振戦 tremor：震えが見られる［不随意］運動。
深大脳静脈 deep cerebral vein：間脳と脳幹の一部からの静脈血を導出する静脈。
伸張反射 myotatic reflex：筋内の機械受容器は短潜時で，単シナプス性または多シナプス性に運動ニューロンを興奮あるいは抑制する（例えば，膝蓋腱反射）。
振動覚 vibration sense：体の機械的振動を感知し識別する感覚能力。
新皮質 neocortex：系統発生学的に最も新しい大脳皮質の領域。ヒトでは皮質のほとんどをなしている。6層あるいはそれ以上の層からなる。
深部脳刺激 deep brain stimulation（DBS）：電極を用いて脳の特定部位を電気刺激する方法で，運動障害の治療のために大脳基底核に最も多く使われる。
髄鞘 myelin sheath：活動電位の伝導を速めるため末梢性および中枢性軸索の周りを被っている。末梢ではシュワン細胞により，中枢神経系では希突起膠細胞により形成される。
（視床）髄条 stria medullaris[thalami]：第三脳室の側壁に沿って走る神経路。中隔核から手綱に向かう軸索を含む。
髄鞘染色 myelin stain：髄鞘を染める染色法。
髄節間ニューロン intersegmental neuron：異なる脊髄節を連絡する脊髄の介在ニューロンであり，脊髄固有ニューロン propriospinal neuron とも呼ばれる。
髄節性の segmental：脊髄の髄節構造に合致する性質。
髄節内介在ニューロン segmental interneuron：軸索が同一髄節のみに分布するニューロン。
髄節内ニューロン intrasegmental neuron：ニューロンの軸索が細胞体の存在する髄節に限局している局所性脊髄介在ニューロン［髄節内介在ニューロンと同義］。
錐体 cone：光の波長（すなわち色）に敏感な網膜内の光受容器。
錐体 pyramid：延髄内部の腹側面に位置する神経路であり，皮質核路と皮質脊髄路を含む下行性皮質線維からなる。
錐体交叉 pyramidal decussation：主に運動野と運動前野から発した錐体細胞の軸索が正中線を横切るところ。延髄［尾側部］に位置する。
錐体細胞 pyramidal neuron(cell)：特徴的な錐体状の細胞体を有する大脳皮質の投射ニューロン。
錐体前索路 ventral (or anterior) corticospinal tract → 前皮質脊髄路
錐体双極細胞 cone bipolar cell：網膜中に存在する介在ニューロンで，錐体からのシグナルを神経節細胞に伝える。
錐体内部 intrapetrosal segment：内頚動脈の側頭骨錐体を通る部分。
錐体路 pyramidal tract：大脳皮質の運動野［運動前野皮質および］体性感覚野に起始する下行性の運動制御路。
錐体路徴候 pyramidal sign：皮質脊髄路の損傷によって起こる運動障害。

水頭症 hydrocephalus：脳内の脳脊髄液の貯留により形成される。

髄脳 myelencephalon：二次脳胞の一つ。成熟脳の延髄になる。

髄板内核群 intralaminar nuclei：大脳皮質に汎性投射する視床の神経核で，大脳皮質の活性と覚醒のレベルを調整する。

水平音源定位 horizontal localization of sound：水平面における音源の位置を特定する機能。

水平細胞 horizontal cell：網膜の介在ニューロン。

髄膜 meninx：中枢神経系を被う膜で硬膜，クモ膜および軟膜からなる。

睡眠発作 narcolepsy：日中にも持続的に強い眠気におそわれる病気。意識喪失なしに一時的筋緊張消失を生じる急性発作 cataplexy と関連する病気。

ストリオソーム striosome：線条体において，特定の化学物質（例えばアセチルコリンやエンケファリン）がパッチ状の分布をなす解剖学的区画。

星状膠細胞 astrocyte：血液脳関門の維持や発生時の軸索の誘導など，種々の支持機能を提供するグリア（神経膠細胞）の一つ。

星状細胞 stellate cell：小脳の分子層に存在する抑制性介在ニューロン。もっと一般的には，中枢神経系の小型多極ニューロンの名称として使われる。

正常鼻嗅覚 orthonasal olfaction：外環境からの分子が外鼻孔を通って鼻腔に入り，嗅粘膜の嗅細胞を活性化すること。

生殖行動 reproductive behavior：同じ種の仲間どうしに見られる比較的定型的な行動で，生殖行為に通じる。動物においては，しばしばフェロモンに反応して生殖行動を促進するのに視床下部が重要な役割を演じている。

正中視床核群 midline thalamic nuclei：汎性投射をする視床神経核群。主な投射領域の一つに海馬体がある。

正中矢状面の midsagittal：中枢神経系の縦軸を通り，体を左右[対称]に切半する解剖学的あるいは画像的正中面。

正中中心核 centromedian nucleus：前頭葉と線条体に幅広く投射する視床の非特殊神経核。

正中縫線核群 median raphe nuclei：脳幹の正中線近傍に位置し，伝達物質としてセロトニンを使うニューロン群。

正中隆起 median eminence：下垂体門脈系の一次毛細血管を含み，漏斗柄の近位部に位置する。血液脳関門を欠く。

青斑核 locus ceruleus：ノルアドレナリン作動性ニューロンを含む主要な神経核で，橋吻側部に位置する。

声門閉鎖反射 laryngeal closure reflex → 喉頭閉鎖反射

赤核 red nucleus：四肢の運動制御に役割を演ずる。赤核脊髄路と赤核オリーブ路が起始する。

赤核脊髄路 rubrospinal tract：赤核大細胞部に起始し，脊髄に終止する神経路。

脊索 notochord：発生期に神経管の腹側に位置し[胚子の正中軸および軸性骨格の基礎を供給する]，運動ニューロンの形成など神経管腹側部の発達に重要な物質を分泌する。

脊髄 spinal cord：中枢神経系の大区分の一つ。

脊髄空洞症 syringomyelia：空洞[脊髄が嚢胞性拡大をきたした状態]。

脊髄クモ膜下穿刺 spinal tap：針を腰槽に刺入して脳脊髄液を採取する方法であり，診断検査に最も普通に用いられる。

脊髄固有ニューロン propriospinal neuron：異なった髄節に存在するニューロンを相互に連絡する脊髄の介在ニューロン。髄節間ニューロン intersegmental neuron とも呼ばれる。

脊髄視蓋路 spinotectal tract：四肢や体幹からの体性感覚情報を中脳の背側部に伝える。

脊髄視床路 spinothalamic tract：四肢や体幹からの体性感覚情報を視床に伝える。

脊髄小脳 spinocerebellum：四肢および体幹を制御するために働く小脳部位で，これには虫部と小脳皮質中間部および室頂核と中位核が含まれる。

脊髄小脳路 spinocerebellar tract：運動制御のために四肢および体幹からの体性感覚を小脳に伝達する神経路。

脊髄神経 spinal nerve：それぞれの脊髄髄節につながる混合神経。

脊髄前交連 ventral spinal commissure → 腹側脊髄交連

脊髄中脳路 spinomesencephalic tract：四肢や体幹からの体性感覚情報を中脳に伝える。

脊髄半切症候群 Brown-Séquard syndrome → ブラウン-セカール症候群

脊髄辺縁細胞 spinal border cell：前脊髄小脳路に神経線維を送る。

脊髄網様体路 spinoreticular tract：四肢や体幹からの体性感覚情報を[脳幹]網様体に伝える。

脊髄癆 tabes dorsalis：太径の機械受容線維の変性消失。末期の神経梅毒と関連する。

脊柱管 vertebral canal：脊柱の中にある腔所で，脊髄を入れる。

舌咽神経(Ⅸ) glossopharyngeal nerve(Ⅸ)：延髄に出入りする脳神経。

舌下神経(Ⅻ) hypoglossal nerve(Ⅻ)：延髄から出る脳神経。

舌下神経核 hypoglossal nucleus：舌下神経核ニューロンの存在する部位。

舌下神経核ニューロン hypoglossal motor neuron：舌筋を支配する運動ニューロン。

舌下神経前位核 prepositus nucleus：延髄に存在し，前庭神経核から大量の入力を受ける。眼球の位置の制御に関与する。

節後ニューロン postganglionic neuron：平滑筋や腺のような末梢の自律運動性標的器官へ投射線維を直接送る自律神経ニューロン。

節前ニューロン preganglionic neuron：[細胞体が]中枢神経系に位置する自律神経ニューロン。

セロトニン serotonin：神経活性物質で，5-HT(5ハイドロキシトリプタミン)とも言う。

セロトニン作動性 serotonergic：伝達物質としてセロトニンを使用するニューロン。

前角 ventral horn：脊髄灰白質のⅧ層およびⅨ層。体性運動を制御する運動ニューロンが存在する。

前角外側部 lateral ventral horn：四肢の筋を支配する運動ニューロンが存在する部位。

前角内側部 medial ventral horn：四肢の近位筋と体幹筋を支配する運動ニューロンを含み，内側下行性神経路により支配される。

前下小脳動脈 anterior inferior cerebellar artery (AICA)：橋の尾側部と小脳の一部を栄養する。

前嗅核 anterior olfactory nucleus：嗅球からの情報を脳の他の部位に中継する。

前行性健忘 anterograde amnesia：新しい出来事が記憶できない状態。

前交通動脈 anterior communicating artery：ウィリス動脈輪の一部で，左右の前大脳動脈を連絡する。

前交連 anterior commissure：左右の側頭葉前部と嗅脳系領域を相互につなぐ神経路。

前根 ventral root：運動性軸索が脊髄を出ていく部分。

潜在記憶 implicit memory：手続きと行動の記憶で，非陳述記憶 nondeclarative memory とも言う。

前索 ventral column（anterior funiculus）：前角の内側に位置する脊髄白質領域。主に体幹筋と四肢の近位筋をコントロールする下行性線維を含む。

前循環 anterior circulation：内頸動脈による血液供給。

前障 claustrum：島皮質より深部に位置する終脳の神経核。

栓状核 emboliform nucleus：小脳核の一つで，球状核と合わせて中位核と呼ばれる。

線条体 corpus striatum：終脳の皮質下の核で，大脳基底核の構成要素。尾状核，被殻および側坐核からなる。striatum とも言う。

線条体細胞架橋 striatal cell bridge：尾状核と被殻をつなぐ灰白質で，内包の中に入り込んだ部位。

仙髄 sacral［cord］：脊髄の一部で，5髄節からなる。

前脊髄小脳路 ventral spinocerebellar tract：胸髄，腰髄および仙髄レベルの脊髄介在ニューロンからの情報を小脳へ伝える。運動性神経路の中枢性の情報を脊髄介在ニューロンを介して小脳へ伝えると考えられている。

前脊髄動脈 anterior spinal artery：脊髄の腹半面へ血液を供給する椎骨動脈の枝であり，脊髄の前正中裂を下行して，根動脈の血液も受ける。

前側索系 anterolateral system：痛覚，温度覚およびかゆみを伝える上行性神経路で，脊髄視床路，脊髄視蓋路（脊髄中脳路），および脊髄網様体路を含む。

前大脳動脈 anterior cerebral artery：前頭葉内側面とその皮質下領域を栄養する。

前庭階 scala vestibuli：蝸牛のラセン状の管の一つで前庭膜の上に位置し，外リンパを含む。鼓膜の振動を鼓室階と中央階に伝達する。

前庭小脳 vestibulocerebellum：一次前庭神経線維を単シナプス性に受ける小脳部位。この情報を処理して眼球運動の制御や体の平衡維持に関与する。おおむね片葉小節葉に一致。

前庭神経 vestibular division of CN Ⅷ：第Ⅷ脳神経の構成要素であり，三半規管，卵形囊，および球形囊を支配する。

前庭神経外側核 lateral vestibular nucleus：体幹と四肢の近位筋の運動を制御する重要な神経核。脳幹にあって外側前庭脊髄路が起始し，体の平衡維持に重要。

前庭神経下核 inferior vestibular nucleus：前庭器官からの入力を直接受けて，脳幹や脊髄に投射し，眼球運動の制御と平衡維持に関与する。

前庭神経核群 vestibular nucleus：主に前庭からの求心性線維が投射する神経核群［四つの神経核からなる］。

前庭神経上核 superior vestibular nucleus：前庭神経核群の一つであり，橋に位置する。

前庭神経節 vestibular ganglion：双極性の一次前庭ニューロンの細胞体が集まる部位。スカルパ Scarpa の神経節とも呼ばれる。

前庭神経内側核 medial vestibular nucleus：前庭神経核群の一つであり，頭部と目の協調運動を司る内側前庭脊髄路が起始する。

前庭脊髄路 vestibulospinal tract：前庭神経核群から脊髄に投射する神経路。

前庭動眼反射 vestibuloocular reflex：前庭からの感覚情報に基づく眼球位置の自動的制御。

前庭迷路 vestibular labyrinth：前庭器官が入っている側頭骨内部の腔所。液体（リンパ）で満たされている。

前頭眼野 frontal eye field：眼球運動の調節に重要な前頭葉外側部の領野。

前頭前野 prefrontal cortex：前頭前連合皮質 prefrontal association cortex と同義。

前頭前野内側部 medial prefrontal cortical area：前頭前野の一部。その機能の一つは対象認知機能である。

前頭前野背外側部 dorsolateral prefrontal cortex：行動の企画や作業記憶など多様な高次精神活動に重要な役割を果たす大脳皮質領野。

前頭前野ループ prefrontal cortex loop：前頭前野へ投射する大脳基底核の回路。思考や作業記憶のような高次脳機能に関与する。

前頭前連合皮質 prefrontal association cortex：思考や作業記憶を含む多様な機能に関与する。

前頭葉 frontal lobe：大脳半球の大脳葉の一つ。

前頭葉眼窩回内側部 medial orbitofrontal gyrus：辺縁系連合野の一部。

前頭葉眼窩面皮質 orbitofrontal cortex：前頭葉の下部で眼窩回を含む領野。

前頭連合皮質 frontal association cortex：大脳皮質の外側面と内側面で運動前野より前方に位置し，眼窩面にも位置する主要な連合野。［前頭前野，前頭前連合皮質と同義］。

前脳 forebrain：一次脳胞の最前部に位置する膨らみで，後に終脳と間脳に分かれる。

前脳基底部 basal forebrain：前頭葉より尾側の終脳腹側部であり，（マイネルトの）基底核と，情動および嗅覚に関与する構造体を含む。

前脳胞 prosencephalon：最も吻側の一次脳胞。前脳の構造体である終脳と間脳を生じる。

前皮質脊髄路 ventral (or anterior) corticospinal tract：頸部や上半身の体幹筋と上肢の近位筋を制御する神経路。

前腹側核 ventral anterior thalamic nucleus：運動性視床の一部であり，主として淡蒼球内節から入力を受けて大脳皮質運動野と運動前野に投射する。

前方 anterior：腹側と同義。

前方の frontal：前額部に近いこと。

前脈絡叢動脈 anterior choroidal artery：側脳室の脈絡叢といくつかの深部構造に血液を供給する内頸動脈の枝。

前有孔質 anterior perforated substance：前大脳動脈と中大脳動脈の枝（レンズ核線条体動脈）が貫通する前脳基底部。

前有線野 extrastriate cortex → 非線条野皮質

槽 cistern：クモ膜下腔が広くなった部位で，脳脊髄液が貯留している。

層間ニューロン interlaminar neuron：色彩に感受性のある外側膝状体ニューロンで，一次視覚野の主要細胞層の間に分布している色覚円柱（またはブロブ）に投射する。

双極ニューロン bipolar neuron：2本の神経突起が細胞体の互いに反対側の極から出るニューロン。一次感覚ニューロンが最も一般的である。

臓性運動神経核 visceral motor nucleus：自律神経節前ニューロンの起始核。

臓性(自律性)運動線維 visceral(autonomic)motor fiber：末梢を走行する自律神経系の節前および節後ニューロンの軸索。

臓性感覚の viscerosensory → 内臓感覚の

臓性の visceral → 内臓の

層板状の laminated：ニューロンの細胞体や軸索が明瞭な層をなして区分される形態学的な特性。

僧帽筋 trapezoid muscle：数種類の機能的部位を含み，上肢の重みを支え，さらに肩甲骨の動きに関わる筋。

僧帽細胞 mitral cell：嗅球の投射ニューロン。

相貌失認 prosopagnosia：顔を認知できないこと。

掻痒症 pruritus：かゆみを引き起こす症状。

側坐核 nucleus accumbens：線条体の最吻側レベルで尾状核の腹内側部に連続する部分。薬物耽溺の発症に関与すると言われる。

側索 lateral column：脊髄の白質の一部で，種々の体性感覚路，小脳への求心路，および運動路が通る。

速順応性の rapidly adapting：突然の刺激に対して活動電位が短時間連発した後，スパイク数が急速に減少してほとんど活動電位が見られない状態になるニューロンの反応。

側性 laterality：同側ないし反対側のいずれかの側に偏ること。

側頭極 temporal pole：側頭葉の最吻側部。

側頭葉 temporal lobe：大脳葉の一つ。

側頭葉前部 anterior temporal lobe：特に不安状態などの情動に関与する。

側脳室 lateral ventricle：左右大脳半球の内部にある1対の脳室(前角，体部，房部，後角および下角の各部位からなる)。

側副溝 collateral sulcus：海馬傍回をそれより外側の側頭葉から分ける大脳溝。

側副循環 collateral circulation：特定の構造体に重複して血液供給する動脈系。

束傍核 parafascicular nucleus：前頭葉新皮質と線条体に汎性の投射をする視床神経核。

側方注視麻痺 lateral gaze palsy：核間性眼筋麻痺 internuclear ophthalmoplegia と同義。

咀嚼 mastication：噛みくだくこと。

粗大触覚 crude touch：非識別性触覚であり，後索-内側毛帯系または太径神経線維の損傷でも保持され，無髄のC線維の機械受容器が関わるとされる。

た

第1腰椎 first lumbar vertebra：脊柱管内で脊髄下端のおよその位置のレベルである。

第一裂 primary fissure：小脳の前葉と後葉とを隔てる小脳溝。

体幹筋 axial muscle：体の中心線に近接した筋群で，頸部と背部の運動に働く。体軸筋とも言う。

台形体 trapezoid body：聴覚情報を伝える軸索の交叉部位。

台形体核 nucleus of trapezoid body：橋に位置し抑制性ニューロンより構成される。蝸牛神経前腹側核より入力を受け，上オリーブ外側核へ投射する。上オリーブ外側核と共に，左右の耳に達する音波の位相と強度の差により，音源の水平方向の位置を特定する機構に関わると考えられている。

大膠細胞 macroglia：小膠細胞の対義語として希突起膠細胞・シュワン Schwann 細胞・星状膠細胞・上衣細胞を包括した名称。神経組織の支持と栄養を受け持つ。

対光反射 pupillary light reflex → 瞳孔光反射

大細胞性神経分泌系 magnocellular neurosecretory system：視床下部の視索上核と室傍核に存在する大型ニューロンで，下垂体後葉に軸索を送り，オキシトシンとバソプレシンを放出する。

(赤核)大細胞部 magnocellular division(of red nucleus)：赤核脊髄路が起始し，脊髄に投射する大型ニューロンが存在する赤核領域。

第三脳室 third ventricle：脳室系の構成要素。左右の間脳の間に位置する。

帯状回 cingulate gyrus：大脳半球内側表面に位置するC字状をした大脳回で，前部，中部および後部からなり，情動の安定性や運動の制御を含む多彩な行動機能に関わる。

帯状回運動野 cingulate motor area：帯状回にある運動前野皮質。

帯状回前部 anterior cingulate gyrus：情動に関係が深い帯状回の一部であり，大脳基底核の辺縁系ループの主要なターゲットである。痛覚刺激で活性化される。

苔状線維 mossy fiber：小脳では，脊髄や橋核を含む種々の領域から小脳皮質への主な入力である。海馬では，歯状回の顆粒細胞の軸索がCA3領域のニューロンにシナプス結合する。

苔状線維終末 mossy fiber terminal：大きな軸索終末。小脳糸球体の主構成要素の一つ。

帯状束 cingulum：帯状回の深部に位置する白質中を走るC字状をした連合線維からなる神経路。

体性運動系 somatic motor system：四肢や体幹の筋を制御する神経路およびニューロン。

体性感覚 somatic sensory：体の感覚で，痛覚，温度覚，かゆみ，触覚や位置覚などがある。

体性感覚野の小人間像(ホムンクルス) sensory homunculus：中心後回(一次体性感覚野)に再現される体部位局在性。

体性骨格筋運動ニューロン円柱 somatic skeletal motor column：体性骨格筋を支配する運動ニューロンは脊髄全長の前角に円柱状に集まっている。

体性の somatic：体に関連する。

体節 somite：頸部，四肢や体幹の筋や骨，およびその他の構造が発生する沿軸中胚葉。

大槽 cisterna magna：延髄より背側で小脳より尾側の腔所で，クモ膜下腔の一部をなし，脳脊髄液が貯留している。小脳延髄槽とも言う。

対側同名半盲 contralateral homonymous hemianopia：対側同名半側視野の消失を特徴とする視野欠損。視索，外側膝状体，視放線および一次視覚野のいずれが損傷されても起こりうる。

対側の contralateral：空間的な位置関係を示す用語で，反対側という意味。

(ガレンの)大大脳静脈 great cerebral vein(of Galen)：間脳と終脳深部の構造体からの静脈血を回収する太い静脈。

ダイテルス核 Deiters nucleus：前庭神経外側核の別名であり，外側前庭脊髄路の起始核である。

大動脈弓 aortic arch：動脈圧受容器がある大動脈の部位。

大脳回 gyrus：大脳溝に囲まれた大脳皮質の隆起部。

大脳鎌 falx cerebri：左右の大脳半球の間に位置する硬膜髄膜層の鎌状の部分。

大脳基底核 basal ganglia：大脳皮質と強力に相互連絡する終

脳の神経核群で，運動，認知および情動の各機能を持つ。

大脳基底核の出力核群 output nuclei (of basal ganglia)：淡蒼球内節，腹側淡蒼球，および黒質網様部からなる。

大脳基底核の大脳辺縁系ループ limbic loop of basal ganglia：腹側線条体，腹側淡蒼球，視床背内側核を結ぶ大脳基底核の機能連絡回路。

大脳基底核の内在核群 intrinsic nuclei (of basal ganglia)：淡蒼球外節，腹側淡蒼球，視床下核，黒質緻密部，および腹側被蓋野を含む。

大脳基底核の入力核群 input nuclei (of basal ganglia)：線条体を構成し，主に大脳皮質から入力を受ける。

大脳基底核の連合ループ associative loop (of basal ganglia)：主として前頭葉，頭頂葉および側頭葉の連合野から入力を受けて，前頭前野と運動前野皮質に投射する大脳基底核回路。

大脳脚 base (midbrain)：中脳の最も腹側部分。

（狭義の）大脳脚 basis pedunculi：中脳の腹側部を占め，大脳皮質からの下行性軸索を含む[crus cerebri とほぼ同義]。

（広義の）大脳脚 cerebral peduncle：中脳の腹側部であり，定義としては被蓋と（狭義の）大脳脚からなる。

大脳小脳 cerebrocerebellum：小脳皮質外側部と歯状核からなり，運動の計画に重要である。

大脳半球 cerebral hemisphere：終脳は，左右の大脳半球からなる。

大脳皮質 cerebral cortex：感覚，運動，認知，情動および統合などの多様な機能に重要である終脳の表層部分。

大脳辺縁系 limbic system：情動・学習・記憶の機能に重要な脳領域とそれら脳領域間の相互連絡路とに付された総称。

大脳葉 lobe：大脳皮質の大区分名。

ダイノルフィン dynorphin：神経伝達物質/神経調節物質。

体部位局在性 somatotopy：体の各部位の感覚機能や運動機能が，中枢神経系で部位の相対的位置関係を保って再現されること。

第四脳室 fourth ventricle：脳幹内に位置する脳室系の一部分で，延髄・橋と小脳との間にある。

多極ニューロン multipolar neuron：何本もの複雑な樹状突起を有するニューロンで，軸索は1本。中枢神経系における主要なニューロン型。

太径軸索 large-diameter axon：機械的刺激受容性の感覚ニューロンの軸索。

太径線維の進入口 large-diameter fiber entry zone：太い軸索が脊髄に進入する部位で，リッサウエル路 Lissauer tract の内側にあたる。

手綱 habenula：間脳の一部分であり，松果体より外腹側に位置する。中脳の内側ドーパミン作動系およびセロトニン作動系ニューロンと回路を形成する。

脱抑制 disinhibition：抑制を取り除くことで，結果的には興奮となる。

脱力発作 cataplexy → カタプレキシー

縦軸 longitudinal axis：神経系の吻尾方向または頭尾方向の軸。

単極ニューロン unipolar neuron：細胞体と単一の軸索を有するニューロンで樹状突起に乏しい。

短周回枝 short circumferential branch：主に脳底動脈から分かれた短く細い枝で，正中部から離れた脳幹腹側部を栄養する。

淡蒼球 globus pallidus：大脳基底核を構成する神経核の一つで，内節と外節からなる。

淡蒼球外節 external segment of globus pallidus：大脳基底核の間接路の一部をなし，視床下核に投射するニューロンを含む。

淡蒼球内節 internal segment of globus pallidus：大脳基底核の主要な出力神経核の一つ。

淡蒼球破壊術 pallidotomy：異常運動を軽減するため淡蒼球の一部を破壊する治療法。

弾道運動 ballistic movement → 衝撃運動

遅順応性の slowly adapting：持続する刺激に対するニューロンの反応で，活動電位がゆっくり頻度を減らすかほとんど減らさない反応。

チトクローム酸化酵素 cytochrome oxidase：ニューロン代謝の指標となるミトコンドリア酵素。

中位核 interposed nucleus：球状核と栓状核からなる小脳核。

中央階 scala media：蝸牛内にあるラセン状の管の一つで，内リンパを含む。

中隔核 septal nucleus：この神経核は大脳半球の吻側部に位置し，海馬から情報を受けて視床下部およびその他の領域に投射する。報酬の見積りに関連する領域らしい。

中型有棘ニューロン medium spiny neuron：主要な線条体ニューロンであり，淡蒼球[と黒質]へ投射する。

中間外側核 intermediolateral nucleus：脊髄のおよそT1からL2に分布し，交感神経節前ニューロンが存在する。

中間外側細胞柱 intermediolateral cell column：中間外側核 intermediolateral nucleus と同義。

中間角 intermediate horn：脊髄の中間帯外側部で，交感神経節前ニューロンが存在する。側角とも言う。

中間(亜)核 interpolar nucleus：三叉神経脊髄路核内の吻尾方向の中間部にある亜核。

中間神経 intermediate nerve：顔面神経(Ⅶ)の感覚枝および副交感神経枝。

中間帯 intermediate zone：脊髄灰白質の前角と後角の間。

中間帯外側部 lateral intermediate zone：脊髄中間帯の外側部分。四肢の筋の運動を支配する前角運動ニューロンを制御する。

中間皮質辺縁ドーパミン作動系 mesocorticolimbic dopaminergic system：前頭葉および腹側線条体へのドーパミン作動性投射。主として腹側被蓋野に起始する。

中間辺縁ドーパミン作動系 mesolimbic dopaminergic system：中脳の腹側被蓋野から起始し，ドーパミンを側坐核や前頭葉に与える。時に，中脳皮質辺縁ドーパミン作動系と呼ばれる。

中継核 relay nucleus：中枢神経系において，入力してきた情報を他の部位へ伝達（中継）するニューロンを含む。

中小脳脚 middle cerebellar peduncle：大脳小脳（新小脳）への主な入力路。橋核ニューロンの軸索からなる。

中心窩 fovea：最大の視覚解像度を持つ網膜の部分であり，黄斑の中心部に位置する。錐体のみが存在する。

（扁桃体）中心核群 central nucleus (of amygdala)：不安時の血圧や胃腸機能の変化のような，情動の内臓機能への反映に重要な扁桃体の神経核群。

中心管 central canal：脊髄内や延髄尾側部内に位置する脳室系の一つ。

中心溝 central sulcus：前頭葉と頭頂葉を分ける大脳溝。

中心後回 postcentral gyrus：頭頂葉に位置する。位置覚など

を含む機械的感覚に重要.
中心前回 precentral gyrus：前頭葉に位置し，一次運動野と運動前野の尾側部を含む.
中心被蓋路 central tegmental tract：孤束核から視床への上行性味覚線維と，小細胞性赤核から下オリーブ核への下行性線維を含む.
中枢神経系 central nervous system：頭蓋骨と脊柱の中にある神経系，すなわち脳と脊髄.
中側頭回 middle temporal gyrus：側頭葉外側部に位置し，高次視覚機能に，とりわけ対象物認知に重要である.
中大脳動脈 middle cerebral artery：大脳皮質外側面，大脳半球深部および間脳へ血液を供給する.
中脳 mesencephalon：二次脳胞.脳の大区分の一つ.midbrain とも呼ばれる.
中脳蓋 midbrain tectum：中脳水道の背側部に位置する領域.上丘と下丘に相当する.tectum とも言う.
（シルビウスの）中脳水道 cerebral aqueduct (of Sylvius)：脳室系の中脳部分で，第三脳室と第四脳室をつなぐ.
中脳水道周囲灰白質 periaqueductal gray matter → 中脳中心灰白質
中脳中心灰白質 periaqueductal gray matter：中脳水道周囲部にある中脳の中心部.鎮痛など広汎な働きに関わる.
中脳ドーパミン作動性ニューロン midbrain dopaminergic neuron：黒質緻密部と腹側被蓋野におけるドーパミン作動性ニューロンのこと.
中胚葉 mesoderm：胚の中間層を形成する未分化組織.
虫部 vermis：小脳皮質の正中領域.体幹筋と四肢の近位筋の制御に関わる.
聴覚 hearing：5大感覚の一つ.
聴覚運動機能 acousticomotor function：音のする方向に頭を向けるなど，聴覚に誘発された動作反応.
鳥距溝 calcarine fissure：後頭葉の一次視覚野内に位置する大脳溝.
長周回枝 long circumferential branch：椎骨・脳底動脈の枝のうち脳幹の最背外側部と小脳に血液を運ぶ枝.
調節性輻輳反応 accommodation-convergence reaction：近点を見るときに起こる眼の複合反応，すなわちレンズの厚みが増し，縮瞳および輻輳が起こること.
調節反射 accommodation reflex：近点を見るときにレンズの厚みが増す反射.
腸内分泌細胞 enteroendocrine cell：消化管に存在する特異的細胞であり，食物摂取を促進するグレリンは胃の腸内分泌細胞から分泌される.
腸壁内神経系 enteric nervous system：胃腸管壁内に存在し，胃，小腸および大腸を支配する神経系.
直静脈洞 straight sinus：大脳鎌と小脳テントが出会う正中線上に位置する硬膜静脈洞の一つであり，下矢状静脈洞や大大脳静脈からの静脈血を受けて静脈洞交会に注ぐ.
直接路 direct path：線条体から淡蒼球内節［と黒質網様部］に至る大脳基底核内の神経路で，運動発現を促進する.
直回 gyrus rectus：前頭葉下面に位置し，嗅索と平行に走る大脳回.
陳述記憶 declarative memory：出来事を意識的に想起する記憶［宣言記憶とも言う.これはさらに意味記憶とエピソード記憶に分かれる］.
椎骨動脈 vertebral artery：鎖骨下動脈の枝であり，橋底部前面で左右の椎骨動脈は合して1本の脳底動脈となる.

椎骨-脳底動脈循環 vertebral-basilar circulation：脳幹と一部の側頭葉や後頭葉を栄養する動脈.
椎前神経節 prevertebral ganglion：腹大動脈に沿って存在する交感神経節.
椎傍神経節 paravertebral ganglion：交感神経節後ニューロン［の細胞体］を含む.交感神経幹神経節とも言う.
痛覚 pain：侵害刺激による感覚.
ツチ骨 malleus：耳小骨の一つで，鼓膜に付着している.鼓膜に達した音波を卵円窓に伝えるのに必須の装置.
T1緩和時間 T1 relaxation time：組織全体の環境と関連した陽子の緩和時間.スピン格子緩和時間とも呼ばれる.
T2緩和時間 T2 relaxation time：陽子間の相互作用に関連した陽子の緩和時間.スピン-スピン緩和時間とも呼ばれる.
底板 floor plate：発生中の中枢神経系の腹側表面の部分であり，脊髄発生の背腹方向のパターン構築に重要な部位である.
デルマトーム（皮膚分節）dermatome：単一の脊髄神経根が感覚支配する皮膚領域.
電気シナプス electrical synapse：神経伝達物質が関与しないで細胞間シグナル伝達が行われる部位で，ギャップ結合とも呼ばれる.イオンや小〜中型分子が通過できる.
動眼神経（Ⅲ）oculomotor nerve (Ⅲ)：運動性脳神経の一つ.内側直筋，上直筋，下直筋，下斜筋および上眼瞼挙筋を支配する.また，副交感神経節前線維も含む.
動眼神経核 oculomotor nucleus：中脳の脳神経核の一つで，内側直筋，上直筋，下直筋，下斜筋および上眼瞼挙筋支配の運動ニューロンが存在する.
頭屈 cephalic flexure：一次脳胞の時期に脳脊髄軸が中脳胞レベルで屈曲すること.
瞳孔括約筋 constrictor muscles of iris：縮瞳させる平滑筋［瞳孔収縮筋とも呼ばれる］.
瞳孔散大 pupillary dilation：瞳孔の直径の増大.
統合失調症 schizophrenia：思考に障害をきたす病気で，しばしば幻覚を伴う精神疾患.
瞳孔縮小 pupillary constriction：瞳孔の直径が小さくなること.
瞳孔反射 pupillary reflex：随意的な制御なくして生じる瞳孔の直径の変化.通常，他の視覚反射と共に起こる.
瞳孔光反射 pupillary light reflex：網膜への光刺激によって瞳孔が縮小する.昏睡状態の患者において，中脳の機能を検査するために用いられる.
島後皮質 retroinsular cortex：前庭皮質野の領野であり，島皮質後部と大脳外側面との境界部.
動作緩慢 bradykinesia：動作が緩慢ないし欠損している運動障害.
同側性の ipsilateral：特別な目標あるいは現象に対して使われる用語で，それらと同じ側を意味する.
頭頂屈 cephalic flexure → 頭屈
頭頂後頭溝 parietooccipital sulcus：［主に大脳皮質内側面で］頭頂葉と後頭葉の境目をなす大脳溝.
頭頂-側頭-後頭連合野 parietal-temporal-occipital association cortex：頭頂葉，側頭葉および後頭葉の結合部の領野.言語活動，認知，およびその他の高次脳機能に関する重要な働きを持つ.
頭頂葉 parietal lobe：大脳半球の大脳葉の一つ.
頭頂葉後部皮質 posterior parietal cortex：高次体性感覚野と連合皮質を含む.立体認知，身体像感覚の形成，動態視覚，

運動制御のための視覚情報処理，物体の相対的位置関係の認知など，広汎な機能にかかわる。

疼痛 pain → 痛覚

島皮質 insular cortex：前頭葉，頭頂葉，側頭葉に被われた大脳皮質の部分であり，味覚，平衡覚，痛覚などのいくつかの感覚機能が存在している。

動脈瘤 aneurysm：動脈壁が脆弱となったために動脈の一部が異常に拡大した状態。

透明中隔 septum pellucidum：側脳室前角および側脳室体部の内壁の一部となる。

"どこに-どのように"の経路 where-how pathway：視覚，触覚，または聴覚を用いて対象の位置を同定するのに重要な皮質間経路であり，この情報を使って四肢や眼の動きを導く。

登上線維 climbing fiber：下オリーブ核ニューロンの軸索で，小脳皮質のプルキンエ細胞とシナプス結合する。中枢神経系の中で最も強力な興奮性シナプスを形成する。

ドーパミン dopamine：神経伝達物質。L-ドーパ L-dopa はドーパミンの前駆物質で，パーキンソン病 Parkinson disease の治療に用いられる。

ドーパミン作動性 dopaminergic：神経伝達物質としてドーパミンを使用するニューロン。

な

内顆粒層 inner nuclear layer：双極細胞，水平細胞，アマクリン細胞などの細胞体と突起の基部を含む，網膜の介在ニューロン層。

内弓状線維 internal arcuate fiber：後索核に起始する交叉線維。

内嗅領皮質 entorhinal cortex：側頭葉内側部に位置し，海馬体への主要な入力部となる。嗅内皮質とも言う。

内頸動脈 internal carotid artery：血液を大脳皮質と，脳幹と小脳を除く脳の深部構造に供給する主要な脳動脈。

内頸動脈の頸部 cervical segment (of internal carotid artery)：内頸動脈の分岐部から頭蓋骨の頸動脈管に入る部位までの内頸動脈の最近位部。

内頸動脈の大脳部 cerebral segment (of internal carotid artery)：内頸動脈が海綿静脈洞を通過した部位から中大脳動脈と前大脳動脈に分岐する部位までの部分。

内耳神経（Ⅷ） vestibulocochlear nerve (Ⅷ)：内耳の聴覚器や前庭器を支配する求心性線維を含む脳神経。

内髄板 internal medullary lamina：視床をいくつかの神経核に区分する白質の帯。

内臓感覚の viscerosensory：体の内部器官の感覚に関わる。

内臓の visceral：体の内部器官に関わる。

内側下行性神経路 medial descending pathway：体幹の筋と四肢の近位筋を支配する前角運動ニューロン集団への下行線維からなる脊髄の下行性神経路。

内側嗅条 medial olfactory stria：他の脳領域から嗅球へ投射する軸索を含む細い神経路。

内側視索前野 medial preoptic area：小細胞性神経分泌ニューロンを含む視床下部前部。性的分化がある。

内側膝状体 medial geniculate nucleus：視床（後部）にある聴覚の中継核。

内側縦束 medial longitudinal fasciculus：前庭神経核や外眼筋支配の運動神経核および脳幹諸核からの軸索を含む脳幹神経路。主として眼球運動の制御に関係する。

内側縦束吻側間質核 rostral interstitial nucleus of medial longitudinal fasciculus：中脳吻側部にある衝動性垂直眼球運動のコントロールセンター。

内側髄板 medial medullary lamina：淡蒼球の内節と外節を分ける有髄線維束。

内側前庭脊髄路 medial vestibulospinal tract：頭部と眼球の協調運動に関与する運動性神経路。

内側前脳束 medial forebrain bundle：脳幹から皮質下神経核や大脳皮質への神経路。機能的には様々なものを含み，モノアミン作動性神経路も通過する。

内側中隔核 medial septal nucleus：終脳の神経核。海馬体へ重要な投射を行い，コリン作動性およびGABA作動性投射をする。

内側直筋 medial rectus muscle：眼球の内転に働く（つまり鼻側方に動かす）外眼筋で，動眼神経により支配される。

内側毛帯 medial lemniscus：後索核から視床へ投射する軸索を含む脳幹の神経路。

内胚葉 endoderm：胚の最内層を形成する未分化組織。

内分泌ホルモン endocrine hormone：内分泌細胞から血中に放出される生体活性物質で，代謝，成長およびその他の細胞機能や生体機能を制御する。

内包 internal capsule：視床と大脳基底核との間，あるいは尾状核頭部と被殻との間にあり，大脳皮質へ出入りする神経線維の通路。

内包後脚 posterior limb of internal capsule：視床の外側に位置する内包の一部。一次運動野や一次体性感覚野と，皮質下の領域との間を行き来する軸索など，様々な軸索を含む神経路。

内包膝 genu of internal capsule：内包の前脚と後脚を分ける屈曲部。

内包前脚 anterior limb of internal capsule：視床より吻側に位置し，尾状核の吻側部と被殻の吻側部との間にある皮質下の白質。

内網状層 inner synaptic (or plexiform) layer：双極細胞と網膜神経節細胞との間のシナプスが存在する網膜内部位。

内有毛細胞 inner hair cell：主要な聴覚受容細胞。

内リンパ endolymph：膜迷路内を満たす液体で，高カリウム低ナトリウムというイオン組成は細胞内液のそれと類似している。

"何を"の経路 what pathway：視覚，触覚，または聴覚を用いて対象を同定するのに重要な皮質間経路。

ナルコレプシー narcolepsy → 睡眠発作

軟口蓋 soft palate：口腔の尾方の天井をなし，筋でつくられた弓状の形をした領域。

軟膜 pia mater：髄膜の最内層。中枢神経組織に密着する。

におい受容体 olfactory receptor：におい物質を細胞内電位に変換する嗅細胞の膜貫通型タンパク。一つの嗅細胞は単一（もしくはごく少数）の種類のにおい受容体を有する。

におい物質 odorants：嗅覚を生ずる化学物質。

二次体性感覚野 secondary somatic sensory cortex：一次体性感覚野からの情報を処理する皮質野。

二次聴覚野 secondary auditory cortex：一次聴覚野からの情報を処理する皮質野。

二分脊椎 spina bifida：神経管の欠損。尾方の神経管の閉鎖不全で腰仙髄の機能が障害される。

乳頭（体）視床路 mammillothalamic tract：乳頭体内側核および外側核から起始し，視床の前核に終止する神経路。

乳頭体 mammillary body：視床下部にあって乳頭(体)視床路と乳頭(体)被蓋路を起始する神経核で，内側核と外側核からなる。
乳頭体内側核 medial mammillary nucleus：乳頭体の主核。視床前核へ投射する。
乳頭(体)被蓋路 mammillotegmental tract：乳頭体外側核から起始し，橋被蓋に終止する神経路。
入力(求心性)線維 afferent：特定の構造体に情報を伝達する神経線維(軸索)。受容器からの情報処理に関連する「感覚線維」とは同義ではない。
ニューロフィジン neurophysin：オキシトシンやバゾプレッシンをつくるプロホルモンに由来するタンパク質。下垂体後葉に輸送されるまでの間にプロセッシングを受けニューロフィジンとホルモンに分離し，ホルモンと共に分泌される。
ニューロメラニン neuromelanin：カテコールアミンの前駆体であるジヒドロキシフェニルアラニン(dopa)の重合体。中脳の黒質緻密部ニューロンに含まれる。
ニューロン neuron：神経細胞。
尿崩症 diabetes insipidus：バゾプレッシン(別名は抗利尿ホルモン)の欠如で腎臓が尿を濃縮できず，おびただしい量の排尿が起こる病気。
脳 brain：大脳半球，間脳，小脳および脳幹からなる。
脳幹 brain stem：延髄，橋および中脳からなる。
脳弓 fornix：海馬体からの主要な出力神経路。
脳弓下器官 subfornical organ：脳室周囲器官の一つで，血液脳関門がない。ここに存在するニューロンの軸索は室傍核の大細胞性ニューロンに投射する。
脳弓脚 crus(of fornix)：扁平な形態をなす脳弓の後部。
脳血管造影 cerebral angiography：脳の血管を造影する放射線医学的技術。
脳室 ventricle：脳室系の拡張した部分であり，脈絡叢を入れる。
脳室系 ventricular system：脳脊髄液を入れる中枢神経系内部の腔所。
脳室周囲核 periventricular nucleus：小型神経内分泌細胞を含む。視床下部の第三脳室壁直下にある。
脳室周囲器官 circumventricular organ：脳室表面の近くに位置し，血液脳関門を持たない八つの部位からなる。
脳室周囲帯 periventricular zone：第三脳室壁直下に位置する視床下部の一部で，多くの小型神経内分泌細胞を含む。
脳室帯 ventricular zone：発達段階の中枢神経系の最内層で，ニューロンが産生される層。
脳神経 cranial nerve：脳幹，間脳，および終脳に出入りする軸索を含む感覚神経や運動神経であり，脊髄神経と似ている。
脳神経運動核 cranial nerve motor nucleus → 運動性脳神経核
脳神経根と脊髄神経根 cranial and spinal roots：脳幹と脊髄に出入りする神経線維束。
脳脊髄液 cerebrospinal fluid：脳室系とクモ膜下腔に存在する水様の液体。
脳脊髄軸 neuraxis：中枢神経系の主要軸［大脳半球・小脳半球を除く中枢神経系の不対の部分で，間脳から脊髄までを言う。中枢神経系と同義で使用することもある］。
脳底動脈 basilar artery：橋と，小脳や中脳の一部に血液供給する。

脳梁 corpus callosum：二つの大脳半球を結ぶ交連線維からなる最大の神経路であり，脳梁吻，脳梁膝，脳梁幹，および脳梁膨大の4部からなる。
脳梁性[交連]ニューロン callosal neuron：脳梁を経由して左右を連絡する大脳皮質交連ニューロン。
脳梁性連絡 callosal connection：脳梁を通る交連ニューロンによる両側大脳皮質の連絡。
ノルアドレナリン noradrenalin：神経伝達物質。ノルエピネフリン norepinephrin とも言う。
ノルアドレナリン作動性の noradrenergic：ノルアドレナリンを神経伝達物質として用いるニューロン。

は

背側視覚路 visual motion pathway → 運動性視覚路
背側縦束 dorsal longitudinal fasciculus：視床下部に出入りする神経路で，脳室周囲部と中脳中心灰白質に位置する。
背側正中中隔 dorsal median septum → 後正中中隔
背側脊髄小脳路 dorsal spinocerebellar tract → 後脊髄小脳路
背側中間中隔 dorsal intermediate septum → 後中間中隔
背側の dorsal：背部に近いことで，ヒトでは後方 posterior と同義である。
背側縫線核 dorsal raphe nucleus：橋吻側部から中脳尾側部にかけて見られる。ほとんどのニューロンはセロトニンを神経伝達物質として用い，終脳から間脳の広い領域に投射する。
(視床の)背内側核 medial dorsal nucleus(of thalamus)：前頭葉に投射する視床の神経核。
排尿 urination：膀胱からの尿の排出。
背腹軸 dorsoventral axis：背腹方向の軸。
肺への誤嚥 pulmonary aspiration：肺の中に食べ物あるいは飲んだ液体が入ること。
パーキンソン病 Parkinson disease：黒質緻密部ドーパミン作動性ニューロンの脱落に起因する病気。運動緩慢または無動化と振戦により特徴づけられる。
白交連 ventral spinal commissure → 腹側脊髄交連
白質 white matter：主に有髄軸索が通る部位。
薄束 gracile fascicle：後索の内側部を占め，下肢と体幹下部の機械受容器からの情報を同側の薄束核に伝達する。
薄束核 gracile nucleus：薄束を上行する軸索の終止部位で，この神経核から起始した軸索は内側毛帯を形成して対側の視床へ情報を伝達する。
(海馬)白板 alveus：海馬体の脳室壁を被う有髄線維からなる薄い白質であり，海馬と海馬台(海馬支脚)の錐体細胞の軸索からなる。
バージェンス運動 vergence movement：眼球の輻輳または開散運動。これにより注視している物体の像をそれぞれの眼球網膜上の同一部位に投影することができる。
バスケットニューロン basket neuron：プルキンエ細胞の細胞体と多数の強いシナプス結合をする小脳皮質内の抑制性介在ニューロン。
バゾプレッシン vasopressin：腎臓における体液の再吸収などをコントロールする生理活性ペプチド。抗利尿ホルモン antidiuretic hormone(ADH)とも呼ばれる。
パチニ小体 Pacinian corpuscle：高周波振動を感知する順応の速い機械受容器。
馬尾 cauda equina：脊髄尾側端より尾側の脊柱管中にある脊

髄神経［の根］．

バビンスキー徴候（バビンスキー反射） Babinski sign：足底の外側部を踵（足趾ではない）から足趾の方向へこすりあげると母趾が伸展（背屈）すること．成人の皮質脊髄路の損傷に関連した徴候であるが，およそ2歳までの幼児では正常な反射．

半規管 semicircular canals：角加速度を感知する前庭器官．三つの半規管が，それぞれ3空間平面内の角加速度を感知する．

半月神経節 semilunar ganglion：三叉神経一次感覚ニューロンの細胞体の集合部．三叉神経節 trigeminal ganglion とも言う．

汎性投射核 diffuse-projecting nucleus：汎性投射ニューロンが存在する視床の神経核．

汎性投射ニューロン diffuse-projecting neuron：大脳皮質の領野にまたがって広く投射する視床ニューロン．

反対側 contralateral → 対側の

ハンチントン（舞踏）病 Huntington disease：運動亢進症状を示す常染色体優性遺伝性の疾患．

被蓋 tegmentum：中脳蓋と狭義の大脳脚の間にある脳幹の部分．脳幹の全長にわたって存在する．tegmentum は被われることを意味するラテン語．

被殻 putamen：線条体の構成要素．四肢と体幹の運動制御において重要．

P 細胞 P cell：網膜の神経節細胞のうち小さな樹状突起分布を有し，主に形と色の感覚に関わる小型（parvocellular）ニューロン［X 細胞とも呼ばれる］．

皮質 cortex：ニューロンの細胞体，求心性軸索および遠心性軸索からなる薄い層状の部位．

皮質円柱（コラム） cortical column：大脳皮質の表層から深層まで放射状に配列する円柱状のニューロン集合体で，円柱内のニューロンは同様な機能と線維連絡を有する．大脳皮質の基本的な機能単位である．

皮質核路 corticobulbar tract：大脳皮質から発して延髄と橋に存在する脳神経運動核に終止する神経路．

皮質核路線維 corticobulbar fiber：大脳皮質に起始し，脳幹に投射する軸索であり，主として橋と延髄の脳神経運動核に投射するが，それ以外にも網様体や特定の神経核にも投射する．

皮質球路 corticobulbar tract → 皮質核路

皮質橋路 corticopontine pathway：大脳皮質に起始し，橋核に投射する下行性神経路で，大脳小脳への主要な入力である．

皮質脊髄路 corticospinal tract：大脳皮質に起始し，脊髄に投射する下行性神経路．

皮質投射ニューロン cortical projection neuron：皮質下の部位に軸索を送る大脳皮質の錐体細胞．

皮質内側核群 corticomedial nuclei：内臓運動の制御を担っている扁桃体の神経核．

皮質-皮質間連合ニューロン corticocortical association neuron：同側の大脳皮質に軸索を投射する大脳皮質ニューロン．

皮質-皮質間連合連絡 corticocortical association connections：同側の大脳皮質間の神経線維連絡．

皮質-網様体-脊髄路 cortico-reticulo-spinal pathway：皮質網様体路と網様体脊髄路を経由して間接的に脊髄に投射する神経路．

皮質網様体線維 corticoreticular fiber：大脳皮質 V 層のニューロンから起始する軸索で，網様体に投射する．

尾状核 caudate nucleus：大脳基底核の入力核であり，頭，体および尾からなる．

（小脳の）微小帯 microzones (of cerebellum)：プルキンエ細胞の小集団は同じ体部位からの体性感覚情報を処理する等の類似の生理学的特徴を有する登上線維の入力を受ける．

ヒスタミン histamine：一般的に興奮性作用を持つ神経活性物質であり，睡眠と覚醒を調節する視床下部の神経回路に重要である．

非線条野皮質 extrastriate cortex：一次視覚野（有線野，線条野）以外の視覚皮質野［18，19 野に相当する］．

（三叉神経脊髄路核の）尾側（亜）核 caudal nucleus (of spinal trigeminal nucleus)：延髄尾側部に位置し，脊髄後角の吻側延長部であり，顔面の痛覚，温度覚およびかゆみ感覚に重要な部位．

尾側の caudal：尾ないし尾骨の方向．

鼻側半網膜 nasal hemiretina：黄斑を通過する垂直線より内側にある網膜の部分．

非陳述記憶 nondeclarative memory：長期記憶のうち，手続き記憶など陳述記憶以外のものを言う．

非特殊核 diffuse-projecting nucleus → 汎性投射核

非特殊核ニューロン diffuse-projecting neuron → 汎性投射ニューロン

鼻粘膜腺 nasal mucosal gland：鼻腔内に位置し，糖タンパク質に富む粘液を分泌する．粘液は鼻粘膜を保護する．

BBB blood-brain barrier → 血液脳関門

P 物質 substance P：神経活性物質．痛覚を伝えるニューロンを中心に存在する．

皮膚分節 dermatome → デルマトーム

被包性軸索終末 encapsulated axon terminal：特別な組織が神経線維の終末を取り巻いて，特定の機械的刺激の受容器となったもの．神経線維の終末を取り巻く構造物は，その受容器の機械的刺激に対する反応の感度や持続時間に影響を与える．

不安 anxiety：イライラあるいは興奮を伴う漠然とした恐れの感情．

フェロモン pheromone：動物によって合成・分泌され，同じ動物種の行動や成長に影響を与える化学物質．

フォレルの H2 野 Forel field H2：レンズ核束の別名であり，淡蒼球内節からの軸索が視床に投射するときに通過する白質部分．

不確帯 zona incerta：大脳皮質へ広汎に投射する GABA 作動性ニューロンを含む．間脳にある神経核領域．

副楔状束核 accessory cuneate nucleus：延髄にあり，体幹の上部，上肢および頸部の体性感覚情報を小脳に伝える．外側楔状束核 external or lateral cuneate nucleus とも言う．

副交感神経系 parasympathetic nervous system：自律神経系の構成要素．脳幹と仙髄に起始神経核を持つ．

副交感神経節前ニューロン parasympathetic preganglionic neuron：中枢神経系に起始する自律神経ニューロン．末梢にある副交感神経節後ニューロンに投射する．

副視索系 accessory optic system：眼球運動制御に関わる脳幹神経核［上丘を除く］へ視覚情報を伝える．

副神経（XI） accessory nerve (XI)：胸鎖乳突筋と僧帽筋の上部を支配する脳神経．

副神経脊髄核 spinal accessory nucleus：胸鎖乳突筋や僧帽筋を支配する脊髄前角運動ニューロンを含む。

副神経脊髄部(XI) spinal accessory nerve(XI)：胸鎖乳突筋や僧帽筋を支配する運動性の脳神経。

腹側脊髄交連 ventral spinal commissure：前側索系が交叉する部位。脊髄のX層と中心管の腹側に位置する。

腹側脊髄小脳路 ventral spinocerebellar tract → 前脊髄小脳路

腹側線条体 ventral striatum：尾状核と被殻の腹内側部と側坐核からなる。

腹側淡蒼球 ventral pallidum：大脳基底核の辺縁系ループの出力神経核。前交連より腹側に位置する。

腹側の ventral：腹部方向の意味。ヒトでは前方のanteriorと同義。

腹側被蓋野 ventral tegmental area：線条体の腹内側部と前頭前野へ投射するドーパミン作動性ニューロンを含む。中脳吻側部に位置する。

腹側皮質脊髄路 ventral(or anterior)corticospinal tract → 前皮質脊髄路

腹側扁桃体遠心路 ventral amygdalofugal pathway：扁桃体の外側基底核および中心核からの出力性神経路。

腹内側後核 ventromedial posterior nucleus：侵害刺激の情報処理に重要な視床の神経核。島皮質後部へ投射し，臓性感覚情報を処理する視床領域の尾方に位置する[後核内側部 medial region of the posterior nucleus とも言う]。

不等皮質 allocortex：6層構造を示さない大脳皮質。

舞踏病 chorea：四肢や体幹の速くてランダムな不随意運動を特徴とする運動疾患。

ブラウン-セカール症候群 Brown-Séquard syndrome：脊髄半切損傷に伴って起こる症候群。損傷部位より尾側に生じ，同側の運動機能の消失，同側の機械的感覚の消失，反対側の痛覚，温度覚およびかゆみ感覚の消失が生じる。

フリードライヒ運動失調症 Friedreich ataxia：進行性脊髄小脳運動失調を発症する第9染色体の突然変異による常染色体劣性遺伝病であり，ミトコンドリア内のタンパク質であるフラタキシンをコードする遺伝子のGAAトリヌクレオチドの反復配列の伸張が認められる。

プルキンエ細胞 Purkinje neuron：小脳皮質の出力ニューロンであり，小脳核群と前庭神経核群にGABA作動性の抑制性シナプスを形成する。

プルキンエ細胞層 Purkinje layer：プルキンエ細胞の細胞体が存在する小脳皮質の層。

フレア FLAIR：脳脊髄液に関係した信号を抑止するMRIの磁場の一連の変化であり，反転パルスの時間を遅らせることにより水からの信号を抑制する反転回復MRI法の一つ。

プロオピオメラノコルチン proopiomelanocortin：大きなペプチドで，これから切り出されてβ-エンドルフィンが生じる。

ブローカの対角帯核 nucleus of diagonal band of Broca：前脳基底部の中隔部に位置し，大脳皮質に広く投射するコリン作動性ニューロンを含む終脳神経核。

ブローカ野 Broca area：発話に重要な前頭葉の下部皮質(下前頭回)。

ブロブ blob：一次視覚野の主としてII層とIII層にあり，色感受性ニューロンが集まっている部位。

ブロードマンの皮質領野 Brodmann area：皮質各層のニューロンの大きさ，形および細胞密度に基づいて区分された大脳皮質の領域。19世紀末から20世紀初頭にかけて活躍したドイツの神経解剖学者ブロードマン Korbinian Brodmann によって命名された。

分界条 stria terminalis：扁桃体から間脳や大脳半球に向かうC字状の神経路。ニューロンの細胞体も含む。

分界条床核 bed nucleus of stria terminalis：扁桃体のC字状の部分であり，機能的には扁桃体中心核と関連している。

吻合 anastomosis：動脈が互いに連絡してできる血管網。

(小脳皮質の)分子層 molecular layer(of cerebellar cortex)：小脳皮質の最表層。星状細胞，バスケット細胞，プルキンエ細胞の樹状突起，登上線維および平行線維を含む。

吻側(亜)核 oral nucleus：三叉神経脊髄路核の吻側部。

吻側脊髄小脳路 rostral spinocerebellar tract：頸髄節介在ニューロン系の活動レベルの情報を小脳に送る神経路。運動路からの中枢性情報を脊髄介在ニューロンを介して小脳に送ると考えられている。

吻側の rostral：鼻側(前方)方向を指す。

吻尾軸 rostrocaudal axis：中枢神経系において鼻と尾を結ぶ長軸。

分離運動 fractionate movement：例えば他の指を動かさずに1本の指だけを動かすような，ある一つの運動を別の運動から分離する運動[またはそのような能力]。

平行線維 parallel fiber：小脳回の長軸に沿って伸びる小脳顆粒細胞の軸索。1本の平行線維は多くのプルキンエ細胞とシナプスを形成する。

並列感覚路 parallel sensory pathway：類似した解剖学的投射を持ち，重複した機能を持つ二つ以上の感覚神経路。

並列機構 parallel organization：類似した解剖学的結合を持つが，異なる機能を有するという神経系の特性。

ヘシュル回 Heschl gyrus：一次聴覚野の部位。

β-エンドルフィン β-endorphin：大きなペプチドであるプロオピオメラノコルチン(POMC)が分割してできた内因性のオピエート(モルヒネ様物質)。オピエートによる痛覚消失に関与する。

PET positron emission tomography → 陽電子放射断層撮影

辺縁帯 marginal zone：後角の最外層。辺縁層 marginal layer とも言う。

辺縁連合野 limbic association cortex：前頭葉と側頭葉の広汎な領域からなり，情動・学習・記憶の機能に重要な大脳皮質領野。

弁蓋 operculum：前頭葉，頭頂葉および側頭葉のうち島皮質を被う部分を言う。

片側バリズム hemiballism：視床下核の損傷により起こる運動障害で，(弾丸が飛ぶように)急速な四肢の不随意運動[主として四肢の近位筋によるとされる]。

扁桃核群 amygdaloid nuclear complex：扁桃体の別名。

扁桃体 amygdala：情動とその行動表出に必須の終脳の構造体であり，基底外側核群，中心核群および皮質内側核群に分けられる。

扁桃体延長部 extended amygdala：形態的・組織化学的・線維連絡的特徴が共通する前脳基底部の神経核群であり，扁桃体中心核群，分界条床核を含み，腹側線条体と共に報酬や薬物乱用にかかわる。

扁桃体の皮質核 cortical nucleus(of amygdala)：嗅球から入力を受けて，分界条を介して視床下部に投射する。

扁桃体周囲皮質 periamygdaloid cortex：嗅皮質の一つ。嗅索

からの直接投射を受ける。側頭葉の吻内側部にある。

片麻痺型脳性麻痺 hemiplegic cerebral palsy：周産期に神経回路損傷が特徴的な後天性疾患であり，一般に感覚野と運動野が影響を受けて，痙縮と協調不能を含む運動徴候を呈する。

片葉 flocculus：片葉小節葉 flocculonodular lobe の半球部分。

片葉小節葉 flocculonodular lobe：眼球運動調節と平衡維持に関わる小脳皮質の一部分。

方位円柱 orientation column：一次視覚野における円柱状構造を指し，視覚情報の中で方位選択に関わる情報を処理する。

方位コラム orientation column → 方位円柱

傍索状体 juxtarestiform body：小脳から脳幹尾側部への遠心路であり，主に室頂核に起始し，前庭神経核やその他の脳幹ニューロンへ至る軸索が通る。

傍矢状の parasagittal：神経系の長軸と背腹の正中線とがつくる平面に対し平行な解剖学的あるいは画像の断面。

放射状グリア radial glia：神経発生を組織する役割を担う星状細胞の一つ。ニューロンの成長と移動のための足場を形成する。

放出ホルモン releasing hormone：下垂体前葉からのホルモン放出を促す化学物質。通常，この神経活性物質は正中隆起の所で（下垂体）門脈循環へ分泌される。

放出抑制ホルモン release-inhibiting hormone：下垂体前葉からのホルモン放出を抑制する化学物質。通常，この神経活性物質は正中隆起の所で（下垂体）門脈循環へ分泌される。

房飾細胞 tufted cell：嗅球に存在する投射ニューロン。

傍正中橋網様体 paramedian pontine reticular formation：水平方向の衝動性眼球運動を支配する脳幹中枢へ反対側大脳皮質からの制御情報を伝える。この網様体ニューロンの主要投射先は外転神経核。

傍正中枝 paramedian arterial branch：脳幹の最内側部へ血液を供給する血管。主として脳底動脈から分岐する。

房部 atrium：側脳室における体部，後角および下角の合流部。

縫線核群 raphe nuclei：セロトニン（ニューロン）を含む。脳幹のほぼ全長にわたり，正中線に沿って存在する。

放線冠 corona radiata：内包より上方もしくは外側の皮質下の白質。

補足運動野 supplementary motor area：前頭葉の内側面にあり，眼球運動の制御に重要である。

補足眼野 supplementary eye field：主に前頭葉内側面に位置する皮質眼球運動の制御中枢であり，さらに衝動性眼球運動制御の認知面にかかわる。

ホフマン徴候 Hoffmann sign：下肢のバビンスキー反射に対応する上肢の反射で，第3指の末節骨の屈曲により母指が内転する。

ホルネル症候群 Horner syndrome：頭部に分布する交感神経の障害により起こる一連の神経症状。

ま

マイスネル小体 Meissner corpuscle：機械受容器。

マイヤーの係蹄 Meyer loop：外側膝状体から後頭葉に至る視放線の一経路で，側頭葉吻側部を通る。対側視野上半部から視覚情報を運ぶ軸索。

膜迷路 membranous labyrinth：前庭器官が存在する空洞で，内リンパを含んでいる。

マジャンディ孔 foramen of Magendie：脳脊髄液が第四脳室からクモ膜下腔に流出する開口部で，正中部に位置する［第四脳室正中口とも言う］。

末梢自律神経節 peripheral autonomic ganglion：交感神経および副交感神経節後ニューロンの集まり。

末梢神経系 peripheral nervous system：運動ニューロンの軸索，後根神経節の末梢性軸索と細胞体，自律神経節前ニューロンの軸索，および自律神経節後ニューロンの細胞体と軸索を含む。

ミエリン myelin：種々のミエリンタンパク質を含む脂質。

味覚 taste：5大感覚の一つ。

味覚受容細胞 taste receptor cell：味蕾の構成要素。口腔内の化学物質を味覚神経情報に変換する。

味細胞 taste cell → 味覚受容細胞

味物質 tastant：味覚を生じさせる化学物質。

脈絡叢 choroid plexus：脳室内の器官で脳脊髄液を分泌する細胞を含む。

脈絡叢上皮 choroid epithelium：脈絡叢を構成する細胞で，脳脊髄液を分泌する。

ミュラー細胞 Müller cell：外境界膜から内境界膜まで伸びている網膜神経膠細胞。重要な構造的，代謝的機能を有する。

味蕾 taste bud：味細胞，支持細胞，および味細胞を補充する幹細胞と考えられている基底細胞よりなる味覚器。

ミラーニューロン mirror neuron：自己の行為中に興奮したりまたは他者の行為を見ると興奮する大脳皮質運動前野ニューロン。

無嗅覚（症） anosmia：嗅覚が失われた状態。

ムスカリン受容体 muscarinic receptor：アセチルコリンの受容体膜タンパクで，ニューロンを脱分極させる。ムスカリンにより作動することから名付けられた。

無動症 akinesia：［運動麻痺がないにもかかわらず］随意動作の始動が障害された状態。

無脳症 anencephaly：脳実質を欠く重度の発生奇形。

迷走神経（X） vagus nerve (X)：喉頭筋や咽頭筋を支配する鰓弓運動ニューロンの軸索，副交感性の節前線維，味覚線維，内臓求心性線維，体性感覚性線維などが混合した脳神経。延髄に位置する。

迷走神経背側運動核 dorsal motor nucleus of vagus：延髄に位置する神経核で，軸索を迷走神経に出す副交感神経節前ニューロンが存在する。

めまい vertigo：眩暈。周囲や自身が回転しているような感覚。

メラニン凝集ホルモン melanin-concentrating hormone：摂食に影響を及ぼすペプチド。

メルケル受容器 Merkel receptor：機械受容器の一種。

免疫細胞化学 immunocytochemistry：組織の特定の分子を標識するためにその分子の抗体を用いる標識方法。

毛細血管内皮 capillary endothelium：血液脳関門（BBB）に寄与する脳および脊髄の毛細血管の内層。

盲点（盲斑） blind spot：視野の生理的な欠損部であり，網膜上の視神経の出口で，そこには光受容細胞がない。

網膜 retina：視覚系の末梢部分で，初期の視覚情報処理に必要な光受容細胞と介在ニューロン，および視覚情報を脳に伝達する投射ニューロンを含んでいる。

網膜色素変性症 retinitis pigmentosa：破壊された組織が網膜

色素上皮に蓄積する病気。

網膜視床下部路 retinohypothalamic tract：網膜神経節細胞から視交叉上核へ投射する神経路。この神経路の情報は，生体の概日リズムを昼夜周期に同期させるのに使われる。

網膜剥離 detached retina：網膜の一部が色素上皮から剥がれる病態。

(視床)網様核 reticular nucleus：視床にある一つの神経核で，他の視床核へ投射する。視床ニューロンの活性を調節する役目がある。

網様体 reticular formation：脳幹の中心(内側)部に散在する神経核の集合で，覚醒の調節，運動の制御，および植物性機能を含む様々な機能に関与する。

毛様体筋 ciliary muscle：内眼筋で，この筋が働くとレンズの厚さが増す。

毛様体神経節 ciliary ganglion：瞳孔括約筋と毛様体筋を支配する副交感神経節後ニューロンが存在する末梢神経の神経節。

網様体脊髄路 reticulospinal tract：主に橋と延髄にある網様体から起こり，脊髄でシナプスする下行性運動路。

門脈 portal vein：門脈循環の2領域の毛細血管網を結合する静脈。

門脈循環 portal circulation：門脈という静脈により2領域の毛細血管網が結合された循環。下垂体と肝臓に存在する。

モンロー孔 interventricular foramen (of Monro) → 室間孔

や

有線領皮質 striate cortex：一次視覚野の別称。ジェンナリの線条 stria of Gennari が存在するのでこの名称がついた。

有窓型毛細血管 fenestrated capillary：血管壁に，毛細血管内の物質が周囲組織に拡散するための小孔を有する。

有毛細胞 hair cell：聴覚受容細胞。

腰髄 lumbar [cord]：腰部脊髄で，L1〜L5の5髄節に分けられる。

腰槽 lumbar cistern：腰部の脊髄クモ膜下槽で，腰椎穿刺によって脳脊髄液を採取する部位。

腰椎穿刺 lumbar tap：腰槽から脳脊髄液を採取する手技で，背方からL3/L4(またはL4/L5)の椎間隙を通って針を刺入する。

陽電子放射断層撮影 positron emission tomography (PET)：陽電荷を持つ不安定な素粒子(陽電子)の放出を利用した機能画像法。

翼口蓋神経節 pterygopalatine ganglion：鼻粘膜腺，口咽頭粘膜腺，および涙腺を支配する副交感神経節後ニューロンの細胞体を含む末梢の神経節。

翼板 alar plate：脊髄や脳幹の感覚性神経核が分化してくる神経上皮の背側部。

ら

ラセン神経節 spiral ganglion：聴覚情報を伝える一次感覚ニューロンの細胞体が存在する神経節。

ラトケ嚢 Rathke pouch：発生中の口腔の天井に見られる外胚葉性の憩室で，ここから下垂体の前葉と中間葉が発生する。

卵形嚢 utricle：直線加速度を感知する前庭(耳石)器官。

梨状葉皮質 piriform cortex：嗅皮質の一つで，側頭葉の吻内側に位置する。嗅索を走行する軸索の直接投射を受ける。

リッサウエル路 Lissauer tract：細径の一次求心性線維の中枢突起が脊髄後角浅層に進入する通路。

隆起乳頭体核 tuberomammillary nucleus：視床下部の神経核の一つであり，伝達物質としてヒスタミンを使い，汎性投射により前脳ニューロンを活性化する。

両耳間強度差 interaural intensity difference：高音域を利用した音源の水平定位決定機構。

両耳間時間差 interaural time difference：低音域を利用した音源の水平定位決定機構。

両耳側異名半盲 bitemporal heteronymous hemianopia：一般に視交叉の損傷により生じる部分的な視野欠損(両眼の耳側半分の視野欠損)。

両耳側視野欠損 bilateral temporal visual field defect：両耳側異名半盲(両耳側半盲) bitemporal heteronymous hemianopia と同義。

良性頭位眩暈症 benign positional vertigo：めまい(眩暈)または突然の回転感覚の最も一般的なものであり，検査目的のために頭部を特定の位置に置き，すばやく後方に動かすことにより誘発できる。

両側性支配 bilateral control：脳神経と脊髄神経の起始運動核が両側の大脳皮質から投射を受ける体性ないし内臓性の運動制御の様式。一側の投射が損傷しても，他側の投射が基礎的な制御を行うことが可能な，典型的な重複性を示す。

両側性投射 bilateral projection：ある一つの構造体が中枢神経系の両側に軸索を送ること。

菱脳 hindbrain：脳の最尾側部に位置し，延髄，橋，および小脳を含む。rhombencephalon とも言う。

菱脳唇 rhombic lip：発生の初期に橋背側に唇状に突出した部位で，ここから小脳ができる。

菱脳分節 rhombomere：発生の初期に橋・延髄に生ずる8個の分節。

菱脳胞 rhombencephalon：発生の初期に最も尾方に生ずる脳の膨らみ(一次脳胞)で，ここから橋と延髄[および小脳]ができる。

涙腺 lacrimal gland：涙を分泌する外分泌腺。

ルシュカ孔 foramen of Luschka：脳脊髄液が第四脳室からクモ膜下腔に流出する開口部で，第四脳室の外側陥凹に位置する[第四脳室外側口とも言う]。

ルフィニ小体 Ruffini corpuscle：機械受容器の一種。太径有髄求心性線維(Aβ)の末梢突起を含む。

レクセ[レックス]の層 Rexed laminae：脊髄横断面で類似した細胞体の集合する薄い層で，後角において最も明瞭である。それぞれの層は異なった求心性線維あるいは脳部位からの入力を受け，異なる領域に情報を送る。

レストレスレッグ症候群 restless legs syndrome：患者は下肢に異常感覚をおぼえ，その異常感覚を沈静化するために下肢を動かし続ける疾患。異常な感覚と動きは，運動時よりも安静時や睡眠時でより一般である。[ムズムズ足底症候群とも言う]。

(大脳)裂 fissure：大脳皮質表面の深い溝で，大脳溝と比べて形と深さがより一定している。

レプチン leptin：体脂肪量に比例して脂肪細胞がつくるホルモンで，摂食活動を抑制する。

レム睡眠 REM sleep：急速眼球運動が見られる状態の睡眠であり，夢見，四肢と体幹の筋緊張低下，および低振幅で高頻度の脳波が特徴的である。

連合野 association cortex：刺激の基礎的な処理や筋収縮の

調節に直接関わるのではなく，多様な精神活動を提供する皮質領野。定義としては，感覚事象を運動反応に結びつけたり，感覚入力と運動出力の間に介在する精神的過程を処理する皮質領野。

レンズ核 lenticular nucleus：淡蒼球（内節・外節の両方）と被殻の総称。

レンズ核線条体動脈 lenticulostriate artery：中大脳動脈および前大脳動脈の大脳半球深部への分枝。内包と大脳基底核の一部に血液を送る。

レンズ核束 lenticular fasciculus：淡蒼球内節から起始し，視床に向かう神経線維束が通る白質。

レンズ核ワナ ansa lenticularis：淡蒼球内節の出力路で，視床に終止する。

漏斗柄 infundibular stalk ⟶ 下垂体柄

6層 six layers：新皮質の層構成を表す。

ロドプシン rhodopsin：杆体に存在する感光色素（視物質）。

わ

ワーラー変性 Wallerian degeneration：切断された軸索遠位部の構造的および機能的変性。順行性変性とも呼ばれる。

ワレンベルク症候群 Wallenberg syndrome：延髄外側症候群 lateral medullary syndrome と同義。

文　献

第 1 章

推薦文献

Amaral DG, Strick PL. The organization of the central nervous system. In：Kandel ER, Schwartz JH, Jessell TM, Siegelbaum SA, and Hudspeth AJ, eds. *Principles of Neural Science*. 5th ed. New York, NY：McGraw-Hill, in press.

Kandel ER, Hudspeth AJ. The brain and behavior. In：Kandel ER, Schwartz JH, Jessell TM, Siegelbaum SA, and Hudspeth AJ, eds. *Principles of Neural Science*. 5th ed. New York, NY：McGraw-Hill, in press.

Suk I, Tamargo RJ. Concealed neuroanatomy in Michelangelo's separation of light from darkness in the Sistine Chapel. *Neurosurgery*. 2010；66(5)：851-861.

文献

Allen NJ, Barres BA. Glia：More than just brain glue. *Nature*. 2009；457：675-677.

Duvernoy HM. *The Human Hippocampus*. Munich, Germany：J. F. Bergmann Verlag；1988.

Lee PR, Fields RD. Regulation of myelin genes implicated in psychiatric disorders by functional activity in axons. *Front Neuroanat*. 2009；3：4.

Paxinos G, Mai JK, eds. *The Human Nervous System*. London：Elsevier；2004.

Raichle ME. A brief history of human brain mapping. *TINS*. 2009；32(2)：118-126.

Sherman DL, Brophy PJ. Mechanisms of axon ensheathment and myelin growth. *Nat Rev Neurosci*. 2005；6(9)：683-690.

Volterra A, Meldolesi J. Astrocytes, from brain glue to communication elements：The revolution continues. *Nat Rev Neurosci*. 2005；6(8)：626-640.

第 2 章

推薦文献

Amaral D. The functional organization of perception and movement. In：Kandel ER, Schwartz JH, Jessell TM, Siegelbaum SA, and Hudspeth AJ, eds. *Principles of Neural Science*. 5th ed. New York, NY：McGraw-Hill, in press.

Raichle ME. A brief history of human brain mapping. *TINS*. 2009；32(2)：118-126.

文献

Berman JI, Berger MS, Mukherjee P, Henry RG. Diffusion-tensor imaging-guided tracking of fibers of the pyramidal tract combined with intraoperative cortical stimulation mapping in patients with gliomas. *J Neurosurg*. 2004；101：66.

Brodmann K. *Vergleichende Lokalisationslehre der Gros-shirnrinde in ihren Prinzipien dargestellt auf Grund des Zellenbaues*. Leipzig：Barth, 1909.

Campbell AW. *Histological Studies on the Localisation of Cerebral Function*. New York, NY：Cambridge University Press；1905.

Dillon WP. Neuroimaging in neurologic disorders. In：Fauci AS, Braunwald E, Kasper D, et al., eds. *Harrison's Principles of Internal Medicine*. 17th ed. New York, NY：McGraw-Hill；2008.

Gorman DG, Unützer J. Brodmann's missing numbers. *Neurology*. 1993；43：226-227.

Haber SN, Johnson GM. The basal ganglia. In：Paxinos G, Mai JK, eds. *The Human Nervous System*. London：Elsevier；2004.

Halliday G. Substantia nigra and locus coeruleus. In：Paxinos G, Mai JK, eds. *The Human Nervous System*. London：Elsevier；2004：451-464.

Hassler R. Architectonic organization of the thalamic nuclei. In：Shaltenbrand G, Warhen WW, eds. *Stereotaxy of the Human Brain*. Stuttgart, New York：G. Thieme Verlag；1982：140-180.

Hornung J-P. Raphe nuclei. In：Paxinos G, Mai JK, eds. *The Human Nervous System*. London：Elsevier；2004：424-450.

Koutcherov Y, Juang X-F, Halliday G, Paxinos G. Organization of human brain stem. In：Paxinos G, Mai JK, eds. *The Human Nervous System*. London：Elsevier；2004.

Percheron G. Thalamus. In：Paxinos G, Mai JK, eds. *The Human Nervous System*. London：Elsevier；2004：592-676.

Pujol J, Martí-Vilalta JL, Junqué C, Vendrell P, Fernández J, Capdevila A. Wallerian degeneration of the pyramidal tract in capsular infarction studied by magnetic resonance imaging. *Stroke*. 1990；21：404-409.

Rexed B. The cytoarchitectonic organization of the spinal cord in the cat. *J Comp Neurol*. 1952；96：415-495.

Saper CB. Hypothalamus. In：Paxinos G, Mai JK, eds. *The Human Nervous System*. London：Elsevier；2004.

Zilles K. Architecture of the human cerebral cortex. In：Paxinos G, Mai JK, eds. *The Human Nervous System*. London：Elsevier；2004：997-1055.

第 3 章

推薦文献

Laterra J, Goldstein GW. The blood-brain barrier, choroid plexus, and cerebrospinal fluid. In：Kandel ER, Schwartz JH, Jessell TM, Siegelbaum SA, and Hudspeth AJ, eds. *Principles of Neural Science*. 5th ed. New York, NY：McGraw-Hill, in press.

文献

Abbott NJ, Ronnback L, Hansson E. Astrocyte-endothelial interactions at the blood-brain barrier. *Nat Rev Neurosci*. 2006；7(1)：41-53.

Bourque CW. Central mechanisms of osmosensation and systemic osmoregulation. *Nat Rev Neurosci*. 2008；9(7)：519-531.

Brodbelt A, Stoodley M. CSF pathways：A review. *Br J Neurosurg.* 2007；21(5)：510-520.

Choi JH, Mohr JP. Brain arteriovenous malformations in adults. *Lancet Neurol.* 2005；4：299.

Davson H, Keasley W, Segal MB. *Physiology and Pathophysiology of the Cerebrospinal Fluid.* New York, NY：Churchill Livingstone；1987.

Duvernoy HM. *The Superficial Veins of the Human Brain.* Heidelberg, Germany：Springer-Verlag；1975.

Duvernoy HM. *The Human Brain Stem and Cerebellum：Surface, Structure, Vascularization, and Three-dimensional Sectional Anatomy with MRI.* Vienna, Austria：Springer-Verlag；1995.

Duvernoy HM. *Human Brain Stem Vessels：Including the Pineal Gland and Information on Brain Stem Infarction.* Springer；1999.

Fisher CM. Modern concepts of cerebrovascular disease. In：Meyer JS, ed. *The Anatomy and Pathology of the Cerebral Vasculature.* Spectrum Publications；1975：1-41.

Fishman RT. *Cerebrospinal Fluid in Diseases of the Nervous System.* 2nd ed. Saunders；1992.

Gross PM. Morphology and physiology of capillary systems in subregions of the subfornical organ and area postrema. *Can J Physiol Pharmacol.* 1991；69(7)：1010-1025.

Karibe H, Shimizu H, Tominaga T, Koshu K, Yoshimoto T. Diffusion-weighted magnetic resonance imaging in the early evaluation of corticospinal tract injury to predict functional motor outcome in patients with deep intra-cerebral hemorrhage. *J Neurosurg.* 2000；92：58-63.

McKinley MJ, Clarke IJ, Oldfield BJ. Circumventricular organs. In：Paxinos G, ed. *The Human Nervous System.* London：Elsevier；2004：563-591.

McKinley MJ, McAllen RM, Davern P, et al. The sensory circumventricular organs of the mammalian brain. *Adv Anat Embryol Cell Biol.* 2003；172：Ⅲ-Ⅻ, 1-122.

Noda M. The subfornical organ, a specialized sodium channel, and the sensing of sodium levels in the brain. *Neuroscientist.* 2006；12(1)：80-91.

Price CJ, Hoyda TD, Ferguson AV. The area postrema：A brain monitor and integrator of systemic autonomic state. *Neuroscientist.* 2008；14(2)：182-194.

Ropper AH, Samuels MA. Cerebrovascular diseases. In：*Adams & Victor's Principles of Neurology.* 9th ed. McGraw-Hill；2009.

Savitz SI, Caplan LR. Vertebrobasilar disease. *N Engl J Med.* 2005；352：2618.

Scremin OU. Cerebral vascular system. In：Paxinos G, Mai JK, eds. *The Human Nervous System.* London：Elsevier；2004：1326-1348.

Segal MB. The choroid plexuses and the barriers between the blood and the cerebrospinal fluid. *Cell Mol Neurobiol.* 2000；20：183-196.

Smith WS, English JD, Johnston SC. Cerebrovascular diseases. In：Fauci AS, Braunwald E, Kasper D, et al., eds. *Harrison's Principles of Internal Medicine.* New York, NY：McGraw-Hill；2008.

第4章

推薦文献

Gardner E, Johnson K. The bodily senses. In：Kandel ER, Schwartz JH, Jessell TM, Siegelbaum SA, Hudspeth AJ, eds. *Principles of Neural Science.* 5th ed. New York, NY：McGraw-Hill；2008.

Brust, JCM. *The Practice of Neural Science.* New York, NY：McGraw-Hill；2000.

文献

Beauchamp MS. See me, hear me, touch me：multisensory integration in lateral occipital-temporal cortex. *Curr Opin Neurobiol.* Apr 2005；15(2)：145-153.

Brown AG. *Organization in the Spinal Cord：The Anatomy and Physiology of Identified Neurons.* New York, NY：Springer；1981.

Collins RD. *Illustrated Manual of Neurologic Diagnosis.* Philadelphia, PA：Lippincott；1962.

Dum RP, Levinthal DJ, Strick PL. The spinothalamic system targets motor and sensory areas in the cerebral cortex of monkeys. *J Neurosci.* Nov 11 2009；29(45)：14223-14235.

Friedman DP, Murray EA, O'Neil JB, Mishkin M. Cortical connections of the somatosensory fields of the lateral sulcus of macaques：evidence for a corticolimbic pathway for touch. *J Comp Neurol.* 1986；252：323-347.

Haeberle H, Lumpkin EA. Merkel cells in somatosensation. *Chemosens Percept.* Jun 1 2008；1(2)：110-118.

Haggard P. Sensory neuroscience：from skin to object in the somatosensory cortex. *Curr Biol.* Oct 24 2006；16(20)：R884-886.

Hayward V. A brief taxonomy of tactile illusions and demonstrations that can be done in a hardware store. *Brain Res Bull.* Apr 15 2008；75(6)：742-752.

Jones EG. Organization of the thalamocortical complex and its relation to sensory processes. In：Darian-Smith I, ed. *Handbook of Physiology, Section 1：The Nervous System, Vol. 3：Sensory Processes.* American Physiological Society；1984：149-212.

Jones EG, Friedman DP. Projection pattern of functional components of thalamic ventrobasal complex on monkey somatosensory cortex. *J Neurophysiol.* 1982；48：521-544.

Kass JH. Somatosensory system. In：Paxinos G, Mai JK, eds. *The Human Nervous System.* London：Elsevier；2004.

Kung C. A possible unifying principle for mechanosensation. *Nature.* Aug 4 2005；436(7051)：647-654.

Lackner JR, DiZio P. Vestibular, proprioceptive, and haptic contributions to spatial orientation. *Annu Rev Psychol.* 2005；56：115-147.

Maricich SM, Wellnitz SA, Nelson AM, et al. Merkel cells are essential for light-touch responses. *Science.* Jun 19 2009；324(5934)：1580-1582.

Nicolson T. Fishing for key players in mechanotransduction. *TINS.* Mar 2005；28(3)：140-144.

Noble R, Riddell JS. Cutaneous excitatory and inhibitory input to neurones of the postsynaptic dorsal column system in the cat. *J Physiol.* 1988；396：497-513.

Olausson H, Lamarre Y, Backlund H, et al. Unmyelinated tactile afferents signal touch and project to insular cortex. *Nat Neurosci.* Sep 2002；5(9)：900-904.

Rustioni A, Weinberg RJ. The somatosensory system. In：Bjumörklund A, Hókfelt T, Swanson LW, eds. *Handbook of Chemical Neuroanatomy, Vol. 7：Integrated Systems of the CNS, Part Ⅱ：Central Visual, Auditory, Somatosensory, Gustatory.* London：Elsevier；1989：219-321.

第 5 章

推薦文献

Basbaum A, Jessell TM, Foley KM. The perception of pain. In：Kandel ER, Schwartz JH, Jessell TM, Siegelbaum SA, Hudspeth AJ, eds. *Principles of Neural Science.* 5th ed. New York, NY：McGraw-Hill.

Basbaum AI, Bautista DM, Scherrer G, Julius D. Cellular and molecular mechanisms of pain. *Cell.* 2009；139(2)：267-284.

文献

Altschuler SM, Bao XM, Bieger D, Hopkins DA, Miselis RR. Viscerotopic representation of the upper alimentary tract in the rat：sensory ganglia and nuclei of the solitary and spinal trigeminal tracts. *J Comp Neurol.* 1989；283(2)：248-268.

Andrew D, Craig AD. Spinothalamic lamina I neurons selectively sensitive to histamine：a central neural pathway for itch. *Nat Neurosci.* 2001；4：72-77.

Apkarian AV, Bushnell MC, Treede RD, Zubieta JK. Human brain mechanisms of pain perception and regulation in health and disease. *Eur J Pain.* 2005；9(4)：463-484.

Appelberg AE, Leonard RB, Kenshalo DR Jr., et al. Nuclei in which functionally identified spinothalamic tract neurons terminate. *J Comp Neurol.* 1979；188：575-586.

Augustine JR. The insular lobe in primates including humans. *Neurol Res.* 1985；7：2-10.

Belmonte C, Viana F. Molecular and cellular limits to somatosensory specificity. *Mol Pain.* 2008；4：14.

Berkley KJ, Hubscher CH. Are there separate central nervous system pathways for touch and pain? *Nat Med.* 1995；1(8)：766-773.

Blomqvist A, Zhang ET, Craig AD. Cytoarchitectonic and immunohistochemical characterization of a specific pain and temperature relay, the posterior portion of the ventral medial nucleus, in the human thalamus. *Brain.* 2000；123(part 3)：601-619.

Bogdanov EI, Heiss JD, Mendelevich EG, Mikhaylov IM, Haass A. Clinical and neuroimaging features of "idiopathic" syringomyelia. *Neurology.* 2004；62(5)：791-794.

Bove SE, Flatters SJ, Inglis JJ, Mantyh PW. New advances in musculoskeletal pain. *Brain Res Rev.* Apr 2009；60(1)：187-201.

Bushnell MC, Duncan GH, Hofbauer RK, Ha B, Chen JI, Carrier B. Pain perception：is there a role for primary somatosensory cortex? *Proc Natl Acad Sci USA.* 1999；96：7705-7709.

Casey KL. Forebrain mechanisms of nociception and pain：analysis through imaging. *Proc Natl Acad Sci USA.* 1999；96：7668-7674.

Coghill RC, Talbot JD, Evans AC, et al. Distributed processing of pain and vibration by the human brain. *J Neurosci.* 1994；14：4095-4108.

Collins RD. *Illustrated Manual of Neurologic Diagnosis.* Philadelphia, PA：Lippincott；1962.

Cortright DN, Krause JE, Broom DC. TRP channels and pain. *Biochim Biophys Acta.* 2007；1772(8)：978-988.

Craig AD. How do you feel—now? The anterior insula and human awareness. *Nat Rev Neurosci.* 2009；10(1)：59-70.

Craig AD. Interoception：the sense of the physiological condition of the body. *Curr Opin Neurobiol.* 2003；13(4)：500-505.

Craig AD. Retrograde analyses of spinothalamic projections in the macaque monkey：input to ventral posterior nuclei. *J Comp Neurol.* 2006；499(6)：965-978.

Craig AD, Bushnell MC. The thermal grill illusion：unmasking the burn of cold pain. *Science.* 1994；265：252-255.

Craig AD, Bushnell MC, Zhang ET, Blomqvist A. A thalamic nucleus specific for pain and temperature sensation. *Nature.* 1994；372：770-773.

Craig AD, Zhang ET. Retrograde analyses of spinothalamic projections in the macaque monkey：input to posterolateral thalamus. *J Comp Neurol.* 2006；499(6)：953-964.

Dubner R. Three decades of pain research and its control. *J Dent Res.* 1997；76：730-733.

Dubner R, Gold M. The neurobiology of pain. *Proc Natl Acad Sci USA.* 1999；96：7627-7630.

Dum RP, Levinthal DJ, Strick PL. The spinothalamic system targets motor and sensory areas in the cerebral cortex of monkeys. *J Neurosci.* 2009；29(45)：14223-14235.

Fields H. State-dependent opioid control of pain. *Nat Rev Neurosci.* 2004；5(7)：565-575.

Fields HL. *Pain.* New York, NY：McGraw-Hill；1987.

Fitzgerald M. The development of nociceptive circuits. *Nat Rev Neurosci.* 2005；6(7)：507-520.

Gandevia SC, Burke DA. Peripheral motor system. In：Paxinos G, Mai JK, eds. *The Human Nervous System.* London：Elsevier；2004.

Gebhart GF. Descending modulation of pain. *Neurosci Biobehav Rev.* 2004；27(8)：729-737.

Giesler GJ Jr., Nahin RL, Madsen AM. Postsynaptic dorsal column pathway of the rat. I. Anatomical studies. *J Neurophysiol.* 1984；51：260-275.

Hucho T, Levine JD. Signaling pathways in sensitization：toward a nociceptor cell biology. *Neuron.* 2007；55(3)：365-376.

Ikoma A, Steinhoff M, Stander S, Yosipovitch G, Schmelz M. The neurobiology of itch. *Nat Rev Neurosci.* Jul 2006；7(7)：535-547.

Kass JH. Somatosensory system. In：Paxinos G, Mai JK, eds. *The Human Nervous System.* London：Elsevier；2004.

Mesulam MM, Mufson EJ. Insula of the old world monkey. Ⅲ：Efferent cortical output and comments on function. *J Comp Neurol.* 1982；212：38-52.

Noble R, Riddell JS. Cutaneous excitatory and inhibitory input to neurones of the postsynaptic dorsal column system in the cat. *J Physiol.* 1988；396：497-513.

Olausson H, Lamarre Y, Backlund H, et al. Unmyelinated tactile afferents signal touch and project to insular cortex. *Nat Neurosci.* 2002；5(9)：900-904.

Palecek J. The role of dorsal columns pathway in visceral pain. *Physiol Res.* 2004；53(Suppl 1)：S125-130.

Pietrobon D. Migraine : new molecular mechanisms. *Neuroscientist.* 2005 ; 11(4) : 373-386.

Rinaman L, Schwartz G. Anterograde transneuronal viral tracing of central viscerosensory pathways in rats. *J Neurosci.* 2004 ; 24(11) : 2782-2786.

Schweinhardt P, Sauro KM, Bushnell MC. Fibromyalgia : a disorder of the brain? *Neuroscientist.* 2008 ; 14(5) : 415-421.

Struck AF, Haughton VM. Idiopathic syringomyelia : phase-contrast MR of cerebrospinal fluid flow dynamics at level of foramen magnum. *Radiology.* 2009 ; 253(1) : 184-190.

Suzuki R, Morcuende S, Webber M, Hunt SP, Dickenson AH. Superficial NK1-expressing neurons control spinal excitability through activation of descending pathways. *Nat Neurosci.* 2002 ; 5(12) : 1319-1326.

Suzuki R, Rygh LJ, Dickenson AH. Bad news from the brain : descending 5-HT pathways that control spinal pain processing. *Trends Pharmacol Sci.* 2004 ; 25(12) : 613-617.

Talbot JD, Marrett S, Evans AC, et al. Multiple representations of pain in human cerebral cortex. *Science.* 1991 ; 251 : 1355-1358.

Tracey I. Nociceptive processing in the human brain. *Curr Opin Neurobiol.* 2005 ; 15(4) : 478-487.

Tracey I, Mantyh PW. The cerebral signature for pain perception and its modulation. *Neuron.* 2007 ; 55(3) : 377-391.

Treede RD, Apkarian AV, Bromm B, Greenspan JD, Lenz FA. Cortical representation of pain : functional characterization of nociceptive areas near the lateral sulcus. *Pain* 2000 ; 87 : 113-119.

Wang CC, Willis WD, Westlund KN. Ascending projections from the area around the spinal cord central canal : a Phaseolus vulgaris leucoagglutinin study in rats. *J Comp Neurol.* 1999 ; 415(3) : 341-367.

Willis WD, Al-Chaer ED, Quast MJ, Westlund KN. A visceral pain pathway in the dorsal column of the spinal cord. *Proc Natl Acad Sci USA.* 1999 ; 96(14) : 7675-7679.

Willis WD, Kenshalo DR Jr., Leonard RB. The cells of origin of the primate spinothalamic tract. *J Comp Neurol.* 1979 ; 188 : 543-574.

Willis WD Jr., Westlund KN. The role of the dorsal column pathway in visceral nociception. *Curr Pain Headache Rep.* 2001 ; 5(1) : 20-26.

Woolf CJ, Ma Q. Nociceptors—noxious stimulus detectors. *Neuron.* 2007 ; 55(3) : 353-364.

第6章

推薦文献

Saper CB, Lumsden A, Richerson GB. The sensory, motor, and reflex functions of the brain stem. In : Kandel ER, Schwartz JH, Jessell TM, Siegelbaum SA, Hudspeth AJ, eds. *Principles of Neural Science.* 5th ed. New York, NY : McGraw-Hill ; in press.

文献

Al-Chaer ED, Feng Y, Willis WD. Comparative study of viscerosomatic input onto postsynaptic dorsal column and spinothalamic tract neurons in the primate. *J Neurophysiol.* 1999 ; 82 : 1876-1882.

Altschuler SM, Bao XM, Bieger D, Hopkins DA, Miselis RR. Viscerotopic representation of the upper alimentary tract in the rat : sensory ganglia and nuclei of the solitary and spinal trigeminal tracts. *J Comp Neurol.* 1989 ; 283 : 248-268.

Altschuler SM, Escardo J, Lynn RB, Miselis RR. The central organization of the vagus nerve innervating the colon of the rat. *Gastroenterology.* 1993 ; 104 : 502-509.

Arvidsson J, Gobel S. An HRP study of the central projections of primary trigeminal neurons which innervate tooth pulp in the cat. *Brain Res.* 1981 ; 210 : 1-16.

Arvidsson J, Thomander L. An HRP study of the central course of sensory intermediate and vagal fibers in peripheral facial nerve branches in the cat. *J Comp Neurol.* 1984 ; 223 : 35-45.

Barnett EM, Evans GD, Sun N, Perlman S, Cassell MD. Anterograde tracing of trigeminal afferent pathways from the murine tooth pulp to cortex using herpes simplex virus type 1. *J Neurosci.* 1995 ; 15 : 2972-2984.

Beck PD, Kaas JH. Thalamic connections of the dorsomedial visual area in primates. *J Comp Neurol.* 1998 ; 396 : 381-398.

Blomqvist A, Zhang ET, Craig AD. Cytoarchitectonic and immunohistochemical characterization of a specific pain and temperature relay, the posterior portion of the ventral medial nucleus, in the human thalamus. *Brain.* 2000 ; 123(part 3) : 601-619.

Broussard DL, Altschuler SM. Brainstem viscerotopic organization of afferents and efferents involved in the control of swallowing. *Am J Med.* 2000 ; 108(suppl 4a) : 79S-86S.

Bruggemann J, Shi T, Apkarian AV. Viscero-somatic neurons in the primary somatosensory cortex(SI)of the squirrel monkey. *Brain Res.* 1997 ; 756 : 297-300.

Burton H, Craig AD Jr. Distribution of trigeminothalamic projection cells in cat and monkey. *Brain Res.* 1979 ; 161 : 515-521.

Capra NF. Mechanisms of oral sensation. *Dysphagia.* 1995 ; 10 : 235-247.

Capra NF, Ro JY, Wax TD. Physiological identification of jaw-movement-related neurons in the trigeminal nucleus of cats. *Somatosens Mot Res.* 1994 ; 11 : 77-88.

Chien CH, Shieh JY, Ling EA, Tan CK, Wen CY. The composition and central projections of the internal auricular nerves of the dog. *J Anat.* 1996 ; 189 : 349-362.

Dubner R, Gold M. The neurobiology of pain. *Proc Natl Acad Sci USA.* 1999 ; 96 : 7627-7630.

Esaki H, Umezaki T, Takagi S, Shin T. Characteristics of laryngeal receptors analyzed by presynaptic recording from the cat medulla oblongata. *Auris Nasus Larynx.* 1997 ; 24 : 73-83.

Grelot L, Barillot JC, Bianchi AL. Central distributions of the efferent and afferent components of the pharyngeal branches of the vagus and glossopharyngeal nerves : an HRP study in the cat. *Exp Brain Res.* 1989 ; 78 : 327-335.

Hanamori T, Smith DV. Gustatory innervation in the rabbit : central distribution of sensory and motor components of the chorda tympani, glossopharyngeal, and superior laryngeal nerves. *J Comp Neurol.* 1989 ; 282 : 1-14.

Hayakawa T, Takanaga A, Maeda S, Seki M, Yajima Y. Subnuclear distribution of afferents from the oral, pharyngeal and laryngeal regions in the nucleus tractus solitarii of the rat : a study using transganglionic transport of cholera toxin. *Neurosci Res.* 2001 ; 39 : 221-232.

Hayashi H, Sumino R, Sessle BJ. Functional organization of trigeminal subnucleus interpolaris : nociceptive and innocuous afferent inputs, projections to thalamus, cerebellum, and spinal cord, and descending modulation from periaqueductal gray. *J Neurophysiol*. 1984 ; 51 : 890-905.

Hu JW, Sessle BJ. Comparison of responses of cutaneous nociceptive and nonnociceptive brain stem neurons in trigeminal subnucleus caudalis(medullary dorsal horn)and subnucleus oralis to natural and electrical stimulation of tooth pulp. *J Neurophysiol*. 1984 ; 52 : 39-53.

Jones EG, Schwark HD, Callahan PA. Extent of the ipsilateral representation in the ventral posterior medial nucleus of the monkey thalamus. *Exp Brain Res*. 1984 ; 63 : 310-320.

Kruger L. Functional subdivision of the brainstem sensory trigeminal nuclear complex. In : Bonica JJ, Liebeskind JC, Albe-Fessard DG, eds. *Advances in Pain Research and Therapy*, Vol. 3. New York, NY : Raven Press ; 1984 : 197-209.

Kuo DC, de Groat WC. Primary afferent projections of the major splanchnic nerve to the spinal cord and gracile nucleus of the cat. *J Comp Neurol*. 1985 ; 231 : 421-434.

Kuo DC, Nadelhaft I, Hisamitsu T, de Groat WC. Segmental distribution and central projections of renal afferent fibers in the cat studied by transganglionic transport of horseradish peroxidase. *J Comp Neurol*. 1983 ; 216 : 162-174.

Lenz FA, Gracely RH, Zirh TA, Leopold DA, Rowland LH, Dougherty PM. Human thalamic nucleus mediating taste and multiple other sensations related to ingestive behavior. *J Neurophysiol*. 1997 ; 77 : 3406-3409.

Martin GF, Holstege G, Mehler WR. Reticular formation of the pons and medulla. In : Paxinos G, ed. *The Human Nervous System*. Amsterdam : Academic Press ; 1990 : 203-220.

Menetrey D, Basbaum AI. Spinal and trigeminal projections to the nucleus of the solitary tract : a possible substrate for somatovisceral and viscerovisceral reflex activation. *J Comp Neurol*. 1987 ; 255 : 439-450.

Mifflin SW. Laryngeal afferent inputs to the nucleus of the solitary tract. *Am J Physiol*. 1993 ; 265 : R269-R276.

Nomura S, Mizuno N. Central distribution of primary afferent fibers in the Arnold's nerve(the auricular branch of the vagus nerve) : a transganglionic HRP study in the cat. *Brain Res*. 1984 ; 292 : 199-205.

Paxinos G, Tork I, Halliday G, Mehler WR. Human homologs to brainstem nuclei identified in other animals as revealed by acetylcholinesterase activity. In : Paxinos G, ed. *The Human Nervous System*. Amsterdam : Academic Press ; 1990 : 149-202.

Ro JY, Capra NF. Physiological evidence for caudal brain-stem projections of jaw muscle spindle afferents. *Exp Brain Res*. 1999 ; 128 : 425-434.

Ropper AH, Samuels MA. *Adams & Victor's Principles of Neurology*. 9th ed. New York, NY : McGraw-Hill ; 2009.

Satoda T, Takahashi O, Murakami C, Uchida T, Mizuno N. The sites of origin and termination of afferent and efferent components in the lingual and pharyngeal branches of the glossopharyngeal nerve in the Japanese monkey(Macaca fuscata). *Neurosci Res*. 1996 ; 24 : 385-392.

Shigenaga Y, Chen IC, Suemune S, et al. Oral and facial representation within the medullary and upper cervical dorsal horns in the cat. *J Comp Neurol*. 1986 ; 243 : 388-408.

Shigenaga Y, Nishimura M, Suemune S, et al. Somatotopic organization of tooth pulp primary afferent neurons in the cat. *Brain Res*. 1989 ; 477 : 66-89.

Smith RL. Axonal projections and connections of the principal sensory trigeminal nucleus in the monkey. *J Comp Neurol* 1975 ; 163 : 347-376.

Sweazey RD, Bradley RM. Central connections of the lingual-tonsillar branch of the glossopharyngeal nerve and the superior laryngeal nerve in lamb. *J Comp Neurol*. 1986 ; 245 : 471-482.

Sweazey RD, Bradley RM. Response characteristics of lamb pontine neurons to stimulation of the oral cavity and epiglottis with different sensory modalities. *J Neurophysiol*. 1993 ; 70 : 1168-1180.

Takagi S, Umezaki T, Shin T. Convergence of laryngeal afferents with different natures upon cat NTS neurons. *Brain Res Bull*. 1995 ; 38 : 261-268.

Takemura M, Nagase Y, Yoshida A, et al. The central projections of the monkey tooth pulp afferent neurons. *Somatosens Mot Res*. 1993 ; 10 : 217-227.

Topolovec JC, Gati JS, Menon RS, Shoemaker JK, Cechetto DF. Human cardiovascular and gustatory brainstem sites observed by functional magnetic resonance imaging. *J Comp Neurol*. 2004 ; 471(4) : 446-461.

Treede RD, Apkarian AV, Bromm B, Greenspan JD, Lenz FA. Cortical representation of pain : functional characterization of nociceptive areas near the lateral sulcus. *Pain*. 2000 ; 87 : 113-119.

Wild JM, Johnston BM, Gluckman PD. Central projections of the nodose ganglion and the origin of vagal efferents in the lamb. *J Anat*. 1991 ; 175 : 105-129.

第7章

推薦文献

Albright T. High-level vision and cognitive influences. In : Kandel ER, Schwartz JH, Jessell TM, Siegelbaum SA, Hudspeth AJ, eds. *Principles of Neural Science*. 5th ed. New York, NY : McGraw-Hill ; in press.

Gilbert C. Visual primitives and intermediate-level vision. In : Kandel ER, Schwartz JH, Jessell TM, Siegelbaum SA, Hudspeth AJ, eds. *Principles of Neural Science*. 5th ed. New York, NY : McGraw-Hill ; in press.

Meister M, Tessier-Lavigne M. The retina. In : Kandel ER, Schwartz JH, Jessell TM, Siegelbaum SA, Hudspeth AJ, eds. *Principles of Neural Science*. 5th ed. New York, NY : McGraw-Hill ; in press.

Wurtz R, Goldberg M. Vision for action. In : Kandel ER, Schwartz JH, Jessell TM, Siegelbaum SA, Hudspeth AJ, eds. *Principles of Neural Science*. 5th ed. New York, NY : McGraw-Hill ; in press.

Patten H. *Neurological Differential Diagnosis*. 2nd ed. London : Springer-Verlag ; 1996.

文献

Adams MM, Hof PR, Gattass R, Webster MJ, Ungerleider LG. Visual cortical projections and chemoarchitecture of macaque monkey pulvinar. *J Comp Neurol*. 2000；419：377-393.

Bachevalier J, Meunier M, Lu MX, Ungerleider LG. Thalamic and temporal cortex input to medial prefrontal cortex in rhesus monkeys. *Exp Brain Res*. 1997；115：430-444.

Baleydier C, Morel A. Segregated thalamocortical pathways to inferior parietal and inferotemporal cortex in macaque monkey. *Vis Neurosci*. 1992；8：391-405.

Beauchamp MS. See me, hear me, touch me：multisensory integration in lateral occipital-temporal cortex. *Curr Opin Neurobiol*. 2005；15(2)：145-153.

Beck PD, Kaas JH. Thalamic connections of the dorsomedial visual area in primates. *J Comp Neurol*. 1998；396：381-398.

Chen W, Zhu XH, Thulborn KR, Ugurbil K. Retinotopic mapping of lateral geniculate nucleus in humans using functional magnetic resonance imaging. *Proc Natl Acad Sci USA*. 1999；96(5)：2430-2434.

Clarke S, Miklossy J. Occipital cortex in man：organization of callosal connections, related myelo and cytoarchitecture, and putative boundaries of functional visual areas. *J Comp Neurol*. 1990；298：188-214.

Curcio CA, Sloan KR, Kalina RE, Hendrickson AE. Human photoreceptor topography. *J Comp Neurol*. 1990；292：497-523.

Das A, Huxlin KR. New approaches to visual rehabilitation for cortical blindness：outcomes and putative mechanisms. *Neuroscientist*. 2010；16(4)：374-387.

DeYoe EA, Van Essen DC. Concurrent processing streams in monkey visual cortex. *Trends Neurosci*. 1988；11：219-226.

Dowling JE. *The Retina：An Approachable Part of the Brain*. Cambridge, MA：Harvard University Press；1987.

Dowling JE, Boycott BB. Organization of the primate retina：electron microscopy. *Proc R Soc Lond B*. 1966；166：80-111.

Fox PT, Miezin FM, Allman JM, et al. Retinotopic organization of human visual cortex mapped with positron emission tomography. *J Neurosci*. 1987；7：913-922.

Gilbert CD, Li W, Piech V. Perceptual learning and adult cortical plasticity. *J Physiol*. 2009；587(Pt 12)：2743-2751.

Goebel R, Muckli L, Kim D-S. Visual system. In：Paxinos G, Mai JK, eds. *The Human Nervous System*. 2nd ed. London：Elsevier；2004.

Gray D, Gutierrez C, Cusick CG. Neurochemical organization of inferior pulvinar complex in squirrel monkeys and macaques revealed by acetylcholinesterase histochemistry, calbindin and Cat-301 immunostaining, and Wisteria floribunda agglutinin binding. *J Comp Neurol*. 1999；409：452-468.

Gutierrez C, Cola MG, Seltzer B, Cusick C. Neurochemical and connectional organization of the dorsal pulvinar complex in monkeys. *J Comp Neurol*. 2000；419：61-86.

Harting JK, Updyke BV, Van Lieshout DP. Corticotectal projections in the cat：anterograde transport studies of twenty-five cortical areas. *J Comp Neurol*. 1992；324(3)：379-414.

Hendry SH, Reid RC. The koniocellular pathway in primate vision. *Annu Rev Neurosci*. 2000；23：127-153.

Hendry SH, Yoshioka T. A neurochemically distinct third channel in the macaque dorsal lateral geniculate nucleus. *Science*. 1994；264：575-577.

Horton JC, Hedley-Whyte ET. Mapping of cytochrome oxidase patches and ocular dominance columns in human visual cortex. *Philos Trans R Soc Lond B*. 1984；304：255-272.

Horton JC, Hocking DR. Effect of early monocular enucleation upon ocular dominance columns and cytochrome oxidase activity in monkey and human visual cortex. *Vis Neurosci*. 1998；15：289-303.

Horton JC, Hocking DR. Monocular core zones and binocular border strips in primate striate cortex revealed by the contrasting effects of enucleation, eyelid suture, and retinal laser lesions on cytochrome oxidase activity. *J Neurosci*. 1998；18：5433-5455.

Hubel DH, Wiesel TN. Ferrier lecture：functional architecture of macaque monkey visual cortex. *Proc R Soc Lond B*. 1977；198：1-59.

Huerta MF, Harting JK. Connectional organization of the superior colliculus. *Trends Neurosci*. 1984；7：286-289.

Kosslyn SM, Pascual-Leone A, Felician O, et al. The role of area 17 in visual imagery：convergent evidence from PET and rTMS. *Science*. 1999；284：167-170.

Levitt JB. Function following form. *Science*. 2001；292：232-233.

Livingston CA, Mustari MJ. The anatomical organization of the macaque pregeniculate complex. *Brain Res*. 2000；876：166-179.

Livingstone MS, Hubel DH. Anatomy and physiology of a color system in the primate visual cortex. *J Neurosci*. 1984；4：309-356.

Markowitsch HJ, Emmans D, Irle E, Streicher M, Preilowski B. Cortical and subcortical afferent connections of the primate's temporal pole：a study of rhesus monkeys, squirrel monkeys, and marmosets. *J Comp Neurol*. 1985；242：425-458.

Merigan WH. Human V4? *Curr Biol*. 1993；3：226-229.

Merigan WH, Maunsell JHR. How parallel are the primate visual pathways? *Annu Rev Neurosci*. 1993；16：369-402.

Mishkin M, Ungerleider LG, Macko KA. Object vision：two cortical pathways. *Trends Neurosci*. 1983；6：414-416.

Nassi JJ, Callaway EM. Parallel processing strategies of the primate visual system. *Nat Rev Neurosci*. 2009；10(5)：360-372.

Newman E, Reichenbach A. The Müller cell：a functional element of the retina. *Trends Neurosci*. 1996；19：307-312.

Reppas JB, Niyogi S, Dale AM, Sereno MI, Tootell RB. Representation of motion boundaries in retinotopic human visual cortical areas. *Nature*. 1997；388(6638)：175-179.

Robinson DL, Petersen SE. The pulvinar and visual salience. *Trends Neurosci*. 1992；15：127-132.

Ropper AH, Samuels MA. *Disturbances of Vision. Adams & Victor's Principles of Neurology*. 9th ed. McGraw-Hill；2009.

Scares JG, Gattass R, Souza AP, Rosa MG, Fiorani M Jr., Brandao BL. Connectional and neurochemical subdivisions of the pulvinar in Cebus monkeys. *Vis Neurosci*. 2001；18：25-41.

Schneider KA, Richter MC, Kastner S. Retinotopic organization and functional subdivisions of the human lateral geniculate nucleus：a high-resolution functional magnetic resonance imaging study. *J Neurosci*. 2004；24(41)：8975-8985.

Sereno MI, Dale AM, Reppas JB, et al. Borders of multiple visual areas in humans revealed by functional magnetic resonance imaging. *Science*. 1995；268：889-893.

Sereno MI, Pitzalis S, Martinez A. Mapping of contralateral space in retinotopic coordinates by a parietal cortical area in humans.

Science. 2001；294：1350-1354.

Stepniewska I, Qi HX, Kaas JH. Do superior colliculus projection zones in the inferior pulvinar project to MT in primates? *Eur J Neurosci*. 1999；11：469-480.

Stepniewska I, Qi HX, Kaas JH. Projections of the superior colliculus to subdivisions of the inferior pulvinar in New World and Old World monkeys. *Vis Neurosci*. 2000；17：529-549.

Tootell RB, Mendola JD, Hadjikhani NK, et al. Functional analysis of V3A and related areas in human visual cortex. *J Neurosci*. 1997；17(18)：7060-7078.

Tovée M. *An Introduction to the Visual System*. 2nd ed. New York, NY：Cambridge University Press；2008.

Tsao DY, Vanduffel W, Sasaki Y, et al. Stereopsis activates V3A and caudal intraparietal areas in macaques and humans. *Neuron*. 2003；39(3)：555-568.

Yabuta NH, Sawatari A, Callaway EM. Two functional channels from primary visual cortex to dorsal visual cortical areas. *Science*. 2001；292：297-300.

Yeterian EH, Pandya DN. Corticothalamic connections of extrastriate visual areas in rhesus monkeys. *J Comp Neurol*. 1997；378：562-585.

Yoshioka T, Levitt JB, Lund JS. Independence and merger of thalamocortical channels within macaque monkey primary visual cortex：anatomy of interlaminar projections. *Vis Neurosci*. 1994；11：467-489.

Zeki S. *A Vision of the Brain*. Boston：Blackwell Scientific Publications；1993.

Zeki S, Watson JDG, Lueck CJ, et al. A direct demonstration of functional specialization in human visual cortex. *J Neurosci*. 1991；11：641-649.

第8章

推薦文献

Oertel D, Doupe A. The auditory central nervous system. In：Kandel ER, Schwartz JH, Jessell TM, Siegelbaum SA, Hudspeth AJ, eds. *Principles of Neural Science*. 5th ed. New York, NY：McGraw-Hill；in press.

文献

Augustine JR. The insular lobe in primates including humans. *Neurol Res*. 1985；7：2-10.

Bachevalier J, Meunier M, Lu MX, Ungerleider LG. Thalamic and temporal cortex input to medial prefrontal cortex in rhesus monkeys. *Exp Brain Res*. 1997；115：430-444.

Bernal B, Ardila A. The role of the arcuate fasciculus in conduction aphasia. *Brain*. 2009；132(Pt 9)：2309-2316.

Brugge JF. An overview of central auditory processing. In：Popper AN, Fay RR, eds. *The Mammalian Auditory Pathway：Neurophysiology*. New York, NY：Springer-Verlag；1994：1-33.

Bushara KO, Weeks RA, Ishii K, et al. Modality-specific frontal and parietal areas for auditory and visual spatial localization in humans. *Nat Neurosci*. 1999；2：759-766.

Cant NB, Benson CG. Parallel auditory pathways：projection patterns of the different neuronal populations in the dorsal and ventral cochlear nuclei. *Brain Res Bull*. 2003；60(5-6)：457-474.

Cooper NP, Guinan JJ, Jr. Efferent-mediated control of basilar membrane motion. *J Physiol*. 2006；576(Pt 1)：49-54.

Dronkers NF, Wilkins DP, Van Valin RD, Jr., Redfern BB, Jaeger JJ. Lesion analysis of the brain areas involved in language comprehension. *Cognition*. 2004；92(1-2)：145-177.

Frey S, Campbell JS, Pike GB, Petrides M. Dissociating the human language pathways with high angular resolution diffusion fiber tractography. *J Neurosci*. 2008；28(45)：11435-11444.

Galaburda A, Sanides F. Cytoarchitectonic organization of the human auditory cortex. *J Comp Neurol*. 1980；190：597-610.

Galuske RA, Schlote W, Bratzke H, Singer W. Interhemispheric asymmetries of the modular structure in human temporal cortex. *Science*. 2000；289：1946-1949.

Geniec P, Merest DK. The neuronal architecture of the human posterior colliculus. *Acta Otolaryngol Suppl*. 1971；295：1-33.

Geschwind N, Levitsky W. Human brain：left-right asymmetries in temporal speech region. *Science*. 1968；161：186-187.

Guinan JJ, Jr., Warr WB, Norris BE. Differential olivocochlear projections from lateral versus medial zones of the superior olivary complex. *J Comp Neurol*. 1983；221(3)：358-370.

Hackett TA, Stepniewska I, Kaas JH. Subdivisions of auditory cortex and ipsilateral cortical connections of the parabelt auditory cortex in macaque monkeys. *J Comp Neurol*. 1998；394：475-495.

Hackett TA, Stepniewska I, Kaas JH. Thalamocortical connections of the parabelt auditory cortex in macaque monkeys. *J Comp Neurol*. 1998；400：271-286.

Hackett TA, Stepniewska I, Kaas JH. Prefrontal connections of the parabelt auditory cortex in macaque monkeys. *Brain Res*. 1999；817：45-58.

Hickok G, Poeppel D. The cortical organization of speech processing. *Nat Rev Neurosci*. 2007；8(5)：393-402.

Kaas JH, Hackett TA. "What" and "where" processing in auditory cortex. *Nat Neurosci*. 1999；2：1045-1047.

Kaas JH, Hackett TA. Subdivisions of auditory cortex and processing streams in primates. *Proc Natl Acad Sci USA*. 2000；97：11793-11799.

Kaas JH, Hackett TA, Tramo MJ. Auditory processing in primate cerebral cortex. *Curr Opin Neurobiol*. 1999；9：164-170.

Kandler K, Clause A, Noh J. Tonotopic reorganization of developing auditory brainstem circuits. *Nat Neurosci*. 2009；12(6)：711-717.

King AJ, Nelken I. Unraveling the principles of auditory cortical processing：can we learn from the visual system? *Nat Neurosci*. 2009；12(6)：698-701.

Lim HH, Lenarz T, Joseph G, et al. Electrical stimulation of the midbrain for hearing restoration：insight into the functional organization of the human central auditory system. *J Neurosci*. 2007；27(49)：13541-13551.

Markowitsch HJ, Emmans D, Irle E, Streicher M, Preilowski B. Cortical and subcortical afferent connections of the primate's temporal pole：a study of rhesus monkeys, squirrel monkeys, and marmosets. *J Comp Neurol*. 1985；242：425-458.

May BJ. Role of the dorsal cochlear nucleus in the sound localization behavior of cats. *Hear Res*. 2000；148(1-2)：74-87.

Merabet LB, Rizzo JF, Amedi A, Somers DC, Pascual-Leone A. What blindness can tell us about seeing again：merging neuroplasticity and neuroprostheses. *Nat Rev Neurosci.* 2005；6(1)：71-77.

Merzenich MM, Brugge JF. Representation of the cochlear partition on the superior temporal plane of the macaque monkey. *Brain Res.* 1973；50：275-296.

Mesulam MM, Mufson EJ. Insula of the old world monkey. Ill：Efferent cortical output and comments on function. *J Comp Neurol.* 1982；212：38-52.

Moore JK, Linthicum FH. Auditory system. In：Paxinos G, Mai JK, eds. *The Human Nervous System.* 2nd ed. London：Elsevier；2004：1242-1279.

Moore JK, Osen KK. The human cochlear nuclei. In：Creutzfeldt O, Scheich H, Schreiner C, eds. *Hearing Mechanisms and Speech.* New York, NY：Springer-Verlag；1979：36-44.

Moore DR, Shannon RV. Beyond cochlear implants：awakening the deafened brain. *Nat Neurosci.* 2009；12(6)：686-691.

Oertel D, Bal R, Gardner SM, Smith PH, Joris PX. Detection of synchrony in the activity of auditory nerve fibers by octopus cells of the mammalian cochlear nucleus. *Proc Natl Acad Sci USA.* 2000；97：11773-11779.

Owen AM, Coleman MR. Functional neuroimaging of the vegetative state. *Nat Rev Neurosci.* 2008；9(3)：235-243.

Peretz I, Zatorre RJ. Brain organization for music processing. *Annu Rev Psychol.* 2005；56：89-114.

Pollak GD, Burger RM, Klug A. Dissecting the circuitry of the auditory system. *TINS.* 2003；26(1)：33-39.

Pulvermuller F. Brain mechanisms linking language and action. *Nat Rev Neurosci.* 2005；6(7)：576-582.

Rauschecker JP. An expanded role for the dorsal auditory pathway in sensorimotor control and integration. *Hear Res.* 2010；271：16-25.

Rauschecker JP. Processing of complex sounds in the auditory cortex of cat, monkey, and man. *Acta Otolaryngol Suppl.* 1997；532：34-38.

Rauschecker JP, Scott SK. Maps and streams in the auditory cortex：nonhuman primates illuminate human speech processing. *Nat Neurosci.* 2009；12(6)：718-724.

Rauschecker JP, Tian B. Mechanisms and streams for processing of "what" and "where" in auditory cortex. *Proc Natl Acad Sci USA.* 2000；97：11800-11806.

Recanzone GH, Schreiner CE, Sutter ML, Beitel RE, Merzenich MM. Functional organization of spectral receptive fields in the primary auditory cortex of the owl monkey. *J Comp Neurol.* 1999；415：460-481.

Recanzone GH, Sutter ML. The biological basis of audition. *Annu Rev Psychol.* 2008；59：119-142.

Romanski LM, Tian B, Fritz J, Mishkin M, Goldman-Rakic PS, Rauschecker JP. Dual streams of auditory afferents target multiple domains in the primate prefrontal cortex. *Nat Neurosci.* 1999；2：1131-1136.

Schreiner CE, Read HL, Sutter ML. Modular organization of frequency integration in primary auditory cortex. *Annu Rev Neurosci.* 2000；23：501-529.

Schwartz IR. The superior olivary complex and lateral lemniscal nuclei. In：Webster DB, Popper AN, Fay RR, eds. *The Mammalian Auditory Pathway：Neuroanatomy.* New York, NY：Springer-Verlag；1992：117-167.

Scott SK, Blank CC, Rosen S, Wise RJ. Identification of a pathway for intelligible speech in the left temporal lobe. *Brain.* 2000；123(part 12)：2400-2406.

Scott SK, Johnsrude IS. The neuroanatomical and functional organization of speech perception. *TINS.* 2003；26(2)：100-107.

Scott SK, McGettigan C, Eisner F. A little more conversation, a little less action—candidate roles for the motor cortex in speech perception. *Nat Rev Neurosci.* 2009；10(4)：295-302.

Spirou GA, Davis KA, Nelken I, Young ED. Spectral integration by type II interneurons in dorsal cochlear nucleus. *J Neurophysiol.* 1999；82：648-663.

Stone JA, Chakeres DW, Schmalbrock P. High-resolution MR imaging of the auditory pathway. *Magn Reson Imaging Clin N Am.* 1998；6：195-217.

Strominger NL, Nelson LR, Dougherty WJ. Second order auditory pathways in the chimpanzee. *J Comp Neurol.* 1977；172：349-366.

Tollin DJ. The lateral superior olive：a functional role in sound source localization. *Neuroscientist.* 2003；9(2)：127-143.

Vargha-Khadem F, Gadian DG, Copp A, Mishkin M. FOXP2 and the neuroanatomy of speech and language. *Nat Rev Neurosci.* 2005；6(2)：131-138.

von Economo C, Horn J. Über windungsrelief, masse und rinderarchitektonik der supratemporalflache, ihre indi-viduellen und ihre seitenunterschiede. *Z Ges Neurol Psychiat.* 1930；130：678-757.

Webster DB. An overview of mammalian auditory pathways with an emphasis on humans. In：Webster DB, Popper AN, Fay RR, eds. *The Mammalian Auditory Pathway：Neuroanatomy.* New York, NY：Springer-Verlag；1992：1-22.

Weeks RA, Aziz-Sultan A, Bushara KO, et al. A PET study of human auditory spatial processing. *Neurosci Lett.* 1999；262：155-158.

Wessinger CM, VanMeter J, Tian B, Van Lare J, Pekar J, Rauschecker JP. Hierarchical organization of the human auditory cortex revealed by functional magnetic resonance imaging. *J Cogn Neurosci.* 2001；13：1-7.

Yu JJ, Young ED. Linear and nonlinear pathways of spectral information transmission in the cochlear nucleus. *Proc Natl Acad Sci USA.* 2000；97：11780-11786.

Zatorre RJ, Penhune VB. Spatial localization after excision of human auditory cortex. *J Neurosci.* 2001；21：6321-6328.

第9章

推薦文献

Buck LB, Bargmann C. Smell and taste：the chemical senses. In：Kandel ER, Schwartz JH, Jessell TM, Siegelbaum SA, Hudspeth AJ, eds. *Principles of Neural Science.* 5th ed. New York, NY：McGraw-Hill；in press.

文献

Beckstead RM, Morse JR, Norgren R. The nucleus of the solitary tract in the monkey：projections to the thalamus and brain stem nuclei. *J Comp Neurol.* 1980；190：259-282.

Bermudez-Rattoni F. Molecular mechanisms of taste-recognition memory. *Nat Rev Neurosci.* 2004；5(3)：209-217.

Bhutta MF. Sex and the nose：human pheromonal responses. *J R*

Soc Med. 2007 ; 100(6) : 268-274.

Bourque CW. Central mechanisms of osmosensation and systemic osmoregulation. *Nat Rev Neurosci.* 2008 ; 9(7) : 519-531.

Braak H. *Architectonics of the Human Telencephalic Cortex.* New York, NY : Springer-Verlag ; 1980 : 147.

Buck LB, Axel R. A novel multigene family may encode odorant receptors : a molecular basis for odor recognition. *Cell.* 1991 ; 65 : 175-187.

Buck LB. The molecular architecture of odor and pheromone sensing in mammals. *Cell.* 2000 ; 100 : 611-618.

Carmichael ST, Price JL. Limbic connections of the orbital and medial prefrontal cortex in macaque monkeys. *J Comp Neurol.* 1995 ; 363 : 615-641.

Cavada C, Company T, Tejedor J, Cruz-Rizzolo RJ, Reinoso-Suarez F. The anatomical connections of the macaque monkey orbitofrontal cortex. A review. *Cereb Cortex* 2000 ; 10 : 220-242.

Cechetto DF, Saper CB. Evidence for a viscerotopic sensory representation in the cortex and thalamus in the rat. *J Comp Neurol.* 1987 ; 262 : 27-45.

Chiavaras MM, Petrides M. Orbitofrontal sulci of the human and macaque monkey brain. *J Comp Neurol.* 2000 ; 422 : 35-54.

Craig AD. How do you feel——now? The anterior insula and human awareness. *Nat Rev Neurosci.* 2009 ; 10(1) : 59-70.

Curtis MA, Kam M, Nannmark U, et al. Human neuroblasts migrate to the olfactory bulb via a lateral ventricular extension. *Science.* 2007 ; 315(5816) : 1243-1249.

de Araujo IE, Kringelbach ML, Rolls ET, McGlone F. Human cortical responses to water in the mouth, and the effects of thirst. *J Neurophysiol.* 2003 ; 90(3) : 1865-1876.

Doetsch F, Caille I, Lim DA, Garcia-Verdugo JM, Alvarez-Buylla A. Subventricular zone astrocytes are neural stem cells in the adult mammalian brain. *Cell.* 1999 ; 97(6) : 703-716.

Doty RL. Olfaction. *Annu Rev Psychol.* 2001 ; 52 : 423-452.

Dulac C. How does the brain smell? *Neuron.*1997 ; 19 : 477-480.

Dulac C. The physiology of taste, vintage 2000. *Cell.* 2000 ; 100 : 607-610.

Finger TE. Gustatory nuclei and pathways in the central nervous system. In : Finger TE, Silver WL, eds. *Neurobiology of Taste and Smell.* New York, NY : John Wiley and Sons ; 1987 : 331-353.

Frey S, Petrides M. Re-examination of the human taste region : a positron emission tomography study. *Eur J Neurosci.* 1999 ; 11 (8) : 2985-2988.

Gottfried JA, Smith AP, Rugg MD, Dolan RJ. Remembrance of odors past : human olfactory cortex in cross-modal recognition memory. *Neuron.* 2004 ; 42(4) : 687-695.

Gottfried JA, Zald DH. On the scent of human olfactory orbitofrontal cortex : meta-analysis and comparison to non-human primates. *Brain Res Brain Res Rev.* 2005 ; 50(2) : 287-304.

Gould E. How widespread is adult neurogenesis in mammals? *Nat Rev Neurosci.* 2007 ; 8(6) : 481-488.

Haberly LB. Olfactory cortex. In : Shepherd GM, ed. *The Synaptic Organization of the Brain.* New York, NY : Oxford University Press ; 1990 : 317-345.

Herness MS, Gilbertson TA. Cellular mechanisms of taste transduction. *Annu Rev Physiol.* 1999 ; 61 : 873-900.

Horowitz LF, Montmayeur JP, Echelard Y, Buck LB. A genetic approach to trace neural circuits. *Proc Natl Acad Sci USA.* 1999 ; 96 : 3194-3199.

Kaye WH, Fudge JL, Paulus M. New insights into symptoms and neurocircuit function of anorexia nervosa. *Nat Rev Neurosci.* 2009 ; 10(8) : 573-584.

Lazarini F, Lledo PM. Is adult neurogenesis essential for olfaction? *TINS.* 2011 ; 34 : 20-30.

Lenz FA, Gracely RH, Zirh TA, Leopold DA, Rowland LH, Dougherty PM. Human thalamic nucleus mediating taste and multiple other sensations related to ingestive behavior. *J Neurophysiol.* 1997 ; 77 : 3406-3409.

Lledo PM, Alonso M, Grubb MS. Adult neurogenesis and functional plasticity in neuronal circuits. *Nat Rev Neurosci.* 2006 ; 7 (3) : 179-193.

Markowitsch HJ, Emmans D, Irle E, Streicher M, Preilowski B. Cortical and subcortical afferent connections of the primate's temporal pole : a study of rhesus monkeys, squirrel monkeys, and marmosets. *J Comp Neurol.* 1985 ; 242 : 425-458.

Mast TG, Samuelsen CL. Human pheromone detection by the vomeronasal organ : unnecessary for mate selection? *Chem Senses.* 2009 ; 34(6) : 529-531.

Meredith M. Human vomeronasal organ function : a critical review of best and worst cases. *Chem Senses.* 2001 ; 26(4) : 433-445.

Mombaerts P. Genes and ligands for odorant, vomeronasal and taste receptors. *Nat Rev Neurosci.* 2004 ; 5(4) : 263-278.

Mori K, Nagao H, Yoshihara Y. The olfactory bulb : coding and processing of odor molecule information. *Science.* 1999 ; 286 : 711-715.

Mori K, von Campenhause H, Yoshihara Y. Zonal organization of the mammalian main and accessory olfactory systems. *Philos Trans R Soc Lond B Biol Sci.* 2000 ; 355 : 1801-1812.

Munger SD, Leinders-Zufall T, Zufall F. Subsystem organization of the mammalian sense of smell. *Annu Rev Physiol.* 2009 ; 71 : 115-140.

Pritchard TC, Hamilton RB, Morse JR, et al. Projections of thalamic gustatory and lingual areas in the monkey, Macaca fascicularis. *J Comp Neurol.* 1986 ; 244 : 213-228.

Pritchard TC, Norgren R. Gustatory system. In : Paxinos G, Mai JK, eds. *The Human Nervous System.* 2nd ed. London : Elsevier ; 2004 : 1171-1197.

Price JL. Olfaction. In : Paxinos G, Mai JK, eds. *The Human Nervous System.* 2nd ed. London : Elsevier ; 2004.

Porter J, Anand T, Johnson B, Khan RM, Sobel N. Brain mechanisms for extracting spatial information from smell. *Neuron.* 2005 ; 47(4) : 581-592.

Qureshy A, Kawashima R, Imran MB, et al. Functional mapping of human brain in olfactory processing : a PET study. *J Neurophysiol.* 2000 ; 84 : 1656-1666.

Reilly S. The role of the gustatory thalamus in taste-guided behavior. *Neurosci Biobehav Rev.* 1998 ; 22 : 883-901.

Ressler KJ, Sullivan SL, Buck LB. A molecular dissection of spatial patterning in the olfactory system. *Curr Opin Neurobiol.* 1994 ; 4 : 588-596.

Ressler KJ, Sullivan SL, Buck LB. Information coding in the olfactory system : evidence for a stereotyped and highly organized epitope map in the olfactory bulb. *Cell.* 1994 ; 79 : 1245-1255.

Rolls ET. The orbitofrontal cortex. *Philos Trans R Soc Lond B Biol Sci*. 1996；351：1433-1443；discussion 1443-1434.

Scott K. Taste recognition：food for thought. *Neuron*. 2005；48 (3)：455-464.

Scott TR, Plata-Salaman CR. Taste in the monkey cortex. *Physiol Behav*. 1999；67：489-511.

Scott TR, Small DM. The role of the parabrachial nucleus in taste processing and feeding. *Ann N Y Acad Sci*. 2009；1170：372-377.

Shepherd GM. Smell images and the flavour system in the human brain. *Nature*. 2006；444(7117)：316-321.

Shepherd GM, Greer CA. Olfactory bulb. In：Shepherd GM, ed. *The Synaptic Organization of the Brain*. New York, NY：Oxford University Press；1990：133-169.

Shikama Y, Kato T, Nagaoka U, et al. Localization of the gustatory pathway in the human midbrain. *Neurosci Lett*. 1996；218：198-200.

Small DM. Central gustatory processing in humans. *Adv Otorhinolaryngol*. 2006；63：191-220.

Small DM. Taste representation in the human insula. *Brain Struct Funct*. 2010；214(5-6)：551-561.

Small DM, Gerber JC, Mak YE, Hummel T. Differential neural responses evoked by orthonasal versus retronasal odorant perception in humans. *Neuron*. 2005；47(4)：593-605.

Small DM, Prescott J. Odor/taste integration and the perception of flavor. *Exp Brain Res*. 2005；166(3-4)：345-357.

Small DM, Scott TR. Symposium overview：what happens to the pontine processing? Repercussions of interspecies differences in pontine taste Representation for tasting and feeding. *Ann NY Acad Sci*. 2009；1170：343-346.

Small DM, Zald DH, Jones-Gotman M, et al. Human cortical gustatory areas：a review of functional neuroimaging data. *NeuroReport*. 1999；10(1)：7-14.

Small DM, Zatorre RJ, Dagher A, Evans AC, Jones-Gotman M. Changes in brain activity related to eating chocolate：from pleasure to aversion. *Brain*. 2001；124：1720-1733.

Smith DV, Margolskee RF. Making sense of taste. *Sci Am*. 2001；284：32-39.

Stettler DD, Axel R. Representations of odor in the piriform cortex. *Neuron*. 2009；63(6)：854-864.

Steward WB, Kauer JS, Shepherd GM. Functional organization of rat olfactory bulb, analyzed by the 2-deoxyglu-cose method. *J Comp Neurol*. 1979；185：715-734.

Su CY, Menuz K, Carlson JR. Olfactory perception：receptors, cells, and circuits. *Cell*. 2009；139(1)：45-59.

Sweazey RD, Bradley RM. Response characteristics of lamb pontine neurons to stimulation of the oral cavity and epiglottis with different sensory modalities. *J Neurophysiol*. 1993；70：1168-1180.

Topolovec JC, Gati JS, Menon RS, Shoemaker JK, Cechetto DF. Human cardiovascular and gustatory brainstem sites observed by functional magnetic resonance imaging. *J Comp Neurol*. 2004；471(4)：446-461.

Uesaka Y, Nose H, Ida M, Takagi A. The pathway of gustatory fibers of the human ascends ipsilaterally in the pons. *Neurology*. 1998；50：827-828.

Vassar R, Chao SK, Sticheran R, Nuñez JM, Vosshall LB, Axel R. Topographic organization of sensory projections to the olfactory bulb. *Cell*. 1994；79：981-991.

Vassar R, Ngai J, Axel R. Spatial organization of odorant receptor expression in the mammalian olfactory epithelium. *Cell*. 1993；74：309-318.

Vogt BA, Pandya DN, Rosene DL. Cingulate cortex of the rhesus monkey：I. Cytoarchitecture and thalamic afferents. *J Comp Neurol*. 1987；262：256-270.

Zou Z, Horowitz LF, Montmayeur JP, Snapper S, Buck LB. Genetic tracing reveals a stereotyped sensory map in the olfactory cortex. *Nature* 2001；414：173-179.

Zou DJ, Chesler A, Firestein S. How the olfactory bulb got its glomeruli：a just so story? *Nat Rev Neurosci*. 2009；10(8)：611-618.

第 10 章

推薦文献

Rizzolatti G, Kalaska J. The organization of voluntary movement. In：Kandel ER, Schwartz JH, Jessell TM, Siegelbaum SA, Hudspeth AJ, eds. *Principles of Neural Science*. 5th ed. New York, NY：McGraw-Hill；in press.

Wolpert D, Pearson K, Ghez C. The organization and planning of movement. In：Kandel ER, Schwartz JH, Jessell TM, Siegelbaum SA, Hudspeth AJ, eds. *Principles of Neural Science*. 5th ed. New York, NY：McGraw-Hill；in press.

文献

Asanuma H. The pyramidal tract. In：Brooks VB, ed. *Handbook of Physiology, Section 1：The Nervous System, Vol. 2, Motor Control*. Bethesda, MD：American Physiological Society；1981：703-733.

Boulenguez P, Liabeuf S, Bos R, et al. Down-regulation of the potassium-chloride cotransporter KCC2 contributes to spasticity after spinal cord injury. *Nat Med*. 2010；16(3)：302-307.

Brösamle C, Huber AB, Fiedler M, Skerra A, Schwab ME. Regeneration of lesioned corticospinal tract fibers in the adult rat induced by a recombinant, humanized IN-1 antibody fragment. *J Neurosci*. 2000；20：8061-8068.

Burman K, Darian-Smith C, Darian-Smith I. Geometry of rubrospinal, rubroolivary and local circuit neurons in the macaque red nucleus. *J Comp Neurol*. 2000；423：197-219.

Burman K, Darian-Smith C, Darian-Smith I. Macaque red nucleus：origins of spinal and olivary projections and terminations of cortical inputs. *J Comp Neurol*. 2000；423：179-196.

Chakrabarty S, Shulman B, Martin JH. Activity-dependent codevelopment of the corticospinal system and target interneurons in the cervical spinal cord. *J Neurosci*. 2009；29(27)：8816-8827.

Chung CS, Caplan LR, Yamamoto Y, et al. Striatocapsular haemorrhage. *Brain*. 2000；123：1850-1862.

Crosby EC, Humphrey T, Lauer EW. *Correlative Anatomy of the Nervous System*. New York, NY：Macmillan；1962.

Danek A, Bauer M, Fries W. Tracing of neuronal connections in the human brain by magnetic resonance imaging in vivo. *Eur J Neurosci*. 1990；2：112-115.

Dum RP, Strick PL. Medial wall motor areas and skeletomotor control. *Curr Opin Neurobiol*. 1992；2：836-839.

Dum RP, Strick PL. The origin of corticospinal projections from the premotor areas in the frontal lobe. *J Neurosci.* 1991；11：667-689.

Fries W, Danek A, Scheidtmann K, Hamburger C. Motor recovery following capsular stroke：role of descending pathways from multiple motor areas. *Brain.* 1993；116：369-382.

Fries W, Danek A, Witt TN. Motor responses after transcranial electrical stimulation of cerebral hemispheres with a degenerated pyramidal tract. *Ann Neurol.* 1991；29：646-650.

Gandevia SC, Burke DA. Peripheral motor system. In：Paxinos G, Mai JK, eds. *The Human Nervous System.* London：Elsevier；2004.

Geyer S, Matelli M, Luppino G, Zilles K. Functional neuroanatomy of the primate isocortical motor system. *Anat Embryol (Berl).* 2000；202(6)：443-474.

Habas C, Cabanis EA. Cortical projections to the human red nucleus：a diffusion tensor tractography study with a 1.5-T MRI machine. *Neuroradiology.* 2006；48(10)：755-762.

Han BS, Hong JH, Hong C, et al. Location of the corticospinal tract at the corona radiata in human brain. *Brain Res.* 2010；1326：75-80.

He SQ, Dum RP, Strick PL. Topographic organization of corticospinal projections from the frontal lobe：motor areas on the medial surface of the hemisphere. *J Neurosci.* 1995；15(5 Pt 1)：3284-3306.

Holodny AI, Watts R, Korneinko VN, et al. Diffusion tensor tractography of the motor white matter tracts in man：current controversies and future directions. *Ann N Y Acad Sci.* 2005；1064：88-97.

Holodny AI, Gor DM, Watts R, Gutin PH, Ulug AM. Diffusion-tensor MR tractography of somatotopic organization of corticospinal tracts in the internal capsule：initial anatomic results in contradistinction to prior reports. *Radiology.* 2005；234(3)：649-653.

Hong JH, Son SM, Jang SH. Somatotopic location of corticospinal tract at pons in human brain：a diffusion tensor tractography study. *Neuroimage.* 2010；51(3)：952-955.

Huang DW, McKerracher L, Braun PE, David S. A therapeutic vaccine approach to stimulate axon regeneration in the adult mammalian spinal cord. *Neuron.* 1999；24：639-647.

Jackson SR, Husain M. Visuomotor functions of the lateral premotor cortex. *Curr Opin Neurobiol.* 1996；6：788-795.

Jang SH. A review of corticospinal tract location at corona radiata and posterior limb of the internal capsule in human brain. *NeuroRehabilitation.* 2009；24(3)：279-283.

Jankowska E, Lundberg A. Interneurons in the spinal cord. *Trends Neurosci.* 1981；4：230-233.

Jenny AB, Saper CB. Organization of the facial nucleus and corticofacial projection in the monkey：a reconsideration of the upper motor neuron facial palsy. *Neurology.* 1987；37：930-939.

Juenger H, Kumar V, Grodd W, Staudt M, Krageloh-Mann I. Preserved crossed corticospinal tract and hand function despite extensive brain maldevelopment. *Pediatr Neurol.* 2009；41(5)：388-389.

Kim SG, Ashe J, Georgopoulos AP, et al. Functional imaging of human motor cortex at high magnetic field. *J Neurophysiol.* 1993；69：297-302.

Kim DG, Kim SH, Kim OL, Cho YW, Son SM, Jang SH. Long-term recovery of motor function in a quadriplegic patient with diffuse axonal injury and traumatic hemorrhage：a case report. *NeuroRehabilitation.* 2009；25(2)：117-122.

Kumar A, Juhasz C, Asano E, et al. Diffusion tensor imaging study of the cortical origin and course of the corticospinal tract in healthy children. *AJNR Am J Neuroradiol.* 2009；30(10)：1963-1970.

Kuypers HGJM. Anatomy of the descending pathways. In：Brooks VB, ed. *Handbook of Physiology, Section 1：The Nervous System, Vol. 2, Motor Control.* Bethesda, MD：American Physiological Society；1981：597-666.

Kuypers HGJM, Brinkman J. Precentral projections to different parts of the spinal intermediate zone in the rhesus monkey. *Brain Res.* 1970；24：151-188.

Lu M-T, Present JB, Strick PL. Interconnections between the prefrontal cortex and the premotor areas in the frontal lobe. *J Comp Neurol.* 1994；341：375-392.

Luppino G, Rizzolatti G. The organization of the frontal motor cortex. *News physiol sci.* 2000；15：219-224.

Martin JH. Differential spinal projections from the forelimb areas of rostral and caudal subregions of primary motor cortex in the cat. *Exp Brain Res.* 1996；108：191-205.

Matelli M, Luppino G, Geyer S, Zilles K. Motor cortex. In：Paxinos G, Mai JK, eds. *The Human Nervous System.* London：Elsevier；2004：975-996.

Matsuyama K, Drew T. Organization of the projections from the pericruciate cortex to the pontomedullary brain stem of the cat：a study using the anterograde tracer Phaseolous vulgaris leucoagglutinin. *J Comp Neurol.* 1997；389：617-641.

Molenaar I, Kuypers HGJM. Cells of origin of propriospinal fibers and of fibers ascending to supraspinal levels：an HRP study in cat and rhesus monkey. *Brain Res.* 1978；152：429-450.

Morecraft RJ, Herrick JL, Stilwell-Morecraft KS, et al. Localization of arm representation in the corona radiata and internal capsule in the non-human primate. *Brain.* 2002；125：176-198.

Morecraft RJ, Louie JL, Herrick JL, Stilwell-Morecraft KS. Cortical innervation of the facial nucleus in the non-human primate：a new interpretation of the effects of stroke and related subtotal brain trauma on the muscles of facial expression. *Brain.* 2001；124：176-208.

Murray EA, Coulter JD. Organization of corticospinal neurons in the monkey. *J Comp Neurol.* 1981；195：339-365.

Nathan PW, Smith MC. The rubrospinal and central tegmental tracts in man. *Brain.* 1982；105：223-269.

Newton JM, Ward NS, Parker GJ, et al. Non-invasive mapping of corticofugal fibres from multiple motor areas—relevance to stroke recovery. *Brain.* 2006；129(Pt 7)：1844-1858.

Penfield W, Rasmussen T. *The Cerebral Cortex of Man：A Clinical Study of Localization of Function.* New York, NY：Macmillan；1950.

Percheron G. Thalamus. In：Paxinos G, Mai JK, eds. *The Human Nervous System.* London, UK：Elsevier；2004：592-676.

Picard N, Strick PL. Imaging the premotor areas. *Curr Opin Neurobiol.* 2001；11：663-672.

Pierrot-Deseilligny E, Burke D. *The Circuitry of the Human Spinal Cord*. Cambridge, UK：Cambridge University Press；2005.

Puig J, Pedraza S, Blasco G, et al. Wallerian degeneration in the corticospinal tract evaluated by diffusion tensor imaging correlates with motor deficit 30 days after middle cerebral artery ischemic stroke. *AJNR Am J Neuroradiol*. 2010；31：1324-1330.

Pujol J, Martí-Vilalta JL, Junqué C, Vendrell P, Fernández J, Capdevila A. Wallerian degeneration of the pyramidal tract in capsular infarction studied by magnetic resonance imaging. *Stroke*. 1990；21：404-409.

Ramnani N, Behrens TE, Johansen-Berg H, et al. The evolution of prefrontal inputs to the cortico-pontine system：diffusion imaging evidence from Macaque monkeys and humans. *Cereb Cortex*. 2006；16(6)：811-818.

Rizzolatti G, Sinigaglia C. The functional role of the parieto-frontal mirror circuit：interpretations and misinterpretations. *Nat Rev Neurosci*. 2010；11(4)：264-274.

Roland PE, Zilles K. Functions and structures of the motor cortices in humans. *Curr Opin Neurobiol*. 1996；6：773-781.

Ross ED. Localization of the pyramidal tract in the internal capsule by whole brain dissection. *Neurology*. 1980；30：59-64.

Schell GR, Strick PL. The origin of thalamic inputs to the arcuate premotor and supplementary motor areas. *J Neurosci*. 1984；4：539-560.

Staudt M. Reorganization after pre- and perinatal brain lesions. *J Anat*. 2010；217(4)：469-474.

Sterling P, Kuypers HGJM. Anatomical organization of the brachial spinal cord of the cat. Ⅲ. The propriospinal connections. *Brain Res*. 1967；4：419-443.

Vogt BA, Pandya DN, Rosene DL. Cingulate cortex of the rhesus monkey. I. Cytoarchitecture and thalamic afferents. *J Comp Neurol*. 1987；262：256-270.

Wiesendanger M. Organization of secondary motor areas of cerebral cortex. In：Brooks VB, ed. *Handbook of Physiology, Section 1：The Nervous System, Vol. 2, Motor Control*. Bethesda, MD：American Physiological Society；1981：1121-1147.

Wrigley PJ, Gustin SM, Macey PM, et al. Anatomical changes in human motor cortex and motor pathways following complete thoracic spinal cord injury. *Cereb Cortex*. 2009；19(1)：224-232.

Yarrow K, Brown P, Krakauer JW. Inside the brain of an elite athlete：the neural processes that support high achievement in sports. *Nat Rev Neurosci*. 2009；10(8)：585-596.

第 11 章

推薦文献

Saper C, Lumsden A, Richerson GB, The sensory, motor, and reflex functions of the brain stem. In：Kandel ER, Schwartz JH, Jessell TM, Siegelbaum SA, Hudspeth AJ, eds. *Principles of Neural Science*. 5th ed. New York, NY：McGraw-Hill；in press.

Patten J. *Neurological Differential Diagnosis*. 2nd ed. London, UK：Springer-Verlag；1996：448.

文献

Akert K, Glickman MA, Lang W, et al. The Edinger-Westphal nucleus in the monkey：a retrograde tracer study. *Brain Res*. 1980；184：491-498.

Aviv J. The normal swallow. In：Carrau RL, ed. *Comprehensive Management of Swallowing Disorders*. San Diego, CA：Singular Publishing Group；1999：23-29.

Broussard DL, Altschuler SM. Brainstem viscerotopic organization of afferents and efferents involved in the control of swallowing. *Am J Med*. 2000；108(Suppl 4a)：79S-86S.

Chung CS, Caplan LR, Yamamoto Y, et al. Striatocapsular haemorrhage. *Brain*. 2000；123：1850-1862.

Geyer S, Matelli M, Luppino G, Zilles K. Functional neuroanatomy of the primate isocortical motor system. *Anat Embryol (Berl)*. 2000；202(6)：443-474.

Hamdy S, Rothwell JC. Gut feelings about recovery after stroke：the organization and reorganization of human swallowing motor cortex. *Trends Neurosci*. 1998；21：278-282.

Hamdy S, Rothwell JC, Brooks DJ, Bailey D, Aziz Q, Thompson DG. Identification of the cerebral loci processing human swallowing with $H_2^{15}O$ PET activation. *J Neurophysiol*. 1999；81：1917-1926.

Han BS, Hong JH, Hong C, et al. Location of the corticospinal tract at the corona radiata in human brain. *Brain Res*. 2010；1326：75-80.

Holodny AI, Watts R, Korneinko VN, et al. Diffusion tensor tractography of the motor white matter tracts in man：current controversies and future directions. *Ann N Y Acad Sci*. 2005；1064：88-97.

Hong JH, Son SM, Jang SH. Somatotopic location of corticospinal tract at pons in human brain：a diffusion tensor tractography study. *Neuroimage*. 2010；51(3)：952-955.

Humbert IA, Robbins J. Normal swallowing and functional magnetic resonance imaging：a systematic review. *Dysphagia*. 2007；22(3)：266-275.

Jang SH. A review of corticospinal tract location at corona radiata and posterior limb of the internal capsule in human brain. *NeuroRehabilitation*. 2009；24(3)：279-283.

Jenny AB, Saper CB. Organization of the facial nucleus and corticofacial projection in the monkey：a reconsideration of the upper motor neuron facial palsy. *Neurology*. 1987；37：930-939.

Kidder TM. Esophago/pharyngo/laryngeal interrelationships：airway protection mechanisms. *Dysphagia*. 1995；10：228-231.

Kumar A, Juhasz C, Asano E, et al. Diffusion tensor imaging study of the cortical origin and course of the corticospinal tract in healthy children. *AJNR Am J Neuroradiol*. 2009；30(10)：1963-1970.

Lowey AD, Saper CB, Yamondis ND. Re-evaluation of the efferent projections of the Edinger-Westphal nucleus in the cat. *Brain Res*. 1978；141：153-159.

Martin RE, Goodyear BG, Gati JS, Menon RS. Cerebral cortical representation of automatic and volitional swallowing in humans. *J Neurophysiol*. 2001；85：938-950.

Martin RE, Sessle BJ. The role of the cerebral cortex in swallowing. *Dysphagia*. 1993；8：195-202.

Matelli M, Luppino G, Geyer S, Zilles K. Motor cortex. In：Paxinos G, Mai JK, eds. *The Human Nervous System*. London：Elsevier；2004：975-996.

Michou E, Hamdy S. Cortical input in control of swallowing.

Curr Opin Otolaryngol Head Neck Surg. Jun 2009；17(3)：166-171.

Miller AJ. Deglutition. *Physiol Rev*. 1982；62：129-184.

Miller AJ. The search for the central swallowing pathway：the quest for clarity. *Dysphagia*. 1993；8：185-194.

Morecraft RJ, Louie JL, Herrick JL, Stilwell-Morecraft KS. Cortical innervation of the facial nucleus in the non-human primate：a new interpretation of the effects of stroke and related subtotal brain trauma on the muscles of facial expression. *Brain*. 2001；124：176-208.

Morecraft RJ, McNeal DW, Stilwell-Morecraft KS, et al. Amygdala interconnections with the cingulate motor cortex in the rhesus monkey. *J Comp Neurol*. 2007；500(1)：134-165.

Mosier KM, Liu WC, Maldjian JA, Shah R, Modi B. Lateralization of cortical function in swallowing：a functional MR imaging study. *AJNR Am J Neuroradiol*. 1999；20(8)：1520-1526.

Shaker R. Airway protective mechanisms：current concepts. *Dysphagia*. 1995；10：216-227.

Soros P, Inamoto Y, Martin RE. Functional brain imaging of swallowing：an activation likelihood estimation meta-analysis. *Hum Brain Mapp*. 2009；30(8)：2426-2439.

Soros P, Lalone E, Smith R, et al. Functional MRI of oropharyngeal air-pulse stimulation. *Neuroscience*. 2008；153(4)：1300-1308.

Thompson ML, Thickbroom GW, Mastaglia FL. Corticomotor representation of the sternocleidomastoid muscle. *Brain*. 1997；120：245-255.

Törk I, McRitchie DA, Rikkard-Bell GC, Paxinos G. Autonomic regulatory centers in the medulla oblongata. In：Paxinos G, ed. *The Human Nervous System*. San Diego, CA：Academic Press；1990：221-259.

第12章

推薦文献

Goldberg M. The control of gaze. In：Kandel ER, Schwartz JH, Jessell TM, Siegelbaum SA, Hudspeth AJ, eds. *Principles of Neural Science*. 5th ed. New York, NY：McGraw-Hill；in press.

Goldberg M, Hudspeth J. The vestibular system. In：Kandel ER, Schwartz JH, Jessell TM, Siegelbaum SA, Hudspeth AJ, eds. *Principles of Neural Science*. 5th ed. New York, NY：McGraw-Hill；in press.

Patten J. *Neurological Differential Diagnosis*. 2nd ed. London：Springer-Verlag；1996：446.

文献

Akbarian S, Grusser OJ, Guldin WO. Thalamic connections of the vestibular cortical fields in the squirrel monkey(Saimiri sciureus). *J Comp Neurol*. 1992；326(3)：423-441.

Bankoul S, Neuhuber WL. A direct projection from the medial vestibular nucleus to the cervical spinal dorsal horn of the rat, as demonstrated by anterograde and retrograde tracing. *Anat Embryol(Berl)*. 1992；185(1)：77-85.

Bronstein AM, Lempert T. Management of the patient with chronic dizziness. *Restor Neurol Neurosci*. 2010；28(1)：83-90.

Büttner U, Büttner-Ennever JA. Present concepts of oculomotor organization. In：Büttner-Ennever JA, ed. *Neuroanatomy of the Oculomotor System*. Amsterdam：Elsevier Science Publishers；1988：3-164.

Büttner-Ennever JA, Henn V. An autoradiographic study of the pathways from the pontine reticular formation involved in horizontal eye movements. *Brain Res*. 1976；108：155-164.

Buttner-Ennever JA, Horn AKE. Reticular formation：eye movements, gaze, and blinks. In：Paxinos G, Mai JK, eds. *The Human Nervous System*. London：Elsevier；2004：480-510.

Cohen B, Yakushin SB, Holstein GR, et al. Vestibular experiments in space. *Adv Space Biol Med*. 2005；10：105-164.

Dieterich M. Functional brain imaging：a window into the visuo-vestibular systems. *Curr Opin Neurol*. 2007；20(1)：12-18.

Dieterich M, Bense S, Stephan T, Brandt T, Schwaiger M, Bartenstein P. Medial vestibular nucleus lesions in Wallenberg's syndrome cause decreased activity of the contralateral vestibular cortex. *Ann N Y Acad Sci*. 2005；1039：368-383.

Dieterich M, Brandt T. Functional brain imaging of peripheral and central vestibular disorders. *Brain*. 2008；131(Pt 10)：2538-2552.

Dieterich M, Brandt T. Imaging cortical activity after vestibular lesions. *Restor Neurol Neurosci*. 2010；28(1)：47-56.

Eberhorn AC, Horn AK, Fischer P, Buttner-Ennever JA. Proprioception and palisade endings in extraocular eye muscles. *Ann N Y Acad Sci*. 2005；1039：1-8.

Fukushima K. Corticovestibular interactions：anatomy, electrophysiology, and functional considerations. *Exp Brain Res*. 1997；117(1)：1-16.

Guldin WO, Grusser OJ. Is there a vestibular cortex? *Trends Neurosci*. 1998；21：254-259.

Gunny R, Yousry TA. Imaging anatomy of the vestibular and visual systems. *Curr Opin Neurol*. 2007；20(1)：3-11.

Highstein SM, Holstein GR. The anatomy of the vestibular nuclei. *Prog Brain Res*. 2006；151：157-203.

Huisman AM, Ververs B, Cavada C, Kuypers HG. Collateralization of brainstem pathways in the spinal ventral horn in rat as demonstrated with the retrograde fluorescent double-labeling technique. *Brain Res*. 1984；300(2)：362-367.

Karnath HO, Ferber S, Dichgans J. The neural representation of postural control in humans. *Proc Natl Acad Sci USA*. 2000；97：13931-13936.

Kokkoroyannis T, Scudder CA, Balaban CD, Highstein SM, Moschovakis AK. Anatomy and physiology of the primate interstitial nucleus of Cajal I：efferent projections. *J Neurophysiol*. 1996；75：725-739.

Krauzlis RJ. The control of voluntary eye movements：new perspectives. *Neuroscientist*. 2005；11(2)：124-137.

Lackner JR, DiZio P. Vestibular, proprioceptive, and haptic contributions to spatial orientation. *Annu Rev Psychol*. 2005；56：115-147.

Lang W, Kubik S. Primary vestibular afferent projections to the ipsilateral abducens nucleus in cats. An autoradiographic study. *Exp Brain Res*. 1979；37(1)：177-181.

Leigh RJ, Zee DS. *The Neurology of Eye Movements*. 4th ed. New York, NY：Oxford University Press；2006.

Lobel E, Kleine JF, Bihan DL, Leroy-Willig A, Berthoz A. Functional MRI of galvanic vestibular stimulation. *J Neurophysiol*.

1998；80：2699-2709.

Miyamoto T, Fukushima K, Takada T, De Waele C, Vidal PP. Saccular projections in the human cerebral cortex. *Ann N Y Acad Sci*. 2005；1039：124-131.

Pierrot-Deseilligny C, Gaymard B. Eye movements. In：Kennard C, ed. *Clinical Neurology*. New York, NY：Churchill Livingstone；1992：27-56.

Pierrot-Deseilligny C, Muri RM, Nyffeler T, Milea D. The role of the human dorsolateral prefrontal cortex in ocular motor behavior. *Ann N Y Acad Sci*. 2005；1039：239-251.

Rub U, Jen JC, Braak H, Deller T. Functional neuroanatomy of the human premotor oculomotor brainstem nuclei：insights from postmortem and advanced in vivo imaging studies. *Exp Brain Res*. 2008；187(2)：167-180.

Shiroyama T, Kayahara T, Yasui Y, Nomura J, Nakano K. Projections of the vestibular nuclei to the thalamus in the rat：a Phaseolus vulgaris leucoagglutinin study. *J Comp Neurol*. 1999；407(3)：318-332.

Simpson JI. The accessory optic system. *Annu Rev Neurosci*. 1984；7：13-41.

Sparks DL. The brainstem control of saccadic eye movements. *Nat Rev Neurosci*. Dec 2002；3(12)：952-964.

Sugiuchi Y, Izawa Y, Ebata S, Shinoda Y. Vestibular cortical area in the periarcuate cortex：its afferent and efferent projections. *Ann N Y Acad Sci*. 2005；1039：111-123.

Wolfson L. Gait and balance dysfunction：a model of the interaction of age and disease. *Neuroscientist*. 2001；7(2)：178-183.

第13章

推薦文献

Lisberger S, Thach T. The cerebellum. In：Kandel ER, Schwartz JH, Jessell TM, Siegelbaum SA, Hudspeth AJ, eds. *Principles of Neural Science*. 5th ed. New York, NY：McGraw-Hill；in press.

Patten J. *Neurological Differential Diagnosis*. 2nd ed. London：Springer-Verlag；1996：448.

文献

Angevine JB Jr., Mancall EL, Yakovlev PI. *The Human Cerebellum：An Atlas of Gross Topography in Serial Sections*. Boston, MA：Little Brown；1961.

Apps R, Garwicz M. Anatomical and physiological foundations of cerebellar information processing. *Nat Rev Neurosci*. 2005；6(4)：297-311.

Apps R, Hawkes R. Cerebellar cortical organization：a one-map hypothesis. *Nat Rev Neurosci*. 2009；10(9)：670-681.

Bostan AC, Dum RP, Strick PL. The basal ganglia communicate with the cerebellum. *Proc Natl Acad Sci USA*. 2010；107(18)：8452-8456.

Dean P, Porrill J, Ekerot CF, Jorntell H. The cerebellar microcircuit as an adaptive filter：experimental and computational evidence. *Nat Rev Neurosci*. 2010；11(1)：30-43.

Dietrichs E, Walberg F. Cerebellar nuclear afferents：where do they originate? *Anat Embryol*. 1987；177：165-172.

Eccles JC, Ito M, Szentàgothai J. *The Cerebellum as a Neuronal Machine*. Berlin, Germany：Springer-Verlag；1967.

Gibson AR, Robinson FR, Alam J, Houk JC. Somatotopic alignment between climbing fiber input and nuclear output of the cat intermediate cerebellum. *J Comp Neurol*. 1987；260：362-377.

Glower DM, West RA, Lynch JC, Strick PL. The inferior parietal lobule is the target of output from the superior colliculus, hippocampus, and cerebellum. *J Neurosci*. 2001；21：6283-6291.

Gowen E, Miall RC. The cerebellum and motor dysfunction in neuropsychiatric disorders. *Cerebellum*. 2007；6(3)：268-279.

Habas C, Cabanis EA. Cortical projections to the human red nucleus：a diffusion tensor tractography study with a 1.5-T MRI machine. *Neuroradiology*. 2006；48(10)：755-762.

Habas C, Kamdar N, Nguyen D, et al. Distinct cerebellar contributions to intrinsic connectivity networks. *J Neurosci*. 2009；29(26)：8586-8594.

Holmes GP. The cerebellum of man. *Brain*. 1939；62(1)：1-30.

Hoover JE, Strick PL. The organization of cerebellar and basal ganglia outputs to primary motor cortex as revealed by retrograde transneuronal transport of herpes simplex virus type 1. *J Neurosci*. 1999；19：1446-1463.

Horn KM, Pong M, Gibson AR. Functional relations of cerebellar modules of the cat. *J Neurosci*. 2010；30(28)：9411-9423.

Hoshi E, Tremblay L, Feger J, Carras PL, Strick PL. The cerebellum communicates with the basal ganglia. *Nat Neurosci*. 2005；8(11)：1491-1493.

Jueptner M, Weiller C. A review of differences between basal ganglia and cerebellar control of movements as revealed by functional imaging studies. *Brain*. 1998；121：1437-1449.

Kim SS-G, Ugurbil K, Strick PL. Activation of cerebellar output nucleus during cognitive processing. *Science*. 1994；265：949-951.

Leiner HC, Leiner AL, Dow RS. Cognitive and language functions of the human cerebellum. *Trends Neurosci*. 1993；16：444-447.

Levisohn L, Cronin-Golomb A, Schmahmann JD. Neuropsychological consequences of cerebellar tumour resection in children：cerebellar cognitive affective syndrome in a paediatric population. *Brain*. 2000；123：1041-1050.

Massion J. Red nucleus：past and future. *Behav Brain Res*. 1988；28：1-8.

Matsushita M, Hosoya Y, Ikeda M. Anatomical organization of the spinocerebellar system in the cat, as studied by retrograde transport of horseradish peroxidase. *J Comp Neurol*. 1979；184：81-106.

Middleton FA, Strick PL. Anatomical evidence for cerebellar and basal ganglia involvement in higher cognitive function. *Science*. 1994；266：458-461.

Middleton FA, Strick PL. Dentate output channels：motor and cognitive components. *Prog Brain Res*. 1997；114：553-566.

Nakano K, Takimoto T, Kayahara T, Takeuchi Y, Kobayashi Y. Distribution of cerebellothalamic neurons projecting to the ventral nuclei of the thalamus：an HRP study in the cat. *J Comp Neurol*. 1980；194：427-439.

Ramnani N, Behrens TE, Johansen-Berg H, et al. The evolution of prefrontal inputs to the cortico-pontine system：diffusion imaging evidence from Macaque monkeys and humans. *Cereb Cortex*. 2006；16(6)：811-818.

Schell GR, Strick PL. The origin of thalamic inputs to the arcuate premotor and supplementary motor areas. *J Neurosci*. 1984；4：539-560.

Schmahmann JD. An emerging concept：the cerebellar contribution to higher function. *Arch Neurol*. 1991；48：1178-1187.

Schmahmann JD. From movement to thought：anatomic substrates of the cerebellar contribution to cognitive processing. *Human Brain Mapping*. 1996；4：174-198.

Schmahmann JD, Doyon J, McDonald D, et al. Three-dimensional MRI atlas of the human cerebellum in proportional stereotaxic space. *Neuroimage*. 1999；10(3 Pt 1)：233-260.

Schmahmann JD, Pandya DN. Course of the fiber pathways to pons from parasensory association areas in the rhesus monkey. *J Comp Neurol*. 1992；326：159-179.

Schmahmann JD, Pandya DN. The cerebrocerebellar system. *Int Rev Neurobiol*. 1997；41：31-60.

Schmahmann JD, Sherman JC. The cerebellar cognitive affective syndrome. *Brain*. 1998；121：561-579.

Schmahmann JD, Weilburg JB, Sherman JC. The neuropsychiatry of the cerebellum：insights from the clinic. *Cerebellum*. 2007；6(3)：254-267.

Stoodley CJ, Schmahmann JD. Evidence for topographic organization in the cerebellum of motor control versus cognitive and affective processing. *Cortex*. 2010；46(7)：831-844.

Strick PL, Dum RP, Fiez JA. Cerebellum and nonmotor function. *Annu Rev Neurosci*. 2009；32：413-434.

Tan J, Simpson JI, Voogd J. Anatomical compartments in the white matter of the rabbit flocculus. *J Comp Neurol*. 1995；356(1)：1-22.

Taroni F, DiDonato S. Pathways to motor incoordination：the inherited ataxias. *Nat Rev Neurosci*. 2004；5(8)：641-655.

Thach WT, Goodkin HP, Keating JG. The cerebellum and the adaptive coordination of movement. *Annu Rev Neurosci*. 1992；15：403-442.

Turner BM, Paradiso S, Marvel CL, et al. The cerebellum and emotional experience. *Neuropsychologia*. 2007；45(6)：1331-1341.

Voogd J. Cerebellum and precerebellar nuclei. In：Paxinos G, Mai JK, eds. *The Human Nervous System*. London：Elsevier；2004：322-392.

Voogd J, Gerrits NM, Ruigrok TJ. Organization of the vestibulocerebellum. *Ann N Y Acad Sci*. 1996；781：553-579.

Voogd J, Glickstein M. The anatomy of the cerebellum. *TINS*. 1998；21(9)：370-375.

Wylie DR, De Zeeuw CI, DiGiorgi PL, Simpson JI. Projections of individual Purkinje cells of identified zones in the ventral nodulus to the vestibular and cerebellar nuclei in the rabbit. *J Comp Neurol*. 1994；349(3)：448-463.

第14章

推薦文献

Wichmann T, DeLong MR. The basal ganglia. In：Kandel ER, Schwartz JH, Jessell TM, Siegelbaum SA, Hudspeth AJ, eds. *Principles of Neural Science*. 5th ed. New York, NY：McGraw-Hill；in press.

文献

Albin RL, Mink JW. Recent advances in Tourette syndrome research. *TINS*. 2006；29(3)：175-182.

Alexander GE, Crutcher MD. Functional architecture of basal ganglia circuits：neural substrates of parallel processing. *Trends Neurosci*. 1990；13：266-271.

Bergman H, Feingold A, Nini A, et al. Physiological aspects of information processing in the basal ganglia of normal and parkinsonian primates. *Trends Neurosci*. 1998；21：32-38.

Bjorklund A, Dunnett SB. Dopamine neuron systems in the brain：an update. *TINS*. 2007；30(5)：194-202.

Bolam JP, Hanley JJ, Booth PA, Bevan MD. Synaptic organisation of the basal ganglia. *J Anat*. 2000；196：527-542.

Bostan AC, Dum RP, Strick PL. The basal ganglia communicate with the cerebellum. *Proc Natl Acad Sci USA*. 2010；107(18)：8452-8456.

Bostan AC, Strick PL. The cerebellum and basal ganglia are interconnected. *Neuropsychol Rev*. 2010；20(3)：261-270.

Breakefield XO, Blood AJ, Li Y, Hallett M, Hanson PI, Standaert DG. The pathophysiological basis of dystonias. *Nat Rev Neurosci*. 2008；9(3)：222-234.

Brundin P, Li JY, Holton JL, Lindvall O, Revesz T. Research in motion：the enigma of Parkinson's disease pathology spread. *Nat Rev Neurosci*. 2008；9(10)：741-745.

Cattaneo E, Zuccato C, Tartari M. Normal huntingtin function：an alternative approach to Huntington's disease. *Nat Rev Neurosci*. 2005；6(12)：919-930.

Charara A, Smith Y, Parent A. Glutamatergic inputs from the pedunculopontine nucleus to midbrain dopaminergic neurons in primates：phaseolus vulgaris-leucoagglutinin anterograde labeling combined with postembedding glutamate and GABA immunohistochemistry. *J Comp Neurol*. 1996；364：254-266.

Conn PJ, Battaglia G, Marino MJ, Nicoletti F. Metabotropic glutamate receptors in the basal ganglia motor circuit. *Nat Rev Neurosci*. 2005；6(10)：787-798.

DeLong MR. Primate modes of movement disorders of basal ganglia origin. *Trends Neurosci*. 1990；13：281-285.

Duzel E, Bunzeck N, Guitart-Masip M, Wittmann B, Schott BH, Tobler PN. Functional imaging of the human dopaminergic midbrain. *TINS*. 2009；32(6)：321-328.

Gerfen CR. The neostriatal matrix：multiple levels of compartmental organization. *Trends Neurosci*. 1992；15：133-139.

Guridi J, Lozano AM. A brief history of pallidotomy. *Neurosurgery*. 1997；41(5)：1169-1180；discussion 1180-1183.

Gusella JF, Wexler NS, Conneally PM, et al. A polymorphic DNA marker genetically linked to Huntington's disease. *Nature*. 1983；306：234-238.

Haber SN. Neurotransmitters in the human and nonhuman primate basal ganglia. *Hum Neurobiol*. 1986；5：159-168.

Haber SN. Integrative networks across basal ganglia circuits. In：Steiner H, Kuei T, eds. *Handbook of Basal Ganglia Structure and Function*. San Diego, CA：Elsevier；2010：409-427.

Haber SN, Fudge JL, McFarland N. Striatonigrostriatal pathways in primates form an ascending spiral from the shell to the dorsolateral striatum. *J Neurosci*. 2000；20：2369-2382.

Haber SN, Groenewegen HJ, Grove EA, et al. Efferent connections of the ventral pallidum：evidence of a dual striatopallidofugal pathway. *J Comp Neurol*. 1985；235：322-335.

Haber SN, Johnson Gdowski M. The basal ganglia. In：Paxinos

G, Mai JK, eds. *The Human Nervous System*. London：Elsevier；2004.

Haber SN, Knutson B. The reward circuit：linking primate anatomy and human imaging. *Neuropsychopharmacology*. 2010；35(1)：4-26.

Haber SN, McFarland NR. The concept of the ventral striatum in nonhuman primates. *Ann NY Acad Sci*. 1999；877：33-48.

Haber SN, Watson SJ. The comparative distribution of enkephalin, dynorphin and substance P in the human globus pallidus and basal forebrain. *Neuroscience*. 1985；4：1011-1024.

Hammond C, Bergman H, Brown P. Pathological synchronization in Parkinson's disease：networks, models and treatments. *TINS*. 2007；30(7)：357-364.

Hoover JE, Strick PL. Multiple output channels in basal ganglia. *Science*. 1993；259：819-821.

Hoover JE, Strick PL. The organization of cerebellar and basal ganglia outputs to primary motor cortex as revealed by retrograde transneuronal transport of herpes simplex virus type 1. *J Neurosci*. 1999；19：1446-1463.

Hoshi E, Tremblay L, Feger J, Carras PL, Strick PL. The cerebellum communicates with the basal ganglia. *Nat Neurosci*. 2005；8(11)：1491-1493.

Karachi C, Yelnik J, Tande D, Tremblay L, Hirsch EC, Francois C. The pallidosubthalamic projection：an anatomical substrate for nonmotor functions of the subthalamic nucleus in primates. *Mov Disord*. 2005；20(2)：172-180.

Kowianski P, Dziewiatkowski J, Kowianska J, Morys J. Comparative anatomy of the claustrum in selected species：a morphometric analysis. *Brain Behav Evol*. 1999；53：44-54.

Krack P, Hariz MI, Baunez C, Guridi J, Obeso JA. Deep brain stimulation：from neurology to psychiatry? *TINS*. 2010；33(10)：474-484.

Kringelbach ML, Jenkinson N, Owen SL, Aziz TZ. Translational principles of deep brain stimulation. *Nat Rev Neurosci*. 2007；8(8)：623-635.

Macchi G, Jones EG. Toward an agreement on terminology of nuclear and subnuclear divisions of the motor thalamus. *J Neurosurg*. 1997；86：670-685.

Mata IF, Wedemeyer WJ, Farrer MJ, Taylor JP, Gallo KA. LRRK2 in Parkinson's disease：protein domains and functional insights. *TINS*. 2006；29(5)：286-293.

McFarland N, Haber SN. Organization of thalamostriatal terminals from the ventral motor nuclei in the macaque. *J Comp Neurol*. 2001；429：321-336.

McHaffie JG, Stanford TR, Stein BE, Coizet V, Redgrave P. Subcortical loops through the basal ganglia. *TINS*. 2005；28(8)：401-407.

Mena-Segovia J, Bolam JP, Magill PJ. Pedunculopontine nucleus and basal ganglia：distant relatives or part of the same family? *TINS*. 2004；27(10)：585-588.

Middleton FA, Strick PL. Anatomical evidence for cerebellar and basal ganglia involvement in higher cognitive function. *Science*. 1994；266：458-461.

Middleton FA, Strick PL. The temporal lobe is a target of output from the basal ganglia. *Proc Natl Acad Sci USA*. 1996；93：8683-8687.

Middleton FA, Strick PL. Basal ganglia and cerebellar loops：motor and cognitive circuits. *Brain Res Brain Res Rev*. 2000；31：236-250.

Nandi D, Aziz TZ, Giladi N, Winter J, Stein JF. Reversal of akinesia in experimental parkinsonism by GABA antagonist microinjections in the pedunculopontine nucleus. *Brain*. 2002；125(Pt 11)：2418-2430.

Pahapill PA, Lozano AM. The pedunculopontine nucleus and Parkinson's disease. *Brain*. 2000；123：1767-1783.

Paus T. Primate anterior cingulate cortex：where motor control, drive and cognition interface. *Nat Rev Neurosci*. 2001；2：417-424.

Percheron G. Thalamus. In：Paxinos G, Mai JK, eds. *The Human Nervous System*. London：Elsevier；2004：592-676.

Pisani A, Bernardi G, Ding J, Surmeier DJ. Re-emergence of striatal cholinergic interneurons in movement disorders. *TINS*. 2007；30(10)：545-553.

Poirier LJ, Giguère M, Marchand R. Comparative morphology of the substantia nigra and ventral tegmental area in the monkey, cat and rat. *Brain Res Bull*. 1983；11：371-397.

Reiner A, Albin RL, Anderson KD, D'Amato CJ, Penney JB, Young AB. Differential loss of striatal projection neurons in Huntington disease. *Proc Natl Acad Sci USA*. 1988；85：5733-5737.

Romanski LM, Giguere M, Bates JF, Goldman-Rakic PS. Topographic organization of medial pulvinar connections with the prefrontal cortex in the rhesus monkey. *J Comp Neurol*. 1997；379：313-332.

Schell GR, Strick PL. The origin of thalamic inputs to the arcuate premotor and supplementary motor areas. *J Neurosci*. 1984；4：539-560.

Schutz W, Romo R. Dopamine neurons of the monkey midbrain：contingencies of response to stimuli eliciting immediate behavioral reactions. *J Neurophysiol*. 1990；63：607-624.

Selemon LD, Goldman-Rakic PS. Longitudinal topography and interdigitation of corticostriatal projections in the rhesus monkey. *J Neurosci*. 1985；5：776-794.

Stern CE, Passingham RE. The nucleus accumbens in monkeys (Macaca fascicularis)：I. The organization of behaviour. *Behav Brain Res*. 1994；61：9-21.

Weinberger M, Hamani C, Hutchison WD, Moro E, Lozano AM, Dostrovsky JO. Pedunculopontine nucleus microelectrode recordings in movement disorder patients. *Exp Brain Res*. 2008；188(2)：165-174.

Yeterian EH, Van Hoesen GW. Cortico-striate projections in the rhesus monkey：the organization of certain cortico-caudate connections. *Brain Res*. 1978；139：43-63.

Yin HH, Knowlton BJ. The role of the basal ganglia in habit formation. *Nat Rev Neurosci*. 2006；7(6)：464-476.

第15章

推薦文献

Horn J, Swanson L. The autonomic nervous system and the hypothalamus. In：Kandel ER, Schwartz JH, Jessell TM, Siegelbaum SA, Hudspeth AJ, eds. *Principles of Neural Science*. 5th ed. New York, NY：McGraw-Hill；in press.

McCormick D, Westbrook G. Sleep and dreaming. In：Kandel ER, Schwartz JH, Jessell TM, Siegelbaum SA, Hudspeth AJ, eds.

Principles of Neural Science. 5th ed. New York, NY：McGraw-Hill；in press.

文献

Andrews ZB. The extra-hypothalamic actions of ghrelin on neuronal function. *Trends Neurosci.* 2011；34(1)：31-40.

Appenzeller O. *Clinical Autonomic Failure：Practical Concepts.* New York, NY：Elsevier；1986.

Bellinger LL, Bernardis LL. The dorsomedial hypothalamic nucleus and its role in ingestive behavior and body weight regulation：lessons learned from lesioning studies. *Physiol Behav.* 2002；76：432-442.

Bentivoglio M, Kristensson K. Neural-immune interactions in disorders of sleep-wakefulness organization. *Trends Neurosci.* 2007；30(12)：645-652.

Blok BF, Holstege G. The central nervous system control of micturition in cats and humans. *Behav Brain Res.* 1998；92：119-125.

Blok BF, Sturms LM, Holstege G. Brain activation during micturition in women. *Brain.* 1998；121：2033-2042.

Blok BF, Willemsen AT, Holstege G. A PET study on brain control of micturition in humans. *Brain.* 1997；120：111-121.

Blouet C, Jo YH, Li X, Schwartz GJ. Mediobasal hypothalamic leucine sensing regulates food intake through activation of a hypothalamus-brainstem circuit. *J Neurosci.* 2009；29(26)：8302-8311.

Bourque CW. Central mechanisms of osmosensation and systemic osmoregulation. *Nat Rev Neurosci.* 2008；9(7)：519-531.

Buijs RM, Van Eden CG. The integration of stress by the hypothalamus, amygdala and prefrontal cortex：balance between the autonomic nervous system and the neuroendocrine system. In：Uylings HBM, Van Eden CG, DeBruin JPC, Feenstra MGP, Pennartz CMA, eds. *Progress in Brain Research.* Amsterdam：Elsevier Science；2000：117-132.

Cechetto DF, Saper CB. Neurochemical organization of the hypothalamic projection to the spinal cord in the rat. *J Comp Neurol.* 1988；272：579-604.

Cirelli C, Tononi G. Is sleep essential? *PLoS Biology.* 2008；6(8)：e216.

Dantzer R, O'Connor JC, Freund GG, Johnson RW, Kelley KW. From inflammation to sickness and depression：when the immune system subjugates the brain. *Nature Rev Neurosci.* 2008；9(1)：46-56.

Ebstein RP, Israel S, Chew SH, Zhong S, Knafo A. Genetics of human social behavior. *Neuron.* 2010；65(6)：831-844.

Elmquist JK, Maratos-Flier E, Saper CB, Flier JS. Unraveling the central nervous system pathways underlying responses to leptin. *Nat Neurosci.* 1998；1：445-450.

Elmquist JK, Scammell TE, Saper CB. Mechanisms of CNS response to systemic immune challenge：the febrile response. *Trends Neurosci.* 1997；20：565-570.

Fowler CJ. Neurological disorders of micturition and their treatment. *Brain.* 1999；122：1213-1231.

Fowler CJ, Griffiths D, de Groat WC. The neural control of micturition. *Nat Rev Neurosci.* 2008；9(6)：453-466.

Gerendai I, Halasz B. Asymmetry of the neuroendocrine system. *News Physiol Sci.* 2001；16：92-95.

Gershon M. The enteric nervous system. *Annu Rev Neurosci.* 1981；4：227-272.

Gershon MD. Developmental determinants of the independence and complexity of the enteric nervous system. *Trends Neurosci.* 2010；33(10)：446-456.

Guyenet PG. The sympathetic control of blood pressure. *Nat Rev Neurosci.* 2006；7(5)：335-346.

Heanue TA, Pachnis V. Enteric nervous system development and Hirschsprung's disease：advances in genetic and stem cell studies. *Nat Rev Neurosci.* 2007；8(6)：466-479.

Herzog ED. Neurons and networks in daily rhythms. Nature reviews. *Neuroscience.* 2007；8(10)：790-802.

Hobson JA, Pace-Schott EF. The cognitive neuroscience of sleep：neuronal systems, consciousness and learning. *Nat Rev Neurosci.* 2002；3(9)：679-693.

Holstege G. Some anatomical observations on the projections from the hypothalamus to brainstem and spinal cord：an HRP and autoradiographic tracing study in the cat. *J Comp Neurol.* 1987；260：98-126.

Holstege G. The emotional motor system in relation to the supraspinal control of micturition and mating behavior. *Behav Brain Res.* 1998；92：103-109.

Holstege G, Mouton LJ, Gerrits NM. Emotional motor systems. In：Paxinos G, Mai JK, eds. *The Human Nervous System.* London：Elsevier；2004：1306-1324.

Imeri L, Opp MR. How(and why)the immune system makes us sleep. *Nat Rev Neurosci.* 2009；10(3)：199-210.

Insel TR. The challenge of translation in social neuroscience：a review of oxytocin, vasopressin, and affiliative behavior. *Neuron.* 25 2010；65(6)：768-779.

Inui A. Feeding and body-weight regulation by hypothalamic neuropeptides—mediation of the actions of leptin. *Trends Neurosci.* 1999；22：62-67.

Inui A. Ghrelin：an orexigenic and somatotrophic signal from the stomach. *Nat Rev Neurosci.* 2001；2：551-560.

Kerman IA. Organization of brain somatomotor-sympathetic circuits. *Exp Brain Res.* 2008；187(1)：1-16.

Kilduff TS, Peyron C. The hypocretin/orexin ligand-receptor system：implications for sleep and sleep disorders. *Trends Neurosci.* 2000；23：359-365.

Leander P, Vrang N, Moller M. Neuronal projections from the mesencephalic raphe nuclear complex to the suprachiasmatic nucleus and the deep pineal gland of the golden hamster (Mesocricetus auratus). *J Comp Neurol.* 1998；399：73-93.

Lechan RM, Nestler JL, Jacobson S. The tuberoinfundibular system of the rat as demonstrated by immunohistochemical localization of retrogradely transported wheat germ agglutinin (WGA) from the median eminence. *Brain Res.* 1982；245：1-15.

Mifflin SW. What does the brain know about blood pressure? *News Physiol Sci.* 2001；16：266-271.

Mignot E. A commentary on the neurobiology of the hypocretin/orexin system. *Neuropsychopharmacology.* 2001；25(5 Suppl)：S5-13.

Moore RY. Neural control of the pineal gland. *Behav Brain Res.* 1996；73：125-130.

Moore RY, Speh JC, Card JP. The retinohypothalamic tract originates from a distinct subset of retinal ganglion cells. *J Comp Neurol*. 1995 ; 352 : 351-366.

Mtui EP, Anwar M, Reis DJ, Ruggiero DA. Medullary visceral reflex circuits : local afferents to nucleus tractus solitarii synthesize catecholamines and project to thoracic spinal cord. *J Comp Neurol*. 1995 ; 351 : 5-26.

Munch IC, Moller M, Larsen PJ, Vrang N. Light-induced c-Fos expression in suprachiasmatic nuclei neurons targeting the paraventricular nucleus of the hamster hypothalamus : phase dependence and immunochemical identification. *J Comp Neurol*. 2002 ; 442 : 48-62.

Nathan PW, Smith RC. The location of descending fibres to sympathetic neurons supplying the eye and sudomotor neurons supplying the head and neck. *J Neurol Neurosurg Psychiatry*. 1986 ; 49 : 187-194.

Nauta WJH, Haymaker W. Hypothalamic nuclei and fiber connections. In : Haymaker W, Anderson E, Nauta WJH, eds. *The Hypothalamus*. Springfield, IL : Charles C. Thomas ; 1969 : 136-209.

Noda M. The subfornical organ, a specialized sodium channel, and the sensing of sodium levels in the brain. *Neuroscientist*. 2006 ; 12(1) : 80-91.

Okumura T, Takakusaki K. Role of orexin in central regulation of gastrointestinal functions. *J Gastroenterol*. 2008 ; 43(9) : 652-660.

Pace-Schott EF, Hobson JA. The neurobiology of sleep : genetics, cellular physiology and subcortical networks. *Nat Rev Neurosci*. 2002 ; 3(8) : 591-605.

Price CJ, Hoyda TD, Ferguson AV. The area postrema : a brain monitor and integrator of systemic autonomic state. *Neuroscientist*. 2008 ; 14(2) : 182-194.

Le Gros Clark WE, Beattie J, Riddoch G, McOmish Dott N. *The Hypothalamus : Morphological, Functional, Clinical and Surgical Aspects*. Edinburgh : Oliver & Boyd ; 1938 : 2-68.

Rogers RC, Kita H, Butcher LL, Novin D. Afferent projections to the dorsal motor nucleus of the vagus. *Brain Res Bull*. 1980 ; 5 : 365-373.

Rolls A, Schaich Borg J, de Lecea L. Sleep and metabolism : role of hypothalamic neuronal circuitry. *Best Pract Res Clin Endocrinol Metab*. 2010 ; 24(5) : 817-828.

Ross HE, Young LJ. Oxytocin and the neural mechanisms regulating social cognition and affiliative behavior. *Front Neuroendocrinol*. 2009 ; 30(4) : 534-547.

Ruggiero DA, Cravo SL, Arango V, Reis DJ. Central control of the circulation by the rostral ventrolateral reticular nucleus : anatomical substrates. In : Ciriello J, Caverson MM, Polosa C, eds. *Progress in Brain Research*. Amsterdam : Elsevier, 1989.

Ruggiero DA, Cravo SL, Golanov E, Gomez R, Anwar M, Reis DJ. Adrenergic and non-adrenergic spinal projections of a cardiovascular-active pressor area of medulla oblongata : quantitative topographic analysis. *Brain Res*. 1994 ; 663 : 107-120.

Sakurai T. The neural circuit of orexin (hypocretin) : maintaining sleep and wakefulness. *Nat Rev Neurosci*. 2007 ; 8(3) : 171-181.

Saper CB. Hypothalamic connections with the cerebral cortex. In : Uylings HBM, Van Eden CG, DeBruin JPC, Feenstra MGP, Pennartz CMA, eds. *Progress in Brain Research*. Amsterdam : Elsevier Science ; 2000 : 39-47.

Saper CB, Chou TC, Elmquist JK. The need to feed : homeostatic and hedonic control of eating. *Neuron*. 2002 ; 36(2) : 199-211.

Saper CB, Fuller PM, Pedersen NP, Lu J, Scammell TE. Sleep state switching. *Neuron*. 2010 ; 68(6) : 1023-1042.

Saper CB, Loewy AD, Swanson LW, Cowan WM. Direct hypothalamo-autonomic connections. *Brain Res*. 1976 ; 117 : 305-312.

Saper CB. Hypothalamus. In : Paxinos G, Mai JK, eds. *The Human Nervous System*. London : Elsevier ; 2004 : 513-550.

Saper CB, Scammell TE, Lu J. Hypothalamic regulation of sleep and circadian rhythms. *Nature*. 2005 ; 437(7063) : 1257-1263.

Sartor K. *MR Imaging of the Skull and Brain*. Berlin : Springer ; 1992.

Siegel JM. Narcolepsy : a key role for hypocretins (orexins). *Cell*. 1999 ; 98 : 409-412.

Siegel JM. Clues to the functions of mammalian sleep. *Nature*. 2005 ; 437(7063) : 1264-1271.

Silverman AJ, Zimmerman EA. Magnocellular neurosecretory system. *Annu Rev Neurosci*. 1983 ; 6 : 357-380.

Stefaneanu L, Kontogeorgos G, Kovacs K, Horvath E. Hypophysis. In : Paxinos G, Mai JK, eds. *The Human Nervous System*. London : Elsevier ; 2004 : 551-561.

Sutcliffe JG, De Lecea L. The hypocretins : setting the arousal threshold. *Nat Rev Neurosci*. 2002 ; 3 : 339-349.

Swaab DF, Fliers E, Hoogendijk WJG, Veltman DJ, Zhuo JN. Interaction of prefrontal cortical and hypothalamic systems in the pathogenesis of depression. In : Uylings HBM, ed. *Progress in Brain Research*. Amsterdam : Elsevier. 2000.

Swaab DF, Hofman MA. Sexual differentiation of the human hypothalamus in relation to gender and sexual orientation. *Trends Neurosci*. 1995 ; 18 : 264-270.

Swanson LW. Organization of mammalian neuroendocrine system. In : Bloom FE, ed. *Intrinsic Regulatory Systems of the Brain*. Bethesda, MD : American Physiological Society ; 1986 : 317-363.

Swanson LW, Kuypers HGJM. The paraventricular nucleus of the hypothalamus : cytoarchitectonic subdivisions and organization of projections to the pituitary, dorsal vagal complex, and spinal cord as demonstrated by retrograde fluorescence double-labeling methods. *J Comp Neurol*. 1980 ; 1984 : 555-570.

Szymusiak R, McGinty D. Hypothalamic regulation of sleep and arousal. *Ann NY Acad Sci*. 2008 ; 1129 : 275-286.

Thannickal TC, Moore RY, Nienhuis R, et al. Reduced number of hypocretin neurons in human narcolepsy. *Neuron*. 2000 ; 27(3) : 469-474.

Thompson RH, Swanson LW. Organization of inputs to the dorsomedial nucleus of the hypothalamus : a reexamination with Fluorogold and PHAL in the rat. *Brain Res Brain Res Rev*. 1998 ; 27 : 89-118.

Ulrich-Lai YM, Herman JP. Neural regulation of endocrine and autonomic stress responses. Nature reviews. *Neuroscience*. 2009 ; 10(6) : 397-409.

Veazey RB, Amaral DG, Cowan MW. The morphology and connections of the posterior hypothalamus in the cynomolgus monkey (Macaca fascicularis). II. Efferent connections. *J Comp Neurol*. 1982 ; 207 : 135-156.

Vizzard MA, Erickson VL, Card JP, Roppolo JR, De Groat WC.

Transneuronal labeling of neurons in the adult rat brainstem and spinal cord after injection of pseudorabies virus into the urethra. *J Comp Neurol.* 1995；355：629-640.

Watson RE Jr., Hoffmann GE, Wiegand SJ. Sexually dimorphic opioid distribution in the preoptic area：manipulation by gonadal steroids. *Brain Res.* 1986；398：157-163.

Young KA, Gobrogge KL, Liu Y, Wang Z. The neurobiology of pair bonding：insights from a socially monogamous rodent. *Front Neuroendocrinol.* 2011；32(1)：53-69.

Young LJ, Murphy Young AZ, Hammock EA. Anatomy and neurochemistry of the pair bond. *J Comp Neurol.* 2005；493(1)：51-57.

第16章

推薦文献

LeDoux J, Damasio A. Emotions and feelings. In：Kandel ER, Schwartz JH, Jessell TM, Siegelbaum SA, Hudspeth AJ, eds. *Principles of Neural Science*. 5th ed. New York, NY：McGraw-Hill；in press.

Shizgal P, Hyman SP. Homeostasis, motivation, and addictive states. In：Kandel ER, Schwartz JH, Jessell TM, Siegelbaum SA, Hudspeth AJ, eds. *Principles of Neural Science*. 5th ed. New York, NY：McGraw-Hill；in press.

文献

Aggleton JP. The contribution of the amygdala to normal and abnormal emotional states. *Trends Neurosci.* 1993；16：328-333.

Albin RL, Mink JW. Recent advances in Tourette syndrome research. *TINS.* 2006；29(3)：175-182.

Andy OJ, Stephan H. The septum of the human brain. *J Comp Neurol.* 1968；133：383-410.

Carlsen J, Heimer L. The basolateral amygdaloid complex as a cortical-like structure. *Brain Res.* 1988；441：377-380.

Corkin S. What's new with the amnesic patient H. M.? *Nat Rev Neurosci.* 2002；3：153-160.

Curtis MA, Kam M, Nannmark U, et al. Human neuroblasts migrate to the olfactory bulb via a lateral ventricular extension. *Science.* 2007；315(5816)：1243-1249.

Dalgleish T. The emotional brain. *Nat Rev Neurosci.* 2004；5：582-589.

Dantzer R, O'Connor JC, Freund GG, Johnson RW, Kelley KW. From inflammation to sickness and depression：when the immune system subjugates the brain. *Nat Rev Neurosci.* 2008；9(1)：46-56.

Davidson RJ, Putnam KM, Larson CL. Dysfunction in the neural circuitry of emotion regulation—a possible prelude to violence. *Science.* 2000；289：591-594.

de Olmos J. Amygdala. In：Paxinos G, Mai JK, eds. *The Human Nervous System.* Vol 738-868. London：Elsevier；2004.

Drevets WC. Neuroimaging and neuropathological studies of depression：implications for the cognitive-emotional features of mood disorders. *Curr Opin Neurobiol.* 2001；11：240-249.

Duvernoy HM. *The Human Hippocampus：An Atlas of Applied Anatomy*. Berlin：Springer；1998：213.

Fanselow MS, Dong HW. Are the dorsal and ventral hippocampus functionally distinct structures? *Neuron.* 2010；65(1)：7-19.

Farnham FR, Ritchie CW, James DV, Kennedy HG. Pathology of love. *Lancet.* 1997；350：710.

Fisher H, Aron A, Brown LL. Romantic love：an fMRI study of a neural mechanism for mate choice. *J Comp Neurol.* 2005；493(1)：58-62.

Fisher HE, Aron A, Brown LL. Romantic love：a mammalian brain system for mate choice. *Philos Trans R Soc Lond B Biol Sci.* 2006；361(1476)：2173-2186.

Frackowiak RS. *Human Brain Function*. San Diego, CA：Elsevier；2004.

Georgiadis JR, Kortekaas R, Kuipers R, et al. Regional cerebral blood flow changes associated with clitorally induced orgasm in healthy women. *Euro J Neurosci.* 2006；24(11)：3305-3316.

Georgiadis JR, Reinders AA, Paans AM, Renken R, Kortekaas R. Men versus women on sexual brain function：prominent differences during tactile genital stimulation, but not during orgasm. *Human Brain Mapping.* 2009；30(10)：3089-3101.

Gould E. How widespread is adult neurogenesis in mammals? *Nat Rev Neurosci.* 2007；8(6)：481-488.

Grace AA. Gating of information flow within the limbic system and the pathophysiology of schizophrenia. *Brain Res Brain Res Rev.* 2000；31：330-341.

Grace AA, Bunney BS, Moore H, Todd CL. Dopamine-cell depolarization block as a model for the therapeutic actions of antipsychotic drugs. *Trends Neurosci.* 1997；20：31-37.

Haber SN. Integrative networks across basal ganglia circuits. In：Steiner H, Kuei T, eds. *Handbook of Basal Ganglia Structure and Function*. London：Elsevier；2010：409-427.

Haber SN, Johnson Gdowski M. The basal ganglia. In：Paxinos G, Mai JK, eds. *The Human Nervous System*. London：Elsevier；2004.

Haber SN, Knutson B. The reward circuit：linking primate anatomy and human imaging. *Neuropsychopharmacology.* 2010；35(1)：4-26.

Hedren JC, Strumble RG, Whitehouse PJ, et al. Topography of the magnocellular basal forebrain system in the human brain. *J Neuropathol ExpNeurol.* 1984；43：1-21.

Holstege G, Huynh HK. Brain circuits for mating behavior in cats and brain activations and de-activations during sexual stimulation and ejaculation and orgasm in humans. *Horm Behav.* 2011；59：702-707.

Holstege G, Mouton LJ, Gerrits NM. Emotional motor systems. In：Paxinos G, Mai JK, eds. *The Human Nervous System*. London：Elsevier；2004：1306-1324.

Hyman SE, Malenka RC. Addiction and the brain：the neurobiology of compulsion and its persistence. *Nat Rev Neurosci.* 2001；2：695-703.

Insausti R, Amaral D. Hippocampal formation. In：Paxinos G, Mai JK, eds. *The Human Nervous System*. London：Elsevier；2004：871-914.

Krack P, Hariz MI, Baunez C, Guridi J, Obeso JA. Deep brain stimulation：from neurology to psychiatry? *TINS.* 2010；33(10)：474-484.

Kringelbach ML. The human orbitofrontal cortex：linking reward to hedonic experience. *Nat Rev Neurosci.* 2005；6：691-702.

Kringelbach ML, Jenkinson N, Owen SL, Aziz TZ. Translational principles of deep brain stimulation. *Nat Rev Neurosci*. 2007；8(8)：623-635.

Lazarini F, Lledo PM. Is adult neurogenesis essential for olfaction? *TINS*. 2010；34：20-30.

LeDoux JE. Emotion circuits in the brain. *Annu Rev Neurosci*. 2000；23：155-184.

Levitt P. A monoclonal antibody to limbic system neurons. *Science*. 1984；223：299-301.

Lledo PM, Alonso M, Grubb MS. Adult neurogenesis and functional plasticity in neuronal circuits. *Nat Rev Neurosci*. 2006；7(3)：179-193.

Maguire EA, Gadian DG, Johnsrude IS, et al. Navigation-related structural change in the hippocampi of taxi drivers. *Proc Natl Acad Sci USA*. 2000；97(8)：4398-4403.

Mayberg HS. Limbic-cortical dysregulation：a proposed model of depression. *J Neuropsychiatry Clin Neurosci*. 1997；9(3)：471-481.

Meyer-Lindenberg A, Miletich RS, Kohn PD, et al. Reduced prefrontal activity predicts exaggerated striatal dopaminergic function in schizophrenia. *Nat Neurosci*. 2002；5：267-271.

Millhouse OE, DeOlmos J. Neuronal configurations in lateral and basolateral amygdala. *Neuroscience*. 1983；10：1269-1300.

Naidich TP, Daniels DL, Haughton VM, et al. Hippocampal formation and related structures of the limbic lobe：anatomical-MR correlations. Part I. Surface features and coronal sections. *Neuroradiology*. 1987；162：747-754.

Naidich TP, Daniels DL, Haughton VM, et al. Hippocampal formation and related structure of the limbic lobe：anatomical-MR correlations. Part II. Sagittal sections. *Neuroradiology*. 1987；162：755-761.

Nestler EJ, Barrot M, DiLeone RJ, Eisch AJ, Gold SJ, Monteggia LM. Neurobiology of depression. *Neuron*. 2002；34：13-25.

Olson IR, Plotzker A, Ezzyat Y. The enigmatic temporal pole：a review of findings on social and emotional processing. *Brain*. 2007；130(Pt 7)：1718-1731.

Ortega-Perez I, Murray K, Lledo PM. The how and why of adult neurogenesis. *J Mol Histol*. 2007；38(6)：555-562.

Papez JW. A proposed mechanism of emotion. *Arch Neurol Psychiatr*. 1937；38：725-743.

Paus T. Primate anterior cingulate cortex：where motor control, drive and cognition interface. *Nat Rev Neurosci*. 2001；2：417-424.

Perera TD, Park S, Nemirovskaya Y. Cognitive role of neurogenesis in depression and antidepressant treatment. *Neuroscientist*. 2008；14(4)：326-338.

Pessoa L. On the relationship between emotion and cognition. *Nat Rev Neurosci*. 2008；9：148-158.

Petrides M, Pandya DN. The frontal lobe. In：Paxinos G, Mai JK, eds. *The Human Nervous System*. London：Elsevier；2004：950-972.

Pfefferbaum A, Zipursky RB. Neuroimaging in schizophrenia. *Schizophr Res*. 1991；4：193-208.

Pierce RC, Kumaresan V. The mesolimbic dopamine system：the final common pathway for the reinforcing effect of drugs of abuse? *Neurosci Biobehav Rev*. 2006；30(2)：215-238.

Pitkanen A, Savander V, LeDoux JE. Organization of intra-amygdaloid circuitries in the rat：an emerging frame-work for understanding functions of the amygdala. *Trends Neurosci*. 1997；20：517-523.

Price JL, Amaral DG. An autoradiographic study of the projections of the central nucleus of the monkey amygdala. *J Neurosci*. 1981；1：1242-1259.

Price JL, Russchen FT, Amaral DG. The limbic region. II：The amygdaloid complex. In：Björklund A, Hökfelt T, Swanson LW, eds. *Handbook of Chemical Neuroanatomy*. Vol. 5. *Integrated Systems of the CNS, Part I*. Amsterdam：Elsevier；1987：279-388.

Saper CB. Hypothalamus. In：Paxinos G, Mai JK, eds. *The Human Nervous System*. London：Elsevier；2004：513-550.

Talairach J, Tournoux P. *Co-planar Stereotaxic Atlas of the Human Brain*. New York, NY：Georg Thieme Verlag；1988.

Vogt BA, Hof PR, Vogt LJ. Cingulate gyrus. In：Paxinos G, Mai JK, eds. *The Human Nervous System*. London：Elsevier；2004：915-949.

Whitman MC, Greer CA. Adult neurogenesis and the olfactory system. *Prog Neurobiol*. Oct 2009；89(2)：162-175.

Wiebe S, Blume WT, Girvin JP, Eliasziw M. A randomized, controlled trial of surgery for temporal-lobe epilepsy. *N Engl J Med*. 2001；345：311-318.

Williams PL, Warwick R. *Functional Neuroanatomy of Man*. New York, NY：W. B. Saunders；1975.

Yin HH, Knowlton BJ. The role of the basal ganglia in habit formation. *Nat Rev Neurosci*. 2006；7(6)：464-476.

Young KA, Gobrogge KL, Liu Y, Wang Z. The neurobiology of pair bonding：insights from a socially monogamous rodent. *Front Neuroendocrinol*. 2011；32(1)：53-69.

Young LJ, Murphy Young AZ, Hammock EA. Anatomy and neurochemistry of the pair bond. *J Comp Neurol*. 2005；493(1)：51-57.

Zola-Morgan S, Squire LR, Amaral DG. Human amnesia and the medial temporal region：enduring memory impairment following a bilateral lesion limited to field CA1 of the hippocampus. *J Neurosci*. 1986；6：2950-2967.

アトラスI

文献

Braak H, Braak E. *Architectonics of the Human Telen cephalic Cortex*. Berlin, Germany：Springer-Verlag, 1976.

Carpenter MB, Sutin J. *Human Neuroanatomy*. Baltimore, MD：The Williams and Wilkins Company, 1983.

Crosby EC, Humphrey T, Lauer EW. *Correlative Anatomy of the Nervous System*. New York, NY：Macmillan, 1962.

Ferner H, Staubesand J. *Sobotta Atlas of Human Anatomy*. Baltimore, MD：Urban & Schwartzenberg, 1983.

Nieuwenhuys R, Voogd J, van Huijzen C. *The Human Central Nervous System*, 3rd ed. Berlin, Germany：Springer-Verlag, 1988.

Williams PL, Warwick R. *Functional Neuroanatomy of Man*. Philadelphia, PA：W. B. Saunders, 1975.

Zilles K. Cortex. In：Paxinos G, ed. *The Human Central Nervous System*. San Diego, CA：Academic Press, 1990.

アトラスⅡ
文献

Alheld GF, Heimer L, Switzer RC Ⅲ. Basal ganglia. In：Paxinos G, ed. *The Human Central Nervous System*. San Diego, CA：Academic Press, 1990：483-582.

Andy OJ, Stephan H. The septum of the human brain. *J Comp Neurol.* 1968；133：383-410.

Bruce A. *A Topographical Atlas of the Spinal Cord*. Baltimore, MD：The Williams and Norgate, 1901.

Carpenter MB, Sutin J. *Human Neuroanatomy*. Williams & Wilkins Company, 1983.

Crosby EC, Humphrey T, Lauer EW. *Correlative Anatomy of the Nervous System*. Macmillan, 1962.

DeArmond SJ, Fusco MM, Dewey MM. *Structure of the Human Brain*. Oxford University Press, 1976.

de Olmos J. Amygdala. In：Paxinos G, Mai JK, eds. *The Human Nervous System*. Vol 738-868. London：Elsevier, 2004.

Haines D. *Neuroanatomy：An Atlas of Structures, Sections, and Systems*. Urban & Schwarzenberg, 1983.

Hirai T, Jones EG. A new parcellation of the human thalamus on the basis of histochemical staining. *Brain Res Rev.* 1989；14：1-34.

Insausti R, Amaral D. Hippocampal formation. In：Paxinos G, Mai JK, eds. *The Human Nervous System*. London：Elsevier, 2004：871-914.

Martin GF, Holstege G, Mehler WR. Reticular formation of the pons and medulla. In：Paxinos G, ed. *The Human Central Nervous System*. San Diego, CA：Academic Press, 1990.

Nathan PW, Smith MC. Long descending tracts in man. I. Review of present knowledge. *Brain*. 1955；78：248-303.

Nathan PW, Smith MC. The rubrospinal and central tegmental tracts in man. *Brain*. 1982；105：223-269.

Olszewski J, Baxter D, ed. *Cytoarchitecture of the Human Brain Stem. Vol.* Ⅰ：*Head, Neck, Upper Extremities*. S. Karger, 1982.

Paxinos G, Törk I, Halliday G, Mehler WR. Human homologs to brainstem nuclei identified in other animals as revealed by acetylcholinesterase activity. In：Paxinos G, ed. *The Human Central Nervous System*. San Diego, CA：Academic Press, 1990：149-202.

Price JL. Olfactory system. In：Paxinos G, ed. *The Human Central Nervous System*. Academic Press, 1990：979-998.

Riley HA. *An Atlas of the Basal Ganglia, Brain Stem and Spinal Cord*. Baltimore, MD：The Williams and Wilkins Company, 1943.

Schaltenbrand G, Wahren W. *Atlas for Stereotaxy of the Human Brain*. Stuttgart, Germany：Georg Thieme, 1977.

Williams PL, Warwick R. *Functional Neuroanatomy of Man*. Philadelphia, PA：W. B. Saunders, 1975.

索引

和文索引

あ行
アーガイル・ロバートソン瞳孔　235
アセチルコリン（ACh）　5,29,270,324
アセチルコリン作動性ニューロン　2
圧受容器　293
アテトーゼ　270
アドレナリン作動性投射　297
アブミ骨　151
アマクリン細胞　131
アルツハイマー病　1,323
アロディニア　92
暗点　142,143

位置覚　70
一次運動野　15,183,209,260
一次感覚線維　73
一次嗅皮質　174
一次視覚野　17,127,144
一次前庭求心性線維　249
一次体性感覚野　16,27,73,82,101,113
一次聴覚野　17,148
異痛症　92
一過性脳虚血発作（TIA）　51
一酸化窒素　5
意味記憶　315
色円柱　138
色を認知する経路　139
インスリン　301
咽頭　205
咽頭反射　207

ウィリス動脈輪　56
ウィルヒョウ・ロビン腔　66
ウェルニッケ野　17,50,159
動いている物の形　139
動きを認知する経路　139
うつ病　311
旨味　163
運動交叉　36
運動亢進徴候　269,270
運動失調　216,250,285
運動神経　108
運動性言語中枢　159
運動性皮質　256
運動前野　15,192,260
運動前野背側部　192
運動前野腹側部　192
運動前野領域　190
運動単位　183,201

運動低下徴候　269,270
運動ニューロン　183
運動の小人（ホムンクルス）　196

エディンガー・ウェストファル核　207,232
エピソード記憶　315
嚥下困難　217
エンケファリン　5,97,270
遠心性　151
遠心性神経　108
延髄　12
延髄外側症候群　96,103,121,214,250,284,306
延髄後角　118
延髄根　207
延髄腹外側部　297
円柱状構成　136

横静脈洞　61
横断面　20
黄斑　130,144
黄斑回避　144
オキシトシン　286,292,295
オヌフ核　307
オリーブ　35
オリーブ蝸牛束　154
オリーブ蝸牛投射　154
オレキシン　298
（水平方向の）音源定位　148,153
温度覚　72,95
温度受容器　75,92

か行
外顆粒層　130
介在ニューロン　5,183
概日リズム　129
階層的　127
外側核　154
外側核群　39
外側下行性神経路　245
外側嗅条　174
外側溝　2,17,209
外側膝状体　127,135,144
外側前庭脊髄路　224,231,250
外側帯　287
外側直筋　205,227,232,235
外側皮質脊髄路　185,189
外側腹側核　191,260,271
外側毛帯　148,154
外側毛帯核　154
外側網様核　253
外転神経（Ⅵ）　205,227

外転神経核　205,212,227,232
海馬　314,328
外胚葉　301
灰白質　1,8
海馬溝　327
海馬采　328
海馬体　2,13,19,311,314
　　　──の歯状回　178
海馬台　314,328
海馬傍回　312
蓋膜　12
海綿静脈洞　61
外網状層　132
外有毛細胞　151
解離性体性感覚障害　103
下オリーブ核　37,248,255
下角　19
下顎神経　117
下顎張反射　121
下丘　35,148,151
蝸牛　148,150
蝸牛神経　148
蝸牛神経核　148,151
蝸牛神経背側核　154
蝸牛頂　151
下丘腕　154
顎下神経節　208,212
核間性眼筋麻痺　235
核間ニューロン　227,229,235
拡散強調画像　33
拡散テンソル画像　24,33,157,260
角膜　130
下行性運動路　183
下行性神経路　10,27
下行性投射　121
下行性投射ニューロン　45,84
下矢状静脈洞　61
下肢静止不能症候群　302
下斜筋　205,227
下小脳脚　216,241,245,250,253
下神経節　166
下垂体後葉　292
下垂体腫瘍　144
下垂体門脈循環　290
下側頭回　18
形を認知する経路　143
下直筋　205,227
滑車神経（Ⅳ）　205,227
滑車神経核　205,227,232
（小脳）活樹　241
滑動性追跡眼球運動　224,229
下頭頂小葉　17

索引

カハール間質核　232
過分極　5
かゆみ　72
かゆみ受容器　75,92
顆粒細胞　174,255
顆粒細胞下層　178
顆粒層　255
眼窩回　16
感覚種　95
感覚神経　108
感覚の小人（ホムンクルス）　196
眼球運動ループ　271,272
眼球優位円柱　136,138
眼瞼下垂　216,286
幹細胞　165
冠状断面　20
眼振　250
眼神経　117
間接路　268
杆体　130
杆体双極細胞　131
貫通路　315
間脳　8,12
官能の触覚　90
顔面神経（Ⅶ）　111,163,165,205,208
顔面神経核　205
顔面神経丘　212

記憶　309
機械受容器　73
疑核　205,207,212,214,217
偽眼瞼下垂　216,305
偽性眼瞼下垂　286
季節性感情障害　300
偽単極性　107
拮抗運動反復不全　285
基底外側核群　317,325
基底核　317,323,324
基底細胞　165,172
基底部　200
　──の有毛細胞　151
基底膜　151
気道防御反射　209,217
希突起膠細胞　6
キヌタ骨　151
機能局在　3,26
機能神経解剖学　3
脚　328
脚間槽　66
脚橋被蓋核　268,281,298,323
嗅覚　109
嗅覚識別　177
嗅覚受容体　172
嗅球　16,170
球形嚢　150,223
嗅結節　170,174,177,324
嗅溝　174
嗅索　170,174
弓状核　291,301,320
球状核　241
嗅上皮　172

嗅神経（Ⅰ）　168,170
求心性神経　108
嗅脳溝　174
橋　12
橋延髄境界部　166,212
橋延髄網様体　190,297
境界溝　111
境界領域　56
境界領域梗塞　56
橋核　38,229,248
橋屈　8
胸鎖乳突筋　207
橋槽　66
橋底部　35
強膜　130
橋腕　241
局所神経解剖学　3
虚血　50
虚血性脳卒中　51
起立性低血圧　223
筋緊張減少　191
筋緊張亢進　191
筋反射低下　191
筋紡錘（受容器）　75

空間記憶　315
空間視能力の障害　127
空気伝導　146
屈曲　20
クモ膜　19
クモ膜下腔　19
クモ膜下槽　66
クモ膜顆粒　66
クモ膜絨毛　66
クラーク核　245,251
グリア　3
グリシン　5
グルタミン酸　5,269
グレリン　301

頸屈　8
経頭蓋磁気刺激（TMS）　24,195
頸動脈循環　52
頸動脈洞　118
頸部　54
血液脳関門（BBB）　7,61
血液脳脊髄液関門　64
血管吻合　56
結合腕　241
結合腕傍核　91,121,297,305,319
楔状束　80,253
楔状束核　80
楔状束核小脳路　245
眩暈　→めまい
顕現記憶　313,315
言語理解　159
瞼板筋　235
原皮質　174,327

後外側核　135
後外側腹側核（VPL）　73,82,90

後外側裂　241
後角　19,32,77
後下小脳動脈（PICA）　53,121,214,250,305
交感神経系　8,293
交感神経節前ニューロン　293
後脚　42,196,278
後交通動脈　56
後交連　232
後根　10,32
後根神経節　73
後根神経節ニューロン　32,73
交叉　27
後索　27
後索核　27,73,80
後索-内側毛帯系　27,73
高次視覚野　127,135,229
高次聴覚野　148,159
高周波音　153
後循環　51,82
鈎状束　157,324
後小脳切痕　241
後正中中隔　80
後脊髄小脳路　245,253
後脊髄動脈　53
梗塞　51
後大脳動脈　53,56,144,232
後中間中隔　80
紅潮　216,305
交通動脈　56
喉頭　205
後頭前切痕　17
後頭体節　205
喉頭閉鎖反射　121
後頭葉　17
後内側腹側核（VPM）　82,113～115,121,122,163,167
後脳　8
後鼻嗅覚　177
後腹側核（VP）　82,148,223,235
鈎ヘルニア　324
硬膜　18
硬膜下腔　19
硬膜下血腫　19
硬膜静脈洞　53,58,66
後葉　241,289
抗利尿ホルモン（ADH）　292
交連　18,94
交連後脳弓　328
交連性介在ニューロン　201
交連前脳弓　332
交連ニューロン　84,328
黒質　29,200
黒質線条体ドーパミン作動系　320
黒質線条体路　281
黒質緻密部　263,268,281,320
黒質網様部　263,281
鼓索神経　165
鼓室階　151
固縮　270
孤束　116,163,167
孤束核　112,163,167,217,297,305,319

孤束核尾側部　116
骨格筋運動ループ　271,272
骨伝導　146
古皮質　174,327
鼓膜　151
固有感覚　72,113
コリン作動性　282,323
コリン作動性ニューロン　29
コルサコフ症候群　329
ゴルジ腱受容器　75
コルチ器　151
根動脈　53
コンピュータ断層撮影(CT)　33

さ　行

鰓弓　108,205
鰓弓性　111
鰓弓性運動ニューロン柱　205
鰓弓性骨格筋運動神経線維　109
細径軸索　77
催吐反射　207
細胞架橋　266
細胞構築　46
細胞染色　31
細胞体　3
作業記憶　249
索状体　241
嗄声　285
サッケード　→衝動性眼球運動
サブスタンスP　270
サブモダリティ　136
三叉神経(V)　111,205
三叉神経運動核　205,212
三叉神経感覚核　112
三叉神経視床路　115
三叉神経主感覚核　112,113,118,121
三叉神経小脳路　245
三叉神経脊髄路　112,118
三叉神経脊髄路核　112,118,215,245
三叉神経節　117
三叉神経中脳路　121
三叉神経中脳路核　112,113,117,118
三叉神経毛帯　113,121

視運動性反射(OKR)　226
ジェンナリ線条　136
視蓋　129,190,200
視蓋脊髄路　187,190,200
視蓋前域　128
視蓋前域核群　232
視覚　108
視覚領野　235
耳下腺　208
弛緩性麻痺　191
磁気共鳴画像(MRI)　1,24,33
磁気共鳴血管造影(MRA)　49,23
色素上皮　133
四丘体　35
糸球体　170,172
糸球体周囲細胞　172
四丘体槽　66

軸索　3
軸索終末　3
視交叉　127,133,144
視交叉上核　298,300
篩骨　170
視索　127,144
視索上核　292
視索前核　298
視索前野　293,298
四肢遠位筋　245
四肢筋　187
四肢近位筋　245
支持細胞　165,172
視床　12,27,56,82,105,235,278
歯状回　314,328
視床下核　262,263,270,280
歯状核　241,245,248
視床下溝　286
視床下部　13,56,122,209,284
　　──の腹内側核　326
視床下部外側野　298
視床下部後部　288
視床下部前部　288
視床下部中間部　288
視床間橋　13
耳小骨　151
視床前核　317,320,329
視床線条体静脈　326
視床束　260,280
矢状断面　20
視床枕核　135
視床背内側核　320
視床放線　200
視神経　127,132,143
耳神経節　208
視神経乳頭　130
耳石器　230
耳側半　130
耳側半網膜　133
膝　42,196,212,278
失運動視　142
膝蓋腱反射　32
膝下部　311
室間孔　9,18
失行　191
失語症　159
膝神経節　118,166
室頂核　241,245
室傍核　292,295
シナプス　5
シナプス間隙　5
シナプス後ニューロン　5
シナプス前終末　5
シナプス前ニューロン　5
自閉症スペクトラム障害関連遺伝子　251
視放線　127,135,144
耳胞前体節　205
視野　129,134,143
視野上半分　144
視野欠損　143
シャーファー側枝　315

終止部位　154
自由神経終末　75,92
終脳　8
周波数局在　148,154
周波数別の層板構造　155
終板　324
終板傍回　324
終板脈管器官　293
終末神経節　209,295
縮瞳　216
樹状突起　3
出血性脳卒中　51
出力核　263
出力線維　35
受容器細胞　107
受容膜　5
シュワン細胞　6
順行性変性　34
上衣細胞　7
上オリーブ外側核　153
上オリーブ内側核　153
上オリーブ複合体　148,151,153,154
上顎神経　117
上眼瞼挙筋　205,227
上丘　35,128,227,232,268
上丘腕　128,135,232
条件づけ味覚嫌悪　164
小膠細胞　6
上行性神経路　10,27
小細胞　132
小細胞性神経核　291
小細胞性神経分泌系　289
小細胞部　163,167,200,248,256,302
上矢状静脈洞　58
上斜筋　205,232
上小脳脚　241,245,253,260
上小脳動脈　53
上神経節　166
上錐体静脈洞　61
小節　241
上側頭回　17,148
上側頭溝　148
上直筋　205,227
情動　309
衝動性眼球運動(サッケード)　38,49,129,
　224,281
上頭頂小葉　16
小脳　12,183,229
　　──の非運動性機能　260
小脳核　241,250
小脳脚　241
小脳橋角　231
小脳視床路　260
小脳性認知情動症候群　250
小脳テント　19,241
小脳葉(回)　241
静脈造影像　59
小葉　241
初節　5
触覚麻痺　181
鋤鼻器　172

自律神経　7
自律神経系　293
自律神経性運動ニューロン柱　205
自律神経部　302
シルビウス溝　17
侵害刺激　90
侵害受容器　75,92
神経外胚葉　301
神経核　8
神経活性物質　292
神経膠細胞　3
神経根痛　77
神経細胞　3
神経節　8
神経節細胞　127,130
神経調節物質　269
神経伝達物質　5
神経梅毒　70
神経路　8
振戦　250,270
振動覚　70
新皮質　44,174,327
深部脳刺激（DBS）　280,282

髄鞘　6
髄条　332
髄鞘染色　31
水晶体　130
髄節構造　10
髄節性介在ニューロン　201
錐体　28,35,130,200
錐体交叉　24,36,189,216
錐体双極細胞　131
錐体内部　54
錐体路　200
錐体路徴候　200
水頭症　9
髄脳　8
髄板内核群　39
水平眼球運動　26
水平細胞　131
水平断面　20
（進行性側弯症をともなう）水平注視麻痺
　　（HGPPS）　24
髄膜　18
睡眠中枢　298
ストリオソーム　278

星状膠細胞　7
正中核群　39
正中矢状断面　20
正中中心核　280
正中縫線核　323
正中隆起　290,300
青斑核　29,323
赤核　189,200
赤核脊髄路　187,189,200
脊髄　8
脊髄空洞症　88
脊髄固有ニューロン　201
脊髄根　207

脊髄視床路　96,115
脊髄神経　12
脊髄中脳路　91,96
脊髄半側切断　181
脊髄網様体路　90,96
脊髄路　215
脊髄瘻　70,73
脊柱管　66
脊椎穿刺　66
舌咽神経（Ⅸ）　111,117,163,165,205,207,208
舌下神経（Ⅻ）　205
舌下神経運動ニューロン　213
舌下神経核　205
節後ニューロン　293
節前ニューロン　293
セロトニン（5-HT）　5,97
セロトニン作動性　282,323
セロトニン受容体　29
前角　19,32,77,183
前核　39,311,314
前角外側部　187
前角内側部　187
前下小脳動脈（AICA）　53,153,212
前脚　42,196,278
前嗅核　170
前行性健忘症　313
前交連　278,328
前根　10,32
潜在記憶　314,315
前循環　51
栓状核　241
線条体　15,19,263
線条体細胞架橋　278
線条野（有線野）　127
前脊髄小脳路　253
前脊髄動脈　53
前側索系　90,115,216
浅大脳静脈　58
前大脳動脈　56,200,212
前庭階　151
前庭小脳　245,249
前庭神経　223,230
前庭神経外側核　224,231
前庭神経下核　231
前庭神経核　215,223,229,231,249,254
前庭神経上核　231
前庭神経節　230
前庭神経内側核　224,231
前庭脊髄路　187,190
前庭動眼反射（VOR）　224,232
前庭迷路　245
前頭回内側部　312
前頭眼野　227,236
前頭前野　183,248,320
前頭前野外側部　323
前頭前野内側部　320
前頭前野背外側部　236
前頭前連合皮質　42
前頭側頭型認知症　309
前頭葉　15
前頭葉眼窩回　312

前頭葉眼窩面皮質　164,170,177,320,323
前頭連合野　16,183
前脳基底部　16,174,324,326
前脳胞　8
前腹側核　148,191,271
前脈絡叢動脈　200,212,283
前有孔質　174
前葉　241,289

双極細胞　131
双極性　107
双極ニューロン　4
層板構造　154
僧帽筋　207
僧帽細胞　172
相貌失認　17,142
側角　307
側坐核　263,320,323
側索　34
速順応性　75
側性　95
側頭極　18,313,324
側頭葉　17
側脳室　9,18
側脳室前角　1
側脳室房　1
側副溝　174,311
側副循環　51
束傍核　280
側方注視麻痺　235
咀嚼筋群　205

た行

体　328
第1腰椎　66
第一裂　241
体幹筋　245
台形体　151
台形体核　153
大膠細胞　6
対光反射　129,232
大細胞性視覚系　183
大細胞性神経分泌　302
大細胞性神経分泌系　289
大細胞性ニューロン　292
大細胞部　189,200,256
第三脳室　9,18
帯状回　16,311,314
帯状回運動野　194
帯状回前部　90,98,102,323
帯状回皮質　320
苔状線維　241,255,315
帯状束　312,324
対象の認知　143
体性　108,111
体性運動系　321
体性感覚神経線維　108
体性感覚野の小人（ホムンクルス）　82
体性骨格筋運動神経線維　108
体性骨格筋運動ニューロン柱　205
体性神経　7

体節　77,108
大槽　66
大大脳静脈　58
ダイテルス核　231
大動脈弓　118
第2腰髄　253
大脳回　15
大脳鎌　19
大脳基底核　15,56,183,262
　──の辺縁系ループ　311
大脳脚　35,38,189,200,232
大脳溝　2,15
大脳縦裂　15
大脳小脳　245,250
大脳半球　13,105
大脳皮質　1,15,19,134
　──の萎縮　1
大脳葉　15
大脳裂　15
ダイノルフィン　270
第8頸髄　253
体部位局在性　82,189
第四脳室　9,18,35,209
第四脳室外側口　66
第四脳室正中口　66
多極ニューロン　5
太径軸索　77
手綱　324
脱分極　5
脱抑制　269
脱力発作　300
縦軸　20
多発性硬化症　221
単眼視半月　130
短期記憶　2
単極ニューロン　3
短周回枝　53
淡蒼球　278
淡蒼球外節　263,269
淡蒼球内節　263,269
淡蒼球破壊術　282
遅順応性　75
チトクローム酸化酵素　138
中位核　241,245
中央階　151
中隔核　315,324
中型有棘ニューロン　270
中間外側核　293
中間外側細胞柱　293
中間核　114,121
中間角　307
中間神経　117,165
中間帯　94,183,187,286
中間皮質辺縁系ドーパミン作動系　320
中継核群　40
中小脳脚　241,248
中心窩　130
中心核　154,319,325
中心管　9,18,32
中心溝　16

中心後回　16
中心前回　15,28
中心被蓋路　161,163,167,256
中枢神経系　7
中側頭回　17
中大脳動脈　56,144,212
中脳　12,134,235
中脳蓋　38,128
中脳水道　9,18,38
中脳水道周囲灰白質(PAG)　91,97
中脳中心灰白質　232
中脳胞　8
虫部　241,245
聴覚　108
聴覚運動機能　154
長期記憶　2
鳥距溝　17,127
長周回枝　53
聴神経腫瘍　146
調節反射　235
調節-輻輳反射　235
腸内分泌細胞　301
腸壁内神経系　8,293
直回　174
直静脈洞　61
直接路　268
直列神経回路　314
陳述記憶　313,315

椎骨動脈　51,213
椎骨-脳底動脈　82
椎骨-脳底動脈循環　52
椎前神経節　295
椎傍神経節　295
痛覚　72,95
痛覚過敏　92
痛覚麻痺　181
ツチ骨　151

低周波音　153
デルマトーム　77
電気凝固手術　282
電気シナプス　5

動眼神経(Ⅲ)　205,207,227
動眼神経核　205
頭屈　8
瞳孔括約筋　207
瞳孔散大　234,286
統合失調症　314
動作緩慢　270
投射ニューロン　5
同側　138
同側顔面の発汗減少　305
同側耳　153
同側四肢の運動性徴候　250
同側性　95,163,209
同側性縮瞳　305
頭頂後頭溝　17
頭頂-側頭-後頭連合野　42,135
頭頂葉　16

頭頂葉後部　223
頭頂葉後部皮質　86,113,183,229,249
島皮質　2,18,56,98,101,117,163,167
島皮質後部　223
動脈造影像　59
動脈瘤　51
同名性半盲　126
透明中隔　278,324
トゥレット症候群　282
特殊核群　40
"どこに-どのように where-how"の経路　157
登上線維　241,253,255
突発的運動　270
ドーパミン　131
ドーパミン作動性ニューロン　29
ドーパミン受容体　5

な 行

内顆粒層　130
内嗅領皮質　314,324
内嗅領皮質吻側部　170,177
内頸動脈　51,54
内在核　263
内耳神経(Ⅷ)　148,230
内髄板　39
内臓感覚　72,217
内臓感覚機能　116
内臓性　108
内臓性(自律)運動神経線維　108
内臓性感覚神経線維　108
内側核群　39
内側下行性運動路　224
内側下行性神経路　245
内側嗅条　174
内側視索前野　292,305
内側膝状体　148,154
内側縦束(MLF)　221,229,250
内側縦束吻側間質核(riMLF)　229,232
内側前庭脊髄路　224,231,249
内側前脳束(MFB)　281,297,303,320,323,324
内側中隔核　323
内側直筋　205,227
内側毛帯　27,73,82,213
内分泌ホルモン　286
内包　27,56,130,196,264,278
内包後脚　167,189,229
内包膝　227
内包前脚　227
内網状層　132
内有毛細胞　151
内リンパ　230
"なにが what"の経路　157
ナルコレプシー　298
軟膜　19

におい物質　169
二次視覚野　127
二次体性感覚野　86,113
二次聴覚野　148

乳頭視床路　302,314,329
乳頭体　314,328
乳頭体内側核　302
乳頭被蓋路　302
入力核　263
入力線維　35
ニューロメラニン　270
ニューロン　3
（成体での）ニューロン新生　178
尿崩症　301

脳　8
脳幹　105,326
脳弓　19,302,314
脳弓下器官　293
脳血管造影　59
脳室拡大　1,9
脳室下帯　178
脳室系　1,8,18
脳室周囲核　292
脳室周囲器官　61,293
脳室周囲帯　286,291
脳神経　12,36
脳神経運動核　183
脳性片麻痺　200
脳脊髄液　1,9,18
脳脊髄軸　20
脳底動脈　51
脳梁　18,45
脳梁性（交連）ニューロン　45
ノルアドレナリン　5
ノルアドレナリン作動性　323
ノルアドレナリン作動性ニューロン　29
ノルエピネフリン　5

は 行

背側核　148,151
背側三叉神経視床路　121
背側縦束　303
背側皮質　154
背側縫線核　297,323
背内側核　90,98,115,123,177,271,317,323,326
排尿　305
背腹軸　19
肺への誤嚥　217
パーキンソン病　15,29,270
白質　1,8,241
薄束　80
薄束核　80
白板　328
バージェンス運動　226
バゾプレッシン　286,292,295
発汗障害　216
馬尾　66
バビンスキー徴候　191
半規管　150,223
半球　241
半球外側部　245
半球中間部　245
半月神経節　117
反射亢進　191
汎性投射核群　40
汎性投射ニューロン　28
半側不全麻痺　203
半側無視　127
反対側　95,138
　　――の視床　134
　　――の大脳皮質　248
　　――の内側直筋　235
反対側視野の欠損　144
反対側性投射　209
ハンチントン病　270

被蓋　38,200
被蓋背外側部　297
被殻　263,278
鼻嗅覚　177
膝　→膝（しつ）
皮質　8
皮質核路　49,185,200,209
皮質間連合ニューロン　45,84
皮質橋路　200
皮質脊髄路　24,27,49,183,200
皮質内側核群　177,320,325
皮質網様体-脊髄路　187
皮質網様体路　200
尾状核　263,278
尾状核頭　278
ヒスタミン　298
皮節　77
尾側核　114,118,121
鼻側半　130
鼻側半網膜　133
非陳述記憶　314,315
非特殊核群　40
皮膚分節　77
被包軸索終末　73
表情筋　205

フェロモン　172
副楔状束核　245,253
副交感神経系　8,207,293
副交感神経節前ニューロン　293
副神経脊髄核　207,216
副神経脊髄部　216
腹側核　151
腹側線条体　272,278,311,323
腹側淡蒼球　263,272,320,323
腹側被蓋野　29,263,268,281,311,320,323
腹側（前）皮質脊髄路　185,190
腹側扁桃体遠心路　317,319,326
腹側路　317
腹内側核　301,320
腹内側後核　90,98,115,122
不等皮質　44,174,327
舞踏病　270
部分的眼瞼下垂　305
ブラウン-セカール症候群　95
フリードライヒ運動失調症　239,245
プルキンエ細胞　255
プロオピオメラノコルチン　301

ブローカの対角帯核　323,324
ブローカ野　16,50,159
ブロッブ　138
ブロードマンの皮質領野　46
分界条　317,320,326
分界条床核　317,325
分子層　255
吻側核　114,121
吻尾軸　19
分離運動　189

平衡覚　108
平行線維　256
閉口反射　121
並列的　127
ヘシュル回　148,155
ベル麻痺　209
辺縁系　13,194,309
辺縁系ループ　271,272,321
辺縁連合皮質　42
辺縁連合野　183,311,314
弁蓋　163,167
片側バリズム　262,270,280
扁桃体　13,90,122,170,177,281,301,311,317,320
扁桃体延長部　320
扁桃体周囲皮質　170
片葉　229,241
片葉小節葉　241

方位円柱　136,138
放出ホルモン　291
放出抑制ホルモン　291
房飾細胞　172
傍正中橋網様体(PPRF)　229
傍正中枢　53
傍正中矢状断面　22
縫線核　29,97,281
放線冠　196
歩行障害　146
補足運動野　192
補足眼野　236
ホフマン徴候　191
ホムンクルス　82,196
ホルネル症候群　216,284,305,306

ま 行

マイネルト基底核　3
マイヤーの係蹄　135,144
マジャンディ孔　66
末梢神経　8
末梢神経系　7
末梢神経節　107,293
末梢性自律神経節　207
マトリックス　278

ミエリン　7
味覚　109,217
味物質　163
脈絡叢　9,18,64,
脈絡叢上皮　64

ミュラー細胞 133
味蕾 163,165
ミラーニューロン 192

無嗅覚(症) 170
無髄軸索 169
ムスカリン受容体 324
むずむず脚症候群 302
無動症 270

迷走神経(X) 111,117,163,165,205
迷走神経背側運動核 208,305,319
めまい(眩暈) 215,231,286
メラニン凝集ホルモン 302

盲点 130
網膜 300
網膜視床下部路 300
網膜神経節細胞 131
網膜剝離 133
網様核 36,39,183,200,217
網様体 36,183,200,281
毛様体筋 207
毛様体神経節 207,232
網様体脊髄路 187,190,200
門脈 290

や 行

有線外野 139
有線野 →線条野 127
有窓型毛細血管 292
有毛細胞 148

(三つの)葉 241
腰槽 66
腰椎穿刺 66
翼口蓋神経節 208,212
抑制 270

ら 行

ラセン神経節 148
ラトケ嚢 301
卵形嚢 150,223

梨状葉前皮質 170
梨状葉皮質 170
隆起乳頭体核 298,302
両耳間強度差 153
両耳間時間差 153
両耳側半盲 144
両側性制御 190
両側性投射 209
菱脳分節 109
菱脳胞 8

ルシュカ孔 66

レクセの層 94
レプチン 301
レム睡眠 298
連合系ループ 271,272

連合皮質 16,42
レンズ核線条体枝 200
レンズ核線条体動脈 56,283
レンズ核束 280
レンズ核ワナ 280

漏斗茎 288,292
ロドプシン 130
ロンベルク症候 239

わ 行

ワーラー変性 34
ワレンベルク症候群 96,121,214,250,284
ワンアンドハーフ症候群 221

欧文索引

数字・ギリシャ文字

17野 135
18野 139
19野 139
3次元中心 130
5-HT(セロトニン) 5
β-endorphin 301
γ-アミノ酪酸(GABA) 5,270

A

abducens nerve(Ⅵ) 205,227
abducens nucleus 205,212,227,232
accessory cuneate nucleus 245,253
accommodation-convergence reaction 235
accommodation reflex 235
acetylcholine(ACh) 5,29,270,324
acousticomotor function 154
ADH(antidiuretic hormone) 292
adrenergic projection 297
afferent 35
AICA(anterior inferior cerebellar artery) 53,153,212
airway protective reflex 209,217
akinesia 270
allocortex 44,174,327
allodynia 92
alveus 328
Alzheimer disease 323
amacrine cell 131
amygdala 13,91,122,170,177,281,301,311,317,320
anastomosis 56
aneurysm 51
angiogram 59
anosmia 170
ansa lenticularis 280
anterior cerebral artery 56,200,212
anterior choroidal artery 200,212,283
anterior cingulate cortex 98
anterior cingulate gyrus 90,102,323
anterior circulation 51
anterior commissure 278,328

anterior communicating artery 56
anterior(frontal)horn 19
anterior inferior cerebellar artery(AICA) 53,153,212
anterior limb 196,278
anterior limb of internal capsule 227
anterior lobe 241,289
anterior nucleus 311,314,317
anterior olfactory nucleus 170
anterior part 288
anterior perforated substance 174
anterior spinal artery 53
anterior thalamic nucleus 320,329
anterograde amnesia 313
anterograde degeneration 34
anterolateral system 90,115,216
antidiuretic hormone(ADH) 292
aortic arch 118
aphasia 159
apraxia 191
arachnoid granulation 66
arachnoid mater 19
arachnoid villi 66
arbor vitae 241
archicortex 174,327
arcuate nucleus 291,301,320
Argyll Robertson pupil 235
arteriogram 59
ascending pathway 27
association cortex 16,42
associative loop 271
astrocyte 7
ataxia 216,250
athetosis 270
autonomic division 302
autonomic motor column 205
autonomic nerve 7
autonomic nervous system 293
axial muscle 245
axon 3
axon terminal 3

B

Babinski sign 191
balance 108
ballistic movement 270
bare nerve ending 75,92
baroreceptor 293
basal cell 165,172
basal forebrain 16,174,324,326
basal ganglia 15,56,183
basal hair cell 151
basal nucleus 317,323,324
base of pons 35
basilar artery 52
basilar membrane 151
basis pedunculi 35,38,189,200,232,271
basolateral nucleus 317,325
BBB(blood-brain barrier) 7,61
bed nucleus of stria terminalis 317,325
Bell palsy 209

bilateral control   190
bilateral projection   209
bilateral temporal visual field defect   144
bipolar   107
bipolar cell   131
bipolar neuron   4
blind spot   130
blob   138
blood-cerebrospinal fluid barrier   64
border zone   56
border zone infarct   56
brachium conjunctivum   241
brachium of inferior colliculus   154
brachium of superior colliculus   128,135, 232
brachium pontis   241
bradykinesia   270
brain   8
brain stem   105,326
branchial arch   108,205
branchiomeric   111
branchiomeric motor column   205
branchiomeric skeletal motor fiber   109
Broca area   16,159
Brodmann area   46
Brown-Séquard syndrome   95

C
C shape   19,264
calcarine fissure   17,127
callosal neuron   45,84
carotid circulation   52
carotid sinus   118
cataplexy   300
cauda equina   66
caudal nucleus   114,118,121
caudal solitary nucleus   116
caudate nucleus   263,278
cavernous sinus   61
cell body   3
cell bridge   266
cell stain   31
central canal   9,18,32
central nervous system   7
central nucleus   154,319,325
central sulcus   16
central tegmental tract   163,167,256
centromedian nucleus   280
cephalic flexure   8
cerebellar cognitive affective syndrome   250
cerebellar nucleus   241,250
cerebellar peduncle   241
cerebellar tentorium   241
cerebellopontine angle   231
cerebellothalamic tract   260
cerebellum   12,183,229
cerebral angiography   59
cerebral aqueduct(of Sylvius)   9,18,38
cerebral cortex   15,19,134
cerebral hemisphere   8,13,105

cerebral peduncle   200
cerebrocerebellum   245
cerebrospinal fluid   9,18
cervical flexure   8
cervical segment   54
cholinergic   282,323
chorda tympani nerve   165
chorea   270
choroid epithelium   64
choroid plexus   9,18,64
ciliary ganglion   207,232
ciliary muscle   207
cingulate cortex   320
cingulate gyrus   16,311,314
cingulate motor area   194
cingulum   312,324
circle of Willis   56
circumventricular organ   61,293
cisterna magna   66
Clarke nucleus   245,251
climbing fiber   241,253,255
cochlea   148,150
cochlear apex   151
cochlear nerve   148
cochlear nucleus   148,151
collateral circulation   51
collateral sulcus   174,311
colliculi   35
color column   138
color pathway   139
column   328
columnar organization   136
commissural interneuron   201
commissural neuron   328
commissure   18,94
conditioned taste aversion   164
cone   130
cone bipolar cell   131
constrictor muscle of iris   207
contralateral   95,138
contralateral cerebral cortex   248
contralateral medial rectus muscle   235
contralateral projection   209
contralateral thalamus   134
contralateral upper quadrant   144
contralateral visual field   144
contralateral visual field defect   144
cornea   130
corona radiata   196
coronal section   20
corpus callosum   18,45
cortex   8
corticobulbar fiber   200
corticobulbar tract   185,209
cortico-cortical association neuron   45,84
corticomedial nuclear group   177
corticomedial nucleus   325
corticopontine pathway   200
corticoreticular fiber   200
corticoreticulo-spinal tract   187
corticospinal tract   27,183,200

cranial nerve motor nucleus   183
cranial nerve(Ⅷ)   12,36,230
cranial root   207
crus   328
crus cerebri   38
CT   33
cuneate fascicle   80,253
cuneate nucleus   80
cuneocerebellar tract   245
cytoarchitecture   46
cytochrome oxidase   138

D
DBS(deep brain stimulation)   280,282
declarative memory   313,315
decreased muscle tone   191
decreased sweating   305
decussate   27
deep brain stimulation(DBS)   280,282
Deiters nucleus   231
dendrite   3
dentate gyrus   314,328
dentate nucleus   241,245,248
depression   311
dermatome   77
descending motor pathway   183
descending pathway   27
descending projection   121
descending projection neuron   45,84
detached retina   133
diabetes insipidus   301
diencephalon   8,12
diffuse-projecting neuron   28,40
diffusion tensor imaging(DTI)   24,33,157
diffusion-weighted MRI   33
direct path   268
disinhibition   269
distal limb muscle   245
dopamine   131
dorsal cochlear nucleus   151,154
dorsal column   27
dorsal column nucleus   27,73,80
dorsal column-medial lemniscal system   27,73
dorsal cortex   154
dorsal horn   32,77
dorsal intermediate septum   80
dorsal longitudinal fasciculus   303
dorsal median septum   80
dorsal motor nucleus of vagus   208,305, 319
dorsal raphe nucleus   297,323
dorsal root   10,32
dorsal root ganglion   73
dorsal root ganglion neuron   32,73
dorsal spinocerebellar tract   245,253
dorsal trigeminothalamic tract   121
dorsolateral tegmentum   297
dorsoventral axis   19
DTI(diffusion tensor imaging)   24,33,157
dura mater   18

dural sinus　53,58,66
dynorphin　270
dysphagia　217

E

ectoderm　301
Edinger-Westphal nucleus　207,232
efferent　35,151
eight cervical segment　253
electrical synapse　5
electrocoagulation　282
emboliform nucleus　241
encapsulated axon terminal　73
endocrine hormone　286
endolymph　230
enkephalin　97,270
enteric nervous system　8,293
enteroendocrine cell　301
entorhinal cortex　314,324
ependymal cell　7
episodic memory　315
ethmoid bone　170
explicit memory　313,315
extended amygdala　320
external nucleus　154
external segment of globus pallidus　263, 269
extrastriate cortex　139

F

facial colliculus　212
facial expression muscle　205
facial nerve　111,163,165,205,208
facial nucleus　205
falx cerebri　19
fastigial nucleus　241,245
fenestrated capillary　292
fimbria　328
first lumbar vertebra　66
fissure　15
flexure　20
flocculonodular lobe　241
flocculus　229,241
fluccid paralysis　191
folia　241
foramen of Luschka　66
foramen of Magendie　66
forebrain　8
form pathway　143
fornix　19,302,314
fourth ventricle　9,18,35,209
fovea　130
fractionation　189
Friedreich ataxia　245
frontal association cortex　16
frontal eye field　227,236
frontal lobe　15
functional localization　3,26
functional neuroanatomy　3

G

GABA（γ-アミノ酪酸）　5,270
gag reflex　207
ganglion　8
ganglion cell　127
ganglion cell layer　130
geniculate ganglion　118,166
genu　196,212,278
genu of internal capsule　227
ghrelin　301
glia　3
globose nucleus　241
globus pallidus　278
glomerulus　170,172
glossopharyngeal nerve　111,117,163,165, 205,207,208
glutamic acid　269
Golgi tendon receptor　75
gracile fascicle　80
gracile nucleus　80
granular layer　255
granule cell　174
granule neuron　255
gray matter　8
gyrus　15
gyrus rectus　174

H

habenula　324
hair cell　148
head of caudate nucleus　278
hearing　108
hemiakinetopsia　142
hemiballism　270,280
hemiplegic cerebral palsy　200
hemisphere　241
hemorrhagic stroke　51
Heschl gyrus　148,155
HGPPS（horizontal gaze palsy with progressive scoliosis）　24
hierarchical　127
higher-order auditory area　148
higher-order cortical visual area　127,135, 229
high-frequency sound　153
hindbrain　8
hippocampal formation　13,19,311,314
hippocampal sulcus　327
hippocampus　314,328
histamine　298
Hoffmann sign　191
horizontal cell　131
horizontal gaze palsy with progressive scoliosis（HGPPS）　24
horizontal localization of sound　148,153
horizontal section　20
Horner syndrome　216,305
Huntington disease　270
hydrocephalus　9
hyperalgesia　92
hyperkinetic sign　269,270
hyperreflexia　191
hypoglossal motor neuron　213
hypoglossal nerve　205
hypoglossal nucleus　205
hypokinetic sign　269,270
hypothalamic sulcus　286
hypothalamus　13,56,122,209

I

impaired sweating　216
implicit memory　314,315
increased muscle tone　191
increased warmth　305
incus　151
indirect path　268
infarction　51
inferior cerebellar peduncle　216,241,245, 250,253
inferior colliculus　148,151
inferior ganglion　166
inferior（temporal）horn　19
inferior oblique muscle　205,227
inferior olivary nuclear complex　255
inferior olivary nucleus　37,248
inferior parietal lobule　17
inferior rectus muscle　205,227
inferior sagittal sinus　61
inferior temporal gyrus　18
inferior vestibular nucleus　231
infundibular stalk　288,292
inhibitory　270
initial segment　5
inner hair cell　151
inner nuclear layer　130
inner plexiform layer　132
input nucleus　263
insular cortex　18,56,98,101,117,163,167
insulin　301
interaural intensity difference　153
interaural time difference　153
interhemispheric fissure　15
intermediate hemisphere　245
intermediate horn　307
intermediate nerve　117,165
intermediate zone　94,183,187
intermediolateral cell column　293
intermediolateral nucleus　293
internal capsule　27,56,196,264,278
internal carotid artery　51,54
internal medullary lamina　39
internal segment of globus pallidus　263, 269
interneuron　5,183
internuclear neuron　229,235
internuclear ophthalmoplegia　235
interpeduncular cistern　66
interpolar nucleus　114,121
interposed nucleus　241,245
interstitial nucleus of Cajal　232
interstitial nucleus of MLF　232
interventricular foramen（of Monro）　9,18

intrinsic nucleus　263
ipsilateral　95,138,209
ipsilateral ear　153
ipsilateral limb motor sign　250
ipsilateral pupillary constriction　305
ipsilaterally　163
ischemia　50
ischemic stroke　51
itch　72
itch-sensitive receptor　92

J
jaw closure reflex　121
jaw proprioception　197,113
jaw-jerk reflex　121

K
knee-jerk reflex　32
Korsakoff syndrome　329

L
lamina terminalis　324
large-diameter axon　77
laryngeal closure reflex　121
larynx　205
lateral column　34
lateral corticospinal tract　185,189
lateral descending pathway　245
lateral gaze palsy　235
lateral geniculate nucleus　127,135,144
lateral hemisphere　245
lateral horn　307
lateral lemniscus　148,154
lateral medullary syndrome　96,121,214,250,306
lateral olfactory stria　174
lateral posterior nucleus　135
lateral prefrontal cortex　323
lateral rectus muscle　205,227,232,235
lateral reticular nucleus　253
lateral sulcus　17,209
lateral superior olivary nucleus　153
lateral ventral horn　187
lateral ventricle　9,18
lateral vestibular nucleus　224,231
lateral vestibulospinal tract　224,231,250
lateral zone　287
laterality　95
L-dopa　270
lens　130
lenticular fasciculus　280
lenticulostriate artery　56,283
lenticulostriate branch　200
leptin　301
levator palpebrae superioris muscle　205,227
limb muscle　187
limbic association cortex　42,183,311,314
limbic loop　271
limbic loop of basal ganglia　311,321
limbic system　13,194

lobe　15
lobule　241
locus ceruleus　323
long circumferential branch　53
longitudinal axis　20
low-frequency sound　153
lumbar cistern　66
lumbar tap　66

M
macroglia　6
macula lutea　130
macular region　144
macular sparing　144
magnetic resonance angiography (MRA)　49,59
magnetic resonance imaging (MRI)　1,24,33
magnocellular cell　131
magnocellular division　189,200,256
magnocellular ganglion cell　138
magnocellular neuron　292
magnocellular neurosecretory system　289
magnocellular visual system　183
main trigeminal sensory nucleus　112,113,118,121
malleus　151
mammillary body　314,328
mammillotegmental tract　302
mammillothalamic tract　302,314,329
mandibular nerve　117
matrix　278
maxillary nerve　117
mechanoreceptor　73
medial descending motor pathway　224
medial descending pathway　245
medial dorsal nucleus　90,98,115,123,177,271,317,323,326
medial dorsal thalamic nucleus　320
medial forebrain bundle (MFB)　281,297,303,320,323,324
medial frontal　312
medial geniculate nucleus　148,154
medial lemniscus　27,73,82,213
medial longitudinal fasciculus (MLF)　229,250
medial mammillary nucleus　302
medial olfactory stria　174
medial orbitofrontal cortex　320
medial prefrontal cortex　320
medial preoptic area　292,305
medial rectus muscle　205,227
medial septal nucleus　323
medial superior olivary nucleus　153
medial ventral horn　187
medial vestibular nucleus　224,231
medial vestibulospinal tract　224,231,250
median eminence　290,300
median raphe nuclei　323
medium spiny neuron　270
medulla　8,12

medullary dorsal horn　118
melanin-concentrating hormone　302
meninges　18
mesencephalic trigeminal nucleus　112,117,118
mesencephalic trigeminal tract　121
mesencephalon　8
mesocorticolimbic dopaminergic system　320
mesolimbic dopaminergic system　320
metencephalon　8
Meyer loop　135,144
MFB (medial forebrain bundle)　281,297,303,320,323,324
microglia　6
midbrain　8,12,134,235
middle cerebellar peduncle　241,248
middle cerebral artery　56,144,212
middle ear ossicle　151
middle part　288
middle temporal gyrus　17
middle zone　286
midsagittal section　20
mirror neuron　192
mitral cell　172
MLF (medial longitudinal fasciculus)　229,250
molecular layer　255
mossy fiber　241,255,315
motion pathway　139
motor cortex　256
motor decussation　36
motor homunculus　196
motor nerve　108
motor neuron　183
motor speech area　159
motor unit　183,201
MPTP　270
MRA (magnetic resonance angiography)　49,59
MRI (magnetic resonance imaging)　1,24,33
Müller cell　133
multipolar neuron　5
muscarinic receptor　324
muscle of mastication　205
muscle spindle receptor　75
myelencephalon　8
myelin　7
myelin sheath　6
myelin stain　31
M 型細胞（大細胞）　131,138
M 型（大細胞）神経節細胞　138

N
narcolepsy　298
nasal hemiretina　130,133
neocortex　44,174,327
neuraxis　20
neuroactive compound　292
neuroectoderm　301

neuromelanin　270
neuromodulatory substance　269
neuron　3
neurosecretory　302
neurotransmitter　5
nigrostriatal dopaminergic system　320
nigrostriatal tract　281
nociceptor　75,92
nodulus　241
nondeclarative memory　314,315
noradrenergic　323
noxious stimulus　90
nucleus　8
nucleus accumbens　263,320,323
nucleus ambiguus　205,207,212,214,217
nucleus of diagonal band of Broca　323,324
nucleus of lateral lemniscus　154
nucleus of trapezoid body　153
nystagmus　250

O

object location　143
object recognition　143
occipital lobe　17
occipital somites　205
ocular dominance column　136,138
oculomotor loop　271
oculomotor nerve（Ⅲ）　205,207,227
oculomotor nucleus　205
odorant　169
OKR（optokinetic reflex）　226
olfactory bulb　15,170
olfactory discrimination　177
olfactory epithelium　172
olfactory nerve　168,170
olfactory receptor　172
olfactory sulcus　174
olfactory tract　170,174
olfactory tubercle　170,174,177,324
oligodendrocyte　5
olive　35
olivocochlear bundle　154
olivocochlear projection　154
Onuf nucleus　307
operculum　163,167
ophthalmic nerve　117
optic chiasm　127,133,144
optic disk　130
optic nerve　127,132,143
optic radiation　127,135,144
optic tectum　129
optic tract　127,144
optokinetic reflex（OKR）　226
oral nucleus　114,121
orbital gyrus　16
orbitofrontal cortex　164,170,177,323
orbitofrontal gyrus　312
orexin　298
organ of Corti　151
organum vasculosum of lamina terminalis　293

orientation column　136
orthonasal olfaction　177
orthostatic hypertension　223
otic ganglion　208
otolith organ　230
outer hair cell　151
outer nuclear layer　130
outer plexiform layer　132
output nucleus　263
oxytocin　286,292,295

P

P 型細胞　131,132,138
P 物質　5
PAG（periaqueductal gray matter）　91,97,232
pain　72,95
paleocortex　174,327
pallidotomy　282
parabrachial nucleus　91,121,297,305,319
parafascicular nucleus　280
parahippocampal gyrus　312
parallel　127
parallel fiber　256
paramedian branch　53
paramedian pontine reticular formation（PPRF）　229
parasagittal section　22
parasympathetic nervous system　8,207,293
parasympathetic preganglionic neuron　293
paraterminal gyrus　324
paraventricular nucleus　292,295
paravertebral ganglion　295
parietal lobe　15
parietal-temporal-occipital association cortex　42,135
parietooccipital sulcus　17
Parkinson disease　29,270
parotid gland　208
partial dropping of eyelid　305
parvocellular cell　132
parvocellular division　163,167,200,248,256,302
parvocellular ganglion cell　138
parvocellular neurosecretory system　289
parvocellular nucleus　291
pedunculopontine nucleus　268,281,298,323
perforant pathway　315
periamygdaloid cortex　170
periaqueductal gray matter（PAG）　91,97,232
periglomerular cell　172
peripheral autonomic ganglion　207
peripheral ganglion　107,293
peripheral nerve　8
peripheral nervous system　7
periventricular nucleus　292
periventricular zone　286,289,291

pharynx　205
pheromone　172
pia mater　19
PICA（posterior inferior cerebellar artery）　53,121,214,250,305
pigment epithelium　133
piriform cortex　170
pituitary portal circulation　290
pituitary tumor　144
pons　12
pontine cistern　66
pontine flexure　8
pontine nucleus　38,229,248
pontomedullary junction　166,212
pontomedullary reticular formation　297
portal vein　290
postcentral gyrus　16
postcommissural fornix　328
posterior cerebellar incisure　241
posterior cerebral artery　53,56,144,232
posterior circulation　51,82
posterior commissure　232
posterior communicating artery　56
posterior（occipital）horn　19
posterior inferior cerebellar artery（PICA）　53,121,214,250,305
posterior limb　196,278
posterior limb of internal capsule　167,189,229
posterior lobe　241,289
posterior lobe of pituitary gland　292
posterior parietal association cortex　249
posterior parietal cortex　86,113,223,229
posterior part　288
posterior spinal artery　53
posterolateral fissure　241
postganglionic neuron　293
postsynaptic neuron　5
PPRF（paramedian pontine reticular formation）　229
precentral gyrus　15,28
precommissural fornix　332
prefrontal association cortex　42,183,248,320
preganglionic neuron　293
premotor cortex　15,190,192,260
preoccipital notch　17
preoptic area　293
preotic somites　205
prepiriform cortex　170
presynaptic neuron　5
presynaptic terminal　5
pretectal nucleus　128,232
prevertebral ganglion　295
primary auditory cortex　17,148
primary fissure　241
primary motor cortex　15,183,209,260
primary olfactory cortex　174
primary sensory fiber　73
primary somatic sensory cortex　16,27,73,82,101,113

primary vestibular afferent 249
primary visual cortex 17,127,144
projection neuron 5
proopiomelanocortin 301
proprioception 72
propriospinal neuron 201
prosencephalon 8
prosopagnosia 17,142
proximal limb muscle 245
pruriceptor 92
pruritic receptor 75
pseudoptosis 216,305
pseudounipolar 107
pterygopalatine ganglion 208,212
ptosis 216
pulmonary aspiration 217
pulvinar nucleus 135
pupillary constriction 216
pupillary dilation 234
pupillary light reflex 232
pupillary reflex 129
Purkinje layer 255
Purkinje neuron 255
putamen 263,278
pyramid 28,35,200
pyramidal decussation 36,216
pyramidal sign 200
pyramidal tract 200

Q

quadrigeminal cistern 66

R

radicular artery 53
radicular pain 77
raphe nucleus 29,97,281
rapidly adapting 75
Rathke pouch 301
receptive membrane 5
receptor cell 107
red nucleus 189,200
reddening 216
redness of ipsilateral face 305
reduced muscle reflex 191
regional neuroanatomy 3
relay nuclei 40
release-inhibiting hormone 291
releasing hormone 291
REM sleep 298
restiform body 241
restless leg syndrome 302
reticular formation 36,183,200,217,281
reticulospinal tract 187,190,200
retina 300
retinal ganglion cell 131
retinohypothalamic tract 300
retroinsular cortex 223
retronasal olfaction 177
Rexed laminae 94
rhinal sulcus 174
rhodopsin 130

rhombencephalon 8
rhombomere 109
rigidity 270
rod 130
rod bipolar cell 131
rostral entorhinal cortex 170,177
rostral interstitial nucleus of medial
 longitudinal fasciculus（riMLF） 229
rostrocaudal axis 19
rubrospinal tract 187,189,200

S

S状静脈洞 61
saccade 129,224
saccadic eye movement 281
saccule 150,223
sagittal fissure 15
sagittal section 20
scala media 151
scala tympani 151
scala vestibuli 151
Schaefer collateral 315
schizophrenia 314
Schwann cell 6
sclera 130
scotoma 142,143
seasonal affective disorder 300
second lumbar segment 253
secondary auditory area 148
secondary somatic sensory cortex 86,113
secondary cortical visual area 127
segmental interneuron 201
segmental organization 10
semantic memory 315
semicircular canal 150,223
semilunar ganglion 117
sensory homunculus 82,196
sensory modality 95
sensory nerve 108
sensual touch 90
septal nucleus 315,324
septum pellucidum 278,324
serial circuit 314
serotonergic 282,323
serotonin 97
short circumferential branch 53
sigmoid sinus 61
skeletomotor loop 271
slowly adapting 75
small-diameter axon 77
smell 109
smooth pursuit eye movement 224,229
solitary nucleus 112,163,167,217,297,
 305,319
solitary tract 116,163,167
somatic 108,111
somatic motor system 321
somatic nerve 7
somatic sensory fiber 108
somatic skeletal motor column 205
somatic skeletal motor fiber 108

somatotopic 189
somatotopy 82
somite 77,108
spatial memory 315
specific nuclei 40
spinal accessory nerve 216
spinal accessory nucleus 207,216
spinal cord 8
spinal nerve 12
spinal root 207
spinal tap 66
spinal trigeminal nucleus 112,118,215,245
spinal trigeminal tract 112,118,215
spinomesencephalic tract 91,96
spinoreticular tract 90,96
spinothalamic tract 96,115
spiral ganglion 148
stapes 151
stem cell 165
sternocleidomastoid muscle 207
stria medullaris 332
stria of Gennari 136
stria terminalis 317,320,326
striatal cell bridge 278
striate cortex 127
striatum 15,19,263
striosome 278
subarachnoid cistern 66
subarachnoid space 19
subdural hematoma 19
subdural space 19
subfornical organ 293
subgenual region 311
subiculum 314,328
submandibular ganglion 208,212
submodality 136
substance P 270
substantia nigra 29,200
substantia nigra pars compacta 263,268,
 320
substantia nigra pars reticulata 263
subthalamic nucleus 263,270,280
sulcus 15
sulcus limitans 111
superficial cerebral vein 58
superior 19
superior cerebellar artery 53
superior cerebellar peduncle 241,245,253,
 260
superior colliculus 128,227,232,268
superior ganglion 166
superior oblique muscle 205,232
superior olivary complex 148,151,153
superior olivary nucleus 154
superior parietal lobule 16
superior petrosal sinus 61
superior rectus muscle 205,227
superior sagittal sinus 58
superior temporal gyrus 17,148
superior temporal sulcus 148
superior vestibular nucleus 231

superior visual field 144
supplemental motor area 192
supporting cell 165,172
suprachiasmatic nucleus 298,300
supraoptic nucleus 292
Sylvian fissure 17
sympathetic nervous system 8,293
sympathetic preganglionic neuron 293
synapse 5
synaptic cleft 5
syrinx 88

T

T1 relaxation time 33
T2 relaxation time 33
tabes dorsalis 73
tarsal muscle 235
tastant 163
taste 109,217
taste bud 163,165
tectorial membrane 151
tectospinal tract 187,190,200
tectum 38,128,190,200
tegmentum 38,200
telencephalon 8
temperature sense 95
temporal crescent 130
temporal hemiretina 130,133
temporal lobe 17
temporal pole 18,313,324
tentorium cerebelli 19
terminal ganglion 209,295
thalamic adhesion 13
thalamic fasciculus 260,280
thalamic radiation 200
thalamostriate vein 326
thalamus 12,27,56,82,105,235,278
thermal sense 72
thermoreceptor 75,92
third ventricle 9,18
three lobe 241
three-dimensional center 130
transcranial magnetic stimulation(TMS) 24,195
tonotopic organization 148
Tourette syndrome 282
tract 8
transient ischemic attack(TIA) 51
transverse section 20
transverse sinus 61
trapezius muscle 207

trapezoid body 151
tremor 250,270
trigeminal ganglion 117
trigeminal lemniscus 113,121
trigeminal mesencephalic nucleus 113
trigeminal motor nucleus 205,212
trigeminal nerve 111,205
trigeminal sensory nucleus 112
trigeminocerebellar pathway 245
trigeminothalamic tract 115
trochlear nerve(Ⅳ) 205,227
trochlear nucleus 205,227,232
tuberomammillary nucleus 298,302
tufted cell 172
tympanic membrane 151

U

umami 163
uncal herniation 324
uncinate fasciculus 157,324
unipolar neuron 3
unmyelinated axon 169
unspecific nuclei 40
urination 305
utricle 150,223

V

vagus nerve 111,117,163,205
vasopressin 286,292,295
venogram 59
ventral amygdalofugal pathway 317,319,326
ventral anterior nucleus 191,271
ventral cochlear nucleus 151
ventral(anterior)corticospinal tract 185,190
ventral horn 32,77,183
ventral lateral nucleus 191,260,271
ventral medial nucleus of hypothalamus 326
ventral pallidum 263,272,320,323
ventral posterior lateral nucleus(VPL) 73,82,90
ventral posterior medial nucleus(VPM) 82,113〜115,121,122,163,167
ventral posterior nucleus 82,223,235
ventral root 10,32
ventral spinocerebellar tract 253
ventral stream 317
ventral striatum 272,311,323
ventral tegmental area 29,263,268,311,320,323
ventricular system 8,18
ventrolateral medulla 297
ventromedial hypothalamic nucleus 301
ventromedial nucleus 320
ventromedial posterior nucleus 90,98,115,122
vergence movement 226
vermis 241,245
vertebral artery 51,213
vertebral canal 66
vertebral-basilar artery 82
vertebral-basilar circulation 52
vertigo 215,231
vestibular ganglion 230
vestibular labyrinth 245
vestibular nerve 223,230
vestibular nucleus 215,223,229,231,249,254
vestibulocerebellum 245,249
vestibulocochlear nerve 148
vestibuloocular reflex(VOR) 224,232
vestibulospinal tract 187,190
Virchow-Robin space 66
visceral 108
visceral(autonomic)motor fiber 108
visceral sensation 72
viscerosensory 217
viscerosensory fiber 108
viscerosensory function 116
vision 108
visual cortex 235
visual field 129,134,143
visual field defect 143
vomeronasal organ 172
VOR(vestibuloocular reflex) 224,232
VP 82
VPL(ventral posterior lateral nucleus) 73,82,99
VPM(ventral posterior medial nucleus) 82,113〜115,121,122,163,167
VPMpc 167

W

Wallenberg syndrome 96,121,214,250
Wallerian degeneration 34
Wernicke area 17,159
white matter 8,241
working memory 249

監訳者

野村　巖（のむら・さかし）
京都大学医療技術短期大学部　名誉教授

金子武嗣（かねこ・たけし）
京都大学大学院医学研究科 高次脳科学講座・高次脳形態学　教授

マーティン **カラー神経解剖学** テキストとアトラス〈第4版〉

2015年11月20日　初版第1刷発行

著　者　ジョン・H・マーティン
監訳者　野村　巖　金子武嗣
発行人　西村正徳
発行所　西村書店
　　　　東京出版編集部　〒102-0071 東京都千代田区富士見2-4-6
　　　　　　　　　　　　Tel.03-3239-7671　Fax.03-3239-7622
www.nishimurashoten.co.jp
印　刷　三報社印刷株式会社
製　本　株式会社難波製本

本書の内容を無断で複写・複製・転載すると、著作権および出版権の侵害となることがありますので、ご注意下さい。

ISBN978-4-89013-460-1

西村書店 好評図書

カラー 人体解剖学　構造と機能：ミクロからマクロまで

[著]F.H.マティーニ他　[監訳]井上貴央　●菊倍判・656頁　◆本体 **7,800**円

解剖学と疾病の関係、生理学的な要点を記載した新時代の解剖学テキスト。医学・歯学生から看護師、臨床検査技師などコメディカルを目指す人、栄養学、体育学を学ぶ人々に格好の書。

最新 カラー 組織学

[著]L.P.ガートナー／J.L.ハイアット　[監訳]石村和敬／井上貴央　●B5判・496頁　◆本体 **4,900**円

構造・形態と機能を密接に関連させた新しいテキスト。カラーイラスト、電顕写真など440点を収録して視覚的に解説。「臨床ノート」を設け、疾患との関連がよくわかるように工夫してある。

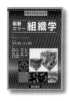

バーン／レヴィ カラー 基本生理学

[編]R.M.バーン／M.N.レヴィ　[監訳]板東武彦／小山省三　●B5判・624頁　◆本体 **4,900**円

哺乳動物における生理学の重要事項を基礎からわかりやすく解説する。生理学の臨床への関連づけなど応用面を充実させ、臨床現場にも直結した内容となっている。

ルービン カラー 基本病理学 第5版

[編]E.ルービン／H.M.ライスナー　[監訳]河原　栄／中谷行雄　●B5判・776頁　◆本体 **6,600**円

病理学のエッセンスをまとめた好著、待望の改訂版。「発症機構」「病理」「臨床像」「疫学」を中心に各疾患のポイントを要領よく記載。明快で美しいと評判のイラスト、カラー図版700点を収載。

ロアット カラー 基本免疫学

[著]I.M.ロアット 他　[監訳]宮坂昌之　●B5判・504頁　◆本体 **4,800**円

自然免疫から獲得免疫、免疫応答の詳細まで450点以上のカラー図表で、必要不可欠な免疫学の基礎知識を明解に解説。アレルギーから、自己免疫疾患、免疫不全、癌、移植まで臨床との関連も詳述。

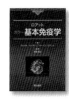

キャンベル スミス 図解 生化学

[著]P.N.キャンベル／A.D.スミス　[訳]佐藤　敬／髙垣啓一　●B5判・296頁　◆本体 **3,200**円

世界的に定評ある生化学、分子生物学のテキスト。明快なイラストを多用し、複雑な生化学の過程をよりやさしくイメージできる。最新の研究成果も収録。

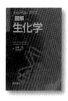

カラー版 ラング・デール 薬理学

[著]H.P.ラング／M.M.デール 他　[監訳]樋口宗史／前山一隆　●B5判・832頁　◆本体 **6,800**円

受容体や薬物作用の分子学的理解から薬物の臨床適用に至るまで論理的に展開。臨床的な治療を踏まえ、薬物療法の原理について簡明に解説。約500点の豊富な図表により、明快かつ詳細に理解できる。

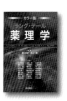

※価格は税別

西村書店 好評図書

世界的に好評を博する神経科学テキスト、待望の日本語版！

ベアー コノーズ パラディーソ
カラー版 神経科学　脳の探求

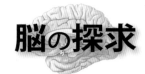

[著] M.F.ベアー／B.W.コノーズ／M.A.パラディーソ
[監訳] 加藤宏司／後藤 薫／藤井 聡／山崎良彦
●B5判・712頁　◆本体 **7,600** 円

最新の分子レベルの知識から高次脳機能までを網羅。フルカラーで多数のイラストを用いてわかりやすく説明。神経系の構造が視覚的に理解できる。重要用語は太字で目立たせて、英語を併記、巻末の用語解説でも定義を加えて紹介。知識が段階的に習得できる。

ピネル バイオサイコロジー
脳－心と行動の神経科学

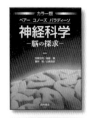

[著] J.ピネル　[訳] 佐藤 敬／若林孝一／泉井 亮／飛鳥井 望　●B5判・448頁　◆本体 **4,800** 円

心と行動の神経科学の新しい研究分野、"バイオサイコロジー"の標準書として世界中で愛読されているテキスト。カラーイラストや写真を使った明快な解説、具体的な症例の紹介で、容易に理解できる。

脳神経　解剖・病理・画像診断

[著] D.K.Binder 他　[訳] 興梠征典／掛田伸吾　●B5変型判・240頁　◆本体 **7,800** 円

400点以上の脳神経のアトラス、正常解剖と病変のCT像、MRI像を組み合わせたケース・スタディにより、画像診断力がつく。「臨床・画像のポイント」で国試から臨床診断まで対応。

カラー版 脳とホルモンの行動学
行動神経内分泌学への招待

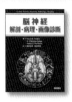

[編] 近藤保彦／小川園子／菊水健史／山田一夫／富原一哉　●B5判・288頁　◆本体 **4,000** 円

哺乳類の行動のホルモン調節を解説した本邦初のテキスト。性行動はもとより、母性行動、攻撃行動から、記憶や学習を含む高次脳機能に至るまで、ホルモンが関連する行動を扱っている。

ヒト扁桃体研究 ハンドブック　機能・構造・障害

[編] P.J.ウォーレン／E.A.フェルプス　[総監訳] 泉井 亮
[監訳] 井樋慶一／中澤 潤／岡田元宏　●B5判・276頁　◆本体 **9,800** 円

世界の最先端の研究者による必須の解説書。徹底したエビデンスの提示により、情動、記憶、学習など扁桃体の生体機能をわかりやすく説明。統合失調症、アルツハイマー病など精神疾患との関係も論述。

カラー版 マイヤーズ 心理学

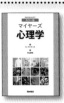

[著] D.マイヤーズ　[訳] 村上郁也　●B5判・716頁　◆本体 **9,500** 円

科学的心理学の全体像がわかる新バイブル！身近な例を多用し、基礎心理学、応用心理学の両分野の基本を習得できる。カラー写真・イラストを満載したビジュアルな構成。

※価格は税別